U0288825

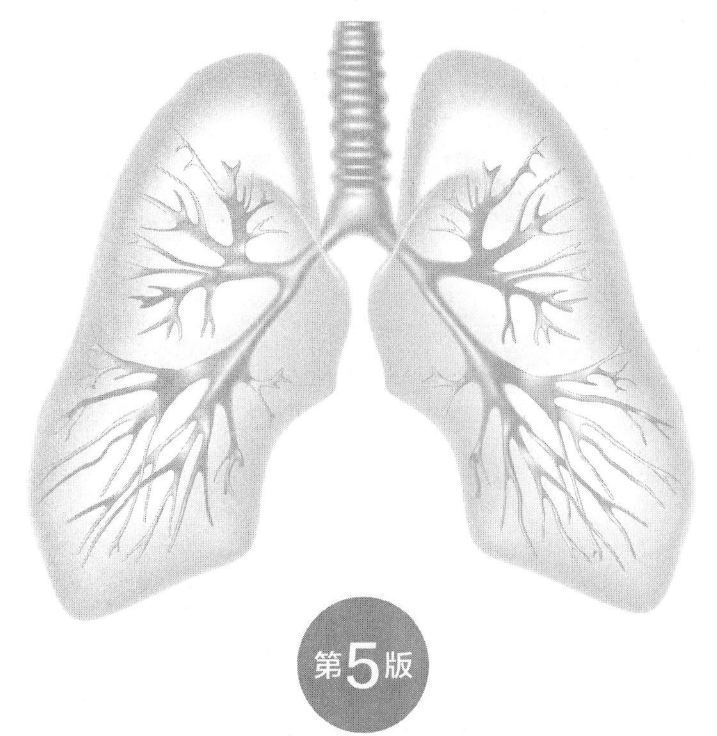

第5版

机械通气

MECHANICAL
VENTILATION

朱蕾 · 编著

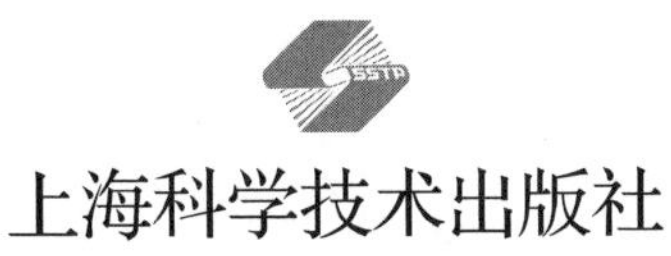

上海科学技术出版社

图书在版编目（CIP）数据
机械通气 / 朱蕾编著. -- 5 版. -- 上海 : 上海科学技术出版社, 2025. 1. -- ISBN 978-7-5478-6653-5
Ⅰ. R459.6
中国国家版本馆CIP数据核字第2024FT1276号

机械通气（第 5 版）
编著　朱　蕾

上海世纪出版（集团）有限公司
上 海 科 学 技 术 出 版 社　出版、发行
（上海市闵行区号景路 159 弄 A 座 9F－10F）
邮政编码 201101　www.sstp.cn
浙江新华印刷技术有限公司印刷
开本 889×1194　1/16　印张 36
字数 1100 千字
2001 年 5 月第 1 版
2025 年 1 月第 5 版　2025 年 1 月第 1 次印刷
ISBN 978－7－5478－6653－5/R・3026
定价：168.00 元

内 容 提 要

《机械通气》自 2001 年首次出版至今，已修订 4 次，成为我国机械通气和危重症领域的权威经典著作，广受读者好评。本次修订，在第 4 版的基础上，对章节和内容进行了大幅度调整和更新，包括优化章节编排，删减陈旧、应用较少的内容，增绘大量插图，更新呼吸危重症和机械通气领域的最新观点和研究进展等。

本书共四篇四十三章。第一篇为机械通气相关基础知识，重点阐述呼吸衰竭和氧气疗法的热点问题与合理评价。第二篇为机械通气的理论与技术，主要介绍呼吸机的基础知识、通气模式和通气效应、机械通气的生理学基础和策略、不同通气环节的问题和处理对策、相关应用技术的管理与监测，以及非常规呼吸支持技术等。第三篇为机械通气在不同疾病中的应用。第四篇为机械通气相关的综合治疗与管理，包括营养支持、康复和护理，呼吸系统的引流，呼吸机的保养与维护。附录部分收录了机械通气的相关建议，方便读者查阅和借鉴。

本书编者朱蕾教授是我国呼吸生理和危重症领域的著名专家，长期从事相关临床和科研工作，具有丰富的临床经验和扎实的理论知识。本书文字精练，权威性和实用性强，是呼吸科、重症医学科和急救医学科临床医生必备的工具书，也是其他临床科室工作人员深入学习和研修机械通气技术与临床应用的指导性参考书，还可作为呼吸治疗师的培训教材。

前　　言

《机械通气》自第1版出版至今已20余载，第4版亦已出版5年余，先后18次印刷。鉴于近年来临床实践和研究的发展，以及第4版尚有待完善之处，故再版修订，历时一年余完成。

第5版总体框架未变，仍为四篇，共四十三章，主要进行了以下几方面的更新：精减了呼吸生理学及临床应用部分的内容，读者欲深入了解这部分内容，可阅读本人主编的《临床呼吸生理学》；结合近年呼吸支持技术和危重症医学进展增减和优化章节，如删减疾病和围手术期管理的基本知识，增加“气道分泌物和机体引流能力的评价”“救治力量受限条件下的呼吸支持技术选择”“机械通气患者的康复”三章，增加静默性低氧血症、呼吸机性能评价、驱动压、应力与应变、血流动力学监测、右心保护和膈肌保护性通气、呼吸中枢评价、肺超声、电阻抗断层扫描等内容。第5版还对第4版存在欠缺和不足的内容进行了深入解析和修正，增加大量照片插图，重新绘制既往准确度欠缺的插图，并对热点概念和技术进行客观评价，对过时观点进行分析和修正，对关键名词(如心室跨壁压、舒张期心室跨壁压)重点解读。同时，将呼吸生理贯穿全书，使本书可读性及实用性更强。

本书第一篇仍为机械通气相关基础知识，但呼吸衰竭和氧气疗法分别由2节增至6节和7节。第二篇为机械通气理论与技术，是本书的基础和核心内容，改动最大。例如，第七章和第八章是呼吸机的基础知识，分别由10节、6节增至17节和13节；第十一章、第十二章是机械通气理论和技术提高的核心内容，分别由9节、7节增至15节和10节；第二十八章的章名修改为“重症患者和机械通气患者的监测”，由10节增至18节；第二十九章增加“呼吸中枢功能低下或紊乱患者的撤机”1节。第三篇为机械通气在不同疾病中的应用，仍为8章，但内容皆有较大幅度的修改。第四篇为机械通气相关综合治疗与管理，也有较大幅度改动。为方便读者查阅和应用，附录部分收录了笔者总结的四个建议。

笔者独立完成第5版内容的撰写，前后对照收获极大。鉴于笔者水平有限，难免存在不足之处，望同道指正。

复旦大学附属华东医院　朱　蕾

2024年2月于上海

常用术语缩写词英汉对照

AB	actual bicarbonate	实际碳酸氢盐
ABE	actual bases excess	实际碱剩余
A/C	assist-control ventilation	辅助/控制通气
A/C+autoflow	flow adapted volume assist-control ventilation	流量适应辅助/容积控制通气
ACM	alveolar capillary membrane	肺泡毛细血管膜
ACPE	acute cardiogenic pulmonary edema	急性心源性肺水肿
AMP	amplitude	振幅
APRV	airway pressure release ventilation	气道压力释放通气
ARDS	acute respiratory distress syndrome	急性呼吸窘迫综合征
ASV	adaptive support ventilation	适应性支持通气
ATC	automatic tube compensation	自动导管补偿
auto-CPAP	auto continuous positive airway pressure	自动持续气道正压
AV	assisted ventilation	辅助通气
BAL	bronchial alveolar lavage	支气管肺泡灌洗
BB	buffer bases	缓冲碱
BBS	blinded bronchial sampling	盲式支气管采样
BE	bases excess	碱剩余
BiPAP	bilevel positive airway pressure	双水平气道正压
BIPAP	biphasic positive airway pressure	双相气道正压
C	compliance	顺应性
CaO_2	arterial oxygen content	动脉血氧含量
CAP	community acquired pneumonia	社区获得性肺炎
Cdyn	dynamic compliance	动态顺应性
Ceff	effective compliance	有效顺应性
CHF	chronic heat failure	慢性心力衰竭
CI	cardiac index	心脏指数
C_L	lung compliance	肺顺应性
CMV	continuous mandatory ventilation	持续指令通气

CNEP	continuous negative external pressure	胸廓外持续负压
CO	carbon monoxide	一氧化碳
CO	cardiac output	心排血量
COPD	chronic obstructive pulmonary disease	慢性阻塞性肺疾病
CPAP	continuous positive airway pressure	持续气道正压
CPE	cardiogenic pulmonary edema	心源性肺水肿
CPIS	clinical pulmonary infection score	临床肺部感染评分
CPPV	continuous positive pressure ventilation	持续正压通气
Crs	respiratory system compliance	呼吸系统顺应性,胸肺顺应性
CSR	Cheyne - Stokes respiration, tidal breathing	陈-施呼吸,潮式呼吸
Cst	static compliance	静态顺应性
CV	controlled ventilation	控制通气
$C\bar{v}O_2$	mixed venous oxygen content	混合静脉血氧含量
CVP	central venous pressure	中心静脉压
CVTP	central venous transmural pressure	中心静脉跨壁压
DaO_2	arterial blood oxygen delivery	动脉血氧运输量
DH	dynamic pulmonary hyperinflation	动态肺过度充气
DP	drive pressure	驱动压
E	elastance	弹性阻力
$ECCO_2R$	extracorporeal CO_2 removal	体外二氧化碳清除
ECMO	extracorporeal membrane oxygenation	体外膜氧合
Ecw	chestwall elastance	胸廓弹性阻力
Edi	electrical activity of the diaphragm	膈肌电活动
EELV	end-expiratory lung volume	呼气末肺容积
EF	ejection fractions	射血分数
EIP	expiratory phase inflexion point	呼气相拐点
EIT	electrical impedance tomography	电阻抗断层扫描
E_L	lung elastance	肺弹性阻力
ELWI	extravascular lung water index	血管外肺水指数
EMGdi	diaphragmatic electromyogram	膈肌肌电图
EN	enteral nutrition	肠内营养
EPAP	expiratory positive airway pressure	呼气相压力
Ers	respiratory elastance	呼吸系统弹性阻力,胸肺弹性阻力
EVLW	extravascular lung water	血管外肺水
FA	flow assist	流量辅助
Fcv	compressible volume factor	压缩容积指数
FiO_2	fraction of inspired oxygen	吸入气氧浓度
FPS	faces pain scale	面部表情评分法
FRC	functional residual capacity	功能残气量
f/VT	respiratory index	呼吸指数
Gaw	airway conductance	气道传导率
GEDV	global end diastolic volume	全心舒张末期容积
HAP	hospital acquired pneumonia	医院获得性肺炎

HFCWO	high frequency chestwall oscillation	高频胸壁振荡
HFJV	high frequency jet ventilation	高频喷射通气
HFNC	transnasal high flow oxygen therapy	经鼻高流量氧疗
HFOV	high frequency oscillation ventilation	高频振荡通气
HFPPV	high frequency positive pressure ventilation	高频正压通气
HFV	high frequency ventilation	高频通气
HPV	hypoxic pulmonary vasoconstriction	缺氧性肺血管收缩
I	inertial resistance	惯性阻力
I∶E	I∶E ratio, inspiratory to expiratory ratio	吸呼气时间比，吸呼比
IMV	intermittent mandatory ventilation	间歇指令通气
INPV	intermittent negative pressure ventilation	间歇负压通气
IPAP	inspiratory positive airway pressure	吸气相压力
IPPV	intermittent positive pressure ventilation	间歇正压通气
IPV	invasive positive ventilation	有创正压通气，有创通气
IRV	inverse ratio ventilation	反比通气
ITBV	intrathoracic blood volume	胸腔内血容量
IVCD	inferior vena cava diameter	下腔静脉直径
LIP	lower inflexion point	低位拐点
LIP,e	LIP in expiratory phase	呼气相低位拐点
LUS	lung ultrasound score	肺超声评分
LV	liquid ventilation	液体通气
LVEDP	left ventricular end-diastolic pressure	左室舒张末期压力
LVEDV	left ventricular end-diastolic volume	左室舒张末期容积
LVTP	left ventricular transwall pressure	左室跨壁压
MAAS	motor activity assessment scale	运动活动评分法
MAP	mean arterial pressure	平均动脉压
MC	mucociliary clearance	黏膜纤毛清除率
MDR	multi drug resistance	多重耐药
MEP	maximal expiratory pressure	最大呼气压
MIP	maximal inspiratory pressure	最大吸气压
MLT	minimal leak technique	最小漏气技术
MMV	mandatory minute ventilation	指令分钟通气
MODS	multiple organ dysfunction syndrome	多器官功能障碍综合征
MOV	minimal occlusive volume	最小闭合容积
MV	mechanical ventilation	机械通气
NAVA	neurally adjusted ventilatory assist	神经调节辅助通气
NO	nitric oxide	一氧化氮
NPPV	non invasive positive ventilation	无创正压通气
NPV	negative pressure ventilation	负压通气
NRS	numeric rating scale	数字评分法
OI, PaO_2/FiO_2	oxygenation index	氧合指数
OR	oxygen radicals	氧自由基
OSAHS	obstructive sleep apnea hypopnea syndrome	阻塞性睡眠呼吸暂停低通气综合征

$P_{0.1}$	0.1 second oral closing pressure	0.1 s 口腔闭合压
PA	pressure augment	压力放大
P-A/C	pressure assist-control ventilation	压力辅助/控制通气
Pal	pulmonary alveolar pressure	肺泡压,肺泡内压
P_ACO_2	pulmonary alveolar partial of carbon dioxide	肺泡气二氧化碳分压
$PaCO_2$	partial pressure of carbon dioxide in arterial blood	动脉血二氧化碳分压
P_AO_2	pulmonary alveolar partial pressure of oxygen	肺泡气氧分压
PaO_2	partial pressure of oxygen in arterial blood	动脉血氧分压
PAP	pulmonary artery pressure	肺动脉压
PAV	pressure assist ventilation	压力辅助通气
PAV	proportional assist ventilation	成比例辅助通气,成比例通气
Paw	airway pressure	气道压,气道内压
PAWP	pulmonary artery wedge pressure	肺动脉楔压
PCEF	peak cough expiratory flow	峰值咳嗽流量
PCV	pressure control ventilation	压力控制通气
Pcw	pressure across chest wall	跨胸壁压,经胸壁压
Pdi	transdiaphragmatic pressure	跨膈压
Pdimax	maximum transdiaphragmatic pressure	最大跨膈压
PDR	pan drug resistance	泛耐药
PDT	percutaneous dilational tracheostomy	经皮扩张气管造口术
PEEP	positive end expiratory pressure	呼气末正压
PEEPal	actual positive end expiratory alveolar pressure	实际呼气末肺泡正压
PEEPi	intrinsic PEEP	内源性PEEP,内源性呼气末正压
PEEPi,dyn	dynamic PEEPi	动态PEEPi
PEEPi,stat	static PEEPi	静态PEEPi
Pes	esophageal pressure	食管内压
$PetCO_2$	partial pressure of carbon dioxide in end expired gas	呼气末二氧化碳分压
PHC	permissive hypercapnia	允许性高碳酸血症
PiCCO	pulse indicator continuous cardiac output	脉搏指示连续心排血量监测
P-IMV	pressure controlled intermittent mandatory ventilation	压力控制间歇指令通气,定压型间歇指令通气
Pin	pulmonary interstitial pressure	肺间质压
P-IRV	pressure controlled inverse ratio ventilation	定压型反比通气
PLV	partial liquid ventilation	部分液体通气
PLV	pressure limited ventilation	压力限制通气
Pmean	mean airway pressure	平均气道压
Pmus	respiratory muscle pressure	呼吸肌收缩力
PN	parenteral nutrition	肠外营养
Ppeak	peak airway pressure	气道峰压,峰压
PPHN	persistent pulmonary hypertension of the new born	新生儿持续性肺动脉高压
Ppl	intrapleural pressure	胸腔内压
Pplat	plateau pressure	平台压
Pplatmax	maximum plateau pressure	最大平台压
Pplatmin	minimal plateau pressure	最小平台压

PPV	positive pressure ventilation	正压通气
PPV	pulse pressure variation	脉压变异率
PRVCV	pressure regulated volume control ventilation	压力调节容积控制通气
PS	pulmonary surfactant	肺表面活性物质
PS	support pressure	支持压力
PSB	protected specimen brush	防污染样本刷
Psmax	maximum safety pressure	最大安全压
P-SILI	patient self-inflicted lung injury	患者自发性肺损伤
P-SIMV	pressure controlled synchronized intermittent mandatory ventilation	压力控制同步间歇指令通气，定压型同步间歇指令通气
PSV	pressure support ventilation	压力支持通气
Ptp	transpulmonary pressure	跨肺压，经肺压
PTV	pressure targeted ventilation	定压通气
PV	prone ventilation	俯卧位通气
$P\bar{v}O_2$	partial pressure of oxygen in mixed venous blood	混合静脉血氧分压
PVPI	lung vascular permeability index	肺血管通透性指数
PVR	pulmonary vascular resistance	肺循环阻力
$\dot{Q}s/\dot{Q}t$	venous-arterial shunt rate	静动脉血分流率
R	respiratory exchange ratio	呼吸气体交换率
Raw	airway resistance	气道阻力
Re	reynold	雷诺数
RICU	respiratory intensive care unit	呼吸重症监护病房
RQ	respiratory quotient	呼吸商
RR	respiratory rate，breathing frequency	呼吸频率
Rrs	respiratory viscous resistance	呼吸系统黏性阻力，呼吸阻力
RV	residual volume	残气容积，残气量
RVTP	right ventricular transmural pressure	右室跨壁压
S	solubility	溶解度
S	trigger sensitivity	触发灵敏度
SAS	sedation agitation scale	镇静躁动评分
SBD	sleep related breathing disorder	睡眠呼吸障碍
SBE	standard bases excess	标准碱剩余
SBT	spontaneous breathing trial	自主呼吸试验
SCMV	synchronized continuous mandatory ventilation	同步持续指令通气
SCSS	semiquantitative cough strength score	半定量咳嗽强度评分
sGaw	specific airway conductance	比气导
SH	static pulmonary hyperinflation	静态肺过度充气
SIMV	synchronized intermittent mandatory ventilation	同步间歇指令通气
SIMV＋autoflow	flow adapted intermittent mandatory ventilation	流量适应间歇指令通气
SpO_2	percutaneous arterial oxygen saturation	经皮动脉血氧饱和度
SPV	systolic pressure variation	收缩压变异率
SV	stroke volume	每搏输出量
SVI	stroke volume index	每搏指数
$S\bar{v}O_2$	mixed venous oxygen saturation	混合静脉血氧饱和度

SVR	systemic vascular resistance	体循环阻力
SVV	stroke volume variation	每搏输出量变异率
Te	expiratory time，expiratory phase time	呼气时间,呼气相时间
TGI	intratracheal gas insufflation	气管内吹气
Ti	inspiratory time，inspiratory phase time	吸气时间,吸气相时间
TLC	total lung capacity	肺总量
Ttot	respiratory cycle，total cycle time	呼吸周期
UIP	upper inflexion point	高位拐点
$\dot{V}_A$	alveolar ventilation	肺泡通气量
$\dot{V}O_2$	oxygen consumption	氧耗量
$\dot{V}/\dot{Q}$	ventilation perfusion ratio	通气血流比值
VA	volume assist	容积辅助
VALI	ventilator associated lung injury	呼吸机相关性肺损伤,机械通气相关性肺损伤
VAP	ventilator associated pneumonia	呼吸机相关性肺炎,机械通气相关性肺炎
VAS	visual analogue scale	视觉模拟法
VAV	volume assist ventilation	容积辅助通气
VC	vital capacity	肺活量
VCi	inspiratory vital capacity	吸气肺活量
$\dot{V}CO_2$	carbon dioxide discharge	二氧化碳排出量
$\dot{V}CO_2$	carbon dioxide output	二氧化碳产生量
VCV	volume control ventilation	容积控制通气
VD	physiologic dead space	生理无效腔
VE	minute ventilation	每分钟通气量
Vei	end inspiratory volume	吸气末肺容积
V-IMV	volume controlled intermittent mandatory ventilation	容积控制间歇指令通气,定容型间歇指令通气
V-IRV	volume controlled inverse ratio ventilation	定容型反比通气
V-SIMV	volume controlled synchronized intermittent mandatory ventilation	容积控制同步间歇指令通气,定容型同步间歇指令通气
VSV	volume support ventilation	容积支持通气
VT	tidal volume	潮气量,潮气容积
VTe	expiratory tidal volume	呼气潮气量
VTi	inspiratory tidal volume	吸气潮气量
VTP	ventricular transmural pressure	心室跨壁压
WIPE	weaning-induced pulmonary edema	撤机相关性肺水肿
WOB	work of breathing	呼吸功

目　录

第一篇

机械通气相关基础知识

第一章
机械通气相关的呼吸系统解剖

呼吸系统的主要功能是进行气体交换，也有重要的防御功能。鼻腔嗅黏膜内有嗅觉感受器，喉是发声器官；肺有产生表面活性物质，分泌、激活及灭活多种生物活性物质等功能。本章主要阐述与机械通气有关的呼吸器官的解剖。

第一节　呼 吸 道

呼吸系统包括呼吸器官和调节系统。呼吸器官是肺和胸廓的总称，前者分呼吸道（气道）和肺实质两部分。呼吸道包括鼻、咽、喉、气管、各级支气管，其中喉及以上部分为上呼吸道，喉以下部分为下呼吸道。从气管到肺泡的结构是一连续而反复分支的管道，只有肺泡能完成吸入空气与血液之间的气体交换，即呼吸功能。自呼吸性细支气管开始出现肺泡，并逐渐分出肺泡管、肺泡囊、肺泡，称为呼吸部；自鼻至终末细支气管部分无肺泡结构，称为传导部。

一、上 呼 吸 道

上呼吸道（upper airway）是由鼻、咽、喉组成的通道，是气体进入肺内的门户，还有加温、湿化、净化空气，以及吞咽、嗅觉、发声等功能。

（一）鼻　鼻（nose）是呼吸器官的门户，由外鼻、鼻腔、鼻窦等组成。

1. 外鼻　是面部的组成部分，与机械通气关系不大，不赘述。

2. 鼻腔　是呼吸系统的重要器官，分鼻前庭和固有鼻腔两部分。

(1) 鼻前庭：是前鼻孔与固有鼻腔之间的空腔。鼻前庭表面覆有皮肤与皮下组织，并和软骨紧密连接。鼻前庭内膜上有粗短不一的鼻毛和皮脂腺，两者对尘埃和异物有一定的过滤和清除作用，是保持呼吸道健康的重要器官。

(2) 固有鼻腔：简称鼻腔，成人的容积只有 20 mL，鼻腔内有 3 个突出的鼻甲，以位置的高低划分，分为上鼻甲、中鼻甲和下鼻甲。3 个鼻甲上曲折的黏膜使鼻腔的表面积明显增加，约为 160 cm^2，从而使吸入气与鼻黏膜能充分接触。中鼻甲的游离缘、前后端及接近鼻中隔处的黏膜最厚，有丰富的静脉丛，并形成海绵状的组织结构，易于扩张和收缩，对调节吸入气体的温度和湿度有重要作用。这些解剖学特点为鼻腔完成对吸入气的加温和湿化创造了有利条件，吸入的冷空气经过上呼吸道后，温度可接近体温，抵达咽部的气体，相对湿度可达 80%。多数现代呼吸机也参考这一特点设置多层折叠的加温、湿化装置，增加吸入气与湿化液的接触面积，保障湿化和温化的效果。

中鼻甲下缘以下部分黏膜为假复层纤毛柱状上皮，纤毛由前向后朝鼻咽部运动，黏膜中含有丰富的黏液腺、浆液腺、混合型腺体和杯状细胞，能产生大量分泌物，使黏膜表面覆以一层黏液毯，随纤毛不断移动。上述结构与鼻腔内的鼻毛共同阻止异物及尘埃等的吸入；鼻腔内狭窄而凹凸不平的结构特点也使气体进入鼻腔后形成湍流，增加异物或尘埃在鼻腔内沉落的概率，有助于截留吸入气内的异物，增强鼻腔对气体的净化作用。直径在 15 μm 以上的微粒，有 93%～95%在鼻腔内被清除。经鼻气管插管使上述功能丧失，增加下呼吸道感染的机会，所以该方式的应用应有严格的指征。

鼻黏膜的血供丰富，有利于迅速地将吸入气加温、湿化，但经鼻气管插管时，也容易被损伤而出血。当鼻腔有炎症时，鼻黏膜充血、肿胀，为建立人工气道带来不便。因此，经鼻气管插管时，应首先了解患者有无鼻炎。鼻腔麻醉时，可适当加入麻黄素等缩血管药物，一方面可增加鼻腔的内径，另一方面也有利于防止出血。

鼻腔顶壁呈狭小的拱形，前部为额骨鼻部及鼻骨的背侧面，中部是分隔颅前窝和鼻腔的筛板，此板极薄，易骨折。底壁将鼻腔与口腔隔开，宽而平，呈前高后低的形状。顶、底壁是保持鼻腔和口腔完整性的主要结构。颅脑和颌面外伤时，鼻腔、口腔的完整性遭到破坏，也会为建立人工气道带来不便。

3. 鼻窦　是鼻腔周围颅骨中含气的空腔，均开口于鼻腔，若开口引流不畅，可导致鼻窦感染。经鼻气管插管易堵塞鼻窦开口，是导致鼻窦炎的重要因素。

(二) 咽　咽(pharynx)是呼吸道与消化道的共同起始通道，上部起自颅底，下达环状软骨的下缘，相当于第 6 颈椎和食管的入口平面，成人全长 12～14 cm。咽腔分为鼻咽部、口咽部和喉咽部三部分。鼻咽部通过咽鼓管咽口，与左、右中耳相连。咽鼓管咽口周围有丰富的淋巴组织，故经鼻气管插管的患者容易出现耳部不适和炎症。口咽部是呼吸道与消化道的共同入口，故气管插管时容易误入食管，而插胃管也可能误入气管。会厌软骨上缘至环状软骨下缘间的部分为喉咽部，而会厌是保障气体与食物分别进入呼吸道与消化道的重要结构。会厌向后为食管，向前为喉，故气管插管时将会厌向上挑起即容易进入喉部；向后则会进入食管，导致插管失败。经口或经鼻气管插管皆会导致会厌功能的丧失，应避免经口进食、进水，还应注意口咽部的清洁和护理。在两侧杓状会厌皱襞的外下方各有一深窝，称为梨状窝。此窝前壁黏膜下有喉上神经内支进入喉，气管插管操作不当容易进入该隐窝，可能导致严重损伤。

(三) 喉　喉(larynx)是呼吸与发声的重要器官，位于颈前正中部，咽与气管之间，相当于成人第 3～第 6 颈椎位置。

1. 喉的结构　喉由一组软骨、韧带、喉肌及喉黏膜构成，呈漏斗状，上部呈三角形，开口于喉咽部，并形成咽喉前壁，下部稍呈圆柱形，连接气管，包括声门上区、声门区和声门下区三部分。① 声门上区，与喉咽部相通，呈三角形。② 声门区，包括声门和声带，两声带之间的空隙为声门。成人声门为一等腰三角形，是喉室中最狭窄的部分，是气管插管最难通过的部分；狭窄声门与人工气道不断摩擦容易导致声门损伤，故气管插管超过 3 日的患者，拔管后多出现声音嘶哑，甚至失声。③ 声门下区，是声带下缘至环状软骨下缘间的喉腔，上部较狭小，向下逐渐扩大成圆锥形，并移行至气管。

2. 喉的功能

(1) 发声：喉的主要功能是发声。声音通过气流振动声带而产生，声带的长度变化影响音调的高低，通过的气流量影响声音的大小。

(2) 呼吸的通道：喉的中部有左、右声带构成的声门，声门的活动度直接影响着呼吸功能。正常情况下，吸气时声门开大，呼气时缩小，故气管插管时要求在吸气期插入。喉部病变导致的声门狭窄会严重影响呼吸功能。喉底部的环状软骨血供较少，是紧急气管穿刺的合适部位。在严重喉痉挛、水肿或痰堵窒息等紧急情况下，为保持气流通畅或排除呼吸道分泌物，可直接在该部位穿刺或置管，以利于通气、排痰或吸引。

(3) 咳嗽：咳嗽反射是呼吸道的重要保护机制。咳嗽初期声门开放，胸腔负压和肺泡负压显著增大，大量气体进入肺内；咳嗽中期，声门关闭，呼气肌剧烈收缩，肺泡正压显著增大；然后，声门突然开放，气流喷出，从而排出分泌物或异物。人工气道建立后，声门无法关闭，咳嗽反射显著减弱。因此，若以单纯引流分泌物为目的而建立人工气道时，仅适合昏迷或一般情况较差的患者；一旦患者的咳嗽能力恢复，应尽早拔管。简言之，突发窒息患者的插管是短暂的(除非有昏迷等情况)，必须尽可能在24 h内拔管；否则一旦出现声门损伤，容易因咳嗽反射减弱而导致拔管失败。在拔管前的停机过程中，必须抽光导管气囊，以利于声门围绕导管关闭，从而保障咳嗽时，在声门局部形成瞬间高压和高速气流，提高咳嗽的效率，保障分泌物的有效排出。

不仅声门的开放和关闭影响呼吸道的通畅程度，头部的位置也可影响气道的弯曲度和通畅程度。正常直立位时，口腔或鼻腔与气管形成大约 90°的夹角；头部向前弯曲时，该夹角<90°，将使自然呼吸或气管插管变得困难；头部或脊柱侧弯也会伴随气管侧弯，导致插管失败；只有当头部充分后仰、肢体平放，口腔或鼻腔与气管形成一条直线时，才容易保障自然呼吸、异物清除、气管插管的顺利完成。

二、下 呼 吸 道

(一) 下呼吸道的组成　下呼吸道由气管、各级支气管组成。根据功能不同，又分为传导气道和呼吸气道。

1. 气管　呈管状结构，上端起始于环状软骨，通过颈部向下延伸入胸腔内，在胸骨上、中 1/3 处或相当于第 5～第 6 胸椎位置，分为左、右支气管。气管平均长为 10～13 cm,直径为 18～25 mm,一般气管插管导管的内径为 7～9 mm,故建立人工气道后局部气道阻力显著增加(至少增加 16 倍)。气管上部直接邻近其后方的食管;在胸腔内,主动脉弓使气管略向右移。气管由前侧的软骨部和背侧的膜部组成,其中软骨部由 16～20 个软骨环组成,软骨环呈马蹄形,开口向背面,由富含弹性纤维的结缔组织连接形成膜部。膜部还含有平滑肌纤维,有助于保持气道开放;在吸气、呼气及咳嗽时,还能通过平滑肌的活动,调节管径的大小。

2. 支气管　气管下端分左、右支气管。支气管自纵隔进入肺实质处被称为肺门,通常由支气管、血管、神经、淋巴管等组成。支气管壁的结构与气管类似,也由软骨部和膜部构成。

(1) 右支气管: 粗短而陡直,平均长为 1～2.5 cm,与气管中轴延长线间的夹角为 20°～30°,于第 5 胸椎水平经右肺门进入右肺。

(2) 左支气管: 较右支气管细长,长约 5 cm,与气管中轴延长线间的夹角为 40°～50°,约在第 5 胸椎水平经左肺门进入左肺。

3. 支气管树　气管分左、右支气管,后者经肺门进入肺内后反复分支,呈树枝状,故气管-支气管结构称为支气管树。肺内部分包括叶、段、亚段、细支气管、终末细支气管、呼吸性细支气管、肺泡管、肺泡囊,共 23 级,其中右上叶和左上叶支气管几乎皆从主支气管上垂直发出。终末细支气管及以上部分不参与气体交换,称为传导气道;呼吸性细支气管及以下部分是气体交换的主要场所,称为呼吸气道或呼吸部。

由于右主支气管、左主支气管、右上叶和左上叶支气管的结构特点不同,异物坠入右支气管的机会较多,其他吸入性肺疾病也以右侧发病率高,尤以右下叶多见。但是,人工气道机械通气时,右下肺叶通气和引流最好,其次是左下肺叶,双上肺叶最差,某些患者还容易发生双上肺不张或感染,但临床上容易忽视。

(二) 气管与支气管的组织结构　气管与支气管的结构相似,均由黏膜、黏膜下层和外膜组成。

1. 黏膜上皮　为假复层柱状纤毛上皮,纤毛是运输分泌物的主要结构,大量柱状上皮细胞之间散在分布杯状细胞,后者能分泌黏液。支气管分支越细,杯状细胞数目越少,到细支气管部位黏膜仅为一层柱状纤毛上皮和极少的杯状细胞。在靠近分叉部分还可见到大圆形淡浆细胞,可能是感受器。黏膜上常见到纵行皱襞,皱襞厚度由支气管平滑肌的张力决定,其主要作用是调节气道内径。

2. 黏膜下层　为疏松结缔组织层,紧附于上皮基底膜处,有毛细血管网,有丰富的黏液腺和浆液腺,还有沿黏膜皱襞分布的纵行弹力纤维束,并与黏膜以及纤维软骨层中的软骨和环形弹力纤维相连;细支气管的弹力纤维向外与肺泡的弹力纤维相连。与较大气道的软骨支架不同,弹力纤维网是维持小气道结构的主要成分;一旦破坏,容易发生肺气肿和气道陷闭。

3. 外膜　由透明软骨和纤维组织构成。气管软骨呈马蹄形,缺口位于背侧,由平滑肌束和结缔组织连接,构成膜壁。平滑肌束以横行肌纤维为主,还有大量斜行和纵行的纤维束。平滑肌收缩时,气管管径变小。在 4 级或 5 级以下的支气管中,软骨环由不规则的软骨片所代替;随着支气管树伸向边缘部分,软骨片越来越少,达细支气管时已不再有软骨成分。软骨消失是细支气管的标志,无软骨包绕的细支气管,其外膜平滑肌渐呈纵行排列如螺旋状,当平滑肌收缩时,支气管变细、变短。与叶、段支气管相比,细支气管的平滑肌纤维最多,易受外源性和内源性因素的刺激而收缩。支气管周围为疏松结缔组织,并与肺动脉和大静脉周围的结缔组织相连,其中有支气管动脉、静脉、神经及淋巴管。

(三) 小气道的概念与特点　成人内径≤2 mm 的气道称为小气道,有如下特点: ① 管壁菲薄,炎症易波及气道全层及其周围组织。② 管腔纤细,易因分泌物或渗出物等因素而阻塞。③ 纤毛减少或消失,微生物、尘埃等易沉积在黏膜上,导致黏膜损伤。④ 总横截面积非常大,气道阻力非常小,仅占总气道阻力的 20%以下;气流速度缓慢,以层流为主,有利于吸入气体在肺内均匀分布。⑤ 软骨缺如,平滑肌丰富,在神经、体液因素的作用下,通过平滑肌舒缩改变小气道口径,控制进入和呼出肺泡的气体流量,有利于通气血流比例的调节。

(四) 气管、支气管的上皮细胞

1. 纤毛柱状上皮细胞　是气管-支气管上皮结构的主要细胞,呈高柱状,长约 20 μm,宽约 7 μm,基底部为 2 μm。每个细胞有纤毛 300 余根,发自细胞顶部的胞质内,纤毛长 7～10 μm,每秒向前摆动 1 000～1 500 次,每分钟摆动 6 mm。纤毛摆动推动黏液层向上运动,将分泌物逐渐排出体外。

纤毛对外界环境变化甚为敏感,机械通气时湿化不良、湿化温度过高或过低,各种有害气体的刺激,以及细菌、病毒感染等,都可使纤毛功能受损。

2. 黏液细胞　也称杯状细胞,夹杂在纤毛柱状上皮细胞之间，其数目随支气管分级增加而逐渐减少。与黏液腺和浆液腺的分泌物共同作用调节气道表面的液体量、特点和分布。

3. 基底细胞　呈锥形或多角形，位于上皮基膜上。细胞核大，位于中央部，胞质内线粒体少。与附近细胞以桥粒相连接。基底细胞分化能力很强，纤毛柱状上皮细胞、黏液细胞皆由基底细胞分裂补充而来。

4. 肯塔基细胞（Kentucky cell）　又称嗜银细胞，简称 K 细胞，存在于气管及各级支气管中，参与肺循环及支气管平滑肌张力的调节，其本身也是一种化学感受器。

5. 克拉拉细胞（Clara cell）　呈柱状或立方形，分布于细支气管以下，能合成、分泌表面活性物质，维持末梢气道的稳定性。

6. 神经上皮小体　由 15～50 个细胞组成的菱形或卵圆形结构，以细支气管分叉处最为多见。细胞内含 5-羟色胺等物质，具有调节支气管及肺血管管径的作用；还是具有内分泌功能的神经感受器，可能接受中枢神经的调节。神经上皮小体的功能与颈动脉体相似，是肺内氧气分压的化学感受器。

7. 黏液纤毛装置（mucociliary apparatus）　又称黏液纤毛转运系统，存在于哺乳动物从咽部到终末细支气管黏膜的表面，包括上皮细胞的纤毛、黏液细胞、黏膜下腺体，以及覆盖在上皮表面的液体层。纤毛细胞的功能是将分泌物推向喉部；分泌细胞产生的黏液具有湿润吸入气和阻挡粉尘入侵等作用。

8. 支气管相关淋巴样组织（bronchus associated lymphoid tissue, BALT）　传导气道黏膜固有层的淋巴细胞在某些部位可以选择性发育成淋巴滤泡，而在大支气管分叉处则形成含 1～2 个孤立性淋巴小结的淋巴样集合体，称支气管相关淋巴样组织，其表面覆盖单层淋巴上皮细胞，细胞质内存在供选择性转运抗原分子的质膜空泡。该处组织的上皮细胞缺少纤毛，清除作用弱，但有利于气流中颗粒与上皮的接触，进行抗原捕获。

三、气道的呼吸部和肺泡

呼吸性细支气管、肺泡管、肺泡囊、肺泡等部分均含有肺泡，能进行气体交换，故被称为呼吸部。

1. 呼吸性细支气管　是呼吸气道的起始部分，严格地讲，是传导气道向呼吸部过渡的管道，其起始部内径在 0.5 mm 以下，管壁因有肺泡开口而不完整，与终末细支气管相续处的上皮为单层柱状纤毛上皮，由纤毛细胞和克拉拉细胞组成，近肺泡开口处为单层立方上皮，与肺泡上皮相续。立方上皮细胞的胞质内可见多泡体和板层小体，是Ⅱ型肺泡细胞的前身。上皮细胞下方为薄层结缔组织和分散的平滑肌束。管壁上的肺泡常沿着肺动脉分支分布。

2. 肺泡管　每个呼吸性细支气管分支形成 2～11 个肺泡管，肺泡管的平均内径为 0.1 mm。由于肺泡管管壁上密布肺泡开口，因而其自身的管壁仅为相邻肺泡囊或肺泡之间的结节状膨大。管壁上皮为单层立方上皮细胞，上皮细胞下方有薄层结缔组织和少量平滑肌，其中弹性纤维和平滑肌呈螺旋状环绕于肺泡开口处。肺泡管是肺内最后具有平滑肌的支气管，肌纤维的舒缩可改变肺泡口的直径，以调节进出肺泡的气容积。

3. 肺泡囊　是肺泡管的分支，一个肺泡管常分成 2～3 个肺泡囊。肺泡囊是多个肺泡的共同开口，切面上常呈梅花形，其结构与肺泡管相似，但肺泡开口间无结节状膨大，也不含平滑肌，单层扁平上皮下只有少量结缔组织。

4. 肺泡（pulmonary alveoli）　是肺内能进行气体交换的唯一结构，壁很薄，表面衬以单层上皮。

第二节　肺 实 质

肺是具有弹性的海绵状器官，类似圆锥形。上端为肺尖，下端为肺底，内侧称为纵隔面，外侧称为肋面。

（一）终末呼吸单位　终末呼吸单位是终末细支气管及以下结构的总称。每一终末呼吸单位包括两根呼吸性细支气管，每根再分三级，最后形成肺泡管、肺泡囊和肺泡。相邻肺泡间的结构为肺泡隔，肺泡隔很薄。每一肺泡有 1～3 个肺泡孔与相邻肺泡相沟通。远端细支气管与邻近肺泡之间还有由上皮细胞覆盖的小交通道，起侧支通气的作用，故无论是平静自然呼吸、用力过度充气，还是机械正压通气，肺泡之间的压力都很容易达到平衡，不容易发生肺泡破裂。

（二）肺泡　肺泡是呈圆形或多边形的薄壁囊

泡，主要由Ⅰ型肺泡上皮细胞和Ⅱ型肺泡上皮细胞组成，其平均直径为200～250 μm，开口于肺泡囊、肺泡管和呼吸性细支气管。成人共有3亿～4亿个肺泡，总面积为70～80 m^2。肺泡的舒缩变化非常大，深呼气时的总面积仅为30 m^2，深吸气时可达100 m^2。

1. *Ⅰ型肺泡上皮细胞* 占上皮细胞总数的25.3%，但覆盖了肺泡97%的表面积。Ⅰ型肺泡上皮细胞呈扁平形，胞质薄而宽，是肺泡毛细血管膜(alveolar capillary membrane, ACM)的主要组成部分。Ⅰ型肺泡上皮细胞间的连接为绝对不可渗型，因而既限制肺泡间质中的液体和蛋白样物质渗入肺泡腔，也防止肺泡腔内的液体和其他物质进入间质。Ⅰ型肺泡上皮细胞的分化程度高，无增殖能力，受损后主要由Ⅱ型肺泡上皮细胞增殖、分化补充。

2. *Ⅱ型肺泡上皮细胞* 胞体较小，呈立方形或近似球形，散布于Ⅰ型肺泡上皮细胞之间，突向肺泡腔。核呈圆形，位于细胞中央；胞质着色浅，常有空泡。胞质中富含线粒体、粗面内质网、游离核糖体，高尔基复合体较发达，核上区的胞质中还有嗜锇板层小体和多泡体。嗜锇板层小体内含有以磷脂酰胆碱为主要成分的表面活性物质。表面活性物质以胞吐的方式出胞，在Ⅰ型肺泡上皮表面形成一层薄膜。

(三) 肺泡隔和肺泡毛细血管膜 肺泡隔是与肺泡毛细血管膜相邻的肺泡间结构，由肺泡壁、密集的毛细血管网和薄层结缔组织构成。毛细血管为连续型，内皮甚薄，厚度仅为0.1～0.2 μm，相邻内皮细胞间为紧密连接，内皮下基膜完整。由于毛细血管紧贴肺泡上皮，致使内皮基膜多与上皮基膜融合，形成厚为0.1～0.2 μm的薄层，但在少数部位，两层基膜间夹有少量结缔组织。肺泡腔与毛细血管腔之间的结构称为ACM，是气体交换的必经结构，厚度为0.3～0.5 μm。肺泡隔内的结缔组织称为肺的基质，内含有胶原纤维和弹性纤维(图1-1)。这些纤维常呈网络状或薄板状排列，作为肺泡和毛细血管的支架。老年人因弹性纤维退化，肺泡回缩能力减弱，易发生肺气肿，表现为残气容积和肺总量的增加。结缔组织中还含有成纤维细胞、巨噬细胞、肥大细胞及浆细胞等。

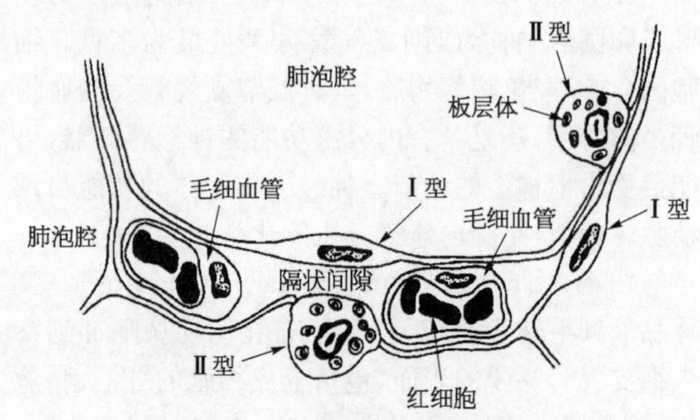

图1-1 肺泡结构示意图

Ⅰ型肺泡上皮细胞扁平且覆盖面大；Ⅱ型肺泡上皮细胞呈立方形或近似球形，含有板层体；肺泡毛细血管膜非常薄

第三节 肺的血液循环

肺有两套血液循环系统：一套是肺循环，由肺动脉及其分支、毛细血管和各级肺静脉组成，接受全身各器官的静脉回心血，并在肺内进行气体交换；另一套是体循环的分支——支气管循环，包括支气管动脉及其分支、毛细血管和各级支气管静脉，是肺、气道和胸膜等的营养血管。

(一) 肺循环 肺微循环是指部分肌性肺动脉远端收缩力较弱的微血管，其总横截面显著增大，血流速度明显缓慢。肺的毛细血管有三种基本类型：肺泡毛细血管(alveolar capillary)、肺泡交界毛细血管(alveolar corner capillary)和肺泡外毛细血管(extra-alveolar capillary)。肺泡毛细血管在相邻肺泡壁间，并填满肺泡间隔，容易受肺泡内压影响。肺泡内压升高，超过胸腔内压，血管受压，血流量减少；反之，血管扩张，血流量增加。该部分血管也受肺泡表面张力的影响，因此肺泡毛细血管的血流状态取决于肺容积、血管压力和肺泡表面张力的变化。肺泡交界毛细血管位于3个肺泡的交界处，行走于上皮皱襞中，避免了受肺泡内压变化的影响，但由于血管数量有限，正常情况下的作用也有限。肺泡外毛细血管包绕于结缔组织鞘中，基本不受肺泡内压变化的影响，但受肺间质压的影响。因此，深吸气时，肺泡毛细血管关闭，肺泡外毛细血管开放，肺泡交界毛细血管无明显变化。而当肺泡毛细血管血流受阻时，血流仍可通过肺泡交界毛细血管和肺泡外毛细血管继续从动脉端流向静脉端。肺泡内外毛细血管在呼吸过程中的不同状态，表现了肺血管血容量和阻力的肺容积依赖性。

肺泡毛细血管内皮细胞和紧邻的肺泡上皮细胞均固定于相隔的基底膜上。毛细血管周边约一半的内皮细胞基底膜与肺泡上皮细胞基底膜融合，形成肺泡毛细血管膜，为气体交换提供了极大的表面积和极短的扩散距离；毛细血管周边的另一半，两层基底膜分开，形成所谓的厚部，是肺液体和溶质跨毛细血管转运的主要部位。厚部由胶原纤维、弹性纤维和蛋白聚糖等组成。

(二) 支气管血管系统　支气管动脉是肺动脉、气道和胸膜的营养血管，一般起源于主动脉弓远端和胸主动脉腹侧。支气管动脉从肺门附近入肺，行走于支气管血管鞘内，支气管动脉的管径明显小于伴行的支气管或肺动脉，炎症病变时可明显扩张。营养气道的毛细血管丛分布于大、小气道壁内，主要功能是向从气管到呼吸性细支气管的气道供血。呼吸性细支气管以下部位的血供由肺循环完成；而支气管循环的小静脉分布于支气管黏膜固有层和外膜。支气管静脉与肺静脉之间存在大量的吻合支，但平时不开放；在终末细支气管段及以下部分，支气管小动脉与肺泡毛细血管丛广泛吻合，平时也不开放。大部分支气管小静脉在肺门附近汇合成支气管静脉，并最终通过奇静脉、半奇静脉或左无名静脉，回流入右心房。支气管循环血流量一般仅占心排血量的1%～2%。

第四节　胸廓与呼吸肌

呼吸肌的收缩和舒张是实现肺通气的源动力，而其所引起的胸廓扩张和回缩及胸腔内压变化是实现肺通气的直接动力。

一、胸　　廓

(一) 胸廓与胸膜腔　胸廓是由12个胸椎、12对肋骨、1对锁骨及1个胸骨构成的圆锥状结构。胸腔是封闭的腔隙，由胸廓和横膈围成，上界为胸廓上口，与颈部相通，下界借横膈与腹腔分隔。胸腔中部为纵隔，两侧分别容纳左、右肺脏。胸膜是被覆于左右肺脏、胸壁内表面、纵隔侧面及横膈上面的浆膜。其中，被覆于肺表面的胸膜是脏胸膜，而被覆于胸壁内表面、横膈上面和纵隔侧面的胸膜则是壁胸膜。脏胸膜与壁胸膜仅在支气管和肺血管进入肺内处相连续，其余部分没有相连，故左右两肺周围分别形成一个完全封闭的胸膜腔。由于胸膜腔负压和液体的吸附作用，脏、壁胸膜紧密贴附，胸膜腔实际上是两个潜在腔隙。正常胸膜腔内压比大气压低，故称为胸膜腔负压或胸腔负压，并且其内有少量液体，能有效将两层胸膜隔开，从而减轻呼吸时的摩擦。

(二) 纵隔　纵隔是左右纵隔胸膜间全部器官、结构和结缔组织的总称。前界为胸骨，后界为脊柱胸端，两侧为纵隔胸膜，向上达胸廓上口，向下至横膈。成人纵隔位置略偏左侧。一般以胸骨角平面(平对第4胸椎体下缘)将纵隔分为上纵隔和下纵隔。下纵隔又以心包为界，分为前纵隔、中纵隔和后纵隔。上纵隔主要包含胸腺，左、右头臂静脉和上腔静脉，左、右膈神经，迷走神经，喉返神经，主动脉及其分支，食管，气管，胸导管及淋巴结。前纵隔位于胸骨和心包之间，内有胸腺下部、部分纵隔前淋巴结及疏松结缔组织；中纵隔位于前、后纵隔之间，内有心包、心脏和大血管、奇静脉弓、膈神经、心包膈血管及淋巴结；后纵隔位于心包和脊柱之间，内有主支气管、食管、胸主动脉、胸导管、奇静脉、半奇静脉、迷走神经、胸交感干及淋巴结。

二、呼 吸 肌

呼吸肌是骨骼肌，符合骨骼肌的基本结构和功能特点。同时，呼吸肌不停地收缩和舒张，与一般骨骼肌也有明显不同。

(一) 呼吸肌的组成　呼吸肌主要由膈肌、肋间肌和腹肌三部分组成。胸锁乳突肌、斜角肌和斜方肌等也参与呼吸运动，称为辅助呼吸肌。根据功能，呼吸肌又可分为吸气肌和呼气肌。吸气肌有膈肌、肋间外肌、胸锁乳突肌及斜角肌等。呼气肌主要为肋间内肌、腹直肌、腹内斜肌及腹外斜肌等。

(二) 呼吸运动的基本特点　平静呼吸时，吸气是主动、耗能的过程，膈肌起主要作用；而呼气是靠肺的弹性回缩和吸气肌肉的松弛来完成，是被动、不耗能的过程。当用力呼气或过度通气(如运动、支气管哮喘急性发作、急性肺损伤)时，呼气则不再是单纯的被动运动。此时,呼气肌也参与收缩,呼气变为主动运动,也要做“功”。当然,被动运动仍然是呼气的主要运动方式。

(三)膈肌的解剖结构和生理功能

1. 膈肌的解剖和生理　膈肌在胚胎学、形态学和功能学上属于骨骼肌,但又不同于其他骨骼肌。膈肌收缩时,对细胞外 Ca^{2+} 内流有很强的依赖性,且与心肌类似,进行不停顿地运动。膈肌是一个解剖整体,由三部分组成:① 膈肌肋间部,附着于肋骨边缘,终止于中心腱;② 膈肌中心腱;③ 膈肌脚部,分左、右两个膈脚,起始于上2~3个腰椎,纤维终止于中心腱。吸气时,膈肌收缩,圆顶变平,腹腔脏器被压,向下、向前移位,使胸廓上下径增大;附着于肋骨的膈肌肋间部收缩,使第6~第10肋骨向外、向上旋转,导致胸廓下部横径增大。平静呼吸时,膈肌活动产生的通气量占总通气量的60%~80%,其余主要来自肋间外肌的活动。深呼吸时,由于辅助呼吸肌的参与,通气量显著增大。

与其他骨骼肌相似,膈肌收缩也遵循初长度-张力关系、力量-速度关系和刺激频率-力量关系。膈肌收缩力与其形态、长度有关,如膈肌初位置越向上弯曲,初长度越长,收缩力越大;若膈肌平坦(如肺气肿、严重支气管哮喘发作),收缩力减弱,甚至使胸廓下缘肋间内陷,导致胸腹矛盾运动。

2. 膈肌肌纤维组成与收缩力、耐力的关系　由于人反复不停地做呼吸运动,故呼吸动作是一项体现肌力和耐力的综合性运动,而膈肌纤维组分必须与此相适应。根据收缩时间和代谢特征,肌纤维分为三类:Ⅰ型(慢肌),即慢速氧化型肌纤维(SO),约占成人膈肌肌纤维的50%,含有丰富的毛细血管、肌红蛋白、线粒体,有利于有氧代谢,有较高的耐疲劳能力;ⅡA型(快A型),即快速氧化糖酵解型肌纤维(FOG),约占25%,富含线粒体,能量供应充足,有一定的耐疲劳能力;ⅡB型(快B型),即快速糖酵解型肌纤维(FG),约占25%,该类型肌纤维的毛细血管、肌红蛋白、线粒体较少,但有利于无氧酵解,故其主要决定膈肌的收缩力,耐疲劳能力较差。上述三种肌纤维组合能适应平时膈肌连续不断的运动,也能满足短时间的剧烈呼吸运动。

3. 膈肌做功　膈肌活动产生通气,主要是克服呼吸器官的弹性阻力和气道阻力,需消耗能量,称为呼吸功。健康人的静息呼吸功非常低,每分钟耗氧量仅占总耗氧量的2%~3%;严重呼吸困难时,耗氧量可增加至25%以上。

第二章
呼吸生理基础

呼吸系统的主要功能是吸入氧气，并将代谢产生的CO_2呼出体外。此过程被称为气体交换，包括肺通气和肺换气两个相对独立但又密切联系的环节。本书仅做简单介绍，具体相关内容详见朱蕾教授主编的《临床呼吸生理学》第二版。

第一节　肺容积和通气功能

适当肺容积是进行肺通气和换气的基础，也与机械通气有密切关系。

一、肺容积

根据呼吸运动及其幅度的变化，肺容积被划分为若干部分，各部分容积均可用肺功能仪直接描绘或间接计算出来。肺容积的动态变化产生通气。

1. 潮气容积（tidal volume，VT）　又称潮气量，指静息呼吸时每次吸入或呼出的气体容积。健康人呼吸平稳，VT约为10 mL/kg。气流阻塞性肺疾病患者为减少呼吸功，常采用深慢呼吸，VT较大；严重气流阻塞患者的功能残气量和胸肺弹性回缩力显著增大，将出现浅而略快的呼吸，VT减小，$PaCO_2$升高。限制性肺疾病患者的肺弹性阻力增大，为减少呼吸功，常采取浅快呼吸，VT较小；而急性肺实质疾病患者由于多种机械性和化学性感受器兴奋，不仅呼吸频率（RR）增快，VT也较大，每分钟通气量（VE）明显增大，常伴呼吸性碱中毒。因为呼吸气体交换率＜1，所以吸气VT＞呼气VT。在氧耗量突然降低、CO_2排出量增加的情况下，如剧烈运动后、刚接受机械通气时，呼气VT＞吸气VT。实际测定时，由于呼吸道和肺泡的加温、湿化作用，呼气VT＞吸气VT。尽管VT大致是稳定的，但每隔一定时间会有一次不自然的深吸气，也称叹气，其主要作用是防治肺泡萎陷，容积约为VT的2倍，而呼吸机设置中的叹气样呼吸即来源于此。

需强调的是，上述静息时的潮气容积概念，针对肺功能测定，有严格的要求；运动、用力呼吸、各种类型的机械通气，每次呼出或吸入的气容积也称为潮气容积或潮气量，没有严格要求。

2. 补吸气容积（inspiratory reserve volume，IRV）　又称补吸气量，指平静吸气末用力平稳吸气所吸入的气体容积。

3. 补呼气容积（expiratory reserve volume，ERV）　又称补呼气量，指平静呼气末用力平稳呼气所呼出的气体容积。一般占肺活量的1/4，在正常人群中，变异范围较大，故临床少用。

4. 深吸气量（inspiratory capacity，IC）　指平静呼气末用力平稳吸气所能吸入的气体容积。一般占肺活量的3/4，是完成最大自主通气量的主要部分，即健康人用力呼吸时，VT增大通过IC和ERV部分完成，但主要通过IC部分完成。在多数限制性肺疾病中，容积下降主要是IC下降。在轻、中度气流阻塞性肺疾病中，IC变化不明显，但常有ERV下降；若为严重阻塞，IC也将下降，并出现肺活量的明显下降。

5. 肺活量（vital capacity，VC）　指尽力深吸气后，做深慢呼气所能呼出的气体容积。它表示肺脏最大扩张和最大回缩的幅度，其大小受呼吸肌力、肺和胸廓弹性、气道阻力等因素的综合影响。

$$VC=IC+ERV=VT+IRV+ERV$$

VC作为单一参数，具有较高的诊断和评估价值。首先，VC可取代肺总量，能准确反映健康人和限制性肺疾病患者的肺容积大小，是判断限制性通气障碍程度的主要参数之一。一般认为，VC＜正常预计值的80％为轻度限制性功能障碍，＜40％为重度，40％～80％为中度。

6. 功能残气量(functional residual capacity, FRC) 指平静呼吸时,每次呼气末肺内残留的气体容积。正常FRC是相对稳定的,约占肺总量的40%,是肺弹性回缩力与胸廓弹性扩张力的平衡位置。适当FRC是保持PaO_2、$PaCO_2$和呼吸力学稳定的主要因素,过大或过小都将产生不良影响。在限制性肺疾病患者中,FRC减少;在严重气流阻塞患者中,FRC增大,其增大幅度与气道阻塞或陷闭的程度等因素有关,是反映阻塞性通气功能障碍的常用参数。FRC也用于评估临床治疗,例如,在慢性阻塞性肺疾病(chronic obstructive pulmonary disease, COPD)患者中,若治疗后FRC降低,即使第一秒呼气容积(forced expiratory volume in one second, FEV_1)无改善,也说明治疗有效;在急性呼吸窘迫综合征(acute respiratory distress syndrome, ARDS)患者中,检测FRC可评估呼气末正压的设置是否合适。

7. 残气容积(residual volume, RV) 又称残气量,指用力呼气末肺内残存的气容积。RV的临床意义与FRC相似,但在气流阻塞性肺疾病中,其变化幅度常更显著。RV是反映阻塞性通气功能障碍的常用参数。

8. 肺总量(total lung capacity, TLC) 指深吸气末肺内储存的气体总量。TLC增大,反映肺组织弹性减退,主要见于COPD;TLC正常,说明肺实质的弹性正常,见于正常肺和单纯气道阻塞性疾病;TLC下降,说明肺容积减少和肺弹性阻力增大,常见于各种肺实质和胸廓疾病。理论上,TLC是反映限制性通气功能障碍的最佳参数,但由于影响因素多,重复性相对较差,故常被VC或用力肺活量取代。

9. 残气容积肺总量百分比(ratio of residual volume to total lung capacity, RV/TLC) 简称残总百分比,是残气容积占肺总量的百分比。

10. 功能残气量肺总量百分比(ratio of functional residual volume to total lung capacity, FRC/TLC) 是功能残气量占肺总量的百分比。

RV/TLC、FRC/TLC和RV、FRC同时升高,主要用于反映周围气流阻塞及其程度。在中心气道阻塞或轻度周围气流阻塞患者中,RV、FRC、RV/TLC、FRC/TLC多正常;在中、重度周围气流阻塞患者多升高,一般升高越明显,阻塞越严重。若RV、FRC和RV/TLC同步升高,且病史和影像学检查结果符合COPD的表现,RV/TLC的升高可反映肺气肿的程度。在限制性肺疾病中,RV/TLC可下降、正常、升高,具体情况取决于肺扩张受限和回缩受限的程度。若肺的扩张受限(IC减少)较回缩受限(ERV和RV减少)更显著,RV/TLC升高。没有完善的前提条件和综合评价,定义RV/TLC反映"肺气肿的程度"是不合适的。

FRC/TLC可较好地反映呼吸力学的变化。尽管FRC/TLC也随年龄的增长而上升,但较RV/TLC的变化幅度小得多。如上所述,正常FRC/TLC约为40%,是肺与胸廓的弹性平衡位置。在此位置自主呼吸或机械通气可保障最佳的力学关系、最低的跨肺压和切变力、最低的肺循环阻力、最小的呼吸肌做功,并能维持正常的动脉血气水平,是自主呼吸或机械通气末的最佳位置。FRC/TLC达67%时,胸廓处于弹性零位;若肺容积继续增大,肺和胸廓皆是吸气的阻力,容易诱发呼吸肌疲劳和呼吸衰竭。

VT及VC可由肺量计或流量计直接测定,而FRC需经气体稀释法或体容积描记法测定。已知FRC、VC,即可计算出RV、TLC(图2-1)。

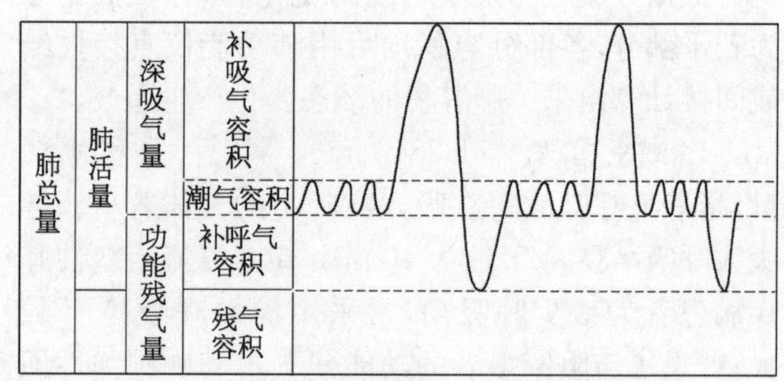

图2-1 肺容积的组成及其关系示意图

11. 胸廓气容积(thoracic gas volume, Vtg) 又称胸腔气容积,指受检者在体容积描计仪的密闭舱内,于功能残气位阻断呼吸气流时测定的胸廓内气体容积。理论上,Vtg反映全部分布均匀和不均匀的胸廓内气体,较气体分析法测定的FRC更精确,但实际上并非如此。理论上,正常肺、限制性肺疾病、轻度阻塞性肺疾病患者的Vtg与FRC基本相同;在严重阻塞性肺疾病患者中,Vtg多大于FRC,且更准确;在多发性肺大泡患者中,Vtg多大于FRC,且更不准确。由于测定误差多见,实际Vtg的结果错误更常见。

12. 呼气末肺容积(end-expiratory lung volume, EELV) 指呼气结束时的肺容积。与FRC的区别是对呼吸形式无要求,既可以是自然呼吸或机械通气,也可以是平静呼吸或用力呼吸。平静呼吸的

EELV 和机械通气不加持续气道正压/呼气末正压时的 EELV 为 FRC。

二、肺通气、肺泡通气和生理无效腔

1. *每分钟静息通气量*(minute ventilation volume at rest，VE)　简称每分钟通气量，指基础代谢状态或静息状态下每分钟所呼出的气体容积，是 VT 和 RR 的乘积。

2. *每分钟静息肺泡通气量*(minute alveolar ventilation at rest，$\dot{V}_A$)　简称肺泡通气量，指静息状态下每分钟呼出气体容积中从肺泡内呼出的气体部分。

3. *解剖无效腔*(anatomical dead space)　指从口、鼻至细支气管的呼吸道容积。该部分既无肺泡上皮，又无肺循环血液供应，不能参与肺泡与血液之间的气体交换。健康成人约为 2.2 mL/kg 或 120～150 mL。

4. *生理无效腔*(physiological dead space，VD)　指未参与气体交换的呼吸道和肺泡容积，是解剖无效腔与肺泡无效腔之和，健康人的解剖无效腔和生理无效腔基本相等。VD 和 VD/VT 是判断肺功能损害程度的常用参数。

VE 和$\dot{V}_A$的计算可分别用下列公式表示：

$$VE = VT \times RR$$
$$\dot{V}_A = (VT - VD) \times RR$$

从以上两式可知，在相同 VE 前提下，深慢呼吸的$\dot{V}_A$大于浅快呼吸，因而对气体交换而言，前者是高效率的。气管切开可减少解剖无效腔，提高通气效率；反之，不适当地增加连接管道或面罩通气则会增加解剖无效腔。

机械通气时，通气量的适当调节是非常重要的问题。$\dot{V}_A$不足，将导致低氧血症和 CO_2 的潴留；$\dot{V}_A$过大，则会因 CO_2 排出过多而导致呼吸性碱中毒。

三、阻塞性与限制性通气功能障碍

肺通气功能障碍可分为阻塞性和限制性两种基本类型，两者同时存在则为混合性通气功能障碍。阻塞性通气功能障碍是指气流吸入和(或)呼出受限引起的通气功能障碍，主要由气道口径变化引起，如 COPD、支气管哮喘(哮喘)。限制性通气功能障碍则是由肺扩张受限和(或)回缩受限引起的通气功能障碍，其主要原因有肺容积减少和肺、胸廓顺应性下降，如急性肺损伤、慢性肺间质纤维化、胸廓畸形等。因呼吸功的消耗方式不同，阻塞性通气功能障碍患者需采用慢深呼吸，而限制性通气功能障碍患者则需采用浅快呼吸。若为严重阻塞性通气功能障碍合并肺扩张受限时，机体无法代偿，患者会出现浅快呼吸和呼吸性酸中毒，更严重患者无法独立完成呼吸，必须采用机械通气。因此，应用机械通气时，需区分通气功能受限的特点，采用不同的 RR、VT 搭配。

第二节　肺通气的动力和阻力

肺通气的直接动力是气道口与肺泡之间的压力差，而其源动力则是呼吸肌的舒缩，机械通气时则来源于机械通气的压力。肺通气的阻力主要来源于气道阻力和肺弹性阻力。当肺通气的动力克服肺通气的阻力，方能实现肺通气。

一、与呼吸运动有关的压力

呼吸运动时，胸膜腔、肺泡及呼吸道内发生周期性的压力变化，是肺通气的动力。各种压力有特定的部位和作用(图 2－2)，正确理解这些相关压力的概念和意义，是进一步掌握呼吸动力学知识的前提。

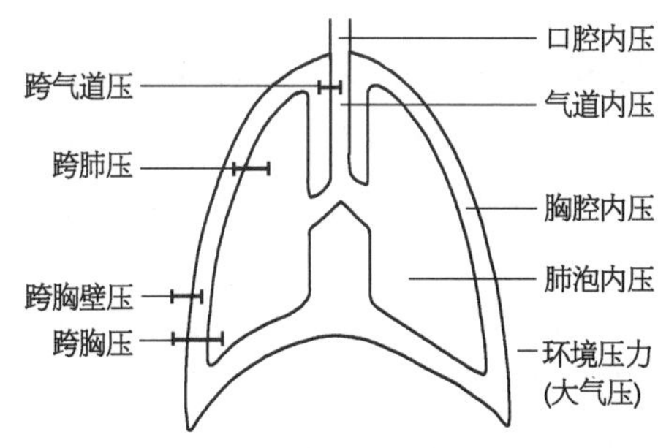

图 2－2　与呼吸器官有关的压力

1. *胸腔内压*(intrapleural pressure，Ppl)　又称胸膜腔内压，指胸腔内压强与大气压的差值。一般为负压，正常功能残气位约为－5 cmH_2O。胸腔内压直接受呼吸肌活动的影响，吸气时负压增大，呼气时减小。胸腔负压使壁薄的大静脉扩张，有利于静脉血液回流。因重力的作用，直立位时的胸腔负压从肺尖部到肺底部逐渐减小，肺底部接近于 0。受心脏位置相对固定的影响，心包周边的负压比同水平肺脏周边的负压大。胸腔内压可直接测定,但更常通过测定食管内压(esophageal pressure, Pes)而间接表示。

2. 肺泡内压(pulmonary alveolar pressure, Pal) 简称肺泡压,指肺泡内压强与大气压之差,其取决于胸腔内压与肺弹性回缩压之差。吸气时,胸腔负压增大,超过肺弹性收缩压,使肺泡内压低于大气压,气体进入肺内,直至肺泡内压与大气压平衡,气流停止。呼气时,胸腔负压减小而低于肺弹性收缩压,产生呼气,直至肺泡内压与大气压平衡,呼气气流停止。

3. 气道压(airway pressure, Paw) 又称气道内压。在吸气或呼气末,气流停止,从肺泡到支气管、气管、口、鼻的压力相等,皆为0。吸气时,从口、鼻腔到肺泡的压力递减,呼气时则递增。在呼吸运动中,气道内任意两点间的压力差,取决于气道阻力、气流形态、气流速率等。

4. 气道开口压 实质为口腔内压(intraoral pressure, Pao),正常为大气压(0)。在检测呼吸阻力和顺应性时,常通过阻断气流测定,用来反映肺泡内压。

5. 跨肺压(transpulmonary pressure, Ptp) 又称经肺压,即肺泡内压与胸膜腔内压或肺间质内压之差,是扩张或收缩肺的压力。跨肺压的大小主要与肺顺应性和用力程度有关,如肺顺应性减低、用力程度大时,经肺压增大。

6. 跨胸壁压(pressure across chest wall, Pcw) 又称经胸壁压,即胸腔内压与胸廓外大气压之差,是胸壁扩张或回缩的压力,其大小主要取决于胸廓的顺应性。

7. 跨胸压(pressure across chest, Pc) 又称经胸压,即肺泡与胸廓外大气压之差,是胸廓、肺脏扩张或压缩的总压力。控制机械通气时的跨胸压为呼吸机驱动呼吸的总压力。

8. 跨气道压(cross-airway pressure) 又称经气道压,即气道内外的压力差。在静息状态下,肺间质负压与胸腔负压相同,胸腔内气道的跨气道压等于胸腔内压与气道内压之差。机械通气时,可通过呼气末正压,增加呼气时的气道内压,减小跨气道压,防止气道陷闭。

上述压力皆受气道阻力的影响。气道阻力增加时,气流不能迅速进入肺内,代偿性呼吸增强,胸腔和间质负压显著增加,并可能发生肺水肿。

二、肺通气的动力

气体进出肺脏取决于两方面因素的相互作用:一是推动气体流动的动力,二是阻止其流动的阻力。前者超过后者,方能实现通气。

1. 呼吸肌 是产生呼吸运动的源动力。产生吸气动作的是吸气肌,主要有膈肌和肋间外肌。平静呼气时,肺借助自身弹性完成呼气过程,呼气肌不发挥作用。呼气肌主要有肋间内肌和腹壁肌。一些辅助呼吸肌,如斜角肌、胸锁乳突肌和胸背部的其他肌肉等,这些肌肉只在用力呼吸时才参与呼吸运动。详见本章第一节。

2. 吸气运动 吸气肌收缩时产生吸气。横膈位于胸腔底部,呈穹窿状,肌纤维从顶部中央的中心腱向四周呈辐射状排列,静止时向上隆起。当膈肌收缩时,穹窿部下降,从而使胸腔上、下径增大,肺亦随之扩张,产生吸气。横膈下移的距离视收缩程度而异,平静吸气时,下移1～2 cm;深吸气时,下移可达7～10 cm。由于胸腔呈圆锥形,下部面积比上部大得多,其中横膈面积约为270 cm^2,因此横膈下降1 cm,可使胸腔或肺的容积增大270 mL。据估计,平静呼吸时,因膈肌收缩而增大的胸腔容积约为400 mL,相当于总潮气量的60%～80%,所以膈肌的舒缩在肺通气中发挥主要作用,机械通气患者应注意保护和发挥横膈的作用。横膈因收缩而下移时,腹腔内器官因受压迫而使腹壁突出;膈肌舒张时,腹腔内脏恢复原位。因为膈肌舒缩引起的呼吸运动伴有腹壁的起伏,所以称为腹式呼吸。肋间外肌的肌纤维起自上一肋骨的近脊椎端的下缘,斜向前下方走行,止于下一肋骨近胸骨端的上缘。由于脊椎的位置固定,而胸骨可以上、下移动,故当其收缩时,肋骨前端与胸骨上举,并使肋弓稍外展,尤以下位肋骨外展更为显著,从而使胸腔前后、左右径增大,胸腔容积与肺容积增大,产生吸气。由肋间肌舒缩产生的呼吸运动称为胸式呼吸。胃肠道胀气或严重腹水的患者,多呈胸式呼吸;胸部有病变的患者,常呈腹式呼吸。婴儿因胸廓尚未发育好,肋骨较为垂直,不易提起,基本表现为腹式呼吸。健康成人是以腹式呼吸为主的混合式呼吸,在男性中更明显。

3. 呼气运动 平静呼气时,呼气运动依靠肺本身的弹性回缩力而回位,并牵引胸廓缩小,恢复至吸气开始前的位置。用力呼气时,呼气肌参与收缩,使胸廓进一步缩小,呼气也有了主动成分。肋间内肌走行方向与肋间外肌相反,收缩时使肋骨和胸骨下移，肋骨还向内侧旋转，使胸腔前后、左右径缩小，产生呼气。腹壁肌的收缩，一方面压迫腹腔器官，推动横膈上移；另一方面也牵拉下部的肋骨向下、向内移位，两者共同作用使胸腔容积缩小，协助呼气。

4. 平静呼吸和用力呼吸　机体在安静状态时平稳而均匀的呼吸称为平静呼吸。每分钟呼吸频率为12～18次，潮气量约为10 mL/kg。平静呼吸通过吸气肌有节律地收缩与舒张完成。当膈肌与肋间外肌收缩时，胸腔负压与肺容积扩大，肺内压低于大气压1～2 mmHg(1 mmHg＝0.133 kPa)，大气流入肺内，形成吸气；当膈肌与肋间外肌舒张时，腹腔内脏回位使膈穹窿上移，同时肋骨与胸骨下降回位，使胸腔负压与肺容积缩小，肺内压高于大气压1～2 mmHg，肺内气体外流，形成呼气。可见，平静呼吸时，吸气由吸气肌群收缩（做功）完成，是主动过程；呼气则由吸气肌群舒张（未做功）完成，是被动过程。

机体活动、吸入气中CO_2浓度升高或氧分压降低、肺实变、气道阻塞，将导致呼吸加深、加快，称为深呼吸或用力呼吸。此时，除膈肌与肋间外肌加强收缩外，辅助吸气肌也参与收缩，胸腔负压与肺容积更为扩大，肺内压比平静吸气时更低，吸入的气体容积也更大。用力呼气时，除吸气肌群松弛外，肋间内肌和腹肌等呼气肌群也参与收缩，使胸腔负压与肺容积更加缩小，肺内压比平静呼气时更高，呼出的气体也更多。可见，用力呼吸时，除吸气肌群加强做功外，呼气肌、辅助呼吸肌都参与了呼吸活动，吸气和呼气都是主动过程，因而消耗的能量也更大。需强调的是，在用力呼气过程中，被动运动仍然起主要作用。

综上所述，肺通气的动力可概括如下：呼吸肌舒缩引起的呼吸运动是肺通气的源动力，结果是引起胸腔内压的周期性变化，肺随之扩张和回缩；而肺容积的这种变化又造成肺内压和大气压之间的压力差，推动气体进出肺泡，即压力差是肺通气的直接动力。

三、肺通气的阻力

通气阻力升高是通气障碍的最常见原因。肺通气的阻力有弹性阻力和非弹性阻力两种基本类型。前者是平静呼吸时的主要阻力，约占总阻力的2/3；非弹性阻力，包括黏性阻力和惯性阻力，约占总阻力的1/3，其中又以气道阻力为主。

（一）弹性阻力和顺应性　呼吸器官的主要特性是弹性。顺应性（compliance，C）是弹性阻力（elastance，E）的倒数，即E＝1/C。顺应性是常用的力学概念，呼吸系统的顺应性主要涉及三个概念：肺顺应性（lung compliance，C_L）、胸廓顺应性（chestwall compliance，Ccw）、胸肺顺应性（respiratory system compliance，Crs）。

$$肺顺应性(C_L)=\frac{肺容积变化(\Delta V)}{跨肺压变化(\Delta P)}$$

$$胸廓顺应性(Ccw)=\frac{肺容积变化(\Delta V)}{跨胸壁压变化(\Delta P)}$$

$$胸肺顺应性(Crs)=\frac{肺容积变化(\Delta V)}{跨胸压变化(\Delta P)}$$

1. 肺静态顺应性　测定肺顺应性时，分步吸气（或打气入肺）或分步呼气（或从肺内抽气），每步完成后，屏气，放松呼吸肌，测定肺容积的变化和胸腔内压，然后绘制肺的P－V曲线，按上述公式计算即可。因为测定是在屏气、无呼吸运动、无气流的状态下完成的，所以称为肺静态顺应性（static lung compliance，C_Lst），简称肺顺应性（C_L）。C_L大小与容积和吸呼气状态有关，若吸气和呼气状态连续完成胸腔内压和肺容积变化的测定，则有肺压力-容积环，即肺P－V环（图2－3）。

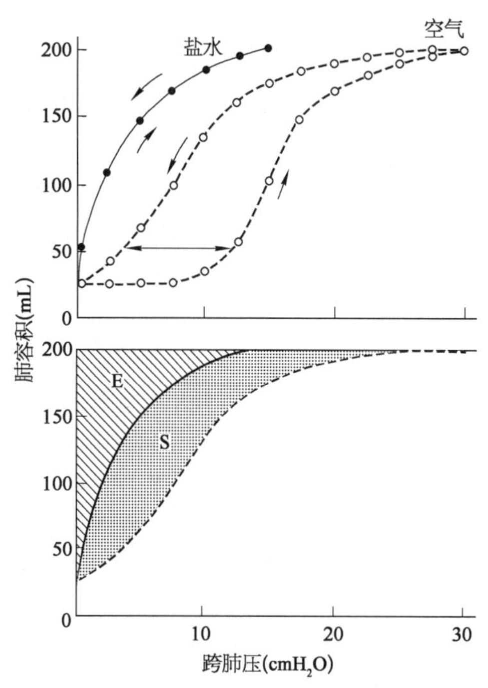

图2－3　肺压力-容积环

2. 肺顺应性的特点　① 呼气和吸气曲线并不重合，与肺泡表面张力（surface tension，ST）和肺的黏性有关，因此肺组织也称为黏弹性体。② 曲线呈S形，中间段陡直，简称陡直段，斜率或顺应性最大，主要与弹性纤维的可扩张性有关，是常规计算顺应性的部分；上段平坦，称高位平坦段，斜率或顺应性小，主要与胶原纤维对弹性纤维的限制有关；高位平坦段与陡直段的交点称为高位拐点(upper inflexion point, UIP)，其容积相当于占 TLC 的 85%～90% 的位置；下段平坦，称低位平坦段，斜率或顺应性小，主要与肺容积缩小、小气道和肺泡陷闭、表面张力持续增大(表面活性物质作用在一定肺容积达极限而不是继续增大)有关；低位平坦段与陡直段的交点称为低位拐点(lower inflexion point, LIP)，相当于正常 FRC 的位置。健康成人自然呼吸位于中间陡直段，吸气和呼气曲线非常接近，C_L 皆约为 0.2 L/cmH_2O。当肺充血、肺间质纤维化或肺表面活性物质减少时，C_L 减小，弹性阻力增大；肺过度充气超过 P-V 曲线的 UIP 时，弹性阻力将急剧增大；ARDS 患者的肺容积显著缩小，使呼吸位于低位平坦段时，不仅弹性阻力显著增大，切变力(也称剪切力)也显著增大，更容易发生肺损伤。

3. 比顺应性　C_L 受肺容积的影响。TLC 或 FRC 大者，C_L 大，如成人；TLC 或 FRC 小者，C_L 小，如小儿。由于不同个体间 TLC 或 FRC 存在着差别，在比较顺应性时，必须排除肺容积的影响。比顺应性(specific compliance, Csp)是单位肺容积下的顺应性，常用肺顺应性(L/kPa 或 L/cmH_2O)与 TLC 或 FRC(L)的比值表示，其中 C_L/FRC 的正常值约为 0.8 kPa^{-1}(0.08 cmH_2O^{-1})。

4. 肺弹性阻力的来源　主要有两个方面：肺泡表面液体层与气体的界面所形成的表面张力，肺弹性成分的弹性回缩力，前者约占肺弹性阻力的 2/3，后者约占 1/3。

(1) 肺泡表面张力：肺泡表面覆盖着薄层液体，与肺泡内气体形成液气界面。由于液体分子间的吸引力远大于液体与气体分子间的吸引力，因而液体表面有缩小的倾向，称表面张力。在肺容积较小时，表面张力较大，其作用大约占总肺弹性阻力的 2/3；随着肺容积增大，肺弹性成分的作用逐渐加大，表面张力的作用逐渐减小。这一结论可通过下述实验证实：向离体的猫肺中逐步注入空气或生理盐水，同时测定肺容积(volume, V)及跨肺压(pressure, P)，可描出肺的 P-V 曲线，即肺静态顺应性曲线(图 2-3)，此曲线也可用于计算肺扩张时所做的功。图中总面积(E+S)为克服肺总弹性阻力所做的功，而 E 和 S 分别为用于克服肺弹性回缩力和表面张力所做的功。当肺容积从 50 mL 扩大至 100 mL 时，S 的面积远大于 E 的面积；而从 180 mL 扩大到 200 mL 时，E 大于 S。这说明扩张肺所遇的弹性阻力，在低容积时，以表面张力为主，在高容积时，以弹性回缩力为主。因此，肺弹性回缩力和表面张力各自所占弹性阻力的比重是随肺容积大小而变化的。

(2) 肺表面活性物质(pulmonary surfactant, PS)：是复杂的脂蛋白混合物，主要成分是二棕榈酰卵磷脂，由Ⅱ型肺泡细胞合成、储存、释放。分子的一端是非极性的脂肪酸，不溶于水；另一端是极性的，易溶于水。因此，二棕榈酰卵磷脂分子垂直排列于液气界面，极性端插入水中，非极性端伸入肺泡气中，形成单分子层，分布于液气界面，并随肺泡的张缩而改变其密度。正常 PS 不断更新，以保持其正常的功能。PS 使肺泡液气界面的表面张力下降，肺弹性阻力下降，有利于肺扩张；同时，减弱了表面张力对肺毛细血管中液体的吸引作用，防止液体渗入肺泡，使肺泡保持相对干燥。此外，由于 PS 的密度随肺泡的半径变小而增大，也随半径的增大而减小，所以小肺泡 PS 的密度大，降低了表面张力的强作用，有助于防止小肺泡萎陷；大肺泡 PS 密度小，表面张力较大，有助于防止其过度膨胀，从而维持大肺泡与小肺泡之间的压力平衡，保持大小肺泡的稳定性。

肺损伤、肺炎、肺血栓等疾病皆可损害Ⅱ型肺泡细胞的功能，使 PS 分泌减少或活性降低，肺泡表面张力增大，致使吸气阻力增大，甚至发生或加重肺不张和肺水肿。胎儿的Ⅱ型肺泡细胞在妊娠 6～7 个月开始分泌 PS，分娩前达到高峰。某些早产儿，因Ⅱ型肺泡细胞尚未成熟，缺乏 PS，容易发生肺不张和肺泡内透明质膜形成，导致新生儿 ARDS 的发生。因此，了解Ⅱ型肺泡细胞的成熟过程、PS 的代谢和调节有重要的理论和实践意义。

(3) 肺弹性回缩力：几乎肺组织的所有成分都具有弹性，均参与弹性阻力的形成。除表面张力外，弹性纤维和胶原纤维是肺弹性阻力的主要来源。肺的弹性成分还包括网状纤维、组织细胞、上皮细胞、血管及小气道等。因为肺弹性成分主要存在于肺间质，所以肺弹性阻力也主要来自肺间质。在正常肺中，血管、小气道及组织细胞所占肺弹性阻力的比例甚小；当肺部发生炎症、水肿时，肺弹性阻力会明显增加，TLC、FRC、RV 减小。肺气肿时，弹性纤维被破坏，弹性阻力减小，FRC 和 RV 增大。

总之，肺弹性阻力包括肺泡表面张力和肺弹性回缩力，是吸气的阻力、呼气的动力。当 PS 缺乏或功能下降时，吸气阻力增大，肺不易扩张，但呼气加快；弹性纤维被破坏时，对吸气影响不大，但限制肺泡气的呼出，FRC增大，也不利于肺通气，因此弹性阻力必须处于一定的平衡状态。

5. 胸廓的弹性阻力和顺应性　胸廓也具有弹性，胸廓处于自然位置时的肺容积相当于 TLC 的67%左右，此时胸廓毫无变形，不表现出弹性回缩力或扩张力。肺容积小于 TLC 的 67%时，胸廓的弹力向外，是吸气的动力、呼气的阻力；肺容积大于TLC的67%时，胸廓的弹性向内，成为吸气的阻力、呼气的动力。所以，胸廓的弹性作用随胸廓位置的改变而变化。这与肺明显不同，肺的弹力总是吸气的阻力、呼气的动力。总体而言，与黏性阻力和惯性阻力不同，弹性阻力对吸气和呼气的不同阶段表现为相反的作用，一种情况下是阻力，另一种情况下则是动力。因为胸廓和肺紧贴在一起，两者同步扩张和回缩，故健康人的胸廓顺应性与肺相同，也是0.2 L/cmH_2O。总体上，胸廓弹性阻力增大而使肺通气发生障碍的情况较为少见，临床意义较小。胸廓顺应性可因肥胖、胸廓畸形、胸膜增厚及腹内占位病变而降低。在出现气胸、胸腔积液、肺不张的情况下，胸廓和肺脏的变化程度不同步，顺应性不同。

因为肺和胸廓呈串联排列，所以肺和胸廓的总弹性阻力增大，是两者之和；而总胸肺顺应性降低，正常值约为0.1 L/cmH_2O，即：

$$1/Crs=1/C_L+1/Ccw$$

(二) 非弹性阻力　非弹性阻力是惯性阻力和黏性阻力的总称。

1. 惯性阻力(inertial resistance, I)　指气流在发动、变速、换向时，因组织惯性所产生的阻止运动的因素，包括气道、肺实质和胸廓的惯性阻力。物体惯性阻力的大小主要取决于单位容积的重量(密度)和变化的程度或速度(位移或加速度)。正常情况下，气道接近于"刚性管道"，吸、呼气时的内径变化不大，几乎不产生惯性阻力；肺实质为含气组织，而胸廓是"中空"的结构，密度皆非常低，惯性阻力也非常小。平静呼吸时，呼吸频率慢，气流量慢，上述组织的位移非常小，惯性阻力可忽略不计。对于肺实质疾病，如ARDS、肺水肿、肺间质纤维化，肺实质密度显著增高；胸廓异常(如肥胖、胸腔积液、胸膜肥厚等)时，胸廓的密度显著增大；同时呼吸反射性增强、增快，加速度增大，惯性阻力也皆明显增大，但对呼吸的影响常被忽视。

2. 黏性阻力　指气体流经呼吸道时，气体分子间和气体分子与气道壁之间的摩擦阻力；或者是呼吸时，组织相对位移所发生的摩擦阻力，前者称为气道阻力(airway resistance, Raw)，是非弹性阻力的主要成分，占正常总黏性阻力的80%～90%。虽然健康人自然呼吸时，Raw只占总呼吸阻力的1/3，但气道阻力增加却是临床上通气功能障碍的最常见原因。正常胸廓和肺实质黏性阻力皆不大，但发生肺实质病变(如ARDS、肺水肿、肺纤维化)时，肺实质的黏性阻力显著增大。若发生胸廓异常，如肥胖、胸腔积液，其黏性阻力也会明显增大，但与气道阻力相比，其对通气功能的影响仍相对较轻。以下是与黏性阻力有关的概念。

(1) 气道阻力：指气体流经气道时，气体分子之间、气体分子与气道壁之间的摩擦阻力，以单位时间内推动一定量气体流经呼吸道时所需的压力差(肺泡内压与口腔压之差)来表示。健康人每秒推动1 L气体进出呼吸道需1～3 cmH_2O的压力差，故Raw为1～3 $cmH_2O/(L\cdot s^{-1})$。同一气道的阻力也常不同，主要受气流形态的影响。气流形态大体分为层流和湍流两种基本形式。两者同时存在，则称为混合流，可以是以层流为主或以湍流为主。正常呼吸时，这两种流态并存，湍流常发生在大气道和气道分叉处，而层流则存在于小气道。由于两种气流产生的阻力不同，在呼吸力学中，常用以下公式来表示驱动压(ΔP)与其所克服的气流阻力之间的关系(图2-4)。

$$\Delta P=K_1\dot{V}\cdot+K_2\dot{V}$$

式中$\dot{V}$为气流速度(气流量)，与下述Q的含义相同，K_1与K_2分别为层流与湍流的常数。

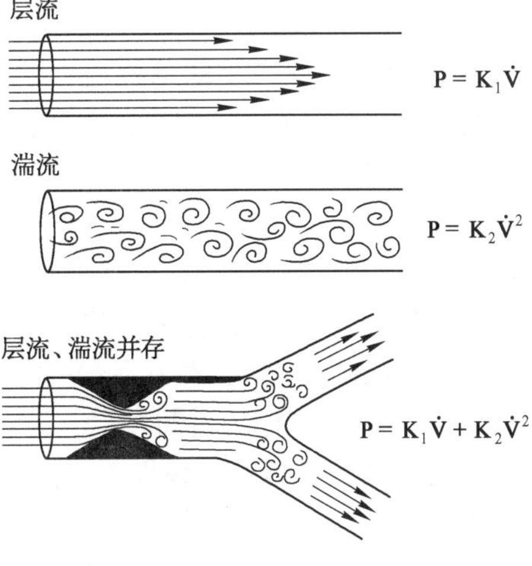

图2-4　三种不同的气体流量形态

在呼吸过程中,单有层流而没有湍流时,气体流动符合泊肃叶定律,即层流运动的黏滞流体在长度为L、半径为r的管道中流动时:

$$\Delta P=8\eta L\cdot Q/\pi r^4$$

$$Q=\pi r^4\Delta P/8\eta L$$

其中,η为流体的黏滞度,阻力 $R=\pi r^4/8\eta L$。当管道的长度、半径和流体的黏度确定时,R为定值。

单有湍流没有层流的状态符合范宁方程:

$$\Delta P=8\cdot \text{摩擦因子}\cdot L\cdot Q^2/4\pi^2 r^5$$

$$R=Q\cdot \text{摩擦因子}\cdot L/4\pi^2 r^5$$

摩擦因子由雷诺数(reynold, Re)和管壁的光滑度决定,若气体在不分支的光滑管道中流动,则流体形态由雷诺数决定。

$$\text{雷诺数}=\frac{\text{流量}\times\text{气体的密度}\times\text{管道半径}}{\text{气体的黏滞性}}$$

一般雷诺数>1 500是湍流,<1 000是层流,介于两者之间为混合流。

平静呼吸时,气道中两种流态同时存在,所以气道阻力的计算公式仅为评估气道阻力的一种简化方法。

(2) 肺黏性阻力(lung tissue resistance, Rlt):指呼吸时肺实质相对位移所产生的摩擦阻力。

$$Rlt=RL-Raw$$

其中,RL为肺阻力(lung resistance)。

如上所述,正常Rlt一般非常小,临床极少单独应用。在急性肺实质病变(如肺炎、肺水肿、ARDS)时,Rlt显著增大。

(3) 胸廓黏性阻力(chestwall resistance, Rcw):指胸廓组织位移产生的摩擦阻力。由于胸廓黏性阻力非常小,即使有明显病变,胸廓黏性阻力也不大,因此其价值不大,临床上极少使用。

(4) 呼吸系统黏性阻力(respiratory system resistance, Rrs):简称呼吸阻力,指呼吸时,气体流经呼吸道时气体分子间、气体分子与气道壁之间的摩擦阻力,以及胸、肺实质相对位移所产生的摩擦阻力,是肺阻力与胸廓黏性阻力之和。

3. 影响气道阻力的因素　根据上述公式,主要有下述几种。

(1) 气流形态:是影响气道阻力的主要因素之一。气体可以分别以两种形态在气道内流动,但更多情况下是两种流态并存。根据前述流体力学原理,层流时的气道阻力是常数,压力消耗小。同样流量的湍流,阻力显著增大,且阻力大小随流量的增大而呈指数式增加,压力消耗显著增大(图2-5)。因此,在湍流状态下,增加驱动压或通气压力不是克服Raw的有效方式。

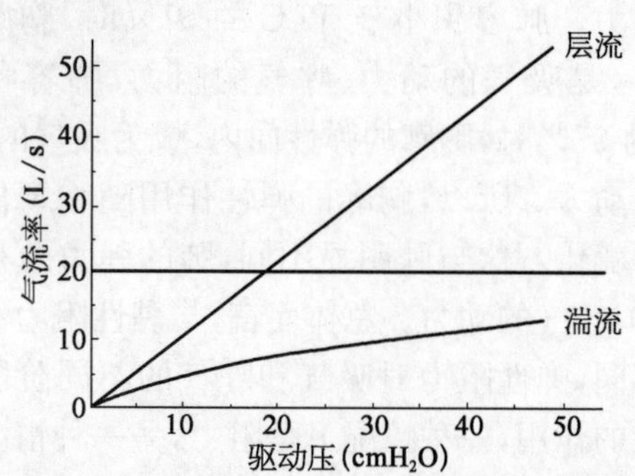

图2-5　不同气流形态下流量与驱动压的关系

横线显示同样气流量(20 L/s)条件下,层流状态下克服Raw需不到20 cmH_2O的驱动压,远低于湍流条件下所需的驱动压,因此任何情况下治疗严重气道阻塞首选改变呼吸形式,其次才是药物

气流太快和管道不规则容易发生湍流,如气管内有黏液、渗出物或异物等时,可用排痰、清除异物、减轻黏膜肿胀等方法减轻湍流,降低阻力。正常情况下,RR为30次/min时的Raw是RR为10次/min时的2倍左右,其主要原因是湍流的形成或湍流成分的增加,故机械通气时,强调改善气道阻塞、减慢RR,而不是单纯增加通气压力。

(2) 流量大小:是影响气流形态的重要因素。在层流范围内,流量变化对阻力无影响;一旦转为湍流,阻力将显著增加。可通过延长吸气时间、减慢吸气流量和选择递减流量波等形式,降低气流量。

(3) 气道管径:因Raw与气道半径的4次方(层流)或5次方(湍流)成反比,故与长度相比,阻力随气道半径的减小而以16倍(层流)或32倍以上(湍流)的程度增加。由于气道狭窄可导致Raw显著增大,故当呼吸道狭窄时,如哮喘发作、喉痉挛、舌根后坠等,常出现严重呼吸困难。此外,不适当的人工气道和过细的呼吸机连接接头也可显著增加气道阻力。

(4) 肺容积:在呼吸周期中,肺容积不断地变化。吸气时,容积增加,Raw降低;呼气时,肺容积减小,Raw增大。大气道依靠软骨环的支撑而能保持开放;第10级之后的小气道,因软骨消失,易受外力的影响。气道越小,结构越薄弱,越容易塌陷。小气道周围的结缔组织与弹性纤维等结构互相交织，从而维持小气道的持续开放。吸气时，肺扩张可牵拉小气道，扩大其内径，肺扩张也可降低胸腔内压，增大跨壁压，进一步扩大其内径；呼气时则相反。因此，在呼吸过程中，小气道阻力呈现一定的周期性变化。即使是大气道（气管、主支气管），其管径也随肺容积变化而变化，阻力随肺容积增加而降低。在TLC和FRC之间的肺容积内，气道内径的变化不大，Raw的变化也不大，但接近RV时，大量气道趋向陷闭，Raw直线上升（图2-6左）。

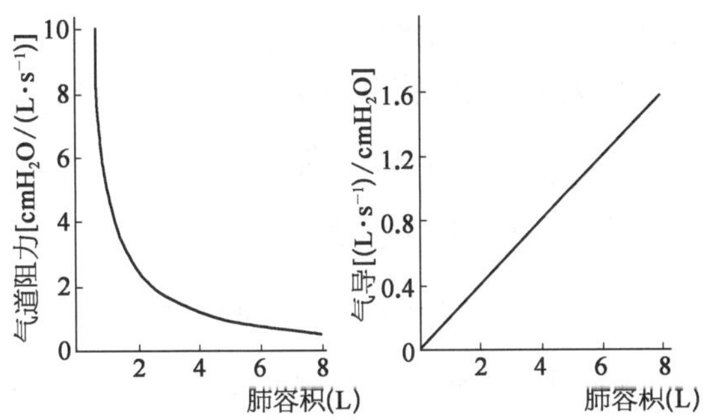

图2-6　肺容积对气道阻力的影响

Raw的倒数称为气道传导率（airway conductance，Gaw），简称气导[单位为$(L \cdot s^{-1})/cmH_2O$]（图2-6右）。气导与肺容积呈线性关系，线性关系有利于实验数据的处理，故肺功能测定时常用Gaw反映Raw。

（5）身材与年龄：身材与肺容积相关，因此能直接影响Raw。身材越高大，肺容积越大，气道内径和阻力也越大。在评估Raw时，为排除身材（即肺容积）因素，常采用气导与肺容积的比值，即比气导（specific airway conductance，sGaw）来表示。气导与肺容积呈线性关系，故比气导为常数，即比气导不受肺容积的影响。比气导的个体差异小，能较好地反映Raw。在胚胎期，大气道发育基本成熟；出生时，小气道发育也基本形成，但肺泡在出生后才逐步发育完善，因此新生儿的比气导较高，直至3岁才逐渐接近成人。老年人因肺弹性减退，气道内径减小，Raw增加，sGaw减小。因此，评价Raw时，除计算比气导外，还应与同年龄组的正常值对比，以消除年龄因素的影响。

（6）气道长度：是影响Raw的因素之一，但因每个个体的气道长度相对固定，且Raw与长度成正比（阻力与半径的4次方成反比），故临床价值不大。

（7）气体的黏滞性：正常情况下，呼吸空气；呼吸衰竭患者常呼吸空气和氧气的混合气（空氧混合气），但因两者的黏滞性相似，密度也相似，故空氧混合气对气道阻力的影响有限。

（8）气体的密度：是影响气流形态的重要因素。空氧混合气成分的变化对Raw影响较小，但若用氦气取代氮气，密度便显著降低，能避免或显著减弱湍流的强度，降低气流阻力，可用于重症哮喘的治疗。

4. *气道阻力的分布特点*　正常生理状态下，Raw的45%位于鼻与口腔，25%位于声门，15%位于气管、大支气管，第10级之前的大气道阻力占总Raw的85%；而第10级以后的小气道阻力约占15%。在第10级以后的各级小气道直径递减不明显，而分支倍增，总横截面呈指数式增大（图2-7），相应的Raw显著减小。由于小气道阻力占总Raw的百分比非常小，故除非存在严重而广泛的病变，测定总Raw难以查出小气道的功能改变，因此小气道又称安静区（silent zone）。与口腔相比，鼻腔气路曲折，阻力更大，经鼻呼吸的阻力是经口呼吸时的2～3倍，故呼吸困难或剧烈运动时，常用张口呼吸。气管插管的导管内径显著缩小，表现为明显的湍流，Raw显著增加；而气管切开则可避开上呼吸道，可减少约70%的Raw（气囊未充气时），显著减少呼吸功，也有助于缓解呼吸困难。

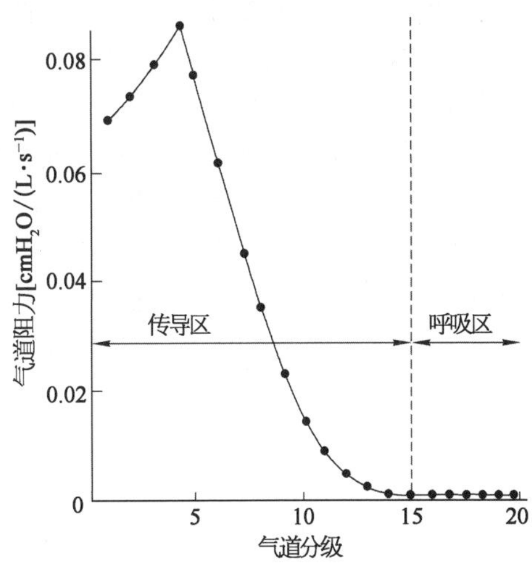

图2-7　气道阻力分布图

5. *影响气道内径的因素*　气道内径不仅直接影响Raw，也影响气流形态，是导致Raw增大或减小的主要因素。气道内径主要受以下四方面因素的影响。

（1）气道内外的压力差：正常自然呼吸时，气道内压以0为基点波动，气道周边为较低的间质负压,气道的跨壁压稳定,气道内径变化不大。若呼吸阻力增大或用力呼吸导致吸气增强时,胸腔负压和间质负压明显增大,气道被动扩大,阻力变小;机械通气时,气道内压增大也会使气道被动扩张。用力呼气时,胸腔内压增加,一方面压迫肺泡,增加气道内压,促进气体流动;另一方面也增加肺间质压,压迫气道。总的趋势是,肺间质压的增加超过气道内压,对胸内气道起挤压作用,使其口径缩小,并且越用力呼气,挤压力越大,挤压的气道范围越广。用力呼气时,胸腔内压对气道的压迫称气道的动态挤压(dynamic compression);气道阻塞时,该变化将非常显著,主要见于哮喘和COPD的急性发作期。因此,对于此类患者,无论是否进行机械通气,皆宜深慢呼吸,以缓解患者的呼吸窘迫。

(2) 肺实质对气道壁的外向放射状牵引:小气道的弹力纤维和胶原纤维与肺泡壁的纤维彼此穿插,像帐篷的拉线一样对气道壁发挥牵引作用,以保持小支气管的开放。气道或肺实质的破坏可使这种牵引作用减弱,导致Raw增加,常见于COPD;而缩唇呼气、持续气道正压和呼气末正压的应用皆可发挥改善作用。

(3) 自主神经系统对气道管壁平滑肌舒缩活动的调节:呼吸道平滑肌受交感、副交感神经的双重支配,两者均有一定程度的紧张性,其中后者的作用更强。副交感神经使平滑肌收缩,管径变小;交感神经使平滑肌舒张,管径变大。临床上常用拟肾上腺素能药物和M受体阻断剂解除或改善支气管痉挛,缓解呼吸困难。呼吸道平滑肌的舒缩还受非肾上腺素能和非胆碱能神经释放的递质的调节。它们可作用于接头前受体,调节递质的释放;也可作用于接头后受体,调节对递质的反应或直接改变效应器的反应。

(4) 化学因素的影响:有较多的化学物质对气道的收缩和舒张发挥作用。

在上述四种因素中,前三种均随呼吸运动而发生周期性变化,Raw也相应发生周期性变化。吸气时,胸腔负压增加,跨壁压增大;肺实质对气道壁的外向牵引作用增强;气道平滑肌扩张,从而使吸气阻力小于呼气阻力。某些疾病,如肺气肿,因肺及支气管壁弹性减弱,弹力纤维对小气道的动态牵引作用减弱,呼气时易发生萎陷,呼气阻力也显著增大;而哮喘患者呼气期的挤压作用增强,呼气阻力明显大于吸气阻力。对于这类患者,机械通气时应适当增加吸、呼气时间比,延长呼气时间,适当应用呼气末正压,尽可能保证充分呼气。

四、呼 吸 功

呼吸功(work of breathing, WOB)是指呼吸运动时克服通气阻力所消耗的能量,标准单位是焦耳(J)。健康人静息呼吸时,呼吸肌收缩所做的功均用于吸气;而呼气时,肺的弹性回缩力足以克服通气阻力(主要是Raw),无须额外做功。

一般线性运动的物体做功用以下公式表达:

功=力×距离

而呼吸功则用以下公式表达:

呼吸功=胸腔内压变化×肺容积变化

在有明显气流阻塞和内源性呼气末正压的情况下,吸气初期的胸腔内压变化并不能导致肺容积变化,但消耗呼吸功。采用上述公式容易低估实际做功量,因此可用压力和时间乘积表示:

呼吸功=胸腔内压变化×吸气时间

呼吸功也可用氧耗量来表示,健康人平静呼吸时的总氧耗量为200～300 mL/min;而呼吸肌氧耗量为0.3～1.8 mL/min,占总氧耗量的5%以下。运动时,呼吸肌氧耗量增加,但占总氧耗量的百分比基本不变。在哮喘急性发作期,呼吸肌氧耗量为正常的4～10倍,常占总氧耗量的25%以上;若患者运动,通气量增大,呼吸肌氧耗量急剧增加,是哮喘患者运动耐受性较差的主要原因之一。呼吸功与RR、VT间有密切的关系。在某一特定的$\dot{V}_A$水平,人体能不自觉地选择合适的RR、VT,以便付出最低的WOB。当肺弹性阻力增加时,如肺纤维化,呼吸会变浅而快,使得克服弹性阻力增加而消耗的WOB减少。当Raw增加时,如哮喘急性发作,呼吸变深而慢,气体流量减慢,从而减少因Raw增加而消耗的WOB。若气道阻塞导致严重过度充气时,肺和胸廓的总顺应性皆下降,则改为浅而略快的呼吸,同时伴$\dot{V}_A$下降和高碳酸血症,是人体的自我保护和调节功能,机械通气方式应符合呼吸生理的变化。

第三节 肺循环的功能特点

肺的血液循环有肺循环和来自体循环的支气管循环。前者位于左、右心室之间，其主要功能是在低压条件下将血液从右心室运输到肺微循环进行气体交换；后者则是肺的营养血管。肺循环的基本特点是高容(血容积高)、低压(循环压力低)、低阻(循环阻力低)，因此非常适合气体交换。

(一) 肺循环的压力

1. *肺循环内压力* 是肺循环内血液流动对血管壁的压强与大气压之差。正常肺循环内，各部位的压力皆非常低，任何两点之间的压力差也非常小，肺动脉主干的平均压约为 15 mmHg，收缩压和舒张压分别约为 25 mmHg 和 8 mmHg。主动脉的平均压约为 100 mmHg，高出肺动脉压 5～6 倍。左、右心房的压力较为接近，分别约为 5 mmHg 和 2 mmHg。因此，肺循环和体循环的压差分别约为 10 mmHg 和 98 mmHg，两者相差 10 倍。肺动脉及其分支的管壁菲薄，平滑肌细胞数量较少，这是维持肺循环低压状态的结构基础；体循环的动脉管壁较厚，平滑肌细胞丰富，这一结构特点在小动脉壁尤其明显。这种结构的差异反映了两种循环系统的不同功能，即体循环调节全身各部位的血供，包括离心脏平面较高的部位，如头部或高举的上臂，而肺循环则需要持续接受全部的心排血量。由于肺循环很少涉及将血液从一个区域转运到另一区域，故较低的压力便可有效维持肺顶部的血供。肺循环内低压能使其在很小的做功条件下维持肺的气体交换。

肺循环内压力分布比体循环均匀得多，最大压差位于毛细血管上游。肺毛细血管位于小动脉和小静脉之间，由于毛细血管静水压是液体渗入肺间质和肺泡的主要压力，故测定该压力有助于判断肺水肿的性质和部位。

2. *肺血管外周压力* 由于不同肺血管的特点不同，所以阐述肺血管外周压力必须区分肺泡毛细血管和肺泡外毛细血管。肺泡毛细血管的内径由肺泡内压和毛细血管内压的相互作用决定。正常情况下，肺泡毛细血管被气体“包围”，与肺泡的扩张或回缩密切相关，受外周肺泡上皮细胞和间质的支撑力极小，其结果是肺泡毛细血管的萎陷或扩张取决于血管内和肺泡内的压力差(跨壁压)。吸气时，肺泡扩张压迫肺泡毛细血管，血管内径减小，血流量减少，血流阻力上升；反之，呼气时，肺泡毛细血管扩张，血流量增加，血流阻力下降。肺动脉、肺静脉等大血管和肺泡外毛细血管的外周压实质是肺间质压，故低于肺泡毛细血管外周压。当吸气肺扩张时，这些血管因受到肺弹性张力作用而扩张，血管外周压降低，血流量增加，血流阻力下降，其变化程度与胸腔内压变化成正比。

描述体循环的压力只需参考周围环境压(大气压)即可，但描述肺循环的压力则复杂得多。肺循环周围无恒定压力，其大小随呼吸周期而变化，且不同部位血管的压力变化也不相同，因此描述肺循环压力必须涉及循环内压、外周压和跨壁压。

(二) 肺血流

1. *肺血容量* 相比于体循环供应的全身组织和脏器，肺血容量占比相对较大，约为体循环血容量的 12%。两侧肺约含有 450 mL 的血液，其中 70～100 mL 在肺毛细血管中，其余分布于肺动脉和肺静脉。因此，自然吸气时，尽管肺循环阻力增加，但血容量也增加(与体循环不同)。在不同生理和病理情况下，肺血容量有较大的变化。比如，用力呼气或正压呼吸时，肺内形成高压，肺循环可向体循环挤压出约 250 mL 的血液；大出血时，体循环血容量的丧失可部分通过肺循环血流的自动转移而得到补偿。血中儿茶酚胺浓度显著升高时，体循环血管收缩，肺循环血管变化不大，大量体循环血液进入肺循环，这是脑部损伤或嗜铬细胞瘤患者发生肺水肿的机制之一。

2. *肺血流量* 相当于心排血量，因此影响心排血量的因素也影响肺血流量。肺血管主要表现为被动性扩张，即肺循环压升高时的肺血管扩张，肺循环压下降时的肺血管回缩。肺血管在一定程度上也受神经-体液因素的调节，但比体循环弱得多。肺血流量在各肺段分布比较均匀一致，以确保气体交换的正常进行。

(三) 肺循环阻力 肺循环阻力(pulmonary vascular resistance，PVR)主要存在于肺微血管，其中近一半形成于肺毛细血管，提示肺小动脉和毛细血管是肺血管床压力下降的主要部位，这与体循环阻力主要存在于小动脉不同。

1. 肺血管内阻力　正常肺循环的明显特征是在肺动脉压轻度升高的情况下能容纳大幅度增多的心排血量。因此，尽管PVR非常低，但对于血管内压升高，具有很好的适应性。实验显示，血流量增多引起肺动脉压升高，但肺血容量和左房压保持不变；同样，左房压升高，一般也不伴随肺动脉压和血流量的变化。上述两种情况均出现PVR下降。在正常生理情况下，肺微血管床的部分毛细血管处于关闭状态，或即使开放也没有血流通过；当循环压力升高时，血管开放，血流通过，总PVR降低。毛细血管床的重新开通是肺动脉压升高时PVR下降的主要原因。

2. 肺血管外阻力　肺容积也是影响PVR的重要因素。实验证实，肺容积变化对肺泡毛细血管和肺泡外血管的阻力存在相反的影响。在功能残气位时，PVR最低；而肺容积增加或减小，PVR皆会增加。随着肺扩张，肺泡外血管(包括肺泡外毛细血管、肺静脉、肺动脉)口径变大，阻力减小。随着肺泡内压升高，肺泡毛细血管的跨壁压升高，血流阻力增大；肺容积增大时，肺泡壁的延展使肺泡毛细血管口径变小，也会导致PVR升高。PVR还受其他影响肺血管壁平滑肌功能的因素的影响，其中最主要的是缺氧和酸中毒。

3. 血液黏滞度　与PVR呈正比关系。决定血液黏滞度的主要因素是血细胞比容。实验结果显示，血细胞比容大于40%可引起PVR的明显升高，缺氧诱发的红细胞增多症以及造成的血液黏滞度增大是导致高原性PVR增高的主要因素。

(四) 肺血管舒缩功能的调节　正常肺循环床的静息血管张力非常小，阻力也非常低，向血管内注入强血管扩张剂几乎不降低血管基础阻力。这可能是肺组织(特别是血管组织)天然结构的原因，也可能是肺血管系统内不断产生、释放血管松弛物质所致。已明确许多影响因素可调节血管运动张力，简单总结为：体内产生的血管舒缩物质，神经反射介导的血管张力变化，各种药理学因素对血管张力的影响，动脉血气体(如低氧血症、高碳酸血症)改变对血管张力的影响。血管张力的改变通常可从三个层次来观察：① 整体效应，或全肺血管阻力的改变；② 区域效应，或血液在不同平行血管间的分布(如肺低氧性血管收缩反应)；③ 重力依赖性。

第四节　气体在肺内的交换

肺的主要功能是气体交换，而气体交换的完成有赖于肺泡各部位通气量与血流量的均衡和弥散功能的良好。

(一) 静动脉血分流　静动脉血分流(shunt)指静脉血未经肺泡气氧合即进入左心房。这种分流可发生在生理情况下，称为生理性分流，主要为心内分流，还有一部分来源于支气管血管和肺循环的吻合支，一般小于5%；在疾病状态下，则称为病理性分流，如ARDS患者的肺泡陷闭和实变。

(二) 通气血流比例　外界吸入气，经过各级支气管，最后抵达肺泡，与周围毛细血管进行气体交换。正常的气体交换，不仅要求适当的肺泡通气量($\dot{V}_A$, $\dot{V}$)和肺循环血流量(blood flow, $\dot{Q}$)，还要求吸入气和相应的血流均匀分布。静息状态下，成人$\dot{V}_A$约为4 L，$\dot{Q}$约为5 L，即通气血流比值(ventilation perfusion ratio, $\dot{V}/\dot{Q}$)为0.8，以此作为评价气体交换效率的标准。若$\dot{V}/\dot{Q}$等于或接近0.8，则气体交换效率最高；若$\dot{V}/\dot{Q}$明显>0.8或<0.8，则气体交换效率下降。

1. 正常$\dot{V}/\dot{Q}$　受重力影响，肺血流分布表现为明显的重力依赖性，而气体的分布也呈一定的重力依赖性(尽管比血流轻得多)，故正常条件下，$\dot{V}/\dot{Q}$在肺内的分布也是不均匀的。

重力使肺内的气体和血流分布存在自上而下的区域差异，即上肺部相对通气多、血流少，$\dot{V}/\dot{Q}>0.8$；下肺部相对通气少、血流多，$\dot{V}/\dot{Q}<0.8$；中肺部的$\dot{V}/\dot{Q}=0.8$。正常情况下，机体通过自身的调节机制，使血流在上肺有一定的增加，下肺有所减少；自主通气时，由于肩胛部和高位胸廓活动度非常小，上肺区通气减少；而低位胸廓和膈肌的活动度非常大，使下肺区通气量增加，从而使各部位和整个肺脏$\dot{V}/\dot{Q}$维持在0.8或接近0.8的水平(图2-8)。

$\dot{V}/\dot{Q}$相对正常时，肺毛细血管中的静脉血充分动脉化，使PO_2从约40 mmHg升至100 mmHg；而PCO_2则从46 mmHg降至40 mmHg。

2. $\dot{V}/\dot{Q}$失调　$\dot{V}/\dot{Q}$失调主要包括两种情况，即

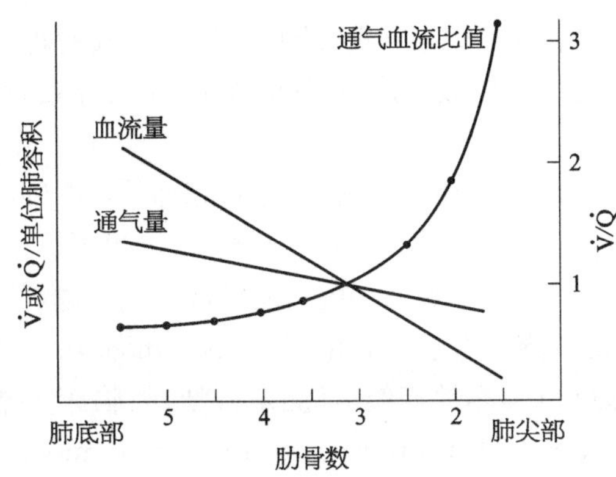

图 2-8 垂直位时肺泡通气、肺血流及其比值的区域性差异

$\dot{V}/\dot{Q}$增加和$\dot{V}/\dot{Q}$降低，极端情况为无效腔通气和静动脉血分流。

(1) 低$\dot{V}/\dot{Q}$和静动脉血分流样效应：由于某些原因，如气道不完全性阻塞、肺泡萎陷、肺组织受压而发生膨胀不全等造成肺泡通气不足，而该部位的血流灌注相对良好，$\dot{V}/\dot{Q}<0.8$，使流经肺泡的静脉血尚未充分进行气体交换就进入肺静脉和体循环，导致 PaO_2 下降，而 $PaCO_2$ 基本正常，故称为静动脉血分流样效应；若无肺泡通气，则为静动脉血分流。

(2) 高$\dot{V}/\dot{Q}$和无效腔样通气：由于某些原因，如肺血管痉挛或栓塞(脂肪、血栓、羊水、癌细胞)，局部血液灌注减少，但肺泡通气正常，$\dot{V}/\dot{Q}>0.8$，使进入肺泡的新鲜气体不能与血液充分进行气体交换，生理无效腔增加，称为"无效腔样通气"，导致呼吸功增加；若完全无血流通过时，则为无效腔通气。

机体对$\dot{V}/\dot{Q}$失调有一定的调节能力。当$\dot{V}/\dot{Q}$增高时，该区域肺泡气 CO_2 分压(pulmonary alveolar partial pressure of carbon dioxide, P_ACO_2)降低，氧分压(pulmonary alveolar partial pressure of oxygen, P_AO_2)升高，引起细支气管收缩，通气量减少，增高的$\dot{V}/\dot{Q}$改善；$\dot{V}/\dot{Q}$降低时，该区域肺泡的 PO_2 降低，PCO_2 升高，引起肺泡周围毛细血管收缩，血流量减少，降低的$\dot{V}/\dot{Q}$也会改善。

(3) 静动脉血分流、$\dot{V}/\dot{Q}$失调对气体交换的影响：主要表现为低氧血症，$PaCO_2$ 多正常。机制主要有以下三方面：① PaO_2(100 mmHg)与混合静脉血氧分压(partial pressure of oxygen in mixed venous blood, $P\bar{v}O_2$)(40 mmHg)的压差为 60 mmHg，而 $PaCO_2$(40 mmHg)与混合静脉血 CO_2 分压(partial pressure of carbon dioxide in mixed venous blood, $P\bar{v}CO_2$)(46 mmHg)的压差仅有 6 mmHg。当$\dot{V}/\dot{Q}$失调或分流时，混合静脉血加入动脉血后，对 PaO_2 的影响远大于对 $PaCO_2$ 的影响。② CO_2 解离曲线呈线性，氧离曲线呈 S 形，因此$\dot{V}/\dot{Q}$失调时，通气较好的肺组织能排出较多的 CO_2；而不能摄取更多的氧(在肺部氧离曲线处于平坦段)。③ 急性$\dot{V}/\dot{Q}$失调时，将引起通气增强，但仅限于相对正常和$\dot{V}/\dot{Q}$大于正常的肺泡。由于氧离曲线和 CO_2 解离曲线的上述特性，通气量增加能明显降低 $PaCO_2$，但不能明显改善氧合。因此，$\dot{V}/\dot{Q}$失调和静动脉血分流主要引起低氧血症，伴随肺泡动脉血氧分压差，即 $P_AO_2 - PaO_2 = P_{(A-a)}O_2$ 增大；$PaCO_2$ 基本正常，甚至显著下降。以$\dot{V}/\dot{Q}$失调的极端情况举例，说明如下。

$\dot{V}/\dot{Q}$失调的极端情况包括$\dot{V}/\dot{Q}$无穷大(无效腔通气)和$\dot{V}/\dot{Q}$等于 0(静动脉血分流)。$\dot{V}/\dot{Q}$无穷大和等于 0 时的氧合情况分别为：$PO_2=149$ mmHg，$SO_2=99\%$和 $PO_2=40$ mmHg，$SO_2=75\%$。若两者各占 1/2，一次性混合后，$SaO_2=(99\%+75\%)/2=87\%$，根据氧离曲线，$PaO_2=56$ mmHg。$\dot{V}/\dot{Q}$无穷大和等于 0 时的 PCO_2，分别为 0 和 46 mmHg；两部分混合后，$PaCO_2=(0+46)$mmHg/2=23 mmHg。混合后的 $P_AO_2=(149+40)$ mmHg/L = 94.5 mmHg，$P_{(A-a)}O_2=(94.5-56)$ mmHg = 38.5 mmHg。因此，$\dot{V}/\dot{Q}$失调时，PaO_2 明显降低，$P_{(A-a)}O_2$ 增大，$PaCO_2$ 不升高。

非常严重的肺部疾病或合并基础肺功能减退时，正常或有良好功能的肺泡有限，不能有效代偿时，也会出现 CO_2 潴留，而不一定合并气道阻塞。

(三) 弥散 肺的弥散是指 O_2 和 CO_2 通过肺泡毛细血管膜进行交换的过程。O_2 从肺泡内扩散到毛细血管内，与血红蛋白结合的过程称为 O_2 的弥散；从碳酸氢根(包括血浆内和红细胞内)和血红蛋白释放的 CO_2 进入肺泡的过程称为 CO_2 的弥散。气体弥散包括三个连续不断的步骤，即气相弥散、膜相弥散(简称膜弥散)和血相弥散。当分压差为 1 mmHg 时，每分钟通过的气体量(mL/min)为该气体肺弥散量(diffusion capacity of lung, D_L)。影响弥散的因素主要有以下几个方面。

1. *气体的物理特性* 组织或液体内气体张力常用分压表示，某种气体的分压高低主要取决于该种气体的浓度和溶解度(solubility, S)。溶解度是单位分压下溶解于单位容积的溶液中的气体量，一般以 1 个大气压、38℃、100 mL 液体中溶解的气体毫升数来表示。气体的扩散能力与该气体的溶解度成正比，与气体分子量(MW)的平方根成反比，其大小称为溶解系数。虽然 CO_2 的分子量(44)大于 O_2(32),但在体液中的溶解度远高于 O_2,前者的溶解系数是0.567,而后者仅为0.023 9,所以 CO_2 的弥散能力是 O_2 的20倍。考虑到 O_2 在肺毛细血管两侧的压力差(60 mmHg)是 CO_2(6 mmHg)的10倍,故 CO_2 的实际弥散能力是 O_2 的2倍,因此临床上常用 O_2 的弥散量(diffusion capacity for oxygen of lung,D_LO_2)来反映肺的弥散功能。

2. *弥散膜的面积和厚度* 气体的弥散屏障主要是ACM,包括肺泡上皮细胞及其表面的液体分子层、肺表面活性物质层和基底膜、毛细血管内皮细胞和基底膜。气体通过ACM的过程称为膜相弥散。任何肺部病变皆可能使ACM厚度增加或弥散面积缩小,导致 D_LO_2 下降。

3. *肺泡体积* 气体在肺泡内的扩散称为气相扩散,不是肺内气体扩散过程的限速因素,但在肺气肿时,肺泡壁破坏,形成气肿泡,气体扩散的距离明显增加,气相扩散可达300 ms以上,也会导致 D_LO_2 下降。

4. *红细胞的特性* 就 O_2 的弥散而言,红细胞壁的厚度和血红蛋白的表面积(血相弥散)也可影响 O_2 的弥散,严重贫血或红细胞功能异常的患者也可出现 D_LO_2 的下降。由于一氧化碳(carbon monoxide,CO)的弥散与 O_2 非常相似,且测定方便,故临床上常用CO弥散量(diffusion capacity for carbon monoxide of lung,D_LCO)代替 D_LO_2,即 $D_LO_2 = 1.23 \times D_LCO$。

5. *气体与血液的接触时间* 正常情况下,红细胞流经肺毛细血管的时间为0.75 s,血红蛋白的氧合时间为0.3~0.35 s,足以完成气体交换。因此,临床上单纯因血流加快导致低氧血症的情况非常罕见,但血流加快可以加重低氧血症。

第五节 呼吸的调节

呼吸是自律性活动,呼吸中枢位于脑干,主要是延髓。呼吸调节的主要目的是维持适当的 PaO_2 和 $PaCO_2$,协助稳定酸碱平衡。呼吸调节主要通过中枢神经调节、神经反射性调节和体液化学性调节三种途径来实现。

(一)中枢神经性调节 呼吸肌由颈髓发出的膈神经和脊髓前角运动神经元发出的肋间神经支配,而脊髓又受呼吸中枢的控制。位于脑干,参与启动与调节呼吸运动的细胞群称为呼吸中枢。位于脑干不同部位的神经细胞群相互协调、制约,共同完成对呼吸运动的调节。其中,延髓是呼吸节律的起源点,是基本呼吸中枢;脑桥的呼吸调整中枢和长吸中枢可使呼吸节律更完善;大脑皮质主要在随意呼吸运动中起作用。

(二)神经反射性调节 与其他神经反射活动相似,呼吸的神经反射性调节也包括感受器、传入神经、中枢、传出神经及效应器五部分,但调节更复杂,下面仅就临床常见的几种情况进行分析。

1. *肺牵张反射* 指肺扩张或缩小而引起的呼吸频率和幅度的反射性变化。前者称为肺扩张反射,其效应是使吸气受到限制,生理意义在于协助中止吸气,使吸气不致过深、过长,对重度哮喘或COPD患者的呼吸调节有重要作用;后者称为肺缩反射,在平静呼吸时意义不大,但对阻止呼气过深和肺不张有一定作用,在肺水肿或肺炎等情况下,肺顺应性下降,肺泡不易扩张,肺缩反射兴奋,出现浅而快的呼吸。

2. *本体感受性反射* 呼吸肌中的肌梭是本体感受器,接受肌纤维牵拉的刺激,反射性地引起呼吸运动增强,通气量增大,其意义在于使机体能随呼吸肌负荷的增加而加强呼吸运动,主要在气流阻塞性疾病中发挥作用,如大气道阻塞、哮喘急性发作或COPD急性加重。

3. *J感受器导致的呼吸反射* 通常认为J感受器在肺毛细血管旁。当毛细血管扩张时,J感受器受到刺激,经迷走神经传至延髓,引起呼吸暂停或呼吸浅快、心动过缓、血压下降等。肺充血时的呼吸增快和呼吸困难感觉与本反射有关。

(三)化学性调节 化学感觉器分为中枢性和周围性两大类。中枢性在延髓表面的腹外侧,主要对高 CO_2 敏感;周围化学感受器主要包括颈动脉体和主动脉体,主要对低氧血症敏感。

1. $PaCO_2$ 在健康人中,$PaCO_2$ 变化是兴奋呼吸中枢的主要因素,其对呼吸中枢的影响主要通过两条途径实现,一是延髓的中枢化学感受器,对 PCO_2 的变化非常敏感,$PaCO_2$ 升高2 mmHg就会出现通气增强反应；二是通过外周化学感受器，但敏感性要低得多，$PaCO_2$升高 10 mmHg 才会出现通气增强反应。不仅如此，CO_2通过中枢化学感受器兴奋延髓呼吸中枢的作用强度也要远远超过外周化学感受器，前者大约占 80%，后者仅占 20%。但下述情况例外：① 中枢化学感受器反应较慢，当$PaCO_2$突然升高时，外周化学感受器可能起主要作用；② 中枢化学感受器受抑制时，外周化学感受器起主要作用。PCO_2兴奋呼吸中枢的作用有一定限度，如$PaCO_2$明显升高时将抑制中枢神经系统，产生CO_2麻醉。

2. pH　与PCO_2变化对呼吸中枢的影响相似，pH 变化也是通过中枢和外周化学感受器而发挥作用的。中枢化学感受器对 pH 或氢离子浓度（$[H^+]$）变化的敏感性也比对外周化学感受器的敏感性高得多，前者大约是后者的 25 倍。脑脊液中的H^+是中枢化学感受器的最有效刺激物，CO_2对中枢化学感受器的作用主要通过H^+实现。由于血-脑脊液屏障的作用，血液中的H^+进入脑脊液的速度非常缓慢，限制了其对中枢化学感受器的作用。

正常脑脊液与血液的 pH 是一致的；但异常状态下，两者常有较大差别。因脑脊液或血液的碳酸氢根离子（HCO_3^-）不宜透过血-脑脊液屏障，而CO_2可自由通过，故脑脊液局部发生代谢性碱中毒或酸中毒后，通过血液代偿的速度非常缓慢，两个部位的 pH 可显著不一致。在撤离机械通气时，应充分考虑，否则容易导致撤机失败。

3. PaO_2　PaO_2通过外周化学感受器反射性兴奋呼吸中枢，其对呼吸中枢的直接作用是抑制性的。一般而言，PaO_2对呼吸中枢的影响最不敏感，PaO_2下降至 80 mmHg 以下时，才可能出现可觉察的通气反应增强；下降至 60 mmHg 以下时，才多出现明显的通气反应增强。因此，正常情况下，PaO_2对呼吸中枢的影响微乎其微；但在慢性CO_2潴留的患者中，呼吸中枢对CO_2的变化逐渐适应，此时低氧血症对呼吸中枢的兴奋性才可能更为重要。

$PaCO_2$、$[H^+]$、PaO_2三种因素可单独发挥作用，但更多情况下是相互影响共同发挥作用。

对于慢性高碳酸血症患者，临床上既强调低流量吸氧以维持低氧血症对呼吸中枢的兴奋性，又强调PaO_2在 60 mmHg 或SaO_2在 90%以上，以维持适当的氧合。实际上，这是不确切和矛盾的，因为PaO_2在 60 mmHg 以上时，其对呼吸中枢的兴奋作用基本不存在，此时气道-肺实质的力学变化才是兴奋呼吸中枢的主要因素。对于急性肺损伤或肺水肿等换气功能障碍的患者，常常将低PaO_2作为兴奋呼吸中枢的主要因素也是不确切的，因为将PaO_2纠正至 60 mmHg 以上，呼吸加快、加强仍然存在，且常存在呼吸性碱中毒。此时，肺实质的容积变化和毛细血管的张力变化等才是呼吸兴奋的主要因素。只有肺水肿或肺损伤改善，呼吸增强才会改善，否则可能需适当应用镇静剂和肌松剂来抑制过强的自主呼吸。

第三章
动脉血气分析

动脉血气分析是指对动脉血不同类型气体和酸碱物质进行分析的技术过程，分析指标主要有三类：氧合参数、$PaCO_2$和酸碱物质。动脉血的气体主要有氧气、氮气、CO_2，每种气体产生的张力称为分压，各分压总和称为总压，分压是驱动气体弥散的直接动力。临床上通常认为动脉血的气体总压与大气压相同，但实际上由于饱和水蒸气被血液吸收，动脉血气总压比肺泡气压和大气压略低，约为713(760－47)mmHg。

第一节　动脉血的气体参数

动脉血的气体有氧气、氮气、CO_2，以及其他微量气体。常规测定氧气和CO_2，在特殊情况下有更多测定，但与机械通气基本无关，不赘述。

(一) 氧合参数

1. *动脉血氧分压*　PaO_2是动脉血物理溶解状态的氧所产生的张力。青壮年PaO_2的正常值为80～100 mmHg，随年龄增加而逐渐降低，其正常预计值公式如下。

$$\text{卧位：}PaO_2 = 103.5 - 0.42 \times \text{年龄}$$

$$\text{坐位：}PaO_2 = 104.2 - 0.27 \times \text{年龄}$$

年龄＞70岁时，PaO_2＞70 mmHg为正常。

氧气从肺泡弥散到肺泡毛细血管，并由血流携带到左心和动脉系统。正常PaO_2较肺泡气氧分压(P_AO_2)略低，其差值$P_{(A-a)}O_2$反映了弥散、通气血流比例($\dot{V}/\dot{Q}$)和静动脉血分流的综合影响。健康人主要受静动脉血分流率(venous-arterial shunt rate, $\dot{Q}s/\dot{Q}t$)的影响，呼吸空气时，$P_{(A-a)}O_2$为5～15 mmHg；高龄或病理情况下常明显增大。适当的机械通气可改善肺泡通气量($\dot{V}_A$)和换气功能，降低氧耗量，提高PaO_2。

2. *动脉血氧饱和度*　SaO_2一般用血红蛋白(hemoglobin, Hb)氧饱和度表示，后者是指Hb与氧结合的程度，即氧合Hb占总Hb的百分比，或Hb结合的氧量与Hb氧容量之比。公式表示如下：

$$SaO_2 = HbO_2/(HbO_2 + Hb) \times 100\%$$

或　　$$SaO_2 = HbO_2/\text{氧容量} \times 100\%$$

SaO_2正常值约为95%～98%。SaO_2与PaO_2直接有关，即PaO_2降低，SaO_2也降低；PaO_2增高，SaO_2也升高。当PaO_2为150 mmHg时，SaO_2为100%，称为氧饱和。氧饱和时，Hb结合氧量等于血红蛋白氧容量。

(1) 氧离曲线：尽管SO_2与PO_2直接有关，但两者关系并非线性，而是呈S形，称为氧解离曲线(氧离曲线)(图3－1)。氧离曲线大体可分平坦段和陡直段两部分。PO_2超过60 mmHg后，由PO_2明显变化所引起的SO_2变化幅度要小得多。比如，PO_2由60 mmHg上升至100 mmHg，PO_2增加40 mmHg，SO_2由90%上升到97%，仅升高7%；

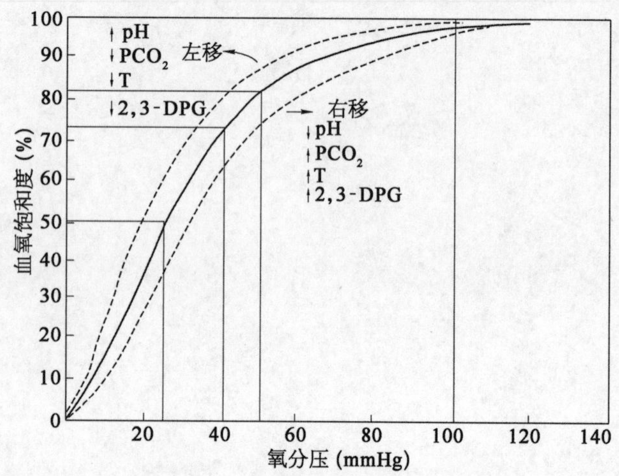

图3－1　氧离曲线及其影响因素

PO_2 达 100 mmHg 后，SO_2 已接近 100%；PO_2 达 150 mmHg 后，SO_2 达 100%，继续增加 PO_2 不能使 SO_2 上升。PO_2 低于 60 mmHg 时，氧离曲线处于陡直段，PO_2 的较小变化即引起 SO_2 的较大变化，如 PO_2 由 25 mmHg 增加至 40 mmHg，SO_2 增加约 25%。

(2) 氧离曲线的生理意义及影响因素：氧离曲线的前述特性有利于血液从肺泡摄取氧和在组织毛细血管中释放氧。肺泡气 PO_2 处于氧离曲线的平坦段，因此肺泡气 PO_2 变化引起 PaO_2 下降时，SaO_2 可无明显变化；而周围组织 PO_2 处于氧离曲线的陡直段，故有利于氧合 Hb 的离解和向组织供氧。氧离曲线可因各种因素而产生左移或右移。右移后，在相同 PaO_2 条件下 SaO_2 较低，有利于血液在组织中释放氧，不利于血液在肺部结合氧；左移则相反。氧离曲线移位在陡直段的表现更显著，因此主要影响血液在组织中释放氧，而对肺组织的氧合影响不大。影响氧离曲线右移位的因素主要有 $PaCO_2$ 增高、pH 降低、红细胞内 2,3-二磷酸甘油酸(2,3-DPG)增加和体温(T)上升；反之则引起氧离曲线左移。

(3) P_{50}：为 $SO_2=50\%$ 时的 PO_2，是判断氧离曲线位置的客观指标。健康人体温 37℃、pH 7.40、$PaCO_2$ 40 mmHg 时的 P_{50} 为 26.6 mmHg。氧离曲线右移时 P_{50} 较大，有利于周围组织释放氧；左移时 P_{50} 较小，有利于肺泡毛细血管结合氧。

3. 动脉血氧含量(arterial oxygen content, CaO_2)　每 100 mL 动脉血中所携带氧的毫升数，包括物理溶解氧、与 Hb 相结合氧两部分。

$$CaO_2(mL)=0.003\times PaO_2+1.39\times SaO_2\times Hb(g/100\ mL)$$

0.003 是氧的溶解系数，即每 100 mL 血液中每 1 mmHg PO_2 有 0.003 mL 物理溶解的氧。由于生理范围内的溶解氧量极少，在 PO_2 为 40 mmHg 和 100 mmHg 时，溶解氧分别约占氧含量的 0.8% 和 1.5%，因此通常把与 Hb 结合的氧量(血红蛋白氧含量)等同于血氧含量。在吸入高浓度氧或高压氧时，溶解氧明显增加，血氧含量将明显高于血红蛋白氧含量。理论上，1 g Hb 在 SaO_2 100% 时所能结合的氧量为 1.39 mL，但由于变性 Hb 等因素，实际结合量仅约为 1.34 mL。以正常 SaO_2 98%、Hb 15 g/100 mL 代入公式，则健康人动脉血的血红蛋白氧含量为 19.7 mL/100 mL 血液，血氧含量为 20 mL/100 mL 血液。因此，CaO_2 主要与 SaO_2 和 Hb 有关，临床上改善氧合不仅要改善 PaO_2 及影响氧离曲线的因素，也应改善 Hb 的量和质。

(二) 动脉血二氧化碳分压　动脉血二氧化碳分压($PaCO_2$)是动脉血溶解状态的 CO_2 所产生的张力。组织代谢产生的 CO_2 由静脉血携带至右心，然后通过肺血管进入肺泡，并随呼气排出体外。肺泡气和动脉血 CO_2 的差值 $P_{(A-a)}CO_2$ 很小，可忽略不计，因此 $PaCO_2$ 是反映通气功能的可靠参数。$PaCO_2$ 正常值为 35～45 mmHg，<35 mmHg 为通气过度，>45 mmHg 为通气不足。有效机械通气使 $\dot{V}_A$ 增加，CO_2 产生量下降，$PaCO_2$ 下降。

第二节　动脉血的酸碱参数

血气分析仪的 pH 电极直接测定 pH 和 $PaCO_2$，两者根据公式换算出多种酸碱物质参数。

(一) 动脉血 pH　动脉血 pH 是评价血液酸碱度的指标，$pH=-\lg[H^+]$，实际计算时常采用公式：

$$pH=6.1+\lg[HCO_3^-]/(0.03\times PCO_2)$$

正常动脉血 pH 为 7.35～7.45，平均为 7.40。pH<7.35 为酸血症，>7.45 为碱血症。

1. pH 的合理评价

(1) 从公式可见，pH 受呼吸和代谢因素的双重影响。碳酸氢根离子浓度($[HCO_3^-]$)的变化必然伴随 PCO_2 的变化，只要 $[HCO_3^-]/(0.03\times PCO_2)$ 保持 20∶1，pH 即能保持正常。

(2) 一般情况下，药物或机械通气治疗是否合适，不以 $PaCO_2$ 是否正常为标准，而以 pH 是否在正常范围为原则。

(3) 若机械通气压力导致肺损伤的机会显著增加时，需降低通气压力，允许 $PaCO_2$ 适当升高，pH 适当降低，称为允许性高碳酸血症。

(4) 若有明显颅内高压，可允许 pH 适当升高，以利于脑血管适当收缩，脑脊液产生量减少，从而降低颅内高压。若有高钾血症等情况，适当升高 pH

也有治疗作用。

(5) 无论何种情况，皆应尽量避免 pH 的明显升高(pH≥7.5)，以防加重组织缺氧。

2. pH 的调节　血液 pH 能够维持在上述狭窄的范围内，主要依靠血液、细胞的缓冲作用和肺、肾脏的调节作用。强酸或强碱经过缓冲系统缓冲后，即转化为弱酸或弱碱。以碳酸-碳酸氢盐缓冲对为例，说明如下。

$HCl + BHCO_3 \longrightarrow H_2CO_3 + BCl$(强酸变为弱酸)

$H_2CO_3 \longrightarrow CO_2\uparrow + H_2O$

$BOH + H_2CO_3 \longrightarrow BHCO_3 + H_2O$(强碱变为弱碱)

缓冲产生的 CO_2 和 HCO_3^- 最终分别由肺和肾脏排出。

当血液中[H^+]增加或 $PaCO_2$ 升高时，呼吸中枢兴奋，通气量增加，$PaCO_2$ 降低；反之，则呼吸中枢受抑制，通气量减少，PCO_2 升高，使 pH 尽可能维持或接近正常。

健康人每日体内产生 50～100 mmol 的固定酸，且由肾排出。当体内固定酸增多时，肾排 H^+ 和回收 HCO_3^- 增多，以保持 pH 的相对稳定。

(二) 动脉血的碱性物质

1. 血浆 CO_2 总量(total plasma CO_2 content, TCO_2)　指存在于血浆中的一切形式的 CO_2 的总含量(实质是浓度)，包括物理溶解 CO_2、与蛋白质氨基相结合的 CO_2、HCO_3^-、碳酸根离子(CO_3^{2-})和碳酸(H_2CO_3)。其中，H_2CO_3 的含量仅为溶解状态 CO_2 的 1/800，CO_3^{2-} 的含量可忽略不计，HCO_3^- 是血浆中 CO_2 运输的主要形式，占 95%(表 3-1)。TCO_2 的正常值为 23～31 mmol/L，平均为 27 mmol/L。

表 3-1　动脉血浆中各种形式 CO_2 的浓度

成　分	含量(mmol/L)
H_2CO_3	0.001 7
CO_3^{2-}	0.03
溶解的 CO_2	1.20
氨基甲酰 CO_2	0.17
HCO_3^-	24.00

2. 实际碳酸氢盐(actual bicarbonate, AB)　指实际 $PaCO_2$ 及 SaO_2 条件下动脉血浆的 HCO_3^- 浓度。正常值为 22～27 mmol/L，平均为 24 mmol/L。AB 受呼吸和代谢因素的两重影响，不仅代谢性碱中毒导致 AB 升高，而且呼吸性酸中毒也导致 AB 代偿性升高。HCO_3^- 是血液 CO_2 运输的主要形式，进入血液中的 CO_2 大多进入红细胞内，在碳酸酐酶(carbonic anhydrase, CA)作用下，迅速反应生成 H_2CO_3，并进而离解成 H^+ 和 HCO_3^-。H^+ 被还原 Hb 缓冲，HCO_3^- 则由红细胞内转移到血浆，为保持电荷平衡，血浆 Cl^- 转移至红细胞，这一过程称为氯离子转移，简称氯转移。

3. 标准碳酸盐(standard bicarbonate, SB)　指 37℃、Hb 充分氧合、PCO_2 40 mmHg 的条件下，测定的血浆 HCO_3^- 浓度。由于排除了呼吸的影响，SB 是反映代谢性酸碱平衡的指标。正常值与 AB 相同。

4. 缓冲碱(buffer bases, BB)　正常血液中含有等量的阳离子和阴离子，而 BB 则是指血液中具有缓冲能力的阴离子的总量(表 3-2)。

表 3-2　全血缓冲碱的组成

成　分	含量(%)
血浆 HCO_3^-	35
红细胞 HCO_3^-	18
氧合与还原 Hb	35
血浆蛋白	7
有机、无机磷酸盐	5

(1) 缓冲碱的成分和作用：一般认为 HCO_3^- 是血液中最重要的缓冲碱，不仅含量高，占全血缓冲碱的 50%以上，且能迅速通过红细胞膜，依靠 CA 和 Hb 显著放大其缓冲作用；HCO_3^- 浓度还受肾调节，且缓冲 H^+ 后产生的 CO_2 由肺排出。当循环血液流经周围组织时，氧合 Hb 解离出氧，供组织利用，形成碱性较强的还原 Hb，缓冲由组织细胞代谢产生、进入血液中的 CO_2。因此，红细胞和血红蛋白缓冲系统对 CO_2 运输和呼吸性酸碱紊乱的缓冲具有重要作用。贫血患者不仅运输氧的能力下降，对呼吸性酸中毒和碱中毒的耐受性也显著下降，因此对于合并贫血的呼吸衰竭患者，适当输血有多方面的价值，而且新鲜血的作用更强，但临床上容易被忽视。血浆磷酸盐和蛋白质的浓度低且固定，缓冲作用有限。

(2) 正常缓冲碱的概念：BB 作为碱储备的指标较既往单一的 HCO_3^- 指标有进步，但仍受一些因素的干扰，如血液 pH 和电解质离子都会影响 BB 的含量。为此，有人将标准条件(即 37℃、Hb 充分氧合、PCO_2 40 mmHg)处理血液所测定的 BB 称为正常缓冲碱(NBB)，并由实际测定缓冲碱与正常缓冲碱的差值来反映人体碱储备情况。用公式表示为：

$$\Delta BB = BB - NBB$$

上述公式将电解质等因素的干扰排除，因而比较合理地反映了酸碱状态。

(3) 正常值和作用特点：BB是反映代谢性酸碱平衡的指标。正常值范围为46～54 mmol/L。BB由碳酸盐缓冲碱(HCO_3^-)和非碳酸盐缓冲碱(Buf^-)组成，两者的关系如下。

$$CO_2 + H_2O \rightleftharpoons H_2CO_3 \rightleftharpoons H^+ + HCO_3^-$$

$$Buf^- + H^+ \rightleftharpoons HBuf$$

由上述公式可见，当 $PaCO_2$ 升高时，为缓冲 H_2CO_3 消耗了 Buf^-，但[HCO_3^-]相应升高，BB总量不变。

5. 实际碱剩余(actual bases excess, ABE)　将1 L全血的pH滴定至7.40所需的酸或碱的浓度，正常值范围为±3 mmol/L。ABE即为上述的ΔBB。与AB意义相似，但因ABE反映血液酸碱物质总的缓冲能力，故可能较AB更有价值。

6. 标准碱剩余(standard bases excess, SBE)　简称碱剩余(BE)，在37℃、Hb充分氧合、PCO_2 为40 mmHg的条件下，将1 L全血的pH滴定至7.40所需的酸或碱的浓度。用酸滴定表示碱剩余，以正值表示；用碱滴定表示碱不足，以负值表示。与SB的含义相似，但因BE反映血液酸碱物质总的缓冲能力，故可能更有价值。BE在0左右，正常值范围为±3 mmol/L。

(1) BE检测的意义：BE能反映血液缓冲碱绝对量的增减，故用来指导临床用药时，可能比根据[HCO_3^-]更准确。补碱(酸)量=0.6×BE×体重(kg)。一般先补充计算值的1/2～2/3，然后根据动脉血气复查结果决定第二次补给量。测定的血液仅是细胞外液和总体液的一部分，而且体外测定的结果也不能准确代表体内的整体情况，因此动脉血气监测是必要的。

(2) BE的分类：临床常用的BE有全血BE(BEb)及细胞外液BE(BEecf)。除细胞和蛋白外，组织间液可与血液自由交换，故可放大血液的缓冲能力。在细胞外液中，血浆占15%，组织间液占5%，故可根据该比例换算出BEecf。理论上，BEecf较BEb能更准确地反映缓冲能力和酸碱变化，指导临床酸碱物质的补充。

一般情况下，上述各种BE的价值相似，临床上可同等对待。

第四章
呼 吸 衰 竭

呼吸衰竭(respiratory failure)是指原发性肺通气和(或)换气功能严重障碍,导致低氧血症和(或)CO_2潴留,并引起一系列生理功能和代谢紊乱的临床综合征。以动脉血气为客观诊断标准,即海平面、静息、呼吸空气条件下,$PaO_2<60$ mmHg或$PaCO_2>50$ mmHg为呼吸衰竭。病因和临床表现对判断预后和指导治疗有重要价值。

第一节　呼吸衰竭的基础知识

不同类型的呼吸衰竭皆有一定的共性,是了解其发病机制、临床表现、诊断及治疗的基础。

一、病　　因

呼吸衰竭的病因繁多,按解剖特点可以分为以下几类。

1. 呼吸道疾病或病理异常　常见舌根后坠(昏迷或麻醉患者)、阻塞性睡眠呼吸暂停低通气综合征(obstructive sleep apnea-hypopnea syndrome,OSAHS)、喉水肿或痉挛、慢性阻塞性肺疾病(COPD)、支气管哮喘(哮喘)、呼吸道分泌物或异物阻塞,引起通气不足,常伴有气体分布不匀。

2. 肺实质疾病　重症肺炎、肺气肿、急性呼吸窘迫综合征(ARDS)、肺纤维化、肺尘埃沉着病(尘肺)、肺水肿、肺不张等,引起肺容积和有效弥散面积减少、通气血流比例($\dot{V}/\dot{Q}$)失调、静动脉血分流率($\dot{Q}s/\dot{Q}t$)增大。

3. 肺血管疾病　肺血栓栓塞、脂肪栓塞、肺血管炎,使肺换气功能损害,引起$\dot{V}/\dot{Q}$失调、生理无效腔(VD)增大、$\dot{Q}s/\dot{Q}t$增大。

4. 胸廓疾病　胸廓外伤、胸廓畸形、大量气胸或胸腔积液等,影响胸廓、肺的扩张和回缩,重症患者出现通气不足,$\dot{V}/\dot{Q}$失调。

5. 颅脑及神经-肌肉疾病　脑血管疾病、脑炎、脑外伤、电击、药物中毒等直接或间接抑制呼吸中枢;脊髓灰质炎和多发性神经炎导致神经传导功能障碍;重症肌无力、肌肉萎缩可导致呼吸肌收缩力不足,引起肺泡通气量($\dot{V}_A$)下降,而每分钟通气量(VE)不一定下降。

二、诊　　断

以动脉血气为客观标准,但病因和临床表现对诊断、判断预后和指导治疗有重要价值。原发性肺通气和(或)换气功能障碍,在海平面、静息呼吸空气条件下,$PaO_2<60$ mmHg或$PaCO_2>50$ mmHg即为呼吸衰竭;对于慢性患者,因机体已代偿和适应,故标准应适当放宽,即当$PaO_2<55$ mmHg或$PaCO_2>55$ mmHg时,为慢性呼吸衰竭,但习惯上皆采用前者。强调原发性肺通气、换气异常,是为了排除右向左分流的心脏病导致的低氧血症,或慢性代谢性碱中毒引起的$PaCO_2$升高。

三、分　　类

呼吸衰竭根据发病缓急、病理生理和动脉血气改变等有多种分类,这对指导临床病因诊断和治疗有一定价值。

1. 根据病程分类　常分为三种情况。

(1) 急性呼吸衰竭:患者既往无呼吸系统疾病;或有呼吸系统疾病,但本次发病与基础疾病无关。由于突发因素导致呼吸动力不足、通气阻力增加或换气功能损害,机体难以充分代偿,病理生理改变和临床表现多较严重。

(2) 慢性呼吸衰竭:多见于有慢性呼吸系统疾病的患者,如COPD、OSAHS、中枢性低通气综合征、慢性间质性肺炎等。尽管呼吸功能损害逐渐加重,导致低氧血症和(或)CO_2潴留,但机体多已充分代偿，病理生理改变和临床症状多较轻，部分患者仍能从事一定活动。

(3) 慢性呼吸衰竭急性发作：慢性呼吸衰竭患者一旦并发呼吸道-肺感染，或因其他原因增加呼吸负荷，则将发生失代偿，出现严重低氧血症和呼吸性酸中毒及其相应的临床表现。

2. *按病理生理和动脉血气分类* 分为两种基本情况。

(1) 低氧血症型呼吸衰竭：又称Ⅰ型呼吸衰竭，指 $PaO_2<60$ mmHg、$PaCO_2\leqslant 50$ mmHg 的呼吸衰竭类型。一般是因 $\dot{V}/\dot{Q}$ 失调、弥散功能障碍和肺内 $\dot{Q}s/\dot{Q}t$ 增大所致。

(2) 高碳酸血症型呼吸衰竭：又称Ⅱ型呼吸衰竭，指 $PaCO_2>50$ mmHg，伴低氧血症（PaO_2 可以 <60 mmHg，也可以 $\geqslant 60$ mmHg）的呼吸衰竭类型。它主要见于 $\dot{V}_A$ 不足，也见于严重 $\dot{V}/\dot{Q}$ 失调。

(3) 说明：传统动脉血气分类有一定欠缺，即 $PaO_2<60$ mmHg、45 mmHg $<PaCO_2\leqslant 50$ mmHg 不在上述范围，但由于 $PaCO_2$ 升高幅度有限，因此宜归类为Ⅰ型呼吸衰竭。

3. *按肺容积分类* 即按功能残气量(FRC)分类，对指导机械通气更有价值。

(1) 正常功能残气量呼吸衰竭：呼吸驱动异常、神经传导障碍、呼吸肌功能减退等因素导致的呼吸衰竭，气道-肺实质结构正常或接近正常。

(2) 高功能残气量呼吸衰竭：周围气道阻力增加或气道陷闭、功能残气量显著增大导致的呼吸衰竭，多见于 COPD、哮喘、闭塞性细支气管炎等疾病。

(3) 低功能残气量呼吸衰竭：肺实质、胸腔、胸廓疾病或创伤、手术等导致的呼吸衰竭，其特点是功能残气量显著下降，以换气功能障碍和低氧血症为主要表现，常见于 ARDS、肺水肿、重症肺炎、肺纤维化等。

四、低氧血症和 CO_2 潴留的发生机制

1. *肺泡通气量不足* 引起低氧血症和高碳酸血症。$\dot{V}_A$ 不足有两种情况，一是 VE 减小，主要见于呼吸泵衰竭；二是 VE 不减小，甚至增加，但 VD 增加，导致 $\dot{V}_A$ 减小，见于气道-肺实质疾病。

$\dot{V}_A$ 与 P_ACO_2($PaCO_2$)的关系曲线呈反抛物线形，当 $\dot{V}_A>1.5$ mL/min 时，$PaCO_2$-$\dot{V}_A$ 曲线较平坦，$\dot{V}_A$ 降低，$PaCO_2$ 仅轻中度升高，且一般不超过 80 mmHg；$\dot{V}_A<1.5$ mL/min 时，两者的关系曲线表现为陡直的线性，$PaCO_2$ 多大于 80 mmHg，$\dot{V}_A$ 轻微下降即可导致 $PaCO_2$ 显著升高，如 $PaCO_2$ 从 80 mmHg 升至 100 mmHg 约需降低 $\dot{V}_A$ 400 mL。若呼吸频率(RR)为 15 次/min，仅需降低潮气量(VT)25 mL，因此对于严重通气功能损害的患者，轻微病情变化即可导致 $PaCO_2$ 的显著升高。$\dot{V}_A$-P_AO_2(PaO_2)的关系曲线正好相反，$PaCO_2$ 的显著升高必然伴随着 PaO_2 显著下降(图 4-1)。

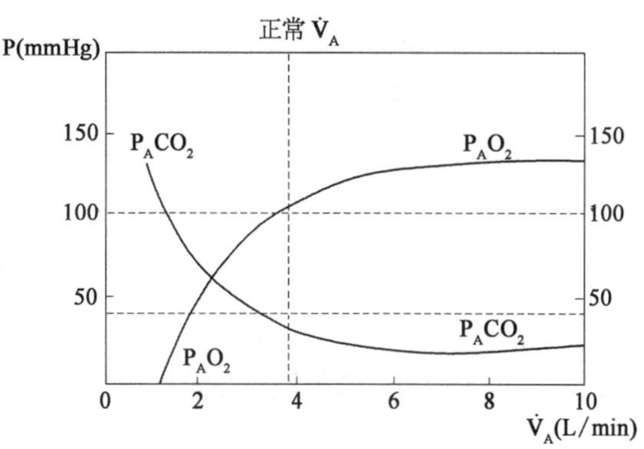

图 4-1 肺泡通气量与 P_AO_2、P_ACO_2 的关系

2. *$\dot{V}/\dot{Q}$ 失调* 肺泡通气与肺泡毛细血管的血流灌注协调才能保障有效的气体交换。一般用 $\dot{V}/\dot{Q}=0.8$ 来评价气血交换的效率，$\dot{V}/\dot{Q}>0.8$ 时，肺泡通气量相对较高，而肺血流量相对较少，使肺泡无效腔增加；$\dot{V}/\dot{Q}<0.8$ 时，肺血流量相对较高，肺泡通气量相对较少，静脉血流经肺泡毛细血管时不能充分进行气体交换，出现分流样效应，总体上 $\dot{V}/\dot{Q}$ 失调仅产生低氧血症，无 CO_2 潴留(详见第三章)。一般的哮喘急性发作或 COPD 急性加重也仅有低氧血症，主要原因是 $\dot{V}_A$ 代偿性增大(主要机制是呼吸肌本体感受器兴奋)，但 $\dot{V}/\dot{Q}$ 失调加重。若气道-肺实质损伤严重，有效肺泡不足，$\dot{V}_A$ 不能充分代偿，也会导致 $\dot{V}_A$ 下降和高碳酸血症。

3. *静动脉血分流* 肺不张、实变、水肿均可致肺内 $\dot{Q}s/\dot{Q}t$ 增大。当 $\dot{Q}s/\dot{Q}t$ 超过 30%时，提高吸入氧浓度(fractional concentration of inspired oxygen, FiO_2)或氧分压(partial pressure of inspired oxygen, PiO_2)对改善 PaO_2 的作用非常有限(图 4-2)。

4. *弥散障碍* 主要影响氧的交换，产生低氧血症。但临床上单纯因弥散障碍导致低氧血症的情况非常少见，主要见于弥漫性肺毛细血管扩张症。

5. *氧耗量增加* 单纯氧耗量增加不会导致呼吸衰竭，但对于呼吸功能减退患者，它是诱发或加重低氧血症和 CO_2 潴留的重要原因。发热、寒战、抽搐、呼吸窘迫等皆可显著增加氧耗量。

总之，$\dot{V}_A$ 下降是发生高碳酸血症的主要原因，

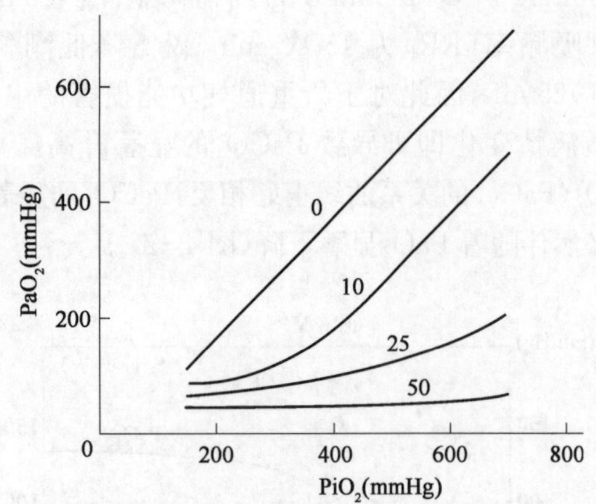

图 4-2　不同静动脉血分流率时 PiO_2 和 PaO_2 的关系

$\dot{V}/\dot{Q}$ 失调是低氧血症的主要原因，$\dot{Q}s/\dot{Q}t$ 常导致顽固性低氧血症，氧耗量增加则诱发或加重呼吸衰竭。

五、低氧血症、CO_2 潴留对机体的影响

主要表现为代偿、适应或损伤，轻症以代偿为主，重症以损伤为主。

1. 对中枢神经的影响

(1) 低氧血症：低氧会直接损伤中枢神经，但也可产生一定的代偿作用以减轻损伤，而后者主要取决于低氧产生的速度和所造成的严重程度。低氧的代偿作用主要表现为细胞功能的改变、脑血管扩张和脑血流量增加，但当颈内静脉 PO_2 降至 10～15 mmHg 时，脑血流量下降。

急性低氧，如吸纯氮 20 s 可出现抽搐、深昏迷；急性低氧使 PaO_2＜36 mmHg 即可能出现脑细胞的不可逆损伤。

慢性低氧，机体代偿良好，症状较轻，中度低氧血症(40 mmHg≤PaO_2＜60 mmHg)表现为注意力不易集中、智力减退、定向障碍。PaO_2＜50 mmHg 时，可出现烦躁、神情恍惚；PaO_2＜30 mmHg 时，可出现神志丧失；PaO_2＜20 mmHg 则发生不可逆脑细胞损伤。

(2) 高碳酸血症：$PaCO_2$ 开始升高时，直接抑制大脑皮质，降低其兴奋性，出现嗜睡；随着 $PaCO_2$ 继续升高，CO_2 对皮质下中枢的刺激增加，间接引起皮质兴奋；过高的 $PaCO_2$ 则抑制皮质下中枢，使患者处于麻醉状态。高 $PaCO_2$ 使脑血管扩张，血流量增加，改善脑供氧，但严重高碳酸血症则可能引起脑水肿。

2. 对循环系统的影响　低氧可刺激心脏，使心率加快，心搏量增加，血压上升，冠状动脉血流量也相应增加。心肌缺氧可出现心电图异常，严重缺氧则引起心室颤动或心搏骤停。低氧血症和高碳酸血症均可使肺小动脉收缩，肺循环阻力(PVR)增加，肺动脉压(PAP)升高，甚至发生肺源性心脏病(肺心病)。

3. 对呼吸系统的影响　低氧通过刺激颈动脉体和主动脉体的化学感受器，使每分钟通气量(VE)增大。若缓慢出现低氧血症，则该反应变迟钝。CO_2 是强有力的呼吸中枢兴奋剂，吸入浓度为1%的 CO_2，VE 即增加；若 CO_2 升至 10%，VE 增加 10 倍；但若 CO_2 超过 12%，呼吸中枢则受抑制，VE 开始下降。对于慢性 CO_2 潴留或持续时间较长的急性 CO_2 潴留患者，VE 增加不明显，其机制与呼吸中枢反应迟钝、肾功能的代偿使 pH 无明显降低有关。对于临床呼吸衰竭患者(包括急性患者)，低氧血症、高碳酸血症的兴奋作用皆非常有限，但机械性因素或非呼吸化学性因素，如本体反射(主要是气道疾病)、牵张反射(主要是肺实质疾病)、肺毛细血管 J 反射(主要是肺淤血)等，则发挥更大的作用。

4. 对肝、肾结构和功能的影响　严重低氧血症损害肝细胞，但随着低氧血症被纠正，肝功能也得到恢复。缺氧和 CO_2 潴留会扩张肾血管，增加肾血流量和肾小球滤过率，使得尿量增加；但当 PaO_2＜40 mmHg、$PaCO_2$＞65 mmHg 时，肾血管收缩，尿量减少，容易发生肾功能损伤。

5. 对酸碱平衡和电解质的影响　CO_2 潴留导致呼吸性酸中毒(简称呼酸)。低氧血症或循环功能障碍导致的严重缺氧皆可抑制有氧氧化，产生大量乳酸和无机磷酸盐；肾功能障碍则使酸性代谢产物排出减少，从而导致代谢性酸中毒(简称代酸)。呼酸、代酸同时或先后发生，将出现严重酸血症，使血压下降，心律失常；常伴高钾血症、低氯血症。慢性呼吸衰竭常伴随复杂酸碱平衡失调和电解质紊乱(见第五章)。

六、临床表现

除原发病的表现外，主要为低氧血症和 CO_2 潴留所致的多脏器功能损伤和代谢紊乱的表现。早期或轻症患者主要是代偿性变化的表现，但容易被忽视或错误解读。轻症中枢低通气或 OSAHS 患者常无不适主诉，多通过动脉血气检查或脉氧仪检查发现。

1. 呼吸微弱或呼吸困难　客观表现为呼吸频

率、节律和幅度的改变，主观表现为呼吸费力。中枢疾病患者多表现为呼吸浅慢或深慢呼吸，抑或呼吸节律的改变。周围神经或肌肉疾病的患者则表现为浅快呼吸，辅助呼吸肌活动（如点头呼吸、提肩呼吸），胸腹矛盾运动，三凹征。周围气道疾病患者开始表现为深慢呼吸，逐渐发展为浅快呼吸，伴辅助呼吸肌活动、胸腹矛盾运动、三凹征、张口呼吸。肺实质疾病患者主要表现为深快呼吸或浅快呼吸，伴辅助呼吸肌活动。严重 CO_2 麻醉可引起呼吸减慢，甚至停止。

2. *发绀*　低氧血症使 $SaO_2<85\%$ 时往往出现口唇和指甲发绀，严重贫血者可不出现，但合并红细胞增多症者容易出现。当 $SaO_2>90\%$ 时，四肢末梢发绀是循环功能不良的表现。

3. *神经-精神症状*　急性严重低氧血症可导致严重脑缺氧，出现精神错乱、烦躁、抽搐等症状。慢性低氧血症患者多无异常，部分有智力或定向功能障碍、睡眠颠倒等表现。

CO_2 潴留引起中枢麻醉之前常出现兴奋症状，如失眠、烦躁、躁动，此时切忌用镇静剂或催眠药。CO_2 麻醉则表现为神志淡漠、肌肉震颤、抽搐、昏睡、昏迷，称为肺性脑病。$pH<7.3$ 的急性 CO_2 潴留会出现精神异常，但慢性 CO_2 潴留，$PaCO_2<80$ mmHg、pH 接近正常的吸氧患者可无明显精神异常。$PaCO_2$ 继续升高，无论是急性或慢性都会出现 pH 下降和精神症状。

4. *肺动脉高压*　急性低氧血症（主要是肺泡内低氧）、CO_2 潴留可引起肺动脉高压或伴急性肺心病，慢性迁延可导致慢性肺心病，出现右心肥大、扩张和右心衰竭。下肢水肿是右心衰竭的表现，但也可以单纯是血管升压素（抗利尿激素）和肾素-血管紧张素-醛固酮系统紊乱的结果，后者常见于 COPD 急性发作期。

5. *其他*　CO_2 潴留患者可出现外周浅表静脉充盈、皮肤红润、温暖多汗，血压升高、心搏量增加、脉搏洪大，脑血管扩张、搏动性头痛。严重低氧血症和 CO_2 潴留会导致肝、肾功能异常，还会因消化道黏膜充血、水肿、糜烂、溃疡而导致消化道出血。

七、临 床 治 疗

（一）处理原则　在保持气道通畅的条件下，改善或纠正低氧血症，适度缓解 CO_2 潴留，纠正代谢功能紊乱，为基础疾病和诱发因素的治疗争取时间和创造条件。

（二）具体要求

1. *建立通畅的气道*　在氧疗和改善通气之前，尽快采取一切可能的措施，使呼吸道保持通畅。比如，用多孔导管通过口腔、鼻腔、咽喉部将分泌物和胃内反流物吸出；痰黏稠不易咳出者，可用氨溴索溶液、乙酰半胱氨酸溶液等雾化吸入，或用气道舒张剂扩张支气管，必要时给予糖皮质激素（激素），或用支气管镜将分泌物吸出。其他治疗措施还包括头颈部后仰、向前牵拉下颌部，以保持大气道通畅。紧急情况下可行环甲膜穿刺。若上述处理的效果不佳，则需及时建立人工气道。

2. *合理氧气疗法（氧疗）*　氧疗前应结合患者病情和实验室检查资料综合分析。首先，要了解呼吸衰竭属急性还是慢性；其次，要明确低氧血症是以换气功能障碍还是通气功能障碍为主，是否合并 CO_2 潴留；最后，判断低氧血症、CO_2 潴留的程度和酸碱平衡失调的情况，为合理氧疗提供客观依据。氧疗以维持适当氧合、不明显加重 CO_2 潴留和尽可能避免氧中毒为原则。

3. *增加肺泡通气量*　临床常用呼吸兴奋剂和机械通气（mechanical ventilation，MV）改善通气功能。机械通气是呼吸衰竭的主要治疗手段；呼吸兴奋剂因疗效不一，长期存在争论，但使用简单、经济，仍广泛应用。

（1）呼吸兴奋剂的应用指征：呼吸兴奋剂刺激中枢或周围化学感受器，增强呼吸驱动，增大 VT 和 VE；但患者的氧耗量和 CO_2 产生量亦相应增加，并与 VE 增大呈正相关，因此应严格掌握其应用指征和方法。以呼吸中枢抑制为主的 VE 降低和高碳酸血症（如催眠药、麻醉剂、吗啡等过量，中枢性睡眠呼吸暂停低通气综合征，特发性中枢性低通气），呼吸兴奋剂的疗效较好。对于 COPD 等周围气道阻塞性疾病，高碳酸血症是由通气阻力显著增大、呼吸中枢反应性低下或相对低下、呼吸肌疲劳等共同作用所致，因此应用呼吸兴奋剂的利弊得失取决于上述三者的综合情况。若 VE 增大超过氧耗量增加，则呼吸衰竭改善，可继续应用呼吸兴奋剂；否则呼吸衰竭将加重，应停药。对于神经-肌肉疾病导致的通气功能障碍，以及肺炎、肺水肿、ARDS 等以换气障碍为特点的呼吸衰竭，或气道阻塞性疾病等导致的单纯低氧血症，呼吸兴奋剂有弊无益，应列为禁忌。

（2）使用呼吸兴奋剂的注意事项：应尽可能减轻气道、肺实质的机械负荷，如改善分泌物引流，应用支气管扩张剂和激素改善气道阻塞，利用利尿剂减轻肺间质水肿,引流胸腔积液,消除其他影响胸、肺顺应性的因素;否则,通气驱动增强将加重呼吸困难和增加呼吸功。需适当增加 FiO_2,维持 PaO_2、SaO_2在适当水平。最后强调应充分利用呼吸兴奋剂的神志复苏作用,患者一旦神志清醒,立即鼓励其咳痰,锻炼呼吸形式。

(3) 常用呼吸兴奋剂:主要有尼可刹米(可拉明),该药能刺激呼吸中枢,增大 VE,并有一定的苏醒作用。常规用量为 0.375~0.75 g,静脉缓慢推注,随即以 3~3.75 g 加入 500 mL 生理盐水(根据血电解质浓度选择)中,缓慢静脉滴注,也可用微泵滴注,密切观察患者的神志、角膜反射以及呼吸频率、幅度和节律;随访动脉血气,调节剂量。若出现皮肤瘙痒、烦躁等不良反应,应减慢滴速;若应用 4~6 h 未见效,或出现肌肉抽搐等严重不良反应,应停药。

阿米脱林双甲酰酯也是一种呼吸兴奋剂,该药能刺激周围化学感受器,增强呼吸驱动,改善通气;使通气不良肺区的血管收缩,使血流更多地向通气较好的肺区灌注,从而改善 $\dot{V}/\dot{Q}$失调,提高 PaO_2。用量为每日 200 mg,分 2 次口服,长期服用可以改善或缓解继发性红细胞增多症。大剂量应用可出现消化道症状,如恶心、呕吐等,也可发生肺动脉高压;静脉注射可发生心动过缓,严重肺动脉高压患者慎用。

(4) 机械通气:是最有效和常用的呼吸支持技术,见后述。

4. 酸碱平衡失调的判断和处理

(1) 呼吸性酸中毒:轻中度慢性呼吸性酸中毒代偿良好,无酸血症或明显酸血症,无须补充碱性药物。急性呼吸性酸中毒和重度慢性酸中毒患者有一定程度的酸血症,应用碱性药物,如 5%碳酸氢钠($NaHCO_3$)溶液可暂时纠正酸血症,但后果是 VE 降低和 CO_2潴留加重,应慎用;有循环功能障碍时应补充碱性药物,但合适 MV 是前提。

(2) 呼吸性酸中毒合并代谢性酸中毒:使用碱性药物同样有降低 VE 和加重 CO_2潴留的风险,因为 $NaHCO_3+HAc \longrightarrow NaAc+H_2O+CO_2$。若有严重酸血症或循环功能紊乱,需适当补充碱性药物,但也需合适 MV 治疗。

CO_2分子可迅速通过血脑脊液屏障进出脑脊液,HCO_3^-通过的时间较长,上述两种情况导致 $PaCO_2$升高时,脑脊液的[H^+]增加,并在比例上超过[HCO_3^-],加重中枢神经的酸性和肺性脑病。该机制亦关系呼吸机的停用策略,对于 MV 患者,若长时间 VE 过大,$PaCO_2$和[HCO_3^-]相对偏低,脑脊液 PCO_2 和[HCO_3^-]亦偏低;若 MV 突然停止,则 $PaCO_2$升高,CO_2迅速通过血脑脊液屏障,使脑脊液 pH 下降,呼吸中枢驱动增强,患者会感到胸闷、气促,最终导致停机困难。

(3) 代谢性酸中毒:应积极补充碱性药物,使动脉血 pH 尽可能正常或≥7.3。

(4) 呼吸性酸中毒合并代谢性碱中毒:多为医源性,即 MV 相对过度所致,强调预防为主。使用机械通气时,应适当控制 VE,避免 CO_2 排出过快,一旦 pH≥7.50,应迅速降低 VE;严格控制碱性药物用量,使血压趋向稳定或 pH≥7.3 即可;在应用激素和利尿剂时,要适当补充氯化钾;补充胶体,改善血容量;补充氯化钾,纠正低氯、低钾血症。

(5) 呼吸性碱中毒:重症肺炎、肺水肿、ARDS 等皆容易产生呼吸性碱中毒。随着原发病的好转,pH 自动改善,无须进行特殊处理。气道阻塞性肺疾病(如 COPD 急性加重、哮喘急性发作)可通过机械或化学感受器过度兴奋(本体感受器兴奋发挥主要作用)导致呼吸性碱中毒(常伴低氧血症);其他单纯低氧血症患者也会发生类似情况,皆无须进行特殊处理,随原发病或诱发因素的好转而改善。

(6) 呼吸性碱中毒合并代谢性碱中毒:多见于 MV 过度的慢性呼吸性酸中毒患者,治疗措施是迅速降低 VE,以减慢 RR 为主。强调以预防为主,逐渐增大 VE,控制 $PaCO_2$的下降速度。

5. 抗感染治疗 需结合原发病和诱发因素,强调在保持呼吸道通畅的条件下,经验性选择抗感染治疗药物,然后根据培养及药物敏感试验或其他检查结果调整药物。

6. 防治消化道出血 关键在于纠正严重低氧血症和 CO_2潴留。若能迅速给予有效 MV,无须预防性用药;一旦发生消化道出血,应给予胃黏膜保护剂,如硫糖铝,或短时合用制酸剂,如西咪替丁、雷尼替丁、奥美拉唑口服或静脉用药;若出现大量呕血或柏油样大便,应暂时禁食,适当输新鲜血,同时给予局部止血药。

7. 休克 引起休克的原因众多,如高碳酸血症和低氧血症、酸碱平衡失调和电解质紊乱、血容量不足、严重感染、消化道出血、心力衰竭及 MV 压力过高或不足。强调在适当扩充血容量的基础上,针对病因采取相应措施。若治疗效果不佳,应给予升压药,首选去甲肾上腺素。

8. 营养支持 住院患者几乎皆存在摄入或输入的能量和蛋白质成分不足;呼吸功增加、发热等导致能量消耗增加，机体处于负氮平衡状态。长时间营养不良会降低机体的免疫功能，容易发生感染或导致感染控制困难，并发生呼吸肌易疲劳，甚至出现全身衰竭。所以，对于呼吸衰竭患者，需常规给予高能量、高蛋白质、含多种维生素和微量元素的饮食，以口服或鼻饲为主，必要时给予脂肪乳剂和白蛋白静脉滴注。原则上，一般每日总热量相当于中等体力劳动的需要量(30～35 kcal/kg)；处于急性感染早期严重高分解代谢时，则给予允许性低热量(20～25 kcal/kg)，而蛋白质补充量应在正常需要量高限或超过高限水平(1.2～2.0 g/kg)。不同疾病的具体营养要求不同，详见第三十九章。

第二节 氧合指数在呼吸衰竭诊断和评价中的意义

由于入院或住院患者多已接受氧疗，PaO_2明显受FiO_2影响，单纯用PaO_2对诊断呼吸衰竭和评价严重程度是不合适的，而氧合指数(oxygenation index，OI；$OI=PaO_2/FiO_2$)<300 mmHg 的引入较好地解决了这一问题。但是，OI=300 mmHg 的标准需要被审慎对待，尤其需警惕将 OI<300 mmHg 作为经鼻高流量氧疗(transnasal high flow oxygen therapy，HFNC)和无创正压通气(non invasive positive ventilation，NPPV)的标准。

1. 氧合指数<300 mmHg 的基本用途　PaO_2/FiO_2<300 mmHg 较早用于急性肺损伤(acute lung injury，ALI)的临床诊断，而 PaO_2/FiO_2<200 mmHg 为 ARDS 的诊断标准。之后，柏林定义将“急性肺损伤/急性呼吸窘迫综合征(ALI/ARDS)”更改为“急性呼吸窘迫综合征(ARDS)”，并且 PaO_2/FiO_2<300 mmHg 为 ARDS，200 mmHg≤PaO_2/FiO_2<300 mmHg 为轻度 ARDS(其他内容省略)。自此，PaO_2/FiO_2<300 mmHg 成为用于评价急性肺实质病变严重程度的标准。

2. 呼吸系统疾病严重程度的评价　判断呼吸系统疾病的严重程度有多种标准，但其中公认的标准之一是发生呼吸衰竭。单纯低氧血症型呼吸衰竭是指海平面、静息状态、呼吸空气的条件下，PaO_2<60 mmHg。但临床情况下，较多患者处于吸氧状态(其原因可能是需要、习惯、安慰或乱用)，单纯用 PaO_2<60 mmHg 诊断和评价呼吸衰竭是不合适的。“强行”将吸氧停止，多数情况下是可以的，但又带来诸多麻烦。例如，多数真正的呼吸衰竭患者在病情加重过程中需持续氧疗(如 ARDS)，但为了诊断和评价严重程度而停止 20～30 min 吸氧的风险又太大。然而，PaO_2/FiO_2的引入将FiO_2对氧合功能评价的影响降至最低，且测定和计算方便，已普遍应用于临床。当然，还有其他评价指标，如 PaO_2/P_AO_2 受FiO_2的影响更低，稳定性更好，但测定和应用不便，目前主要用于科研。

3. PaO_2 60 mmHg 作为呼吸衰竭诊断界值的合理性　氧离曲线呈 S 形，“S”转折的高点为 PaO_2=60 mmHg。PaO_2=60 mmHg 时，SaO_2=90%，能满足机体的代谢需要；PaO_2>60 mmHg，氧离曲线处于平坦段，提高 PaO_2不能明显增加SaO_2。因此，PaO_2 60 mmHg 作为呼吸衰竭的诊断界值是合理的，而临床把 PaO_2≥60 mmHg 作为治疗目标也是合理的。

4. PaO_2/FiO_2 300 mmHg 与吸空气时 PaO_2 60 mmHg 的关系　PaO_2/FiO_2=300 mmHg，相当于吸空气时的 PaO_2=300 mmHg×20.8%=62 mmHg，即 PaO_2/FiO_2 300 mmHg 与吸空气时 PaO_2 60 mmHg 基本一致，因此两者皆可作为呼吸衰竭诊断的客观标准，也可以作为氧疗和 MV 治疗效果评价的标准，但不是应用 HFNC 或 NPPV 的标准。

第三节 低氧血症和缺氧

低氧血症和缺氧是呼吸衰竭诊治中的重要概念，但无论是理论阐述还是临床应用，错误普遍存在，因此有必要单列阐述。

(一) 基本概念

1. 低氧血症(hypoxemia)　PaO_2低于正常预计值下限(LLN)或低于预计值 10 mmHg 的病理生理

状态。PaO_2可以<60 mmHg,也可以>60 mmHg。

(1) 低氧血症的分级:有较大争议,一般根据氧离曲线的特点分为三级,即轻度(60 mmHg≤PaO_2<LLN)、中度(40 mmHg≤PaO_2<60 mmHg)、重度(PaO_2<40 mmHg)。

(2) 低氧血症型呼吸衰竭(Ⅰ型呼吸衰竭):是指在海平面、静息状态、呼吸空气的条件下,排除原发性心内分流,PaO_2<60 mmHg。

2. 缺氧(hypoxia) 氧供不能满足机体代谢需要,或者由于氧化过程障碍,机体不能正常利用氧的病理生理状态。缺氧使机体发生代谢、机能和形态结构的变化。缺氧可能是中重度低氧血症的结果,也可能是PaO_2正常的血液性、循环性、组织性缺氧的结果。

3. 低张性缺氧(hypotonic hypoxia) 又称乏氧性缺氧(hypoxic hypoxia)。吸入气氧分压过低或肺通气和(或)换气功能障碍,引起PaO_2降低导致的组织细胞缺氧。

4. 呼吸性缺氧(respiratory hypoxia) 肺的通气和(或)换气功能障碍,引起PaO_2和氧含量降低所导致的组织细胞缺氧,是低张性缺氧的最常见形式。

(二) 低氧血症和缺氧的关系 两者是既相互关联又明显不同的概念。低氧血症可单独存在,也可与缺氧并存。环境因素、通气和(或)换气功能障碍引起的轻度低氧血症(PaO_2≥60 mmHg)一般不伴缺氧,也极少需要氧疗;中、重度低氧血症则多伴随缺氧,需要氧疗。循环功能障碍、贫血、细胞代谢障碍、需氧量增加等引起的缺氧则常无低氧血症,多数不需要氧疗。原则上,氧疗用于低氧血症导致的缺氧,而氧疗的目的是改善或纠正低氧血症,尽可能避免其可能的副作用。

(三) 中重度低氧血症和低氧血症型呼吸衰竭的关系 中重度低氧血症的具体PaO_2标准与呼吸衰竭的标准一致,但中重度低氧血症无动脉血气检查的具体条件要求,故多数是低氧血症型呼吸衰竭;但部分可能不是,如右向左分流的先天性心脏病、高原环境,这些均无肺通气、换气功能的障碍,因此不符合具体条件。换言之,低氧血症型呼吸衰竭必然是中重度低氧血症,但中重度低氧血症不一定是低氧血症型呼吸衰竭。

第四节 静默性低氧血症

低氧血症及引起低氧血症的原因会导致临床症状,主要是呼吸困难,轻者表现为活动后呼吸困难,重者静息时呼吸困难,如COPD急性加重、重症间质性肺炎、肺栓塞。但部分患者无呼吸困难的感觉或征象,称为静默性低氧血症,临床容易漏诊或延迟诊断,导致延误治疗,因此有必要单独阐述。

(一) 呼吸困难

1. 呼吸困难(dyspnea)的概念 患者主观感觉空气不足、呼吸费力,客观表现为呼吸运动用力,重者鼻翼扇动、张口耸肩,呼吸辅助肌参与活动,胸腹矛盾运动,或伴有呼吸频率、深度和节律的异常。临床上一般指主观表现,是呼吸系统-循环系统-运动系统偶联失常的主要表现。

2. 呼吸困难的特点和评价 呼吸困难既是主观感受,也有客观表现。主观感受和客观表现可以一致,也常有较大差异;可能是呼吸功能减退所致,也可能是非呼吸功能减退或异常。描述呼吸困难的指标有呼吸困难指数和多种半定量指标,其中博格评分(Borg scale)等在临床上应用较多。

(二) 运动能力 因为呼吸困难与运动能力密切相关,所以阐述影响运动能力的因素是必要的。

1. 健康人的运动能力 健康人的运动能力是呼吸系统、循环系统、运动系统(包括神经调节)相互作用的结果。机体运动需要能量,而能量主要来源于细胞线粒体内的氧化反应。具体而言,食物底料(脂肪、蛋白质和碳水化合物)在线粒体内"燃烧",该过程需要氧的参与,如果氧供充足,则"燃烧"充分,称为有氧代谢(aerobic metabolism);如果氧供不足,则"燃烧"不充分,部分能量来自有氧代谢,部分能量通过酵解产生,同时产生中间代谢产物——乳酸,称为无氧代谢(anaerobic metabolism)。整个过程所需要的氧全部来源于外界,即通过肺的通气功能将新鲜空气送至肺泡,然后通过气体交换到达血液,与Hb结合形成氧合Hb,再通过心血管系统泵至全身,而代谢终产物CO_2则通过反相回路排出体外。氧的传输过程是在中枢神经系统调节下由呼吸、心血管、运动系统协调工作完成,称为运动、心、肺"耦联"。正常情况下,三者配合密切,从而保障有效的机体代谢和正常运动。正常活动者的运动系统本身的限制作用有限，其活动主要取决于循环和呼吸系统的功能。极量运动时，循环系统功能被充分动用，是影响运动能力的主要因素。肺通气功能被动用有限，极量运动时的每分通气量（VEmax）仅占最大自主通气量（maximal voluntary ventilation，MVV）的60%～70%，称为气急域。极量运动时，生理无效腔（VD）与潮气量（VT）的比值从静息时的约0.3降至约0.15，故实际通气储备能力更大，换气功能也能充分保障，PaO_2和$PaCO_2$皆持续维持正常水平。由此可见，循环功能是限制健康人运动能力的主要因素，称为心源性限制。

2. 不同疾病影响呼吸困难和运动能力的特点

（1）运动系统疾病：以骨-关节为主要表现，主要是疼痛限制运动能力，不会出现呼吸困难，容易鉴别；在神经-肌肉疾病患者中，出现疼痛者也容易鉴别，但部分患者仅表现为无力、没有疼痛，常主诉“呼吸困难”，仔细鉴别是“下肢无力”。

（2）心功能减退或其他体循环系统疾病：导致循环系统储备能力更差，更容易发生呼吸困难和运动能力下降，表现为典型心源性限制。

（3）呼吸系统疾病：最复杂，涉及通气功能和换气功能。前者包括两种基本情况，即通气功能下降，MVV下降；通气效率下降，VD/VT升高。由于CO_2交换能力比氧强大，故换气功能减退限制运动能力的核心表现是PaO_2下降。大部分患者主要表现为通气限制，如COPD急性发作、支气管哮喘等气流阻塞性肺疾病。患者常因通气不足，而出现呼吸困难和终止运动。此时，PaO_2不一定明显下降，即使下降，也大多不是影响呼吸困难的因素。肺实质疾病，如ARDS、重症肺炎、肺水肿、肺纤维化，既有典型限制性通气功能障碍，也有典型换气功能下降。影响呼吸困难和终止运动的因素，取决于通气功能下降（包括VD/VT增大）及PaO_2下降的速度和程度，或两者皆发挥重要作用。胸廓疾病表现为典型限制性通气功能障碍，换气功能变化有限，而通气功能下降是主要限制因素。对于肺血管疾病，如肺栓塞（pulmonary embolism，PE）或慢性肺动脉高压（pulmonary hypertension，PH），似乎换气功能（PaO_2下降）是主要限制因素，但更多情况下，由于VD/VT明显增大，通气效率明显下降，后者才是发生呼吸困难和限制运动能力的主要因素。对于肺外疾病，即呼吸中枢或神经-肌肉疾病，通气功能是主要限制因素。由此可见，对于呼吸系统疾病患者，多数情况下通气功能是导致呼吸困难和限制运动能力的主要因素；少数情况下，低氧血症是其主要限制因素。

（4）精神-神经因素：运动能力是三个“系统”相互作用的结果，因此必须涉及神经调节系统，并且受大脑皮层等的影响，即呼吸困难可能是焦虑、抑郁等的表现，特别是呼吸系统疾病更常见，其主要特点是静息状态下表现更显著，不自主活动时多减轻，连续讲话流畅。

（5）常见疾病的典型表现：对于COPD急性加重、哮喘急性发作等阻塞性肺疾病，或重症肺炎、ARDS等限制性肺疾病，患者皆会出现呼吸困难和低氧血症，常伴过度通气和呼吸性碱中毒。即使氧疗使SaO_2显著升高至100%，患者的呼吸困难和呼吸性碱中毒也多仍然存在。因此，多数情况下，通气功能减退及原发病是患者呼吸困难和限制运动能力的主要因素，而低氧血症不是主要因素，低氧血症和呼吸困难也无必然联系，这对理解静默性低氧血症也有重要价值。

总之，在多数情况下，静息或运动呼吸困难在循环功能下降者中更容易出现，而在呼吸系统疾病患者中，其更多与通气功能下降有关。并且，无论何种情况，PaO_2下降，多数不是呼吸困难的主要因素。这些都是理解静默性低氧血症的前提和基础。具体详见朱蕾主编的《临床呼吸生理学》第二版。

（三）低氧血症的安全范围 低氧血症患者，若活动后$SaO_2 \geq 90\%$或仅短时间$<90\%$，基本不影响机体的有氧代谢，静息或一般活动无气急。

（四）静默性低氧血症

1. 基本概况 多数情况下，低氧血症与呼吸困难无直接关系，但导致低氧血症的原发病和通气功能减退是影响呼吸困难的主要因素。而通气调节涉及延髓呼吸中枢、脑桥呼吸调整中枢，以及化学性、机械性因素导致的反射性呼吸调节。后者涉及感受器、传入神经、呼吸中枢、传出神经、效应器等，不同部位疾病导致的低氧血症的表现差别较大，但无论何种情况，患者无呼吸困难的主要原因是呼吸中枢的兴奋性下降，以致患者不会因疾病、通气功能减退和低氧血症而产生明显的通气增强反应和呼吸困难。

2. 静默性低氧血症的概念 具体概念有争议，但除非特殊情况，一般公认$PaO_2 \geq 60$ mmHg（或$SaO_2 \geq 90\%$）是安全的，故本书采用的概念是$SaO_2 < 90\%$或$PaO_2 < 60$ mmHg，且患者静息状态和日常一般活动无呼吸困难的表现。

3. 基本表现　患者平时活动强度不大，仅完成一般行走或强度不大的工作，无论基础呼吸系统疾病稳定，还是急性加重(即使通气功能显著减退)或新发急性呼吸系统疾病，患者皆无不适主诉，但仔细询问患者活动强度增强情况(如偶尔爬楼梯)，或嘱其快步走，患者多出现呼吸困难或较同龄人活动能力降低，因此问诊的技巧和水平很重要。由此可见，“静默”更多情况下不是绝对无症状，而是与多数患者相比，在日常较低活动强度下，无不适主诉。当然，部分患者对低氧血症不敏感，此时需注意有无头晕、智力减退、精神异常等脑缺氧，以及心律失常、心肌缺血的表现。

(五) 年龄的影响　年龄增加会引起心血管和呼吸对低氧和高 CO_2 通气应答的反应性下降。研究表明，与健康年轻人相比，老年人(64～73岁)对低氧的通气反应降低51%，对高 CO_2 通气反应降低41%。随着年龄的增加，老年人周围化学感受器或中枢化学感受器的信息整理能力下降，产生适当神经冲动的能力下降，导致胸壁和肺的机械收缩效能下降，并且对由年龄增加引起的附加阻力或弹性负荷的感知能力下降。因此，老年人更容易发生静默性低氧血症。

(六) 不同疾病静默性低氧血症的特点　各种呼吸系统疾病皆可导致静默性低氧血症，但具体原因和表现有所差别。部分患者“静默”的主要原因是疾病特点所致，而另一部分主要是个体差异所致。根据呼吸系统的特点简述如下，具体内容详见本章第六节。

1. 上气道阻塞性疾病

(1) 基本特点和呼吸生理变化：以OSAHS为代表，由于上气道顺应性增大，睡眠时可发生间歇性低通气和呼吸暂停，并且出现低氧血症和 $PaCO_2$ 升高；咽部压力感受器、咽部骨骼肌和呼吸肌的本体感受器、化学性感受器等兴奋性增强，呼吸驱动明显增强，代偿性VE增大。氧、CO_2 的特点不同，$PaCO_2$ 降至正常或低于正常，但低氧血症不能恢复正常。随着病情加重，上气道阻塞的时间延长、程度加重，睡眠时低氧血症明显加重，伴白天低氧血症。

(2) 临床表现：睡眠时打鼾、呼吸暂停，反复觉醒，嗜睡。由于清醒时肺通气功能、换气功能下降有限，呼吸驱动基本正常；长期缓慢进展，患者较好适应；患者活动少，活动强度低。大部分患者表现为静默性低氧血症，主要是疾病特点的必然结果。

2. 中央气道阻塞性疾病

(1) 基本特点和呼吸生理变化：中央气道的横截面积小，轻度阻塞即可出现明显气流受限，可以达到或达不到阻塞性通气障碍的标准；气道阻力增大，呼吸肌本体感受器兴奋，呼吸驱动增强；基本不影响肺容积和换气功能，动脉血气正常。主要见于声门疾病，气管或主支气管的腔内、管壁及管外压迫性疾病，部分为分泌物阻塞气道。

(2) 临床表现：主要表现为活动后呼吸困难，颈部、上胸部出现喘鸣音；气道疾病常有咳嗽，声门疾病常有声音嘶哑；动脉血气正常。部分痰液阻塞的患者有低氧血症或伴高碳酸血症，且有明显临床表现。静默性低氧血症发生率低，其主要原因是个体差异。

3. 周围气道阻塞性疾病　以COPD和哮喘为主要代表。

(1) 基本特点和呼吸生理变化：由于气流阻力显著增大、内源性呼气末正压形成，呼吸肌本体感受器兴奋，患者呼吸驱动增强；肺过度充气加重，横膈低平，膈肌处于不利的力学状态，容易出现呼吸肌疲劳。以阻塞性通气功能障碍为主要表现，伴气体分布不均和 $\dot{V}/\dot{Q}$ 失调。

(2) 临床表现：逐渐加重的劳累性呼吸困难，以深慢呼吸为主，腹式呼吸减弱，辅助呼吸肌活动增强，三凹征阳性，胸腹矛盾运动；胸部饱满或呈桶状胸，双肺哮鸣音或呼吸音明显减弱、呼气音延长。

在急性加重的早期或轻症阶段，以 $\dot{V}/\dot{Q}$ 失调为主要病理生理学异常，代偿性VE和 $\dot{V}_A$ 增大，表现为单纯低氧血症；随着气流阻塞和肺过度充气加重，发生失代偿和浅快呼吸，$\dot{V}_A$ 下降，出现高碳酸血症型呼吸衰竭。

哮喘以青壮年为主，主要表现为急性发作或加重，通气功能显著减退，一旦出现明显低氧血症，必然有呼吸困难，且常伴咳嗽，静默性低氧血症发生率低。COPD以中老年为主，进展缓慢，患者有代偿和适应；不仅如此，1/3老年人睡眠时合并中枢性低通气，约2/3 COPD患者合并中枢性低通气；以周围气道病变为主，咳嗽不一定严重，因此静默性低氧血症发生率高，尽管有个体差异的因素，但主要是疾病特点所致。

4. 急性肺实质疾病　以肺炎、ARDS和急性肺水肿为主要代表。

(1) 基本特点和呼吸生理变化：肺弹性阻力显著增大，气道阻力变化不大，牵张感受器、毛细血管J感受器等兴奋。换气功能障碍以 $\dot{V}/\dot{Q}$ 失调为主，多有弥散障碍，部分出现 $\dot{Q}s/\dot{Q}t$ 增大。动脉血气表现为严重或顽固性低氧血症，代偿性 VE 和$\dot{V}_A$增大，$PaCO_2$多下降或正常。

(2) 临床表现：呼吸增快、增强，活动后呼吸困难，重症患者静息呼吸困难；双肺呼吸音增强或出现混合呼吸音、湿啰音等。肺实质疾病患者不一定有明显咳嗽，故部分患者表现为静默性低氧血症，主要是个体差异所致。

5. *慢性肺实质疾病*　以慢性肺纤维化和慢性肺水肿为典型代表。

(1) 基本特点和呼吸生理变化：肺弹性阻力显著增大，牵张感受器、毛细血管 J 感受器等兴奋。肺功能表现为限制性通气功能障碍伴换气功能障碍。动脉血气表现为低氧血症，$PaCO_2$多正常。

(2) 临床表现：主要表现为浅快呼吸，双肺呼吸音增强，可有湿啰音或维克啰音；患者有一定程度适应，常无明显咳嗽或无咳嗽。静默性低氧血症的比例较高，主要是个体差异所致。

6. *肺血管疾病*

(1) 大、中血管疾病：常见 PE、多种原因或特发性 PH。

1) 基本特点和呼吸生理变化：生理无效腔明显增大，有效弥散膜面积显著减少，通气效率显著降低；肺动脉压升高，支气管循环、肺循环吻合支开放，部分患者卵圆孔开放，$\dot{Q}s/\dot{Q}t$ 增大。因此，通气功能基本正常，存在换气功能障碍，PaO_2下降，$PaCO_2$正常或下降。

2) 临床表现：主要表现为活动后气急，呼吸增快，多无咳嗽。静默性低氧血症的比例较高，与个体差异和疾病特点皆相关。

(2) 弥漫性肺毛细血管扩张症：是容易忽视的少见疾病。基本特点是活动后气急伴低氧血症，无咳嗽，胸部 CT 平扫检查正常或基本正常，肺通气功能正常伴换气功能障碍，无 PH。静默性低氧血症的比例较高，与个体差异和疾病特点皆相关。

7. *胸膜、胸廓疾病*　呼吸衰竭相对较轻，有典型的临床表现，肺功能主要表现为限制性通气功能障碍，换气功能下降和低氧血症的程度大多较轻；多呈慢性过程，患者有一定程度的适应。静默性低氧血症的比例较高，与个体差异和疾病特点皆相关。

8. *呼吸中枢疾病*　该类疾病的临床表现差异较大，除轻症外，主要表现为限制性通气功能障碍和高碳酸血症型呼吸衰竭。

(1) 急性呼吸中枢疾病：主要见于药物、毒物中毒，脑血管意外，脑外伤；常有明显的病史和典型临床表现，极少单纯表现为静默性低氧血症。

(2) 慢性呼吸中枢疾病：主要有特发性中枢性低通气、中枢性睡眠呼吸暂停低通气综合征、肥胖低通气综合征等。

1) 基本特点和呼吸生理变化：呼吸中枢驱动下降，尽管表现为高碳酸血症型呼吸衰竭，但无呼吸窘迫表现；肺功能基本正常或表现为轻度限制性通气功能障碍伴轻度换气功能障碍。

2) 临床表现：呼吸平稳，胸腹运动协调，腹式运动良好，膈肌收缩力、张力基本正常，0.1 s 口腔闭合压(0.1 second oral closure pressure，$P_{0.1}$)下降。静默性低氧血症多见，SaO_2为 60%～80%或更低。

9. *脊髓运动神经元或运动神经疾病、肌肉疾病及电解质紊乱*

(1) 基本特点和呼吸生理变化：呼吸中枢驱动增强，气道阻力基本正常，肺顺应性正常或轻度下降，神经冲动传导严重障碍。

(2) 临床表现：表现为严重呼吸窘迫，呼吸浅快，胸腹矛盾运动，辅助呼吸肌活动；肌力下降，慢性患者常出现严重肌萎缩。肺功能表现为限制性通气功能障碍，在出现明显低氧血症之前，即有明显呼吸窘迫，故静默性低氧血症罕见。

(七) 实验室检查　由于患者对低氧刺激不敏感，故主要评价方法是低氧激发试验(也称为低氧通气应答)，表现为低氧刺激的敏感性下降；若能加做高二氧化碳激发试验(也称为高二氧化碳通气应答)，则协同诊疗价值更大。两种试验皆比较烦琐，有一定风险，较少应用。$P_{0.1}$是主要评价指标，表现为 $P_{0.1}$ 下降。该试验简单，重复性较好，应用较多。简述如下，详见朱蕾主编的《临床呼吸生理学》第二版。

1. *低氧激发试验*

(1) 低氧、高二氧化碳激发试验的基本原理：正常通气功能使 PaO_2、$PaCO_2$ 和 pH 维持相对稳定，后者变化又可通过化学感受器影响通气功能，称为呼吸的化学性调节，以适应机体的代谢需要。两者皆要求控制其他因素不变，在 PaO_2 下降或 $PaCO_2$上升时，定量检测 VE，评价呼吸的化学性调节，即用 VE 变化幅度表示其对低氧和高 PCO_2刺激的化学感受性。

(2) 低氧激发试验的准确度检测和安全监测：由于低氧激发试验有一定危险性，故必须对 FiO_2、呼出气氧浓度、SaO_2及心电图(必要时加做脑电图)进行动态监测，而低氧负荷下限值可达 PaO_2 =

40 mmHg。由于脉氧仪检测 SaO_2(SpO_2)精确,故可用 SaO_2替代 PaO_2,而 SaO_2下限值为 75%～80%。

(3) 低氧激发试验的无反应者:即使 SaO_2或 PaO_2分别下降到 80%或 40 mmHg,仍有 10%～20%健康人未出现 VE 增加,因此还要监测其他表现,如意识障碍、肢体痉挛、脑电波出现慢波等。若指标出现异常,应立即停止检测,给予高浓度氧疗。呼吸系统疾病患者(尤其是老年患者)发生静默性低氧血症的比例更高,更应关注监测的安全性。

2. $P_{0.1}$ 的测定

(1) 基本原理:在受检者预先不知情的情况下,突然阻断气道(一般在平静呼气末,即功能残气位),检测于第二次吸气开始后 0.1 s 所产生的口腔内压。由于呼吸肌等长收缩,肺内气流和容积改变基本为 0,故不刺激肺牵张感受器,既无迷走神经反射的影响,也不受气道阻力和胸、肺顺应性的干扰,所测得的负压为呼吸肌活动所致。测定过程中,FiO_2在 35%以上,可以排除低氧呼吸驱动的影响,因此理论上 $P_{0.1}$可较好地反映呼吸中枢驱动水平。

(2) 优点:$P_{0.1}$检测具有无创、简便、重复性好等优点。

(3) 正常值:在神经传导通路(包括呼吸肌)正常的情况下,$P_{0.1}$的正常范围为 2～4 cmH_2O。

第五节　常用呼吸衰竭概念的合理评价

本书及朱蕾教授主编的《临床呼吸生理学》第二版都逐渐修正和完善了呼吸衰竭的概念,但仍存在一些认识误区,且影响深远,故单独阐述如下。

1. 缺氧伴或不伴高碳酸血症　如第四节所述,用缺氧的概念是不合适的。气体交换障碍导致低氧血症,不一定发生缺氧,如 PaO_2≥60 mmHg,多仅为低氧血症,不导致缺氧;PaO_2<60 mmHg,多导致缺氧,并且还有其他多种缺氧的情况。区别低氧血症和缺氧的概念是呼吸衰竭诊断的基本条件之一。

2. 动脉血气标准　"动脉血气是诊断的客观标准,即海平面、静息状态、呼吸空气条件下,PaO_2<60 mmHg,伴或不伴 $PaCO_2$>50 mmHg 为呼吸衰竭的标准"是有问题的。

(1) 正确概念:动脉血气是诊断的客观标准,即海平面、静息状态、呼吸空气条件下 PaO_2<60 mmHg 或 $PaCO_2$>50 mmHg 为呼吸衰竭。

(2) 说明:PaO_2 < 60 mmHg 与 $PaCO_2$ > 50 mmHg 是并列的,只要有一个符合即可。即 $PaCO_2$ > 50 mmHg,PaO_2 可以<60 mmHg,也可以≥60 mmHg,不要求 PaO_2一定<60 mmHg。

(3) 解释:正常呼吸气体交换率(respiratory exchange ratio,R)大约是 0.85,接近 1;正常 PaO_2与 $PaCO_2$ 之和约为 100 mmHg + 40 mmHg = 140 mmHg,单纯 VE 下降或升高,两者之和仍大约为 140 mmHg。如呼吸中枢抑制,$PaCO_2$ 升高 20 mmHg,达 60 mmHg,符合呼吸衰竭的标准;PaO_2 下降接近 20 mmHg,具体 PaO_2 在 70～80 mmHg 之间,尽管>60 mmHg,但仍符合低氧血症的标准。

3. 发生原因的评价　有一定争议,呼吸衰竭发生的核心是肺通气和(或)呼气功能障碍,各种原因是不合适的,比如继发于代谢性碱中毒的通气功能减退,$PaCO_2$>50 mmHg,则不是呼吸衰竭;单纯右向左分流(心内分流)的先天性心脏病(先心病),出现中重度低氧血症,没有肺通气、换气功能,也不是呼吸衰竭,早期定义就有排除右向左分流的先心病和心排血量(CO)减少。事实上,排除先心病是合适的;单纯心排血量减少,无论是左心还是右心,都不会导致 $PaCO_2$升高或 PaO_2降低。若有左心衰竭导致的 CO 减少,伴肺淤血、水肿,或肺血管疾病导致的 CO 减少,都有直接的肺结构或功能异常及其导致的换气功能障碍,并出现 PaO_2<60 mmHg,是符合呼吸衰竭诊断的。因此,用原发性呼吸系统疾病或排除原发性肺外分流界定原因皆是合适的。

4. 四型分类　以Ⅳ型为例说明,既然 PaO_2和 $PaCO_2$皆在正常范围,有细胞缺氧,则意味着无肺通气、换气功能障碍,而是循环性或组织性缺氧等;因此称"血液带氧能力"也是不合适的。

5. 呼吸衰竭的合理定义

(1) 基本定义:原发性肺通气和(或)换气功能严重障碍,导致低氧血症和(或)CO_2潴留,并引起一系列生理功能异常和代谢紊乱的临床综合征。以动脉血气为客观标准,即海平面、静息状态、呼吸吸空气条件下 PaO_2<60 mmHg 或 $PaCO_2$>50 mmHg,

并排除原发性肺外分流所致的呼吸衰竭，病因和临床表现对判断预后和指导治疗有重要价值。

(2) 动脉血气分类

1) 低氧血症型呼吸衰竭：又称Ⅰ型呼吸衰竭，指 PaO_2<60 mmHg、$PaCO_2$≤45 mmHg 的呼吸衰竭类型。

2) 高碳酸血症型呼吸衰竭：又称Ⅱ型呼吸衰竭，指 $PaCO_2$>50 mmHg，伴低氧血症（PaO_2 可以<60 mmHg，也可以≥60 mmHg）的呼吸衰竭类型。

3) 说明：传统动脉血气分类有一定欠缺，即 PaO_2<60 mmHg、45 mmHg<$PaCO_2$≤50 mmHg 不在上述范围。由于 $PaCO_2$ 升高幅度有限，宜归类为Ⅰ型呼吸衰竭。

第六节　呼吸衰竭的定位、定性诊断与临床治疗原则

呼吸系统由呼吸器官和调节系统组成。前者主要包括气道、肺和胸廓；后者主要包括延髓呼吸中枢、脑桥调节中枢，以及化学性和机械性神经反射性调节。其中，呼吸中枢（主要是延髓呼吸中枢及高位脑桥的调节中枢）、传出神经（主要是膈神经）、效应器（主要是呼吸肌和咽喉部骨骼肌）发挥主要作用，行为性呼吸调节也有一定作用。呼吸器官的感受器及相应的传入神经分布广泛，调节作用有限，局部疾病不会发生呼吸衰竭，但其他环节的结构或功能异常皆会导致呼吸衰竭，且不同环节的表现和治疗差别较大。在掌握呼吸衰竭基本知识后，进一步以结构和呼吸生理为基础，明确呼吸衰竭的定位、定性诊断和治疗原则有重要价值。

一、呼吸器官疾病

1. 上气道疾病

(1) 基本特点和呼吸生理变化：以 OSAHS 为代表，由于解剖结构异常和咽部骨骼肌张力下降等因素，上气道顺应性增大，睡眠时发生间歇性低通气和呼吸暂停，出现低氧血症和 $PaCO_2$ 升高；咽部压力感受器、咽部骨骼肌和呼吸肌本体感受器、化学性感受器等兴奋性增强，呼吸驱动明显增强，故表现为睡眠时（包括夜间或白天）打鼾、呼吸暂停；反复觉醒，代偿性 VE 增大，由于 O_2、CO_2 的特点不同，$PaCO_2$ 可降至正常或低于正常，但低氧血症不能恢复正常。

(2) 临床表现：患者常有肥胖，颈部粗短，一般情况较好，活动少，活动强度低，坐位时呼吸平稳，呼吸音正常。肺功能基本正常，影像学正常或肺底部淤血。追问病史，有活动少、打鼾、呼吸暂停、嗜睡等表现。需强调的是，非肥胖患者发生 OSAHS 并不少见，与生活习惯密切相关，且常有家族因素。

(3) 动态变化：睡眠时，上气道阻塞程度逐渐加重，低氧血症和打鼾明显加重，清醒时也出现低氧血症；轻度限制性通气功能障碍伴轻度弥散功能障碍；胸部 CT 表现为肺底部瘀血（患者活动少，重力依赖性所致）。若未采取相应治疗，部分患者出现过度呼吸驱动增强后的呼吸驱动减弱（继发中枢性紊乱），通气功能下降，打鼾反而减轻，嗜睡加重，出现眼睑水肿或眼结膜充血，并逐渐出现清醒时的高碳酸血症；但坐位时呼吸仍平稳，限制性肺通气功能障碍和肺底部瘀血加重。由于患者很少将打鼾、嗜睡作为主诉，故上述表现常有重要提示作用。

(4) 治疗原则：核心是防治睡眠时咽壁塌陷。具体措施有禁烟酒、侧位睡觉或睡眠时抬高颈部、运动、减肥。中重度患者以睡眠时经鼻罩无创持续气道正压治疗为主，还需加强深慢呼吸锻炼；有咽部解剖畸形者或有鼻息肉、扁桃体增大者可手术治疗。

2. 中央气道疾病　中央气道横截面积小，轻度阻塞即可出现临床症状；气道阻力明显增大，呼吸肌本体感受器兴奋，呼吸驱动明显增强，以深慢呼吸为主。主要表现为活动后呼吸困难，颈部、上胸部出现喘鸣音，胸廓外疾病以吸气相喘鸣为主，胸廓内疾病以呼气相喘鸣为主；动脉血气正常；以介入治疗为主。气管、支气管的分泌物不完全阻塞或一侧支气管完全阻塞，可表现单纯低氧血症型或高碳酸血症型呼吸衰竭，常有明显临床及影像学表现。迅速改善引流（气管镜吸引、人工气道、无创高压力通气）是主要治疗手段。

3. 周围气道阻塞性疾病　以 COPD 和哮喘为主要代表。

(1) 基本特点和呼吸生理变化：由于气流阻力显著增大、内源性呼气末正压形成，呼吸肌本体感受器兴奋，患者呼吸驱动增强，以深慢呼吸为主，出现

静息呼吸困难,三凹征阳性,胸腹矛盾运动,腹式运动减弱,辅助呼吸肌活动增强,胸部饱满或呈桶状胸,双肺呼吸音明显减弱或哮鸣音、呼气音延长。肺功能表现为阻塞性通气功能障碍,伴换气功能障碍。

在急性加重的早期或轻症阶段,以$\dot{V}/\dot{Q}$失调为主,代偿性 VE 和$\dot{V}_A$增大,表现为单纯低氧血症。随着气流阻塞加重,肺过度充气加重,横膈低平,膈肌和下位肋间肌处于不利力学状态,容易出现呼吸肌疲劳,表现为浅快呼吸,$\dot{V}_A$下降,出现高碳酸血症型呼吸衰竭。影像学主要表现为双肺过度充气。

(2) 治疗原则:在适当氧疗的基础上,延长呼气时间,适当应用呼气末正压对抗气道陷闭。重症患者给予无创或有创 MV,危重哮喘患者应采取低通气量通气,具体措施为小 VT、慢 RR、长吸呼气时间比。

4. *急性肺实质疾病* 以 ARDS、急性肺水肿、重症肺炎为代表。

(1) 基本特点和呼吸生理变化:肺弹性阻力显著增大,牵张感受器、毛细血管 J 感受器等兴奋,呼吸增快、增强,双肺呼吸音增强或出现混合呼吸音、湿啰音。影像学主要表现为肺大片渗出或实变。出现$\dot{V}/\dot{Q}$失调,伴弥散功能障碍,ARDS 出现$\dot{Q}s/\dot{Q}t$升高。动脉血气表现为严重低氧血症,且由于代偿性 VE 和$\dot{V}_A$增大,$PaCO_2$多下降或正常。

(2) 治疗原则:氧疗,适当应用镇静剂抑制过度的自主呼吸;给予无创或有创 MV,适当应用呼气末正压改善肺泡陷闭或肺水肿。危重 ARDS 患者采取允许性高碳酸血症(PHC),具体措施为小 VT、适当较快 RR,与危重哮喘有较大差别。

5. *慢性肺实质疾病* 以慢性肺间质纤维化和慢性肺水肿为典型代表。

(1) 基本特点和呼吸生理变化:肺弹性阻力显著增大,牵张感受器、毛细血管 J 感受器等兴奋;患者有一定适应。主要表现为浅快呼吸,双肺呼吸音增强,可有湿啰音或维克啰音。影像学主要表现为肺部广泛性纤维增生或慢性肺水肿。肺功能表现为限制性通气功能障碍伴换气功能障碍,以$\dot{V}/\dot{Q}$失调为主。动脉血气表现为低氧血症,$PaCO_2$多正常。

(2) 治疗原则:主要是氧疗,必要时适当应用无创正压通气缓解呼吸窘迫和呼吸肌疲劳。

6. *肺血管疾病*

(1) 大、中血管疾病:常见 PE、多种情况或特发性 PH。

1) 基本特点和呼吸生理变化:VD 和 VD/VT 明显增大,有效弥散膜面积显著下降,通气效率显著降低,主要表现为活动后气急、呼吸增快和 VE 增大,双肺呼吸音清晰;肺动脉压升高,体循环(支气管循环)、肺循环吻合支开放,部分卵圆孔开放,$\dot{Q}s/\dot{Q}t$增大。因此,常规肺功能主要表现为通气功能基本正常,换气功能障碍,PaO_2明显下降,$PaCO_2$正常或下降。若有基础肺通气功能障碍,但不能解释为低氧血症,也考虑为肺血管病。肺部影像学基本正常或出现乏血管表现,部分 PE 患者出现周边部位实变,有咯血表现。

2) 治疗原则:根据低氧血症的严重程度采取合适的氧疗措施。PE 以抗凝治疗为主;不同情况的 PH 以降压治疗和抗凝治疗为主;有手术指征者及早手术治疗。

(2) 弥漫性肺毛细血管扩张症:是容易忽视的少见疾病。基本特点是活动后气急和低氧血症,胸部 CT 平扫检查正常,肺通气功能正常伴换气功能障碍,无肺动脉高压,$\dot{Q}s/\dot{Q}t$正常。以氧疗和原发病的治疗为主。

7. *胸膜、胸廓疾病* 有典型的临床和影像学表现,肺功能主要表现为限制性通气功能障碍,低氧血症相对较轻,以氧疗为主。

二、呼吸调节系统疾病

该类疾病的临床表现差异较大,除轻症外,多表现为限制性通气功能障碍和高碳酸血症型呼吸衰竭,MV 治疗有较大相似性,以大 VT 通气为主。

1. *急性呼吸中枢疾病* 主要由药物或毒物中毒、脑血管意外和脑外伤引发。常有明显的病史和典型临床表现,呼吸系统丧失代偿能力,表现为急性高碳酸血症型呼吸衰竭,多需及早建立人工气道,大 VT、慢 RR 通气,以防治肺泡陷闭,改善肺泡引流,并且加强原发病和诱发因素的治疗。

2. *慢性呼吸中枢疾病* 主要包括特发性中枢性低通气、中枢性睡眠呼吸暂停低通气综合征、肥胖低通气综合征、应用镇静剂和麻醉剂时间较长的 MV 患者。随着由药物引发的患者日益增多,也成为撤机困难的主要原因之一。

(1) 基本特点和呼吸生理变化:由于呼吸中枢兴奋性下降,呼吸系统丧失代偿能力,尽管表现为高碳酸血症型呼吸衰竭,但患者无呼吸窘迫表现,胸腹运动协调,腹式运动良好,膈肌收缩力、肌张力基本正常,而由药物因素所致者可有明显肌力下降和呼吸窘迫;$P_{0.1}$下降;高浓度氧疗会明显加重高碳酸血症。肺功能基本正常或表现为轻度限制性通气功能障碍，伴轻度换气功能障碍。肺部影像学正常或有肺底部瘀血。

(2) 治疗原则：以 NPPV 为主，并加强运动锻炼，充分发挥行为性呼吸调节的作用。强调深慢呼吸或大 VT 通气，以改善肺底部淤血、肺泡萎陷和 $\dot{V}/\dot{Q}$失调。

3. *呼吸中枢功能紊乱*　可见于自主呼吸患者，但更多见于机械通气、镇静剂和麻醉剂应用时间过长的患者。

(1) 临床表现：非 MV 患者表现为呼吸不规整，浅快呼吸较多，也有较慢呼吸和呼吸暂停，但呼吸运动协调，无 CO_2潴留。MV 患者主要表现为低支持压力通气的较短时间内时胸腹呼吸协调，RR 明显增快；适当增大支持压力，RR 迅速减慢；无 CO_2潴留。

(2) 治疗原则：自主呼吸患者无需特殊的治疗；MV 患者则需逐渐降低支持压力强度，使患者逐渐恢复稳定或相对稳定的自主呼吸；两者皆需充分发挥行为性呼吸调节的作用。

(3) 通气适当的具体评价标准：胸肺运动协调，呼吸规律或基本规律，RR 极少超过 30 次/min。

4. *脊髓运动神经元或运动神经疾病*

(1) 基本特点和呼吸生理变化：主要见于膈神经及相应运动神经元疾病。呼吸中枢驱动正常或增强，但神经冲动传导严重障碍，神经营养功能下降，因此表现为浅快呼吸，胸腹矛盾运动，辅助呼吸肌活动，以及四肢肌力下降。慢性患者常出现严重肌肉萎缩，特别是鱼际肌萎缩。肺功能表现为限制性通气功能障碍，高碳酸血症型呼吸衰竭。胸部 CT 检查常有肺底部瘀血。

(2) 治疗原则：急性者以人工气道 MV 为主，强调深慢呼吸或大 VT、慢 RR 通气，以防治肺泡陷闭，改善肺泡引流；慢性者主要加强深慢呼吸和呼吸肌锻炼，以改善$\dot{V}/\dot{Q}$失调和减缓肌肉萎缩的进展，加重后改为 NPPV 为主。

5. *呼吸肌疾病*　与运动神经疾病的总体表现相似，但鱼际肌萎缩不明显，常有肌酶的变化，可通过神经、肌电图等进一步鉴别。治疗原则同上。

6. *电解质紊乱*　与运动神经元疾病的表现相似，主要通过影响神经-肌肉的静息电位和动作电位而发挥作用，常见于慢性缺钠性低钠血症、慢性缺钾性低钾血症、急性低钾血症、急性高钾血症。其中，慢性低钠血症容易被忽视或错误评价。强调慢性钠紊乱是可交换钠紊乱，紊乱程度比急性者严重。常有肾小管的器质性或功能性减退，肾小管调节电解质代谢的能力显著减退或失控，尿电解质离子排出异常增多或异常减少，必然伴继续丢失量的持续增大或持续减少，以及复合型电解质紊乱。治疗原则是平衡补充各电解质离子，恢复肾小管的调节功能。具体内容详见朱蕾主编的《体液代谢的平衡与紊乱》第二版。

三、不同疾病并存

周围气道疾病合并肺实质-胸廓疾病或肌无力常见，相对容易鉴别。呼吸器官疾病合并中枢性低通气并不少见，但准确判断有一定难度，核心是对呼吸生理知识的正确掌握，以及对影像学变化和临床表现(见前述)特点的综合分析。治疗原则是兼顾不同疾病，其中合并呼吸中枢性紊乱者，无论肺功能状态如何，皆强调行为性呼吸调节的重要作用。具体内容详见朱蕾主编的《临床呼吸生理学》第二版。

第五章
机械通气相关性酸碱平衡失调和电解质紊乱

酸碱平衡失调和电解质紊乱是危重患者的常见并发症，机械通气可通过改善气体交换而改善内环境紊乱，但应用不当也会加重紊乱或导致新紊乱出现。

第一节　酸碱与酸碱平衡失调

酸碱有广义和狭义之分。狭义上，氢离子(H^+)为酸，氢氧根离子(OH^-)为碱；广义上，产生H^+的物质是酸，能结合H^+的物质是碱，临床上一般用后者表示酸碱。酸碱状态一般用H^+浓度($[H^+]$)的负对数(pH)来表示，即$pH=-lg[H^+]$。正常血液中$[H^+]$的平均值为40 nmol/L，对应的$pH=-lg[H^+]=-lg[40\times10^{-9}mol]=7.4$，动脉血的正常变化范围是7.35～7.45。

(一) $[H^+]$和pH的变化关系　$[H^+]$反映实际酸碱水平，pH反映相对酸碱水平。pH与$[H^+]$之间并非线性关系，因此某些特殊情况下，用pH评价体液的酸碱状态要慎重。动脉血pH 6.8～7.8是机体细胞维持生命活动的极限范围，对应的$[H^+]$为158～15 nmol/L。pH在7.1～7.5之间时，两者近似直线关系，pH每降低0.01，$[H^+]$升高1 nmol/L；$pH<7.1$时，随着pH降低，$[H^+]$将发生比pH更大幅度的变化，或者说$[H^+]$的显著改变仅能导致pH的轻微变化；$pH>7.5$时，pH将发生比$[H^+]$更大幅度的变化，即$[H^+]$的轻微变化就会导致pH的显著改变。这是“机体易耐受酸中毒而不易耐受碱中毒”的主要原因之一。

(二) 酸碱平衡　在机体生命活动的过程中，体内要不断产生酸性产物和碱性代谢产物，前者如碳酸(H_2CO_3)、乳酸($C_3H_6O_3$)、磷酸二氢盐($H_2PO_4^-$)，后者如碳酸氢盐(HCO_3^-)、磷酸氢盐(HPO_4^{2-})等，也有相当数量的酸性或碱性物质进入机体。正常情况下，机体能够调节酸性与碱性物质，使两者保持在一定的数量和比例，而动脉血pH也稳定在狭窄的范围内，称为酸碱平衡。机体不同组织的代谢特点不同；不同组织，尤其是不同细胞内的pH可以不同，但健康人动脉血的pH总是维持在7.35～7.45的狭窄范围内。酸碱物质量的变化或分布异常称为酸碱紊乱，通常指动脉血的变化。动脉血pH低于或$[H^+]$高于正常值范围为酸血症，pH高于或$[H^+]$低于正常值范围则为碱血症。

(三) 酸碱物质与电解质的关系　酸碱物质也是电解质，其变化不仅符合电中性定律，也与下述关系密切相关。

1. *氯离子(Cl^-)转移*　是血液CO_2运输的主要机制之一，发生部位在红细胞内外，伴HCO_3^-的反向转移，以保持细胞内外的渗透平衡和细胞内外两个区域的电中性，该过程完成迅速。类似的反应也发生在肾小管，但过程缓慢，约72 h达高峰，称为肾功能代偿。

2. *钾钠转移和氢钠转移*　发生在体细胞内外，一般情况下3个钠离子(Na^+)转移至细胞外，伴随2个钾离子(K^+)和1个氢离子(H^+)转移入细胞内，该转运体称为钠泵，转运过程消耗能量。在$[K^+]$、$[H^+]$不平衡的情况下，会发生钾-钠和氢-钠竞争，即钾和氢转移的相对比例发生变化，同时转移总量也发生变化，该过程较缓慢，约15 h达平衡。该反应也发生在肾小管，但更缓慢，约72 h达高峰，称为肾功能代偿。

上述反应涉及HCO_3^-、H^+和K^+、Na^+、Cl^-，故不仅影响电解质平衡，也影响酸碱平衡，或者说上述规律将酸碱平衡失调与电解质紊乱结合在一起。

(四) 酸碱平衡的调节　酸碱平衡的调节一般指血液酸碱变化的调节，涉及血液(包括组织间液)的缓冲作用、细胞内液的缓冲作用，以及肺和肾的调节作用等方面。

1. 缓冲作用　根据酸碱的概念，酸碱关系可表示为：酸＝H^+＋碱，一种酸必然对应一种碱（共轭碱），称为酸碱组合或酸碱对。水溶液中H^+的离解程度取决于各种酸的性质，可用离解常数K表示。K的负对数称为pK，因此K越大，pK越小，H^+越容易离解出，酸性越强（强酸）；而与其对应的碱，则与H^+的结合能力弱，碱性弱（弱碱），即强酸的共轭碱是弱碱；弱酸的共轭碱是强碱。当体液加入强酸后，加入的H^+部分呈非离子化，溶液中增加的H^+比实际加入的少；反之亦然。因此，酸碱组合的存在使pH变化较小，称为缓冲作用，具有缓冲作用的酸碱组合称为缓冲系统或缓冲对。

2. 机体的缓冲系统　根据缓冲特点，机体的缓冲系统可分为三个基本的缓冲池，即血液缓冲池（细胞外液缓冲池）、细胞内液缓冲池、脑脊液缓冲池。三部分通过一定的"隔膜"隔开，可以相互影响，也可以单独发挥作用，其缓冲特点决定不同类型酸碱平衡失调的特点，并影响治疗，包括机械通气的应用。除细胞和蛋白质外，组织间液的其他成分可与血液迅速交换，成为血液缓冲池的延伸部分，故血液缓冲池也可称为细胞外液缓冲池。在一定情况下，某些器官或组织也可发挥一定的缓冲作用，如骨骼对慢性代谢性酸中毒的缓冲作用。一般而言，人体体液总的缓冲能力是血液缓冲能力的6倍，其中细胞内缓冲能力最强，血液次之，脑脊液非常微弱。与血液对酸的缓冲能力特别强一样，细胞内液缓冲酸的能力也远超过对碱的缓冲能力。

(1) 血液缓冲系统：包括血浆和红细胞两部分。在血浆中，$HCO_3^-/H_2CO_3(CO_2)$是最主要的缓冲对，缓冲作用最强大，主要与其下述特点有关：是可变缓冲对；pK（解离值）接近血液pH；含量高，约占血浆缓冲物质总量的90%，占血液缓冲物质总量的35%；红细胞可通过碳酸酐酶（CA）的作用和Cl^-转移显著放大其作用；在慢性化过程中，肺和肾的代偿作用（通过排出增加或减少）调节其总量的变化。因此，该缓冲对最常用于表示酸碱状态，即 $pH=pK+\lg([HCO_3^-]/[H_2CO_3])=pK+\lg([HCO_3^-]/0.03\times PCO_2)=6.1+\lg(24/1.2)=7.4$。

该公式说明血液缓冲系统有如下特点：① pH与$[NaHCO_3]/[H_2CO_3]$呈依赖关系，只要两者的比值维持在20∶1，血液pH即可维持在7.4，如$[NaHCO_3]$18 mmol/L，$[H_2CO_3]$0.9 mmol/L，pH仍为7.4。② 从20∶1的比例还可看出，在pH 7.4时，机体有较多接收H^+的碱，但相应酸的含量非常少，前者是后者的20倍，说明血液对酸的缓冲能力特别强、对碱的缓冲能力非常弱，而这与人体代谢产生的酸远多于碱的生理情况相适应，也是机体对代谢性酸中毒耐受性较好的原因之一。③ HCO_3^-/H_2CO_3来源于CO_2的水合作用，其中CO_2主要通过肺的呼吸作用调节，HCO_3^-主要通过肾的重吸收作用调节；其他缓冲系统在血液（主要是血浆）中的变化速度缓慢，缓冲作用有限，故HCO_3^-/H_2CO_3的缓冲作用最强大。④ 红细胞的CA和血红蛋白（Hb）是维持HCO_3^-/H_2CO_3缓冲作用强大而迅速进行的主要因素。红细胞内的缓冲作用要比红细胞外强3～6倍，所以贫血患者不但氧的运输能力显著减退，对酸碱物质的缓冲能力也显著减退。

(2) 细胞内液的缓冲系统：细胞外液$[H^+]$的变化必然影响到细胞内，特别是大量肌肉细胞成为巨大的酸碱缓冲池。酸中毒时，H^+自细胞外进入细胞内，被细胞内液的缓冲系统所缓冲，从而减轻细胞外液酸中毒的程度；反之，也可减轻碱中毒的程度。

在细胞内，磷酸根离子（准确讲是$HPO_4^{2-}/H_2PO_4^-$）和蛋白阴离子的浓度比细胞外液高得多，大约为（80＋47）mmol/L＝127 mmol/L，约占阴离子总量的70%，与血液显著不同。体细胞不仅数量众多，且通过线粒体强大的代谢作用，可迅速补充碱性或酸性物质的丢失；细胞器的质子泵可将H^+泵入细胞器，迅速降低细胞质的$[H^+]$，因此在细胞功能完好的情况下，细胞内的磷酸根离子和蛋白阴离子是最强大的缓冲物质，对细胞内酸中毒有强大的缓冲作用。

由于细胞膜的半透膜作用，体细胞对不同酸碱平衡失调的缓冲能力差别很大，其中H^+和HCO_3^-进出细胞的过程非常缓慢，但CO_2可迅速进出细胞，故在代谢性酸中毒（或碱中毒），细胞内的缓冲作用缓慢且较弱。而在呼吸性酸中毒（或碱中毒），只要不存在明显缺氧，细胞内的缓冲作用就迅速且强大，尤其是酸中毒，一般15 min后达到其缓冲能力的60%，3 h后达峰值。这是发生急性呼吸性酸中毒时，血浆pH很低，患者生命体征仍稳定，并能进行正常代谢活动的主要原因，也是现代MV时能够采取允许性高碳酸血症策略的主要理论基础。

血细胞的功能特点与体细胞有显著不同。血细胞主要是红细胞，其数量比体细胞要少得多，缺乏线粒体等细胞器，代谢能力有限，故尽管CA的作用和Hb的缓冲作用非常强，但总体而言其缓冲作用仍比体细胞弱得多。

(3) 脑脊液的缓冲系统：与血液和体细胞相比，脑脊液不仅缺乏有效的缓冲物质，也缺乏细胞和相应的代谢活动，脑脊液和血液之间还存在血脑脊液屏障，H^+和HCO_3^-移出和进入脑脊液的速度非常缓慢，而CO_2可迅速进出脑脊液。若$PaCO_2$短时间内显著升高，最容易出现神经-精神症状，呼吸性碱中毒也有类似的特点；反之，代谢性酸碱平衡失调对脑功能的影响要缓慢、微弱。

3. 肺通气的调节　脑干的呼吸中枢通过调节呼吸运动的深度和频率，加速或减慢CO_2的排出，从而改善酸、碱血症的程度。该作用较迅速，约数小时达高峰，其前提是呼吸功能正常或相对正常，但更多情况下是呼吸功能减退，无法发挥调节作用。肺通气的调节主要是针对代谢性酸碱平衡失调。

$PaCO_2$升高或pH降低，呼吸运动加深、加快，CO_2排出量增多；反之，$PaCO_2$降低或pH升高，呼吸运动变浅、变慢，减少CO_2的排出，从而使血液中$[HCO_3^-]/[H_2CO_3]$尽量维持正常，pH也尽可能维持相对稳定。

4. 肾功能的调节　肾主要是通过调节酸、碱的排出量来调节血浆$NaHCO_3$(少部分为$KHCO_3$)的浓度，从而保持血液pH的相对稳定。同样，肾的调节主要是针对呼吸性酸碱平衡失调，而代谢性酸碱平衡失调可以发挥调节作用，也可以丧失调节作用或调节紊乱，更多是后者，但常被忽视或错误解读。详见朱蕾主编的《体液代谢的平衡与紊乱》第二版。

正常调节情况下，当血浆中$[HCO_3^-]$降低时，肾脏将加强酸性物质的排出和$NaHCO_3$的重吸收，以尽量恢复血浆$NaHCO_3$的正常浓度；反之则减少酸性物质的排出和$NaHCO_3$的重吸收，以尽量恢复血浆$NaHCO_3$的正常浓度。正常膳食条件下，尿液中固定酸的排出量比碱多，故尿液pH一般在6.0左右。在酸碱平衡失调的情况下，尿液pH可降至4.4或升至8.0，变动幅度很大，说明肾有着强大的调节酸碱物质的能力。远曲小管是肾脏调节酸碱平衡的主要部位。原尿的pH与血浆相同，但流过远曲小管后，其pH显著下降。

肾的调节作用非常缓慢，这也是发生急性酸中毒或碱中毒时，细胞内外酸碱状态差别较大的原因之一。尽管肾代偿很慢，需3～5日才能达高峰，但血液达最大代偿水平的时间要短，一般不超过3日。因为体细胞代偿后，碱性物质向细胞外液转移便快得多。但由于脑脊液缺乏缓冲物质和细胞成分，离子转运速度又缓慢，故真正达最大代偿水平常需超过3日。

总之，血液是维持酸碱平衡的第一道防线。酸性或碱性物质进入血液后，缓冲系统特别是HCO_3^-/H_2CO_3及血红蛋白缓冲系统(HbO_2/HHb)与之反应，将原来酸性或碱性较强的物质转化为酸性或碱性较弱的物质，使血液pH不至于有明显的改变。血液的缓冲同时也改变了缓冲系统中各组分的浓度与比值，然后肺通过呼吸运动来调节$PaCO_2$，从而间接调整了系统内的碳酸浓度；肾则通过调节酸或碱的排出量来调节血浆内的$[HCO_3^-]$。肺、肾的调节在维持血液缓冲系统的稳定上发挥重要作用，任何一方面的功能失调都会造成酸碱平衡失调。

(五) 酸碱平衡失调影响机体代谢的理论基础　酸碱平衡失调主要通过以下环节影响机体的代谢和功能：① 正常酸碱度是维持内环境稳定的最基本因素之一，pH明显改变必然影响机体的代谢及细胞的电活动。② 酸碱度的改变导致电解质紊乱。③ 酸碱度的改变可能是电解质紊乱的结果。后两者皆可通过电解质离子浓度的异常而损害机体的代谢和功能。④ 酸碱度的改变也影响氧的释放。相对而言，机体较易耐受酸中毒，不易耐受碱中毒。

第二节　机械通气相关性酸碱平衡失调

MV患者多为危重病患者，容易发生酸碱平衡失调；适当MV干预通过改善气体交换而改善酸碱平衡失调，但应用不当也会加重平衡失调或导致新的平衡失调。

(一) 呼吸性酸中毒　MV的主要目的之一是改善通气，纠正呼吸性酸中毒。但处于以下情况，MV可能导致或加重呼吸性酸中毒。

1. 通气不当　如通气模式的选择和参数的调节不合适、连接管路漏气等，可导致每分钟通气量(VE)不足，使呼吸性酸中毒不能改善或加重，临床常见，但容易被忽视。需找出具体原因并给予纠正；在暂时找不出具体原因的情况下，可给予简易呼吸器通气。

2. 治疗性目的

(1) 维持血液 pH 的稳定：慢性呼吸性酸中毒患者肾功能代偿，$[HCO_3^-]$升高，若将 $PaCO_2$纠正至正常范围，必然发生代谢性碱中毒。为维持 pH 的正常和稳定，必须控制 VE 的增加幅度，逐渐降低 $PaCO_2$，使其在治疗初期维持相对较高的水平。

(2) 允许性高碳酸血症(permissive hypercapnia，PHC)：是 MV 的一种策略。对于发生肺损伤的高危患者，如严重急性呼吸窘迫综合征(ARDS)和危重支气管哮喘(哮喘)，若要维持 $PaCO_2$和 pH 正常，就必须用较高的通气压力或潮气量(VT)，而后者会显著增加机械通气相关性肺损伤(ventilator associated lung injury，VALI)的机会。为保护肺免受损伤，必须允许 VT 或通气压力适当下降和一定程度的 $PaCO_2$升高，称为 PHC。与肺损伤的后果相比，控制性的呼吸性酸中毒对机体的影响要小得多(详见第十一章第一节)。

(3) 维持基础通气量：部分患者在静息状态下便存在高碳酸血症和$[HCO_3^-]$的代偿性升高，若强行将 $PaCO_2$降至正常范围，必然超过通气需求，导致碱血症，抑制呼吸中枢，容易产生呼吸机依赖和撤机困难。因此，必须控制 VE，维持适当水平的高碳酸血症，具体标准为等于或略高于本次发病前的 $PaCO_2$；或使患者维持相对稳定的自主吸气触发，避免长时间的控制通气。

(4) 维持电解质离子浓度的相对稳定：呼吸衰竭患者合并复杂电解质紊乱的可能性很大，特别是缺乏钾、氯、钙、镁、磷等。在酸中毒(酸血症)情况下，上述离子可维持适当或相对适当的血浓度，不至于出现严重后果。但机械通气后，随着 pH 恢复正常，将出现钾、镁、钙、磷向细胞内或骨骼内转移，继而从尿液排出增多，出现低血钾、低血钙(主要是游离钙)、低血镁、低血磷；若 $PaCO_2$过度下降导致碱血症，电解质紊乱将更严重。与酸中毒主要通过细胞内环境影响机体的代谢不同，上述电解质主要通过细胞外液浓度影响重要脏器的功能，故更容易出现问题，包括心律失常、肢体抽动、血压下降。离子转移和排出增多也不利于上述离子的补充，即补得多，排出也多，这是机械通气患者容易合并顽固性电解质紊乱的原因之一。因此，在上述电解质离子浓度较低或接近正常值下限的情况下，必须严格控制 $PaCO_2$的下降速度，待血浆电解质离子浓度达正常平均水平以上再逐渐纠正 pH 至正常。

(二) 呼吸性碱中毒　呼吸性碱中毒是机械通气患者最常见的酸碱平衡失调类型，主要见于下述情况。

1. 通气量过大　参数设置不当，导致“预设”或“输出”VE 过大是常见原因；只要降低 VE 即可，以降低呼吸频率为主。

2. 人机配合不良　预设 VE 不大，但呼吸机选择、通气模式和参数的选择或调节不当，导致人机配合不良，患者代偿性呼吸增强、增快，实际 VE 增加，发生呼吸性碱中毒，是容易被忽视的常见原因。应查找直接原因，可改用自主通气模式或适当使用镇静剂和肌松剂。

3. 患者因素　患者呼吸驱动显著增强，如 ARDS、肺水肿、哮喘发作，机械通气不能有效抑制患者的呼吸，出现呼吸性碱中毒，一般不需要处理，必要时应用镇静剂和肌松剂。

上述多种因素常综合发挥作用，机械通气使用不当常是最主要因素。

4. 治疗性目的

(1) 改善酸血症：若合并代谢性酸中毒，可通过过度通气，使 $PaCO_2$迅速下降，细胞内 $PaCO_2$也相应下降，从而减轻酸中毒对机体的影响。

(2) 改善人机配合：若人机配合不良，通过过度通气导致呼吸性碱中毒，抑制自主呼吸，使患者较快接受机械通气。这是初始机械通气或患者病情波动时的常用方法。

(3) 改善脑水肿：$PaCO_2$适当降低可收缩脑血管，减少脑脊液产生量，降低颅内压；对脑组织供氧影响不大，有助于促进患者神志的恢复。主要用于呼吸性酸中毒导致的脑水肿；在心跳呼吸骤停导致的脑水肿患者中，轻度碱中毒也可能加重脑细胞缺氧，必须慎重。

(三) 代谢性碱中毒　慢性呼吸性酸中毒，肾功能代偿使血液中$[HCO_3^-]$升高，机械通气后 $PaCO_2$迅速下降，$[HCO_3^-]$不能相应排出，导致代谢性碱中毒。与一般碱中毒相比，该类型的后果更严重。因为在 $PaCO_2$下降的短时间内，细胞内外的 pH 相同，随后红细胞迅速发挥缓冲作用，血浆碱中毒有所好转；同样，细胞内碱中毒也会好转。与酸中毒相比，细胞对碱中毒的缓冲能力弱得多，因此在较长时间内细胞内 pH 维持于较高水平。脑组织存在血脑屏障和血脑脊液屏障，通透性更差；脑脊液本身又缺乏补充酸性物质的能力，碱中毒的缓解便更为缓慢，因此机械通气降低 $PaCO_2$的速度过快导致的碱中毒，不仅会发生严重电解质紊乱，还会严重抑制细胞代谢，特别是脑细胞，必须尽量避免。该类患者的主要表现为通气后神志转清，一般情况迅速好转，但短时间内又出现烦躁不安，肢体抖动或抽动，意识状态恶化，复查动脉血气：$PaCO_2$ 可以升高、正常或下降(取决于通气前水平)，但 pH 升高，[HCO_3^-]在较高水平。由于此时肺泡通气量($\dot{V}_A$)与 $PaCO_2$ 的关系曲线比较平坦，VT 轻度下降或呼吸频率(RR)轻度减慢不会使 $PaCO_2$ 明显升高，碱血症也不会明显改善，所以一旦发生严重碱血症，必须迅速将 VE 降低 1/3～1/2，以减慢 RR 为主。

(四) 代谢性酸中毒 较少见，主要见于严重低氧血症或合并低血压的患者，主要原因或诱因是通气量或通气压力过大导致的循环功能抑制加重，组织供氧不足。一旦发生气压伤，抑制作用更强。在人机对抗的情况下，导致氧耗量显著增加，加重机体供氧不足和酸中毒。需特别注意机械通气的合理应用和综合治疗。

第三节 机械通气相关性电解质紊乱

呼吸衰竭对电解质的直接或间接影响非常复杂，不适当 MV 可进一步加重其复杂程度，从而表现出一定的特殊性。

(一) 高钾血症 正常机体细胞内外存在 H^+-Na^+ 交换和 K^+-Na^+ 交换。酸中毒使细胞内外 H^+-Na^+ 交换增强，抑制 K^+-Na^+ 交换，血钾浓度增高；在肾小管中，H^+-Na^+ 交换增强，也抑制 K^+-Na^+ 交换，血钾排出减少，进一步升高血钾浓度。若因治疗目的，MV 导致呼吸性酸中毒；或 MV 过度导致代谢性酸中度，将导致或加重高钾血症。应注意 MV 的调节和综合治疗。

(二) 低钾血症 低钾血症主要见于慢性高碳酸血症型呼吸衰竭患者。多种原因可导致机体缺钾，但在呼吸性酸中毒的条件下，血钾浓度基本正常或接近正常。一旦机械通气使呼吸性酸中毒迅速纠正，K^+-Na^+ 交换增强，K^+ 进入细胞内增多，经肾小管的排出量也增多，导致低钾血症。因此，慢性呼吸衰竭患者的血钾浓度降低或在正常低限时，应首先补钾，严格控制 VE，使高碳酸血症逐渐改善，避免"过度通气"和碱血症；血钾浓度中等水平时，应在 MV 时补钾；若血钾水平重度降低，应增加补钾量，建议同时补充氯化钾和谷氨酸钾，适当补镁，也可同时应用肾素紧张素转换酶抑制剂和保钾利尿剂；避免 Cl^- 和 Na^+ 的摄入或输入，避免高渗葡萄糖快速滴注。因为碱血症和高渗葡萄糖加速 K^+ 转移，Cl^-、Na^+ 促进钾的排出。pH 回升(可以正常或升高)导致严重低钾血症时，必须迅速大幅度降低 VE，以减慢 RR 为主，使 pH 尽快恢复至治疗前的水平。

(三) 低氯血症 慢性 $PaCO_2$ 升高导致血液中[HCO_3^-]代偿性升高；为保持电中性，血液中[Cl^-]代偿性降低。原则上，两者的升降幅度相等，不需要额外的治疗。MV 后，随着呼吸衰竭的改善，低氯血症逐渐恢复；若强行补充氯化钠，只能导致高钠和高渗血症，并可能加重低钾血症。少部分患者有原发性低氯血症，但程度多较轻，且同时存在低钠血症或低钾血症，随着"习惯上"纠正低钠血症、低钾血症方法的实施，低氯血症也会自然得到纠正。

(四) 高钠血症 急性酸中毒使细胞内外 H^+-Na^+ 交换增强，血钠浓度增高，但幅度有限；MV 后，随着呼吸性酸中毒的改善而自然得到纠正，无须进行特殊处理。

(五) 低钠血症 低钠血症常见于慢性呼吸衰竭，主要发生原因有：① 摄入不足。② 应用利尿剂，Na^+ 排出增加。③ 水潴留导致稀释性低钠血症。④ 更主要的是与低钾血症有关，特别是 MV 迅速纠正高 $PaCO_2$，低血钾和 pH 上升导致 K^+-Na^+ 交换和 H^+-Na^+ 交换普遍减弱，Na^+ 向细胞内转移。因此，若低钾血症合并轻度低钠血症，只需补钾即可；若低钾血症合并中度低钠血症，以补钾为主，少量补钠；若低钾血症合并严重低钠血症，则同时补充钠、钾，并以补钾为主；若单纯低钠血症，血钾在中等或正常下限水平，则同时补充钾、钠；若低钠血症合并高钾血症，随着钠的补充，高钾血症得到自然纠正或明显改善。⑤ 部分慢性患者表现为顽固性低钠血症，临床上按细胞外液计算的缺钠量补充氯化钠，仍无法补足。因为"习惯上"认为钠主要分布在细胞外液，细胞内含量很少，只要按细胞外液量计算即可，即补钠量＝(142－实测值)×体重(kg)×0.2。这对急性低钠血症患者是合适的，但对慢性患者(特别是慢性高碳酸血症患者)并不合适。因为人体钠的实际分布为细胞外液 45%，细胞内液 10%，骨骼 45%，其中骨骼钠的 45%能参与机体钠离子的"自由"转移，与细胞外液钠、细胞内液钠统称为可交换钠，约占机体总钠含量的74%。急性低钠血症主要是细胞外液钠浓度的降低；但对于慢性低钠血症患者，骨骼可交换钠，细胞内钠也将被动用，故同样血钠浓度时，机体实际丢失的钠量要大得多。对于慢性呼吸衰竭患者，由于肾小管代偿性排氯增加，补充氯化钠的效率降低。因此，对于顽固性单纯缺钠性低钠血症(不存在低钾血症)患者，补钠量需显著增加，大约为常规计算量的1倍，第1日先补充2/3，次日补充另外的1/3(具体详见朱蕾主编的《体液代谢的平衡与紊乱》第二版)。

(六) 低镁血症　低镁血症多合并低钾血症，有碱血症时更明显。一般无须特别补充 Mg^{2+}，随着饮食的增加，可自然纠正；但要避免MV后呼吸性酸中毒的迅速纠正和碱血症；严重者可同时补充 K^{+}、Mg^{2+}。

(七) 低钙血症　对于慢性高碳酸血症患者，骨钙参与缓冲作用，故血浆钙浓度正常；MV后，随着pH恢复，血钙浓度下降；若MV过度导致碱中毒，将导致游离钙浓度迅速下降，出现临床症状，因此避免慢性高碳酸血症的迅速纠正是必要的。

(八) 低磷血症　碱中毒使血浆磷酸根离子迅速转移至细胞内，导致低磷血症。与其他阳离子的转移不同，该过程速度较快，在10 min内即可出现血磷浓度的明显下降，因此防治措施主要是避免MV后慢性呼吸性酸中毒的迅速纠正。

总之，呼吸衰竭导致的酸碱平衡失调和电解质紊乱是复杂的，既有离子的缺乏或增多，也有离子的细胞内外转移，两种紊乱之间及不同的离子之间互相影响。MV"合适"，有助于改善紊乱，但更多情况下是MV不当加重酸碱平衡失调和电解质紊乱的复杂程度。故强调将酸碱平衡失调和电解质紊乱综合考虑，首先明确和处理首发及核心因素，MV应避免 $PaCO_2$ 的迅速下降和pH的迅速回升；对于严重酸碱失调和电解质紊乱的患者，也可发挥MV的优势，通过调整VE来加以纠正或改善。

第六章
氧 气 疗 法

人体生命活动必须有氧的参与，但体内贮存的氧非常少，健康成人贮存量仅为 1 500 mL，静息状态下每分钟的氧耗量（oxygen consumption，$\dot{V}O_2$）约为 250 mL，运动时可增加 10 倍以上，因此储存氧维持生命的时间非常短暂，为此人体通过肺通气和换气将氧气摄入体内，通过血液循环将氧气输送到全身，通过代谢活动消耗氧，产生能量，以维持正常生命活动。其中，任何一个环节发生障碍均可导致缺氧。不同环节缺氧的治疗要求不同，氧气疗法（简称氧疗）主要用于低氧血症导致的缺氧。

第一节　氧气疗法的临床应用

氧疗主要用于低氧血症所致的缺氧，对某些特殊类型的缺氧患者也有一定或较高价值。

一、氧气疗法的概念和适应证

1. *氧气疗法*（oxygen therapy）　有两种含义：① 各种可能增加吸入气氧浓度（FiO_2）的措施，包括机械通气供氧和高压氧等特殊氧疗；② 通过简单的连接管道，在常压下向气道内增加氧浓度的方法。一般是指后者。

2. *氧疗的指征*（indication of oxygen therapy）　氧疗是治疗低氧血症的重要手段，正确合理的氧疗可使许多因低氧血症引起的代谢障碍和生理功能紊乱得到改善或缓解，防止并发症，改善生活质量。

具体而言，低氧血症导致的缺氧是氧疗的指征，而氧疗对非低氧血症导致的缺氧则大多无效或效果有限，特殊氧疗除外。具体适应证为：① PaO_2＜60 mmHg 的急性低氧血症；② PaO_2＜55 mmHg 的慢性低氧血症，或 PaO_2在 55～60 mmHg 之间并伴有慢性肺动脉高压（PH）所致的右心衰竭、继发性红细胞增多症或活动后 PaO_2明显下降；③ 睡眠低氧血症或睡眠呼吸暂停低通气综合征。

某些患者静息状态下 PaO_2在合适范围，但运动后出现明显低氧血症，该部分患者是否需要氧疗有较大争议，笔者的观点是不特别强求，有条件者可在运动时吸氧。

3. *氧疗的目标*（aim of oxygen therapy）　改善低氧血症导致的代谢障碍和病理生理紊乱，故氧疗后使 PaO_2≥60 mmHg 或 SaO_2≥90％即可；若合并慢性高碳酸血症，可允许氧合目标适当降低，具体要求是 PaO_2≥55 mmHg 或 SaO_2≥85％。绝大多数情况下，60 mmHg≤PaO_2≤80 mmHg 或 90％≤SaO_2≤97％是合适的。继续增加 FiO_2使 PaO_2或 SaO_2更高并不能增加疗效，在较多情况下反而增加副作用。

4. *氧疗要求*　不同情况可能有明显不同，简述如下。

（1）摄氧不足：低氧环境或高原生活所致的缺氧，适当吸氧即可迅速纠正低氧血症。

（2）换气功能障碍：多表现为单纯低氧血症，无 CO_2潴留，是氧疗的最佳适应证。氧疗对通气血流比例（$\dot{V}/\dot{Q}$）失调和弥散功能障碍导致的低氧血症有较好的疗效，但对静动脉血分流率（$\dot{Q}s/\dot{Q}t$）较大的患者疗效不佳，多需在机械通气（MV）的基础上氧疗，且首选中、低浓度氧疗（FiO_2≤60％）。若无效或效果不佳，则采用高浓度氧疗（FiO_2＞60％），但需注意避免或减轻氧中毒。

（3）通气功能障碍：除低氧血症外，常伴 CO_2潴留。需要根据 PaO_2与 $PaCO_2$的综合变化来选择 FiO_2。总体原则为在 SaO_2≥90％的基础上，采取持续低流量（低浓度）氧疗。因为高浓度氧疗可加重高碳酸血症；而间歇氧疗时，在氧疗间歇期，$PaCO_2$很少下降至氧疗前的水平，PaO_2反而常比吸氧前更低。

（4）康复治疗：慢性阻塞性肺疾病（COPD）、慢性肺间质纤维化或其他疾病所致的慢性低氧血症，应采取长期低浓度氧疗，每日氧疗时间应≥15 h，特别是夜间睡眠时应持续吸氧。长程氧疗是延长患者生存时间和改善生命质量的最有效手段。总体上，可持续数月、数年或终生。短程氧疗可改善生命质量，但不能延长寿命。

二、氧 疗 方 法

1. *低浓度氧疗*(low concentration oxygen therapy)是指 FiO_2不超过 40%的氧疗方法。一般要求 FiO_2不超过 30%，适用于较轻的低氧血症，特别是伴有CO_2潴留的低氧血症患者。

2. *控制性氧疗*(controlled oxygen therapy)是低浓度氧疗的一种常用形式，在吸氧的初期给予低浓度氧，一般为 25%左右，然后根据病情、PaO_2和$PaCO_2$水平，逐步增加至 FiO_2为 30%(最多不超过40%)或保持原浓度持续供氧。该氧疗方法适用于伴有 CO_2潴留的慢性低氧血症患者，特别是 COPD，其主要目的是避免 CO_2潴留的明显加重。

3. *持续低流量氧疗*(continuous low-flow oxygen therapy)　是控制性氧疗的一种形式，即较长时间连续、不间断的低流量(≤5 L/min)氧疗方法，适用于伴有慢性 CO_2潴留的低氧血症患者，主要是 COPD 患者或家庭氧疗，有助于避免高碳酸血症的加重。

(1) 吸氧导致 $PaCO_2$升高的机制：① 患者呼吸中枢对 $PaCO_2$变化的敏感性低，主要靠低氧血症对外周化学感受器的兴奋作用来维持，给予高 FiO_2，PaO_2上升，低氧血症对外周感受器的兴奋作用减弱，患者的自主呼吸受抑制，使每分钟通气量(VE)和肺泡通气量($\dot{V}_A$)减少，导致 $PaCO_2$升高。这是一种习惯说法，但实际上多不符合呼吸生理，也无实际临床价值。因为一般情况下，外周感受器仅在 PaO_2<60 mmHg 时起兴奋作用；一旦超过该水平，65 mmHg 和 100 mmHg 对呼吸中枢的兴奋作用基本无差别。临床上由该原因导致的 $PaCO_2$升高并不多见。② $\dot{V}/\dot{Q}$失调加重。低$\dot{V}/\dot{Q}$肺区，氧疗后肺泡气氧分压(P_AO_2)升高，缺氧性肺血管收缩缓解，肺血流量增加，气体交换量增加，主要是 O_2弥散到毛细血管的量增加；由于肺泡氮浓度下降，肺泡萎陷，肺泡无效腔增加，$\dot{V}_A$下降；高$\dot{V}/\dot{Q}$肺区的血流量减少，CO_2和 O_2的交换量皆下降，肺泡无效腔相对增加，最终 VD 增大，$\dot{V}_A$下降(VE 不降低)，$PaCO_2$上升，此为氧疗导致 $PaCO_2$的主要机制。氧疗导致的$\dot{V}/\dot{Q}$失调加重不会因间断吸氧而在短时间内改善，反而可能会因再次氧疗而加重。③ P_AO_2 与$\dot{V}_A$的关系曲线有前段陡直、后段平坦的特点(图 4－1)。$\dot{V}_A$较低的情况下，FiO_2轻度升高，P_AO_2 即明显升高；在$\dot{V}_A$较高的情况下，FiO_2升高时，P_AO_2 的升高幅度比较低。若 FiO_2>30%时，虽$\dot{V}_A$<1.5 L/min，P_AO_2 仍可保持在 80 mmHg 以上；低 FiO_2时，理论上 PaO_2上升 21 mmHg 时，$PaCO_2$的上升一般不超过 17 mmHg(由呼吸商决定，正常约为 0.80)，但P_ACO_2 多将超过 100 mmHg，因此重症患者应采用MV。④ Haldane 效应。既可促进氧在周围组织释放，也可促进肺氧合，实际作用不大。

(2) 间歇性吸氧导致 $PaCO_2$升高的机制：举例说明，假如吸氧前，PaO_2 = 50 mmHg，$PaCO_2$ = 70 mmHg，$\dot{V}_A$ = 2.5 L/min；吸氧后，PaO_2 = 80 mmHg，$PaCO_2$ = 80 mmHg，$\dot{V}_A$ = 2 L/min(如前述，FiO_2升高导致 VD 增大和$\dot{V}_A$下降)；停吸氧后，PaO_2 = 45 mmHg，$PaCO_2$ = 75 mmHg，$\dot{V}_A$ = 2.2 L/min(PaO_2下降，VD 有所下降，$\dot{V}_A$有所升高，但一般不会较快恢复至氧疗前水平)；再次吸氧后，PaO_2 = 80 mmHg，$PaCO_2$ = 85 mmHg，$\dot{V}_A$ = 1.8 L/min(在较低$\dot{V}_A$的基础上，氧疗导致 VD 增大和$\dot{V}_A$进一步下降)。由此可见，间断吸氧，特别是在 FiO_2较高的情况下，可能导致 CO_2潴留加重。

因此，对于慢性高碳酸血症型呼吸衰竭患者，强调在维持 PaO_2为 60～80 mmHg 或 90%≤SaO_2≤97%的基础上，持续低流量氧疗。

(3) 氧疗的调整：控制性氧疗时，随着 PaO_2升高，可能出现 $PaCO_2$升高，其升高幅度与 PaO_2呈较弱的正相关，故应采取一切改善呼吸道通畅、增加$\dot{V}_A$的综合治疗措施。随着$\dot{V}_A$的改善，需要的 FiO_2也会下降。在控制性氧疗的中后期，随着综合性治疗措施的起效，PaO_2稳步上升至一定程度(此程度由基础疾病的轻重和现有疾病的恢复水平决定)，$PaCO_2$亦下降至一定程度。由于 COPD 等基础疾病无法完全恢复，PaO_2也很少恢复正常，但是否继续氧疗，以能否控制中、重度低氧血症为依据，即PaO_2≥60 mmHg 则无须继续氧疗。对于重症患者，控制性氧疗及综合性治疗措施也多不能控制$PaCO_2$的持续上升，应给予 MV 治疗。

4. *中等浓度或高浓度氧疗*　是区别低浓度(控制性)氧疗的氧疗方法，给氧浓度一般为两种：40%～60%和 60%以上，前者称为中浓度，后者称为高浓度。

中等浓度或高浓度氧疗适用于单纯低氧血症性

呼吸衰竭。对于弥散障碍所致的低氧血症非常有效;对于静动脉血分流所致低氧血症疗效有限;对于$\dot{V}/\dot{Q}$失调所致低氧血症,一般效果较好,但$\dot{V}/\dot{Q}$变化的特点不同,疗效也不同。具体而言,对于低$\dot{V}/\dot{Q}$肺区,氧疗可使其PaO_2上升;对于高$\dot{V}/\dot{Q}$肺区,即通气相对正常而血流较少的肺组织(类似于静动脉血分流),氧疗效果较差。总体上,$\dot{V}/\dot{Q}$失调是上述两种情况的组合,中浓度氧疗的效果较好。应避免较长时间的高浓度氧疗,特别是纯氧吸入,否则容易导致吸收性肺不张、肺感染、氧中毒等。

(1) 高浓度氧疗(high concentration oxygen therapy):指FiO_2在60%以上的氧疗方法。主要应用于单纯低氧血症而无CO_2潴留的患者。

(2) 中等浓度氧疗(medium concentration oxygen therapy):指FiO_2在40%~60%的氧疗方法。主要应用于单纯低氧血症而无CO_2潴留的患者,也可用于部分血红蛋白浓度很低或心排血量不足的患者。

(3) 纯氧吸入:一般用于刚建立人工气道前后,或机械通气过程中吸痰前后,目的是减少或纠正建立人工气道过程中和吸痰时发生的严重低氧血症。对于致死性低氧血症患者,应迅速给予纯氧吸入。

值得注意的是,对于严重、顽固性低氧血症,无论出现何种情况,皆应给予高浓度氧疗,以挽救生命,待病情好转后再逐渐降低FiO_2。

5. 无呼吸氧疗(non-breathing oxygen therapy) 在患者呼吸骤停或呼吸无效,即潮气量(VT)≤生理无效腔(VD),短时间内又缺乏建立人工气道或经面罩无创正压通气(NPPV)的情况下,给予高流量氧疗,有助于维持适当的氧合,并延缓$PaCO_2$升高(详见本章第二节)。

6. 氦氧气混合气疗法 用大约含80%氦气、20%氧气的混合气,替代空气或空氧混合气吸入治疗气道-肺疾病的一种方法。由于氦气密度比氮气低得多,氦氧混合气密度远比空气或空氧混合气低,故可改变气流形态,减弱湍流,降低气道阻力,改善气体分布和$\dot{V}/\dot{Q}$失调,减少呼吸功;而氦气也能促进氧的弥散。在不能有效纠正低氧血症的情况下,可适当降低氦浓度,增加氧浓度。一般用于严重气道阻塞性疾病(主要是支气管哮喘)伴低氧血症的治疗,对单纯换气功能障碍导致的低氧血症疗效有限。

7. 经鼻高流量氧疗(transnasal high flow oxygen therapy, HFNC) 是近年发展起来的新型氧疗方法,其实质是更加完善的经鼻导管吸氧,应用简单方便。所有的高流量给氧系统都以空气混合装置(空氧混合器)为基础,在高氧气流量的基础上,按预设要求混合一定量的空气,从而增加吸入气流量,同时降低FiO_2。空氧混合装置有更好的湿化、温化功能,不仅可提高鼻腔的耐受性和黏膜纤毛的清除能力,也能在更大范围内精细地调节氧浓度。高流量还可减少气道的解剖无效腔,产生微弱通气和低水平持续气道正压(continuous positive airway pressure,CPAP)效应,临床应用日益广泛。

8. 机械通气氧疗(oxygen therapy via mechanical ventilation) 是使用MV进行的氧疗方法。单纯MV主要是改善通气和减少呼吸功,间接改善低氧血症;提高FiO_2,则可迅速、直接缓解低氧血症,并且精确调节FiO_2有利于维持PaO_2的恒定(详见本章第三节)。

9. 肺外氧气疗法 常用体外膜式氧合(extracorporeal membrane oxygenation,ECMO),简称膜肺,即用膜式氧合器在肺外进行气体交换,以代替丧失气体交换功能或严重损伤的肺,暂时性地维持生命,为其他治疗手段的实施赢得时间。主要应用于可逆性肺部病变所致的急性严重低氧血症患者、合并急性心力衰竭或合并急性PH的患者。

10. 气管内吹气(intratracheal gas insufflation, TGI) 通过放置于气管或主支气管内的细导管,连续或定时(吸气或呼气时相)向气管内吹入新鲜气体,以达到通气或辅助通气的作用。根据纠正低氧血症的需求,吹入气可以是氧气、空氧混合气或空气。

11. 液体通气(liquid ventilation, LV) 在常规MV不能有效完成气体交换的情况下,用具有气体交换功能的液体物质,如氟碳化合物注入肺泡内以部分替代肺的功能,进行通气治疗的方法。分两种情况:注入量等于肺总量(TLC),称全肺液体通气,简称液体通气;注入量等于功能残气量(FRC),称部分液体通气(PLV)。液体通气在改善肺换气功能和减少VALI方面有一定优势,是治疗急性低氧血症型呼吸衰竭的有效手段。

12. 高压氧疗(hyperbaric oxygen therapy) 是指在密闭的高压氧舱内,在超过一个绝对大气压的条件下的给氧方法。它主要通过大幅度提高PaO_2,增加氧在血液的溶解量和氧含量,从而解除PaO_2正常患者的缺氧,主要适用于一氧化碳中毒、减压病、脑水肿、某些急性中毒、休克、脑炎及中毒性脑病等的治疗。

13. 人工血液供氧 携氧是血液最重要的功能。对于严重贫血、Hb结构或功能异常的患者，组织缺氧是主要危害，常需输血治疗。输血必须进行组织配型，血液需要冷藏，而且应用血制品也可能获得传染性疾病。因此，制造有效的人工血液是重要的研究方向。氟碳化合物的乳剂是一种血液代制品，能与氧进行可逆性结合，其氧容量远高于血浆。在高 PO_2 环境下，其携氧量与Hb相似，微粒直径远小于红细胞，有利于氧的分布，可明显地促进氧的运输及供应，但目前仍有较多问题，将来可能有良好的前景。

三、常规氧疗工具

理想的氧疗工具应能够提供比较稳定的氧浓度；患者无不适感，易于接受；不影响咳痰或进食；不存在或很少重复呼吸。目前，常用的氧疗工具均存在一定的不足，简述如下。

1. 鼻导管与鼻塞

(1) 鼻导管：为一细长、顶端和侧面开孔的橡胶或塑料导管，插入鼻前庭，曾强调插入至会厌部，但试验证实两种方法提高氧浓度的效果相似，且前者刺激轻微，故现在普遍采用前一种方法。鼻导管有价格低廉，使用简单，不存在重复呼吸，患者乐于接受的优点；但具有吸氧浓度不易控制，插入时易损伤鼻黏膜等缺点；是目前国内各级医院普遍使用的氧疗工具。

(2) 鼻塞：一般是用较硬而光滑的硅橡胶、有机玻璃或塑料材料制作而成的球形体，与导管连接。使用时置于鼻前庭，比使用鼻导管舒适，易被患者接受，吸氧浓度的稳定性、氧疗效果与鼻导管相似。

临床上也经常使用双侧鼻导管和鼻塞，同时插入双侧鼻前庭，依从性好，插入较浅，患者易接受。

(3) 氧流量与氧浓度的关系：经鼻导管或鼻塞氧疗时的吸氧浓度与氧流量密切相关，即 $FiO_2(\%)=21+4\times$ 吸氧流量(L/min)。此公式仅适合健康成人或类似健康成人呼吸状态的患者，对大部分呼吸衰竭患者是不适用的(详见本章第七节)。

(4) 适应证：鼻导管、鼻塞吸氧时，FiO_2 一般不会超过40%，故适用于有自主呼吸、需要 FiO_2 较低的患者，特别适用于COPD等所致的慢性呼吸衰竭患者。

2. 气管内给氧 对于需要长期氧疗的患者，气管内供氧可改善氧合，降低吸气通气量，减少呼吸功，提高运动耐受性，用氧量仅为鼻导管的1/4～1/2；缺点是分泌物黏稠时易堵塞导管，需经常清洗。对于建立人工气道的患者，若不需要MV或在停机过程中，常采用此种供氧方式。

3. 吸氧面罩 与鼻导管吸氧相比，经面罩供氧可提供比较恒定的中等氧浓度，并能根据需要进行调整，可部分或全部避免重复呼吸。但是，由于面罩属固定装置，使用时不能咳痰或进食，主要用于急救或需较高氧浓度的患者。目前使用的面罩有多种形式。

(1) 简单吸氧面罩：是无储气囊、无活瓣的开放式面罩，面罩两侧有气孔，以排出呼出气。为消除面罩无效腔所产生的重复呼吸，氧流量必须大于4 L/min。FiO_2 不稳定，不适用于伴明显 CO_2 潴留的低氧血症患者。

(2) 可调式通气面罩(adjustable ventilation mask)：又称“文丘里(Venturi)面罩”，是氧气通过一条狭窄管道，利用氧射流产生的负压从面罩侧口夹带空气，而空气夹带量受管道狭窄程度以及侧口大小控制的吸氧面罩。管道越狭窄或侧口越大，夹带空气量越多，FiO_2 越低；面罩即根据该原理调节 FiO_2。FiO_2 可以较精确、恒定地予以控制，氧的消耗量较多，是目前临床使用较广泛的吸氧面罩。

(3) 可调式吸氧面罩(adjustable oxygen mask)：是通气面罩、呼气阀、氧气袋通过连接管组成的吸氧装置。面罩两侧有侧孔，关闭时，吸入气皆来源于氧气袋，FiO_2 可达100%，有利于迅速改善严重低氧血症；若打开侧孔，则吸气时有空气进入，使 FiO_2 降低；侧孔打开的数量越多，吸入空气越多，FiO_2 越低，从而有助于满足不同程度的吸氧需求，减少或避免氧中毒的发生。

(4) 部分重复呼吸面罩：是配有储气囊的面罩，当呼气时，部分呼出气进入储气囊，与囊内氧气混合后再重复吸入。当氧流量较高时，可提供高浓度的氧气，同时吸入气中可保持一定浓度的 CO_2。主要用于换气功能障碍伴严重低氧血症的患者。

(5) 非重复呼吸面罩：具有防止呼出气进入储气囊的单向活瓣面罩，临床上常用呼吸机的通气单向活瓣。单向活瓣可防止呼出气进入面罩，保障高 FiO_2，且无重复呼吸，适应证同部分重复呼吸面罩。

(6) 雾化氧面罩：是能对吸入氧气进行充分雾化的面罩。既供给氧气，又能充分湿化，避免了其他给氧方法引起呼吸道干燥的弊端。

(7) 氧帐：围绕头部至全身的供氧装置，能提供21%～100%的氧气，应用于小儿；氧气浪费大，不适用于成人或伴有明显 CO_2潴留的低氧血症患者。

四、其他氧疗概念

1. 长程氧疗(long-term oxygen therapy)　是指整个夜间和大部分白天时间均吸氧,每天至少15 h的氧疗方法。

2. 短程氧疗(short-term oxygen therapy)　是指短时间给氧,一般为十几分钟至数小时的氧疗方法。

3. 家庭氧疗(home oxygen therapy)　是指在住宅内放置氧气瓶、制氧机或其他供氧装置,对慢性呼吸衰竭等患者长期氧疗的方法。

(1) 适应证:慢性呼吸系统疾病(如COPD或肺心病等)患者住院,经治疗后,诱发因素得到控制,呼吸衰竭、心力衰竭等有一定改善,但由于有慢性呼吸、循环功能不全,患者动则气急、发绀,生活质量低下,还需要长期氧疗;为节省费用,避免院内感染,可在家中进行。家庭氧疗的目的在于改善低氧血症,减少病情恶化,提高生活质量,延长存活时间。具体适应证为① PaO_2 < 55 mmHg;② PaO_2在55～60 mmHg,伴有慢性PH所致右心衰竭,或继发性红细胞增多症,抑或活动后 PaO_2明显下降;③ 睡眠性低氧血症或睡眠呼吸暂停低通气综合征。

(2) 气源:主要有压缩氧(主要是氧气瓶)、液态氧、氧浓缩器(制氧仪)三种。根据我国大多数家庭的经济状况,以压缩氧或氧浓缩器最为适宜,通常选择鼻导管或鼻塞吸入低浓度氧,每日吸氧不少于15 h,夜间睡眠时应持续吸入。

五、氧疗要点

为了使氧疗能达到预期效果,纠正低氧血症,避免不良反应,氧疗需注意以下几点。

1. 合理选择吸氧浓度　合适的 FiO_2既能有效改善低氧血症,又能避免引起 CO_2潴留和氧中毒等不良反应。总体上,以 PaO_2≥60 mmHg或 SaO_2≥90%为原则,在此基础上尽量降低 FiO_2。如前所述,慢性高碳酸血症患者的 FiO_2一般不超过30%,急性高碳酸血症可稍高,但也无须超过60%,否则需机械通气治疗。单纯低氧血症患者宜选择中等浓度氧疗,避免长时间高浓度氧疗,否则也需MV等治疗。

2. 吸入气的湿化　氧气湿化有助于保护气管和支气管黏膜,防止分泌物干结。目前,常用的方法是将氧气先经过湿化瓶湿化,然后再吸入,但湿化效果有限。

室温下,吸入气即使在湿化器内达到100%的湿化,到达呼吸道时的相对湿度也将降至50%左右。为充分湿化,需将吸入气适当加温,如利用电热器将湿化罐内的水加温并产生蒸汽,使吸入氧气加温、湿化。加温后,吸入气到达呼吸道时的温度≤38℃,否则将可能影响纤毛运动,亦可能造成呼吸道烫伤。

3. 氧疗的监护　密切观察患者的神志、发绀程度、呼吸频率及幅度、心率、心律等,特别重要的是进行经皮动脉血氧饱和度(percutaneous arterial oxygen saturation, SpO_2)和动脉血气检测。前者简单、方便,常规持续应用,可比较准确地判断氧疗效果;后者可以确切了解氧疗效果及整体酸碱情况,有效指导吸氧流量或 FiO_2调整以及综合治疗,以达到最佳氧疗效果,避免氧疗的不良反应。

4. 器械的消毒　所有吸氧装置,包括鼻导管或鼻塞、面罩、水封瓶等在使用前皆必须严格消毒,定时更换,防止交叉感染。使用鼻导管时要经常检查是否有分泌物堵塞。

5. 停止氧疗的指征　氧疗的目的在于提高 FiO_2,纠正或改善低氧血症及其导致的代谢障碍和生理功能紊乱,维护脏器功能。如上所述,血氧达到并稳定在 PaO_2≥60 mmHg或 SaO_2≥90%,就能满足机体的生理需要,因此呼吸空气时,PaO_2≥60 mmHg即可停止吸氧。当然,不同疾病或患者的具体情况不同,停止氧疗的指征可适当放宽,如COPD可以适当降低阈值,而ARDS、重症肺炎应适当升高。

6. 停止氧疗后的观察　必须密切观察患者的神志、发绀、呼吸、心率、心律、血压的变化,并进行动脉血气检测;如有变化,需恢复氧疗。

第二节　无呼吸氧疗的理论基础与实践

当患者突发呼吸骤停或无效呼吸(VT≤VD)时,气体交换仍会持续一段时间,从而维持一定程度的氧合,延缓 $PaCO_2$的升高,而这与心搏骤停有明显不同。在缺乏建立人工气道MV或经面罩NPPV的情况下，充分保持呼吸道通畅，将延长维持有效氧合的时间；若及时给予高流量氧疗，可明显延长维持有效氧合和控制 $PaCO_2$ 升高的时间，从而显著延长生存时间，称为无呼吸氧疗。正确认识无呼吸氧疗的机制和具体应用方法，对急救、临床治疗皆有重要价值。

呼吸停止可以是气道阻塞所致，也可以是单纯呼吸停止而气道仍保持通畅，但两者的气体交换有所不同，氧疗效果也有较大差异。

一、呼吸停止后肺泡与气道的气体交换

1. 肺泡与肺泡毛细血管气体交换的基本变化　呼吸骤停时，若循环功能存在，肺内气体交换将继续进行。假设肺泡气成分和混合静脉血的气体分压的初始值正常，呼吸终止后，肺泡气二氧化碳分压（P_ACO_2）将从 40 mmHg 逐渐上升至 46 mmHg，而肺泡氧分压（P_AO_2）则从 104 mmHg 下降至 40 mmHg。如果不考虑混合静脉血成分的改变，并假设功能残气量恒定，正常肺容积的肺泡气与混合静脉血的平衡需排出 21 mL 的 CO_2 和吸入 230 mL 的氧。因为 CO_2 的溶解度非常高，且在一个循环周期内就能达到平衡，因此排出 21 mL 的 CO_2 可在数秒内完成，而转运 230 mL 的氧则需要较长时间，一般在 1 min 以上。但具体变化特点视气道畅通情况和环境气体成分而定。

2. 气道阻塞时的气体交换　气道阻塞时，肺泡气、混合静脉血、动脉血之间的 PCO_2 可很快达到平衡。因为 CO_2 的溶解度非常高，机体 90% 以上的 CO_2 贮存在体液内，故 $PaCO_2$ 以 3～6 mmHg/min 的速率缓慢上升；而氧的溶解度非常低，机体贮备非常少，P_AO_2 和 PaO_2 将迅速下降，并快速接近混合静脉血水平。

由于动脉和混合静脉血的氧分压差始终存在且不可能达到平衡（除非血液循环终止），随着气体交换不断进行，气道内的氧借压力差向肺泡内扩散，而肺泡内的 CO_2 则向气道扩散。由于气道容积有限，且较长，故扩散量有限。假如患者是在呼吸空气和在正常功能残气位窒息，则大约 1.5 min（90 s）便出现严重低氧血症。

随着氧吸收量和 CO_2 排出量（carbon dioxide discharge，$\dot{V}CO_2$）差值增大，肺泡内压下降，肺含气容积减小，开始降低的速率约为（230－21）mL/min＝209 mL/min。

3. 气道通畅呼吸空气时的气体交换　气道通畅并且环境气体为空气时，由于 P_AO_2 下降和 P_ACO_2 上升速率差别较大，肺泡内压下降，外界大气与肺泡之间形成压力差，气道内的新鲜气体以“气团运动”或“容积运输”的形式向肺泡内移动（与上述气道阻塞时的“扩散”不同）；而相同容积的环境气体也以同样方式（与常规机械通气的 VT 相似）吸入到气管中。如上所述，因为气道-肺泡间存在氧分压差，氧将逐渐扩散至肺泡；随着氧弥散入肺泡毛细血管，肺泡氮浓度逐渐升高，直至约 2 min（120 s）后出现明显低氧为止，此时肺泡积聚的氮可达 90%。环境空气借“气团运动”的方式进入气管，也将阻止 CO_2 排出，气道 CO_2 浓度会逐渐升至 8% 左右。此时，若在口腔测量气体成分，将显示氧气吸入，无 CO_2 排出，呼吸气体交换率（R）是 0。

综上所述，呼吸骤停后，必须使患者的头后仰，避免舌根后坠，保持呼吸道通畅，可为抢救多提供 1/3 的时间，即（120－90）s＝30 s，30 s/90 s＝1/3。习惯上将上述氧气进入血液循环的过程称为“弥散呼吸”，但实际上该过程包括了“弥散”和“气团运动”两种方式。

二、呼吸停止及吸氧状态下肺泡与气道的气体交换

1. 气道通畅吸氧时的气体交换　气道畅通且环境气体为氧气时，肺泡、气道、环境之间的气体交换与吸空气有明显不同。氧主要通过“气团运动”被吸入气道，与“弥散呼吸”共同作用进入肺泡，最终通过肺泡毛细血管膜进入血液。吸纯氧时，肺泡氮浓度不会升高，P_AO_2 下降速率与 $PaCO_2$ 上升速率相同，即为 3～6 mmHg/min，因此数分钟内患者不会出现严重缺氧。

若患者在呼吸停止前吸纯氧，则气道和肺泡内氮气被充分置换出，初始 P_AO_2＝[760（总压）－40（P_ACO_2）－47（P_AH_2O）－13（P_AN_2）] mmHg＝660 mmHg（P_AH_2O、P_AN_2 分别为肺泡饱和水蒸气压和氮气分压）。理论上，患者的生存时间可达 100～200 min，前提是呼吸性酸中毒需维持在适当水平。

2. 持续高流量吸氧时的气体交换　若呼吸骤停前吸纯氧，并且气道通畅、进行高流量吸氧（气管内吹氧），可促进 CO_2 排出，在 100 min 左右的时间内不仅能维持氧合稳定，也可使 $PaCO_2$ 维持在稍高于 100 mmHg 的水平。实际上，该结论早在 1944—1959 年就已在动物和临床试验中得到证实。同样，胸外按压也可通过“对流”等作用，促进 CO_2 排出，延

缓高碳酸血症的进展。

总之,在发生呼吸骤停或将要发生呼吸骤停的患者,抑或准备气管插管的患者,在建立人工气道前,及时采取措施,保持上呼吸道通畅,迅速给予纯氧吸入或高浓度氧疗,可显著延缓低氧血症的发展,提高操作的安全性,并为抢救提供时机。

第三节　经鼻高流量氧疗

HFNC是一种传统的氧疗方法,早期由于未能解决有效的湿化、温化问题,没有获得临床应用;随着这些问题的解决,加之培训、使用简单方便,临床应用日益广泛,HFNC已成为目前最理想的氧疗方式。HFNC的主要问题是设备价格昂贵,因此主要用于医院,推广至家庭使用尚有一定距离。

一、HFNC的基本概念

HFNC是经过特制鼻塞持续高流量(8～80 L/min)的供氧方式,能够提供可自由调节并相对恒定的氧浓度(21%～100%)、温度(31～37℃)和充分湿化的吸入气。实现HFNC的设备主要包括高流量产生装置,空氧混合装置,湿化、温化装置,高流量鼻塞,连接管路(图6-1)。

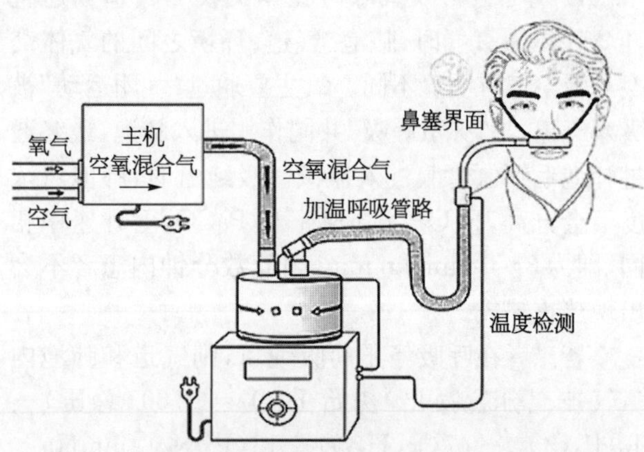

图6-1　经鼻高流量氧疗的基本结构和应用示意图

二、HFNC的基本组成

HFNC的基本组成按其结构和功能特点分为三部分。

1. *空氧混合装置和高流量产生装置*　将空气和氧气按预设氧浓度混合,通过涡轮等装置产生可调节的高流量气流输出。

2. *气体加温、湿化装置*　将输出的高流量空氧混合气进行加温、湿化。

3. *气体输送管路*　将充分加温、湿化的空氧混合气以恒定流量输送至特制鼻塞,进入患者气道。高流量鼻塞的尖端呈斜面型出口,质地柔软,通过具有弹性、可调节的过耳头带固定于患者面部。

三、HFNC的生理学作用

HFNC的基本作用是提供浓度相对恒定、充分湿化及温化的空氧混合气,改善低氧血症。此外,因HFCN的气流量高,有一定的通气作用和CPAP效应,但主要是完善供氧方式。

1. *提供合适的供氧浓度和供氧方式*　FiO_2可调节范围大(21%～100%),充分湿化、温化空氧混合气,不影响进食、咳痰,故可安全、有效地改善低氧血症,是HFNC的基本和主要的作用。

2. *一定的通气效应*　HFNC通过提供恒定、可调节的高流量空氧混合气,冲刷鼻腔、口腔及咽部的解剖无效腔,减小患者下一次吸气时吸入的CO_2含量。而无效腔的减少必然伴随$\dot{V}_A$的增大。高流量导致的湍流还产生一定的通气效应。气流量越大,通气效应越强,故HFNC不仅可用于单纯低氧血症患者,也可用于某些高碳酸血症患者。

3. *一定的CPAP效应*　HFNC输送高流量气流,必然产生一定水平的CPAP,对改善或维持上气道开放、对抗周围气道陷闭、扩张肺泡内径、缓解肺水肿皆有作用。与呼吸机密闭送气、自由调节的CPAP不同,HFNC是开放性的。上气道CPAP的压力最高,下气道和肺泡内下降;漏气越多,CPAP越低。当然,与通气效应类似,该作用与流量密切相关。有研究显示,HFNC的流量每分钟增加10 L,咽腔CPAP增加0.5～1 cmH_2O。流量增加至60 L/min、口腔闭合条件下,女性受试者的咽腔压可达约8.7 cmH_2O,男性约5.4 cmH_2O;张口呼吸时,女性为3.1 cmH_2O,男性约为2.6 cmH_2O。张口呼吸时的大量漏气必然导致CPAP的明显下降。

4. *改善气道分泌物引流*　HFNC提供相对恒温和恒湿的高流量空氧混合气,符合机体正常呼吸道的气体温度和湿度，还可改善呼吸道黏液纤毛系统的功能；高流量刺激也有助于改善纤毛运动和咳嗽反射，进一步改善引流。

四、HFNC 的临床应用

（一）生理学作用与临床应用

1. Ⅰ型呼吸衰竭　HFNC 是优良的供氧装置，其他治疗作用有限，故主要用于不需要较高治疗压力的单纯低氧血症患者，如重症肺炎、轻度 ARDS 或轻度肺水肿；较普通鼻导管吸氧或面罩吸氧的应用范围广。由于 HFNC 价格昂贵，故主要用于普通鼻导管、面罩吸氧效果差或依从性差的患者。由于不能像呼吸机一样提供可调节的较高压力，缺乏对疾病的有效治疗作用，故不宜作为无创或有创通气的替代方法。

2. Ⅱ型呼吸衰竭　由于有适当的氧疗和一定的通气效应，故可用于轻、中度Ⅱ型呼吸衰竭的治疗；但作用有限，不宜作为有创或无创通气的替代方法用于重症患者的治疗。

由于 HFNC 与机械通气有本质上的不同，将两者并列是原则性错误。

（二）在不同疾病中的应用　根据呼吸系统的结构和功能特点，按疾病发生部位和疾病特点简述如下。

1. 中枢性低通气　表现为Ⅱ型呼吸衰竭，气道阻力、肺弹性阻力和呼吸肌功能基本正常。HFNC 呼吸支持作用非常有限，不是合适的治疗手段。调节中枢功能是基本治疗手段，包括行为性呼吸调节，特别是对于慢性轻症患者；若为急性严重疾病，如麻醉药过度、脑血管意外，保持呼吸道通畅和维持稳定呼吸是主要治疗手段，宜及早建立人工气道。

2. 神经-肌肉疾病　表现为Ⅱ型呼吸衰竭。呼吸肌力、耐力减退；呼吸驱动明显增强，HFNC 的支持作用有限，不是合适的治疗手段，宜根据病情特点选择 MV，急性者首选人工气道；慢性者首选 NPPV。

3. 上气道疾病　主要是阻塞性睡眠呼吸暂停低通气综合征（OSHAS）。HFNC 有一定的 CPAP 作用，可用于此类疾病；但 CPAP 呼吸机更简单、优越，故 HFNC 不宜用于单纯 OSAHS，而适合用于其他呼吸系统疾病合并 OSAHS 的治疗，如 COPD 合并 OSAHS。即使发生Ⅱ型呼吸衰竭，也可能有一定的治疗效果，但除轻症患者外，后者更合适的治疗方法是 NPPV。

4. 中央气道疾病　HFNC 缺乏扩张大气道的作用，不宜应用。

5. 周围气道疾病　主要是支气管哮喘（哮喘）和 COPD，轻症患者表现为Ⅰ型呼吸衰竭，可以应用 HFNC；但鼻导管吸氧更方便，HFNC 不宜作为首选。重症患者表现为Ⅱ型呼吸衰竭，宜首选无创或有创 MV，但两种疾病应有所不同。

（1）哮喘：急性发病，主要表现为严重气道阻塞和肺过度充气。除供氧外，HFNC 基本无呼吸支持作用，不宜选用。

（2）COPD：与哮喘有明显不同，主要表现为慢性过程和气道陷闭。HFNC 的 CPAP 效应和通气效应有一定价值，可用于轻中度呼吸衰竭的治疗，但不适合重度呼吸衰竭。

6. 慢性肺实质疾病　主要表现为慢性单纯低氧血症，呼吸肌力、气道阻力基本正常。轻中度患者首选鼻导管吸氧，重症患者宜选择经面罩氧疗或 HFNC。

7. 重症肺炎　表现为单纯低氧血症，不同类型的特点和治疗要求不同。

（1）单纯多叶段大叶性肺炎：主要病理改变为肺泡内充满大量渗出物、肺泡容积增大，气道阻力和呼吸肌力基本正常，是 HFNC 的合适指征。

（2）重症间质性肺炎：主要病理改变为肺泡毛细血管膜损伤、大量肺泡萎陷，其实质是肺内型 ARDS。HFNC 产生的 CPAP 非常低，达不到扩张陷闭肺泡的作用，除轻度 ARDS 外，不宜选择；有创或无创 MV 是首选治疗方式。

8. ARDS　同上，除轻度 ARDS 外，不适合应用 HFNC。

9. 肺水肿　对于轻度低氧血症患者，HFNC 在提供高氧浓度的同时，其 CPAP 效应有一定治疗作用，可选用；重症患者则需首选无创或有创 MV，给予适当压力改善肺水肿和左室后负荷。

10. 胸廓疾病　多表现为轻度低氧血症，其他情况较好，使用鼻导管或面罩吸氧即可，一般无须采用 HFNC。

11. 肺血管病　气道、肺实质、呼吸肌力正常或变化不大，肺循环、支气管循环吻合支开放是低氧血症的主要原因，单纯吸氧即可，轻度低氧血症首选鼻导管氧疗，重症低氧血症可选择经面罩氧疗或 HFNC。

五、HFNC 的应用方法

1. 参数设置　一般Ⅰ型呼吸衰竭患者常有更

大的通气量和更低的氧合水平,且低氧血症较难纠正,故气体流量和 FiO_2 的初始设置皆宜较高;Ⅱ型呼吸衰竭患者通气量较低,低氧血症较容易纠正,初始设置宜较低。但与普通氧疗相似,HFNC初始设置皆宜较高,以保障安全;然后,根据 SpO_2 的监测结果加以调节,故两类患者没必要分开阐述,建议气体流量为30～40 L/min,FiO_2 为60%,SpO_2 达90%～97%较合适。SpO_2 低于该水平,首选增大流量;高于该水平,首选降低 FiO_2。根据动脉血气、患者依从性进行调节,若依从性差,则首选降低流量。如果 $PaCO_2$ 明显升高,流量宜升至45～55 L/min或更高,直到患者能耐受的最大流量(最高流量一般为60 L/min),以加强通气效应。温度设置范围为31～37℃,可依据患者的舒适性和耐受度进行调节。

2. *注意事项*

(1) 调节原则:事实上,两种呼吸衰竭的调节相似,若呼吸衰竭程度较轻,皆选择较低的流量和 FiO_2;反之,皆需较高的流量和 FiO_2,然后根据低氧血症的改善程度加以调节。对于严重低氧血症患者,选择较高的 FiO_2,但流量不高是常见的应用问题。

(2) 设备设置的 FiO_2 和实际输入气道的 FiO_2 不同:实际输入气道的 FiO_2 取决于预设 FiO_2 和吸入气流量的综合效应。预设浓度的空氧混合气进入气道,必然会带入部分空气,导致实际进入气道的 FiO_2 低于设置 FiO_2。流量越低,自主呼吸越强,输入气道的 FiO_2 也越低;反之则越高。故需要较高 FiO_2 时,设置的流量宜较高;同样,$PaCO_2$ 较高时,流量也应该较高。

(3) 流量和 FiO_2 达最高水平,氧合水平达不到要求或 $PaCO_2$ 升高,宜及早改用MV。

六、与其他供氧方式的比较

1. *简单吸氧装置*　与普通鼻导管或面罩相比,HFNC是目前最完善的吸氧方式,理论上可取代前者;但由于价格昂贵,主要用于不适合前者或对前者耐受性较差的患者。

2. *无创或有创通气*　无创或有创MV皆是目前技术含量最高的呼吸支持技术,不仅能提供合适的 FiO_2,且能提供多种形式的呼吸支持;但要求操作者有丰富的呼吸生理、流体力学、机械知识储备,以及极高的临床应用水平。HFNC仅是完善的供氧装置,通气效应和CPAP效应非常有限,两者无可比性。很多研究显示,HFNC效果优于无创或有创MV,其主要是临床医生应用呼吸机的水平有限所致。

第四节　机械通气时的氧疗

与普通氧疗和HFNC明显不同,MV不仅可通过提高 FiO_2 来改善低氧血症,也可通过调节 $\dot{V}_A$、改善换气、降低氧耗量及左室后负荷等纠正低氧血症,但应用不当也可通过抑制血液循环功能而加重组织缺氧。

1. *FiO_2 可根据需要自由设定*　除大部分双水平气道正压呼吸机外,现代呼吸机上多安装有空氧混合器,因而可通过 FiO_2 调节旋钮或触摸屏,直接设定从21%～100%之间的任意浓度的氧。与鼻导管、面罩等吸氧方法相比,呼吸机供氧的浓度稳定、准确,选择范围大,设置方便;与HFNC相比,输入气道的 FiO_2 与设置的 FiO_2 相同。如何设定 FiO_2 对初学者有一定难度,若担心发生氧中毒,而从低浓度开始逐渐增加,则无法充分发挥出呼吸机供氧的优势,不能迅速、有效地改善严重低氧血症。正确的 FiO_2 调节原则应由高浓度向低浓度调节,即在抢救初期,应给予高浓度氧以迅速纠正严重低氧血症,改善组织缺氧;待氧交换达到平衡后,再根据患者的病情变化和动脉血气来调节 FiO_2。一般情况下,PaO_2 以60～80 mmHg、SaO_2 以90%～97%为宜;慢性高碳酸血症患者可酌情降低,在此基础上尽量将 FiO_2 控制在低水平,但除非特殊需要(如促进气胸吸收),应避免 $SaO_2 \geqslant 98\%$,这不仅对维持呼吸调节和改善 $\dot{V}/\dot{Q}$ 失调有益,而且对防治机械通气相关性肺炎(ventilator associated pneamonia,VAP)也有重要价值。

2. *有助于避免或减轻氧疗的不良反应*　MV部分或完全替代患者的自主呼吸,增加 $\dot{V}_A$,无须担心纠正低氧后,CO_2 潴留对呼吸中枢的抑制和 $PaCO_2$ 的上升;一旦出现 $PaCO_2$ 上升,可通过调节VT来促进 CO_2 排出。但需注意,较高 FiO_2 可能增加通气需求,对撤机不利,也容易导致肺泡萎陷和肺不张,因此一旦病情明显改善或决定撤机，必须将 FiO_2 控制在最低水平。

MV 可通过合理设置通气参数，如适当控制吸气正压和 VT、合理选择呼气末正压（positive end expiratory pressure，PEEP）、改善呼吸形式等减轻肺损伤，从而减少或避免高浓度氧疗导致氧中毒的可能。

3. 有助于降低呼吸功和氧耗量　该作用可降低患者对 FiO_2 的需求。需注意，患者有一定自主呼吸时，人工气道不当、通气模式选择或参数设置不合理，呼吸机与患者自主呼吸不协调，反而增加氧耗量，增加对 FiO_2 的需求。因此，强调根据呼吸生理特点调节通气参数。

4. 有利于保持呼吸道通畅　呼吸衰竭患者常有呼吸道分泌物增多，排痰能力下降，影响气体的吸入和呼出。MV 时，患者常需要气管插管或气管切开，可及时、有效地吸痰；适当正压通气，应用较高的吸气流量和较大的 VT，可扩张萎缩肺泡，促进支气管纤毛摆动，改善肺泡和气道的引流，并最终通过咳嗽或吸痰排出。有助于防治感染，也可降低气道阻力，确保氧充分进入肺泡，提高气体交换能力。

5. 注意避免通气过度或通气不足　通气过度可导致碱中毒，减少组织氧的释放，导致组织缺氧；通气不足则直接影响氧的摄入和弥散，因此 MV 氧疗除需注意调节 FiO_2 外，还需调节好 VT 和 VE，以确保 pH 在适当范围内（不一定正常）。

6. 注意对心功能的影响　氧疗的目的不仅是提高 PaO_2，还需要将氧输送至脏器和组织。如果 MV 不当，将导致回心血流量减少，左室后负荷增加，心排血量下降，同样会引起脏器缺氧。因此，MV 氧疗时，除提高 PaO_2 外，还要特别注意选择合适的通气压力和呼吸形式（包括辅助参数的设置和选择），以观察血压、心率变化和重要脏器的血液灌注情况。

具体的呼吸生理知识可详见本书相关章节的完善阐释，也可参阅朱蕾主编的《临床呼吸生理学》第二版。

第五节　氧疗的不良反应与防治措施

多数情况下，氧疗非常安全，应用不当也会发生不良事件，主要涉及以下方面。

一、一般不良反应

1. 呼吸道损伤　氧疗操作不当或没有充分湿化、温化，会引起呼吸道黏膜损伤或分泌物干结；长时间高浓度氧疗，则会增加发生不良反应的概率。适当注意即可有效避免。

2. 诱发或加重高碳酸血症　见本章第一节。

3. 加重医院获得性肺炎（hospital acquired pneumonia，HAP）或 VAP　在自主呼吸较弱或控制通气的患者中，高浓度氧疗将导致肺泡氮浓度下降，诱发或加重肺泡萎陷，使肺泡引流不畅，加重 HAP、VAP 或使 HAP、VAP 治疗困难。该问题极易被错误解读或忽视，是临床治疗失败的常见原因之一。

（1）发生机制：肺主要由气体和血流两种物质组成，结构成分少，非常适合气体交换。由于重力作用，上肺区气体多，毛细血管有陷闭倾向；下肺区血流量多，肺泡有陷闭倾向。健康人自主呼吸时，通过神经-内分泌及局部调节作用，特别是膈肌作用，可明显改善或逆转上述情况，使上肺区血流增加，下肺区通气增加，从而使各肺区 $\dot{V}/\dot{Q}$ 接近 0.8，并防止上肺毛细血管和下肺肺泡陷闭。MV 患者，自主呼吸被大部或全部取代后，上述代偿作用（特别是膈肌的代偿作用）显著减弱或消失，在通气正压或镇静剂和肌松剂的抑制作用下，将发生低位肺泡陷闭。这不仅导致大量低 $\dot{V}/\dot{Q}$ 肺泡出现，也容易发生肺微不张和静动脉血分流，还容易将分泌物和病原菌包绕其中，形成感染源。吸入较高浓度的氧将置换肺泡内的氮气，而氧气可被肺泡毛细血管迅速吸收，更容易发生肺泡萎陷和感染。

（2）防治措施：① 维持合适氧疗目标。在维持适当氧合的情况下，将 FiO_2 尽可能控制在低水平，以确保较高肺泡氮浓度和肺泡的持续开放，即使是没有 CO_2 潴留的患者，若自主呼吸较弱或被显著抑制，$90\% \leqslant SaO_2 \leqslant 97\%$ 是必要且安全的，而持续 $SaO_2 \geqslant 98\%$（特别是 100%）是不合适的，但临床上常被忽视。② 大 VT 呼吸或通气。除非是严重气道阻塞导致的肺过度充气（主要见于重症哮喘、人工气道细或呼吸机设置不当)或严重ARDS需小VT通气外,大部分呼吸衰竭患者或MV患者,大VT(≥12～15 mL/kg)呼吸或通气是必要的,还需间断进行更大VT的呼吸或通气(类似叹气),从而确保陷闭肺泡开放、$\dot{V}/\dot{Q}$失调改善和肺泡引流通畅。

二、氧 中 毒

见本章第六节。

第六节 正常氧血症、高氧血症与氧中毒

氧对细胞的生物学效应具有双重性,组织细胞有氧代谢产生能量,以维持正常生理功能,而PO_2降至一定程度必然影响有氧代谢,并可能导致细胞功能和结构的损害,但过高的PO_2同样也会损伤细胞。健康人在常压下对≤40%的FiO_2可长期耐受而不会出现组织损伤;长时间中等浓度氧疗对肺组织可能有轻微损伤作用,但总体安全;高浓度氧疗则容易发生肺损伤,典型表现是ARDS或慢性肺间质纤维化;若为高氧血症,则可能引起其他组织损伤,特别是新生儿的视网膜。

1. 正常氧血症　正常PaO_2与年龄密切相关,一般取80～100 mg为正常值,称为正常氧血症,是安全有效的范围。当然,部分低氧血症也是安全、有效的,甚至临床应用更合理。

2. 高氧血症　是近年来比较热的名词,不同学者报道的具体范围差别较大,一般标准为PaO_2≥100 mmHg。随着PaO_2的升高,氧的负效应增大,甚至会发生氧中毒。评价动脉血氧水平也常用SaO_2,包括低氧血症和正常氧血症,但无法评价高氧血症,因为在该水平范围内,氧离曲线处于S形曲线的平坦段,SaO_2与PaO_2的相关性非常弱或无相关性。

鉴于高氧血症的问题,较多学者进行了比较研究,如LOCO₂试验,ARDS患者暴露在保守氧合目标(PaO_2 55～80 mmHg和SpO_2 88%～92%)、自由氧合目标(PaO_2 90～105 mmHg和SpO_2≥96%)7天,两组通气策略相同,主要结局为两组28天死亡率无差异,但前者发生5例肠系膜出血而提前终止试验,且90天死亡率更高,提示高氧更安全有效。尽管两组设计有可比性,但不符合生理学要求。前者非安全设置,病情波动时更容易发生组织缺氧,后者基本为正常水平,不符合生理学要求的试验不能成为循证医学的依据。其他试验也存在相似问题或其他问题。强调90%≤SaO_2≤97%才是安全、有效的设置。

3. 氧中毒的产生机制　主要是基于氧自由基学说(free radical theory of oxygen)的解释。弥散至细胞内的氧分子,绝大部分由细胞线粒体的细胞色素氧化酶催化还原为CO_2和水,占氧耗量1%～5%的氧分子在还原过程中形成氧自由基(oxygen radicals, OR),如氧阴离子自由基(O^{-2})、羟自由基(·OH);过氧化氢(H_2O_2)有较强氧化性,也可视为OR。高浓度氧还可刺激巨噬细胞生成、释放趋化因子,使中性粒细胞黏附至内皮细胞;两者细胞膜的还原辅酶Ⅱ氧化酶活性增强,将产生大量OR。OR引起生物体过度氧化反应,包括细胞膜脂质过氧化、蛋白质巯基的氧化和交联、DNA和RNA的交联反应等。若损伤生物膜、细胞内的酶和线粒体,将影响氧化磷酸化过程,导致三羧酸循环障碍,使细胞呼吸功能显著减退或丧失。正常情况下,OR可被组织抗氧化系统(tissue antioxidant system)清除。比如,超氧化物歧化酶清除O^{-2};过氧化氢酶清除H_2O_2,亦清除·OH;谷胱甘肽过氧化物酶、谷胱甘肽还原酶、维生素E、维生素C、胡萝卜素等亦可减少OR产生或促进OR清除。若长时间吸入高浓度氧,将导致P_AO_2和PaO_2持续过高,OR生成加快、增多,并超过组织抗氧化系统的清除能力,从而损伤肺或其他器官。

4. 氧中毒的主要表现

(1) 气道损伤:气管、支气管的纤毛黏液活动受抑制,气道清除分泌物的能力降低,肺泡巨噬细胞的吞噬能力减弱,容易导致肺部感染。

(2) 肺损伤:早期表现为肺泡毛细血管膜的通透性增加,肺间质和肺泡水肿;此后逐渐出现毛细血管内皮细胞和肺泡上皮细胞破坏,肺泡表面活性物质丧失和失活,进而引起肺泡萎陷、不张,重症者表现为ARDS。慢性氧中毒则表现为肺间质纤维化。

(3) 视网膜损害:表现为视网膜毛细血管受损,导致毛细血管阻塞、纤维增生,可引起不可逆失明。主要见于PaO_2明显升高的新生儿,特别是早产儿。

(4) 其他:其他任何器官和组织皆可发生OR

损伤，但程度较轻。

5. 氧中毒的防治 以预防为主，一旦发生氧中毒，首先降低 FiO_2。需特别注意下述几点：① 正确选择并控制 FiO_2，FiO_2 的高低以保持机体最低需要的安全 PaO_2 或 SaO_2 水平为原则，即保持 $90\% \leqslant SaO_2 \leqslant 97\%$。② 需要高 FiO_2 者要控制时间，特别是高压氧治疗。③ 对于需高氧浓度治疗的患者，应密切观察病情变化，进行动脉血气监测。一旦病情恶化，须注意鉴别是原发病恶化或其他并发症还是氧中毒。④ 需要高 FiO_2 者应尽早 MV，适当的 MV 可有效改善气体交换，降低对高 FiO_2 的需求；适当的 PEEP 可保护肺，减轻氧中毒。⑤ 必要时，及早给予 ECMO。⑥ 一旦高度怀疑或诊断氧中毒，即降低 FiO_2，给予糖皮质激素治疗，并尽可能加用 ECMO 等其他呼吸支持技术。氧中毒持续时间较长，则容易造成不可逆损伤，治疗效果极差。

第七节 氧气疗法的常见误区

一、"吸氧流量每提高 1 L/min 可提高 4% 吸入气氧浓度"是理论和实践的误区

鼻导管或鼻塞氧疗时的吸入气氧浓度与吸氧流量密切相关，即 $FiO_2(\%) = [21 + 4 \times$ 吸氧流量(单位 L/min)$]/100 \times 100\%$。该公式对指导氧疗有重要作用，但经常会出现乱用公式或误用于小儿或机械通气患者的情况，临床工作中亦常有类似问题发生。不仅造成理论混乱，而且治疗中也可能因氧浓度过高而造成不必要的浪费，诱发 CO_2 潴留和肺泡陷闭，又或者氧浓度过低而达不到治疗效果，为此需从呼吸生理的角度加以阐述和澄清。

(一) 鼻导管吸氧流量与吸入气氧浓度关系的理论基础

1. 吸氧流量与吸入气氧浓度的公式推算 前述公式为经验公式，也可从理论推算得到验证。健康成人 VE=6 L/min，吸呼气时间比(inspiratory to expiratory ratio，I∶E)=1∶2，即吸气时间(inspiratory time，Ti)占呼吸周期时间(respiratory cycle time，Ttot)的比值(Ti/Ttot)=1/3。由于氧气只能在吸气期吸入，故吸氧流量为 1 L/min 时，实际吸入氧量为 1/3×1 L/min=333 mL/min；吸入空气量相应减少 333 mL/min，其中空气中的氧气量减少 333 mL/min×21%=70 mL/min，故吸氧流量 1 L/min 实际可提高 $FiO_2 = (333 - 70)/6\,000 \times 100\% = 4\%$。

假设成人鼻导管吸氧流量为 x(L/min)，公式可表达为：

$$
\begin{aligned}
FiO_2 &= (x\text{Ti/Ttot} - x\text{Ti/Ttot} \times 21\%)/\text{VE} \times 100\% \\
&= x\text{Ti/Ttot} \times 79\%/\text{VE}
\end{aligned}
$$

2. 小儿鼻导管吸氧流量与吸入气氧浓度的关系 2 个月至 1 岁小儿的平均 VE 为 1 309 mL/min，1～3 岁为 1 777 mL/min，I∶E 接近 1∶1。假设提高 4% 的 FiO_2 需要氧流量 x，则有 $4\% = x/2 \times 79/\text{VE}$；代入相应 VE，可得婴儿 $x = 130.9$ mL/min；幼儿 $x = 177.7$ mL/min，皆为其 VE 的 1/10。

若按成人公式估算，即吸氧流量 1 L/min 时，理论上 FiO_2 可达 61% 和 44%，是不可能的。年长儿童 I∶E 及 VE 介于小儿与成人之间，同样不适合用前述经验公式。

3. 成人患者鼻导管吸氧流量与吸入气氧浓度的关系 多数成人呼吸系统患者的 I∶E 及 VE 皆有变化，吸氧流量与吸入气氧浓度的关系亦相应变化。若 I∶E=1∶3，VE=6 L/min 时，每分钟吸氧流量 1 L 约可提高 3% 的 FiO_2。

4. 吸氧流量与吸入气氧浓度的峰值 由于鼻腔容积狭小，几乎可忽略不计，故最高 FiO_2 有限，一般不超过 40%；同样，最高吸入气氧流量一般达 5 L/min 即可，更多的氧流量不能进入气道，反而刺激鼻腔，导致不适感或鼻腔黏膜损伤。

认为 FiO_2 与通气量有关或笼统讲其与呼吸深度及频率有关，无视与 I∶E 的关系，是不准确的；皆采用成人计算公式也是不合适的。

(二) 其他情况吸氧流量与吸入气氧浓度的关系 在应用某些没有完善空氧混合器的呼吸机(如国产 SC 系列呼吸机)时，因氧气在呼气期被储存，FiO_2 不受 I∶E 的影响，仅与 VE 有关，即 $FiO_2 = x \times 79\%/\text{VE}$，每分钟吸入 1 L 氧流量约提高 12% 的 FiO_2。应用普通面罩供氧或双水平气道正压(bilevel positive airway pressure，BiPAP)呼吸机经面罩 NPPV 供氧时，面罩有"氧气储存器"的作用，

即呼气时有一部分氧气随呼出气排出体外，而另一部分留在面罩内，随下次吸气时吸入。所以，通气适当时，FiO_2介于上述鼻导管吸氧和 SC 系列呼吸机供氧之间，而 BiPAP 呼吸机通气时的 PaO_2 比 $PaCO_2$较早改善的原因，可能主要与 FiO_2 提高有关；但若应用不当，如高压或低压过高，抑或面罩结合部漏气过多，实际漏气量(包括空气量和氧气量)则会明显增多。虽然吸入空气流量能充分补偿，但面罩上的氧气管流量无法补偿，FiO_2 明显降低，PaO_2下降。

总之，吸氧流量与吸入气氧浓度的关系与 VE、I∶E及连接装置等因素有关，经鼻导管或鼻塞每分钟吸氧 1 L 可提高 4%的 FiO_2，仅适合健康成人或类似健康成人呼吸状态的患者，不能作为“万能”公式应用于其他氧疗情况。在改变供氧方式和吸氧条件时，需适当调节吸氧流量，以保证 FiO_2和 PaO_2的相对稳定。

二、经皮动脉血氧饱和度 100%普遍存在是认识和实践的误区

氧疗是广泛应用的呼吸支持手段，而动脉血气监测是评价氧疗效果的主要方法。由于 SpO_2与 SaO_2有非常好的一致性，并且脉氧仪价格低廉，应用简单、方便，准确度高，不仅在医院广泛应用，家庭使用也较为普遍。特别是 2022 年底、2023 年初新冠肺炎的暴发使脉氧仪的普及度更高，故临床上一般用 SpO_2代替 SaO_2评价氧合水平。

严重低氧血症的危害毋庸置疑，明显高氧血症的危害也不断被提及，其中 FiO_2＞60%或 PaO_2明显过高会导致氧中毒的危害也得到临床验证。对于 COPD 慢性高碳酸血症患者的氧疗，强调 PaO_2等于或稍大于 60 mmHg(SaO_2等于或略高于 90%)即可。更高的氧合水平容易导致 $PaCO_2$升高(尽管对机制的解释或阐述问题较多)，各种指南(包括重症新型冠状病毒肺炎诊治指南)也不推荐 SaO_2(SpO_2)达 100%，但除难以纠正的顽固性低氧血症外，临床上 SaO_2(SpO_2)为 100%普遍存在。无论是经鼻导管、面罩氧疗，还是 HFNC 或 MV 供氧，抑或 MV 联合 ECMO，对此很少进行调整或暂停氧疗，以评价患者的真实氧合情况。

氧疗的危害和防治措施在本书的相关章节有系统阐述，本节仅做简单总结。

(一) 氧疗升高 $PaCO_2$　较高氧浓度容易加重慢性高碳酸血症患者的 CO_2潴留，不仅适合 COPD 患者，也适合其他疾病导致的慢性高碳酸血症患者。$PaCO_2$升高的机制如下。

1. 习惯解释与问题

(1) 习惯解释：慢性高碳酸血症患者呼吸中枢对 $PaCO_2$变化的敏感性低，主要靠低氧血症对外周化学感受器的兴奋作用维持，给予较高 FiO_2后，PaO_2上升，低氧血症对外周感受器的兴奋作用减弱，患者的自主呼吸受抑制，VE 和$\dot{V}_A$减小，导致 $PaCO_2$升高。

(2) 问题：上述说法多数情况下不符合呼吸生理，也无实际临床价值。因为一般外周感受器仅在 PaO_2＜60 mmHg 或 SaO_2＜90%时起兴奋作用；一旦超过该水平，PaO_2 65 mmHg(或 SaO_2 91%)和 PaO_2 90 mmHg(或 SaO_2 98%)对呼吸中枢的兴奋作用基本无差别。临床上既强调低氧血症的呼吸兴奋作用，又强调氧疗使 PaO_2≥60 mmHg 或 SaO_2≥90%，是相互矛盾的。

2. 呼吸调节的基本特点　延髓呼吸中枢表现为自律性活动，脑桥呼吸调整中枢发挥核心调节作用，化学性或机械性刺激引起的反射调节也有重要作用。对于健康人，通气效应的结果(PaO_2、$PaCO_2$、pH)的化学调节作用使呼吸中枢更稳定，更适合静息和运动变化。对于呼吸疾病患者，化学感受器的呼吸中枢调节作用明显减弱，机械感受器或非呼吸气体的化学感受器的神经反射性调节发挥更重要作用。例如，COPD 急性加重、哮喘急性发作、ARDS 都有低氧血症，伴呼吸性碱中毒，即使氧疗使 SaO_2 达 100%，过度通气导致的呼吸性碱中毒仍然存在。其中，前两者主要为气道阻力增大，呼吸肌本体感受器兴奋，本体反射发挥更重要的作用；后者肺容积减小，牵张感受器兴奋，牵张反射发挥更重要作用。

3. 呼吸中枢兴奋性下降的基本表现　临床上由该原因导致的 $PaCO_2$ 升高并不多见。若测定 VE，则由原因所致者，氧疗后 SaO_2≥90%时，VE 下降。尽管还有多种评价方法，但较复杂，重复性差，不推荐应用。

4. $\dot{V}/\dot{Q}$失调加重是 $PaCO_2$升高的主要机制　无论是否有周围气道阻塞或肺实质破坏，通气功能障碍导致的 $PaCO_2$升高(必然伴低氧血症)基本皆有$\dot{V}/\dot{Q}$失调。加之，该类患者常活动明显减少，在重力作用下，肺底部和背部的肺泡趋向萎陷，$\dot{V}/\dot{Q}$失调更严重。在严重低$\dot{V}/\dot{Q}$(明显＜0.8)肺区，P_AO_2 明显下降，并导致肺微血管收缩，使$\dot{V}/\dot{Q}$失调改善，有

助于减轻低氧血症，属于代偿机制；吸入较高浓度氧后，P_AO_2 升高，必然解除肺泡低氧所致的肺血管收缩，血流阻力下降，使高 $\dot{V}/\dot{Q}$（>0.8）肺区的血液更多流向低 $\dot{V}/\dot{Q}$ 的肺区，加重 $\dot{V}/\dot{Q}$ 失调，使 VD 增大，$\dot{V}_A$ 减少，$PaCO_2$ 升高，是氧疗导致慢性高碳酸血症加重的主要原因。其基本特点是氧疗后 $SaO_2 \geq 90\%$ 时，VE 不变。已经出现慢性 $PaCO_2$ 升高的患者，有效肺区明显减少和（或）机体通气增强反应明显减弱，VD 增大必然导致 $\dot{V}_A$ 降低。

（二）氧疗可能加重 HAP 或 VAP 对于自主呼吸较弱或控制通气的患者，较高浓度氧疗将导致肺泡氮浓度下降，诱发或加重肺泡萎陷，使肺泡引流不畅，容易诱发或加重 HAP、VAP 或使 HAP、VAP 治疗更加困难。

肺主要由气体和血液两种物质组成。由于重力作用，上肺区气体多，肺泡毛细血管有陷闭倾向；下肺区血流量多，肺泡有陷闭倾向。健康人自主呼吸时，通过神经-内分泌机制等的调节作用，特别是膈肌的代偿作用，可明显改善或逆转上述情况，使上肺区血流增加，下肺区通气增加，使各肺区 $\dot{V}/\dot{Q}$ 接近 0.8，并防止上肺毛细血管和下肺肺泡的陷闭。

在长期卧床、活动少、自主呼吸弱或进行 MV 的患者，自主呼吸的作用（主要是膈肌）明显减弱或消失，在重力作用、通气正压作用、镇静剂和肌松剂的抑制作用下，将发生低位肺泡陷闭，不仅导致大量低 $\dot{V}/\dot{Q}$ 肺泡出现，也容易发生肺微不张和静动脉血分流，还容易将分泌物和病原菌包绕，形成感染源。较高浓度的氧吸入将置换肺泡内氮气，并被肺泡毛细血管迅速吸收，故更容易发生肺泡引流不畅和感染。肺泡萎陷和 P_AO_2 降低，必然导致局部肺微血管收缩，局部肺血流量明显下降，抗感染药物即使应用较大剂量，进入局部组织后的浓度也将明显降低。与健康人或社区获得性肺炎患者的药代动力学明显不同，也是抗感染治疗失败和容易出现耐药菌的主要原因之一，但常被错误解读。

（三）氧中毒 健康人在常压下对 ≤40% 的 FiO_2 可长期耐受而不出现肺损伤；长时间中等浓度（40%<FiO_2≤60%）氧疗对肺可能有轻微损伤，但总体安全；高浓度（FiO_2>60%）氧疗容易发生肺损伤，典型表现是 ARDS 或慢性肺间质纤维化。若 PaO_2 长时间过高，也可使其他组织损伤，特别是新生儿视网膜的损伤。

（四）氧疗不良反应的防治

1. 氧疗不良反应的防治原则 上述情况的处理对策不完全相同，要有针对性。合理控制 FiO_2 和氧合水平皆是必要的，无论是中、低浓度氧疗，还是高浓度氧疗。

2. 合适氧疗目标 一般而言，合适氧合水平为 90% ≤ SaO_2 ≤ 97% 或 60 mmHg ≤ PaO_2 ≤ 80 mmHg（正常氧离曲线下，两者是一致的；PaO_2 150 mmHg 对应 SaO_2 100%）。

3. 合适 FiO_2 在维持上述氧合水平的条件下，将 FiO_2 尽可能控制在低水平。

对于病情波动小的患者，氧合水平尽可能接近低限；对于病情波动大的患者，尽可能接近高限，以减少因严重低氧血症反复出现而导致的缺氧损伤。定期规范评价病情和调整 FiO_2，若无氧疗必要性，及时终止氧疗；反复出现严重低氧血症，应适当提高 FiO_2 和氧合水平。

4. 防治氧疗不良反应的其他措施 针对不同氧疗不良反应，其他处理措施有较大差别，主要为：对于慢性高碳酸血症，轻、中症患者要加强行为性呼吸调节的作用，中、重症患者则以 NPPV 为主；HAP 或 VAP 患者的防治以改善肺泡-支气管-气管的引流为主；氧中毒患者则以适当应用抗氧化剂和糖皮质激素为主。具体实施措施详见相关章节。

（五）小结 临床氧疗，对绝大部分患者而言，90%≤SaO_2≤97% 是必要且安全的；持续 SaO_2≥98%，特别是 100% 是不合适的。SpO_2 持续等于 100% 是系统性误区。

第二篇

机械通气理论与技术

第七章
机械通气的基础理论

机械通气(mechanical ventilation, MV)是指通过建立气道口与肺泡间的压力差,改善或维持适当通气和换气功能,纠正低氧血症和高碳酸血症及其导致的病理生理紊乱和代谢障碍的一种呼吸支持技术,多与氧疗配合应用,为原发病或诱发因素的治疗提供时机。

由于气道和肺实质病变的不均匀分布及重力作用,在通气早期,吸入气主要分布在时间常数(time constant)(RC)较小的肺区,肺泡内压较高,特别是指令通气;应用吸气末屏气时,气体向 RC 较大肺区的扩散,导致气体重新分布。MV 可取代或部分取代自主呼吸,缓解呼吸肌疲劳。

第一节　呼吸机的基本结构

呼吸机(ventilator)是实施 MV 的基本手段,是能代替、控制或改变人的生理呼吸,增加每分钟通气量(VE)和肺泡通气量($\dot{V}_A$),改善呼吸功能,减少呼吸功消耗的装置,其基本工作原理是建立气道口与肺泡间的压力差。根据呼吸机的设计特点,加压方式分为呼吸道直接加压和胸廓外加压。前者在吸气时气体被正压压入气道和肺泡,呼气时气体随肺的被动回缩而排出体外,称为正压呼吸机,简称呼吸机,是呼吸机的基本类型;后者则是由筒状或壳状外壳围绕胸腹部,通过外壳的扩张产生负压,使胸廓和肺扩张,产生吸气,外壳的被动回缩或合并外壳内正压产生呼气,称为负压呼吸机。本章介绍正压呼吸机。

呼吸机是完成 MV 的基本仪器,根据动力来源,一般分为电动或气动两种基本类型。传统典型电动呼吸机通过活塞、汽缸等机械部件的运行直接完成通气过程;气动呼吸机则由高压氧和高压空气共同驱动完成送气。现代电动或气动呼吸机大多由动力部分提供气源,而通气过程则通过微电子装置调控,故又称为电控电动或电控气动呼吸机。大体分为以下三部分。

一、动力部分和气源

电动呼吸机通过电动装置将空气直接送入呼吸机内气路,而氧气通过连接管路进入气路,与空气混合,提供合适的氧浓度,氧气和空气皆不参与呼吸机驱动,该类呼吸机对机械部件的性能要求较高,目前主要是双水平正压(BiPAP)呼吸机和急救呼吸机。气动呼吸机则先由空气压缩机(早期阶段为外置,目前多置于呼吸机内部)提供高压空气,由氧气瓶或中心供氧室等提供高压氧气,高压氧气和高压空气混合后进入呼吸机气路,气源也参与呼吸机的驱动。该类呼吸机对驱动压的大小和两部分驱动压的平衡要求较高。驱动压一般在 0.4 MPa 左右,明显过低或过高皆不能正常工作。空氧混合气的空气压力和氧气压力显著不平衡时,输出氧浓度将不确定。简易呼吸器用手压驱动;大部分大型呼吸机附设手控驱动装置,类似于简易呼吸器。

特殊情况:若有大量需要氧气的患者,将会导致中心供氧不足,需注意减少消耗量和浪费过大的供氧装置应用,如经鼻高流量氧疗(HFNC)。

1. 供氧装置

(1) 氧气瓶(oxygen cylinder):又称氧气筒,是一种特制的用来贮存高压氧的圆柱形钢瓶,需减压后应用,目前主要用于偏远地区。

(2) 中心供氧(central oxygen supply):是医院或其他特殊部门建立的制氧室,以液态或高压气态的形式储存氧气,通过特制的连接管路,以一定的压力输送至各个部门,需要时插入氧气接头即可应用的供氧方式。目前已取代大部分氧气瓶,显著提高了应用效率。

(3) 制氧机(oxygenerator, electronic oxygen

concentrator)：是应用分子筛将空气中的氧气分离出来，制成高浓度氧的仪器。其最高流量和最高氧浓度相对较低，主要用于家庭氧疗。

(4) 液态氧(liquid oxygen)：简称液氧，是加压、降温至一定水平后，将氧气变成液态而储存的一种形式。液态氧的容积显著缩小，储存和运输皆更为方便。

2. 呼吸机减压装置(decompressor of respirator)　又称呼吸机减压器，简称减压装置或减压器，曾称减压表，是将氧气瓶或中心供氧装置中压力非常高的氧气降压至工作压力水平的医疗设备。

3. 空气压缩泵(air compressor pump)　是大型多功能呼吸机的一种供气装置。在电动机械装置的作用下，空气被压缩，压力升高至呼吸机的工作压力水平。随着早期气动呼吸机的逐渐退出，该装置已极少见到。

4. 空氧混合器(air-oxygen mixer)　是完成空气和氧气混合并能输出恒定氧浓度的调节装置，有机械式和电子控制式两种基本类型，后者逐渐取代前者。

5. 过滤网(trap valve)　简称滤网，是一种网状过滤装置，是呼吸机的常备净化装置。安装在呼吸机的空气入口处，空气经该装置过滤、净化后，才能进入空气压缩泵或呼吸机。一般需要 24～48 h 检查一次，并定时更换，避免滤网被灰尘堵塞，影响呼吸机的运转。

二、连 接 部 分

连接装置主要由连接管路、呼气阀和传感器三部分构成。

(一) 通气管路

1. 基本类型　有单气路和双气路两种基本类型。单气路需在进气端安装单向阀或单向活瓣，故气路密闭性好，不存在呼出气反流，无效腔小，但阻力较大，同步性多较差。双气路采用单向阀，并安装在呼气端，阻力小，现代呼吸机(简易呼吸器除外)多用双气路，其连接管路可分为以下三部分。① Y 形管：通过人工气道或面罩等与患者连接，也称为连接管路的近端。② 呼气管：患者呼出气通过该管路，经呼气阀呼出体外，近呼气阀的部分为呼气端。③ 吸气管：吸气期，呼吸机送出气体，气流通过该管路进入 Y 形管，近呼吸机的部分为吸气端，吸气端和呼气端总称为远端(图 7－1)。大多数呼吸机在吸气管路上连接湿化器，气体通过湿化器的方式有并联式和串联式(图 7－2)。前者的气体和湿化液仅在交界面接触，故阻力低，湿化效果差；后者为气体穿过湿化液，故阻力大，湿化效果好。大部分呼吸机采用并联式，为改善湿化效果，多数制造商将湿化器内部做成多层环状界面，湿化面积显著增大，湿化效果显著改善。

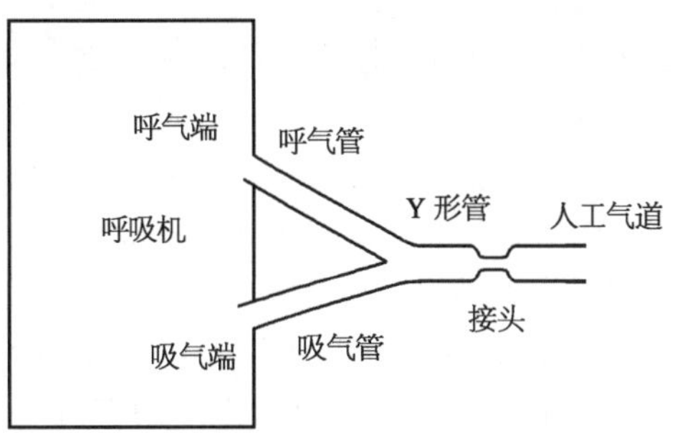

图 7－1　呼吸机连接示意图

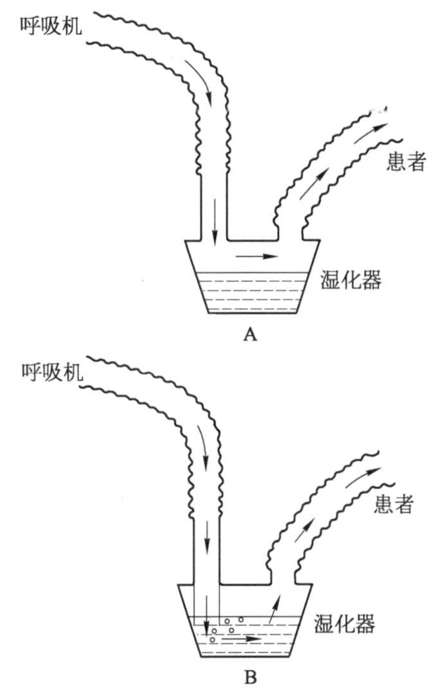

图 7－2　湿化器连接的两种形式

多数 BiPAP 呼吸机主要用于通气阻力不是非常高的患者，也常用单气路，呼气装置安装在近端的管路上，多为漏气口或斜性出气口，吸气相，漏气少，在呼吸机的驱动压作用下气体吸入肺内；呼气相，驱动压作用显著减小，漏气量增多，顺利完成呼气，从而实现人机同步性，保障吸气、呼气过程的顺利完成。

2. 辅助装置

(1) 人工气道接头(joint of artificial airway)：简称接头，是气路与人工气道之间的连接装置，为一短细管,是呼吸机连接管路上产生阻力的主要装置。

(2) 接水器(water trap):是接收气路内凝结的水分或分泌物的连接装置,位于呼吸机吸气管的两条管路或呼气管的两条管路中间,可防止水分滞留连接管内,引起管路阻塞或反流入人工气道内引起污染。

接水器应放置在气路的最低位置,但实际应用时由于多种原因的限制,接水器经常放置在不合适的位置,不能充分发挥其作用。这是导致呼吸机运转混乱和人机对抗的常见原因,但容易被忽视。

(3) 雾化湿化器(nebulizing humidifier):是利用压缩气源作为动力进行喷雾的湿化装置。雾化生理盐水可增加湿化的效果,雾化某些药物可发挥治疗作用。雾化吸入的临床应用逐渐增多,但需注意雾化液体过多或药物对呼吸机感受器或呼气阀的影响,以免导致呼吸机性能减退。

(4) 湿热交换器(heat and moisture exchanger, HME):又称人工鼻(artificial nose),是仿生骆驼鼻子制作而成的辅助呼吸装置。湿热交换器内置化学吸附剂,被通气者呼气时,将进入其中的相当于体温、湿度饱和的气体凝结,释放出以蒸气状态保存的热量;吸气时,外部气体进入其中,得到湿化和温化,进入肺内。该装置是目前效果最好的湿化装置,主要用于分泌物黏稠的人工气道患者,但会较明显地增加呼吸阻力,不适合明显呼吸较快或气道阻力较大的患者。

(5) 过滤器(filter):是对呼吸机的输出气流进行滤过、吸附的装置,可改善吸入气的质量,减少肺部感染的发生率;应用不当,可能增加吸气阻力,降低触发的敏感性。

(二) 感受器　主要有呼吸参数感受器和温度感受器。常用的参数感受装置有压力和流量感受器,用于感受自主呼吸和监测通气参数等的变化。一旦管路脱落,或出现管路内水分、气道反流分泌物的阻塞,将不能进行准确测定,从而影响呼吸机的正常运转或监测。为此,部分呼吸机在相应管路上增加过滤网等装置,但也相应增加气流阻力。若调节感受器信号的软件系统发生故障也会出现上述问题。现代呼吸机出现问题的频率高,常被忽视或无视。感受器常安装在吸气端、呼气端或Y形管上,安置的位置不同,有不同的优缺点(详见本章第八节)。温度感受器多数连接在湿化器内,感受湿化器内的温度;部分呼吸机连接在Y形管上,可真实反映进入患者气道的吸入气温度,温度感受器的正确连接可保障湿化温度的正常与恒定。

(三) 通气阀　根据吸气和呼气时相分为呼气阀和吸气阀,根据材料可分为机械阀和电磁阀,根据功能可分为按需阀和伺服阀。阀的特性和正确连接不仅是保障呼吸管路气流方向单一性的基础,也将影响吸呼气转换、自主吸气触发、持续气道正压(CPAP)/呼气末正压(PEEP)的设置。简述如下,详见本章第二节。

1. 材料分类

(1) 机械阀:早期呼吸机多采用气动机械阀,有蕈状阀和隔膜阀两种基本类型,通过管路中气流量和气压的变化决定阀的开闭。其基本特点是设计、安装简单方便,密封性好,不容易漏气;缺点是阻力较大,用时较久可出现变形,影响管路的密闭性,是导致漏气和影响吸气触发的常见原因之一,但临床上容易被忽视。

(2) 电磁阀:现代新型呼吸机多采用电磁阀等取代机械费,阻力显著减小,并可能具有伺服阀的功能。

2. 吸呼气时相分类

(1) 呼气阀(exhalation valve):是位于呼吸机的呼气口,用来控制和调节气体呼出的装置。早期呼吸机多采用气动机械阀,现代新型呼吸机多采用电磁阀,阻力显著减小,并可能具有伺服阀的功能。

1) 阈阻力器(threshold resistor):是根据预设要求,产生可精确定量、稳定压力的呼气阀类型。类似于呼气管放入水封瓶进行呼气,符合公式:压力=K×阻力×面积(K为常数)。现代呼吸机的呼气阀非常接近阈阻力器,可产生恒定的CPAP/PEEP。

2) 气流阻力器(flow resistor):是呼气末压随流量大小变化的呼气阀类型。呼气初期,气流量大,阻力大,压力也大;随着呼气的逐渐结束,气流量减小,阻力逐渐降低,压力也相应减小,因此其并非真正意义上能产生恒定CPAP/PEEP的装置。它是早期呼气的基本方式;现代呼吸机的性能显著改善,类似于阈阻力器。

3) 漏气孔(pore of gas leak):吸气时漏气量少,呼气时漏气迅速增多,从而保障吸气时气体进入气道和肺内,呼气时气体由肺内呼出体外,是一种类似于简易呼气阀的装置。它是BiPAP呼吸机的常用呼气装置。

(2) 吸气阀(air suction valve):是控制呼吸机送气进入连接管的装置。传统为机械阀,现多为电磁阀。

3. 功能特点分类

(1) 按需阀(demand valve)：根据调节要求，在送气期、屏气期或呼气期完全开放或完全关闭的一种吸气阀或呼气阀形式。其典型特点是送气时，呼气阀关闭，吸气阀开放，呼吸机驱动气体通过连接管路进入气道；屏气时，呼气阀和吸气阀皆关闭，保持恒定的气道压，形成平台压；呼气时，呼气阀开放，吸气阀关闭，气体从呼气口排出，而不至于返流入吸气管路。

(2) 伺服阀(servo valve)：是具有一定调节功能的吸气阀或呼气阀，即吸气阀或呼气阀在整个呼吸过程中皆保持一定程度的开放状态，送气时，呼气阀的开放程度非常小，吸气阀充分开放，气道压升高，气体进入气道；屏气时，呼气阀和吸气阀皆维持较小的开放水平，两者流量相等，保持恒定的气道压；呼气时，呼气阀迅速开大，吸气阀仍维持较小的开放水平，气体呼出体外。

三、主　　机

呼吸机的调节系统，包括内部结构和面板(或显示屏)，面板(或显示屏)上主要有通气模式选择、通气参数调节、监测设置及报警设置四部分。通气模式和通气参数是主体，监测装置主要观察因变量、其他肺功能参数和呼吸波形图的变化。合理设置报警系统可提高呼吸机工作的安全性。

主机的内部结构主要包括气路和调节装置。气体进入主机气路后的运行方式不同，大体分两类。若气流根据预设通气模式和通气参数的要求，直接送入气道，完成通气，称为直接驱动，直接驱动呼吸机又称单回路呼吸机(single-circuit ventilator)。多数现代呼吸机的气源压力太高(尽管已经过一次减压)，通过减压阀减压降至工作压力后，才能进入主机气路，按通气要求送气，称为间接驱动，间接驱动呼吸机又称双气路呼吸机(double-circuit ventilator)。

气体由主机气路进出气道需经过吸气触发、吸气过程、吸呼气转换及呼气四个阶段。

1. 吸气触发　有定时触发和自主触发两种基本形式。前者由定时器按预设要求完成；后者为自主吸气引起气道压下降或气体流动，并被连接管路上的压力或流量感受器等感知，导致呼吸机送气。

感受器一般装置在连接管路的近端、吸气端或呼气端，感受连接管路上的压力或流量等信号的变化，因此自主呼吸、气路本身或其他因素导致的压力或流量变化等都可触发吸气和呼吸机送气。自主吸气触发者为自主触发，其他因素触发者则称为假触发或自动触发。同样，自主呼吸开始后，需克服胸肺弹性阻力(Ers)、肺泡正压(主要是气流阻塞患者)、气道阻力(Raw)、人工气道(或面罩等)阻力、连接管路(主要是接头)阻力后才能传导至感受器，触发呼吸机送气。感受器设置在连接管路的特性必然延迟同步时间，因此自主吸气和呼吸机送气不同步是绝对的，而如何保证自主吸气动作与呼吸机送气基本一致是 MV 的重要问题。感受器在连接管路的位置对上述情况的影响不同，本节重点以压力感受器为例进行阐述(表 7－1)，因流量感受器有明显不同的特点，所以单独阐述。

表 7－1　不同位置压力感受器的优缺点

优缺点	吸 气 端	呼 气 端	Y 形 管
优点	不易损坏，不受气路水分和分泌物影响	易拆卸、保养	精确测定吸气和呼气时 Y 形管的压力
	呼气时可准确测定 Y 形管和吸气管路的压力	吸气时可准确测定 Y 形管的压力	可相对准确反映吸气管和呼气管的压力
	呼气管阻力的增加不影响吸气气流的输出	吸气或呼气阻力增加影响吸气气流的输出	较精确反映气道压力，同步性好
缺点	吸气时高估 Y 形管的压力	易受水分影响而损坏	易损坏，易受水分和分泌物的影响而降低触发敏感性
	自主吸气触发时低估 Y 形管的压力而延迟触发，吸气时吸气管阻力的增加(如湿化器)影响吸气气流的输出	自主吸气触发时低估 Y 形管的压力而延迟触发，呼气时呼气管阻力的增加可影响呼气气流	

注：Y 形管的压力可较准确地反映气道压力。

(1) 定时触发(timing trigger)：是由呼吸机的定时器按预设要求完成的吸气触发方式，是控制通气的触发方式。

(2) 自主触发(autonomous trigger)：简称触发，是自主吸气引起的气道压下降或气体流动等，被连接管路或呼吸机内置管路的压力或流量传感器等感知，导致呼吸机送气的触发方式；是辅助通气模式或自主通气模式的吸气触发方式。

1) 压力触发(pressure trigger)：是呼吸机通过压力传感器感知吸气负压信号的触发方式；将被通

气者吸气产生的负压转换为电子信号，在适当信号强度下打开吸气阀，启动一次吸气。

2) 流量触发(flow trigger)：是呼吸机通过流量传感器感知吸气信号的触发方式。当流量(flow，F)或吸气阀与呼气阀之间的流量差达到一定水平(如2 L/min)时，启动一次呼吸。不同类型呼吸机流量触发的特性不同，多数是F越低，触发越敏感，但有少部分呼吸机是F越高，触发越敏感，需注意鉴别。

3) 容积触发(volume trigger)：是呼吸机通过流量传感器感知吸气容积大小的信号触发方式。当吸气F引起的容积变化达到预设水平，呼吸机启动一次呼吸。常是流量触发的补充形式。

(3) 触发灵敏度(trigger sensitivity，S)：是触发呼吸机送气的参数临界值。达到或超过该数值，呼吸机就会启动一次呼吸。越接近基线水平，触发灵敏度越高，越容易触发，但也容易假触发；反之则不容易触发，因此S必须维持在适当的水平。

2. 吸气完成　感受器信号达阈值触发吸气，主机即通过活塞、气缸等的运动输出气体，完成吸气过程，吸气完成有压力控制、流量控制、容积控制、时间控制、自主控制五种形式。

根据公式：通气压力＝潮气量/顺应性＋流量×气道阻力(说明：流量指平均流量，正常情况下呼吸器官的其他阻力非常小，可忽略不计)，可知：完成通气过程需压力(pressure，P)、潮气量(VT)、F三个通气参数。因潮气量＝流量×时间，故时间(time，T)参数隐含在上述公式中，任何一个参数变化，皆会引起其余参数的变化。设置的参数称为自变量参数，其余参数则为因变量参数。自变量参数恒定，Raw和Ers变化时，因变量参数也会相应变化。压力波形恒定(不是指压力大小)为压力控制，流量波形恒定为流量控制，潮气量恒定为容积控制。若上述三个参数皆变化，只有隐含参数——时间固定则为时间控制。根据公式：通气压力＝呼吸肌力＋呼吸机驱动压，可知：在无自主呼吸的情况下，呼吸机对通气起决定作用，吸气完成方式符合上述四种方式，因变量的变化仅与Raw和Ers有关；若呼吸机占统治地位，自主吸气仅起触发和参与维持吸气的作用，自主呼吸强弱也会影响因变量的变化；若自主呼吸起决定作用，如成比例通气或神经调节辅助通气，P、VT、F和吸气时间(Ti)皆随自主呼吸能力和方式的变化而变化，呼吸机仅对上述参数进行放大，可称为自主控制。是通气模式的发展方向之一。

3. 吸呼气转换　吸气过程(部分模式包括送气过程和屏气过程，部分仅有送气过程)结束，必然要转换呼气，吸呼气转换有四种基本形式：压力转换，由压力感受器完成；时间转换，由时间感受器完成；流量转换，由流量感受器完成；容积转换，由流量或容积感受器完成。早期定容型呼吸机(吸气采用容积控制)达预设VT后转换为呼气，为容积转换；现代定容型模式达预设VT(容积控制或流量控制，多为流量控制)后，仍维持吸气至预设Ti转换为呼气，因此绝大多数定容型模式已不是容积转换，应为时间转换。定压型通气模式也有相似情况。目前，各种定容、定压通气模式的基本转换方式为时间转换和流量转换。

送气过程中，呼气阀关闭，保持较高气道压，气体向气道流动；屏气过程中，气体流动停止，不同RC肺单位进行气体再分布；而一旦转换为呼气，呼气阀迅速开放，气体自肺内呼出。

4. 呼气过程　主要依赖于呼气阀或CPAP/PEEP装置。PEEP和CPAP的特性相似，前者为MV时的基础气道压，后者为自主呼吸时的基础气道压，由同一装置产生，安装在呼气阀上，即有阈阻力器和呼气末阻力两种基本形式。

现代呼吸机应用的CPAP/PEEP装置介于上述两种装置之间，即PEEP的大小主要由施加压力及作用面积决定，也受流量影响，但总体上基本稳定。

为减少PEEP对吸气期和呼气早、中期的影响，部分新式呼吸机通过微电子技术，自动调节PEEP大小，即吸气期和呼气初期PEEP等于或接近于0，降低气道峰压和平台压，减少机械通气相关性肺损伤(VALI)和MV对循环功能的抑制；降低呼气初期阻力，促进气体呼出，缩短呼气时间(Te)；在呼气中、后期，PEEP逐渐升高至预设水平，维持气道和肺泡的开放或扩张状态。此时的PEEP才是真正的呼气末正压，是CPAP/PEEP发展的主要方向。

四、主机的必要辅助结构

1. 呼气安全阀和工作压力

(1) 呼气安全阀(expiratory security valve)：简称安全阀，是气道压超过一定水平，安全阀开放，气流迅速排出，从而防止气道压过度升高的保护装置。

(2) 最大安全压(maximum safety pressure，Psmax)：是呼气安全阀设置的最大压力。一般设置在55～60 cmH_2O，超过该压力，安全阀开放，气体迅速排出，使呼吸机产生的最高气道压不会超过该水平。

(3) 工作压力(working pressure)：是呼吸机通气时允许产生的最大压力。在传统呼吸机是最大安全压，在 BiPAP 呼吸机或双相气道正压模式、部分压力辅助/控制通气模式等则为能够预设的最高压力。

早期呼吸机的安全阀设置在呼吸机内，安全压力在出厂时设置或送到使用单位时由工程师设置。也有部分呼吸机的安全阀设置在呼吸机内，但调节装置延伸出主机外，如早期的 Newport 呼吸机，调节不当或误调节容易出现严重问题。设置或调节过高，达不到保护作用；设置或调节过低，则可能导致致死性通气不足。现代呼吸机的双相气道正压模式的高压、低压是通气参数，两者之差是通气压力，高压也是工作压力。但在其他通气模式，如压力支持通气、容积辅助/控制通气同时开启的情况下，高压仅仅是工作压力，习惯上称为压力限制。临床上设置不当的情况多见，且主要是设置压力过低，导致通气量不足，常见于德尔格呼吸机，是临床通气失败的常见原因，但容易被忽视或错误解读。

最大安全压或工作压力不同于高压报警，后者仅提示压力过高，但呼吸机仍按预设要求送气。

2. 吸气安全阀(inspiratory safety valve)　是在呼吸机停止工作的情况下，该阀门打开，使大气进入连接管，供被通气者自主呼吸，用于防止出现窒息的保护装置。简易呼吸器和早期单气路呼吸机的呼气阀结构有吸气安全阀的作用，即操作者停止按压或呼吸机停止工作的情况下，患者可通过呼气孔自由呼吸空气。

五、呼吸机自检

呼吸机自检(self-check of ventilator)简称自检。电源、气源、主机接通后，呼吸机自动监测是否能正常工作的过程。若通过自检，可使用；若不能通过，需重新自检或检修。

第二节　呼吸机的通气阀和供气系统

通气阀和呼吸机的供气系统是呼吸机的重要结构，也是决定呼吸机性能的核心，故单列一节详述。呼吸机的通气装置分持续气流系统、按需阀气流系统和伺服阀气流系统三种基本类型。

(一) 持续气流系统　持续气流系统是早期间歇指令通气的工作系统，特点为供气源输出气流，并通过两条平行的管道与连接管路相通，一条为主机管路，是呼吸机按预设 VT 输出气流的通路；另一条为侧支管路，有单向阀。呼吸机主机工作时，输出气流产生 VT，也产生压力将单向阀关闭，侧支气流停止；吸气结束后，压力迅速下降，侧支管路的单向阀开放，气源输出气流进入侧支系统，并通过呼气装置排入大气，若存在自主吸气，管路中的部分气流将被吸入气道。

1. 完成持续气流的结构　有开放式和闭合式两种。

(1) 开放式：侧支管路有较大的容积，能充分储存气体，供气量相当于 VT 的 1.5 倍或更高，可满足自主呼吸的需要，管路末端与大气相通，故称为开放式。因需附加管路，体积大而笨重，不能在自主呼吸时完成 CPAP，所以较早被淘汰。

(2) 闭合式：侧支管路明显缩短，不与大气直接相通，自主呼吸时能与呼吸机的呼出气通过共同的呼气管路排入大气，在 MV 或自主呼吸皆可完成 CPAP/PEEP 功能，故称为闭合式。闭合式管路上有一储气囊，在呼气期，气源输出的部分气体贮存在气囊内，而不是像开放式那样排至大气中，可减少不必要浪费，也可使侧支管路的压力不至于明显升高；在吸气期，气囊内气体补充侧支管路，使压力不至于明显下降。若气流量调节不当，压力升高时，过多的气体可通过减压阀排入大气。

2. 基本通气要求　持续气流的流量必须超过自主呼吸的峰流量，否则将导致呼吸肌做功增加及管路压力大幅度波动，即最合适的持续气流系统应像完全自然呼吸那样。早期 Newport 100 型呼吸机即采用持续气流工作。

3. 供气特点　系统通过侧支管路为自主呼吸提供高流量气流，故主要优点是阻力低，自主呼吸自然、舒适，CPAP 水平稳定。主要缺点是高流量导致气源浪费；不能准确监测呼出气容积，需额外安装特殊监测系统；侧支管路独立供气，导致自主呼吸和 MV 不能很好同步，需额外安装特殊同步装置；容易发生连接管路脱落或安装错误,故使用时应特别注意。

4. 发展演变　随着呼吸机通气阀门(包括机械阀和电磁阀等)的不断改进,持续气流的优点几乎被通气阀完全实现,且无其弊端,故持续气流系统已基本被淘汰。

(二) 按需阀气流系统　传统呼吸机或通气模式皆使用按需阀供气。自主吸气使气道压下降(压力触发)或管路流量变化(流量触发),达一定水平(触发水平)后按需阀开放。若呼吸机按设置要求通气,不存在自主呼吸,呼吸机则按预设 VT、Ti 和呼吸频率(RR)送气,为容积控制通气;若按预设压力和吸呼气转换流量送气,则为压力支持通气;若部分按预设 VT、Ti 和 RR 送气,部分完全随自主呼吸输出气流,则为间歇指令通气。

1. 基本结构特点　通气阀是维持气流运动单一性的主要结构,包括吸气阀和呼气阀。送气时,呼气阀关闭,吸气阀开放,气流进入呼吸道;屏气时,吸气阀和呼气阀皆关闭,气流终止;呼气时,呼气阀开放,吸气阀关闭,气体从气道呼出,排入大气。

(1) 机械阀:从制作材料看,早期通气阀的基本结构是机械阀,主要特点是结构简单、功能可靠,但同步性稍差。主要工作机制为送气时,吸气阀充分开放,气体全部进入连接管路和气道,呼气阀完全关闭,不漏气;屏气时,吸气阀和呼气阀皆完全关闭,连接管路内无气体流动,不漏气;呼气时,呼气阀充分开放,吸气阀完全关闭,气体呼出体外,不漏气(图 7-3)。若屏气期出现自主吸气动作,则无气流产生,将导致气道压大幅度下降;若有自主呼气动作,则气流不能呼出,气道压将迅速升高,皆表现为呼吸窘迫和人机对抗,容易发生 VALI(图 7-4)。上述通气特点是呼吸机的通气阀根据预设吸气和呼气要求充分开放和完全关闭,与额外的自主呼吸动作无关,故在功能上称为按需阀。

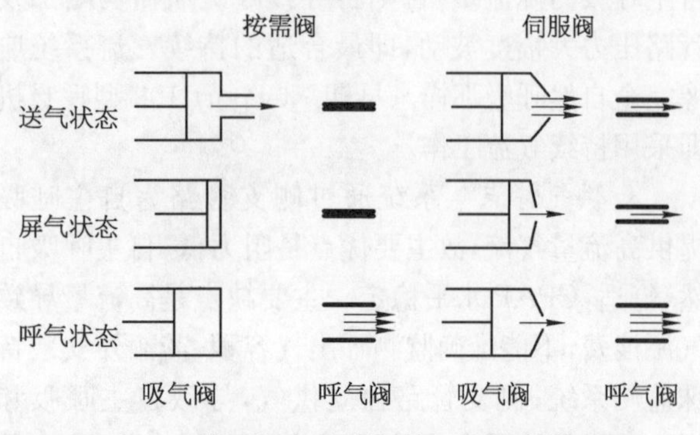

图 7-3　按需阀和伺服阀的工作特点模式图

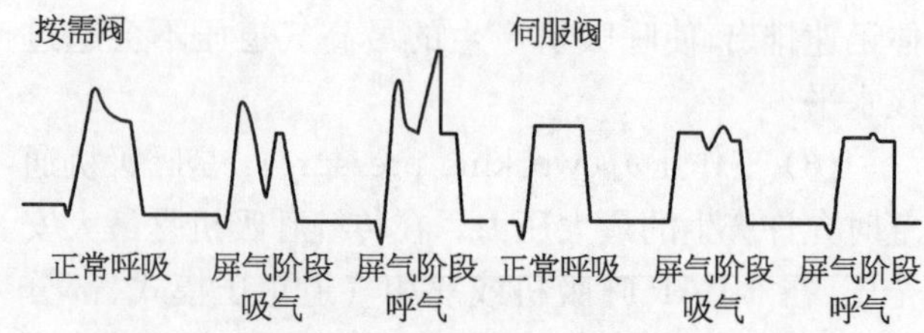

图 7-4　按需阀和伺服阀的气道压变化模式图

早期按需阀的性能较差,开闭较慢,与自主呼吸动作的同步性差。随着材料的不断改进,目前通气阀的开放和关闭皆非常迅速,同步性显著改善,是现代呼吸机的核心结构。

(2) 电磁阀:通气阀材料的另一个发展方向是从机械阀向电磁阀的发展。机械阀是机械装置,有一定的阻力和惯性,其开放和关闭有相对较长的时间,与自主呼吸动作协调有一定惯性,故需要性能更优越的材料来取代。随着电子技术和计算机技术的发展,出现了电磁阀。理论上,其阻力比机械阀低得多,同步性明显改善,但电磁阀也必须和呼吸机的机械装置相连才能发挥作用,因此是否更优越需结合实际情况来判断。但总体而言,电磁阀取代机械阀是通气阀的主要发展方向之一。

2. 基本供气特点　除控制通气根据时间转换外,主要有下述吸气触发方式。

(1) 压力触发

1) 早期压力触发:早期按需气流系统皆为压力触发,按需阀为普通机械阀,性能差、阻力高,自主吸气触发呼吸机送气,常使气道压基线下降 6～8 cmH_2O,同步时间达 0.3～0.7 s,与持续气流相比,呼吸肌做功明显增加,同步性能差,并可能加重呼吸肌疲劳和呼吸衰竭。这也是多数专著或文章描述同步间歇指令通气模式缺点的主要依据。

2) 压力触发的发展:现代呼吸机多采用新型机械装置,性能显著改善,可用于各种通气模式的吸气触发。由于呼吸机及连接管路的机械特性,呼吸机从触发到开始送气,仍有一定时间,称为呼吸机的反应时间,是反映呼吸机性能的主要指标。

3) 反应时间与呼吸机性能:在反应时间内,连接管路和呼吸道内无气流进入,相当于窒息样通气,因此呼吸肌将更用力收缩,并伴呼吸肌做功增加,气道压进一步下降,表现为实际触发压显著下降或 CPAP 波动幅度增大。因此,判断呼吸机性能可通过观察 CPAP 实现。

(2) 流量触发:改善自主吸气开始对气流的需求,呼吸肌做功减少,触发压下降,CPAP 波动幅度小。

(3) 压力触发+持续气流：加用一定持续气流有利于满足吸气初期对气流的需求，但也可能延长触发时间，因此压力触发加持续气流能改善呼吸窘迫，与流量触发相似，但不可能达到流量触发的作用。为减轻上述机械阻力引起的呼吸肌做功增加，也可加用5 cmH_2O的支持压力。动物实验证实，选择合适气管导管时，该支持压力与流量触发时的呼吸肌做功相似。

(三) 伺服阀气流系统　伺服阀气流系统是呼吸机通气阀发展的主要方向之一。

1. 基本结构和功能特点　通气阀的一个发展方向是通过一系列电子装置设立反馈通路。吸气时，吸气阀充分开放，呼气阀无须全部关闭，允许少量气体流出，气路内压迅速升高，气流有效进入连接管路和气道。屏气时，吸气阀开口迅速缩小，但不完全关闭，允许少量气流流出，且与呼气阀流出的气流量相同，从而维持屏气压的恒定。此时，若有自主吸气动作，肺泡内压下降，平台压也相应下降，但在反馈通路的调节下，吸气阀开大，呼气阀缩小，压力迅速恢复至接近原平台压水平；同时部分气流进入连接管路和气道，产生额外的吸气容积，以满足吸气需要，减轻或避免人机对抗。若出现呼气动作，则吸气阀开口缩小，呼气阀迅速开大，气体迅速呼出，产生额外的呼气容积，避免或减轻气道压的明显升高和人机对抗。呼气时，呼气阀充分开放，气体从气道充分呼出，吸气阀开口迅速缩小，但不完全关闭，输出的少量气流可阻挡呼出气反流入呼吸机送气管路，也可保障吸气阀和呼气阀的开放皆更为迅速，容易满足额外自主呼吸的需要。该现象在物理学上称为伺服(servo)，故该类呼吸阀称为伺服阀。

2. 伺服阀的材料和同步性　伺服阀的材料可以是机械阀或电磁阀，后者应用最多。由于吸气阀和呼气阀皆开、关迅速，触发阻力和呼气阻力皆非常低，人机同步性更好。更主要的是，在屏气期出现额外自主吸气或呼气的情况下，其可较好地保障人机关系的协调和气道压的相对恒定，避免跨肺压的明显增大，以避免或减轻 VALI(图 7-4)。

第三节　呼吸机的工作变量

呼吸机不同模式的运转涉及工作原理、吸气触发、吸呼气转换等诸多方面，该部分内容对工程师要求较高，但若临床专业人员也能准确理解和表达，将能显著提高应用水平。

(一) 基本变量

1. 控制变量(control variable)　机械通气时，压力、容积及流量三个变量之一可以预先设置，称为自变量，另外两个则称为因变量。预先设置的压力、容积或流量被称为控制变量。早期的喷射性呼吸机，把时间作为控制变量。

2. 基线变量(baseline variable)　是呼气末的控制参数。尽管压力、容积或流量都能作为基线变量，但压力是最常见的基线变量，如可设置基线压超过大气压，即 PEEP。

3. 触发变量(trigger variable)　不同信号达阈值后，触发呼吸机送气的参数，包括流量、压力、时间、容积等。呼吸机可以被患者的呼吸信号触发，也可以被呼吸机本身发出的信号触发。

感受器一般感受压力或流量等信号的变化，因此自主呼吸、气路抖动或其他因素导致的压力或流量变化都可触发呼吸机送气。自主呼吸引发的呼吸机送气称为触发，可保障吸气触发同步；非自主呼吸因素导致的触发称为假触发(false trigger)或自动触发(auto-trigger)，是人机对抗的常见原因(详见本章第一节)。

4. 时相变量(phase variable)　是用来启动、维持和结束每个呼吸时相的参数形式，即呼吸机中与呼吸周期有关的一系列变量，包括压力、容积、流量及时间等变量，如可以表达为吸气相压力、吸气相时间等。

5. 限制变量(limited variable)　是流量、压力、容积或时间等用于规范呼吸机通气过程时的表现形式。其特点是阈值不能被超越，并保持恒定，主要是指吸气过程。

(1) 压力限制(pressure limit)：曾经是呼吸机完成吸气过程的最常用变量，压力为控制变量，其特点是达设定通气压，吸气终止。目前主要作为 MV 的保护性转换方式。

(2) 容积限制(volume limit)：是呼吸机完成吸气过程的一种方式，潮气量为控制变量，其特点是达到设定的潮气量，吸气停止，现少用。

(3) 流量限制(flow limit)：是呼吸机完成吸气

过程的最常用的方式之一,流量为控制变量,其特点是按预设的流量形态和大小送气,达预设值后送气终止,是目前定容型模式的最常用形式。

(4) 时间限制(time limit):是呼吸机完成送气过程的最常用的方式之一,时间为控制变量,其特点是达设定的吸气时间,吸气终止,是控制通气的基本变量。

(5) 自主调节(spontaneous regulation):是呼吸机完成送气过程的一种方式,其特点是没有控制变量,被通气者的自主吸气过程决定呼吸机的吸气过程,是现代部分新式通气模式,如成比例通气、神经调节辅助通气,完成吸气过程的方式。

6. 转换变量(cycling variable, switching variable, switch-over variable) 又称切换变量,是吸气过程中,当某变量达预设值,并被呼吸机感受后即出现吸气终止,转入呼气的转换方式。有四种基本形式:容积转换、压力转换、时间转换、流量转换。时间转换和流量转换是目前最常用的转换方式。

(1) 压力转换(pressure cycling):又称压力切换,是呼吸机输出压达预设值,呼气开始的转换方式,是早期压力控制通气或压力辅助通气的转换方式。

(2) 容积转换(volume cycling):又称容积切换,是呼吸机输出潮气量达预设值,呼气开始的转换方式,是早期定容型模式的转换方式。

(3) 时间转换(time cycling):又称时间切换,是呼吸机吸气时间达预设值,呼气开始的转换方式。是现代指令或间歇指令通气(包括控制通气、辅助通气)的基本转换方式。

(4) 流量转换(flow cycling):又称流量切换,是呼吸机的吸气流量降至预设临界值,向呼气时相的转换方式,是压力支持通气及其衍生模式的基本转换方式,与 Ti 和 VT 无关。

(5) 复合转换(combined cycling):又称复合切换。以某种转换方式为主,加用其他辅助性或保护性转换措施,超过一定限度该转换方式发挥作用,如双相气道正压模式。

(6) 自主转换(spontaneous cycling):又称自主切换,是呼吸机按被通气者的自主呼吸节律要求,由吸气转换为呼气的转换方式,是新型自主通气模式的转换方式。

上述变量反映了呼吸机的基本工作形式,以及呼吸周期(包括吸气触发、吸气过程、吸呼气转换)的不同阶段。由于基本工作形式和各个过程密切相关,概念常有重合,需完整、系统地理解。

(二) 完成吸气过程的完整方式 与自主呼吸的吸气过程发挥核心作用相似,呼吸机工作的吸气过程也发挥核心作用,包括送气过程、屏气过程以及向呼气的转换,根据基本变量规范总结如下。

1. 容积限制容积转换(volume-limited volume cycling) 又称容积限制容积切换,是呼吸机按预设潮气量送气后,吸气结束,转为呼气的转换方式,曾经是定容型通气模式的基本工作方式,目前基本被淘汰。

2. 容积限制时间转换(volume-limited time cycling) 又称容积限制时间切换,是呼吸机按预设潮气量送气结束,进入屏气阶段,达预设吸气时间后转为呼气的转换方式,是定容型通气模式的基本工作方式。

3. 流量限制时间转换(flow-limited time cycling) 又称流量限制时间切换,是呼吸机按一定的流量形态和流量大小送气,达预设吸气时间后转为呼气的转换方式。潮气量=预设平均流量×预设送气时间,是目前定容型通气模式的最常用工作方式。

4. 压力限制压力转换(pressure-limited pressure cycling) 又称压力限制压力切换,是呼吸机按预设压力水平送气,并在此压力水平转为呼气的转换方式,曾经是早期定压型通气模式的基本工作方式。

5. 压力限制时间转换(pressure-limited time cycling) 又称压力限制时间切换,是呼吸机按预设的压力水平送气至结束,进入屏气阶段,达预设吸气时间后,转为呼气的转换方式,是目前定压型通气模式的基本转换方式。

6. 压力限制流量转换(pressure-limited flow cycling) 又称压力限制流量切换,是呼吸机按预设的压力水平送气,吸气流量达预设要求后转换为呼气的转换方式,是压力支持通气及其衍生模式的基本工作方式。

7. 自主限制自主转换 是呼吸机按被通气者的自主呼吸节律和能力自主决定吸气形式和吸气转换为呼气的工作方式,是新型自主通气模式的工作方式。

(三) 自动跟踪 不同条件下,吸气触发和吸呼气转换的要求不同,呼吸机自动监测呼吸信号(如流量大小、气容积、流量形态)变化,并自动调整触发和转换水平,完成吸气过程。自动跟踪(auto track)是呼吸机自动化调节的形式,目前常作为压力或流量触发的补充形式,主要见于 BiPAP 呼吸机。

第四节　机械通气的基本概念

MV的概念涉及呼吸形式和呼吸机的模式、参数、监测、报警等方面，其中压力、流量(容积)、时间等概念的内容丰富，皆单列为一节，本节仅阐述基本概念。

(一) 基本呼吸类型

1. 呼吸方式(breath type)　是指自主性或机械通气时，潮气量、呼吸频率、吸呼气时间比(I∶E)的变化方式，如深慢呼吸、深快呼吸、浅快呼吸等。

2. 自然呼吸(general breathing)　是指在无呼吸机等额外机械辅助和限制装置的情况下，机体自己完成的呼吸动作，并产生呼吸气流。

3. 自主呼吸(spontaneous breathing)　是指在应用呼吸机的条件下，机体自主完成呼吸动作并产生呼吸气流，呼吸机仅提供气源，不提供压力辅助和限制。

4. 人工呼吸(artificial breathing)　是指在自主呼吸能力显著减弱或消失的情况下，由操作者对患者进行的强制性的呼吸支持技术。

5. 机械通气　是指通过建立气道口与肺泡间的压力差，改善或维持通气和换气功能，纠正低氧血症、高碳酸血症及其导致的病理生理紊乱和代谢障碍的呼吸支持技术，是人工呼吸的主要方式。

(二) 通气模式和参数

1. 通气模式(ventilation mode)　简称模式，是呼吸机完成机械通气的特定方式，且每个模式有相对固定的通气参数。随着呼吸机的不断发展，相同模式的参数设置也在不断变化。对同一模式而言，现代呼吸机和早期呼吸机的参数设置有明显不同，操作者应用不当是现代MV失败的主要原因之一。

2. 通气参数(ventilation parameter)　简称参数，是呼吸机在一定通气模式状态下进行机械通气的要求，大体分为自变量和因变量两类。合理设置和调节通气参数是MV的基本要求。

3. 吸气触发(inspiratory trigger)　是由定时器按预设要求或自主吸气动作触发吸气感受装置，直至开始送气的过程。

4. 吸气过程(inspiratory process)　是吸气信号被呼吸机感受器感知和调节装置接收，触发吸气装置，主机即通过活塞、气缸、涡轮等的运动输出气流，直至开始呼气的阶段。吸气过程的完成有压力限制、流量限制、容积限制、时间限制、自主调节五种基本形式，包括吸气触发、吸气维持和吸呼气转换三个连续的阶段。

5. 吸呼气转换(inspiratory-expiratory cycling)　是呼吸机内感受装置感知吸气完成，并转换为呼气状态的方式。

6. 呼气过程(expiratory process)　是呼吸机吸呼气转换结束至下一次吸气开始的阶段。

7. 自变量(independent variable)　也称为预设参数，是机械通气时设定的通气参数。除公用参数外，预设参数大体分为两类，即压力或容积。两者一般不能同时设定，因为压力设定的情况下容积变化，反之亦然。间歇指令通气是“例外”，因为两次MV之间是不受呼吸机支配的自主呼吸，理论上可加用任何类型的自主通气模式，基本皆加用压力支持通气，某些新型通气模式也有类似特性。

8. 因变量(dependent variable)　也称为可变参数，是指机械通气时，随通气阻力而变化的通气参数，是MV监测的重点之一。

9. 公用参数(common parameter)　无论通气模式如何更换或调节，有些参数皆可能发挥作用，必须预先调节好，而不随通气模式变化，故称为公用参数，包括S、PEEP和FiO_2。

第五节　机械通气的压力

无论是自主呼吸还是MV，压力(实质是压力差)皆是驱动气流进出气道和肺的直接动力。压力也是改善气体交换的直接动力，并可能直接抑制循环功能和诱发VALI。掌握压力的基本概念是应用呼吸机和MV的基础。

一、机械通气的基本压力及作用

1. 间歇正压通气(intermittent positive pressure ventilation, IPPV) 是吸气期正压而呼气期压力降为0的压力变化形式,可引起肺的周期性扩张和回缩,产生吸气和呼气(图7-5,图7-6)。IPPV是MV的直接动力,是多种定容型和定压型通气模式等的基本压力变化。

2. 呼气末正压(positive end expiratory pressure, PEEP) 是MV时呼气末气道压大于0的状态。PEEP在整个呼吸周期皆存在,并影响整个吸气过程(升高峰压和平台压)和整个呼气过程(升高呼气初期和中期的气道压,使呼气末期压维持在预设水平),因此PEEP不是单纯呼气末才存在的压力。新型呼吸机的发展导致PEEP自动调节的出现和发展,压力在吸气期及呼气早期为0或接近0,呼气中晚期达预设水平。

3. 持续气道正压(continuous positive airway pressure, CPAP) 是指呼吸机在整个呼吸周期中提供一恒定压力,通气过程由自主呼吸完成,其实质是以0压为基线的自主呼吸基线上移(图7-6)。其产生机制、作用与PEEP相同。

4. 持续正压通气(continuous positive pressure ventilation, CPPV) 是PEEP与IPPV的组合形式(图7-6,图7-7)。CPAP/PEEP主要用于下述病理状态。

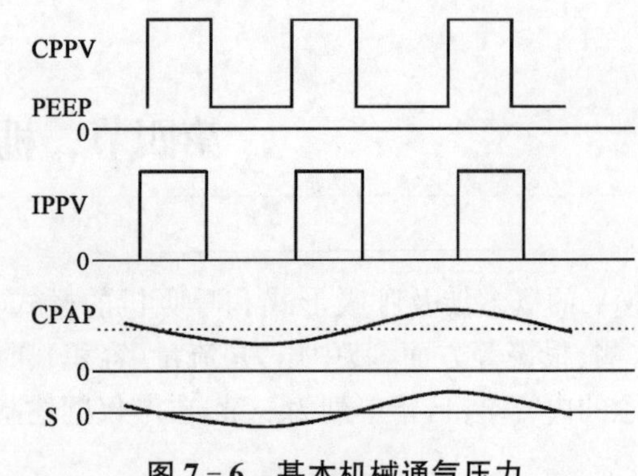

图7-6 基本机械通气压力

S代表自主呼吸

(1) 扩张陷闭肺泡:适当CPAP/PEEP扩张陷闭肺泡,减少静动脉血分流率($\dot{Q}s/\dot{Q}t$),减轻或消除切变力损伤,改善陷闭区肺循环,即在保护肺的基础上提高PaO_2,主要用于治疗急性呼吸窘迫综合征(ARDS)。

(2) 改善肺水肿:适当CPAP/PEEP能增加肺泡内压和肺间质静水压,有利于肺泡和间质液回流至血管腔;促进肺泡周围液体向间质分布;提高PaO_2,主要用于左心衰竭、肺水肿的治疗,也可用于其他肺水肿的治疗。

(3) 改善气道陷闭:用于周围气流阻塞性疾病,主要是慢性阻塞性肺疾病(COPD),对抗内源性PEEP(PEEPi),减少呼吸功,改善人机同步。

(4) 选择性降低左室后负荷:主要是通过降低过高的胸腔负压而降低左室跨壁压(准确反映左室后负荷),改善心功能,对急性或慢性心源性肺水肿有较好的治疗作用。

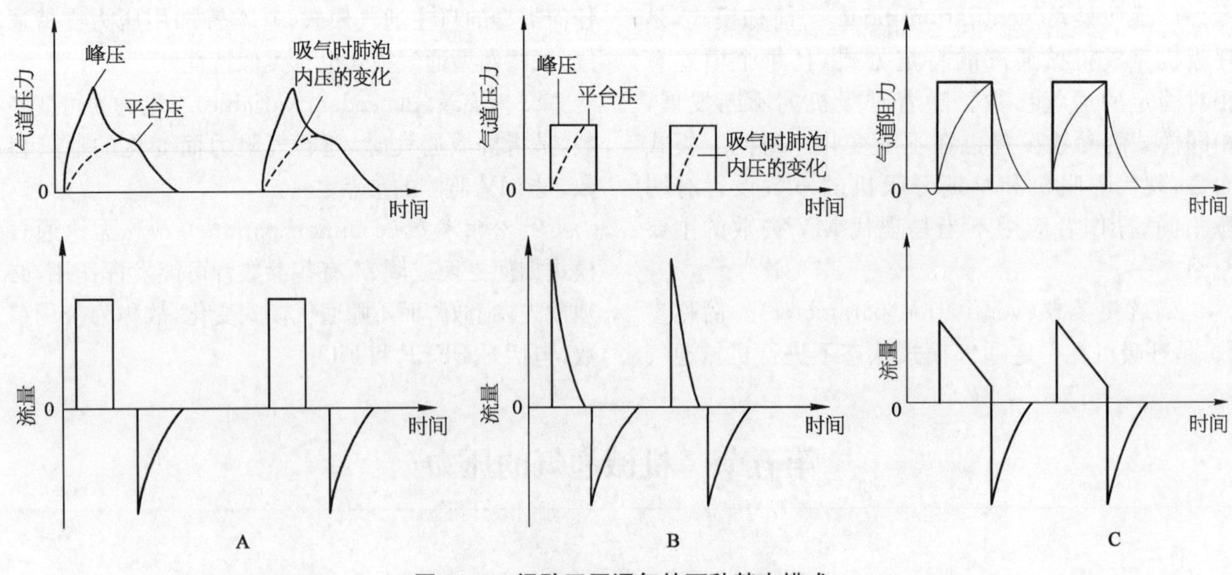

图7-5 间歇正压通气的两种基本模式

A:容积辅助/控制通气,流量为方波;B:压力辅助/控制通气,送气流量降至0;C:压力辅助/控制通气,送气流量未降至0,但接近0

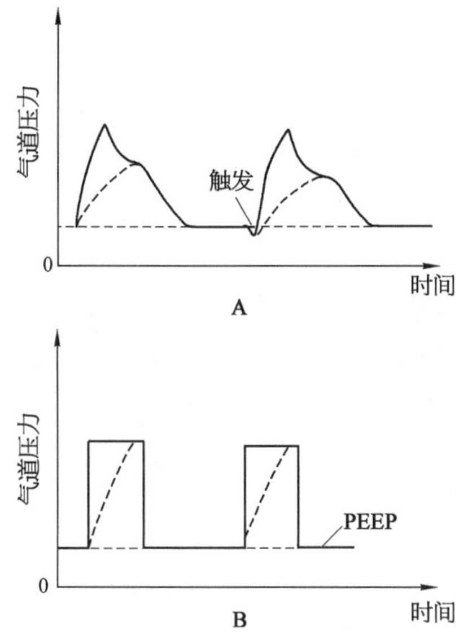

图 7-7　持续正压通气的两种基本模式

A：容积辅助/控制通气；B：压力辅助/控制通气

（5）降低气道阻力：任何情况下，低水平CPAP/PEEP皆可降低气道阻力（Raw），预防肺泡陷闭和MV导致的胸肺顺应性（Crs）减退。

5. 双相气道正压（biphasic positive airway pressure，BIPAP）　吸气相和呼气相皆设置正压，两者的调节互不影响，两者之间的压力差为通气压力，即增加或降低呼气相压力，峰压不变，通气压力相应下降或升高；增加或降低吸气相压力，峰压升高，且等于预设吸气相压力，呼气相压力不变，通气压力相应升高或降低。与CPPV高压和低压关系明显不同，后者低压升高或降低，峰压相应升高或降低，通气压力不变（图7-8）。由于变化特点不同，BIPAP有独特的特点（见第十二章第七节）。

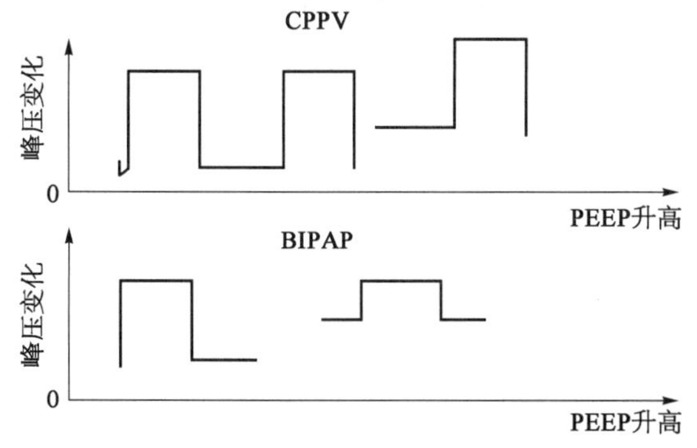

图 7-8　BIPAP与CPPV的区别模式图

二、机械通气过程的基本压力概念

1. 气道峰压（peak airway pressure，Ppeak）　简称峰压，是吸气过程中的最高气道压，在送气末测得，可反映总体通气阻力的大小。

2. 吸气末正压（end inspiratory positive pressure）　是吸气达峰压后，维持肺泡充盈的压力。在规范设置的情况下，气流可能消失（吸气末屏气），见于指令通气；也可能存在（图7-5），见于自主通气模式。正常情况下，吸气末正压是通气过程中肺泡承受的最大压力。

（1）吸气末正压的典型形式

1）平台压（plateau pressure，Pplat）：是吸气末正压的一种形式，指吸气末气流终止时显示的气道压。其作用是克服胸肺弹性阻力（Ers），使肺处于扩张状态，因此Pplat可反映Crs。

2）最高平台压（maximum plateau pressure，Pplatmax）和最低平台压（minimal plateau pressure，Pplatmin）：气道或肺泡病变的不均匀性和重力作用导致峰压克服Raw后，肺泡内压的分布并不一致，故临床测定的Pplat实质是吸气末平均肺泡压（Pplatmean，简称Pplat）。RC短的肺区Pplat最高，称为最高平台压，容易导致肺过度充气和无效腔样通气；RC长的肺区Pplat最低，称为最低平台压，容易导致通气量不足和分流样效应。

（2）吸气末正压的作用

1）扩张肺泡，改善肺水肿：主要用于ARDS或肺水肿的治疗，其效应与PEEP有一定的相似性，但因压力较高，作用更显著。总体上，吸气末正压主要是打开陷闭肺泡，使肺水肿更快向间质区分布，而PEEP则主要是维持肺泡开放，维持肺水肿的持续改善。

2）改善气体分布：适度吸气末正压符合呼吸生理，可用于各种呼吸衰竭的治疗，改善气体分布。在气道或肺实质病变不均匀时，吸气末正压可使气体有相对较充足的时间进入通气不畅的肺泡。

3）导致气压伤和循环功能障碍的重要原因：一般吸气末正压是肺泡承受的最大压力，是引起VALI的主要原因之一，对血流动力学的影响更大，故临床应用时需严格控制平台压的高低和持续时间。一般控制通气时压力≤35 cmH_2O，时间占呼吸周期（Ttot）的5%～10%。

4）有无平台的差异：一般而言，由于肺泡内压分布不均，平台的存在使气体可由压力较高的肺区或肺泡进入压力较低的肺区或肺泡，从而改善气体分布。由于平台仅出现于指令通气或间歇指令通气的指令部分，呼吸机显著抑制自主呼吸或完全控制通气，所以平台是必要的。无论是定容、定压还是两者混合的通气模式,平台不出现意味着通气参数设置不合适或欠合适。

自主通气模式不可能出现压力或流量平台,但自主呼吸可发挥充分代偿作用,改善气体分布,因此无平台是合理的。

3. 气道峰压与平台压之差(difference between peak airway pressure and plateau pressure) 是峰压与平台压的差值,反映呼吸系统的黏性阻力,主要是肺阻力(包括气道阻力和肺组织黏性阻力)或气道阻力的大小。

4. 平均气道压(mean airway pressure,Pmean) 是整个呼吸周期的平均气道压,受 Ppeak、Pplat、PEEP、吸气流量、压力波形、呼气回路阻力、Crs 等的综合影响。其大小实质是一个呼吸周期中压力曲线下的面积,主要用于反映 MV 对循环功能的影响。

5. 驱动压(driving pressure, DP) 在不同情况下有不同含义,一般指克服摩擦阻力而使流体流动的压力差。现阶段强调的 DP 是指患者呼吸肌不做功时,作用于整个呼吸系统、大于呼气末肺泡压的压力,即吸气末、呼气末的肺泡压之差。它可较好地反映 Crs,主要用于评价 ARDS 的 VALI 和指导保护性肺通气策略。

三、机械通气容易混淆的重要压力概念

1. 通气压力(ventilation pressure) 是吸气起始时的气道高压与肺泡内压之差,是定压型通气模式决定 VT 的主要因素,也是定容型模式反映通气阻力的基本参数。

2. 预设通气压力(preset ventilation pressure) 是气道高压与低压之差,是定压型通气模式决定 VT 的主要因素。在传统呼吸机的定压型模式中,直接设置预设压力;在 BIPAP 模式或 BiPAP 呼吸机中,预设通气压力为预设高压与低压之差。

3. 实际通气压力(actual ventilation pressure) 是吸气初期,气道高压与肺泡内压之差。在控制通气且无 PEEPi 的情况下,与预设通气压力相同,为气道高压与低压之差;若有 PEEPi 且 PEEP 不影响 PEEPi 大小的情况下,为气道高压与 PEEPi 之差;若 PEEPi 和 PEEP 同时存在,且实际呼气末肺泡正压(actual positive end expiratory alveolar pressure, PEEPtot or PEEPal)取决于两者的综合影响,则为气道高压与 PEEPtot 之差。若自主呼吸存在,吸气初期肺泡内压明显下降,实际通气压力也明显增大。

4. 压力坡度(pressure slope) 也称为压力上升或下降时间,是定压型通气模式送气压开始上升至预设值或从吸气高压结束开始下降至基线值的时间。传统早、中期呼吸机的这两部分时间皆接近于0,即呼吸机送气,压力迅速上升至预设值或迅速降至 PEEP(或0);现代呼吸机可以调节压力上升时间或压力下降时间,一般以秒、百分比或相对数(1、2、3等)来表示。

5. 吸气压力坡度(inspiratory pressure slope) 是定压型模式,呼吸机预设通气压力的上升时间。吸气压力坡度 0.2 s 是指达预设通气压力需 0.2 s,从而使吸气触发后达峰流量的时间延长,有助于减轻过快、过高的吸气压和过高的流量对面部或气管的刺激。较陡直时,流量高,适合深快呼吸的患者;反之则初始流量低,适合呼吸平缓的患者。

6. 呼气压力坡度(expiratory pressure slope) 是定压型模式,吸气结束后气道压的下降时间。较陡直时,压力下降快,反之则下降慢。该参数更多设置于现代 BiPAP 呼吸机,可防治上气道陷闭,主要用于复杂阻塞性睡眠呼吸暂停低通气综合征(OSAHS)的无创正压通气(NPPV)治疗;部分情况下,也可用于周围气道陷闭,主要是 COPD 的治疗。

第六节 机械通气的流量与潮气量

MV 的压力差产生 F 和 VT,是驱动气体进出肺的直接动力。在定容型模式中,吸气 F 或 VT 是预设的,所以准确掌握 F 的形态、大小以及 VT 的不同概念是 MV 的重要基础。

一、流量波形的形态

1. 呼吸流量波形(respiratory flow waveform) 是自主呼吸或 MV 时,呼吸气流的变化形态,包括

吸气和呼气，一般指吸气流量波形，主要有正弦波、递减波、方波(图 7-9)。

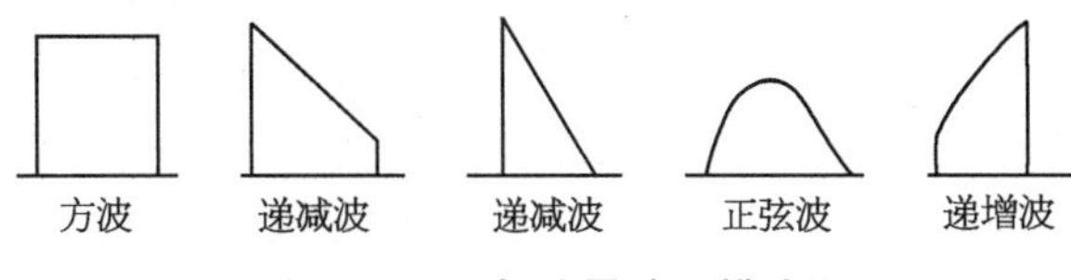

图 7-9　吸气流量波形模式图

2. 方波(square wave)　在整个送气过程中，F 恒定，峰流量和平均流量相同，是定容型通气模式的基本流量波形。选择方波时，送气过程中维持恒定高 F，故 Ti 短，Ppeak 高，Pmean 低，更适合循环功能障碍或低血压的患者，但由于其与呼吸生理符合度小，总体应用不断减少。

3. 递减波(decelerating wave)　吸气开始时，流量迅速上升至峰值，随后呈线性或指数(一般为线性)下降，至峰流量的一定比例(绝大多数)或 0(少数)，送气结束。递减波是定压型模式的基本波形，也是定容型模式的常用波形。较快自主呼吸的流量波形接近递减波。选择递减波时，送气初始 F 最高，然后逐渐下降，一般降至峰流量的 25%左右，故 Ti 长，Pmean 高，Ppeak 低，更适合有气压伤的患者。呼吸较强患者的吸气初始 F 高，与方波相比，递减波不仅容易满足患者吸气初期对高 F 的需求，也符合吸呼气转换的特点，且更符合呼吸生理变化，临床应用明显增多。

4. 递增波(accelerating wave)　吸气开始 F 很低或为 0，然后呈线性或指数上升至最大值，送气结束。递增波曾是定容型模式的一种流量形态，因不符合 MV 时的呼吸生理特点，已被淘汰。

5. 正弦波(sine wave)　吸气 F 逐渐增加至最大值，随后逐渐减小，如物理模型中的正弦形态。健康人平静呼吸时的流量波形接近正弦波。正弦波曾是定容型模式的一种流量形态，因不符合 MV 时的呼吸生理特点，已被淘汰。

6. 流量坡度(flow slope)　也称为流量上升时间。在定容型模式的递减波或方波中，吸气触发后，F 迅速上升至峰值，容易产生对面部或气管的刺激。设置流量坡度也可产生类似吸气压力坡度的效应，改善人机配合；但设置不当，也是导致人机对抗和通气失败的常见原因。

二、吸气流量大小

1. 吸气流量(inspiratory flow)　是吸气时间内，被通气者自主吸入或呼吸机输送气体的速度。

2. 吸气峰流量(peak inspiratory flow，PIF)　是吸气时间内，被通气者自主吸气或呼吸机输送气体的最大瞬时速度。

3. 平均吸气流量(mean inspiratory flow)　是送气过程中，吸气 F 的平均值，其大小为吸气潮气量与送气时间(不是吸气时间)的比值。方波的平均吸气流量等于峰流量。

三、潮 气 量

潮气量也称为潮气容积，是最常用的通气参数之一，有吸气 VT、呼气 VT、预设 VT、监测 VT 等概念。

(一) 潮气量的基本概念

1. 预设潮气量(preset tidal volume)　是用定容型模式时，在主机上设定的 VT。

2. 直接设置潮气量(direct preset tidal volume)　是定容型模式 VT 的直接设置，又分两种类型，一是容积限制容积转换，即达预设 VT 转化为呼气；二是容积限制时间转换，即有吸气末屏气，VT 达预设值后吸气仍维持，达预设 Ti 后转换为呼气，前者已基本被淘汰。

3. 间接设置潮气量(indirect preset tidal volume)　先设定流量形态、流量大小及送气时间和屏气时间。VT 是平均流量和送气时间的乘积。特点是流量限制(流量的形态和大小恒定)时间转换。比如，预设值分别为：Ti 为 1 s(其中送气时间为 0.8 s，屏气时间为 0.2 s)，流量为方波，大小为 500 mL/s，则 VT=500 mL/s×0.8 s=400 mL。现代呼吸机常同时有 VT 设定按钮和上述各种参数的设置按钮，其中设定的 VT 只是目标 VT，但若设置的流量和时间参数不当，实际输出 VT 远低于预设目标 VT。上述情况临床常见，是导致人机对抗、VALI、呼吸机相关性肺炎(VAP)的常见原因，但容易被忽视或错误解读。

4. 输出潮气量(efferent tidal volume)　由于通气参数设置不当和压力对容积的影响，预设 VT 不能全部进入连接管路。实际进入连接管路的气容积称为输出 VT。

5. 监测潮气量(monitoring tidal volume)　是呼吸机监测的 VT 大小。由于连接管路的顺应性和气体的可压缩性，监测的吸气 VT 常比预设 VT 或输出 VT 小。在设定的流量和时间参数合适的情况下，现代呼吸机多能自动校正上述影响，设定值、输出值、监测值基本相同。

6. 吸气潮气量(inspiratory tidal volume, VTi) 是静息状态下,每次呼吸时,自主吸入或呼吸机输入VT的多少。

7. 呼气潮气量(expiratory tidal volume, VTe) 是静息状态下,每次呼吸时,自主呼出或呼吸机排出VT的多少。由于呼出气是肺内充分湿化、温化的气体,故一般比吸气VT大。

(二) 影响潮气量的因素 不同VT可以有较大差别,对通气效果和肺泡引流有重要影响,但临床上容易被忽视。在定容型模式中,吸入VT是预设值;在定压型模式中,吸入VT是因变量。预设值一般为吸气VT;监测值可以是吸气VT,也可以是呼气VT,或两者皆同时监测。一般呼气VT和吸气VT不同的主要原因是:① 气体存在动态压缩,压缩容积为1～2 mL/cmH_2O;连接管路也存在动态扩张,增加气容积也为1～2 mL/cmH_2O,故总体压缩容积为2～3 mL/cmH_2O,如气道峰压50 cmH_2O时,气体压缩容积可达150 mL,此时吸气VT可以显著小于呼气VT,故现代呼吸机皆加用顺应性校正,以减轻或消除该部分因素的影响。② 呼吸商(respiratory quotient, RQ)一般为0.8～0.85,故正常呼气VT小于吸气VT,不同进食情况影响两者的大小。③ 吸入气为室温气体,随环境状态可以有较大变化。呼出气为充分加温、加湿的肺泡气,一般温度为38℃或略高(随体温而变化);相对湿度恒定,为100%,相当于饱和水蒸气压47 mmHg。其中,后者是主要的影响因素,故实际呼气VT常明显大于吸气VT,评价VT时应充分考虑上述因素的影响。

当呼吸机输出VT相同时,不同型号呼吸机监测的吸气VT也可能有一定差别,随容积(流量)感受器的位置及校正装置而改变,是临床应用时强调个体化VT的原因之一。在连接管路吸气端监测的吸气VT是呼吸机的输出VT,只有感受器在近患者端时,才能准确代表进入人工气道(或气管)的吸气VT。若连接管路为面罩,还要减去一部分无效腔才能表示进入气道的吸气VT;持续气流的存在,可减少无效腔,增大吸入气道的VT。同样,感受器在近患者端时,呼气VT才真正代表患者的真实呼气VT。

第七节 机械通气的时间参数

MV的时间参数比自主呼吸复杂,且随不同呼吸机类型而变化。对时间参数的错误理解是临床设置不当、人机对抗的常见原因。

(一) 吸呼气时间

1. 呼吸周期(respiratory cycle, total cycle time, Ttot) 是一次吸气开始至下一次吸气开始的时间。在多数情况下,由吸气时间(包括触发时间)和呼气时间组成,在BiPAP或BIPAP,由吸气相时间和呼气相时间组成。

2. 吸气时间(inspiratory time, Ti) 是呼吸机接受吸气触发机制,开始吸气到呼气装置开放、开始呼气前的时间。吸气时间包括触发时间(控制通气无)、送气时间、屏气时间(压力支持通气模式及其衍生模式或其他自主性模式无)、吸呼气转换时间(正常情况下极其短暂,可忽略)。

3. 呼气时间(expiratory time, Te) 是呼吸机呼气装置开放,开始呼气至下一次开始吸气前的时间。

4. 吸呼气时间比(I∶E ratio, I∶E) 简称吸呼比,是Ti与Te的比值。

(1) 基本概念

1) 预设吸呼气时间比(preset I∶E ratio):简称预设吸呼比,是在指令或间歇指令通气模式中,预设的Ti与Te的比值。

2) 实际吸呼气时间比(actual I∶E ratio):简称实际吸呼比,是实际Ti与实际Te的比值。在持续指令或间歇指令通气中,若无自主呼吸存在,与预设值一致;反之则多数情况下与预设值不一致。

(2) 临床意义:在持续指令通气或间歇指令通气的机械通气部分,Ti一般为预设值,包括触发时间(非控制通气)、送气时间和屏气时间。实测Te和I∶E受实测RR的影响,实测RR和预设RR相同时,Te和I∶E皆为预设值,否则皆随实测RR的增加而相应缩短。

实测值(而不是预设值)应符合患者的呼吸生理变化,但不能超出呼吸机的工作范围。实际Ti和I∶E不符合要求(意味Te也不符合要求),是导致实际输入VT不足、人机对抗、VALI、VAP的常见原因,但常被错误解读或忽视。

5. 送气时间(insufflation time) 是从呼吸机接受吸气触发机制、开始送气,到吸气阀关闭、吸气气流终止的时间;与 Ti 可以一致,也可以不同。

6. 屏气时间(pause time) 是吸气气流终止至呼气前的时间。对于指令或间歇指令通气,该时间应存在,且占 Ttot 的比值一般为 5%～10%;否则多提示通气参数设置不当。

(二) 特殊概念

1. 吸气末屏气(end inspiratory hold) 是正压通气时,吸气流量停止而呼气阀未打开的状态。此时无呼吸气流产生,有助于吸入气在肺内均匀分布。其压力为平台压,其时间为屏气时间,多通过设置呼吸机参数直接或间接设定,也可通过人工操作完成。

2. 呼气末屏气(end expiratory hold) 是呼气压力降至 0 或 PEEP 水平,并在下一次吸气前呼气阀关闭的状态,主要用于 PEEPi 和 PEEPtot 的测定。

(三) 吸呼气时相

1. 吸气相(inspiratory phase) 是 BiPAP 呼吸机或 BIPAP 模式的专用名词,指在呼吸机预设的、完成吸气过程的时相(包括送气和屏气时相),但允许自主呼吸在一定限度内自由出现,即在该时相内出现自主呼气,或屏气阶段出现自主吸气或呼气,会产生额外气流而无明显人机对抗;若无自主呼吸出现,则为吸气时间,与传统呼吸机的吸气时间相同。

2. 呼气相(expiratory phase) 是 BiPAP 呼吸机或 BIPAP 模式的专用名词,指在呼吸机预设的、完成呼气过程的时相,但允许自主呼吸在一定限度内自由出现,即在该时相内可出现自主吸气,产生额外气流而无明显人机对抗;若无自主吸气出现,则为呼气时间,与传统呼吸机的呼气时间相同。

3. 吸气相压力(inspiratory positive airway pressure, IPAP) 是 BiPAP 呼吸机或 BIPAP 模式的特有概念,习惯称为高压,实质是设定的吸气高压。

4. 呼气相压力(expiratory positive airway pressure, EPAP) 是 BiPAP 呼吸机或 BIPAP 模式的特有概念,习惯称为低压,相当于 PEEP。

5. 吸气相时间(inspiratory phase time, Ti) 是 BiPAP 呼吸机或 BIPAP 模式的特有概念,实质是完成吸气相压力的时间。若无额外自主呼吸出现,即为吸气时间,与吸气相压力组成完整的吸气相概念。

6. 呼气相时间(expiratory phase time, Te) 是 BiPAP 呼吸机或 BIPAP 模式的特有概念,是完成呼气相压力的时间。若无额外自主吸气出现,即为呼气时间,与呼气相压力组成完整的呼气相概念。

第八节 机械通气时的呼吸频率

与自主呼吸不同,应用呼吸机时,呼吸频率(respiratory rate, RR)的概念众多,容易导致表达混乱,简述如下。

1. 预设通气频率(preset ventilation rate) 是为保证呼吸机完成必要的 VE,根据患者情况,按通气模式要求设定的 RR,如各种辅助/控制通气、控制通气或间歇指令通气等皆需设定 RR。单纯辅助通气、压力支持通气、神经调节辅助通气等辅助或自主通气模式没有预设 RR。

2. 实际呼吸频率(actual breathing frequency) 是呼吸机实际监测到的 RR,包括由患者自主吸气触发和呼吸机按预设要求完成的呼吸次数。实际 RR≥预设 RR。若假触发频繁,实际 RR 增快(下同);若有自主吸气动作,但未触发,呼吸机监测不显示 RR。

3. 机械通气频率(mechanical ventilation frequency) 是呼吸机按预设吸气要求进行通气的次数,主要用于描述按吸气指令要求完成的 RR,如控制通气和同步间歇指令通气的预设 RR、辅助通气和辅助/控制通气的实际 RR。

4. 自主呼吸频率(spontaneous respiratory frequency) 是 MV 时,自主呼吸或主要由自主呼吸完成的呼吸次数,如 CPAP、压力支持通气及其衍生模式、成比例通气的 RR;在同步间歇指令通气或同步间歇指令通气+压力支持通气,除预设 RR 以外,由自主呼吸或压力支持通气完成的呼吸次数。

5. 总呼吸频率(total respiratory frequency) 是每分钟呼吸机按指令通气的次数和自主呼吸(包括压力支持通气等自主通气模式)完成的呼吸次数之和,主要描述同步间歇指令通气、同步间歇指令通气+压力支持通气及其衍生模式完成的全部 RR。

总之,无论患者自主呼吸的多少和强弱,呼吸机强行完成的呼吸次数或最低送气次数,称为预设 RR。实际 RR 是呼吸机实际送气次数或呼吸机送气与自主呼吸(或自主通气模式)次数之和,部分呼吸机能区分机械通气和自主呼吸频率。

第九节　机械通气的时程

前述呼吸机的结构和基本概念涉及 MV 的时程,为保持内容的完整性和系统性,简述如下。

(一) 呼气向吸气的转换　简称吸气触发或触发,结合本章第一节,简述如下。

1. 时间转换　由预设的吸气时间和呼气时间(呼吸周期)决定,是控制通气的转换方式。

2. 自主转换　自主吸气触发,使气道压力、流量或容积等参数达一定数值触发呼吸机送气,在辅助通气或自主通气时发挥作用。触发水平多可自主调节,有时固定。触发机制以压力触发和流量触发为主,总体而言,流量触发稳定,敏感度高,临床应用更多。现代呼吸机大多同时设置压力触发和流量触发,以便于临床选择,也出现其他转换方式,如容积转换、流量形态转换、复合转换等,后者主要见于 BiPAP 呼吸机。

3. 自动转换　触发水平设置不当或受外来因素影响,使气道压或流量等达一定水平触发呼吸机送气,是导致人机对抗的常见原因,也可用于检测呼吸机的最大工作频率。

(二) 吸气向呼气的转换　习惯上称为吸呼气转换或吸呼气切换,指吸气过程中,当某变量达预设值,呼吸机吸气终止转为呼气,有五种基本形式:容积转换、压力转换、时间转换、流量转换、自主转换。时间转换、流量转换和自主转换是目前最常用的转换方式。

1. 压力转换　气道压达预设值转为呼气,是早期定压型呼吸机的转换方式。特点是气道压恒定,对循环功能影响较小;但 VT 随 Raw 或 Crs 而变化,压力变化形态接近三角形,容易导致肺泡内压和肺泡内气体分布不均。已基本被淘汰。

2. 容积转换　VT 达预设值转换为呼气,是早期定容型模式的转换方式。特点是 VT 稳定,有助于保障有效通气量,但设置不当会出现通气不足或通气过度,气道压随 Raw 或 Crs 而变化。目前,该方式的应用也极少。

3. 时间转换　吸气时间达预设值转为呼气,是目前定容型和定压型模式的基本转换方式。

与早期压力转换的定压型通气模式相比,现代定压型模式的吸气压力形态呈方形,不仅压力恒定,气压和气流量在肺内的分布也较均匀。现代定容型模式与早期容积转换模式的基本特点相似,但多加用吸气末屏气,即呼吸机送气达预设容积或达预设流量后,并不立即转换为呼气,而是持续至屏气结束后再转换为呼气,因此其本质也是时间转换。

4. 流量转换　吸气流量降至峰流量的一定比例(多为 25%)或一定绝对值(多为 1 L)转为呼气。特点是气道压恒定,VT 与预设压力、自主呼吸能力直接相关,也受 Raw 和 Crs 的影响,是压力支持通气及其衍生模式的基本转换方式。现代呼吸机的流量转换多可调节,以满足不同需要,但调节不当反而影响通气效果,发生人机对抗。

5. 复合转换　以上述某一种基本方式为主,加用其他辅助性保护措施。平时基本转换方式起作用,超过一定限度后辅助方式发挥作用,如 BIPAP、成比例通气等模式。

6. 自主转换　按被通气者的自主呼吸节律要求,使呼吸机从吸气转换为呼气,是现代新型自主通气模式,如成比例通气的基本转换方式,也是自主呼吸的转换方式。

(三) 吸气完成和吸呼气转换　吸气完成和吸呼气转换是连续完整的过程,吸气转换为呼气的完整方式主要有:容积限制容积转换、容积限制时间转换、流量限制时间转换、压力限制压力转换、压力限制时间转换、压力限制流量转换、自主限制自主转换。

(四) 呼气过程　与自主呼吸相似,MV 的呼气过程也是被动的或以被动为主,但通气参数设置不当,主动呼气发挥较大作用,容易导致人机对抗,是通气失败的常见原因。

第十节　完成机械通气的基本要求

完成 MV 的基本要求是通气方向的单一性和通气管路的密闭性。

(一) 通气方向的单一性　吸气时，吸气阀(或活瓣等)充分开放，呼气阀(或活瓣等)关闭或维持较小的开放状态，气体由呼吸机送入气道，而不至于由呼气口漏出或过多漏出；呼气时，呼气阀充分开放，吸气阀关闭或维持较小的开放状态，气体从呼气口排出，而不至于反流进入吸气管路，从而保证通气量的有效完成和通气模式的正常运转。

1. 机械阀　保障通气方向单一性的方法有单向活瓣或单向阀(机械阀)，包括吸气阀和呼气阀，如简易呼吸器(图 7－10)、早期呼吸机、现代部分呼吸机。

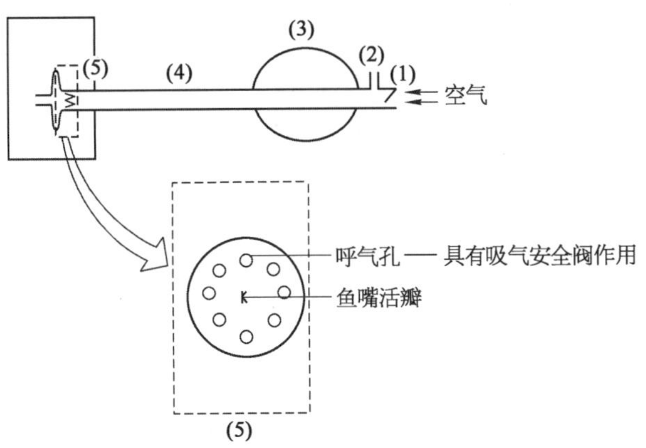

图 7－10　简易呼吸器的结构示意图

(1) 单向活瓣；(2) 氧气导管接口；(3) 气囊；(4) 螺纹管；(5) 鱼嘴活瓣

因被通气者必须克服吸气单向活瓣或单向阀阻力触发呼吸机送气，呼出气流又必须经过阻力较高的呼气单向阀，故常明显影响辅助通气或自主通气模式的吸气触发和送气过程。现代机械阀的性能多明显改善。

2. 电磁阀　现代呼吸机多采用双气路完成吸气和呼气，通过电磁阀保持通气方向的单一性。其特点是呼气阀在吸气期关闭或维持较小的开放状态，吸气阀充分开放；在呼气期，呼气阀充分开放，吸气阀则相反。吸气阀在吸气期的充分开放与呼气阀的关闭或接近关闭同步；反之亦如此。

3. 持续气流　BiPAP 呼吸机主要通过较高流量的持续气流完成单一性，即吸气时，少部分气体经呼气口漏出，但较大流量的持续气流仍能在呼吸机驱动下进入气道；呼气时，大部分气体通过呼气孔迅速排入大气，少部分气流反流入吸气管路，但通过持续气流的冲洗，大部分又排入大气，故能有效维持正常通气，且无效腔非常小。

(二) 通气管路的密闭性　吸气时，气体由呼吸机送入气道，呼气时，从呼气口排出而不至于从异常部位漏出，称为密闭性。有助于保障各种通气模式正常运转(包括吸气触发、送气完成、屏气、吸呼气转换、CPAP/PEEP 的维持)，并保障 VE。漏气，特别是“隐形漏气”(即在管路不漏气的情况下，“设置”的 VT 并未送入气道，主要见于通气参数调节不当)是导致通气失败的常见原因，但容易被忽视。

第十一节　机械通气模式简介

通气模式是呼吸机的基本功能设置，与通气参数结合，共同完成 MV。通气监测和报警保障 MV 的安全性。

一、常用通气模式

1. 控制通气(controlled ventilation，CV)　是通气量及通气方式全部由呼吸机决定的通气模式，与自主呼吸无关，分压力控制通气和容积控制通气，压力变化为 IPPV(图 7－6)。

(1) 容积控制通气(volume control ventilation，VCV)：习惯上简称控制通气(CV)。VT、RR、I∶E 或 Ti 完全由呼吸机控制。分三种基本类型：容积限制容积转换、容积限制时间转换、流量限制时间转换，目前前者基本被淘汰，后者最常用。

(2) 压力控制通气(pressure control ventilation，PCV)：分两种基本类型，一种是压力限

制压力转换,压力变化接近三角形;另一种是压力限制时间转换,压力波形为方形,流量为递减波,后者已基本逐渐取代前者。

2. 辅助通气(assisted ventilation, AV) 潮气量(或通气压力)由呼吸机决定,但由自主吸气触发,RR和I∶E随自主呼吸变化,实质是控制通气模式同步化,也分为容积辅助通气(volume assist ventilation, VAV、AV)和压力辅助通气(pressure assist ventilation, PAV)。

3. 辅助/控制通气(assist-control ventilation, A/C) 是上述两种通气方式的组合,也分定容型和定压型两种基本类型。自主呼吸能力强,超过预设RR为辅助通气;自主呼吸能力弱或无自主呼吸,实际RR等于预设RR,为控制通气。预设RR称为背景频率,起"安全频率"作用,有利于防止明显通气不足,也有利于改善人机配合。现代呼吸机基本用此方式取代单纯的CV和AV。

(1) 具体通气模式

1) 容积辅助/控制通气(volume assist-control ventilation, V-A/C):简称辅助/控制通气(A/C),当患者自主RR低于预设RR或患者吸气努力不能触发呼吸机送气时,为VCV;当患者吸气能触发呼吸机送气时,为VAV。

除VT、Ti(包括送气时间和屏气时间)、RR等常规参数外,现代A/C模式还常有流量波形和大小、流量上升速度、压力限制等辅助参数,但临床上容易忽视或调节不当,是导致通气失败的常见原因。

2) 压力辅助/控制通气(pressure assist-control ventilation, P-A/C):当患者自主RR低于预设RR或患者吸气努力不能触发呼吸机送气时,为PCV;当患者吸气能触发呼吸机送气时,为PAV。

除通气压力、Ti、RR等常规参数外,现代P-A/C模式还常有吸气压力坡度、呼气压力坡度等参数,但临床上容易被忽视或调节不当,是导致通气失败的常见原因。

(2) 通气模式的特点:无论自主呼吸次数的多少和强弱,呼吸机皆在预设Ti内,按预设潮气量(定容型模式)或通气压力(定压型模式)等对每次呼吸给予通气辅助,故称为持续指令通气(continuous mandatory ventilation, CMV)(图7-11);有自主吸气触发时,称为同步持续指令通气(synchronized continuous mandatory ventilation, SCMV)。

现代呼吸机皆有同步功能,CMV和SCMV有相同的含义。

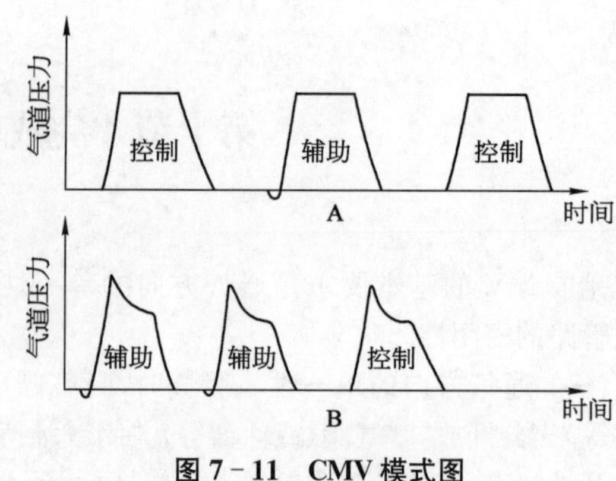

图7-11 CMV模式图

A:定压型;B:定容型

1) 定容型持续指令通气(V-CMV或V-SCMV,简称CMV或SCMV):无论自主呼吸次数的多少和强弱,呼吸机皆在预设Ti内,按预设VT对每次呼吸给予通气辅助。按容积控制或容积辅助完成的CMV称为V-CMV;若有自主吸气触发,则称为V-SCMV,包括V-A/C、VCV、VAV。多数V-A/C的衍生模式,如A/C+autoflow也符合V-CMV的基本特点,但人机关系改善。

2) 定压型持续指令通气(P-CMV):无论自主呼吸次数的多少和强弱,呼吸机皆在预设Ti内,按预设通气压力对每次呼吸给予通气辅助。按压力控制或压力辅助完成的CMV也称为P-CMV;若有自主吸气触发,则称为P-SCMV,包括P-A/C、PCV、PAV。多数P-A/C的衍生模式,如压力调节容积控制通气(PRVCV)也符合P-CMV的基本特点,但人机关系改善。

上述模式主要用于无自主呼吸或自主呼吸较弱的患者,或自主呼吸较强,但需要镇静剂和肌松剂控制通气的患者。

4. 间歇指令通气(intermittent mandatory ventilation, IMV) 曾称为间歇强制通气,即呼吸机按预设要求间断发挥指令通气作用,压力变化相当于间断IPPV,每两次MV之间是自主呼吸,呼吸机只提供气源,不提供呼吸支持。在自主呼吸期间,可加多种"自主通气模式",最常用压力支持通气模式。IMV也分容积控制间歇指令通气(V-IMV或IMV)和压力控制间歇指令通气(P-IMV)(图7-12)。

(1) 容积控制间歇指令通气(volume-controlled intermittent mandatory ventilation):又称定容型间歇指令通气,简称间歇指令通气(IMV)。呼吸机按预设RR送气,每个吸气过程皆是由预设VT、Ti

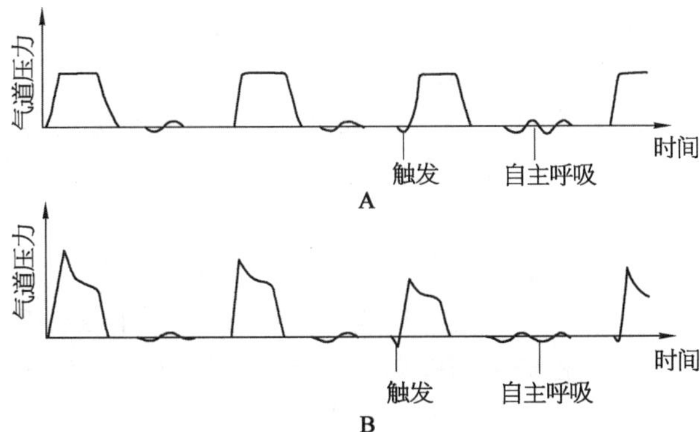

图 7-12　IMV(SIMV)模式图

A：定压型模式；B：定容型模式

完成的通气模式，两次 MV 之间是不受呼吸机干预的自主呼吸。

(2) 压力控制间歇指令通气(pressure-controlled intermittent mandatory ventilation，P-IMV)：又称定压型间歇指令通气。呼吸机按预设 RR 送气，每个吸气过程是由预设通气压力、Ti 完成的通气模式，两次 MV 之间是不受呼吸机干预的自主呼吸。

5. 同步间歇指令通气(synchronized intermittent mandatory ventilation，SIMV)　即 IMV 同步化，其特点是呼吸机皆设定一定时间的触发窗，一般为呼吸周期时间的后 25%。在该段时间内，自主吸气动作可触发呼吸机送气；若无自主吸气触发，则在下一呼吸周期开始，呼吸机按 IMV 的设置要求自动送气。SIMV 分为定容型同步间歇指令通气和定压型同步间歇指令通气。现代呼吸机的 IMV 皆有同步功能，IMV 和 SIMV 有相同的含义。

(1) 容积控制同步间歇指令通气(volume-controlled synchronized intermittent mandatory ventilation，V-SIMV)：又称定容型同步间歇指令通气，简称同步间歇指令通气(SIMV)。呼吸机按预设 RR 送气，但由自主吸气触发，每个吸气过程是由预设 VT、Ti 完成的通气模式，两次 MV 之间是不受呼吸机干预的自主呼吸。

与 A/C 模式相同，除 VT、Ti(包括送气时间和屏气时间)、RR 等常规参数外，现代 V-SIMV 模式也有流量波形和大小、流量上升速度、压力限制等参数，但临床上容易被忽视或调节不当，是导致通气失败的常见原因。

(2) 压力控制同步间歇指令通气(pressure-controlled synchronized intermittent mandatory ventilation，P-SIMV)：又称定压型同步间歇指令通气。呼吸机按预设 RR 送气，但由自主吸气触发，每个吸气过程是由预设通气压力、Ti 完成的通气模式，两次 MV 之间是不受呼吸机干预的自主呼吸。

与 P-A/C 模式相同，除通气压力、Ti、RR 等常规参数外，现代 P-SIMV 模式也常有吸气压力坡度、呼气压力坡度等参数，但临床上容易被忽视或调节不当，是导致通气失败的常见原因。

与 V-A/C、P-A/C 的衍生模式相同，V-SIMV、P-SIMV 的衍生模式多数也符合 SIMV 的基本特点，但人机关系改善。

上述模式主要用于有一定自主呼吸能力的患者或撤机过程。

6. 压力支持通气(pressure support ventilation，PSV)　是自主吸气触发和维持吸气过程，并间接影响吸呼气的转换，呼吸机给予一定压力辅助和限制的通气模式。压力为方波，流量为递减波，流量转换。吸气 F、VT、RR 受自主呼吸能力和支持压力(support pressure，PS)的双重影响，是目前最常用的通气模式之一。

现代 PSV 模式常有吸气压力坡度、呼气压力坡度、吸呼气转换水平的调节，但临床上容易被忽视或调节不当，是导致通气失败的常见原因。

PSV 主要用于有一定自主呼吸能力且通气阻力不是非常大的患者或撤机过程。对于 Raw 显著增加的患者，触发和维持 PSV 非常困难，不适合单独应用 PSV；Crs 显著减退的患者容易导致浅快呼吸，通气效率显著下降，需注意适当选择、调节以及与 SIMV 联合应用。

7. 持续气道正压(CPAP)　呼吸机在整个呼吸周期中提供一恒定压力，通气过程由自主呼吸完成。实质是以零压为基线的自主呼吸基线上移(图 7-6)，其基本特性和作用与 PEEP 相同，主要用于 OSAHS 和肺水肿患者。

CPAP 和 PEEP 的概念有较大的随意性，比如 SIMV+PEEP 模式，呼吸机按预设潮气量或压力要求送气的部分为 PEEP；按自主呼吸送气的部分应为 CPAP，故有些人也称 SIMV+PEEP 为 SIMV+CPAP，特别是在自主呼吸占绝对优势的情况下。再比如，也有人将 PSV+PEEP 和 PSV+CPAP 混用，因为 PSV 既有部分机械辅助通气，又有部分自主通气，前者应称为 PEEP，后者应称为 CPAP。后文将要描述的 BIPAP 和气道压力释放通气也有相似情况，因此实际应用时，无须过于纠缠 CPAP 和 PEEP，但正式文本表达应采用正规定义，即完全由自主呼吸提供的为 CPAP，有呼吸机起辅助或指令作用的皆为PEEP。

8. 自动持续气道正压(auto continuous positive airway pressure, auto-CPAP) 简称自动CPAP。在微电脑调节下,根据实际需要自动调节CPAP的大小,从而既能保证治疗效果,又能降低呼气阻力,显著改善患者的依从性。主要用于OSAHS的治疗,即OSAHS患者入睡前,上气道充分开放,不需要CPAP;在不同睡眠时相和不同阶段,气道塌陷程度不同,对CPAP的需求也不同,自动CPAP能满足不同情况下的需求。

9. 叹气样通气(sign) 相当于自然呼吸中叹气样呼吸,VT增加0.5~1.5倍,其作用是扩张陷闭肺泡,多在V-A/C或V-SIMV时发挥作用,部分呼吸机是通过增加PEEP(VT不变)实现叹气样的作用。因此,sign不是真正的通气模式,而是部分通气模式中的一个特殊参数。

二、较少用到的通气模式

1. 指令分钟通气(mandatory minute ventilation, MMV) 呼吸机按预设VE通气,若自主VE低于预设值,不足部分由呼吸机提供;若无自主呼吸,则实际VE等于预设VE;若自主VE大于或等于预设值,呼吸机则停止通气辅助,故有一定程度的智能化。MMV可用各种正压通气的形式提供,多用PSV。对于呼吸肌无力或呼吸功能不稳定的患者,MMV有助于提供足够的VE。主要缺点:不能识别浅快呼吸,可能导致生理无效腔(VD)/VT增大,肺泡通气量($\dot{V}_A$)不足。

2. 反比通气(inverse ratio ventilation, IRV) 常规机械通气和自然呼吸时,Ti<Te。若设置Ti/Te≥1为反比通气,因不符合呼吸生理,常需镇静剂和肌松剂来抑制自主呼吸。

(1) 基本方式:有定压(P-IRV)和定容(V-IRV,简称IRV)两种基本形式。后者实质是V-A/C或V-IMV按反比形式来完成的,常需较大量的镇静剂和肌松剂来抑制自主呼吸,不宜常规应用。前者实质是PCV或P-IMV按反比完成的通气形式,宜首选,其主要特点是压力为方波,气道压恒定,流量为递减波,气体分布均匀,初始流量较高,有自主呼吸时,容易实现人机配合,对镇静剂和肌松剂的需求量较小。

(2) 参数设置:现代定压或定容IRV的实施皆涉及上述各种定压或定容模式的参数。

(3) 适应证:曾用于ARDS的治疗,短时效果较好,但死亡率可能升高,现极少用;即使应用,也应短时应用,氧合改善后及早恢复常规正比通气。

(4) 主要优点:① Ti延长,气体分布更均匀;气体交换时间延长,有助于改善气体交换;Ppeak和Pplat下降,可能有助于预防VALI。② Te缩短,产生PEEPi,增加FRC,有利于萎陷的肺泡复张。

(5) 主要缺点:① 与自主呼吸不协调,需用镇静剂和肌松剂来抑制自主呼吸。② Ti延长,肺泡扩张时间延长,与PEEP或PEEPi共同作用增强对心血管系统的抑制。③ PEEPi在肺泡内分布不均,改善换气的效率较差。④ 肺泡在高压力水平扩张时间过长,容易导致跨肺压持续升高和扩张性损伤。

(6) 临床实际情况:临床上按常规正比通气参数设置,但因设置不当,导致实际RR明显增快,实际出现IRV的机会很大,从而导致肺扩张性损伤、切变力损伤和负压性水肿的机会明显增加,以及临床治疗失败,但临床上容易被忽视或错误解读。

3. 气道压力释放通气(airway pressure release ventilation, APRV) 传统通气方式的供气特点是呼吸机供气,使肺从较低容积升至较高容积(吸气末),产生VT。APRV为周期性释放气道压力,肺从高容积降至低容积产生VT,属定压型通气模式,实质是CPAP/PEEP的周期性降低(图7-13)。

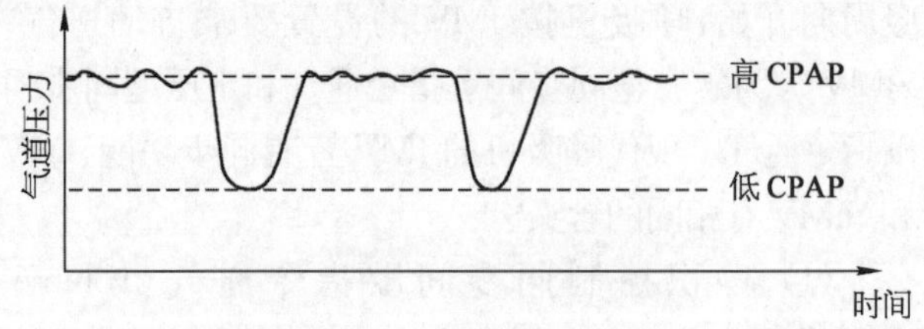

图7-13 APRV模式图

(1) 特点:APRV是复合型模式,若无自主呼吸,通气方式与PCV或P-IRV完全相同。若在两个水平上皆存在一定的自主呼吸,则为PCV加双水平CPAP。如果压力释放与自主呼吸同步,则为同步气道压力释放通气;若压力释放按指令间歇进行,则为间歇指令压力释放通气。实施APRV时,$\dot{V}_A$的增加取决于释放容积和释放频率。释放容积由释放压力、释放时间决定,也与Crs、Raw和自主呼吸强弱等直接相关。

(2) 主要优点:① 通气辅助取决于自主RR,RR越快,释放频率也越快。② 多发性损伤的连枷胸患者,应用APRV可逆转胸壁的部分矛盾运动。③ 降低吸气相肺泡内压。

(3) 主要缺点：实质是在 PEEP 的基础上进行，对心血管功能影响大；同步性能较差，逐渐被 BIPAP 取代。

三、通气模式的发展衍化

1. 压力限制通气(pressure limited ventilation, PLV) 见于德尔格(Draeger Evita)呼吸机。本质是 V－A/C，但吸气峰压达预设值后，呼吸机自动减慢送气流量，在预设屏气时间内将预设 VT 缓慢输送完毕，有一定程度的智能化。

(1) 主要特点：保留 V－A/C 模式的基本特点，但压力相对恒定(图 7－14)。

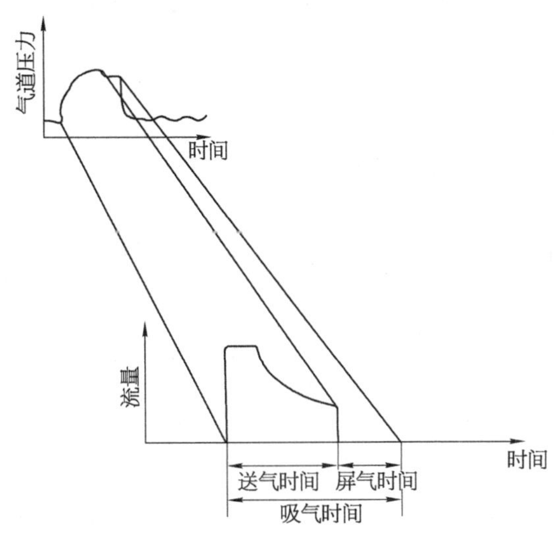

图 7－14 PLV 模式图

(2) 主要问题：在病情加重的情况下，容易导致 Pplat 升高，VALI 发生概率增加，MV 对循环功能的抑制作用增强，不符合保护性通气策略的要求；也可能限制过度，使送气流量在预设 Ti 内不能输送完毕，实际 VT 低于预设 VT，导致通气不足，故临床上呈逐渐淘汰趋势。

(3) 实际临床情况：压力限制的特点多出现于 Draeger Evita 呼吸机的其他模式，限制其最高压力不超过预设限制压力，是导致通气压力不足和通气失败的常见原因，但临床上常被错误解读。

2. 智能化的定容型模式 在保障目标 VT 的基础上，呼吸机通过自动调整送气流量，降低峰压，改善人机配合，是定容型模式的主要智能化方向。主要见于 Draeger Evita 呼吸机。

(1) 自动气流(autoflow)：以基础预设流量为基础，在一定范围内呼吸机能自动调节吸气和呼气流量，尽可能与患者目前的自主吸气和呼气状态相匹配。可加用于各种定容型通气模式(包括持续和间歇指令通气)，从而改善人机配合，降低气道峰压。

(2) 流量适应容积辅助/控制通气(flow adapted volume assist-control ventilation, A/C＋autoflow)：在 V－A/C 模式的基础上具有流量调节功能。呼吸机送气过程中，能感知患者的吸气和呼气用力，在一定限度内调节自动气流，并迅速输送与患者需要尽可能相适应的吸气流量或呼气流量。与预设值相比，VT 大小有一定程度的波动；压力波形为方形，峰压降低，且随通气阻力而变化。故在定容型模式的基础上兼有定压型模式的特点。

(3) 流量适应同步间歇指令通气(flow adapted synchronized intermittent mandatory ventilation, SIMV＋autoflow)：也称为流量适应间歇指令通气，即在 V－SIMV 的基础上具有流量调节功能(实质是自动气流)。呼吸机送气过程中，能感知患者的吸气和呼气用力，在一定限度内调节自动气流，并迅速输送与患者需要尽可能相适应的吸气流量或呼气流量，与 A/C＋自动气流的本质相同(图 7－15)，故能在保持相对稳定 VT 的基础上，降低气道峰压，改善人机配合。

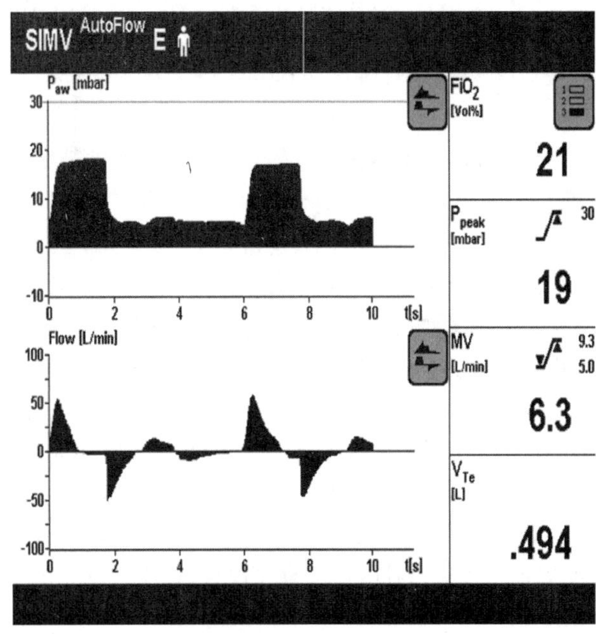

图 7－15 A/C 或 SIMV＋autoflow 的波形图特点

在屏气、呼气时相内出现一定幅度的吸气和呼气流量，气道压为方波；第 1 个流量波形的送气和屏气时间几乎相等，设置不合适；智能化有限，合适的基本参数设置是必要的

(4) 适应证：原则上与 V－A/C 模式相同，但为了改善人机配合、降低气道峰压，故较多情况可以作为首选模式。

3. 容积支持通气(volume support ventilation, VSV) 也称为压力支持容积保障通气。首先预设VT和最高压力上限,采用PSV模式,由微电脑自动测定Crs,自动调整支持压力水平,以保证VT相对稳定(图7-16)。

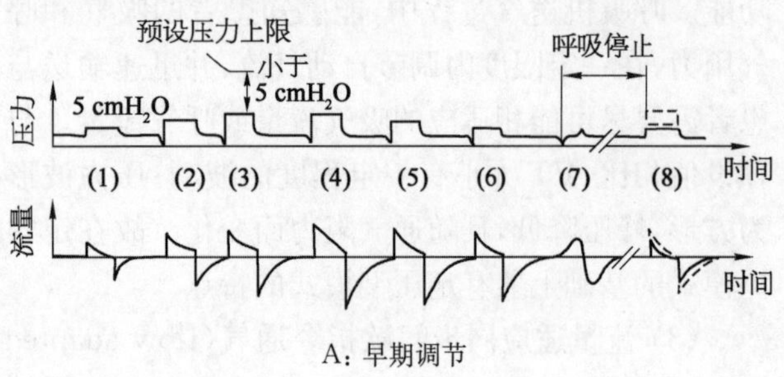

A:早期调节

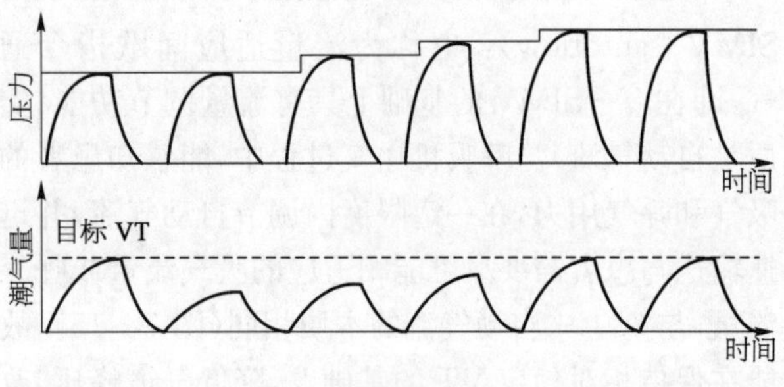

B:现代调节

图7-16 VSV模式波形图

A:(1) 在5 cmH_2O 的PS上通气,测定Crs;(2)~(4) 在预设压力上限5 cmH_2O 以下和PEEP之间调整PS,以达到预设VT;(5)~(6) PS下降以维持预设VT;(7) 通气终止;(8) 通气模式转为PRVCV

(1) 基本工作原理:在5 cmH_2O 水平进行第一次通气,自动测定Crs,并计算获得预设VT的通气压力。其后3次呼吸,呼吸机按预设支持压力的75%送气,若实际VT低于预设VT,则以3 cmH_2O 为标准逐渐增加支持压力,直至达预设VT;若超过预设VT,也以3 cmH_2O 为单位下降(图7-16A)。实际支持压力在PEEP和最高压力上限之间变化。其实质是将PSV的人工调节交由微电脑自动完成,故在PSV模式的基础上,兼有定容型模式的特点。

(2) 发展演变:该模式早期见于Servo 300型呼吸机,目前多种类型呼吸机皆有该模式,且压力调节幅度更小,调节时间更短,可对每次呼吸进行调节(图7-16B),故更容易满足通气需求,改善人机配合。

(3) 适应证:主要用于有一定自主呼吸能力的患者。随着自主呼吸能力的增强,PS自动降低;若呼吸能力减弱,呼吸暂停时间超过一定数值(一般为20 s,主要见于多功能呼吸机),或RR降至预设RR(主要见于BiPAP呼吸机的S/T键),则自动转换为PRVCV。

4. 压力调节容积控制通气(pressure regulated volume control ventilation, PRVCV) 首先预设VT和最高压力上限,用P-A/C模式通气,但用尽可能小的压力获取预设VT,从而保证VE,减少发生VALI的机会。

PRVCV的调节方式与VSV相同,实质是将P-A/C模式的人工调节交由微电脑自动完成(图7-17),故在P-A/C模式的基础上,兼有定容通气模式的特点。该模式早期见于Servo 300型呼吸机,目前多种类型呼吸机有该模式,且压力调节幅度更小,调节时间更短,可对每次呼吸进行调节,故更容易满足通气需求,改善人机配合。可用于各种患者,特别是无自主呼吸或自主呼吸受抑制的患者。

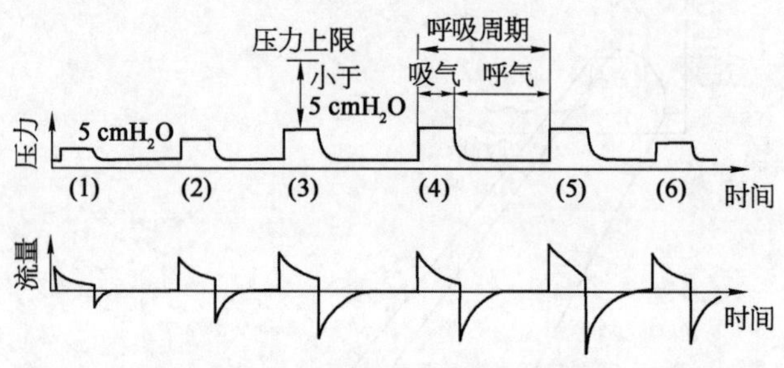

图7-17 早期PRVCV模式图

(1) 在5 cmH_2O 的压力水平测定顺应性;(2)~(3) 增大通气压力达预设VT;(4)~(5) 通气压力稳定;(6) 通气压力下降,降至预设VT

5. 同步间歇指令压力调节容积控制通气(synchronized intermittent mandatory pressure regulated volume control ventilation, P-SIMVCV) P-SIMV模式通气时,呼吸机内置软件自动测定Crs,并自动调节压力水平,使VT达预设水平,实质是P-SIMV模式从人工调节变为交由电脑自动调节或PRVCV依靠间接指令完成。

6. 压力放大(pressure augmentation, PA) 较早见于Bear 1000型呼吸机,也称为容积保障压力支持通气(volume assured pressure support, VAPS),实质是VAV和PSV的复合模式。基本特点为预设支持压力、流量和VT,首先PSV送气,通气过程中流量逐渐下降,达预设水平转换为呼气。若转换时流量仍高于预设流量,VT已达或超过预设值,则为单纯PSV;若流量下降至预设水平,VT尚未达预设值,则由VAV补充,按预设流量送气,直至达预设VT(图7-18),故兼有PSV和VAV两种模式的特点,能保证最小VT,有一定程度的智能化。

上述模式实质是V-A/C、P-V/C和PSV的

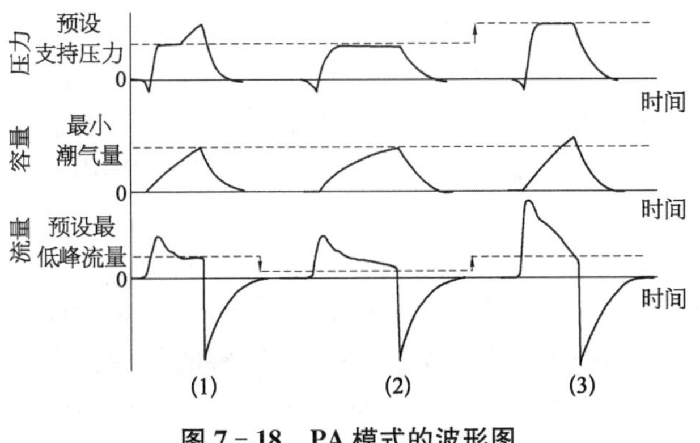

图 7-18　PA 模式的波形图

(1) PSV 运转，吸气流量下降预设流量后，VT 未达预设值，转换为 VAV，按预设流量送气达预设 VT，送气终止；(2) PSV 运转，VT 正好达预设 VT，VAV 不发挥作用；(3) PSV 产生的 VT 超过预设 VT，VAV 不发挥作用

参数调节由人工向电脑化发展，故大多是闭环通气模式或双重通气模式，从而使临床应用更为方便，并可能减少高压肺损伤或低压通气不足的机会。但应注意：一类模式在兼有另一类模式优点的同时，也必然同时丧失其本来的一些特性，并同时兼有另一类模式的某些缺点；影响 Crs 的因素较多，特别是自主呼吸较强的情况下，不可能准确测定 Crs，更不能准确测定呼吸系统压力-容积（P－V）曲线，自动调整参数可能有较大的误差。更主要的是，自动调节远未达到理想水平，这也是导致通气失败的常见原因。

7. *双相气道正压*（BIPAP）　是一种特殊的压力调节方式，除公用参数外，设置吸气相和呼气相的压力和时间，在吸气相和呼气相之间定时切换；吸气相时间、呼气相时间、吸气相压力、呼气相压力皆可自由调节，互不影响；预设通气压力是吸气相压力和呼气相压力之差；允许患者在两种压力水平上出现自主呼吸，故有一定程度的智能化。基本特点是 PCV 和 CPAP 的组合（图 7－19）。

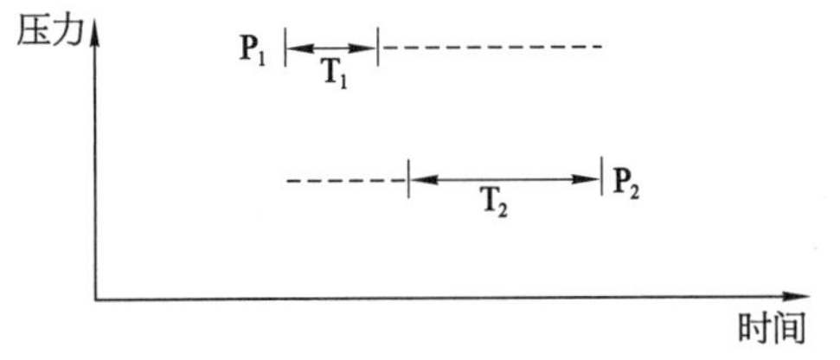

图 7-19　BIPAP 模式图

P_1、T_1 为吸气相压力和吸气相时间；P_2、T_2 为呼气相压力和呼气相时间

(1) 具体模式：无自主呼吸，若 $P_2=0$、$T_1<T_2$，为 PCV；$P_2=0$、$T_1\geqslant T_2$，为 P－IRV；$P_2>0$、$T_1<T_2$，为 PCV＋PEEP；$P_2>0$、$T_1\geqslant T_2$，则为 P－IRV＋PEEP。有自主呼吸时，若 T_2 较短，为 APRV；T_2 较长，则为双水平 CPAP（Bi－CPAP）；$P_1=P_2$，为 CPAP。

(2) 主要特点：为“万能”通气模式，可满足上机、治疗、撤机全过程；允许自主呼吸在两个压力水平上发生，克服了传统模式自主呼吸和控制通气不能并存的缺点，提高了人机配合程度。

8. *适应性支持通气*（adaptive support ventilation，ASV）　根据被通气者的胸肺顺应性、气道阻力和呼吸功，设置合适的初始通气参数。通气过程中，呼吸机自动测定上述阻力和呼吸功的变化，并自动调节通气参数。若病情加重，调整为 P－A/C；病情好转，则转为 PSV；介于两者之间，为 P－SIMV＋PSV。ASV 是一种闭环通气方式（图 7－20）。

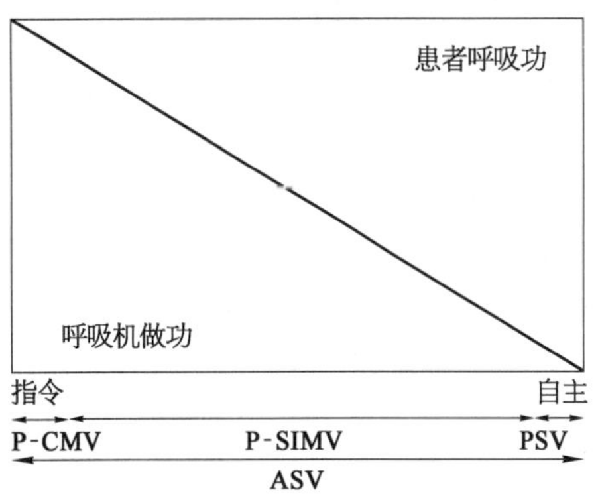

图 7-20　ASV 模式图

9. *自动导管补偿*（automatic tube compensation，ATC）　不是通气模式，而是完善通气模式的一种手段。因为人工气道的内径非常细，大约只有气管的 1/3，气流形态为湍流，阻力表现为流量依赖性，因此气道阻力和导管内径变化表现为一定程度的非线性关系。现代呼吸机根据流量和管径连续计算克服导管阻力所需要的压力，提前补充气流，降低压力支持水平，改善人机关系，故称为自动导管补偿，主要用于 PSV 及其衍生模式。与 PSV 间接克服人工气道阻力的原理明显不同（图 7－21）。

10. *后备通气*（backup ventilation）　又称背景通气或窒息通气，一般设置为 VCV 或 PCV，并非独立的通气模式。当患者自主呼吸间隔超过设定值（一般设置 20～40 s）或 VE 降低至一定水平（少用）时，呼吸机即按预设通气模式和参数自动提供通气支持，是一种安全保障设置，故每次 MV 前或上机后应常规检查后备通气设置，确保其在合理状态。

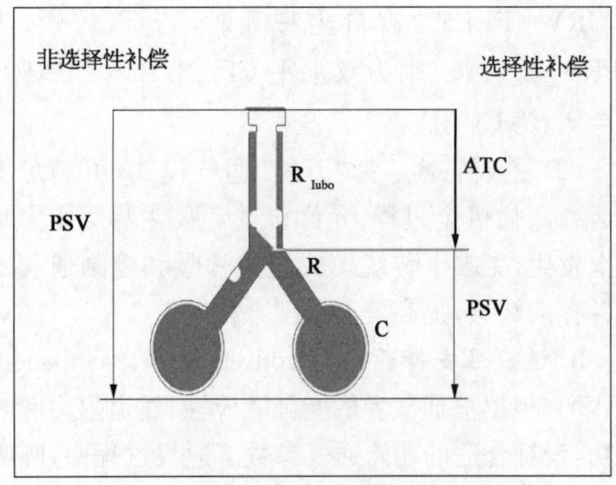

图7-21 ATC作用特点示意图

用PSV模式,在吸气触发过程中、PSV辅助通气前,ATC发挥作用,改善人机配合;其后PSV发挥作用,完成通气过程

四、新型自主通气模式

1. 成比例辅助通气(proportional assist ventilation, PAV) 简称成比例通气。传统通气模式是以呼吸机控制被通气者为主,被通气者不能调节或仅能进行有限的调节;PAV则是被通气者完全控制呼吸机,呼吸机对其呼吸能力进行不同比例的放大(图7-22)。例如,PAV 1∶1指吸气气道压的1/2由呼吸肌收缩产生,1/2由呼吸机给予,被通气者通过改变自主呼吸的用力程度来改变呼吸机提供的通气量,而两者的呼吸功比例维持1∶1不变,即呼吸机放大自主呼吸能力1倍,PAV 1∶3则是放大自主呼吸能力3倍。理论上,PAV较PSV有更好的同步性和生理学效应,但实际上并不完善,也可以出现辅助通气不足或过度,甚至通气失控。

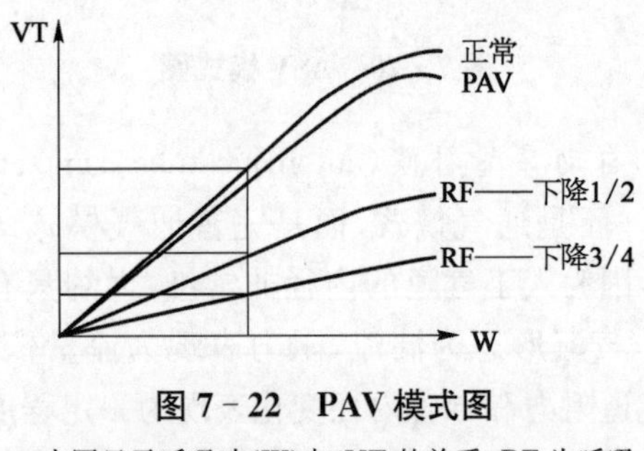

图7-22 PAV模式图

本图显示呼吸功(W)与VT的关系;RF为呼吸衰竭;经过PAV放大,可与自然呼吸相似

2. 神经调节辅助通气(neurally adjusted ventilatory assist, NAVA) 是较PAV更完善的新型自主通气模式。其特点是完全模拟自主呼吸,选择膈肌电活动(electrical activity of the diaphragm, Edi)作为调节呼吸机通气的信号,以Edi的开始上升点、开始下降点分别作为吸气触发和吸呼气转换的标准,以Edi的发放频率作为呼吸机的送气频率,按照Edi大小的一定比例给予通气辅助。因此,理论上NAVA"完全"符合呼吸生理特点,有最好的同步性和生理学效应,但发展时间较短,临床应用尚需积累更多经验,特别是Edi无创检测的准确性、稳定性需进一步提高。

随着历史的演变、发展,不同厂家的命名不同,传统与现代通气模式的概念表述多有不同,但正确理解、分析、总结后,通气模式规范化是容易实现的(详见刘又宁、朱蕾主编的《呼吸病学名词》)。上述通气模式之间多数具有密切关系,可总结为图7-23。

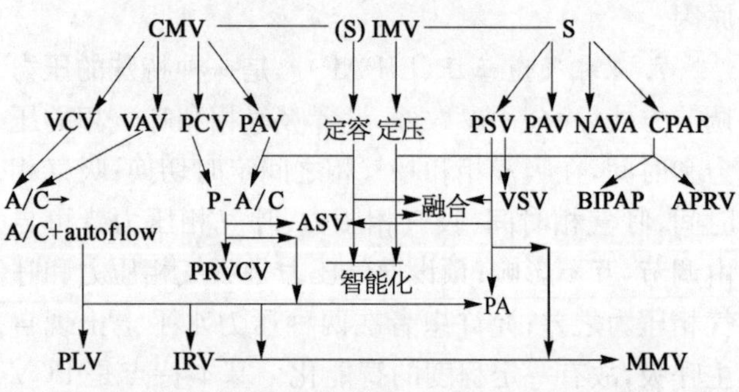

图7-23 基本通气模式及其相互之间的关系

第十二节 客观评价通气模式的演变和新型通气模式

广义上讲,新型通气模式包括两类:形式和内容全新的模式,以及形式老而内容新的模式。前者是狭义或习惯称谓的新型通气模式;后者是传统通气模式的完善和发展,临床应用最多,出现问题也特别多,该类模式应用不当是导致通气失败的常见原因,但常被错误解读或忽视,针对本章第十一节内容阐述通气模式的发展脉络对正确掌握现代通气模式有重要意义。

一、基本通气模式的发展和完善

1. 同步功能的出现和参数调节的变化

(1) 早期特点和发展演变:早期MV主要用于

心跳、呼吸骤停的抢救，对呼吸机性能和功能的要求不高，因此通气模式非常简单，仅有 PCV 和 VCV，即通气压力或 VT、RR、I∶E 完全由呼吸机决定，与自主呼吸无关。其后，MV 开始用于有一定自主呼吸能力的患者，故出现 PAV 和 VAV，即通气压力或 VT 由呼吸机决定，但呼吸机送气由自主吸气触发；RR 和 I∶E 随自主呼吸变化，实质是控制通气模式同步化；缺点是自主呼吸停止或显著减弱的情况下，呼吸机不能完成送气。故又出现了上述两种模式的结合：A/C 模式，也分定容型(V－A/C，习惯简称 A/C)和定压型(P－A/C)，其特点是自主呼吸能力超过预设 RR 为 AV，反之则为 CV，现代呼吸机几乎皆用 A/C 取代单纯的 CV 和 AV。不仅如此，同一种模式也在不断发展、变化(但不一定是完善，见后述)。比如，早期 VAV 为容积限制容积转换，即呼吸机送气达预设 VT 即转换为呼气；其后逐渐出现容积限制时间转换，即呼吸机送气达预设 VT 后屏气，至预设 Ti 后转为呼气。前者容易导致气体分布不均，部分肺区过度扩张，增加发生 VALI 的机会；部分肺区出现萎陷倾向，导致低氧血症加重和肺泡引流不畅。容积限制时间转换可使不同肺区的气体重新分布，通气血流比例($\dot{V}/\dot{Q}$)失调改善，发生不良反应的机会减少。但若设定的 Ti 不足(临床常见)，则预设 VT 尚未送入，呼吸机就开始呼气，导致 VE 不足和人机对抗；反之则导致屏气时间过长和人机对抗。现代呼吸机更多采用流量限制时间转换，即按一定的流量形态(常用方波和递减波)和流量大小送气，然后屏气，达预设 Ti 后转为呼气。实际输出 VT＝预设流量的平均值×预设送气时间，肺内气体分布更均匀，但需设置的吸气参数更多，包括流量形态、流量大小、送气时间、屏气时间、流量上升时间、压力限制、VT。任何一个参数设置不当，都可能导致送气时间不足、F 不足或过大、VT 不足、屏气过长或缺失等，这些情况皆可导致通气不足、通气过度和人机对抗。P－A/C 也有类似的特点，现代呼吸机皆采用压力限制时间转换，必须注意通气压力、吸气压力坡度、呼气压力坡度、送气时间、屏气时间的设置。不同模式和参数的具体用法详见第十一章。当然，公用参数，包括 S(还要注意是流量或压力触发等)、CPAP/PEEP、FiO_2 也必须设置合理。

(2) 基本特点和临床应用：由于上述各种模式的基本特点是呼吸机强制作用于患者的每一次呼吸，而自主呼吸不发挥或仅发挥较弱的作用，故称为 CMV；有自主呼吸触发时称为 SCMV。因此，心肺复苏、严重呼吸中枢抑制的患者应首选；在神经-肌肉疾病和气流阻塞性疾病中也常应用；在肺实质疾病中，容易导致人机配合不良，宜选择 P－CMV，并注意通气参数的调节，必要时使用镇静剂和肌松剂抑制过强的自主呼吸。CV 模式也常用于呼吸动力学的精确监测。

2. *IMV 的出现和完善*　与 CMV 不同，IMV 是指呼吸机间断按预设要求通气，每两次 MV 之间允许自主呼吸，此时呼吸机只提供气源，不提供通气辅助。早期 IMV 仅有定容型(V－IMV)，其后又出现定压型(P－IMV)。SIMV 是 IMV 的同步化，提前出现的自主吸气动作可触发呼吸机送气；若无自主呼吸，在下一个呼吸周期开始时，呼吸机按 IMV 的设置要求送气。现代呼吸机皆有同步设置，IMV 和 SIMV 有相同的含义。定容型或定压型 IMV 的发展、变化与 CMV 相同，参数设置要求也相同。在各种 IMV 模式下，自主呼吸和 MV 交替发挥作用，故主要用于有一定自主呼吸能力或准备撤机的患者。

3. *自主通气模式的出现和发展*　与 CMV 全部限制或 IMV 部分限制自主呼吸不同，自主通气模式的吸气 F、VT、RR 由自主呼吸、通气压力和通气阻力共同决定，故具有良好的同步性。典型代表是 PSV，主要用于有一定自主呼吸能力或进入撤机过程的患者。没有自主呼吸的患者不能应用；自主呼吸太弱、Raw 太大的患者不能有效触发或完成 PSV，不宜应用。SIMV 和 PSV 模式常联合应用，应用范围更广，可用于绝大部分呼吸衰竭患者的治疗。

4. *通气参数的发展和演变*　传统 V－A/C 模式的吸气 F 为方波或递减波，吸气触发后，呼吸机送气 F 迅速达峰值，其中后者更符合呼吸生理，应用增多。传统 PSV 和 P－A/C 模式的压力呈方波，自主吸气一旦触发，压力和 F 皆迅速达峰值；随着肺泡内压升高，呼吸机的预设压力与肺泡之间的压力差降低，吸气 F 降低呈递减波，更符合呼吸生理，特别是呼吸较强、较快时。但无论是定容型还是定压型模式，若自主呼吸较弱或气道较敏感时，患者对初始高 F 不容易耐受，若使 F 或压力在一定限度内逐渐上升，即给予吸气 F 或吸气压力坡度，则吸气 F 较缓上升至峰值，患者更舒适。总体上，F 或压力坡度的时间不宜超过 0.3 s，否则会导致吸气 F 上升过慢，吸气费力，甚至人机对抗。部分呼吸机也有呼气压力坡度,但仅能用于 OSAHS,个别情况下用于 COPD。

二、现代通气模式发展、演变和“完善”

1. 定容型和定压型模式的融合与调节的智能化

(1) 参数调节的衍变:V-A/C、V-SIMV 的基本特点是 VT 为预设值,气道压随通气阻力而变化,故称为定容型模式。通气阻力显著增大时,容易导致峰压和平台压过度升高,诱发 VALI;自主呼吸显著增强时,则容易导致负压性肺水肿和切变力肺损伤;呼吸较弱的患者容易发生通气过度和呼吸性碱中毒。P-A/C、P-SIMV、PSV、BIPAP、APRV 的基本特点是通气压力为预设值,VT 随通气阻力而变化,故称为定压型模式。通气阻力较大的患者容易导致通气不足;反之则容易导致通气过度。为兼顾上述两类模式的优点,减少不良反应,出现了两类模式融合的趋势,如 VA 是预设 PS 和 VT,首先运转 PSV 模式,F 下降到一定程度导致吸呼气转换,若转换时的 F 仍高于预设值,而 VT 已达到或超过预设值,则用 PSV 完成;若 VT 尚未达预设值,则由定容型模式、按预设 F 送气,直至达预设 VT,可用于各种类型的呼吸衰竭。流量适应容积控制通气(包括间歇指令通气)实质是定容型模式+自主气流,即在定容型模式的基础上具有 F 调节功能,在呼吸机送气、屏气等过程中,能感知患者的吸气或呼气用力,自动调节气流量,改善人机关系,压力波形变为方波,峰压降低,故兼有定压型模式的特点,应用范围更广。PRVCV 和 VSV 首先预设 VT,分别用 PCV 和 PSV 模式,通过微电脑自动测定 Crs,并自动调节通气压力,用尽可能小的压力获得预设 VT,故兼有定容型模式的优点。前者可用于各种呼吸衰竭,特别是自主呼吸消失或较弱的患者;后者用于有一定自主呼吸的患者,撤机过程更有优势,因为随着自主呼吸增强,PS 自动降低。

大部分通气模式,如 VCV、PSV、BIPAP 等,通气参数需操作者根据病情调节,称为人为调节型模式。少部分模式,如 PRVCV、VSV、ASV 等,通气参数主要由电脑自动调节,直至撤机,称为智能模式。后者是前者的完善和发展,理论上更适合从上机、治疗到撤机的全过程,应用逐渐增多。

(2) 基本特点和临床应用:综合比较 MV 的四大主要效应,即改善通气、改善换气、VALI、影响循环功能,定容型模式仅在保障通气量上有优势,而定压型模式在后三种效应上有较多优点。总体上,改善通气较容易,在后三个方面取得较好效应比较困难;强调保护性肺通气,如定压通气、允许性高碳酸血症,而不必过分顾及 VT 是否“充足”,因此传统定压型模式的应用更多。上述定容和定压的混合型模式,在病情加重、需要控制高压的情况下,容易导致峰压和平台压升高,并可能增加 VALI 的机会,因此在严重肺实质疾病患者中应慎用。

2. 单一模式向复合型模式的发展　早期和现代的 VCV、PCV、V-IMV、PSV 等模式与被通气者都有固定的关系,称为单一模式,其适应证相对较狭窄。如用 VCV 时,患者的呼吸被完全控制,故适合自主呼吸消失、非常弱或被充分抑制的患者,一旦自主呼吸能力明显恢复,需改用 SIMV 或 PSV 等模式。BIPAP 和 ASV 通过调节通气参数,可设计出从 PCV 到 P-SIMV、自主呼吸(或 PSV)的多种模式,故称为复合型模式或万能通气模式,适合各种病理状态,以及从上机、治疗到撤机的全过程。与传统 CPPV 不同,BIPAP 模式的两个水平的压力调节互不影响,如低压增大,高压维持不变,通气压力相应降低,反之亦然;另一主要特点是允许自主呼吸在两个压力水平上出现,减轻人机对抗,从而克服了 CPPV 时自主呼吸和指令通气不能并存的缺点,提高了人机配合程度,更适合自主呼吸较强的肺实质疾病患者。ASV 模式则根据患者的 Crs、Raw 和呼吸功(WOB),设置合适的初始通气参数;通气过程中,微电脑自动测定上述指标的变化,并自动调节通气参数;若病情加重,逐渐改为以 P-A/C 为主;反之则逐渐转为以 PSV 为主,直至撤机。

3. 新型自主通气模式　上述所有模式的基本特点是呼吸机控制被通气者,被通气者仅能进行有限调节,不符合呼吸生理,故无论“如何完善”也容易导致人机对抗、通气不足或过度。通过患者的自主呼吸调节呼吸机,呼吸机提供适当的通气辅助,是通气模式发展的主要方向之一。PAV 即为被通气者控制呼吸机,呼吸机对自主呼吸能力进行不同比例的放大。例如,PAV 1∶1 指吸气气道压的 1/2 由呼吸肌收缩产生,1/2 由呼吸机提供,患者通过改变自主呼吸的用力程度改变通气量,两者的 WOB 比例维持不变。故理论上,PAV 有更好的同步性和生理学效应,但该模式的部分技术指标尚不完善,如与传统模式相同，只能感知连接管路的“呼吸信号”，可以导致假触发或触发不良；区分 Raw 和 Ers、大气道阻力和小气道阻力的能力受限制，准确设定通气辅助比例较困难，不能随病情变化而自动准确地进行调整(包括 PAV+)，因此可以出现辅助通气不足或过度，甚至通气失控。NAVA 完全模拟自主呼吸，选择 Edi 作为调节呼吸机通气的信号，以 Edi 的开始上升点、开始下降点分别作为吸气触发和吸呼气转换的标准，以 Edi 的发放频率为呼吸机的送气频率，按照 Edi 大小的一定比例给予通气辅助。故 NAVA 虽与 PAV 相似性高，但更符合自主呼吸特点，理论上有最好的同步性和生理学效应，但发展时间短，需积累更多的临床经验，特别是 Edi 无创测定的稳定性需进一步完善。

第十三节　容易混淆的新型通气模式概念

近十余年，通气模式、参数等新概念不断出现，虽然有助于专业医务人员掌握更多知识，但更多是造成理论知识和临床实践的混乱，本节在本章第十二节基础上进一步阐述通气模式。

1. 闭环通气(closed loop ventilation)

(1) 基本概念：有争议，一般指呼吸机模拟操作者实施 MV 的全过程，即通过获取被通气者的通气需要和其他相关资料，自动监测参数，分析监测结果，及时自动地调整呼吸机参数，实现从上机、治疗、治疗变化、撤机全过程的一类通气模式或通气方式。

(2) 基本类型：大体分两类，一类以呼吸力学监测、通气调节为基本类型，如 PRVCV、VSV、ASV、PAV、NAVA，其中 ASV 可实现指令通气-间歇指令通气-自主通气等各种情况，PRVCV 为指令通气，VSV、PAV、NAVA 为自主通气；另一类以换气调节为基本类型，主要监测和调节 FiO_2 和 PEEP，目的是在合适范围内维持适当的 PaO_2。前者适用于多种呼吸衰竭；后者适用于单纯低氧血症型呼吸衰竭。因为在一定范围内可显著减少人工调节，实现完整的自动化通气调节或换气调节，故称为闭环通气，常规指第一种类型。闭环通气应用得当，可明显降低工作量，维持较好的通气、换气水平；应用不当，将出现更多问题。

(3) 特殊情况：BIPAP 模式虽然为人工监测、人工评价、人工调节，但通过简单的参数调节可设计出从指令通气、间歇指令通气至自主通气的具体模式，较好地实现从上机、治疗、撤机的全过程，也属于闭环通气模式。

(4) 小结：闭环通气的概念是针对传统通气模式根据病情变化通过人工手段选择、调整通气模式，进而实现上机、治疗、治疗调整、撤机过程的“开环”通气模式而言的，并不是真正的新型通气模式，而是前述部分传统通气模式的智能化或简易化调节，或者是智能化换气功能调节方式的总称。在现阶段，明确闭环通气的基本含义即可；真正熟练掌握前述具体通气模式才能有效提高对呼吸机的认识水平和临床应用能力。

2. 双重控制模式(dual control modes)

(1) 基本概念：呼吸机建立自动反馈功能，在患者的呼吸阻力和呼吸用力不断变化的情况下，对通气压力和 VT 进行双重控制，在尽可能低的气道压水平下达到预定的目标 VT，从而使通气支持水平能适应患者的呼吸能力和通气需要的一类通气模式。如 A/C 或 SIMV+autoflow、PRVCV、VSV，实质上是一类以负反馈调节机制为主，兼顾气道压和 VT 的通气模式。

(2) 小结：该概念是针对传统定容型模式气道压变化大、容易导致 VALI，以及传统定压型模式 VT 变化大、容易导致通气不足或通气过度而言的智能化通气模式的总称，不是单一的通气模式，早年强调较多；近年来逐渐被闭环通气取代，已较少提及。

3. 万能通气模式　传统每个通气模式皆有对应的固定通气参数，严重呼吸衰竭的治疗需要从 A/C 开始，随着呼吸肌疲劳的改善和通气、换气功能的恢复，逐渐过渡至 IMV、自主通气，进而达到逐渐撤机的过程，操作过程复杂。部分现代呼吸机结合三类模式的特点形成一个模式，通过调节通气参数实现 A/C、IMV、自主通气，从而方便实现上机、治疗、撤机的全过程，故称为万能通气模式，如 BIPAP、ASV。该概念在 BIPAP 出现的早期阶段强调过多，目前也因闭环通气的出现而很少提及。

上述概念显示了对通气模式及其临床应用的不断深化;但因过度强调,以及阐述错误而导致临床混乱,因此在正确了解概念的基础上,深化对具体模式的认识才是根本出路。

第十四节　呼吸机的监测

呼吸机主要监测预设参数的准确度、因变量变化、呼吸力学变化,以及相应的波形图变化,监测参数大体分为三类。新式呼吸机可对某些特殊呼吸功能进行监测。

(一) 压力监测　主要是气道压(Paw)监测,直接指导压力参数的设置,间接反映呼吸力学变化。

1. 压力感受器　一般安装在连接管路的近端(Y形管附近)、呼气端或进气端。在Y形管附近可较准确地反映Paw的变化,在呼气端容易低估Paw,在进气端则容易高估Paw。

2. 常用压力参数

(1) 直接测定指标: ① Ppeak,压力感受器显示的最大压力;② Pplat,吸气末屏气,压力感受器显示的压力,若没有屏气,则称为吸气末正压,反映吸气末的最大肺泡平均压; ③ PEEP,呼气末显示的Paw。

(2) 间接测定指标: ① PEEPi,PEEP为0时,呼气末屏气显示的Paw,反映呼气末肺泡内压; ② PEEPtot,呼气末屏气显示的Paw,是PEEP和PEEPi的综合反映,其大小不是两者之和,而是小于两者之和。由于呼吸管路的顺应性,PEEPi和PEEPtot皆容易低估实际的呼气末肺泡内压。部分呼吸机通过Braschi阀测定PEEPi,在严重气道阻塞时,也容易低估实际呼气末肺泡内压。

(二) 流量监测　流量感受器多连接在Y形管与人工气道之间或呼气端。前者可准确反应吸入气和呼出气F、VT的变化,但由于需增加连接管路,无效腔增大,移动性也较大,感受器易损坏;后者不易损坏,但与患者的实际呼气F、VT可能有一定差异。流量感受器可因水蒸气或气道分泌物而损坏,应经常更换或清洗。

(三) 容积监测　通过流量感受器监测,容积是F对时间的积分,现代呼吸机多应用微处理器,非常容易测定VT,VE是VT与RR的乘积。

(四) 气道压、流量、潮气量等的波形图监测　现代呼吸机(包括部分BiPAP呼吸机)几乎皆有此功能,但临床上容易被忽视。本书相关章节有完善的波形图阐述,本节仅简单介绍概念。

1. 基本波形图　为气道压、呼吸流量、潮气量波形图,现代呼吸机几乎皆用该类显示,价值极高,必须充分掌握。

(1) 基本概念: Paw、F、VT随时间变化的动态曲线分别称为气道压波形图、呼吸流量波形图(流量波形图)、潮气量波形图(容积波形图)。主要见本章第十七节和第十一章。

(2) 不规范概念: 由于名词标准化,有些人近几年将英文名称直译为“压力-时间曲线”“流量-时间曲线”“潮气量-时间曲线”,是不合适的,因为任何参数皆随时间变化,无必要重复,并且也不符合汉语习惯。

2. 衍化波形图　主要有下述两种,总体价值有限,但被过度强调,且有较多错误解读,因此强调掌握基本波形图是解读衍生波形图的基础。

(1) 压力-容积(P－V)曲线: 是MV过程中,Paw与VT之间变化关系的曲线。由于吸气、呼气密闭呈环状,也称为压力-容积(P－V)环。强调与传统静态或准静态P－V曲线有巨大差异,需学习如何正确解读。

(2) 流量-容积(F－V)曲线: 是MV过程中,呼吸F与VT之间变化关系的曲线。由于吸气、呼气密闭呈环状,也称为流量-容积(F－V)环。与常规通气功能测定的用力F－V曲线有较大差异,也应学会正确解读。

现代呼吸机多有此功能或升级为此功能的能力。按特定要求检测,对判断Crs和Raw的变化更有帮助,而动态常规检测有多方面的价值(详见第十五章第三、四、五节和第二十八章第四节)。

(五) 有效顺应性　有效顺应性(effective compliance, Ceff)是指控制通气时,患者呼吸系统的弹性扩张或回缩的能力,一般指呼气顺应性,计算公式如下:

$$\mathrm{Ceff}=\frac{\mathrm{VT}-(\mathrm{Pplat}-\mathrm{PEEPtot})\mathrm{Fcv}}{\mathrm{Pplat}-\mathrm{PEEPtot}}$$

压缩容积指数(compressible volume factor, Fcv)一般为 2～3 mL/cmH_2O,现代呼吸机皆能自动进行校正,实际进入或呼出气道的 VT 比较准确。但呼吸机的任何计算方法皆不能完全考虑到影响顺应性的所有压力和容积因素,所以具体应用时也应考虑测定 VT 的准确性。

总体上,由于现代呼吸机的自动校正功能强,极少提及 Ceff 的概念。

(六) 气道阻力和顺应性测定

1. 气道阻力　严格讲,呼吸机实际测定 Rrs,包括气道阻力、肺组织黏性阻力和胸廓黏性阻力。Raw 的准确测定见图 11 - 7。

$$吸气阻力(Ri)=\frac{Ppeak-Pplat}{PIF}$$

$$呼气阻力(Re)=\frac{Pplat-PEEPtot}{PEF}$$

PIF、PEF 分别是吸气初期、呼气初期的最大流量,与自主呼吸主要测定呼气阻力不同,MV 一般测定吸气阻力。

2. 顺应性测定　常规测定的 Crs 为动态顺应性(Cdyn),控制通气条件下测定,是单位压力差(Pplat - PEEP)的 VT 变化。

若准确测定静态顺应性和呼吸阻力,需在容积控制通气条件下设置吸气末屏气(图 7 - 24),本节略,详见相关章节。

(七) 0.1 s 口腔闭合压($P_{0.1}$)、最大吸气压(MIP)和肺活量(VC)测定　部分呼吸机有此功能,

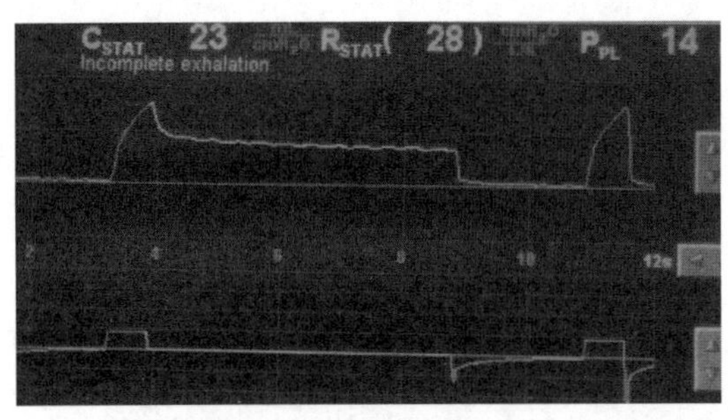

图 7 - 24　呼吸阻力和呼吸系统顺应性的准确测定

VCV 模式,吸气末长时间屏气,Paw 从峰压开始逐渐斜性下降,出现稳定的平台,可准确测定 Rrs 和 Crs,大体反映 Raw 和肺顺应性(C_L)

其中 $P_{0.1}$ 测定最简单,方便(图 7 - 25);后两者实际是特殊条件下气道压和容积变化,测定方便,准确度较差(详见相关章节,主要见第二十八章)。

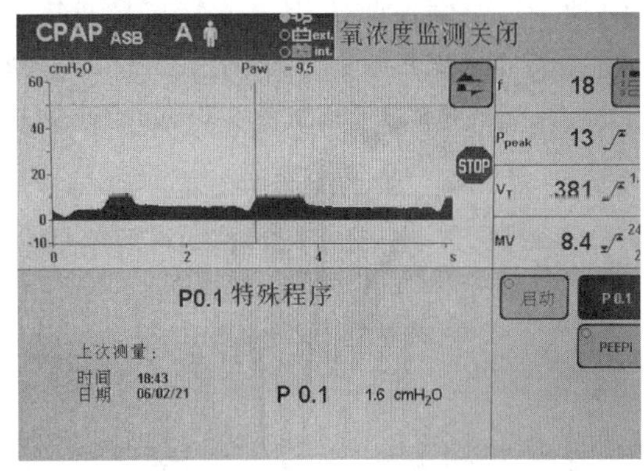

图 7 - 25　PSV 时 $P_{0.1}$ 的测定

PSV 模式,PS 为 12 cmH_2O,PEEP 为 5 cmH_2O,呼吸稳定,RR 为 18 次/min,进入撤机阶段。呼气末开启 $P_{0.1}$ 测定键,显示 $P_{0.1}$ 为 1.6 cmH_2O;建议呼吸稳定后,测定 5 次,去掉最大值和最小值,取中间 3 个测定数据的平均值为最终结果

第十五节　呼吸机的报警

报警(alarm)是 MV 过程中,超过预设要求及安全范围而发出的警示信号,一般包括声、光两种信号。根据可能危及生命的程度分为一类、二类和三类报警。

1. 一类报警　可能会立即危及生命,需迅速处理的报警。报警特点是持续性报警,报警指示器闪亮,并发出较响亮的声音,报警声不能人工消除。常见问题有断电或供电不足、窒息、气源压力不足、气源压力过高、呼气阀和计时器失灵等。

2. 二类报警　具有潜在危及生命,需较快处理的报警。报警特点为间断性、柔和的声光报警,可人工消除报警声音。常见原因是各种通气参数(如 Ppeak、VT、VE、RR、FiO_2 等)超出预设范围,也见于备用蓄电池电压不足、管路漏气、空氧混合器失灵、气路部分阻塞、湿化温度过高或过低、PEEP 过大或过小、自动切换或其他预防性措施超过预设值等。

3. 三类报警　不会危及生命的报警。仅有光报警,如中枢驱动能力的变化、呼吸动力的变化、PEEPi 大于 5 cmH_2O。大部分呼吸机无三类报警设置。

第十六节　呼吸机的临床分类

根据呼吸机的结构和功能特点有多种分类方式。

1. *动力*　基本类型有电动呼吸机和气动呼吸机,现代呼吸机通过复杂的微电子技术调节,故称为电控电动呼吸机和电控气动呼吸机。

2. *基本功能*　基本类型有定容呼吸机和定压呼吸机,前者潮气量基本恒定,后者气道压基本恒定。现代呼吸机多有定压和定容模式,称为多功能呼吸机。

其他:① 高频呼吸机,其基本特点是通气频率特别高、恒定,容积和压力皆变化。② 自主控制呼吸机,压力、潮气量、通气频率皆变化,如成比例通气呼吸机。

3. *同步功能*　基本类型有非同步呼吸机和同步呼吸机。现代呼吸机几乎皆有控制和同步功能,也称为多功能呼吸机。

4. *结构和功能的复杂程度*　基本类型有简易呼吸机和多功能呼吸机。

5. *吸气完成形式*　基本类型有压力控制呼吸机、流量控制呼吸机、时间控制呼吸机、容积控制呼吸机、频率控制呼吸机、自主控制呼吸机。现代呼吸机多有两种以上的控制形式,故称为多功能呼吸机。

6. *吸呼气的转换方式*　基本类型有压力转换呼吸机、时间转换呼吸机、流量转换呼吸机、容积转换呼吸机、自主转换呼吸机。现代呼吸机也多有两种以上的转换形式。

第十七节　呼吸机性能下降的评价与处理对策

本章对呼吸机的基本内容进行了较为系统的阐述,本节对呼吸机的性能和运转情况进行评价。开机后,呼吸机自检是基本操作程序,很容易实现,在MV过程中实现稳定的通气和良好的人机配合是基本要求,但面临较大挑战。现代MV多强调新术语,如"保护性肺通气""保护性膈肌通气""保护性右心通气",列出并不断更新一系列参数界值,但疾病的生理学特点常被忽视或错误解读。此外,呼吸机设置和调节不当、呼吸机性能差或下降,也会导致MV效果变差,治疗时间延长,甚至更严重后果。这些问题不能通过严格控制"保护性肺通气"等的参数和频繁使用体外膜氧合(ECMO)解决,其核心涉及两方面问题,一是操作者的呼吸生理知识和呼吸机应用水平,二是呼吸机的性能。前者在各模式的介绍中有详细阐述,本节重点阐述后者。基本的气道压、呼吸流量、潮气量波形图变化是主要评价内容,其中吸气和呼气F是通气的核心,变化最敏感、最特异。呼吸机的性能涉及诸多方面,其核心是吸气阀和呼气阀的性能及相应的软件调节,而阀的性能又是核心中的核心。在早期阶段通气阀性能总体较差,中期阶段通气阀的性能下降主要见于应用时间较久、缺乏维修的呼吸机;现阶段,由于"卡脖子问题"短时间内难以有效解决,较多新式呼吸机(尤其是"中、高档呼吸机")显示出更严重的问题,是导致危重症患者治疗失败的常见原因。

一、波形图的分析和评价

(一) 正常变化　是符合通气模式特点和疾病呼吸生理特点的变化,以PSV模式且参数设置合适为例简述如下,详见第十一章第五节。

1. *气道压*　为方波。若设置吸气压力坡度,则上升支表现为略倾斜的直线;若同时设置呼气压力坡度,则下降支为略倾斜的直线。

2. *呼吸流量*　吸气F陡直线性上升,形成尖峰,然后表现为线性下降的递减波。呼气F的下降支也表现为陡直线性下降,并出现尖峰,但上升支随呼吸生理和病理生理状态而变化。若Raw正常或基本正常,呼气峰流量(PEF)与吸气峰流量(PIF)差别不大,上升支表现为线性或略向上凹陷的曲线,F迅速降至0。在阻塞性肺疾病中,吸气F变化不大,呼气F下降支仍呈陡直线性,但PEF下降,上升支多呈凹型曲线,且需较长时间降至0(阻塞较轻)或至下一次吸气前仍不能降至0(阻塞较重),抑或呈现明显凹陷,呼气中期至终末F接近0(合并明显气道陷闭)。

3. 潮气量　上升支较陡直,为吸气VT;下降支较倾斜,为呼气VT,与呼气相气道阻力略大于吸气相一致。在阻塞性肺疾病中,下降支明显倾斜,时间延长。总体而言,该波形图提供的信息较少。

若提高通气压力,且辅助参数设置合适,则意味着吸气和呼气的驱动压增大,VT增大,RR变慢,伴VD/VT减小,故总体效应有更充足的Ti和Te。在Raw正常或基本正常的患者中,吸气、呼气F波形的形态不变,PIF和PEF升高。在阻塞性肺疾病中,吸气和呼气F的波形也基本不变,PIF和PEF升高,呼气F能较快降至0或至下一次吸气前明显下降。

若出现中央气道阻塞的变化(详见朱蕾主编的《临床肺功能》第三版),可能为人工气道或气道分泌物阻塞(容易鉴别,提示管理不善),或连接管路阻塞(容易鉴别,提示管理不善),抑或呼吸机内气路异常(主要是吸气阀和呼气阀异常),后者是本节的重点。

(二) 参数设置不适当时的变化　临床常见,见各通气模式介绍,是呼吸机性能下降的主要鉴别点。但若充分掌握正确的呼吸生理知识,鉴别并不困难。

(三) 通气阀异常的变化　掌握上述正常变化和呼吸机设置不当的变化,就可明确通气阀异常主要是出现以大气道异常为核心的波形图变化,简述如下。

1. 基本概况　通气阀包括吸气阀和呼气阀,大部分BiPAP或CPAP呼吸机采用漏气孔取代呼气阀。根据材料分为机械阀和电磁阀,总体发展趋势是后者应用更多,理论上性能更好,但随着材料学的发展,两者的性能皆明显提高;由于多方面因素的限制,阀的性能也可能更差;电磁阀也并非单纯的电磁线路,而是电磁线路与机械部件的组合(图7-26)。通气阀性能差主要见于用时较久的品牌呼吸机和大部分新发展的呼吸机。相对而言,吸气阀内置,总体稳定性较好,但一旦出问题,难以检查和更换;呼气阀多外置,易受分泌物等污染,更容易出现问题,但容易拆卸、检查和维修。

2. 通气阀性能下降的基本特点　吸气和呼气的压力差是驱动吸气阀和呼气阀开闭的主要动力。在压力差较小的情况下,更容易出现通气阀开闭的异常;若较高的压力差条件下仍出现异常,则提示阀的性能显著下降,是MV失败或致死的常见原因。

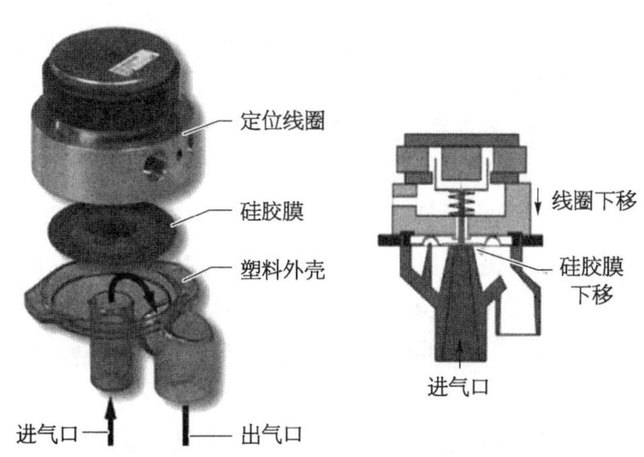

图7-26　现代呼气阀的基本组成

3. 通气阀性能轻度下降　设置为P-A/C或PSV,观察低压力时的波形图变化,然后适当升高压力,再观察波形图变化。

(1) 病例1

1) 基本情况:患者肠道手术后,逐渐停用镇静剂,进入撤机阶段,用PSV模式,PS为3 cmH_2O,S为2 L/min,PEEP为5 cmH_2O,FiO_2为40%。

2) 波形图变化:吸气流量波形和呼气流量波形皆出现平台,呼气流量逐渐下降,但不能充分呼气,类似于大气道阻塞改变,呼气流量波形变化更显著,主要是F明显下降。呼气不充分,必然出现PEEPi,导致吸气费力,与吸气流量波形饱满、吸气触发压明显下降一致(图7-27)。

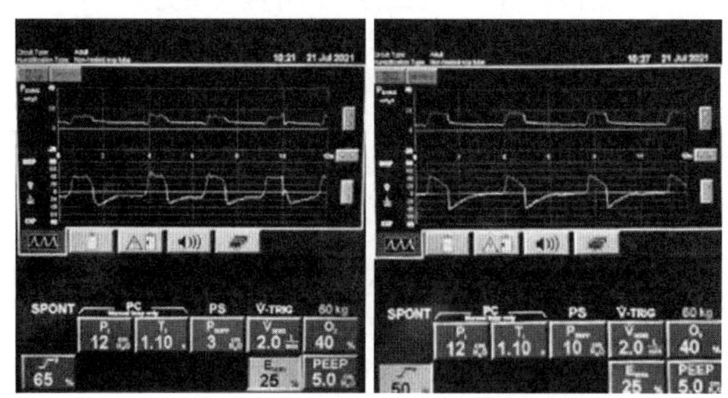

图7-27　不同压力差的气道压和呼吸流量变化

左图PS为3 cmH_2O,右图PS为10 cmH_2O

将PS提高至10 cmH_2O,吸气、呼气流量波形皆恢复正常形态,PIF和PEF相似,呼气无阻塞变化,提示在低压力状态下,吸气阀、呼气阀皆不能充分开放,主要是呼气阀不能充分开放;压力适当提高,驱动通气阀开闭的压力差增大,波形图正常,提示吸气阀和呼气阀皆能充分开放和关闭。

3) 基本评价:在通气阀性能良好的情况下,无论通气压力高低,在吸气过程中,吸气阀充分开放而呼气阀有效关闭(是否完全关闭取决于是按需阀还是伺服阀)是正常状况。但该例患者进入撤机过程,且无基础气道-肺疾病,需要的 PS 不高,在低压力条件下仍出现符合大气道阻塞的吸气和呼气流量波形图,适当提高压力即恢复正常;低、高压力条件下,气道压波形图皆正常,PEEP 稳定,提示吸气阀、呼气阀的性能皆下降,且主要是呼气阀性能下降。联系工程师维修是必要的。

(2) 病例 2:患者肠穿孔手术后进入撤机程序,无慢性呼吸系统疾病,用 PSV 模式,PS 为 6 cmH_2O,吸气压力坡度为 0.1 s,PEEP 为 4 cmH_2O。监测显示,吸气流量波形的上升支正常,下降支饱满,提示吸气费力;没有出现尖峰,而是出现较小的平台,提示吸气阀轻度开放不全;呼气流量波形基本正常,呼气比较充分,提示呼气阀开闭良好。将 PS 提高至 15 cmH_2O,吸气、呼气流量波形图皆正常,提示吸气阀、呼气阀开闭良好(图 7-28)。

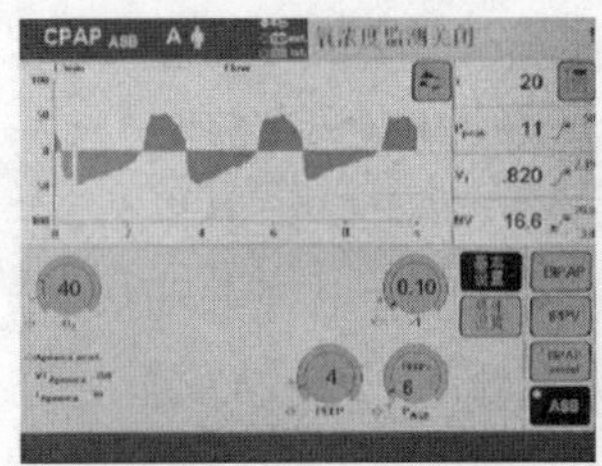
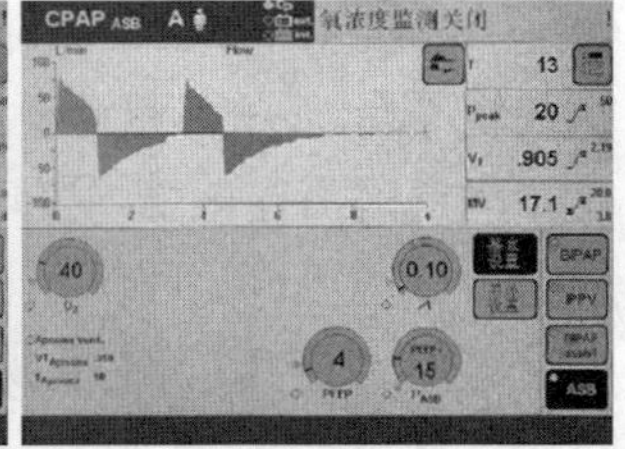

图 7-28 不同压力差的呼吸流量变化

左图 PS 为 6 cmH_2O,右图 PS 为 15 cmH_2O

总体提示,在低压力状态下,吸气阀开放欠充分,提示吸气阀性能下降,联系工程师维修是必要的。

(3) 病例 3:患者脑血管破裂手术后 MV,无基础气道-肺疾病,用 PSV 模式,PEEP 为 7 cmH_2O,PS 为 6 cmH_2O,吸气压力坡度为 0.2 s;监测 VT 为 741 mL,RR 为 25 次/min,吸气流量上升支陡直,出现尖峰,下降支圆顿,提示 PS 不足。呼气流量波形接近平台状,提示呼气阀开放不全。降低 PEEP 至 2 cmH_2O,PS 升至 18 cmH_2O,吸气、呼气流量波形皆恢复正常,PEF 低于 PIF,呼气流量持续时间长,至下一次吸气前 F 降至 0;监测 VT 升至 1 050 mL,RR 减慢至 18 次/min(图 7-29)。提示外周气道阻力有所增大,但幅度有限;呼气阀性能下降,在压力差较低的情况下开放不充分,不能有效呼气,PEEPi 形成,导致吸气费力,联系工程师维修是必要的。

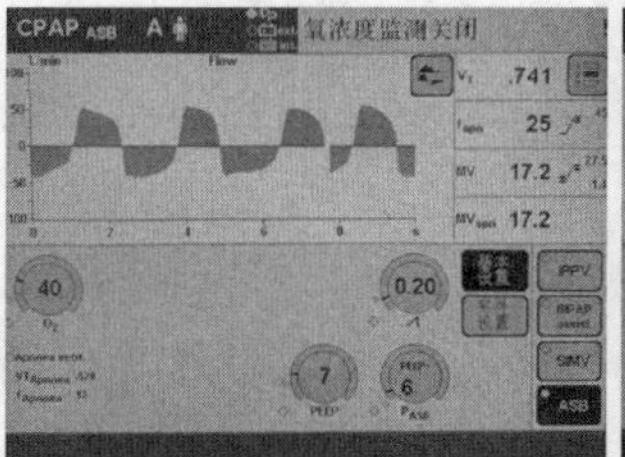
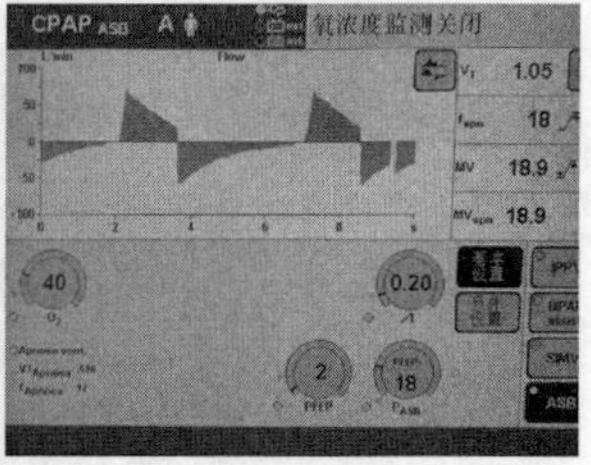

图 7-29 不同压力差的呼吸流量变化

左图 PS 为 6 cmH_2O,右图 PS 为 18 cmH_2O

4. 吸气时间设置不当 通气参数设置不当也会出现较多问题,但与通气阀性能下降有显著区别,两者对比更有价值。

(1) 患者基本情况:重症肺炎患者,给予综合治疗和气管插管 MV 治疗,病情逐渐好转,氧合明显改善,降低 FiO_2 至 50%;逐渐减少镇静剂用量,但患者出现明显人机对抗,增加镇静剂用量好转。目前用 P-A/C 模式,Ti 为 1.2 s,PEEP 为 6 cmH_2O,通气压力为 20-6=14(cmH_2O),吸气压力坡度为 0.2 s。

(2) 波形图变化:气道压和流量波形图总体规整,但与正常波形图相比也有所不同。吸气流量波形的上升支陡直,出现典型尖峰,下降支线性下降,符合正常变化;呼气流量下降支陡直,出现典型尖峰,然后斜性下降,且 F 基本降至 0,也符合正常变化。气道压波形图基本规整。在 RR 较快(26 次/min)的条件下显示,提示吸气阀、呼气阀的性能良好。

进一步分析,流量波形图显示的屏气时间等于或略长于送气时间,严重偏离呼吸生理的基本要求,在自主呼吸较强的情况下,必然导致人机配合不良,自主呼吸费力,甚至人机对抗。该患者需要大剂量的镇静剂,才出现目前基本规整的波形图变化。压力波形图显示,PEEP 等于 6 cmH_2O,吸气触发压降至 0 以下,符合吸气过度用力,与屏气时间过长引发的患者呼吸反应是一致的(图 7-30)。

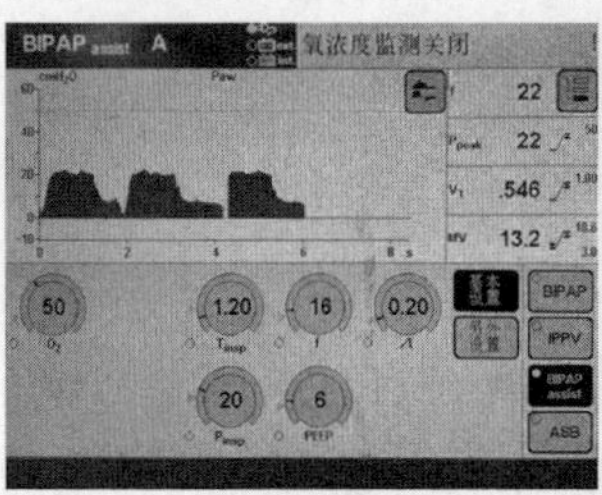
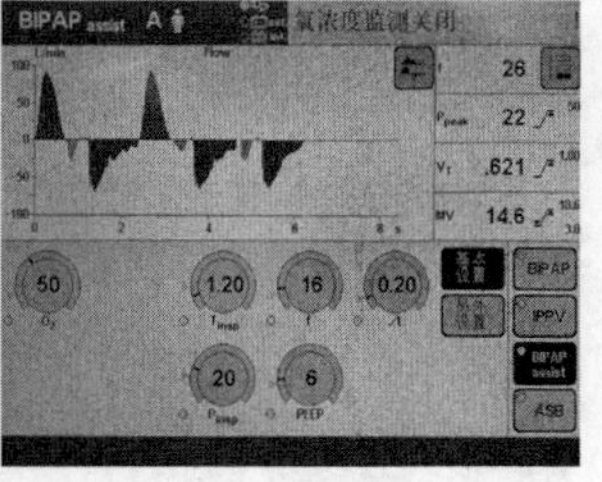

图 7-30 气道压和呼吸流量的波形图变化

左图为气道压波形图,右图为呼吸流量波形图

(3) 基本评价：核心问题是参数设置严重不当，主要是屏气时间过长，导致波形图异常。该异常与通气阀性能下降有明显不同，处理原则有显著差别，学会基本的鉴别诊断是必要的。

5. 通气阀性能显著下降

(1) 病例 1

1) 基本情况：重症肺炎患者，治疗后好转，但人机对抗明显，需用较大剂量的镇静剂和肌松剂。采用 P－A/C 模式，Ti 为 1 s，PEEP 为 8 cmH_2O，通气压力＝18－8＝10(cmH_2O)，吸气压力坡度为 0.1 s。

2) 波形图变化：吸气压力差足够大，吸气流量波形图上升支陡直，且出现尖峰，但下降支有凹陷，提示吸气阀能迅速充分开放，但在 RR 增快(28 次/min)的条件下，送气速度有所减慢。呼气流量波基本呈方形，提示呼气阀开放持续严重受限。

调整通气参数，主要是通气压力增大至 25－8＝17(cmH_2O)，Ti 延长至 1.3 s，RR 明显减慢至 15 次/min，吸气、呼气流量波形图皆正常(图 7－31)。

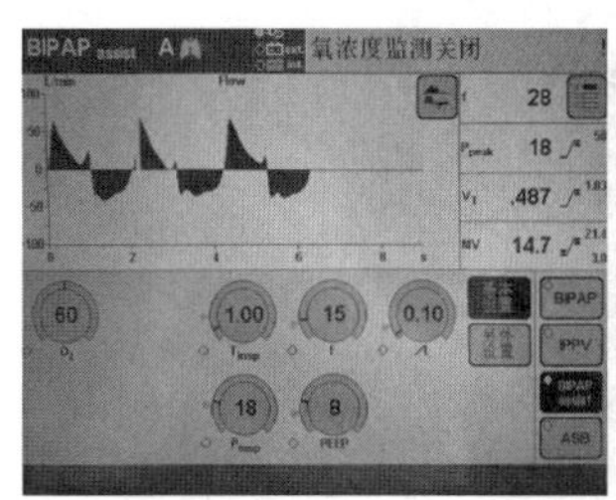

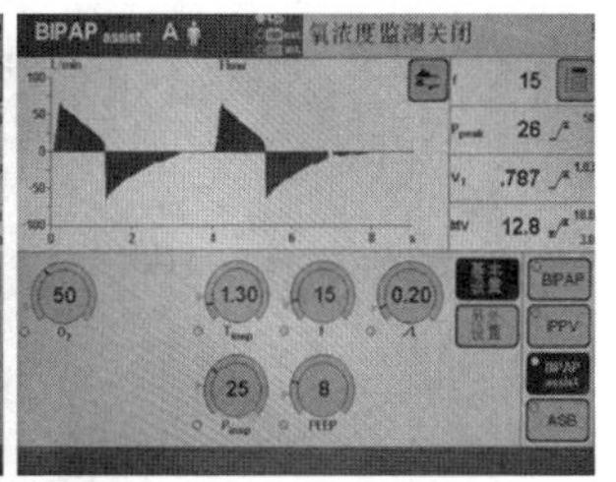

图 7－31　不同压力差的呼吸流量变化

左图通气压力为 10 cmH_2O，右图通气压力为 17 cmH_2O

3) 基本评价：核心问题是呼气阀性能显著下降伴一定程度的吸气阀性能下降。因此，应以检修、清洗呼气阀为主，多数情况能解决，若不能解决，需联系工程师。

(2) 病例 2

1) 基本情况：患者因肺癌行胸腔镜肺段切除术后，无慢性气道-肺疾病，对呼吸支持要求不高。选择 P－A/C 模式，具体参数略，仍用镇静剂和肌松剂维持，呼吸平稳。

2) 波形图变化：气道压波形图基本规整，流量波形图主要表现为一个正常，一个不规整；有时表现为两个正常，一个不规整。流量波形图正常时，VT 约为 350 mL；不规整时 VT 约为 1 000 mL，增加约 2 倍(图 7－32A)。总体正常与异常的比例为 1∶1～2∶1，如此高的异常率，且异常时 VT 达 1 000 mL 或更高，对刚完成肺部手术的患者是危险的。由于处于充分镇静状态，能保障人机同步；若较快撤离镇静剂，必然人机对抗，对手术切口可能有较大影响，也容易发生 VALI。

进一步分析，两次压力波形之间仅有一次吸气流量，没有出现呼气流量，与压力波形同步起始的吸气流量波形正常，但呼气期又出现一次不规则的吸气流量波形，提示呼气阀功能严重异常，在呼气期经常不能开放。

3) 基本评价和处理：呼气阀性能显著下降，检查、维修是必要的。更换新呼气阀后，各波形图皆正常。检查发现，呼气阀污染，开闭困难；彻底清洗后，开闭良好。重新安装后，气道压、流量、潮气量波形图皆正常，且 VT 稳定在 450～500 mL 之间(图 7－32B)。

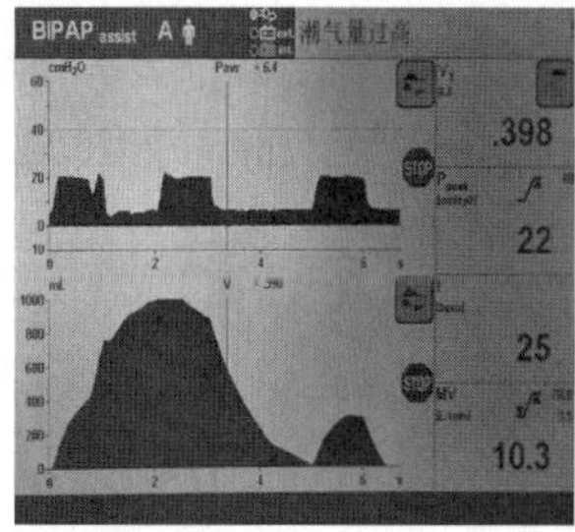

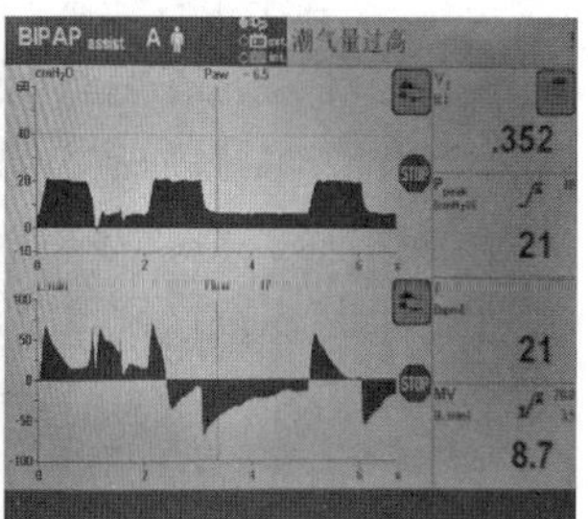

A

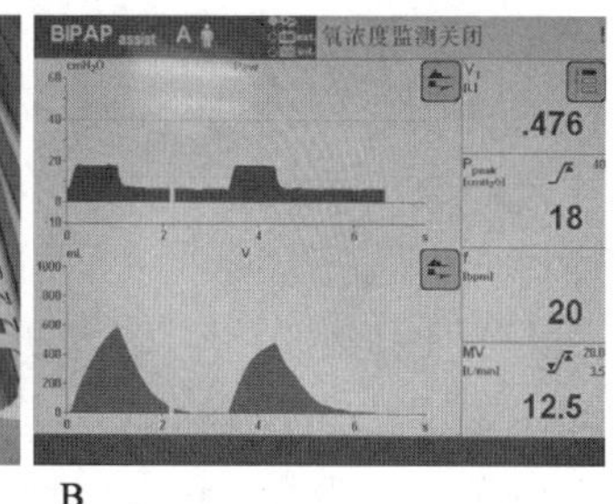

B

图 7－32　呼气阀清洁前后的波形图

A：平时波形图变化，左图为气道压、潮气量波形图，右图为气道压、呼吸流量波形图；B：左图为清洁后的呼气阀，右图为压力、潮气量波形图

(3) 病例 3

1) 基本情况：脑出血手术后患者，无基础呼吸系统疾病，对呼吸支持要求不高。选择 P－A/C 模式，通气压力为 8 cmH_2O，Ti 为 1.1 s，PEEP 为 5 cmH_2O。

2) 波形图变化：气道压、流量、潮气量波形图皆不规整，且出现类似双吸气的变化。在一次送气中，吸气流量波形实际出现两次，且上升支皆陡直，出现尖峰，但其后几乎皆为平台状，提示连续两次吸气阀开放，开放迅速，但不充分，其间未出现呼气阀开放；然后，出现近似平台状的呼气流量波形，提示呼气阀开放严重受限。两次连续吸气后出现呼气,导致 VT 明显增大,本次监测为 1 389 mL。

主要将通气压力提高至 16 cmH_2O,适当延长 Ti 后,各波形图皆恢复正常,VT 也明显下降,本次显示为 966 mL(图 7-33)。

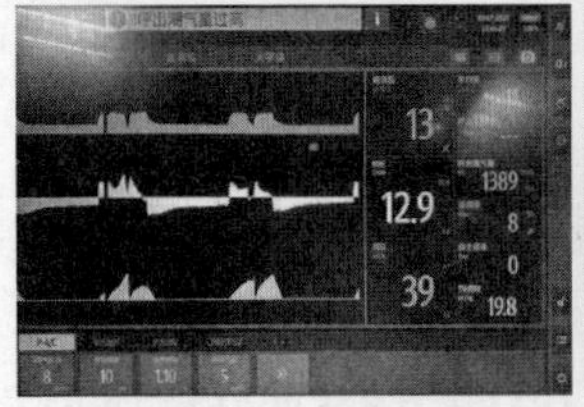

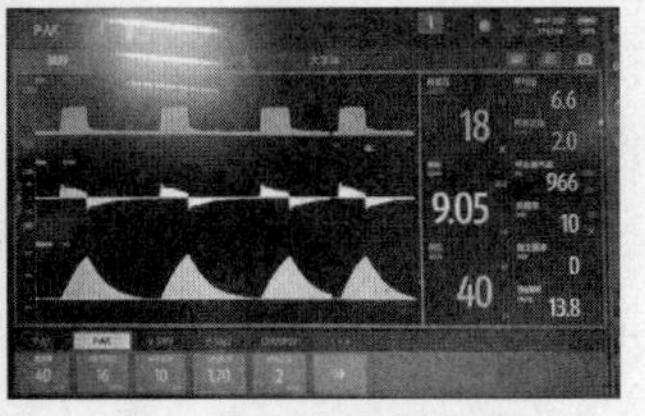

图 7-33　气道压、呼吸流量、潮气量的波形图变化

左图通气压力为 8 cmH_2O,PEEP 为 5 cmH_2O;右图通气压力为 15 cmH_2O,PEEP 为 0

3) 基本评价:在通气阻力基本正常、RR 稳定且压力差合适的情况下,连续出现两次吸气,一次呼气阀不开放,而另一次开放不充分,提示呼气阀性能太差,应检修。该呼吸机应用时间较短,总体性能差的可能性大,应联系厂家和工程师大修;若难以解决,必须淘汰。

(4) 病例 4

1) 基本情况:脑肿瘤术后患者,选择 V-A/C+autoflow 模式,预设 VT 为 400 mL,RR 为 20 次/min;Ti 为 0.9 s,流量坡度为 0.1 s,PEEP 为 5 cmH_2O。出现频繁人机对抗,需大量镇静剂和肌松剂抑制自主呼吸。

2) 波形图变化:在接近控制通气的条件下,频繁出现连续不规则的吸气流量、呼气流量波形图。左侧第一个吸气、呼气流量波形图的形态正常,但屏气时间过长,与送气流量时间基本相等,监测显示 VTi 为 317 mL,尽管送气充分,仍远低于 400 mL 的目标 VT,VTe 为 374 mL,高于 VTi,符合两者的关系,提示在充足的 Ti 内,呼吸机的送气流量严重不足。左侧第二个图除吸气上升支和呼气下降支陡直外,其余皆不规整,且总体流量大、持续时间长,监测显示 VTi 增大至 648 mL,超过前一呼吸周期的 1 倍,也远高于 400 mL 的预设 VT(图 7-34)。无论如何调节,同时 autoflow 开放,仍不能出现相对稳定的 VT,也无法实现良好的人机配合,需较大剂量镇静剂和肌松剂维持。

3) 基本评价:吸气阀、呼气阀本身或其调节系统出现严重问题,应更换呼吸机,或联系厂家检查、维修。若不能有效恢复正常性能(大概率),必须淘汰。

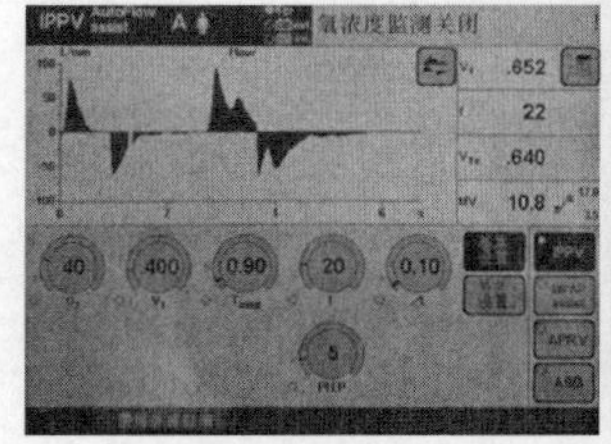

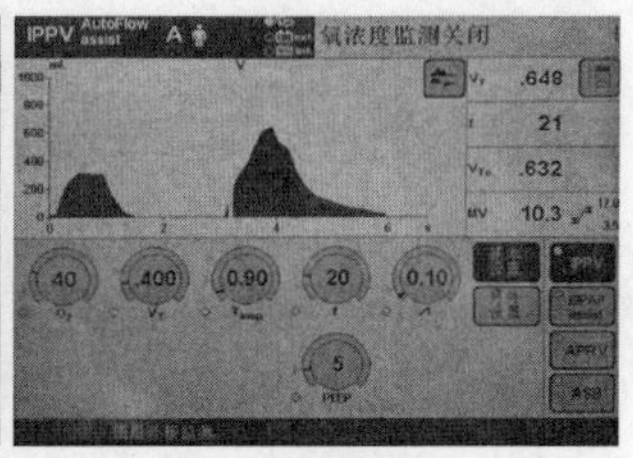

图 7-34　呼吸流量、潮气量波形图变化

左图为流量波形图,右图为潮气量波形图

(5) 病例 5:重症肺炎患者,选择 P-A/C 模式,在 Ti、预设 RR、通气压力、PEEP、吸气压力坡度皆基本合适的情况下,人机对抗明显,需大量镇静剂和肌松剂抑制自主呼吸。在接近控制通气的条件下,仍频繁出现不规则的吸气流量、呼气流量波形图(图 7-35);无论如何调节仍不能有效改善,提示吸气阀、呼气阀本身或其调节系统出现严重问题,需更换呼吸机,或联系厂家检查、维修。若不能有效改善或改善时间短暂(可能性非常大),应淘汰该呼吸机。

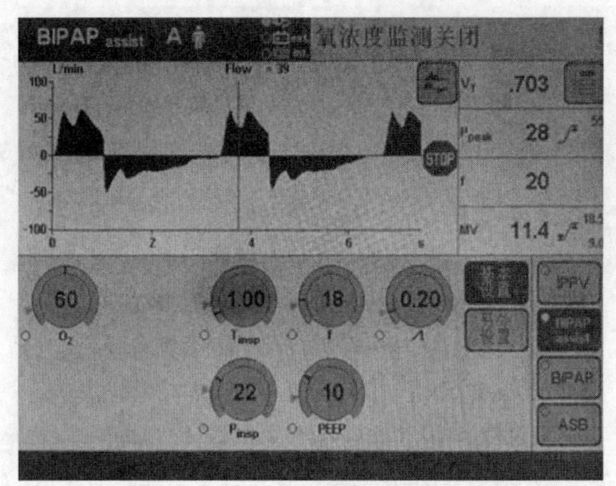

图 7-35　呼吸流量波形图变化

(6) 病例 6

1) 基本情况:患者脑出血,且趋向稳定,而该呼吸机使用时间不久,选择 PSV 模式,PS 为 6 cmH_2O,PEEP 为 5 cmH_2O。

2) 波形图变化:吸气流量波形图的形态基本正常,但饱满,提示吸气费力,与气道触发压明显下降一致;呼气流量波形呈典型平台,至下一次呼吸前流量达高峰,与潮气量下降支波形缓慢变化一致,提示呼气阀开放非常差(图 7-36)。

将 PS 提高至 12 cmH_2O,吸气流量波形恢复正常形态,与吸气触发压略微下降一致,提示吸气阀开放尚可;呼气流量波形接近正常形态,但图形饱满,呼气初期流量下降速度较慢,提示呼气阀开放欠充分;

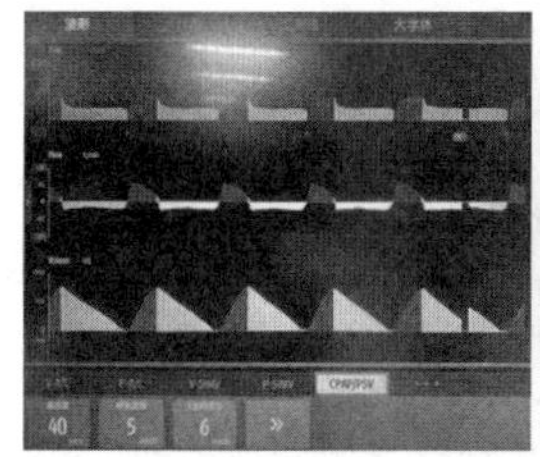
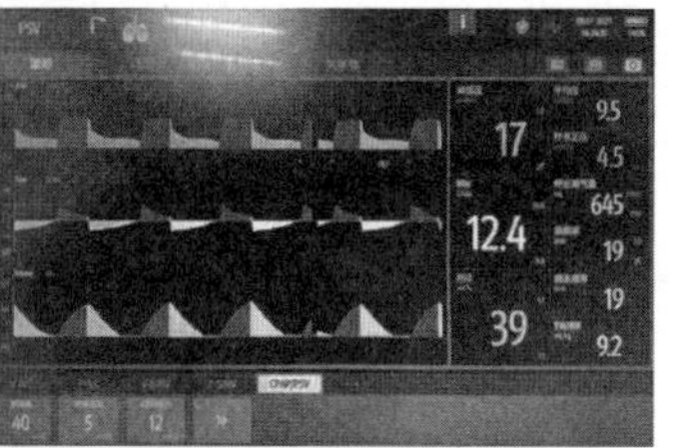

图 7-36　不同支持压力时的气道压、流量、潮气量的波形图变化

左图 PS 为 6 cmH_2O，右图 PS 为 12 cmH_2O

与气道压监测的 PEEP 缓慢斜性下降至 5 cmH_2O 一致。

3）基本评价：与上例患者相比，该例主要是呼气阀异常，且更严重，给予更高幅度的通气压力后，呼气阀开放仍欠充分，且为新呼吸机，因此呼气阀性能较差，不仅要联系工程师，而且也应联系厂家，确定能否改进是必要的，否则需淘汰。

6. 气道阻塞　上述病例皆有呼气阀异常或单纯呼气阀异常，其与气道阻塞的波形图比较有重要价值。

（1）病例 1

1）基本情况：闭塞性细支气管炎患者，PSV 模式，PEEP 为 5 cmH_2O，PS 为 10 cmH_2O。监测显示，RR 较快，患者出现明显呼吸窘迫，需持续用较大剂量的镇静剂抑制自主呼吸。

2）波形图变化：尽管有一定问题，但各波形图的形态皆基本规整（图 7-37），提示通气阀无异常。吸气流量波形基本规整，但下降支饱满，提示吸气过度用力，与触发压显著下降一致；呼气流量波形正常，但至下一次吸气前仍维持高流量，提示 Raw 增大，与病史一致。由于 Raw 增大，潮气量波形图的下降支平缓，呼出气的 PCO_2 持续升高，未能出现平台。

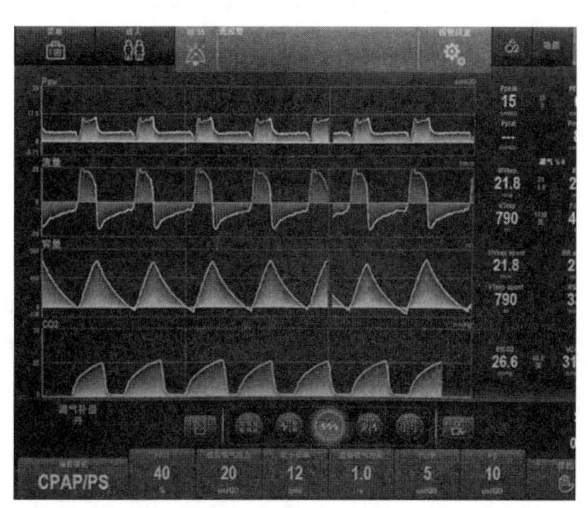

图 7-37　闭塞性细支气管炎患者的波形图变化

3）基本评价和处理措施：主要问题是 Raw 增大，PS 不足，RR 过快；需调整通气参数，其核心是逐渐增加 PS，直至出现深慢呼吸，呼气终末流量降至 0 或接近 0。

（2）病例 2

1）基本情况：危重哮喘患者，选择 V-A/C 模式，充分应用镇静剂和肌松剂，实质是 VCV。

2）波形图变化：尽管气道压、流量波形图与传统的“正常图形”不一致，但图形规整，属于疾病状态下的正常图形。吸气流量为规整的方波，但未设置屏气时间，故气道压上升支正常，出现尖峰，但未出现平台；呼气流量下降支陡直，出现尖峰，但上升支迅速降至接近 0，相应气道压迅速降至 0（图 7-38）。

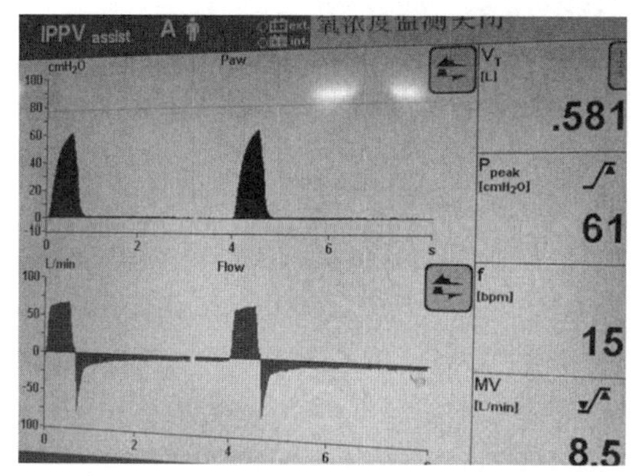

图 7-38　危重支气管哮喘患者气道压和呼吸流量的波形图变化

3）基本评价和处理原则：该例患者不仅有严重周围气道阻塞，且出现严重气道陷闭，故延长 Te 是必要的，适当应用 PEEP 也是必要的；优化药物治疗，在应用糖皮质激素和雾化吸入气道扩张剂的基础上，应适当皮下注射肾上腺素。

7. 呼吸机显示系统异常　前述呼吸机性能异常，主要是呼吸阀异常，并与疾病变化和呼吸机设置不当对照、相互印证，有重要意义。本例主要问题为呼吸机缺乏维修，计算数据严重误差，能提供额外参考。

（1）基本情况：患者为线粒体疾病导致肌无力多年，大部分时间能自理生活，本次因咳痰无力导致Ⅱ型呼吸衰竭，给予紧急经口气管插管 MV 治疗；曾有短时间休克和代谢性酸中毒，补液等治疗后明显好转，约 20 h 转入呼吸监护病房。考虑此类疾病容易 MV，但要避免肌无力加重，需在缓解呼吸肌疲劳的基础上，适当锻炼呼吸肌，故选择 P-SIMV+PSV（图 7-39）。其中，FiO_2 为 40%，PEEP 为

2 cmH_2O,流量触发为 2 L/min,预设 RR 为 14 次/min,预设通气压力皆为 14 cmH_2O。人机配合良好,患者神志清醒,生命体征稳定,能较好配合检查;监测 SpO_2 持续 100%,动脉血气:pH 7.43,PaO_2 168 mmHg,$PaCO_2$ 32 mmHg,BE −1 mmol/L。

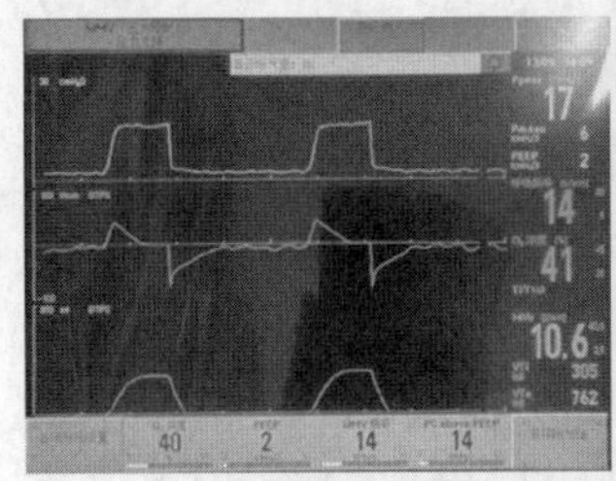
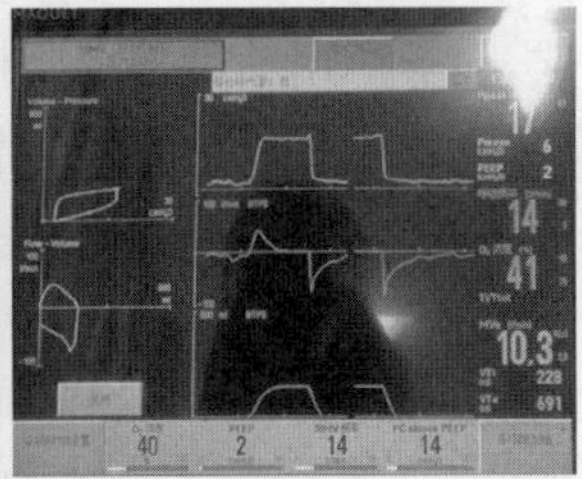

图 7-39　潮气量计算错误的波形图

左图为气道压、流量、潮气量波形图和参数显示;右图同时显示 P-V 环和 F-V 环

(2) 波形图变化:间隔 5 min 记录两次,第一次为气道压、流量、潮气量波形图,第二次又加测 P-V 环和 F-V 环,波形图皆规整,提示呼吸机性能良好。结合临床表现和动脉血气,表面上处理是“合适的”,但深入分析有较多问题。

(3) 主要问题:① 吸气 VT 仅约 250 mL,非常接近 VD(健康成人约 150 mL);呼气 VT 在 700 mL 左右波动,是吸气 VT 的 2～3 倍。VT 是呼吸机微电脑自动计算 F 的结果(流量对时间的积分为容积),提示吸气、呼气容积计算错误,但不影响呼吸机正常运转。尽管如此,更换呼吸机以及对该呼吸机进行监测、维修和校正是必要的,否则一旦出现严重问题,难以评估问题所在,容易导致严重不良后果(因多方联系,暂时难以处理;改用简易呼吸器通气,反复启动呼吸机两次后恢复正常)。② 基本波形图规整;P-V 环未归至坐标零点,与 PEEP 2 cmH_2O 一致;F-V 环未闭合,呼气支流量未降至 0,但无阻塞改变,呼气充分,符合呼吸机计算系统错误,因此结合常用“环”的变化比较,对提高水平是必要的。③ 名义上是 P-SIMV+PSV,但波形图无自主吸气触发,实际 RR 等于预设 RR(14 次/min),实际为 PCV。并且,患者实际控制通气已超过 36 h,尽管无碱血症,但对于严重肌病患者是不合适的,应逐渐减慢预设 RR,诱发自主吸气触发,并逐渐过渡至 PSV(后续调整后很快实现)。④ 持续长时间 SpO_2 100%(与动脉血气一致)是原则性错误,特别是对肺外疾病而言(该患者 CT 检查显示肺底部淤血、不张,将 FiO_2 降至 25%,SpO_2 为 96%,采用高压力进行呼吸系统引流操作后,SpO_2 升至 99%),详见第六章第七节和第四十一章。⑤ 屏气时间和送气时间几乎相等是不合适的,尽管控制通气条件下影响不大,一旦出现自主呼吸增强,必然人机对抗。

(4) 基本评价:呼吸机是技术含量最高的呼吸支持设备,平时待用状态和实际临床应用过程中,定期规范维修、保养、评价是必要的。本例把多种问题显示,有助于拓展思路。

8. *呼吸机的工作范围*　通气压力、VT、Ti 等参数都有一定的工作范围,超过该范围必然导致通气异常,因此掌握呼吸机不同条件下的工作范围是必要的,本例以 Ti 和 VT 变化来说明。

(1) 基本情况:脑血管破裂手术后的 MV 患者,继发 VAP。定期用 P-A/V 模式行高压力、大 VT 通气,进行肺泡-支气管-气管的引流,从而可显示较大的参数,评价工作范围。

(2) 波形图变化:Ti 为 1.5 s、PEEP 为 0 cmH_2O、通气压力为 29 cmH_2O、吸气压力坡度为 0.1 s 的情况下,流量波形图正常,但吸气流量下降支不能降至 0,而是降至峰流量的 60%左右即转换为呼气,说明 Ti 严重不足;监测 VT 为 1 390 mL,RR 为 12 次/min。将 Ti 延长至 2 s(增加 1/4),吸气流量波形图和 VT 皆未变化,没有出现正常情况下的送气时间延长、吸呼气转换幅度降低、VT 增大(图 7-40)。

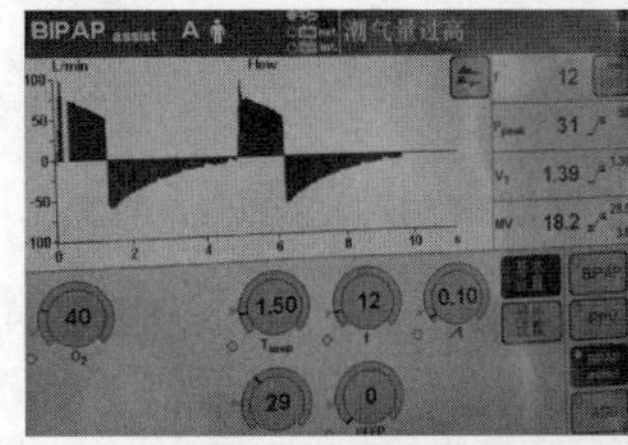

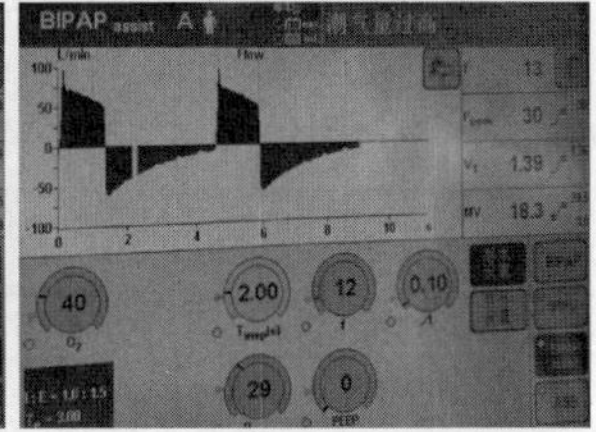

图 7-40　吸气时间变化对 P-A/C 模式流量和潮气量的影响

左图吸气时间为 1.5 s,右图吸气时间为 2 s

(3) 基本评价:对本呼吸机而言,吸气阀送气早已达极限,继续延长 Ti 无任何作用。对任何呼吸机而言,掌握其不同通气模式下的工作极限是必要的。

二、平 时 评 价

平时评价较 MV 过程中的评价更重要,可显著减少治疗过程中的问题,提高救治的成功率和救治效率,大体方法如下。

1. *基本方法*　连接模拟肺,设置为 V-A/C 或 P-A/C 模式。前者建议设置下述 4 种情况:① VT 300 mL,RR 40 次/min;② VT 600 mL,RR

30 次/min；③ VT 900 mL，RR 20 次/min；④ VT 1 200 mL，RR 10 次/min；4 种情况的 Ti 设置皆必须出现短暂屏气。若设置为 P-A/C 模式，建议设置下述 4 种情况：① 通气压力 5 cmH_2O，RR 40 次/min；② 通气压力 10 cmH_2O，RR 30 次/min；③ 通气压力 20 cmH_2O，RR 20 次/min；④ 通气压力 30 cmH_2O，RR 10 次/min；4 种情况的 Ti 设置皆必须出现短暂的屏气。

PEEP 是否设置、设置多少，自行决定。上述设置能满足临床常见情况和少数极端情况。若皆出现规整的气道压、流量、潮气量波形图，且吸气终止后气道压迅速降至 0，而不是缓慢降至 0，提示吸气阀和呼气阀及其调节软件的性能良好，可用于各种 MV 情况。若达不到要求，需联系厂家和工程师评价，并决定临床应用范围。

2. 经验评价　连接模拟肺，设置为 CPAP 或 PSV，且两者皆为自主通气模式，呼吸机本身不能触发送气，需手动挤压模拟肺送气，故主观性强，需有丰富经验的专业医生来评价。前者建议设置下述 4 种情况：CPAP 分别为 0 cmH_2O、5 cmH_2O、10 cmH_2O、15 cmH_2O；分别用手挤压模拟肺，监测显示 RR 分别大约为 40 次/min、30 次/min、20 次/min、10 次/min。若设置为 PSV，建议设置下述 4 种情况：PS 分别为 5 cmH_2O、10 cmH_2O、20 cmH_2O、30 cmH_2O；分别用手挤压模拟肺，监测显示 RR 分别大约为 40 次/min、30 次/min、20 次/min、10 次/min。

上述设置同样能满足临床常见情况和少数极端情况。若前者 CPAP 稳定，波动极小，后者气道压、流量、潮气量的波形图规整，提示呼吸机性能良好，可用于多种 MV 情况。若达不到要求，需联系厂家和工程师评价，并决定临床应用范围。

3. 综合评价　将上述两种指令性和自主性模式先后设置，则评价价值更高。

无论是复杂还是比较简易的呼吸机，通气模式足够临床应用，但呼吸机性能差别较大，关键部件（主要是通气阀）还存在卡脖子问题；呼吸机用时较久，还存在吸入、呼出气污染以及磨损导致的性能下降（是影响通气效果的主要因素之一）。因此，规范管理、定期维修和评价呼吸机是必要的，通气过程中的评价也是必要的。根据符合疾病的呼吸生理和病理生理特点，设置通气模式和调节通气参数，评价波形图变化，有助于对不同问题进行客观分析和鉴别。当两种或三种异常情况并存时，掌握波形图变化特点的价值更大。

第八章
机械通气的生理学效应和负效应

理论上，机械通气（MV）的主要作用是改善通气和换气，缓解呼吸肌疲劳，增加机械通气相关性肺损伤（VALI）的机会，增强对循环功能的抑制，但实际情况要复杂得多。

第一节　机械通气对气体交换功能的影响

自然呼吸状态下，因重力作用，上肺区含气量多、血流量少，下肺区则相反，从而导致通气血流比例（$\dot{V}/\dot{Q}$）失调；但健康人通过神经-内分泌的调节作用和膈肌的代偿作用，使下肺区通气量增加，上肺区血流增加，从而使$\dot{V}/\dot{Q}$维持在理想水平。

一、机械通气对换气功能的影响

（一）不同疾病的基本变化

1. 健康人　从肺尖部到肺底部的$\dot{V}/\dot{Q}$平均为1.0～0.5，改为控制通气后变为1.3～0.5。随着通气时间的延长，变异范围也扩大。在疾病状态和不同的疾病类型中，$\dot{V}/\dot{Q}$的变化又有所不同。

2. 患者

（1）严重阻塞性肺疾病：若发生高碳酸血症型呼吸衰竭，上述代偿作用显著减弱，出现明显$\dot{V}/\dot{Q}$失调；MV正压可改善气体分布，肺泡PO_2（P_AO_2）和PCO_2（P_ACO_2）的改善又可改善肺的血液循环，从而改善弥散功能、$\dot{V}/\dot{Q}$失调，降低静动脉血分流率（$\dot{Q}s/\dot{Q}t$）。

（2）严重肺实质疾病：在急性肺水肿或肺损伤初期，MV可改善肺间质和肺泡水肿，改善换气功能。

（3）严重肺外疾病：必然有呼吸中枢或神经-肌肉功能的显著减退，显著削弱代偿作用，加重$\dot{V}/\dot{Q}$失调，合适MV改善肺泡萎陷和换气功能。

（4）自主呼吸的影响：对于有较强自主呼吸的患者，过度MV（包括镇静剂和肌松剂的应用）可导致自主呼吸被抑制，代偿作用显著减弱或消失。在通气压力和重力的双重作用下，更多的气体进入压力较低的上肺区或时间常数（RC）短的肺区，更多的血流则进入下肺区或RC长的肺区，故通气正压又有加重$\dot{V}/\dot{Q}$失调的作用，总体改善换气功能的效率减低，甚至逆转，特别是通气压力较大或镇静剂和肌松剂的剂量较大时。因此，合理应用MV才能改善气体交换。

（二）通气参数的合理应用　通气参数主要有多种压力（P）、潮气量（VT）、呼吸频率（RR）、吸呼气时间比（I∶E）、吸气时间（Ti）、呼气时间（Te）、吸气流量（F）的形态和大小等。

1. 压力　主要涉及呼气末正压（PEEP）、平台压（Pplat）、气道峰压（Ppeak）。

（1）PEEP和Pplat：除提高吸入气氧浓度（FiO_2）外，PEEP和Pplat是改善换气功能和提高PaO_2的最常用参数，但两者的作用特点皆有一定限度（图8-1）。对于急性呼吸窘迫综合征（ARDS）患者，理论上PEEP等于或略高于呼吸系统或肺压力-容积（P-V）曲线的低位拐点（LIP）时，可充分扩张陷闭肺泡，显著提高PaO_2，同时减少VALI的机会，对循环功能无明显影响。对于慢性阻塞性肺疾病（COPD），PEEP等于气道陷闭所致的内源性PEEP（PEEPi）时，可充分扩张陷闭气道，显著减少呼吸功，间接提高PaO_2，且不升高Ppeak和Pplat。上述PEEP皆可称为“最佳PEEP”。Pplat远较PEEP高，可有效扩张气道和肺泡，减轻肺水肿；但其作用时间短暂，一般设置为呼吸周期（Ttot）的5%～10%，适当延长平台时间有助于改善气体分布，但不宜长时间超过15%。Pplat与PEEP综合作用，才能有效提高PaO_2。在上述基础上，继续增大PEEP，将导致Pplat同步升高，PaO_2继续改善；若PEEP增加导致Pplat超过P-V曲线的高位拐点

(UIP)，PaO_2还可能升高，但负效应显著增加，特别是发生 VALI 的机会明显增加，对循环功能的抑制显著增强，最终结果是病情恶化。

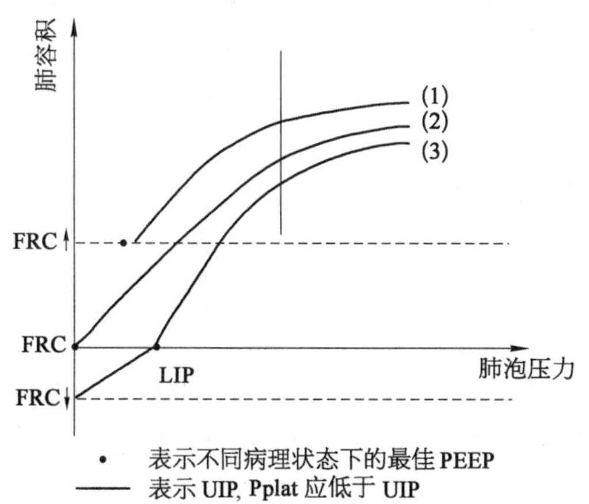

图 8-1　改善换气功能的 PEEP 和 Pplat 选择模式图

(1) COPD；(2) 正常；(3) ARDS

(2) Ppeak：间接通过 Pplat 的大小及其分布影响气体交换。气道或肺泡病变的不均匀性和重力作用，导致峰压克服气道阻力(Raw)后，在肺泡内分布不一致。常规测定的 Pplat 是吸气期肺泡的平均压力(Pplatmean，简称 Pplat)，RC 短的肺区 Pplat 高，RC 长的肺区 Pplat 低。最大肺泡内压(Pplatmax)导致该部位肺容积过度增大和无效腔样通气；最小肺泡压(Pplatmin)导致该部位肺容积减小和分流样效应(图 8-2)。

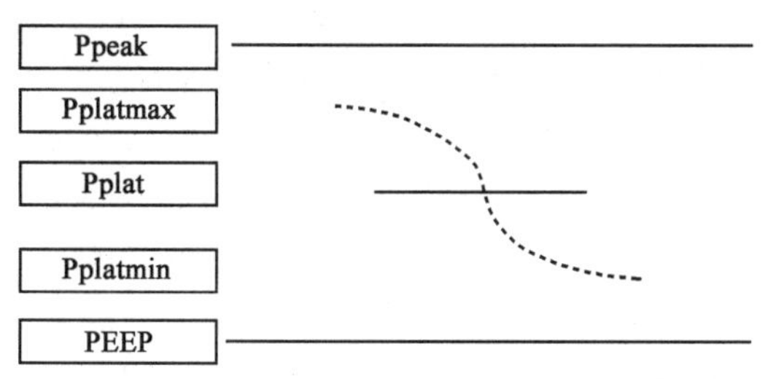

图 8-2　吸气末肺泡内压分布模式图

2. 呼吸形式　除非危重支气管哮喘(哮喘)或重度 ARDS，适当增大 VT 可改善气体分布；I∶E 缩短或 Ti 延长也可改善气体分布；递减流量波较方波的送气过程更平缓，气体分布更均匀，皆可提高 PaO_2。

(三) 通气模式　在辅助通气(AV)中，自主呼吸可发挥部分代偿作用，优于控制通气(CV)。在定压型模式中，吸气压力为方波，流量为递减波，吸气末肺泡内压分布较均匀，较定容型模式更佳。在同步间歇指令通气(SIMV)中，间断自主呼吸，常加用压力支持通气(PSV)，可改善气体交换，较持续指令通气(CMV)效果更好。自主通气模式，如 PSV、成比例通气(PAV)、神经调节辅助通气(NAVA)，通过自主呼吸的调节作用来改善气体交换，多数情况下较 CMV、IMV 更佳。反比通气(IRV)时，Ti 延长，气体在肺内的分布更均匀，气体交换时间延长；Te 缩短，产生 PEEPi，有助于扩张陷闭肺泡。需强调，无论是通气模式，还是通气参数，都必须结合不同疾病的病理生理状态，应用适当才能有效并持续地改善气体交换，并将负效应减至最少，本节仅给出简单描述，详见相关章节。

(四) 疾病因素

1. 阻塞性肺疾病　主要是 COPD 和哮喘。

(1) COPD：主要病理生理特点是 Raw 增大，功能残气量(FRC)和残气容积(RV)显著增大，肺总量(TLC)增大，有效肺容积(P-V 曲线陡直段容积)减小；气体分布不均，明显$\dot{V}/\dot{Q}$失调和弥散功能障碍，无明显分流，低浓度氧疗即可纠正低氧血症；中、高浓度氧疗可使低通气肺区 P_AO_2 升高，肺血管痉挛缓解，肺血流量增加，$\dot{V}/\dot{Q}$失调反而加重。运动、躁动、发热等导致的呼吸增强，皆加重换气障碍和低氧血症。若静息状态下出现顽固性低氧血症，提示有并发症，且主要是阻塞性肺膨胀不全、慢性肺源性心脏病(肺心病)急性加重或肺栓塞(PE)，导致$\dot{Q}s/\dot{Q}t$ 升高。

(2) 哮喘：主要病理生理特点是 Raw 增大；FRC 和 RV 显著增大，TLC 正常，有效肺容积显著减少；气体分布不均和明显$\dot{V}/\dot{Q}$失调，低浓度氧疗即可改善氧血症，但与 COPD 不完全相同；高浓度氧疗可导致低通气肺区收缩的肺血管扩张、肺泡萎陷，发生一定程度的静动脉血分流。若静息状态下出现顽固性低氧血症，也提示存在并发症。

2. 限制性肺疾病　种类较多，但主要是 ARDS 和重症肺炎。

(1) ARDS：主要表现为肺顺应性(C_L)显著减退，$\dot{Q}s/\dot{Q}t$ 显著增大，弥散功能障碍和$\dot{V}/\dot{Q}$失调，故表现为严重和顽固性低氧血症。高浓度氧疗对提高 PaO_2效果有限，需要 MV 治疗，特别是适当 PEEP 可明显改善换气功能。

(2) 单纯重症大叶性肺炎：主要表现为严重$\dot{V}/\dot{Q}$失调和一定程度的分流。高浓度氧疗可显著提高 PaO_2，基本不增加$\dot{Q}s/\dot{Q}t$；MV 的治疗作用有限，高压和 PEEP 皆可能加重换气功能障碍。

(3) 肺间质疾病：主要表现为$\dot{V}/\dot{Q}$失调和弥散功能障碍，部分$\dot{Q}s/\dot{Q}t$ 升高，以低氧血症为主要表现,早期低氧血症不明显,但有运动性低氧血症,低浓度氧疗效果较好。急性重症患者的表现与 ARDS 相同,实质是肺内型 ARDS,需 MV 治疗,特别是适当 PEEP 可明显改善换气功能。

3. 其他因素 $\dot{V}/\dot{Q}$也受呼吸形式和心排血量(CO)等因素的影响。在 COPD 的呼吸衰竭中,若患者采用浅快呼吸,CO 增加,$\dot{V}/\dot{Q}$失调加重。主要机制有:患者呼吸肌疲劳,横膈低平,自主呼吸的代偿作用有限;气道病变不均匀,气道阻塞重的肺区通气不足更明显,导致分流样效应;低氧血症和高碳酸血症使 CO 增加。这些因素皆会加重$\dot{V}/\dot{Q}$失调,而 CV 可增加每分钟通气量(VE)和肺泡通气量($\dot{V}_A$),改善气体分布,尤其是通气差肺区的气体分布,改善$\dot{V}/\dot{Q}$失调。

总之,改善换气功能应根据疾病特点和不同阶段的特点,尽量选择定压型通气模式,尽可能适当保留和发挥自主呼吸功能,合理调节 Pplat 和 PEEP,选择递减流量波,适当延长 Ti。

二、机械通气对通气功能的影响

与对换气功能的作用有所不同,MV 改善通气似乎是顺理成章的事,但事实上并非如此,临床工作中经常发现通气后 $PaCO_2$ 无改善,甚至恶化,或者短期内 $PaCO_2$ 显著下降,因此应重视相关因素的分析和 MV 的合理应用。

(一) 影响通气功能的基本因素

1. 改善通气功能的 MV 因素 MV 压力克服通气阻力,增加 VE 和$\dot{V}_A$;改善病变肺区的气体分布,降低生理无效腔(VD),增加$\dot{V}_A$;使疲劳的呼吸肌休息,呼吸功减少,氧耗量减少,CO_2 产生量相应减少,需要的$\dot{V}_A$降低。

2. 加重通气功能障碍的 MV 因素 MV 设置或调节不当,通气压力不足以克服通气阻力,$\dot{V}_A$下降;MV 应用不当,导致人机对抗,氧耗量增加;对于呼吸中枢兴奋性较弱或明显呼吸肌疲劳的患者,辅助通气或自主通气可导致周围感受器的兴奋性下降,RR 减慢,VE 下降;通气压力的升高和重力的双重作用,导致 VD 增大,$\dot{V}_A$降低;高 FiO_2 可引起较重病变区域的肺泡膨胀不全或肺不张,加重$\dot{V}/\dot{Q}$失调,增大 VD。

若前者的作用强于后者,通气改善;两者相似,则基本不变;否则通气恶化。若前者的作用显著强于后者,则导致通气过度和呼吸性碱中毒。$\dot{V}_A=(VT-VD)\times RR$,因此影响 VT、VD 和 RR 的因素皆可影响$\dot{V}_A$,其他因素主要通过容积参数对通气功能发挥影响。

(二) 人工气道和连接管路

主要通过影响解剖无效腔影响$\dot{V}_A$。人工气道使 VD 减小,特别是气管切开后 VD 减小更明显,而面罩连接使 VD 增大。单气路、单向活瓣连接,VD 小;双气路连接,吸气管道有一定反流,VD 稍大;单气路、漏气孔连接,反流量更多,VD 也更大。持续气流可减小 VD。

(三) 通气参数

1. 潮气量 有效 VT 增大,$\dot{V}_A$增大。注意:现代呼吸机的 VT 设置有一定的特殊性,设置 VT 不一定是有效 VT(详见第七章第六节)。

2. 呼吸频率 RR 对$\dot{V}_A$的影响取决于其与 VT 的关系,有效 VT 不变或增大时,RR 增快,$\dot{V}_A$增大;反之,VD/VT 增大,$\dot{V}_A$降低。

3. 气道压 PEEP 和 Pplat 的综合作用可使病变区肺泡扩张,气体分布改善,VD 减小;但压力显著升高,也可使气道扩张,解剖无效腔增大。Ppeak 与 Pplat 的差值增大,则可能导致气体分布不均,VD 增大。

(四) 通气模式

1. 对通气量的影响 应用定容型模式可保证 VE,但若调节不当,容易导致人机对抗,氧耗量增大,$\dot{V}_A$下降;应用定压型模式时,VE 随 Raw 和胸肺顺应性(Crs)而变化,出现通气量不足的机会较大。控制通气容易保证 VE,但调节不当,易导致通气过度;不适合自主呼吸较强的患者。PSV 作为自主和辅助通气的组合,其 VT、RR、I∶E 由自主呼吸调节,在一定压力范围内 VE 相对恒定,但不适合通气阻力过大的患者。

2. 通过气体分布和$\dot{V}/\dot{Q}$对无效腔的影响 在肺功能较差的患者中,$\dot{V}/\dot{Q}$增大使 VD 增大,$\dot{V}_A$减小,反之亦然,因此$\dot{V}/\dot{Q}$对 VD 和$\dot{V}_A$的影响必须重视。控制通气可改善严重呼吸衰竭患者的$\dot{V}/\dot{Q}$失调,降低 VD,但可使自主呼吸消失,使 VD 增大;适当辅助通气时,自主呼吸部分代偿,气体分布有所改善;自主通气模式则充分发挥自主呼吸的调节作用,改善$\dot{V}/\dot{Q}$失调,降低 VD。定容型通气模式容易导致肺泡内压分布不均,加重$\dot{V}/\dot{Q}$失调,增大 VD;定压型通气模式则有助于改善气体分布,降低 VD。

3. 对氧耗量的影响 控制通气完全取代自主呼吸,氧耗量显著下降,所需$\dot{V}_A$相应下降;不同程度的辅助通气使氧耗量有不同程度的下降;人机配合不良时,氧耗量反而增加,临床常见,但容易被忽视。

4. 说明 自主通气模式代偿好,没有屏气是符合呼吸生理要求的自然选择。在 CMV 和 SIMV 的指令部分，自主呼吸不能发挥代偿作用或代偿作用有限，适当屏气对换气和通气是必要的。

总之，高碳酸血症的改善不仅取决于 VE，而且受到换气功能和疾病状态的显著影响。若有足够的有效肺容积，单纯调节 VT 和 RR 即可充分保障 $\dot{V}_A$，降低 $PaCO_2$。有效肺容积显著减少时，如重症 COPD 和 ARDS，则必须充分重视 $\dot{V}/\dot{Q}$失调以及氧耗量对通气和换气功能的影响。

第二节　呼吸机相关性肺损伤的概念及本质

呼吸机相关性肺损伤(ventilator associated lung injury，VALI)指 MV 对正常肺组织的损伤或使病变肺组织的损伤加重，是由 MV 引起的跨肺压、切变力增大、持续时间过长导致的直接机械性损伤、继发性生物学损伤和氧中毒共同作用的结果，包括肺泡外气体、系统性气栓塞、弥漫性肺损伤及肺纤维化四种基本类型。近 20 年来，对 VALI 的研究取得了重大进展，但也出现了较多问题，包括对发病因素、发病机制和临床表现的认识都有一定误区。

一、命　　名

呼吸机是静态仪器，与肺没有直接的关系，只有应用于机体，在通气过程中才能发挥作用，因此命名为“机械通气相关性肺损伤”更确切。由于原名已应用多年，且为大家所熟悉，因此可继续应用，但必须注意其内涵已有显著变化。

二、类　　型

1. 肺泡外气体(extra-alveolar air)　包括肺泡及胸膜破裂导致的气胸和单纯肺泡破裂导致的大疱以及肺间质、纵隔气肿等。气体可蔓延至其他部位形成各种气肿，如皮下、心包、腹膜后，甚至气腹。气胸多需紧急处理。

2. 系统性气栓塞(systemic air embolism)　在长时间增大的切变力和扩张力作用下，肺泡毛细血管膜(ACM)和周围血管鞘损伤，肺泡溢出的气体直接进入肺静脉，通过体循环栓塞心、脑等体循环供血器官的一种类型。常见脑栓塞和冠状动脉栓塞。发生率较低，与脑、冠状动脉血栓栓塞的表现相似，但诊断要点和治疗方法差异极大。

3. 弥漫性肺损伤(diffuse lung injury)　肺泡上皮和周围微血管的广泛损伤，无气体外漏。若气道-肺实质病变不均匀，RC 差别较大，也可出现多部位的广泛性肺损伤，总称为弥漫性肺损伤，重症实质为 ARDS。

4. 肺间质纤维化(interstitial pulmonary fibrosis)　长时间肺泡上皮损伤和周围微血管内皮损伤，必然伴纤维组织及细胞增生。主要见于 MV 较长的患者。

后两者的发生率远高于第一种情况，容易误诊为呼吸机相关性肺炎(VAP)，是导致病情恶化的常见并发症。

三、发生机制的有关概念及合理解释

1. 气压伤(lung barotrauma)　传统概念认为，自然呼吸时肺泡内压过高或 MV 时气道压过高，导致肺泡损伤和气体外漏，故称为气压伤。现代研究发现，VALI 是 MV 的多种因素和原发性肺实质病变共同作用的结果，主要是跨肺压和切变力直接或间接作用的结果，故可以认为 VALI 是气压伤，但与早期概念相比，其含义不同。

2. 容积伤(lung volutrauma)　是肺泡容积显著增大导致的肺损伤。现代研究认为，肺容积增大主要通过跨肺压增大，引起肺损伤，故容积伤实质是跨肺压增大导致扩张力损伤的一种表现形式，不是独立的 VALI 概念。

3. 扩张力损伤(overdistention induced lung injury)　是跨肺压过大导致的肺损伤，主要见于肺泡容积较长时间的过度增大和短时间内的快速扩张，是 VALI 的主要形式之一。

4. 切变力伤(shear stress induced lung injury)　又称剪切力伤，是肺泡加速度扩张和回缩、周期性开放和塌陷，以及顺应性不同的肺区相对运动等产生的高切变力引起的肺损伤，是 VALI 的一种形式。其主要见于 ARDS、其他急性肺实质病变等情况。

5. 萎陷伤(lung atelectrauma)　是萎陷肺泡周期性开放和塌陷导致高切变力，从而引起的肺损伤，实质是切变力伤的一种形式，而不是独立的 VALI 概念。

6. 生物伤(lung biotrauma)　是机械或生物因素激活炎症反应导致的肺泡和毛细血管损伤，表现

为弥漫性或广泛性肺损伤,慢性期表现为肺间质纤维化。除高浓度氧外,MV导致的炎症反应是跨肺压和切变力作用的结果,是压力作用的一个环节,而不是独立的VALI概念。

四、发 生 机 制

(一) VALI概念的演变　常规MV时,肺损伤的出现皆有气道压升高,故早期称为气压伤。有人比较了高压高容通气(常规正压通气)、高容低压通气(负压通气)、高压低容通气(包裹胸腹部限制VT)等对健康动物的影响,发现无论气道压高低(无论正压或负压),只要大VT通气,就发生高通透性肺水肿;相反,高压低容通气则无肺损伤,因此称为容积伤。上述试验的条件与常规MV和自然呼吸皆有较大差异。常规MV时,对单一个体和通气方式而言,肺损伤与压力和容积变化皆有关系,因此又有人提出了气压-容积伤的概念。MV还可引起中性粒细胞等炎症细胞聚集,导致炎症反应,使ACM的通透性增大,称为生物伤。上述概念的变化说明了对VALI认识的不断深入,但也提示存在较多误区。

(二) VALI的基本发生机制　正常肺的肺泡之间紧密连接,肺泡间隔较薄,还有肺泡孔相通,终末小气道也与侧支孔道相通,相互之间的压力容易平衡;肺实质和胸膜结构完整,平静呼吸导致的压力波动较小,不容易发生肺损伤;由于肺和胸廓的顺应性相似,用力呼吸或咳嗽时,肺泡压显著升高或降低,皆伴随肺间质压和胸腔内压的同步变化,跨肺压和切变力的变化也有限,故也不容易发生肺损伤。在疾病状态下,上述结构的完整性和功能受到破坏,肺泡之间、肺泡与肺间质或胸腔之间将产生明显的压力差,一旦有突然的肺泡压升高或周围间质压降低,将导致跨肺压或切变力的骤然增大,容易发生气体外漏或急性肺损伤。MV时,若VE过大、RR过快,可导致弥漫性肺快速过度扩张或回缩,产生高跨肺压和高切变力;若气道-肺实质病变不均,可出现区域性跨肺压和高切变力增大,导致压力性损伤,也可间接引起中性粒细胞等炎症细胞聚集,导致生物性损伤。

(三) 切变力损伤　切变力用于描述曲线运动物体的非匀速运动。肺泡扩张时主要受两个力的作用:向外的法向力(即跨肺压)和与其垂直的切变力。切变力的大小与单位时间的速度变化,即加速度(dv/dt)成正比,与平台压和肺顺应性无直接关系(图8-3)。在平台压均匀缓慢上升或下降的情况下,不会产生切变力,但若吸、呼气流量明显加速或减速,将产生高切变力;低容积时,小气道和肺泡的周期性陷闭和开放将产生巨大切变力(图8-4)。将肺作为一个整体考虑,则病变重和病变轻的区域RC不同,交界处也可产生高切变力(图8-5)。实验证实,如果两个相邻肺单位的顺应性显著不同,一个肺单位的容积是另一个的10倍,用30 cmH_2O的正压通气,即跨肺压大约是35 cmH_2O的情况下,将产生高达140 cmH_2O的切变力。

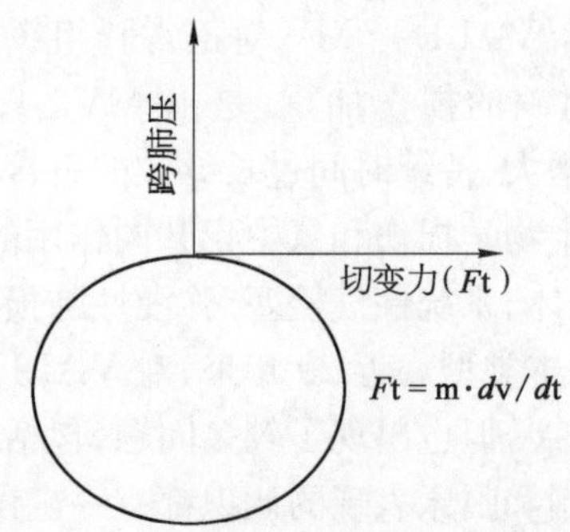

图8-3　肺泡加速扩张产生跨肺压和切变力示意图

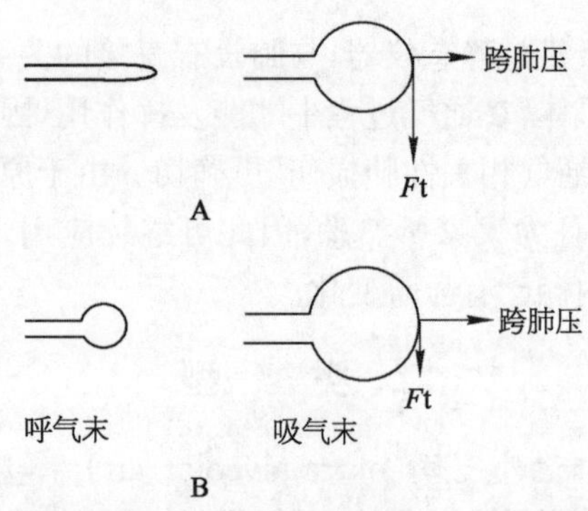

图8-4　陷闭肺泡与切变力关系示意图

A:陷闭肺泡(以柱形箭头表示)开放产生巨大切变力(向下箭头Ft长);B:正常肺泡(以小球形表示)较匀速扩张,切变力小(向下箭头Ft非常短)

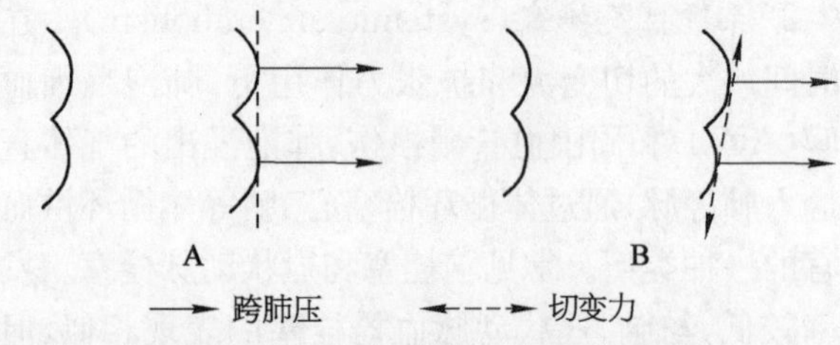

图8-5　区域界面与切变力示意图

A:正常肺,不同肺区同步扩张,无切变力;B:病变肺,不同肺区扩张程度不同,产生切变力

(四) P-V曲线与VALI的关系　典型呼吸系统或肺吸气相P-V曲线,由三段二点组成[图8-6(4)],临床见于ARDS。在正常FRC以下,部分肺

泡开放，部分陷闭，形成低位平坦段。低位拐点(LIP)为陷闭肺泡的开放点，其后正常肺泡和已开放的陷闭肺泡同时扩张，出现陡直段；肺容积接近TLC，压力升高引起的肺容积变化非常有限，称为高位平坦段，陡直段与高位平坦段的交点为高位拐点(UIP)。LIP和UIP是肺损伤发生概率多少的转折点。在LIP以下，肺容积小，肺泡内压低，但切变力非常大，容易发生VALI，因此用传统的气压伤和容积伤描述皆不确切。在陡直段，肺泡内压与肺容积的变化呈线性关系，肺损伤的发生率最低，此时称为气压伤或容积伤有相似的意义；若选择辅助通气或自主通气模式，自主呼吸将导致胸腔负压增大，使得相同肺泡内压时，肺容积的变化更显著，用容积伤表达更准确。超过UIP，容积轻度增大将导致压力的指数式上升，肺损伤发生概率显著增加，应称为气压伤。在陡直段，负压通气的压力(绝对值)和容积的变化一致，同样可用气压伤或容积伤表示，超过LIP或UIP，也与正压通气有相似特点。P－V曲线的不同部位或不同通气方式引起的压力或(和)容积变化皆可用跨肺压表示。比如，高压低容通气跨肺压低，发生VALI机会小；高容低压通气跨肺压高，发生VALI机会大；若肺容积低于LIP，则肺损伤主要由切变力增大引起，因此VALI仍可称为"气压伤"，只是其内含已有较大变化。

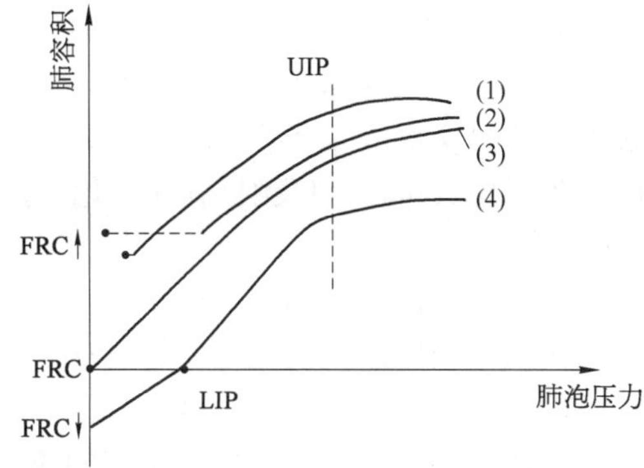

图8－6　压力-容积曲线

(1) COPD；(2) 哮喘；(3) 正常；(4) ARDS；各圆点表示以上疾病的呼气末压，在竖虚线和各圆点之间通气，发生VALI的机会最小

临床上更多MV患者不出现典型的三段两点变化，仅有两段一点[图8－6(1)(2)(3)]。其中，高容积和正常肺容积又不同，但共同点是切变力低，主要通过跨肺压引起肺损伤，对VALI的具体解释可参考上述。

第三节　客观评价影响呼吸机相关性肺损伤的机械通气因素

尽管对VALI的认识有明显的进步，但也存在相当大的误区，表现为过度重视控制通气压力，如Pplat、驱动压(DP)和VT，甚至广泛"滥用或误用"小VT通气或允许性高碳酸血症(PHC)。临床上真正单纯设置气道压过高导致气压伤的机会相对不大，不合适的呼吸形式和人机对抗却非常常见，且往往是临床医生缺乏认识，容易被忽视的发生VALI的因素。

(一) 机械通气的压力

1. 平台压和峰压

(1) 压力大小：Pplat克服胸肺弹性阻力(Ers)，反映MV时肺泡承受的最大压力，主要通过增大跨肺压引起VALI。Ppeak主要克服呼吸系统黏性阻力(Rrs)和Ers的压力之和，间接通过Pplat影响VALI。气道病变的不均匀性和重力的双重作用导致Ppeak克服Raw后的肺泡内压分布并不一致，最大肺泡内压(Pplatmax)可能接近Ppeak，并导致该肺区过度扩张；最小肺泡内压(Pplatmin)可能接近PEEP，肺泡趋向萎陷(图8－2)；不同RC肺区将导致切变力。因此，选择影响VALI的常规压力参数时，首选Pplat，并参考Ppeak。

(2) 压力持续时间：也是影响VALI的重要因素，适当平台时间有助于改善气体分布；持续时间过长则导致肺泡的持续过度扩张，容易造成肺损伤。

2. PEEP　PEEP的作用比较复杂。一般而言，低水平PEEP对VALI的发生无明显影响；PEEP较高可能有加重作用。在ARDS患者中，适当PEEP可扩张陷闭肺泡，显著降低切变力，保护肺；若PEEP太低则不能发挥保护作用，太高则可能使Pplat过度升高，增加VALI的风险。在COPD患者中，适当PEEP可防止气道陷闭，对抗PEEPi，不升高甚至降低Pplat，降低吸气时的胸腔负压和跨肺压，不影响或减少VALI。在哮喘患者中，PEEP对阻塞气道的扩张作用有限，常导致Pplat升高，发生VALI的机会增大。

3. 平均气道压　部分学者将平均气道压(Pmean)作为反映肺损伤的参数，发现随着Pmean增大，肺损伤的发生率升高。Pmean包括吸气压和呼气压。如上所述，多数情况下，适当PEEP不加重或减轻肺损伤；而吸气压为克服Raw和Ers的压力之和，前者基本不影响肺泡内压，因此用Pmean作为反映VALI的参数是不合适的，但在PEEP恒定的ARDS患者中，Pmean可反映Pplat变化，对评估VALI有一定价值。

4. 驱动压　一般指控制通气时平台压与呼气末压之差(Pplat－PEEP)，是近年来非常热的压力概念。尽管研究认为控制Pplat可较好评价VALI和预测ARDS的预后，但随着其后研究的不断增多，显示出Pplat与ARDS患者的预后相关性差；DP较Pplat在评价ARDS的保护性通气策略和预后上有更好的价值。在符合呼吸生理的条件下，适当PEEP对ARDS有保护作用，Pplat与PEEP之差单纯反映肺扩张的程度(假定胸廓顺应性不变)，故理论上较Pplat价值更高。目前，“临床指南”经常将其与Pplat并列应用，且没有ARDS、PEEP的限定，两者不一致的情况并不少见，容易导致评价混乱。

5. 应力　在材料科学工程领域，应力(stress)和应变(strain)的最大极限被列为材料在外部载荷作用下失效和断裂的关键因素；肺作为弹性材料在MV作用下的损伤，实质也是肺实质的失效(弥漫性损伤)和断裂(肺泡外气体)。施加外力的物体为了保持原形在内部产生抵抗外力的力，称为内力；两个力互为作用力和反作用力，大小相等，方向相反。内力与作用面积的比值即是应力。使肺扩张的单位面积的外力是跨肺压，与其反方向的应力等于跨肺压，但更多情况下应力等于跨肺压与切变力的综合变化。与通气最相关的应变是吸气和呼气产生的容积应变，被定义为容积变化除以初始容积，但更多情况下也并非如此简单。目前，较多学者认为用肺应力、应变能更好地解释VALI和保护性通气策略。但应力、应变与传统MV参数有较大差别，如何解释和应用仍有较多问题。

驱动压可以用呼吸机参数计算，但实际影响因素多，需合理评价，应力与呼吸机参数无直接关系，故两者皆在后两节单独阐述，并与常规通气参数及相应的呼吸力学变化对照，以提高认识水平，纠正相关误区。

(二) 呼吸形式

1. 潮气量　VT是否诱发VALI取决于是否产生高跨肺压和高切变力。呼气末肺容积(EELV)或FRC低于P－V曲线的LIP时，无论是高、低或常规VT，皆可引起肺泡的切变力损伤，处理的关键是根据疾病特点，采取合适手段(主要是PEEP)维持肺泡开放。若VT超过UIP，使肺泡过度膨胀，则产生高跨肺压，主要见于少部分重症ARDS和哮喘患者，此时宜采取小VT和PHC。在陡直段，平稳的常规VT对维持气体交换是必要的，且能使跨肺压和切变力维持在较低水平；若选择较小VT，即使在大部分ARDS患者中，也将导致自主呼吸代偿性增强、增快，使胸腔负压和跨肺压显著增大，而肺泡的快速胀缩和肺实质的不均匀扩张又产生高切变力，故VALI的机会反而增大。因此，更多情况下需合适的常规VT或大剂量应用镇静剂和肌松剂。

2. 呼吸频率和吸呼气时间比　在阻塞性肺疾病中，宜深慢(病情好转)或浅慢(重症初始治疗)呼吸，I∶E适当延长；在限制性肺疾病中，RR适当增快，I∶E适当缩短，但无论何种情况，皆应避免呼吸过快、过强，否则容易导致高切变力。RR较长时间超过30～35次/min，特别是伴明显呼吸增强时，VALI发生机会明显增大，但临床上容易被忽视。

3. 其他　在避免人机对抗的情况下，Ti适当延长，可使吸气流量减慢，Raw降低，Pplat分布均匀，跨肺压和切变力减小。与方形流量波相比，递减波对减少VALI更具优势。

(三) 通气模式

1. 一般模式　CMV容易导致肺泡内压的分布不均和人机对抗，产生高跨肺压和高切变力；自主通气模式(如PSV)自主呼吸代偿好，通气压力和通气量在肺内分布较均匀，人机同步好，不容易产生高跨肺压和高切变力。定容型模式的气道压是因变量，变异度大，Pplat在肺泡内分布不均，且容易发生人机对抗；定压型模式的肺泡压恒定，人机对抗的可能性较小。

2. 持续正压通气与双水平正压通气　传统通气模式的压力特点为间歇正压通气(IPPV)和持续正压通气(CPPV＝IPPV＋PEEP)，Ppeak或Pplat随PEEP变化，调节不当，易导致高Pplat；吸气期(包括送气和屏气阶段)，呼气阀关闭，一旦发生呼气动作或咳嗽将导致肺泡内压显著升高；屏气期，吸气阀和呼气阀皆关闭，一旦出现吸气动作将导致胸腔负压的显著增大，反之则导致胸腔正压急剧升高，且皆伴随跨肺压显著增大。在双水平正压（BiPAP）或双相气道正压（BIPAP）中，吸气压和呼气压的调节互不影响；吸气阀、呼气阀为伺服阀，有助于减少人机对抗，避免跨肺压过大。

3. 新型自主通气模式　如 PAV 或 NAVA，自主呼吸决定整个通气过程，呼吸机主要起放大作用，有助于避免肺泡内压、胸腔内压（正压或负压）及跨肺压的过度增大。

（四）机械通气不当　无论何种通气模式，参数的设置和调节皆必须适当，才能保持良好的人机关系，避免跨肺压和切变力的过度增大。

1. 习惯阐述　习惯认为人机不同步，包括双触发（double triggering，一次吸气努力导致两次呼吸）和反向触发（reverse triggering，控制通气时呼吸机送气触发的膈肌收缩），将增大 VT 和产生气体摆动，造成肺损伤。这些情况很重要，但其他多种因素更重要。

2. 机械通气不当　大体包括两种情况，一是通气量绝对或相对不足，导致患者代偿性呼吸增强、增快；二是通气参数设置不当导致人机对抗。在肺实质病变中，肺牵张反射、毛细血管 J 反射等导致呼吸运动反射性增强、增快，若选择 PSV 等自主通气模式，适当应用镇静剂，人机协调好；若选择 CMV、IMV 则常有明显的人机对抗，必须应用大剂量镇静剂和肌松剂，但又会出现更多其他问题。Raw 增大、较高 PEEPi、人工气道太细或痰痂形成等，是导致人机对抗的常见内在因素。吸气压力、吸气压力坡度或流量上升速度、吸气流量、送气时间、屏气时间、呼气时间等设置不当，则是导致人机对抗的直接因素和常见原因。呼吸过强导致胸腔负压增大，人机对抗导致肺泡内压瞬间骤升，两者皆导致跨肺压显著增大；呼吸增强、增快导致呼吸气流有较大的加速度，以及萎陷肺泡的快速复张和闭合，皆产生巨大切变力，诱发或加重 VALI。

3. 肺微血管损伤　上述人机不协调也可导致跨血管压（transvascular pressure）增大，主要表现为呼吸努力产生的负向跨血管压升高，驱使液体从肺微血管进入肺间质，也直接或间接通过炎症反应，引起肺微血管内皮损伤。

（五）影响 VALI 的疾病

1. 哮喘　主要特点有肺过度充气，FRC 明显升高，是发生 VALI 的主要基础；气道高反应性、气管插管或 MV 的气流刺激等，可导致人机配合不良，肺泡内压骤然升高；Raw 和 PEEPi 显著升高，患者代偿性用力吸气，胸腔负压显著增大，后两者皆可导致跨肺压显著增大。由于中心部位肺泡较周围肺泡承受更高的压力，故纵隔气肿和皮下气肿的发生率较高；发生气胸的机会也较大，且常与纵隔、皮下气肿同时发生，气胸多为单侧，张力性多见。因此，对于危重哮喘患者，强调 MV 时应避免肺过度充气加重，采用 PHC，且以减慢 RR 为主，尽可能保证充分呼气，适当应用镇静剂和肌松剂抑制自主呼吸。

2. 慢性阻塞性肺疾病　主要特点是气道-肺实质结构破坏，肺过度充气，大疱形成，周边肺病变较重；发病缓慢，C_L 增加，患者容易接受和配合 MV，VALI 的发生率并不高，有明显人机对抗时例外。

3. 急性呼吸窘迫综合征　肺实质严重损伤；陷闭肺泡周期性开放，陷闭肺区与相对正常肺区（或与实变肺区）之间顺应性不同，容易产生高切变力；呼吸增强、增快容易导致跨肺压和切变力增大；实变肺区在渗出物吸收过程中，肺泡易受跨肺压和切变力损伤。因此，对 ARDS 患者而言，无论是病变肺区还是相对正常肺区，急性期还是恢复期，皆容易发生肺损伤，以弥漫性肺损伤更常见，肺泡外气体的发生率也较高。恢复期，由于丧失间质水肿的“支架作用”，损伤肺泡没有修复，发生气胸、大疱的机会更大。无论是急性期，还是恢复期，维持稳定呼吸是必要的。

4. 慢性肺间质疾病　以纤维组织弥漫性增生为主，VT 小，急性损伤较轻，不容易发生肺损伤。

5. 胸廓疾病　胸廓顺应性减退，将限制肺的扩张和回缩，故气道压升高导致肺泡内压的升高和胸腔内压的同步升高，跨肺压增大有限，发生 VALI 的机会小。

（六）氧中毒　以弥漫性 ACM 损伤为主，见于高浓度氧疗，是氧自由基作用的直接结果。

总之，VALI 是指 MV 因素和肺实质相互作用导致的多种形式的肺损伤，其高发区是 P－V 曲线的高位平坦段和低位平坦段，是跨肺压、切变力增大导致的机械性损伤，以及继发性生物学损伤和氧中毒等共同作用的结果。跨肺压导致肺泡的过度膨胀，实质是扩张力损伤或牵拉伤；切变力导致肺泡的扭曲变形，实质是撕裂伤。与牵拉力相比，撕裂力的作用更强，是 ARDS 患者特别容易发生肺损伤的主要原因。生物伤是压力作用导致 VALI 的一个环节。将 VALI 仍定义为气压伤是合适的。常规 MV

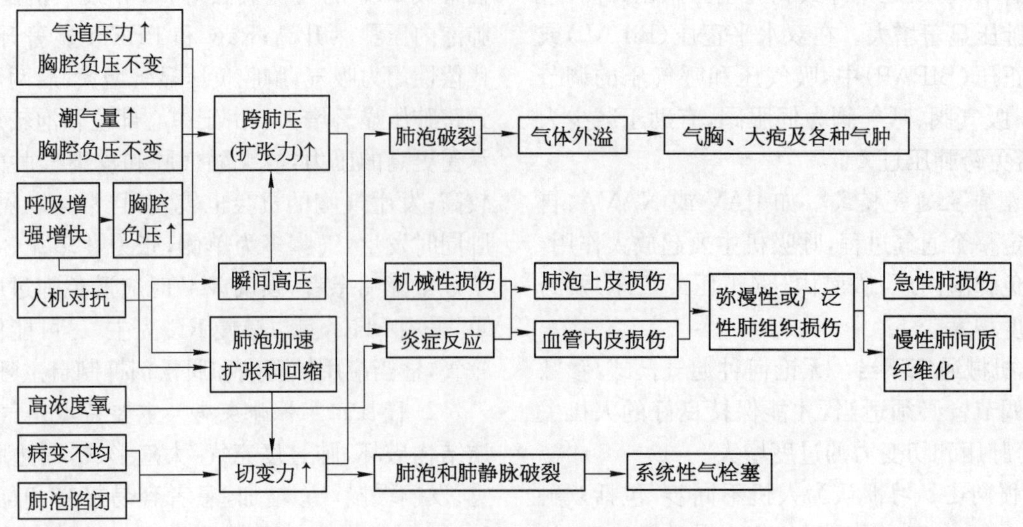

图8-7　VALI的发病机制示意图

时,平台压升高和持续时间较长是导致VALI的直接原因,峰压通过影响平台压的大小和分布,间接影响气压伤的发生。人机对抗、呼吸增强及增快将产生高跨肺压和高切变力,是发生VALI的常见原因(图8-7,图8-8)。

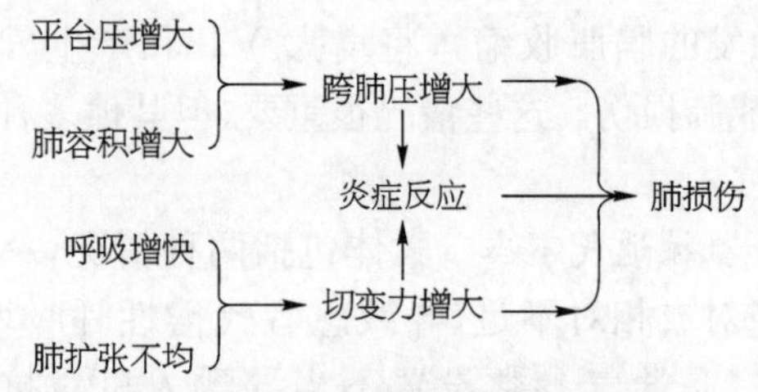

图8-8　VALI的发生机制简图

第四节　驱动压在呼吸机相关性肺损伤的客观评价与合理应用

ARDS治疗困难,病死率高,采用小VT保护性肺通气策略,显示出较常规VT通气的病死率下降。但近年的研究显示,ARDS患者的病死率仍维持40%以上,且未显示出继续下降的趋势。ARDS的死亡原因主要是多脏器功能衰竭、心力衰竭和感染性休克等,且报道的病死率几乎皆超过50%,其次才是呼吸衰竭,因此如何正确评价和改善动脉血氧运输量、内环境等是治疗的关键;如何评价VALI和改善肺保护性通气也应受到重视。然而,目前对前者的认识、评价和处理能力低下,对后者则"过度重视且应用混乱",不断发展出多种新名词,驱动压即为其中之一。

一、小VT、限制DP的基本情况

1. 基本现状　因国内专业医务人员或工程技术人员普遍缺乏正确的呼吸生理知识,小VT通气被广泛滥用,但其真正适应证主要是重症ARDS和危重哮喘。目前,有关小VT保护性通气的循证医学依据或限制DP的依据基本仅限于ARDS,本节内容也仅限于ARDS,并与本章第二节、第三节进行比较。

2. 小VT和限制DP的基本分析　对于小VT肺保护性通气,强调Pplat≤30 cmH_2O;2015年,Amato等人对ARDSnet的小VT研究数据进行了回顾性分析。初始研究奠定了现行ARDS标准化MV的基础:VT 6 mL/kg IBW(IBW为理想体重),Pplat≤30 cmH_2O,根据氧合情况设置PEEP。研究表明,尽管小VT组的总病死率下降,但单一的VT、Pplat、PEEP皆与患者的病死率无相关性,与病死率相关的单一参数是DP。ARDS控制通气时DP= Pplat - PEEP或=VT/Crs,因此DP实质是反映呼吸机参数设置是否符合呼吸力学的复合型参数;意味着可通过Crs变化设置和调节VT、PEEP获取更佳的呼吸力学状态,与单一的VT、Pplat、

PEEP 有显著差别。因此，在传统保护性通气策略中，不可能有放之四海而皆准的单一常规通气参数标准，而必须根据患者呼吸生理变化进行多个参数的综合设置和调整。根据常规通气参数简单计算的DP，反映了 ARDS 最主要的呼吸力学变化——肺顺应性，并且能指导 Pplat、VT、PEEP 的设置，使VALI 发生的可能最小化，而结局将可能获得改善。

二、小 VT、控制 Pplat 策略的提出、发展及问题

1. 小 VT 策略的提出和应用　1998 年，Amato 等人的研究第一次展示了小 VT 通气的优越性。然而，基于理想体重设置的小 VT 可能并不适合所有ARDS 患者。ARDS 的基本肺部病理改变是广泛肺损伤、高通透性肺水肿和大量肺泡陷闭，有效通气肺容积显著减少，呈“婴儿肺”。基于此，2000 年 ARDSnet 进行了多中心随机对照临床试验(randomized controlled clinical trials，RCT)，结果显示，与 12 mL/kg IBW VT、Pplat≤50 cmH_2O 相比，6 mL/kg IBW VT、Pplat≤30 cmH_2O 能显著降低 ARDS 患者的病死率(39.8% vs. 31%，$P=0.07$)。其后小 VT 通气被广泛应用。

2. 小 VT 通气的局限　对多数 ARDS 患者而言，肺部病变严重程度不同，肺部病变也多呈非均一性，可通气肺容积及其分布皆存在显著差异，通过理想体重设置的小 VT、控制 Pplat，仍难以适用所有ARDS 患者。Terragni 等人在 2007 年和 2009 年发表的两项研究显示，对存在严重肺泡陷闭的 ARDS患者，降低 VT 至 4 mL/kg IBW 能减少肺泡过度膨胀及肺部炎性因子释放；但如此小的 VT，低于 VD的概率非常高，实际操作和结果值得怀疑。Bein 等人的研究显示，对于重度 ARDS 患者，限制 Pplat、VT 降至 3 mL/kg IBW 并联合体外 CO_2 清除，能缩短 MV 时间(尽管 VT 更低，但有体外辅助呼吸支持手段，是可行的)。可见控制 Pplat、6 mL/kg IBW的小 VT 仍可能造成重度 ARDS 患者肺泡过度膨胀，导致 VALI；但若无体外辅助呼吸支持技术，继续降低 VT，将大概率出现实际 VT≤VD，对患者而言是致命的。另外，被严重忽视的是，较大部分患者相对较轻，常规 VT 是合适的，强制小 VT 必然以过度镇静剂和肌松剂应用为代价，不但急性期问题更多，即使病情好转后，也会面临反复继发肺部感染、呼吸肌功能下降、撤机困难及撤机后的更多问题，代价惨重。

3. ARDSnet 设计的缺陷及试验结果的合理评价

(1) 存在两个核心因变量参数：VT 和 Pplat。这不符合一个变量的基本试验原则，无法确定是小VT 导致病死率下降，还是高 Pplat 导致病死率升高；况且高限 50 cmH_2O 的 Pplat，明显超过 P－V曲线的 UIP 或肺的弹性限度。因为是随机分组，所以很有可能出现部分重度 ARDS 在常规 VT 组。该类患者需要严格控制 Pplat，使其不超过30 cmH_2O，必然伴随小 VT 和 PHC；强行使用常规VT 高限，必然使 Pplat 升高，超过 UIP，将更容易导致 VALI，抑制循环功能，使患者病死率升高。因此，与其说是小 VT 使病死率下降，毋宁说是过高的Pplat 导致了病死率升高。

(2) VT 相差太大：两组 VT 相差一倍，且12 mL/kg 的 VT 几乎突破常规 VT(8～12 mL/kg)的范围，不符合呼吸生理特点和临床常识。在治疗ARDS 或其他疾病时，一个合格的临床医生不可能将 VT 从 6 mL/kg 直接升至 12 mL/kg，或突然从12 mL/kg 直接降至 6 mL/kg，而是经历 6 mL/kg、8 mL/kg、10 mL/kg、12 mL/kg 或 12 mL/kg、10 mL/kg、8 mL/kg、6 mL/kg 的渐进过程，因此合理的分组应至少有四组。

(3) 忽视了合适 PEEP 的作用：尽管对设置“最佳”或“合适”PEEP 方法的争议较大，但合适的PEEP 能明显改善氧合、减轻肺损伤、基本不影响循环功能，符合呼吸力学要求，过低、过高皆不合适的认知是有共识的，前者达不到治疗作用(包括减轻切变力损伤的作用)，反而加重相对正常肺区的过度充气；后者能明显改善氧合，但导致肺过度充气，并加重对循环功能的抑制。尽管有基于氧合的 PEEP 设置的研究结果，但其后的分析几乎皆忽略此参数，不解决合理 PEEP 的问题而谈论限制 Pplat 或 VT 是不合适的。

(4) 循证医学的误区：RCT≠循证医学依据。循证医学有多种方法，RCT 是其中之一。合理的 RCT不但要求研究参数明确、唯一，也要求符合生理学特点。上述试验违背了基本要求和呼吸生理学特点。

(5) 小结：当前研究无法得出小 VT 或 Pplat≤30 cmH_2O 可降低病死率的结论。尽管后者更合理，但每个参数皆存在问题(具体见第十五章)。

(6) 合理选择和评价：由于病变严重程度不同，可通气肺容积差别巨大，VT 的选择范围更大，实际临床操作不选择小 VT 和 PHC 的更多。相比较而言，无论病情严重度如何，高压比较固定，控制

通气时相当于UIP的压力，无论是有意识还是习惯性，更多选择 Pplat≤30 cmH_2O，而不是 VT 6～8 mL/kg，且强调PEEP的合理设置。Pplat限制适合任何类型的呼吸衰竭患者，而小VT广泛应用是系统性错误，尤其是对于COPD或肺外疾病患者(具体见第十五章)。

三、DP取代Pplat

1. 驱动压的出现和发展　DP与患者临床结局之间的关系在2002年首次被描述。在一个235例ARDS患者的前瞻性观察队列中，Estenssoro等人的结果显示，第一周的DP及氧合指数(PaO_2/FiO_2)、序贯器官衰竭评分(sequential organ failure assessment，SOFA)等其他变量在存活者和非存活者之间存在差异。

10多年后，最完整的证据来自Amato等人对包括9项前瞻性研究的荟萃分析，涉及超过3 500名患者，结果显示DP是与ARDS患者生存相关的最好的呼吸机参数。更重要的是，即使所有的呼吸机参数设置是肺保护性的(Pplat≤30 cmH_2O 和 VT≤7 mL/kg IBW)，相关性仍然存在。

在Amato等人的报道之后，又有研究人员证实ARDS患者的DP与生存之间的关系。在56名ARDS患者中，Baedorf Kassis等人发现以DP为目标，用PEEP滴定，可以改善 C_L 和降低DP，并认为使DP下降和 C_L 改善的通气策略可能与改善生存相关。其后，更多研究(包括MV联合ECMO等体外呼吸支持技术)显示控制DP是较控制Pplat和小VT更有价值的标准。

2. 驱动压的理论与实践　对于无自主呼吸的MV患者，DP＝Pplat－PEEP。对于控制通气患者，吸气时，DP对抗Ers，产生动能和呼吸功，驱动肺和胸廓扩张，气体进入肺内(Ppeak与Pplat之差驱动气体进入气道)，完成吸气过程，故也可称为吸气驱动压；呼气时，借助肺扩张储存的势能，驱动胸肺回缩，则可称为呼气驱动压。由于没有额外自主吸气或呼气动作，两者是一致的；但前者是主动完成，产生动能，后者弹性回缩，被动完成，故实际MV更容易导致吸气过程的肺损伤，限制DP使吸气过程安全，呼气过程也相应更安全；有自主呼吸动作或人机对抗时，情况要复杂得多。

DP产生的动能是驱动胸肺扩张的直接动力，而胸肺扩张储存的势能是胸肺回缩的直接动力。因此，在某种意义上，DP也是胸肺回缩的直接动力。

从呼吸力学角度分析，Crs是单位压力下的肺容积改变，即Crs＝VT/(Pplat－PEEP)＝VT/DP，DP＝VT/Crs。ARDS患者通气肺容积的显著减少表现为Crs显著降低，限制VT/Crs(DP)能改善ARDS患者的 C_L，也可能改善预后。20世纪中期，对MV研究的伦理要求较低，对Ppeak和Pplat的研究相较充分，DP的概念提出后，因伦理等问题，很难充分研究，但一般认为DP的安全范围为14～18 cmH_2O。Amato等人的研究显示，对ARDS患者而言，若限制DP≤15 cmH_2O，病死率显著降低，且DP每增加7 cmH_2O，病死率增加1.41倍($P<0.001$)，提示限制DP可能改善ARDS患者预后。另外，DP是常规呼吸机压力参数的换算，测量便捷、重复性好，因此学界便掀起了研究DP的热潮，使DP获得了广泛临床应用。

3. 驱动压与平台压的比较　在ARDS治疗中，合适的PEEP发挥重要作用，但Pplat≤30 cmH_2O并未显示任何PEEP存在。实际上，无论是否有PEEP或PEEP大小，Pplat≤30 cmH_2O 皆不受影响。与Pplat相比，DP为Pplat与PEEP之差，对于两者都有兼顾(尽管不充分)，因此无论Pplat过高还是PEEP过低，都将导致DP增大。PEEP适当升高，DP降低；若PEEP过高，同样VT(即使是小VT)条件下，MV引起的肺容积变化将超过P-V曲线的UIP，Pplat的升高幅度必然更大，导致DP明显升高。从DP＝VT/Crs也可显示，MV引起的VT变化超过弹性限度，也会导致DP明显增大，这不仅指超过UIP，也包括低于LIP(图8-9)。因此，总体上DP不仅控制了肺泡高压，也兼顾了PEEP的作用和

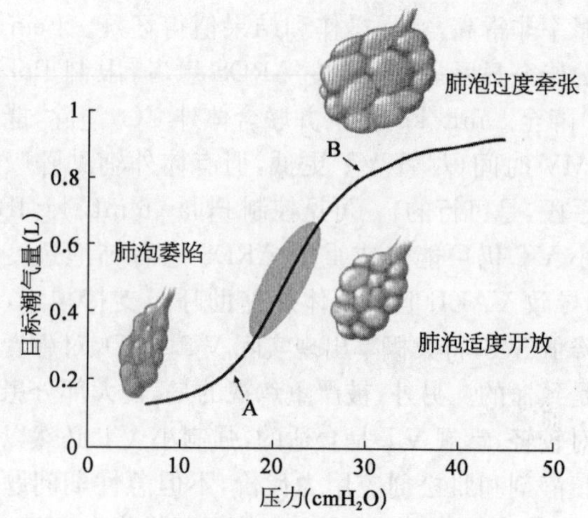

图8-9　保护性肺通气的呼吸力学基础模式图

无论用驱动压还是应力，皆应有高低压限制，而不仅仅是高压限制，VT在A、B之间是合适的

VT 引起的 C_L 变化，与传统力学有较好的一致性，而 DP≤15 cmH_2O 确实较 Pplat≤30 cmH_2O 更有价值。但若 PEEP 过低，达不到充分维持陷闭肺泡扩张的要求，则更低的 DP 或 Pplat 是有害的，即有 PEEP 要求时，控制 DP 或 Pplat 才真正符合呼吸生理要求。

4. 驱动压的影响因素　稳定 DP 出现于单纯 ARDS 控制通气患者，但临床上并非仅此情况，而是会出现更多复杂情况。

（1）DP 是克服肺弹性阻力（E_L）和胸廓弹性阻力（Ecw）的压力：DP 克服肺和胸廓的弹性阻力，因此可分解为跨肺驱动压（transpulmonary driving pressure，DPtp）和跨胸廓驱动压（transthoracic driving pressure，DPtc），DPtp = DP − DPtc；由于 DPtc 是食管内压（代表胸腔内压）变化与大气压之差，后者为 0，所以食管内压（Pes）也可称为跨食管驱动压（transesophageal driving pressure，DPes），DPtp=DP−DPes（图 8－10）。DPtp 是扩张肺的动力，也等于肺回缩的压力，是影响 VALI 的直接因素。DPtc 与肺损伤无直接关系。正常情况下，胸廓稳定性好，DP 可较好代表 DPtp，将其用于评价 VALI 和保护性肺通气是相对准确和可靠的。

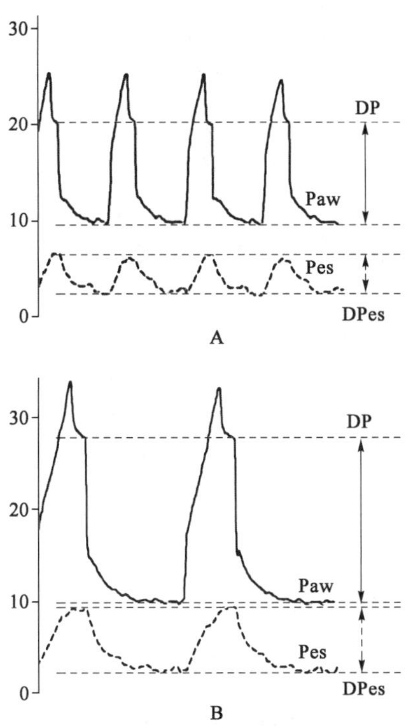

图 8－10　腹内压变化对 DP 的影响

A：正常腹内压时驱动压和食管内压的变化；B：腹内压升高时驱动压和食管内压的变化

1）影响 Ecw 和 DP 的因素：临床上，Ecw 下降的机会极小，主要见于消瘦患者；但增加的机会较大，如肥胖、胸壁水肿、胸腔积液、纵隔气肿、大量腹水或胀气。尤其是后者导致的腹内压升高，必然导致 Ecw 增大、DPes 和 DP 增大（图 8－10B），以及用于评价 VALI 的可靠度下降，此时可允许更高的 DP。

Gattinoni 等人早期的研究显示，肺源性 ARDS 患者的 Ecw 约占总弹性阻力的 1/5～1/3。Cortes-Puentes 等人通过动物实验，观察了腹内压对 FRC 的影响，结果显示，腹内压从 0 升至 35 cmH_2O，PEEP 为 1 cmH_2O 时，FRC 下降约 200 mL；PEEP 为 10 cmH_2O 时，FRC 下降约 400 mL，提示胸廓顺应性（compliance of chestwall，Ccw）变化明显影响 FRC，继而影响 Crs 和 DP（图 8－10B）。

2）说明：正常静息呼吸条件下，胸廓弹性扩张是吸气的动力，而不是吸气的阻力，谈不上 DP 克服 Ecw；相反，胸廓扩张储存的势能可与 MV 产生的动能共同驱动肺的扩张。在正常功能残气位，即 FRC 占 TLC 的 40%时，胸廓弹性扩张力与肺弹性回缩力相等，MV 驱动肺扩张需要的动能很低，即 DP 很低；但随着肺容积增大，胸廓的弹性扩张作用减弱，需要更大的 MV 动能，即 DP 增大；若肺容积增加至占 TLC 的 67%，胸廓处于弹性零位，驱动肺扩张的 DP 明显增大；超过胸廓弹性零位，将同步驱动肺和胸廓的扩张，DP 显著增大；超过 UIP，DP 急剧增大，因此尽管肺、胸廓的弹性特点不同，但在某种程度上用 DP 反映 Ers 或 E_L 皆是合适的。

3）DPtc 不是胸壁驱动压：由于翻译和应用不当，胸廓和胸壁经常混用。总体而言，胸壁一般指胸部的外在结构，仅是胸廓的一部分；胸廓则包含横膈及纵隔在内的完整解剖结构，腹内压也通过横膈影响 Crs 和 DP，纵隔的异常也影响 Crs 和 DP，而不仅仅是胸壁的顺应性或 DP，因此有关生理学概念或变化，本书皆用胸廓，而非胸壁。

（2）Pplat 的准确测定影响 DP：由于肺并非单纯的弹性器官，有一定黏性阻力和惯性阻力，正常肺两者皆非常小，尤其是后者更小，可忽略不计，故 Pplat 容易准确测定。但呼吸系统疾病，特别是 ARDS 急性期，由于肺间质、肺泡水肿，肺黏性阻力明显增大，惯性阻力也相应增大，MV 时从吸气气流终止（克服 Raw 的结果）至出现平台需要更长时间，因此观察 Pplat 或 DP 皆需要较长的测定时间，以气道压监测显示持续稳定的吸气平台为原则；必要时，在预设 VT 或压力不变的情况下，减慢 RR，延长 Ti，直至有稳定的平台时间出现。

无论何种情况,容积控制通气,从 Ppeak 降至 Pplat,有一个平缓下降的过程,先后出现克服 Raw 的压力($Ppeak-P_1$)、克服胸肺黏性阻力(实质上也包括极小的惯性阻力),然后才能降至平台(图 8-11A),而极少直接降至 Pplat(图 8-11B)。后者仅在理想的模拟肺出现,一般 MV 描述也可应用,便于理解,但不能用于 Pplat 和 DP 的测定(包括图形显示)。在肺外疾病患者中,平缓下降的时间短(图 8-11C),DP、Pplat 皆容易准确测定,但两者指导 MV 的价值皆不大;在气道-肺实质疾病中,尤其是 ARDS 急性期,随着肺黏性阻力增大,该段时间明显延长(图 8-11D),故 DP 测定应该有更严格的要求。但绝大部分理论阐述误导了 Pplat 和 DP 的准确测定,而两者对指导该类患者的 MV 有重要价值。

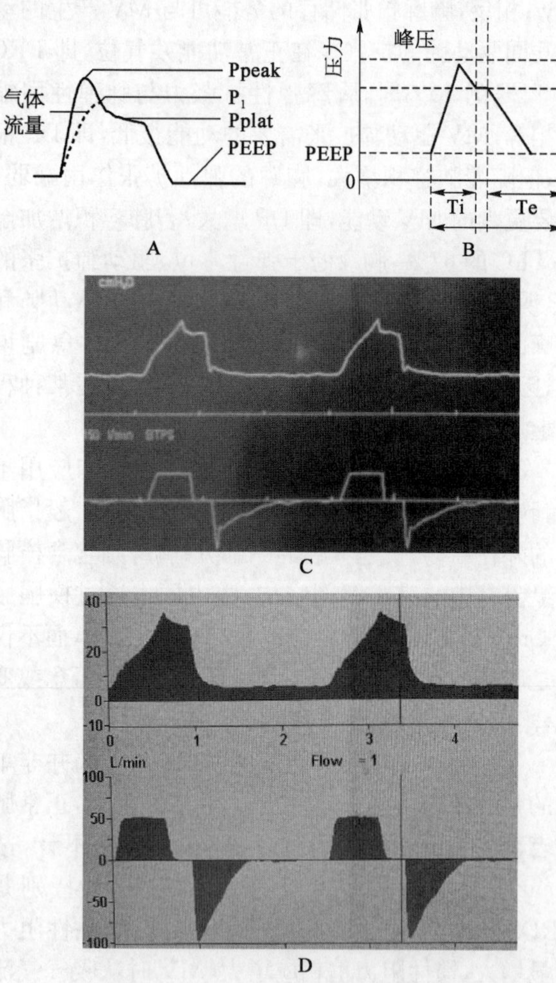

图 8-11 控制通气时的平台压

A:真实的平台压变化模拟图;B:理想的平台压变化模拟图;C:实测脑出血患者的平台压;D:实测 ARDS 患者的平台压

(3) PEEPi 影响 DP:严格讲,控制通气的 DP 是 Pplat 与吸气前肺泡内压之差。正常情况下,ARDS 患者控制通气时,肺泡内压等于 PEEP;但若 ARDS 患者出现明显周围气道水肿(部分患者有,包括新冠肺炎)、RR 较快、合并哮喘发作或在 COPD 基础上发生,抑或几种情况并存,皆出现 PEEPi,PEEP 与 PEEPi 综合作用导致实际呼气末肺泡正压(PEEPtot)≥PEEP,DP=Pplat−PEEPtot。准确测定 PEEPtot 并不困难,但基本被错误解读或忽略。

(4) 自主吸气触发影响 DP

1) 自主呼吸的基本影响:反复强调的 DP≤15 cmH_2O是 ARDS 患者控制通气下的测定结果,但长期控制通气有较多问题,在较多情况下,有吸气触发是必要的。在同样 Pplat 条件下,吸气触发必然导致 PEEPtot 下降(<PEEP)和实际 DP 增大,也导致跨肺压和切变力增大,增加发生 VALI 的机会。

2) 实际 DP 与设置 DP:如前述,一般 DP 是 Pplat 与 PEEP 之差,可认为该 DP 是通过设置 PEEP 和控制 Pplat 来实现的,故可称为设置 DP。确切讲,DP 是吸气末肺泡内压与吸气前肺泡内压之差,故也可称为实际 DP,后者不仅受 PEEPi 影响,受自主呼吸影响更为普遍。

患者存在自主呼吸或自主吸气触发时,驱动胸肺扩张而产生的 DP 来源于两部分,即 MV 的驱动压(Pplat − PEEP)和吸气肌产生的驱动压(DPmus)。因此,自主吸气存在时,实际 DP=Pplat−PEEP+ΔPpl(胸腔内压变化值)=Pplat−PEEP+DPes,即准确的实际 DP=Pplat-PEEPtot+ΔPpl。

5. 必要的说明　由于上述因素的影响,所以本书的前版本始终强调不同疾病的呼吸生理变化和相应通气策略。即使单纯针对 ARDS 的压力选择,也强调同时控制 Pplat 和选择合适 PEEP,并强调控制通气时,Pplat≤35 cmH_2O,有自主吸气触发时,Pplat≤30 cmH_2O。这些限制不复杂,且呼吸机直接显示,应用也非常方便,克服了单一参数(包括 DP)的弊端及其导致的理论和临床实践的混乱。

四、DP 在 ARDS 患者中的临床应用

1. DP≤15 cmH_2O　是保护性肺通气的基本要求。

2. 指导 VT 设置　Bugedo 等人比较了 6 项关于 ARDS 肺保护性通气的研究数据,结果显示,肺保护性通气组(VT 6~7.6 mL/kg)的 DP 通常小于 17 cmH_2O,非肺保护性通气组(VT 10.2~12 mL/kg)通

常大于20 cmH_2O,提示降低VT能有效降低DP。对于肺部病变严重的ARDS患者,由于FRC显著降低,给予小VT(6 mL/kg)通气,仍可能出现肺过度膨胀、DP升高,导致肺损伤。通过降低VT限制DP,直至所设定VT将DP限制在一定的安全范围,从而实现符合ARDS实际状态的个体化VT设置。

3. 预测ARDS预后　在合适PEEP条件下,ARDS患者的DP越低,跨肺压和切变力越低,有助于减轻VALI,但具体DP的安全范围有争议。Amato等人的研究显示,DP<15 cmH_2O时,患者死亡风险显著降低。一项国际多中心观察性研究收集了来自50个国家共2 377例ARDS患者,发现DP≤14 cmH_2O时,患者28天生存率增加约10%。亦有研究显示,DP<19 cmH_2O时,患者预后改善。

高DP反映ARDS患者可通气肺容积显著降低,提示肺部病变严重,预后不良;DP增大反映跨肺压和切变力增大,容易导致VALI。2002年,Estenssoro等人的研究显示,第一周存活与死亡的ARDS患者DP存在明显差异;2015年,Amato等人的研究显示,DP是与ARDS患者病死率关系最密切的生理参数。Guérin等人两次分析两项RCT结果显示,生存ARDS患者与死亡患者的DP分别为(12.8±3.7) cmH_2O和(13.7±3.7) cmH_2O ($P=0.002$)。

诸多研究皆显示,高DP往往提示患者预后不良;但具体DP有差异,即与患者病情特点(如感染所致者死亡率高,创伤所致者死亡率低)和严重度有关,也与上述诸多影响DP的因素有关。

4. 小结　上述试验结果基本是对照研究,主要是高DP和低DP的差异;缺乏具体节点和合适的范围;即使有节点,也有较大差异,且缺乏影响DP因素的分析,故实际价值有限。更多情况下,DP≤15 cmH_2O的标准是相互妥协或无奈的结果。

五、单一DP的局限性

1. 新的试验研究结果　即使排除上述各种影响DP的因素,用DP反映肺损伤和指导ARDS的保护性通气也有较大的局限性。不仅上述试验结果显示了DP的局限,从理论上讲DP是MV时肺部能量负荷的一个因素,DP过高仅为导致VALI的因素之一;VT、呼吸F、RR、PEEP等也是导致肺损伤的原因。Gattinoni等人从机械能量的角度分析了导致VALI的多种因素,结果显示,与机械能量变化最密切的三个因素分别是VT、DP、吸气F;上述3个因素每增加20%,机械能量将增加37%;为达到降低VALI的目标,不仅需要将DP限制在安全范围,同时亦需考虑F、VT等因素的影响。但该研究也有较大局限,即忽视了控制通气时DP兼顾PEEP以及VT变化(间接兼顾F,平均F与送气时间的乘积为VT)对Crs的影响。

2. 合理分析

(1) 控制通气:如前所述,较多因素被控制,在某种程度上DP兼顾了Pplat、PEEP、VT的设置以及Crs的评价,是比较理想的指导ARDS保护性肺通气的单一参数,但仍有较多问题。若PEEP设置合适,可使陷闭肺泡充分开放,显著降低切变力;与控制DP综合作用,使VT维持在肺顺应性曲线的陡直段,将取得更好的效果,但各种推荐皆无PEEP的设置。尽管PEEP设置方法众多,但ARDS急性期8~12 cmH_2O或10~15 cmH_2O的范围多数是合适的,因此推荐最低PEEP≥8 cmH_2O是合适的。假如如此限制,控制DP或控制Pplat的价值似乎是相近的,但后者几乎为全部专业人员所熟悉,理解和应用更为方便,尤其是出现影响实际DP因素的情况下。

(2) 辅助通气或其他情况:若出现明显自主吸气触发,不仅实际DP增大,切变力也更大;若出现过强的自主呼吸或人机对抗,DP不能兼顾的更多,控制DP并不能控制过大跨肺压和过大切变力,因此稳定的气道压、呼吸流量、潮气量波形图是必要的。若出现周围气道阻力明显增大(单纯ARDS急性期也并不少见),DP也无法兼顾,此时设置合适的RR、I∶E,出现规整的波形图,并使呼气F降至0或尽可能接近0,也是必要的。

六、小　　结

在Ecw无明显升高及无自主呼吸的前提下,与Pplat相比,DP兼顾了PEEP和VT引起的C_L变化,可较好地反映跨肺压和切变力的影响。DP是常规MV压力参数的简单换算,监测方便、实时、易重复,可成为ARDS肺保护性通气中的重要参数。但必须注意,DP没有充分覆盖PEEP及可能的切变力,在Ecw变化、Raw增加、自主吸气触发时,DP的局限更多。在给出DP≤15 cmH_2O的标准时,研究合适的ARDS通气压力的下限标准,充分兼顾PEEP的影响,可能是将来的一个发展方向。

DP≤15 cmH_2O是单纯ARDS患者控制通气时的较好标准,但不是辅助通气患者的标准,也不是复杂患者的标准,更不是COPD、哮喘等阻塞性疾病或肺外疾病患者MV的标准。与小VT通气相似,控制DP的过度临床应用是系统性错误。

合理控制Pplat(或相应压力,如PSV的峰压),合理应用PEEP,呼吸形式(VT、F、RR、I∶E)符合呼吸生理要求,是各种呼吸衰竭患者MV治疗的普遍原则。正确理解跨肺压和切变力,是合理控制DP(包括上限和下限)、防治VALI的基础和关键。

第五节　肺应力与应变在呼吸机相关性肺损伤的客观评价和合理应用

如上节所述,尽管采用小VT通气和PHC,但近20年ARDS的病死率并没有明显下降,仍维持在40%以上,其主要问题是缺乏如何正确评价和改善动脉血氧运输量及内环境;更多研究仍是聚焦于如何评价和改善肺保护性通气,并不断提出新的混乱或矛盾的概念。

一、保护性肺通气的基本现状

因专业人员普遍缺乏正确的呼吸生理知识,小VT通气在临床上被广泛滥用,本书和本节皆强调仅适合重症ARDS和危重哮喘。有关保护性肺通气的循证医学依据基本仅限于ARDS,本节阐述也以此为主,并与本章第二节、第三节、第四节相比较。

保护肺的通气参数从控制Pplat开始,大体经历控制DP、应力与应变等阶段,以及DP与应力、应变关系的综合评价阶段。尽管对具体标准有争议,但一般认为Pplat≤30 mmH_2O是安全的,其后研究发现DP较Pplat有更好的预测性,临床应用日益增多,但实际推广应用后发现问题也不少(见本章第三节),又提出了应力和应变的概念,阐述了应力、应变与DP的关系,以及与VALI的关系。

二、应 力 与 应 变

为预防或减轻VALI,必须明确引起肺损伤的最主要因素。在有着数百年历史的材料科学工程领域,应力和应变的最大极限被列为材料在外部载荷作用下失效和断裂的关键因素。肺作为典型的弹性体在MV作用下的损伤实质也是肺实质的失效(急性或慢性弥漫性损伤)和断裂(肺泡外气体),与P-V曲线有着密切的相关性。近年来,应力和应变的概念主要被应用于阐述MV过程中的损伤机制,并能更好地解释与肺保护性通气相关的临床结果,且给出了控制的标准。

1. *应力*　施加外力后,物体内部产生对抗外力而保持原有形状的力,称为内力,如在圆柱体的顶部向其垂直施加外力P,为了保持圆柱体原形,而在内部产生抵抗外力的内力;两个力互为作用力和反作用力,大小相等,方向相反。该内力被圆柱体的截面积所除后得到的值即是"应力"(图8-12),单位是帕斯卡(Pa),即牛顿/平方米(N/m^2)。例如,圆柱体截面积为A(m^2),所受外力为P(N),由内力=外力可得应力为σ=P/A(Pa或者N/m^2)。

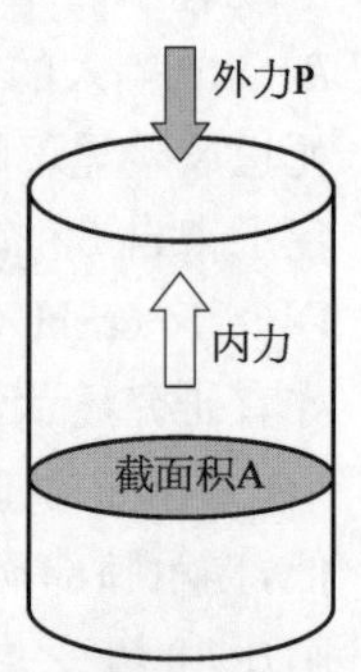

图8-12　应力产生的模式图

截面积A与外力的方向垂直,所得到的应力称为垂直应力。使肺扩张的外力为跨肺压,跨肺压实质是肺泡内与肺间质或胸腔之间的压强差,已排除面积的影响,与其反方向的应力等于跨肺压,故肺的应力也是垂直应力。但肺扩张并非只有跨肺压产生的扩张力,至少还有与跨肺压垂直的切变力,健康人静息呼吸时可忽略,但疾病状态下要复杂得多,因此具体阐述的肺应力实质是简化处理。

2. *应变*　指某种结构的维度尺寸变化与其原始维度尺寸的对比。当上述圆柱体被拉伸或压缩时,会发生伸长变形或回缩变形,变形程度为ΔL;变形后的圆柱体长度变为L+ΔL。伸长量或回缩量ΔL和原长L的比值所表示的伸长率或压缩率,称为应变,记为ε,ε=ΔL/L。

外力作用后伸长或压缩方向上的应变,称为轴向应变或线性应变。

应变表示的是伸长率或压缩率,属于无量纲数,没有单位。圆柱体在被拉伸变长的同时,也会变细;反之,压缩变短时,也会变粗。直径为d0的圆柱体产生Δd的变形时,直径方向的应变记为ε2,ε2=Δd/d0。

与外力成直角方向的应变,称为横向应变。线性应变与横向应变的比,称为泊松比,记为υ。每种材料都有其固定的泊松比,且大部分材料的泊松比在 0.3 左右，即 $\upsilon=\varepsilon2/\varepsilon=0.3$。

与通气最相关的应变一般是吸气和呼气产生的肺容积变化与参考容积的比值。从轴向应变和横向应变的概念可以看出，严格的应变不是一个维度的，肺容积变化引起的应变更多是一种简化处理。尽管泊松比的概念有重要意义，但目前研究和阐述肺应变时常被省略。

3. *应力与应变的关系*　各种材料的应变与应力的关系通过实验测定。

(1) 弹性物体：对弹性材料而言，根据胡克定律，在一定的比例极限范围内，即弹性限度内，应力与应变成线性比例关系，应力＝K×应变。对应的最大应力称为比例极限，超过极限，应力与应变将不再呈线性关系，容易出现明显变形。在比例极限或弹性限度内，应力与应变的比例为常数(E)，称为弹性系数。

(2) 肺：肺的基本力学特性是弹性，顺应性(C)测定或 P-V 曲线是描述肺弹性阻力(E)的基本方法。因此，用应力、应变来阐述肺损伤和 MV 策略是合适的。对通气肺而言，在弹性限度内，应力＝K×应变。

综上所述，虽然无法直接测量应力，但是通过测量由外力影响产生的应变，可以计算出应力大小，该特点适合肺力学处理。通气过程中，肺应变实质是容积变化与参照肺容积的比值，容积应变既有静态部分，也有动态部分，并且多数情况下在整个肺内是不均衡的。

三、肺的应力与应变

1. *健康人肺的应力与应变*　肺应力是当外力(常规是吸气动作产生的跨肺压，静息呼吸时切变力很小，可忽略)作用肺所产生的反作用力，与跨肺压相等，故等于肺泡内压与胸腔内压的差值。临床上可通过测量食管内压，间接反映胸腔内压。应变是在应力作用下肺发生的变化。正常肺主要是线性变化，即呼吸过程中肺容积的改变量与参照肺容积的比值。

2. *静态应变与动态应变*　静态应变是指无气流发生时的应变，一般指 PEEP 变化引起的肺容积改变与参照肺容积的比值，是 ARDS 常见且经常被忽视的应变；动态应变是通气过程中，呼吸气流量变化引起的肺容积变化(VT)与参照肺容积的比值。

3. *ARDS 的应变*　自主呼吸或 MV 时，肺容积的变化用 VT 表示，参照肺容积一般为初始肺容积，即呼气末肺容积(EELV)。未设置 PEEP 时，EELV 为 FRC，因此可以将整体肺容积应变表示为 VT/FRC。该关系显示，小 VT 减少肺应变，FRC 对肺应变也有影响，ARDS 患者 FRC 明显降低，容易增大应变。例如，VT 为 500 mL 时，麻醉期间健康肺(FRC＝2 000 mL)有 25％(500 mL/2 000 mL)的应变；ARDS 患者的同样 VT(FRC＝500 mL)将产生 100％(500 mL/500 mL)的应变，即增加 3 倍的应变，可能会明显增加肺损伤的风险。

(1) 小 VT 的客观评价：上述关系表明，降低 VT 对 ARDS 患者有利，但 VT 不是肺损伤的最终决定因素。因此，长期理论阐述或临床应用常仅提 VT 的作用而忽视了肺容积大小(FRC 或 EELV)是不合适的，单纯调控 VT 也不足以最大限度地减少损害性肺应变。例如，由于肺扩张的不均衡性，随着吸气后萎陷肺泡扩张，或呼气过程中肺泡萎陷开始(表现为显著增大的切变力)，肺损伤的风险明显增加。这种不均衡性会导致产生比整体肺应变更大的局部性应变，且危害更大，即使小 VT 导致的整体肺应变在可接受范围内；该应变虽然有线性应变，但更主要是横向应变，常规通气无法准确测量和评价。

(2) PEEP 作用的评价：与 VT 的影响有较大不同，PEEP 一方面可促进肺复张而增加 EELV，减少应变，特别是横向应变；另一方面导致部分肺泡过度膨胀，增加应变。由于不同患者肺的可复张性不同，不同阶段也有较大差别，PEEP 引起的参照肺容积改变不同，难以准确估算或测定 PEEP 产生的应变。

理论上，PEEP 引起应变有两种简化计算方法。若把 PEEP 产生的容积(PEEPv)作为过度膨胀肺容积的一部分，则参考肺容积为 FRC，应变＝(VT＋PEEPv)/FRC；若把 PEEPv 作为复张肺容积的一部分，则参考肺容积为 FRC＋PEEPv，应变＝VT/(FRC＋PEEPv)。临床上一般用气体分析法(常用标示气体有氮气、氦气、甲烷等)来测定 FRC 或 EELV。对 ARDS 急性期患者而言，PEEP 的两种作用皆存在，单纯一种作用是不存在的。

因此，尽管设置 PEEP 的方法有多种，但从保护肺的角度而言，根据呼吸力学变化来设置 PEEP 是最合适的，即理论上使大量陷闭肺泡充分开放，显著降低切变力，而基本不引起相对正常肺泡肺过度扩张和跨肺压过度增大(伴随应力和应变的减小)的 PEEP 为最佳 PEEP。

(3) 局部肺应力和应变：理论计算表明，在不均衡通气肺中，局部应力比全肺应力大得多，当萎陷肺区被扩张肺包围时，局部应力可能比整体应力高3～4倍，故也称为应力集中；其导致的应变自然大得多，且复杂得多，更容易导致肺损伤。

(4) 说明：无论肺应力、应变如何测定，实质都是简化处理，有一定价值，也有明显的局限性。

临床常见的系统性炎症反应综合征(systemic inflammatory response syndrome，SIRS)放大应变的损害效应。

四、肺应力与应变的试验研究

比较有代表性的是Protti等人的动物实验，简述如下。

1. 基本试验情况　Protti等人对健康猪进行了54 h MV，运用工程学方法研究MV对肺的影响，主要是对动态和静态的全肺应变和能量负荷的影响。该研究分三组，即低于正常深吸气量组、正常深吸气量组、超出正常深吸气量组。VALI定义为死亡、发生气胸或肺水肿；肺损伤可表现为应力使肺迅速发生破裂，或表现为缓慢进展的肺水肿。

(1) 低于正常深吸气量组：未产生死亡或肺水肿，仅有轻度氧合和顺应性的变化，该组没有任何参数导致VALI的发生。

(2) 正常深吸气量组：高动态应变导致气体交换急剧恶化，并发生肺机械功能受损所引起的肺水肿，54%的动物死亡。

(3) 超出正常深吸气量组：66%的猪因高应力导致肺破裂—气胸而死亡，未发生肺水肿；在相同VT条件下，PEEP增加了病死率。

2. 基本结论　① 单个通气参数(如VT或Pplat)与VALI并不直接相关，参数的任何组合引起的肺动态应变和能量负载增加会导致VALI；② 不同应变的效应不一，动态应变产生的动态能量负荷(即动能)比静态应变产生的能量负荷(即势能)更容易损害肺；③ 需要重点关注的不仅是VT的大小，更需关注VT引起的肺容积变化。

3. 对传统保护性通气策略的挑战

(1) 保持小VT优先的策略需进一步思考：高VT并不一定是有害的，健康肺或麻醉肺(皆为正常肺)皆是无害的，可充分解释健康人的静息和剧烈运动(VT非常大)皆是安全的。麻醉手术后，充分给予大VT通气是合适和必要的。对ARDS而言，也需综合考虑，但重点不同，简单总结如下。① 单一机械呼吸参数(如VT或Pplat)不直接与VALI相关，任何参数的组合若引起肺过度的动态应变和能量负荷将会导致VALI；② 改变单一的呼吸参数，如降低VT或Pplat，对肺没有保护作用，除非伴随动态应变和能量负荷的减少。

(2) VT的相对变化更有价值：对VT而言，关键因素不仅是VT大小，更重要的是由该VT所充盈的肺容积大小；若FRC正常，高VT导致的应变是有限的，不会造成肺损伤。任何设置VT的影响皆可通过计算DP来评估，因为DP＝VT/Crs。

(3) DP的相对变化：DP被认为是与VALI最相关的变量，但DP包括DPtp和DPtc，应与Ccw、肺容积大小、肺均质性、呼吸流量等综合评价才更有价值，即取决于变量如何组合。相同的DP可能是致命的，也可能是无害的。

(4) Pplat的相对变化：对同样水平的Pplat而言，肺应变可能完全不同，也取决于肺容积的大小，不损害正常肺的Pplat可能导致ARDS的严重肺损伤，因为后者的肺容积显著减少。

4. 应力与应变的作用　① 当通气在深吸气量范围内时，动态应变(VT所致)较静态应变(PEEP所致)对肺更具伤害性；当通气超过深吸气量时，肺将遭受应力性衰竭。② VALI的独立变量是动态应变(VT所致)，PEEP的保护作用仅在较小VT时出现；当通气超过深吸气量时，PEEP是有害的。③ 对于ARDS，必须考虑“不均匀性”因素。不均匀病变导致局部应力、应变集中，其升高幅度可相当于整个肺的2倍或数倍，因此准确预测“小VT是否安全”是不可能的。④ 给定Pplat会导致不同肺区的应力、DPtp或跨肺压(Ptp)差异，主要取决于病变的不均一性和C_L与Ccw的差异。

5. 实验的主要问题　① 与习惯表达差别较大，深吸气量不是常用参数，理解困难，与传统力学比较更困难。② 是通过MV制造急性肺损伤(ALI)，而不是在ALI的基础上，评价保护性肺通气的价值，所以最终主要是正常肺与ALI肺的比较，缺乏可比性，进而导致应力、应变与其他通气参数比较的随意性。

五、肺应力与应变的临床应用

1. 不同疾病的肺应力和应变　肺具有良好的弹性，根据虎克定律，对通气的肺而言，在P－V曲线的陡直段，跨肺压和肺容积变化呈线性关系，应力＝K×应变。对外科术后患者、内科患者和轻、中重度ARDS患者的研究显示，在不同PEEP水平，随着 VT 增加，4 组患者的肺应力和应变均逐渐增加，但应力和应变的比值 K 保持不变，且 4 组患者也无明显差异，也与 ARDS 的病因、PEEP 设置等无关，均为 13 cmH_2O。

2. 肺应力和应变与 ARDS 患者 VALI 的关系 肺的结构特性决定了肺应力和应变与 VALI 相关。肺承受应力和应变的结构主要为细胞外基质，细胞外基质由蛋白质和多糖组成，其机械性能与弹力蛋白和胶原蛋白的综合作用有关。相对于原长度，弹力蛋白可伸长 1.5 倍，与肺的弹性密切相关；胶原蛋白相对不能伸长，但静息时处于折叠状态，随着吸气过程而打开至最大程度，并能防止肺过度膨胀，影响 TLC。由于细胞外基质直接承受应力，肺泡上皮细胞和毛细血管内皮细胞与细胞外基质密切连接，MV 时的肺应力和应变超过生理限度，即处于 P－V 曲线的非陡直段时，称为非生理性应力和应变，容易导致 VALI。

（1）细胞水平的变化：非生理性的应力和应变可直接导致肺实质细胞（尤其是肺泡上皮细胞）结构破坏，出现凋亡和坏死；应力也可引发细胞内和细胞间信号转导的级联反应。细胞内细胞骨架（肌动蛋白和肌球蛋白轻链）重排、细胞间紧密连接损害可导致肺泡上皮的通透性增加，出现高通透性肺水肿。受损上皮细胞进一步通过整合素、离子通道、黏附分子等激活力学信号转导通路，加重炎症反应，最终导致 VALI。这种由细胞物理刺激向化学信号的转变称为力学转导。有研究显示，在 ARDS 且有高肺应变的患者中，肺泡灌洗液的白细胞介素（IL）－6 和 IL－8 的浓度是低肺应变患者的 4 倍。对健康猪的研究显示，当肺应变＞1.5～2、应力＞23 cmH_2O 时，出现明显 VALI。因此，高应力和应变是通过直接的力学损伤及其诱发的炎症反应导致 VALI，与传统跨肺压、切变力的直接机械性损伤和间接生物学损伤是一致的。

（2）应力集中：ARDS 患者的实变肺区和陷闭肺区、陷闭肺区和相对正常肺区的顺应性不同，交界处扩张或回缩时承受的应力明显增加。对于健康肺，当力（跨肺压）作用于肺的纤维结构时，每一区域产生相似的应力。ARDS 患者的肺实质具有明显的不均一性，陷闭和实变肺区边缘相对正常通气的肺区，额外承受原本实变或陷闭区域承受的应力，造成该部分肺区的应力明显增加。Mead 等人用理论模型说明，若两个区域的肺容积比例由 10∶10 变为 10∶1，则开放区域的应力从 30 cmH_2O 升至 140 cmH_2O，因此称为应力集中，更容易诱发或加重肺损伤。

ARDS 患者肺容积减少、肺顺应性降低、不同肺区的顺应性差异的病理生理特点，决定了应力集中的产生，且更易发生 VALI。因此，以肺应力和应变为导向的治疗，可能减轻 VALI。

3. 肺应力和应变在 ARDS 治疗中的应用 临床上 ARDS 患者的 MV 治疗包括设置合适的 PEEP、限制 Pplat、小 VT 等，称为保护性肺通气，但仍可能导致 VALI。由于根据传统方法设置的 Pplat 和 VT 不能准确评价 VALI，间接计算出的 DP 也不能准确评价，因此直接以应力和应变为导向的设置，可能更有助于促使陷闭肺泡复张，避免肺泡过度膨胀，减少应力集中的产生，防止或减轻 VALI。

（1）PEEP 的滴定：肺应力是对抗肺弹性阻力、促进肺泡开放的力，临床上当腹腔高压、胸腔积液等导致 Ccw 降低时，一部分 PEEP（伴随 Pplat、DP）需用于克服增高的 Ecw。此时，应力导向的 PEEP 设置则更有意义。

Talraor 等人制定了根据 FiO_2-呼气末肺应力进行 PEEP 滴定的对应表。研究发现，对于腹腔高压患者，与 ARDSnet 研究推荐的 PEEP 滴定法相比，根据呼气末肺应力设置的 PEEP 明显升高［(12±5)cmH_2O 比 (18±5)cmH_2O］，且氧合指数（OI）升高，Crs、VD/VT 均明显改善（$P<0.05$），28 天病死率有降低趋势，但差异无统计学意义，可能与病例数少有关。

其他研究也显示，对于合并腹腔高压的 ARDS 患者，根据呼气末肺应力滴定 PEEP，能明显改善氧合和 C_L。Caironi 等人发现增加 PEEP 可以明显减少呼吸过程中肺泡反复开放、闭合现象，减少应力集中的产生，降低应变并减轻肺损伤；该研究还在细胞和动物层面得到了同样的结果。由于肺泡反复陷闭和复张产生高应力，腹腔高压患者 Ccw 降低，两者皆需要更高的 PEEP，以维持肺泡开放。因此，根据肺应力滴定 PEEP，可能优于传统方法。

（2）VT 的设置：由于 ARDS 患者病因及病变范围的不同，同一标准的小 VT 肺保护性通气策略不适合所有患者。同样是 30 cmH_2O 的 Pplat，肺应力在 8～26 cmH_2O 之间，肺应变在 0.66～2.17 之间。对于同样 70 kg 理想体重的患者而言，由于发病原因及病变范围不同，其 FRC 可能处于 400～800 mL 的较大范围内，采用相同 VT 产生的肺应力和应变也不同。对于重度 ARDS 患者,6 mL/kg VT 通气可能造成肺损伤;而对于轻度 ARDS 患者,6 mL/kg VT 通气不能减轻肺损伤,反而增加了更大镇静剂和肌松剂剂量所带来的风险。有研究显示,通过限制 VT,将吸气肺应力限制在 22～23 cmH_2O 以下,应变限制在 1.5～2 以下,可减轻 VALI。因此,肺应力和应变导向的个体化 VT 设置可能减轻 VALI。

(3) 重症 ARDS 联合 ECMO 治疗时机的判断:对于重症 ARDS 患者,即使采用 VT 6 mL/kg 通气,Pplat 仍可能超过 30 cmH_2O 或 DP 超过 15 cmH_2O,提示需采取 ECMO 等体外呼吸支持手段;但此时肺应力未必超出安全限制,因此根据应力来判断 ECMO 治疗时机可能更有意义。

有人以 14 例 H1N1 禽流感致 ARDS 的患者为观察对象,研究能否以吸气肺应力作为开始 ECMO 治疗的指征。结果显示,对吸气肺应力<25 cmH_2O 的患者,继续予以肺复张、高 PEEP 等手段,氧合能明显改善,且与接受 ECMO 治疗的患者无明显差异。因此,肺应力可作为重症 ARDS 是否具备 ECMO 应用指征的重要参数。

(4) 肺应力和应变指导其他治疗

1) 控制自主呼吸:ARDS 患者在自主吸气过程中因膈肌主动收缩而降低胸腔内压,从而增加重力依赖区的肺应力。有研究显示,轻度肺损伤保留自主呼吸时,肺应力增加,但在安全范围内,增加的应力促进陷闭肺泡开放,改善重力依赖区肺通气和 $\dot{V}/\dot{Q}$ 比例,从而改善氧合并减轻肺损伤。

重度 ARDS 时,若患者自主呼吸强烈,尽管 Pplat 或 DP(不是实际 DP)没有明显升高,但肺应力明显增加,甚至超过安全限值,容易诱发 VALI。因此,应根据 ARDS 患者肺应力,决定抑制自主呼吸还是保留自主呼吸,以减轻肺损伤,促进肺泡开放。自主呼吸的适度保留也与适当保留膈肌功能(保护性膈肌通气策略)和避免循环功能抑制一致。

2) 俯卧位通气(PV):典型肺外型 ARDS 患者仰卧位通气时,重力依赖区肺泡陷闭,非重力依赖区肺过度充气,应力和应变明显高于重力依赖区,产生应力集中。PV 能够改善重力依赖区的肺顺应性,减轻非重力依赖区的肺过度充气,从而减少由肺泡陷闭和过度膨胀导致的肺应力集中,减轻肺损伤。基于肺应力和应变的安全限值,临床上可监测应力和应变。当采用保护性通气后,应力和应变仍超过安全限制,即可采用 PV;此后,再监测应力和应变的变化,若应力和应变开始升高,则可停止 PV。

4. *测定肺应力和应变存在的问题* 测定肺应力,需放置胃食管囊管测定 Pes,临床上广泛使用有难度。并且,影响 Pes 测量准确性的因素众多,计算出的肺应力可能存在较大误差。ARDS 的肺病变表现为明显非均一性,导致胸腔内压自非重力依赖区至重力依赖区,呈现一定压力梯度。而 Pes 仅能反映中部肺所对应的胸腔内压,会高估非重力依赖肺区的胸腔内压,低估重力依赖肺区的胸腔内压。但 Pes 的变化能精确反映胸腔内压的变化,测量肺应力时,Pes 的变化值相对于绝对值更重要。此外,测定 Pes 时需给予患者充分的镇痛、镇静,甚至肌松,否则易导致测量误差(同时有抑制适当自主吸气的益处)。胸廓完整性破坏时,也会产生误差。对于留置胃管的患者(MV 患者基本常规放置),存在胃管压迫食管测压管气囊的可能,其准确性也会受影响。所以,计算肺应力需充分考虑上述情况,尽量减少误差。

测定肺应变需测量 EELV 或 FRC,需专门设置的呼吸机来实现,因而肺应变的测定难以在临床推广。更为重要的是,尽管 ARDS 的总体应变相对容易计算,而应力集中区域的存在和程度,只能通过 CT 检查非均一性肺部病变来大体推断,不能实现区域性肺应变的测量。

5. *应力和应变的安全范围* 应力和应变是反映肺承受张力及容积变化的力学指标,不同研究的安全范围有差异,但一般认为应力上限为27 cmH_2O,应变上限为 2。

总之,肺应力和应变能直接反映肺的力学变化,过大的应力和应变是导致 ARDS 患者产生 VALI 的本质。近年来,肺应力和应变在 ARDS 患者的 MV 治疗中取得进展,其中在 PEEP 滴定、VT 设置、ECMO 治疗时机选择等方面均得到应用。其相对于传统的小 VT 肺保护性通气策略有一定优势,但尚有较多问题,如应力、应变的准确测量和应力集中的准确评估等还没有解决,仅能大体推测;与 DP 和传统 MV 压力(Pplat、PEEP)密切相关不同,应力和应变对严重欠缺传统呼吸生理学和力学知识的专业人员是巨大挑战。

六、肺应力、应变与驱动压

对小 VT 保护性肺通气(主要是针对 ARDS)而言,DP 是较 Pplat 更有价值的参数,在临床上有较多应用,但也有较多问题(见本章第三节)。针对这些问题，应力和应变的概念应运而生，因此有必要阐述 DP 与应力、应变的关系。

1. 驱动压能反映肺应变　DP＝VT/Crs，通过 Crs 评价 VT 的变化范围，故能间接反映 FRC（常作为反映可通气肺容积的参数），进而间接反映肺应变。Gattinoni 等人的早期研究显示，在 Ccw 不变时，Crs 与可通气肺容积显著相关，Crs 越高，可通气肺容积越大。在 ARDS 患者中，当 Crs 为 20 mL/cmH_2O时，可通气肺容积约占健康全肺容积的 20%；Crs 为 50 mL/cmH_2O 时，可通气肺容积所占比例约为 50%。从理论上推测，若通过 Crs 反映 FRC，则 DP（VT/Crs）能反映肺应变（VT/FRC）。由此可见，DP 通过 Crs 标化了可通气肺容积，反映了肺应变。

2. 驱动压能反映肺应力　肺应力与应变呈线性关系，即肺应力＝K×肺应变。DP 能客观反映肺应变，自然也能反映肺应力。DP 包括 DPtp 和 DPtc 两部分，在 Ecw 无明显增加及无自主呼吸的前提下，DP 增加实际上反映了 DPtp 的增加，从而反映了肺应力增大。Chiumello 等人的研究亦支持上述观点，该研究回顾性分析了 150 例控制通气的 ARDS 患者，结果显示，在 5 cmH_2O、15 cmH_2O 的 PEEP 水平下，DP 与肺应力之间具有良好的相关性（$r^2=0.581$，$P<0.000\,1$），肺应力为 24 cmH_2O，DP 的截止值为 15 cmH_2O。由此可见，DP 能较好地反映肺应力。

上述反映 DP 与肺应力、应变的关系，尽管有较大合理性，但皆与传统肺或呼吸系统或肺的顺应性密切相关，故与 DP 的评价相似，正确理解和掌握传统呼吸力学知识仍是应用肺应力与应变的基础。

七、合理评价肺应力与应变

肺应力、应变与普通弹性体的应力、应变有明显不同，特别是病理状态下，因此有必要进一步对照分析，并与传统呼吸力学变化相结合进行评价。

（一）应力与应变

1. 物体线性变化的应力和应变　如前所述，简单圆柱体推、拉的线性变化或运动的外力是单一的，对抗单位面积外力的应力也是单一的，计算是简单的，应力等于单位面积的外力；相应的应变则为长度变化与初始长度的比值，以及内径变化与初始内径的比值。

2. 弹性圆球扩张与回缩的应力和应变　圆球缓慢变化的外力是球内外的压差（可称为跨球压），应力也等于该压差；应变是球容积的变化与初始容积的比值。若圆球加速扩张或回缩，将产生与球内外压差垂直的切变力，应力是跨球压和切变力的综合反应，应变仍是球容积变化与初始容积的比值。因此，圆形运动与直线运动有较大差别。

3. 呼吸运动时肺的应力和应变　单一肺泡的扩张、回缩与球形运动类似；但作为由无数个肺泡组成的整体，其应力和应变要复杂得多。

（1）健康人：呼吸运动主要是肺泡的扩张和回缩，且各肺区顺应性相似，肺与胸廓的顺应性相似，主要是跨肺压引起的肺容积变化，切变力可忽略不计，应力基本等于跨肺压；应变大体简化为 VT 与 FRC 的比值。运动时，由于肺泡的加速扩张与回缩，切变力增大，相应的应力也增大；但主要限于由静息到运动的短时间内，随着进入运动平稳期，加速度将显著减小，切变力也显著减小，因此应力仍基本等于跨肺压，应变仍基本为 VT 与 FRC 的比值。

（2）肺外疾病：肺外因素导致的呼吸衰竭，如呼吸中枢异常或神经-肌肉疾病，初始阶段 MV 也基本是跨肺压的变化，应力也基本等于跨肺压，应变也基本等于 VT 与 FRC 的比值。

（3）肺疾病患者：可简单分为两类，即阻塞性肺疾病和肺实质疾病，前者以 COPD 和哮喘为主要代表，后者以 ARDS 为主要代表。ARDS 的典型和特征性变化是陷闭肺泡的大量出现，以及陷闭肺泡的吸气期开放和呼气期的陷闭，故单位面积的压力不仅有跨肺压，还有巨大的切变力，对抗这些外力的应力将明显大于跨肺压。不仅如此，陷闭肺区与相对正常肺区和实变肺区之间的顺应性不同，边界区域肺扩张或回缩皆产生巨大的切变力，因此陷闭肺区的应力，即局限应力（不同学者的命名不同，也称为压力集中）也比其他部位和全肺大得多。简单用跨肺压变化导致的全肺应力和应变来评价，对陷闭肺区的局部应力和应变是不合适的；适当的 PEEP 维持陷闭肺泡开放，将显著降低局部的切变力，也明显降低局部的跨肺压（开放肺泡扩张需要的跨肺压较陷闭肺泡开放需要的跨肺压低得多），尽管引起肺容积增大，局部应力也将显著降低，必然伴全肺应力的降低。实际上，在出现巨大切变力的情况下，用跨肺压计算全肺应力也是不当的。肺应变也不能简单用 VT/FRC 表示（见前述 PEEP 作用的评价）。即使是阻塞性肺疾病，由于气流分布的不均匀和不同肺区顺应性的差异，切变力也必然出现，不同肺区的跨肺压也有不同。尽管与ARDS相比,切变力、跨肺压变化幅度可能要小得多,但与健康人和肺外疾病导致的呼吸衰竭患者也有巨大差异,因此全肺应力、局部肺应力皆不同,且换算是困难的。

(二)初始容积与参考容积 从前述阐述显示,计算球形物体应变的准确公式是变化量与参考容积的比值,一般描述的变化是初始状态的变化,参考容积为初始容积;但ARDS肺或其他病变肺的参考容积与初始容积有较大差别。健康肺应变的参考容积为初始容积,即FRC,肺应变为VT/FRC。ARDS的肺应变要复杂多,其参考容积并不是初始容积FRC;而是FRC与PEEP导致陷闭肺泡开放的容积、PEEP导致肺过度扩张的容积的总和,该容积是难以计算的,若以初始肺容积(FRC)来计算肺应变,则有较大误差。即使这些变化都考虑在内,不同RC肺区之间切变力产生的应力导致的应变更小,但损伤作用大,且更难以估测或评价参考容积。

(三)应力与应变的线性关系的范围 在肺的弹性限度内,应力和应变呈线性关系。对正常肺或增大肺(见于阻塞性肺疾病)而言,其限度在FRC与UIP之间;对小容积肺(各种急性或慢性限制性肺疾病)而言,在ARDS急性期,其限度在LIP与UIP之间(图8-9);其余多无LIP,在FRC或EELV(取决于是否干预)与UIP之间。高于UIP或低于LIP,皆超过肺的弹性限度,应力与应变之间皆不呈线性关系,无论是自主呼吸还是MV,肺损伤的机会皆显著增加,其中ARDS最复杂(见前述),这与肺P-V曲线的变化特点是一致的。

(四)其他

1. 肺的应变与能量变化 无论是自主呼吸还是MV,驱动肺扩张产生动能,前者是呼吸肌做功,后者是呼吸机做功或呼吸肌与呼吸机共同做功;肺的回缩则主要为扩张时储存的势能释放,或伴呼气肌收缩产生的动能。因此,谈论应力、应变必然伴随能量变化,是阐述应力、应变时经常应用能量变化的主要原因。

2. 吸气、呼气的应力与应变 与基本线性变化的应力、应变相似,吸气的肺容积增加和呼气的肺容积减少都会产生应力和应变。正常自然吸气和呼气的VT接近,吸气应变的参考容积为呼气末初始肺容积,即FRC;呼气应变参考肺容积为吸气末初始肺容积,即FRC+VT,应力基本皆等于跨肺压;吸气应变为VT/FRC,呼气应变为VT/FRC+VT,故实际呼气应变小于吸气应变,且吸气的能量变化为动能,呼气的能量变化主要为势能,吸气应变的实际影响也大于呼气应变。MV患者的应变类似,吸气和呼气的应力基本相等,吸气应变及其影响皆大于呼气应变,即使ARDS肺的非均一性导致切变力显著增大,跨肺压和切变力的综合作用导致应力显著增大时亦如此,故谈及MV对肺损伤的影响时,经常提及吸气应力和吸气应变。

3. 生理性应力、应变与非生理性应变 无论是健康人,还是呼吸系统疾病患者或MV患者,肺的扩张和回缩是必然的,必然伴应力和应变的产生,且在一定的变化范围内,不损伤肺实质。对特殊情形而言,如叹气、剧烈运动,肺应力和应变皆明显增大,有重要生理学效应,一般也不损伤肺实质,习惯称为生理性应变。但若肺应力和应变在非生理条件下产生,如危重哮喘的过度充气,ARDS陷闭肺区的扩张或萎陷,即使VT和参考容积变化不大,也容易产生肺损伤,习惯称为非生理学应变。

4. 缺乏气道阻力 与自主呼吸做功主要克服Raw和Ers相似,MV时也主要克服Raw和Ers,但无论是阐述驱动压还是应力对保护性肺通气的影响皆无Raw,因为研究MV对肺损伤的影响几乎皆为ARDS。患者或实验动物的Raw皆正常或增加有限,不足以产生影响,但阻塞性肺疾病,特别是哮喘患者的Raw明显增大,对肺过度扩张及其导致的应力和应变的影响是巨大的;并且,因气体分布不均,也产生较大的切变力,进一步增大应力和应变。故对哮喘患者的保护性肺通气,不仅强调控制Pplat(伴小VT)、DP或应力,还要严格控制RR、I∶E,使患者尽可能有充足的Te。因此,ARDS的应力、应变控制,不适合阻塞性肺疾病,更无法用于肺外疾病患者。

总之,与控制DP相似,用肺应力、应变阐述VALI的发生机制和保护性肺通气策略是可行的,皆是单纯小VT或控制Pplat的进步,但仅限于ARDS。由于不同疾病状态下肺的生理学效应差异巨大,仅控制应力、应变的上限(包括ARDS患者)是不合适的,在某些条件下,一定范围的应力、应变(包括下限)是必要和安全的。但无论如何评估和计算,肺应力和应变皆是简化了的近似值,该近似值可能较准确,也可能有较大误差。任何传统通气参数或不断出现的新参数的阐述及其对保护性肺通气的指导作用,皆必须与基础呼吸力学变化密切联系。或者说,基于传统呼吸力学,主要是跨肺压、切变力、

Raw 及其相应通气参数是 MV 的基础，驱动压、应力与应变是重要补充。但鉴于专业人员水平所限，单纯采取传统呼吸力学及相应传统通气参数来阐述和指导 MV 也是必要的。

第六节 自发性肺损伤和膈肌损伤

充分了解自主呼吸的生理学变化是掌握 MV 时变化的基础，尤其是患者自发性肺损伤（patient self-inflicted lung injury，P - SILI）和膈肌损伤（myotrauma）被提高至较高高度的当下。不仅如此，该节还将肺损伤和膈肌损伤相结合，有承上启下的作用。

呼吸肌是骨骼肌，但与一般的骨骼肌明显不同；健康人正常呼吸（包括静息、运动）和疾病状态下又有明显不同。呼吸肌的收缩、舒张，伴肺的扩张和回缩，产生吸气和呼气，是肺通气的源动力。

一、健康人的呼吸运动

1. 呼吸肌的收缩和舒张　静息状态下，吸气肌（主要是膈肌）收缩，产生动能，胸廓和肺扩张，产生吸气，是主动的；吸气肌舒张，肺依靠储存的势能弹性回缩，产生呼气，是被动的。运动时，吸气肌收缩增强，产生更强的吸气和呼气，VE 增大，以满足代谢需要，吸气仍是主动的，呼气是被动的；剧烈运动时，更多的吸气肌（包括辅助吸气肌）募集，产生更强、更快的收缩反应，产生更大的 VE；然后，吸气肌快速舒张，产生呼气，同时呼气肌也参与收缩，故不仅吸气是主动的，呼气也成为主动运动，但仍然主要是被动运动。

2. 呼吸肌的基本结构和功能特点　从基本结构上，呼吸肌是骨骼肌，一方面随运动强度而增大，募集更多运动神经元和呼吸肌，以适应代谢需要；另一方面，膈肌持续不断运动，维持气体交换的持续进行，表现出为抗疲劳性，与普通骨骼肌不同，其与膈肌纤维的组成和功能特点一致（详见朱蕾主编的《临床呼吸生理》第二版）。再者，机体自我反馈性的保护作用也可避免呼吸肌收缩的持续增强，因为无论如何运动皆会因肢体疲劳和呼吸困难而控制或终止运动，故不会发生呼吸肌疲劳。

3. 胸肺扩张的稳定性和安全性　呼吸肌收缩和舒张，产生跨肺压以及与跨肺压垂直的切变力，也相应产生应力和应变。但无论是静息呼吸，还是运动呼吸，由于 Raw 正常，胸、肺顺应性好且相似，各肺区同步扩张或回缩，切变力有限，可忽略不计；跨肺压及其产生的应力、应变在安全范围内，不会产生肺损伤（详见本章第五节）。

二、疾病状态的呼吸运动

（一）疾病类型　按定位、定性可大体分为气道-肺疾病、肺血管疾病和肺外疾病。

1. 肺外疾病　患者的呼吸运动与健康人相似，但静息和（或）运动（尤其是运动）变化的幅度更小。

2. 肺血管疾病　主要是 VD 增大，通气效率下降；呼吸肌运动、胸肺运动与健康人一致。

3. 阻塞性肺疾病　主要是 Raw 增大，轻者静息时肺容积正常、运动时肺过度充气，重者静息时即出现肺过度充气，横膈低平，膈肌处于不利的工作状态。Raw 增大和横膈低平，容易发生呼吸肌疲劳；Raw 增大，刺激呼吸肌的本体感受器兴奋，呼吸增强；Raw 增大和肺过度充气，导致跨肺压增大和肺应力增大，运动时气体来不及进入肺泡（伴三凹征出现），发生气压伤（主要是气胸和纵隔气肿）的机会增大；不同肺区，周围气道阻塞的程度不同，动态顺应性不同，不同肺区之间的切变力、应力增大，但总体有限，发生弥漫性肺损伤的机会不大。由于患者是主呼吸过强导致的肺损伤，故称为 P - SILI。

4. 肺实质疾病　无论是急性还是慢性疾病患者，皆有肺实质结构的破坏，对抗跨肺压、切变力的阈值降低。肺顺应性下降，胸廓顺应性正常；牵张感受器、毛细血管 J 感受器等兴奋，尤其是急性患者，患者呼吸增快、增强，跨肺压明显增大；加之，陷闭肺泡开闭、不同肺区的顺应性不同，切变力显著增大，受跨肺压和切变力综合作用产生的应力也明显增大，导致原发肺损伤加重，故也称为 P - SILI。不仅如此，患者持续呼吸兴奋，将发生呼吸困难和呼吸性碱中毒，且不会因氧疗而抑制过强的自主呼吸，故也容易发生呼吸肌疲劳；主要见于 ARDS 患者。

（二）向心性负荷过度和离心性负荷对膈肌的影响　膈肌疲劳及其他形式的结构或功能异常称为

膈肌损伤,向心性负荷过度(excessive concentric loading)和离心性负荷(eccentric loading)对膈肌的影响及其特点皆值得重视。

1. 向心性负荷过度　膈肌对过度的呼吸负荷(平时的Raw、Ers等负荷)很敏感,会使吸气努力增加,肌纤维缩短,故称为向心性收缩;过强的向心性收缩能够引起肌张力过高,容易导致肌肉炎症、蛋白水解、肌纤维损伤及肌膜紊乱。

2. 离心性收缩　是发生于肌纤维增长(不是变短)时产生的收缩张力,较向心性(缩短)收缩的损伤性强得多。当呼气末容积过度降低,如ARDS,在呼气阶段、膈肌肌纤维变长的情况下会发生收缩,以防止肺萎陷、不张(称为"呼气刹车",expiratory braking)。

呼吸肌疲劳或损伤,不仅是通气阻力等机械负荷过度增大的结果,而且对膈肌过度牵张发生的生物学损伤也有重要作用。SIRS不仅加重肺损伤,也加重膈肌损伤,主要见于ARDS。

因此,在ARDS患者中,无论是自然呼吸还是MV,控制过强的自主呼吸对实施保护性肺通气策略和保护性膈肌通气策略皆是必要的。

第七节　机械通气对呼吸肌的影响与保护性膈肌通气

MV改善通气和换气,缓解呼吸肌疲劳,但应用不当也会对呼吸肌产生复杂影响。

一、缓解呼吸肌疲劳

MV过程中,吸气肌随胸廓被动扩张而伸长,故适当MV可改善呼吸肌疲劳。改善的指征是呼吸窘迫改善、胸腹矛盾运动好转或消失、辅助呼吸肌活动减弱或消失、三凹征明显减轻或消失等;同时或通气一段时间后保持适当的自主吸气触发;客观检查显示膈肌收缩力、耐力增强。

二、呼吸肌无力

主要是呼吸肌的废用性萎缩和重症肌无力。

1. 发生机制

(1) 呼吸肌废用性萎缩:原则上是过度去负荷(excessive unloading)所致,特别是长时间控制通气或以控制通气为主时容易发生,是撤机失败的常见原因。MV过度辅助的膈肌去负荷在MV过程中很常见,特别是在第一个48 h内。

在自主通气模式(如PSV)中,若辅助强度过度,导致低水平吸气努力,也会发生呼吸肌做功过低和废用性萎缩。

(2) 呼吸肌肌病或重症肌无力:主要见于较长时间应用镇静剂、肌松剂和糖皮质激素(激素)的患者。肌无力为可逆性,与药物的半衰期无关,持续时间短则数日,长则1个月以上。该类情况主要见于长时间MV的哮喘或ARDS患者。

(3) 两种情况并存:常见。

2. 临床表现　主要特点是MV时呼吸平稳,RR明显减慢,人机配合良好,自主吸气触发微弱或消失;一旦停机,患者很快出现呼吸窘迫,RR迅速增快,常伴心率增快、血压升高、多汗;再次上机后,患者症状迅速缓解。

3. 防治措施　涉及两种情况的共性和特性。

(1) 防治原则和基本要求:提高疾病的诊治水平,提高正确的呼吸生理水平和呼吸机应用技术,避免长时间过度通气,避免过度追求小VT保护性肺通气而过度应用ECMO、镇静剂和肌松剂。

(2) 肌萎缩的防治:患者病情改善后,及早降低通气支持强度,及早停用肌松剂,及早减量和停用镇静剂,维持一定的吸气触发;较快转为或直接应用PSV等自主通气模式,并及早降低通气压力,维持符合呼吸生理变化的呼吸形式,特别是维持适当的RR。若能熟练应用闭环通气模式(特别是PAV、NAVA)则更有价值,目前较多学者称之为保护性膈肌通气。

(3) 肌病的防治:若治疗和评价适当,哮喘或ARDS患者需要应用激素的时间非常短暂;患者病情改善后,及早减少和停用肌松剂,减少镇静剂的用量;降低通气支持强度,维持一定吸气触发,并及早转为PSV等自主通气模式;后续调节与肌萎缩相似。

三、呼吸肌疲劳

临床很常见,是人工气道或MV不当的常见表现,但容易被忽视或错误评价。

(一) 发病原因　主要见于以下两类情况。

1. 连接装置

(1) 连接装置和连接管路:连接装置可增加

通气阻力。自主吸气触发呼吸机送气需克服人工气道或面罩阻力，而压力或流量感受器位于呼吸机吸气端时（常见），又需克服连接管路，特别是湿化器的阻力。在连接装置中，气管插管和连接接头的内径仅占正常气管的1/4～1/3，局部阻力可显著增加，故通气时需根据实际情况额外增加通气压力。

(2) 呼吸管路：可增加呼气阻力，特别是应用性能较差的PEEP阀或持续气流，或管路积水、扭曲，或呼吸机应用时间较长而缺乏适当维修时（常见）。呼气阻力增加可导致肺过度充气和PEEPi，增加吸气阻力。学会管理、评价和适当维修呼气阀和管路也是必要的。

2. 通气模式选择和参数设置不当　与VALI的原因有较大的相似性。常见临床现象及原因具体如下。

(1) 触发水平设置不当：设置过高，触发压力或流量过大，患者呼吸肌做功增大；若触发水平太低，又可导致假触发和人机配合不良，间接导致呼吸肌做功增加。

(2) 通气参数设置不当：设置的VT或通气压力过小，初始吸气流量小，Ti过长或过短，吸气压力坡度或流量上升时间过长，呼吸机的吸呼气转换与患者不一致，皆可使吸气肌做功显著增加；是临床常见又容易被忽略的原因。

(3) 人机对抗：必然导致呼吸肌做功增加和呼吸肌疲劳。

(二) 临床表现

1. 呼吸困难　是呼吸肌疲劳或无力的最常见临床表现，主观上表现为呼吸费力，客观上表现为呼吸次数或节律的改变，如呼吸浅快、辅助呼吸肌活动、胸腹矛盾运动、三凹征、张口呼吸、强制性前倾坐位等。呼吸困难常随体位改变而加重或减轻，一般立位时加重，其机制是在重力作用下，腹腔内脏器下移，横膈低平，膈肌初长度缩短，膈肌收缩更无力；前倾坐位时，呼吸困难减轻，其机制是在重力作用下，腹腔脏器压迫横膈上移，使膈肌初长度延长，收缩力增强。

2. 呼吸形式变化　主要表现为浅快呼吸。胸腹矛盾运动、霍纳(Hoover)征是膈肌疲劳的可靠征象，典型表现为胸腹壁扩张和回缩不同步，出现吸气相腹壁内陷现象。

3. 横膈运动幅度　膈肌上、下运动的幅度可用叩诊法诊断，也可在X线或B超下观察。用力呼吸时，正常横膈活动可使肺界移动至少达三个肋间隙。出现呼吸肌疲劳时，横膈运动幅度显著下降。

4. 休息后呼吸肌功能的变化　休息后呼吸肌疲劳可恢复。合适MV可使疲劳的呼吸肌充分休息，临床状态、肺活量(VC)和最大吸气压(MIP)均改善。

(三) 防治原则　既然主要原因是护理水平和呼吸机应用技术不足所致，学习正确的呼吸生理知识和MV技术，并不断与临床实践相结合是防治的关键。

四、膈肌损伤与保护性膈肌通气

膈肌损伤是废用性萎缩、肌病和疲劳的总称，除上述情况外，下述因素也被强调。

(一) 向心性负荷过度、离心性负荷与膈肌损伤　与自发性膈肌损伤相似，MV患者的影响因素更多，简述如下。

1. 向心性负荷过度　即常规意义上的通气负荷过大（如Raw或Ers增大），膈肌对过度的呼吸负荷非常敏感。吸气努力增加、人机不同步、支持水平不足或参数设置不当（见前述）导致的通气辅助不足非常常见。持续过强的向心性收缩能引起膈肌张力过高，造成膈肌炎症、蛋白水解、肌纤维损伤及肌膜紊乱。在急性重症患者中，如ARDS患者，SIRS使膈肌肌纤维对机械损伤更为敏感和脆弱。

2. 离心性负荷　发生于肌纤维增长（呼气相）时产生的收缩张力，比向心性（缩短）收缩的损伤作用更强。特殊的人机不协调，如反向触发、转换过短、无效吸气努力等，皆会刺激和诱发膈肌在呼气相收缩。

(二) 保护性膈肌通气　ARDS被定义至今50多年，从最初的MV治疗到VALI的识别，保护性肺通气策略已成临床诊疗共识，但该策略也限制了患者自身呼吸努力的重要作用，膈肌功能障碍日趋增多，撤机困难发生率日趋增加。膈肌保护性通气策略应运而出，即在保护性肺通气策略的前提下，优化通气模式和参数，减少过度呼吸抑制或人机不同步，减轻或避免膈肌损伤，优化患者呼吸努力，从而达到同时保护肺和膈肌作用的目的。具体措施见前述。

从前几节的内容可以看出，符合呼吸生理学特点的MV是达到合适生理学效应，并避免负效应（包括膈肌萎缩和疲劳）的基础。

第八节　机械通气对循环功能影响的传统认识

MV 主要通过肺容积扩大、肺泡内压(Pal)和胸腔内压(Ppl)的变化及心脏移位等多种因素影响肺循环和体循环。

一、肺容积变化对循环功能的影响

MV 或自主呼吸引起的肺容积变化皆可能通过以下机制,即自主神经张力改变、Ppl 升高、肺循环阻力(PVR)变化、对心脏的直接压迫、腹腔内压升高等,对循环系统产生复杂影响。MV 除可导致肺容积周期性扩大外,还可因应用 CPAP/PEEP 或气流阻塞导致的过度充气来使肺过度扩张,对循环功能产生更大影响。

(一) 基本循环功能变化

1. 正常自主呼吸时的基本变化

(1) 肺容积变化对自主神经张力的影响：肺的周期性扩张、回缩,影响交感和副交感神经的张力。正常自主吸气时,心率(HR)加快,呼气时 HR 变慢,称为呼吸性心律不齐,反映了呼吸、循环系统偶联的敏感性。一般吸气时,交感神经兴奋占主导地位,呼气时,副交感神经兴奋占主导地位;但若 VT>15 mL/kg,使肺处于高容积状态时可出现 HR 减慢、血管扩张,且在新生儿 MV 初期较易出现,由迷走神经介导,选择性迷走神经切除可阻断该现象。

(2) 肺容积变化对肺循环的影响：PVR 受肺容积的影响较大,在 FRC 位肺血管处于良好的弹性扩张状态,PVR 最小(图 8-13),这与肺毛细血管和肺静脉的特性有直接关系。肺毛细血管分 3 种(图 8-14),特点明显不同。

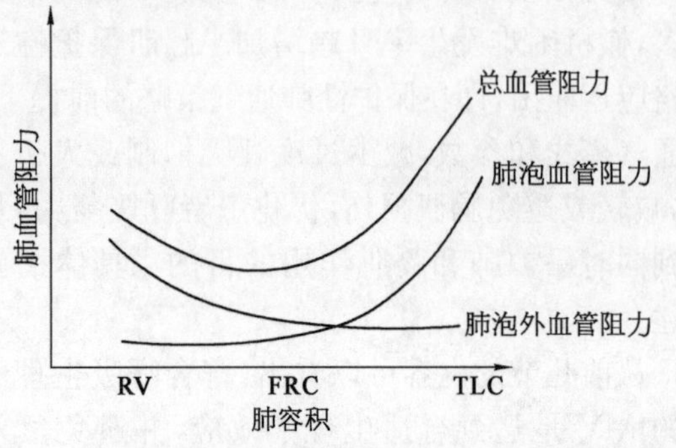

图 8-13　自主呼吸时肺容积与肺循环阻力关系示意图

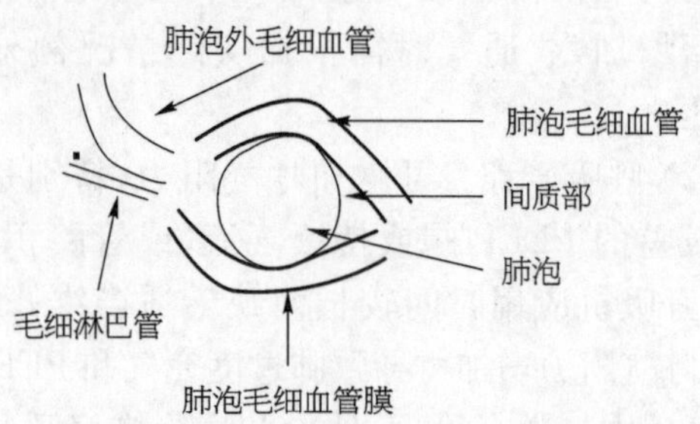

图 8-14　肺毛细血管特点示意图

1) 肺泡毛细血管(alveolar capillary)：存在于相邻肺泡壁间并填满肺泡间隔的毛细血管,其部分基底膜和肺泡上皮基底膜融合,形成肺泡毛细血管膜(ACM),是气体交换的场所。该部分血管易受 Pal 变化的影响,当 Pal 升高超过 Ppl 变化时,血管受压,进入左心的血流量增加,PVR 增大,血容量减少;反之,血管扩张,血容量增加,PVR 减小,血流量减少。该部分血管还受肺泡表面张力的影响。因此肺泡毛细血管的血流状态取决于肺容积、跨血管压力和肺泡表面张力的综合变化。

2) 肺泡交界毛细血管(alveolar corner capillary)：位于 3 个肺泡的交界处,行走于肺泡上皮皱襞,位于肺泡表面活性物质(PS)薄膜转折的正下方,可避免 Pal 变化的影响;血管的数量有限,作用也有限,可忽略。

3) 肺泡外毛细血管(extra-alveolar capillary)：包绕于结缔组织鞘中的毛细血管,主要受肺间质压(Pin)影响。吸气时,肺泡毛细血管内径受压缩小,肺泡外毛细血管开放,肺泡交界毛细血管基本无变化。肺泡毛细血管阻力显著增大时,血流仍可通过肺泡交界毛细血管和肺泡外毛细血管继续从动脉端流向静脉端,主要在极端情况下发挥作用,如严重哮喘发作、深吸气末屏气,否则将导致静动脉血分流。肺泡内、外血管在呼吸过程中的不同状态,说明肺血容量、血流量和循环阻力的肺容积依赖性。

(3) 肺容积变化对体循环的影响：吸气时,肺容积增大,但 Ppl 下降,右房压或中心静脉压下降,伴胸段静脉阻力下降,回心血流量增加;呼气时,变化相反。

2. 机械通气时的基本变化　MV 对肺血管、中心静脉的影响与自主呼吸有明显不同。

(1) 肺泡毛细血管：吸气期，肺泡扩张，血管受压，血容量减少，但进入左心的血流量增加，PVR增大，故自主呼吸和MV时是相似的。但自主呼吸时，胸腔负压和肺间质负压对肺泡毛细血管也有一定程度的扩张作用，故PVR增加幅度较小。MV时，主要表现为肺泡的被动扩张，自主呼吸的代偿作用有限，PVR明显增大。不合理MV时，PVR变化将更为显著；肺过度充气时，血容量明显减少，PVR显著增加；反之，通气不足时，自主呼吸代偿性显著增强，PVR变化不大，但血容量增加。

(2) 肺泡外毛细血管：在自主呼吸和MV时差异较大，因为PVR显著受Pin影响，而Pin与Ppl相近。自主吸气时，肺容积增大，肺弹性回缩力增大，Pin减小(负压增大)，导致吸气期扩张，血容量增加，血流量减少，PVR减小。MV时，肺泡正压向肺间质传导，使PVR增加，血容量减少，进入左心的血流量增加；但与肺泡毛细血管相比，其增加幅度要小得多。

(3) 胸段静脉：与自主呼吸差别巨大。MV导致Ppl升高，胸段静脉受压，中心静脉压升高，循环阻力升高。

上述效应导致自主呼吸时肺容积、PVR、肺血容量和肺血流之间的复杂关系(图8-13)，但总体上正常肺在FRC位PVR最小；肺容积增加，PVR增大，肺血容量增加；肺容积缩小，PVR增大，肺血容量减少。正常静息呼吸时，PVR的增加是轻微而短暂的，右心室很容易做出调整，以保持恒定的心排血量(CO)；回心血流量增加是保障CO稳定的基础。

MV时，随着肺容积增加，PVR增大，肺血容量和肺血流量皆减少；回心血流量减少，容易出现CO下降，特别是MV初始，机体神经调节来不及发挥作用时。

3. *疾病状态时的基本变化*　主要是肺容积增大和减少时的变化。在气流阻塞时，肺过度充气会增大PVR；但自主呼吸增强导致的Ppl下降会改善回心血流量，降低PVR，故CO相对稳定。MV时，一旦应用镇静剂和肌松剂抑制自主呼吸，可出现PVR明显增大、回心血流量减少和CO下降。当肺容积减少至正常FRC以下时，PVR也会显著增加，主要见于肺实质疾病或胸廓疾病。肺容积显著缩小时，肺血管周围弹力纤维缩短，弹性减小，肺血管因缺乏弹性牵引而缩小，使得PVR显著增加；肺弹性回缩力下降，使终末气道和肺泡萎陷，导致肺泡通气不足和P_AO_2下降，当$P_AO_2 < 60$ mmHg时，PVR将明显增大，常见于ARDS、肺水肿，也见于其他肺实质疾病或横膈抬高。适当提高FiO_2，通过改善肺泡低氧，可减轻或去除低氧性肺血管收缩，降低PVR；采用CPAP/PEEP使总体缩小的肺容积恢复至正常FRC，或使局部肺容积恢复至正常FRC，亦能降低PVR。若MV的VT过大或PEEP过高，或Te过短，导致肺过度充气，则必然引起PVR升高。若吸气末肺容积超过P-V曲线的UIP，将显著增大PVR。若存在肺容积缩小，如ARDS；或肺血管床减少，如COPD、原发性肺动脉高压(PH)，MV对PVR的影响将明显增强。

总之，低于或高于FRC的肺容积变化，均会引起PVR增加，随之影响CO。吸气末容积超过P-V曲线的UIP或呼气末肺容积低于LIP都将显著增大PVR，任何治疗措施能使肺容积处于或接近生理FRC时，PRV可明显降低。这与MV改善气体交换的要求和策略一致。

4. *问题和说明*　把单纯呼气末肺容积变化与吸呼气时的肺容积变化混淆，对肺血流量和肺血容积的阐述欠准确，因此对肺循环影响的较多阐述是混乱和错误的。鉴于本部分的重要性和普遍性，故核心内容仍保留(后同，有类似问题)，准确阐述见本章第十节。

(二) 对心脏的机械性挤压

1. *正常自主呼吸状态*　吸气时，肺扩张，挤压心脏。自然呼吸时的挤压是短暂而轻微的，影响有限。

2. *疾病和机械通气状态*　肺过度充气，见于严重气道阻塞，不合理MV导致的吸气增多、呼气减少或高PEEP治疗，这种挤压作用是持续、严重的，类似于心包填塞，结果左、右室的前负荷和舒张期心室壁的顺应性皆降低，CO减小。若肺过度充气持续存在，则冠状血管被持续挤压，将导致心肌缺血，因此在肺过度充气状态下，若未测定心包压或左室舒张末期的顺应性，则肺动脉楔压不一定能准确反映左室舒张末期容积，因此MV时，肺动脉楔压的解释要慎重。还需强调的是，自然呼吸时，过度充气的机械性挤压与MV的过度挤压差别巨大。前者通过代偿性吸气增强，使胸腔负压和肺间质负压增大，维持循环血流量和CO的相对稳定；后者容易导致CO和血压(blood pressure，BP)的下降。

(三) 心室间的相互作用　包括两方面的含义，

首先是指心室间的直接作用,其次是指一个心室射血量变化对另一心室射血量的影响。

1. 心室间的直接作用　指左、右心室不同顺应性与共同室间隔而发生的相互作用,一般指右室容积变化对左室的影响。肺容积增大时,心包内压上升。由于右室舒张期顺应性较左室大,心包内压上升对右室舒张末期容积的影响大于左室;心脏在心窝内活动,其中右室受胸廓和横膈的限制较大,活动度较小;左室可向左下移动,活动度较大。因此,肺容积增大主要影响右心室,导致右室舒张末期压力升高、容积减小,右室每搏输出量(stroke volume, SV)下降;室间隔向左室移位,左室舒张末期容积减小、压力升高,左室SV下降。自主吸气时;胸腔负压增大,体循环回心血流量增加,右室前负荷增大,缓冲对右室的影响,继而减轻对左室的影响,SV和BP仅轻微下降。控制通气或血容量不足,明显减少回心血流量,SV和BP明显下降;但右室舒张末期容积减小、压力下降,室间隔也可无明显移位,甚至向右室移位。因此,心室之间的相互作用可以是多向的,要结合不同的生理或病理生理状态客观评价。

2. 心室间的间接作用　右室SV下降,可导致左室舒张末期容积减小和左室SV下降。体循环有较大的储血量,左室SV变化对右室的影响不大。心室间的间接作用一般指前者。

(四) 跨膈压变化　自主吸气时,膈肌收缩,横膈下降,Ppl下降,胸腔内血管(主要是静脉)扩张,压力下降,阻力减小;腹内压增加,跨膈压增大,腹腔内血管(主要是静脉)受压,阻力增加,压力也增加。复合效应往往是驱动压增加更显著,静脉血回流量增加。

MV时,吸气期正压增加Ppl,腹内压亦增加,跨膈压下降;胸腔内和腹腔内血管压力、阻力皆上升,复合效应是静脉回流降低;若交感神经-儿茶酚胺系统反应性兴奋,也可使静脉回流基本稳定。若肺容积明显增加,腹腔静脉的压力和阻力皆显著上升,胸腔内血管的压力和阻力也上升,四方面因素共同作用的复合效应将可能使回心血流量明显下降。

二、胸腔内压变化对循环功能的影响

由于体位、重力和表面张力等的影响,胸腔不同部位的压力不同,一般肺尖部较肺底部负压高,心脏周围较同水平其他部位的负压高。临床上测量每一点的Ppl非常困难,而且没有必要,常用单一Ppl表示整个Ppl的变化。

1. 基本概念

(1) 胸腔内压:也称为胸膜腔内压,曾称为胸内压,指胸腔内压强与大气压的差值,一般为负值,故习惯上也称为胸腔负压,其大小等于Pal与肺回缩力之差,正常功能残气位时平均约为-5 mmHg。Ppl增大是负值缩小,甚至转为正压。胸腔负压增大时,压力降低,但绝对值增大。

(2) 肺间质压:是肺间质的静水压,即肺间质内压强与大气压的差值,静息状态下是负值,随呼吸周期而变化,与Ppl相似,故习惯上也称为肺间质负压。各部位的肺间质压并不相同,从胸膜下向肺门、从肺尖到肺底皆存在一定的压力梯度。心包周围较相同平面的其他位置略低。肺间质负压是维持肺血管开放和肺循环血容量的重要条件。

(3) 中心静脉压(central venous pressure, CVP):是上、下腔静脉进入右心房处的压强与大气压的差值。受心包和右心泵血功能、循环血容量、胸腔内压及神经体液调节系统等因素的综合影响。

(4) 中心静脉跨壁压(central venous transmural pressure, CVTP):是CVP与Ppl之差。由于排除了Ppl等因素的影响,所以是反映循环血容量和右心功能的较可靠参数。

(5) 左室跨壁压(left ventricular transwall pressure, LVTP):是收缩期左心室内压与胸腔内压之差,是反映左室后负荷的可靠参数。

(6) 右室跨壁压(right ventricular transmural pressure, RVTP):收缩期右心室内压与胸腔内压之差,与右室后负荷的相关性较差。

2. 胸腔内压、周围静脉与中心静脉的压力梯度和静脉血回流量

(1) 自主呼吸和MV时的基本变化:自主吸气时,Ppl下降;MV吸气期,肺泡被动扩张,Ppl升高。Raw增加、PEEPi、肺顺应性降低、通气模式和参数设置不当,皆可导致自主呼吸显著增强和Ppl显著下降;肺过度充气、肺顺应性增加、胸壁顺应性降低的患者,较大VT通气或应用较大剂量的镇静剂和肌松剂,可引起Ppl明显升高。

(2) 呼吸运动的影响和CVP的客观评价:Ppl变化明显受呼吸运动的影响,故一般用平均Ppl作为MV影响循环功能的评价指标。体循环系统可分为两部分,一部分位于胸腔内,受Ppl影响较大;另一部分位于胸腔外,基本仅受大气压影响。Ppl下降,必然导致压力梯度(驱动压)增大,回心血流量

增加。通常用CVP表示回心血流量是否充足，但上述呼吸状态和MV皆可通过Ppl变化来影响CVP，故对于有心肺疾病、MV或自主呼吸显著变化的患者，用CVP评价回心血流量的价值不大。

3. 胸腔内压对右心功能的影响

(1) 基本静息呼吸时的变化：右室舒张末期容积与静脉回流至右房的血容量和右室顺应性有关。自主呼吸导致Ppl的周期性降低，使静脉回流至右心的血流量增加。

(2) 限流效应：静脉壁薄，缺乏弹性支持，若自主吸气明显增强，将导致Ppl显著下降(或胸腔负压显著增大)，必然伴随腹腔内压显著升高，胸腔与腹腔交界部位的下腔静脉塌陷；右房压或CVP降低越明显，静脉塌陷也越显著，静脉回流阻力上升，回心血流量明显减少或终止；随着自主吸气减弱，并逐渐进入呼气期，过低的Ppl和过高的腹腔正压改善，回心血流量逐渐恢复或增加，总体效应是整个呼吸周期的回心血流量不变，故称为"限流效应"(图8-15)。继续降低Ppl及右房压并不能继续增加回心血量，对防止Ppl显著降低引起的胸腔内循环(肺循环)血液超负荷有重要作用，是保障健康人剧烈运动不发生肺水肿、维持稳定气体交换，以及呼吸疾病患者等不发生肺水肿、保留救治时机的主要机制。

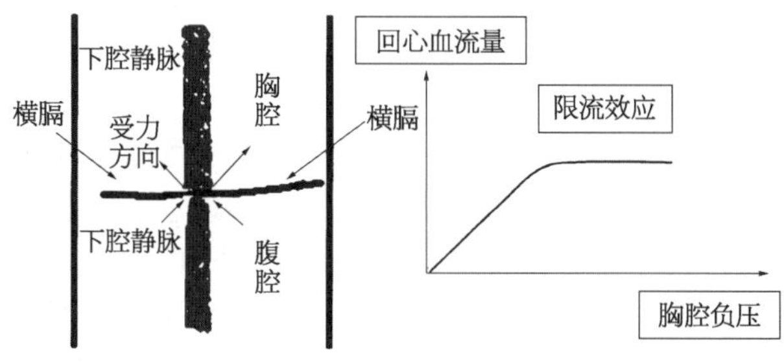

图8-15　胸腔负压显著增大导致限流效应模式图

(3) MV时的变化：MV时，血流动力学变化与自主呼吸相反，吸气期Ppl升高，静脉血回流受阻。在心功能正常者中，CO主要取决于前负荷，与后负荷关系不大，因此MV过度引起的右室舒张末期压力增大可明显降低CO；需进行适当处理，包括调整呼吸机参数，降低通气压力，防止肺过度扩张，适当补充血容量。相反，在心功能减退的患者中，心功能与后负荷关系比较大，而对前负荷不甚敏感(Starling定律)，MV可通过降低左室跨壁压(后负荷)而改善心功能；同时，静脉血回流量适当减少，右室过度充血减轻，也有助于改善心功能。

4. 胸腔内压对左心功能的影响　一般描述心脏后负荷时常用BP。事实上，胸腔内动脉也受Ppl影响，其压力要比胸腔外动脉高，因此表示左室后负荷时，用胸腔内血压更准确。

(1) 左室后负荷：是左室射血时遇到的阻力，故在收缩期显示，常用BP表示。

(2) 临床现象：主动脉瓣狭窄、梗阻性肥厚型心肌病患者的BP下降，但后负荷增高，故严格讲BP不是后负荷。

(3) 左室跨壁压：左室后负荷实质为左心室内压(反映BP)与心室周围压(接近Ppl)之差，称为左室跨壁压，包括收缩期和舒张期，常规指收缩期跨壁压，较动脉收缩压高，可反映后负荷。自主呼吸时，左室后负荷在吸气期随Ppl降低而有所增加，呼气期有所降低，但轻微，基本不影响正常心脏的血流动力学变化。但在Ppl显著降低时，如严重气道阻塞或通气不足，自主呼吸代偿性增强，左室跨壁压显著增加，与右室前负荷增加的复合效应是导致急性左心衰竭、肺水肿。

说明：射血时左心室内压升高，驱动血液向前流动；胸腔负压产生负压吸引作用，阻止血液向前流动，故胸腔负压增大，左室跨壁压增大，左室后负荷增大。

(4) MV的作用：MV正压导致Ppl升高，回心血流量下降；适当MV可改善Ppl的过度下降，降低左室后负荷，维持适当右室前负荷，改善左心衰竭和肺水肿。对于MV治疗的左心衰竭患者，若突然撤机，将可能导致左室后负荷增加、前负荷增大，心功能失代偿，是撤机失败的原因之一。

MV除通过Ppl影响心功能外，也可通过取代或部分取代自主呼吸，降低呼吸肌做功和氧耗量，改善PaO_2，间接改善心功能。

5. 胸腔内压对肺血容量和肺血流量的影响　静息自主呼吸状态下，吸气期肺循环血容量约占总血容量的9%，但回心血流量减少；呼气期有所减少，约占6%，但回心血流量增加。其波动幅度主要受Ppl影响。Ppl越小，肺血容量越多，肺血流量减少；反之亦然。MV对肺循环血容量的影响，取决于通气类型和患者状态。研究显示，吸气压为30 cmH_2O，且被通气者平稳呼吸时，肺血容量可较自主呼吸减少一半，另一半被挤入四肢和腹腔，肺血流量自然下降。若血管神经反射功能正常，可通过全身血管代偿性收缩，使肺血容量恢复至正常或接近正常，伴肺血流量基本正常；反之，对于血管神经反射功能较差或血容量不足的患者，易出现肺血容量和血流量减少，$\dot{V}/\dot{Q}$失调，甚至导致肺血管Ⅰ区出现和无效腔通气，也可能影响左室的充盈和左心功能。

吸气主动或被动完成对血流动力学的影响起主要作用，而呼气作用有限；但自主呼吸或MV时，主动呼气也有一定影响。首先是腹肌收缩增加腹腔内压，增加体循环静脉血回流的动力。适当腹腔内压升高也可增加横膈的曲率半径，增加膈肌吸气时的收缩力，使肋骨回缩，增加呼气动力，改善肺过度充气，而胸廓回缩也促进下次吸气时的胸廓扩张。腹腔内压的明显升高对呼吸和血流动力学皆产生明显的抑制作用。

第九节　心脏的结构功能特点和心功能评价

上节阐述了传统自主呼吸和MV对循环功能的影响，但有较多问题。与既往相比，现代心功能理论阐述、检测技术和评价标准有较大变化，掌握左、右心脏的基本特点和评价方法是正确应用和合理评价MV的重要基础，故本节重点阐述心功能评价。

一、心脏的基本结构与左右心的差异

1. *心脏的基本组成*　心脏是中空的肌性器官，主要由心肌构成，有左心房、左心室、右心房、右心室四个腔。左右心房之间和左右心室之间分别由房间隔和室间隔隔开，室间隔是左、右心相互作用的主要基础。心房与心室、心室与动脉之间有瓣膜，确保血液只能由心房流入心室、心室流入动脉，而不能倒流。

2. *左右心的结构和功能差异*

(1) 位置、基本结构和活动特点：心脏在心窝内，右室位于右前方，受胸廓和横膈限制较大，活动度较小；左室位于左下方，可向左下移动，活动度较大。右室壁明显较左室薄，舒张期顺应性较左室大，胸腔和心包压力变化对右室的直接影响更大。心房壁菲薄，受胸腔内压影响巨大，主要起容纳作用，收集静脉回流的血液；心室壁厚，主要发挥收缩作用，将血液射至动脉。左心室由三层肌纤维组成，且垂直交互排列，室壁厚，收缩功能强；右心室由两层肌纤维组成，外层是环形肌，内层是纵形肌，室壁薄，约为左室壁的1/3，收缩功能弱。肌纤维的定向作用决定了心室变形的范围和程度，是引起血液喷射以及抽吸血液时心室容积增大和室壁增厚的主要原因。

(2) 左、右室功能与循环阻力：心室射血效率受左、右心室收缩力大小、方向和血管床阻力的综合影响。左室收缩时，室壁和室间隔的肌纤维斜向收缩，产生更强的收缩能力和更高的压力，将血喷射至高循环阻力、供血范围广的体循环系统，以满足机体的代谢需要。肺容积小，肺循环为低压、低阻、高容系统，PVR仅为体循环阻力(systemic vascular resistance，SVR)的1/6，适合气体交换。正常情况下，右室游离壁向室间隔横向收缩，而心尖部向心底部波纹管式蠕动收缩，即可满足右室的射血需求，右室向低阻力的肺血管射血做功仅占左室的1/4。

(3) 心室供血：收缩期体循环血压高，血流量大，故脑、肝、肾等脏器以收缩期供血为主。心脏收缩期，其毛细血管受压，血流量显著减少；舒张期，毛细血管扩张，血流量增多，供血明显增多，因此心室以舒张期供血为主。若射血充分，舒张期室内压低，则心室供血更充分，尤其是心内膜下；反之则容易发生心室供血不足。

3. *左右心功能调节的差异*　左心及体循环主要受交感神经-儿茶酚胺系统的调节，故应急或应激条件下，左室射血功能增强，HR增快，BP升高；同时，血流重分布，主要是皮肤、肾脏、胃肠道血管收缩，SVR增大，供血减少，但BP升高，以保证心、脑等重要脏器或运动时骨骼肌的血供，且BP和SVR保持高度一致性；但若持续时间较久，容易出现肾小管调节失常、电解质紊乱和酸碱平衡失调、急性肾损伤、应激性溃疡等。右心及肺循环对交感神经-儿茶酚胺的变化不敏感，内源性自身调节发挥主要作用，如血容量增多、肺循环反应性扩张、PVR不变或仅略有增大、肺动脉压(pulmonary artery pressure，PAP)基本不变；反之，血容量不足，肺血管收缩，PVR有所增大，PAP基本不变，PAP与PVR的相关性差，但适合气体交换。肺微循环对P_AO_2降低敏感，低氧血症是导致肺动脉高压(PH)的常见原因；肺循环也对肺容积变化以及肺泡内压(Pal)、肺间质压(Pin)和胸腔内压(Ppl)的变化敏感。

前述结构和功能特点是近年来强调危重症或MV患者重视右心功能的基础原因。

二、心脏的泵血机制

（一）心动周期 心脏一次收缩和舒张构成一个机械活动周期，称为心动周期（cardiac cycle）。在一个心动周期内，心房和心室皆具有收缩期（systole）和舒张期（diastole）。

心房和心室的心动周期的顺序有先后，但时间长度相等。由于心室在心脏泵血活动中起主导作用，故心动周期通常指心室的活动周期，并将其作为分析心脏机械活动的基本单位。

心动周期的长度与HR成反比，成人HR为75次/min，心动周期为0.8 s；左、右心房收缩期为0.1 s，舒张期为0.7 s；心房收缩期结束后，左、右心室同步收缩，持续0.3 s，心室舒张期为0.5 s。心室舒张期的前0.4 s，心房也处于舒张期，故称为全心舒张期。HR增快时，心动周期缩短，以舒张期缩短更显著，收缩期占比时间增大，心肌做功增多，心肌相对供血不足。因此，长时间HR增快，容易诱发或加重心功能障碍，是代偿性HR过度增快的危重症患者应用β受体阻滞剂的主要原因。

（二）心脏的泵血过程 左、右心的泵血活动基本相似，以左心为例进行简述。

1. 心房收缩期 心房收缩前，心脏处于全心舒张期，房室瓣开启，半月瓣关闭，血液从静脉经心房流入心室，心室不断充盈；该期回流入心室的血量约占心室充盈量的3/4。之后是心房收缩期，心房壁薄，收缩力不强，由心房收缩进入心室的血量约占心室充盈量的1/4。心房收缩时，静脉入口处的环形肌收缩，加上血液向前流动的惯性，故尽管静脉、心房之间没有瓣膜，心房内血液仍很少返流入静脉。心房收缩引起房内压和室内压轻度升高。

2. 心室收缩期

（1）等容收缩期（isovolumic contraction phase）：心房收缩结束后，心室收缩，室内压迅速升高。当室内压超过房内压时，推动房室瓣关闭，阻止血液返流。由于室内压尚低于主动脉压，半月瓣仍处在关闭状态，心室成为封闭腔。由于血液的不可压缩性，尽管心室肌强烈收缩，室内压急剧升高，但心室容积不变，故称为等容收缩期，约持续0.05 s。当BP升高或心肌收缩力降低时，等容收缩期延长。

（2）射血期：当心室收缩引起室内压升高并超过主动脉压时，压力梯度形成，血流冲开半月瓣进入主动脉，故称为射血期。

1）快速射血期（rapid ejection phase）：射血前期，心室肌强烈收缩，心室内压继续上升达峰值，血液迅速流入主动脉，心室容积迅速缩小，故称为快速射血期，约0.1 s，射血量约占心室射血量的2/3。

2）减慢射血期（reduced ejection phase）：快速射血后，心室内血液量减少，心室肌收缩减弱，室内压自峰值逐渐下降，射血速度减慢，历时约0.2 s，射血量约占1/3。

在射血期的中、后期，心室内压已略低于主动脉压，但由于心室内血液具有较高的动能，在惯性作用下仍逆压力梯度继续流入主动脉。

因此，射血期心室内压与主动脉收缩压、外周动脉收缩压高度一致，是习惯性将BP作为左室后负荷的主要原因。

3. 心室舒张期

（1）等容舒张期（isovolumic relaxation phase）：心室收缩结束后开始舒张，室内压快速下降至低于主动脉压，血液返流，推动半月瓣迅速关闭；但室内压仍高于房内压，房室瓣处于关闭状态，心室再次成为封闭腔。心室继续舒张引起室内压急剧下降而心室容积不变，故称为等容舒张期，历时0.06～0.08 s。

（2）心室充盈期：随着心室肌舒张，室内压进一步下降，当室内压低于房内压时，心房内血液冲开房室瓣进入心室，使心室充盈。

1）快速充盈期（rapid filling phase）：房室瓣开启初期，房室压力梯度大，加上心室舒张的抽吸作用，血液快速流入心室，心室容积快速上升；该期进入心室的血量约占充盈量的2/3，称为快速充盈期，历时约0.11 s。

2）减慢充盈期（reduced filling phase）：随着心室充盈量增加，房室间压力梯度减小，心室充盈速度减慢，心室容积进一步增大，称为减慢充盈期，历时约0.22 s。

3）心房收缩期：心室舒张的最后0.1 s，下一个心动周期的心房收缩期开始，使心室充盈量进一步增加。

综上所述，推动血液在心房和心室之间以及心室和主动脉（或心室与肺动脉）之间流动的主要动力是压力梯度，也称为驱动压（驱动压的概念较多，注意区别）。心室肌的收缩和舒张是造成室内压变化以及室内压与房内压、主动脉压（或肺动脉压）之间压力梯度的根本原因。心室肌收缩造成室内压上升并推动射血，心室肌舒张造成的室内压急剧下降及其所形成的抽吸力导致心室快速充盈。房室瓣和半月瓣的开启和关闭保证了血液的单向流动和室内压的急剧变化,有利于心室射血和充盈。若出现瓣膜关闭不全,将发生血液返流,导致等容收缩期和等容舒张期心室内压的大幅度快速升降不能实现,使得心脏泵血功能减弱。

右室泵血活动的过程和左室相同,但因肺动脉压低,仅为主动脉压的1/6,射血阻力低,右室内压变化幅度远低于左室。

三、心功能评价及影响因素

(一) 心功能的基本评价参数

1. *每搏输出量*(stroke volume, SV) 简称每搏量,指一次心搏中,一侧心室射出的血容量。左、右心室的SV基本相等。SV等于心室舒张末期容积(ventricular end-diastolic volume, EDV)与心室收缩末期容积(ventricular end-systolic volume, ES)的差值。EDV为130~145 mL,ES为60~80 mL,故SV为65~70 mL。

2. *射血分数*(ejection fractions, EF) 是每搏输出量占心室舒张末期容积的百分比,即:EF=(EDV-ES)/EDV×100%,正常值为50%~70%,因此EF是容积比率参数,较SV评价心功能更客观。左室射血分数(left ventricular stroke volume, LVEF)和右室射血分数(right ventricular stroke volume, RVEF)基本相等。人体静息时LVEF≥50%,RVEF≥40%;小于此值提示心功能不全。EF与心肌收缩和舒张功能皆有关。

3. *每搏指数*(stroke volume index, SVI) 是每次心脏搏动泵出的血容量(mL)与体表面积(m^2)的比值,主要用于个体之间的比较。

4. *心排血量*(cardiac output, CO) 是每分钟左心室或右心室射入主动脉或肺动脉的血容量。左、右心室的CO基本相等。人体静息SV为70 mL(60~80 mL),HR平均为75次/min,CO为5 000 mL(4 500~6 000 mL)。

5. *心脏指数*(cardiac index, CI) 简称心指数,是心排血量与体表面积(m^2)的比值,主要用于个体之间的客观比较。

一般成人的体表面积为1.6~1.7 m^2,静息CO为5~6 L,故CI为每平方米体表面积3.0~3.5 L/min。不同生理条件下的单位体表面积的代谢率不同,CI也有差异。新生儿静息CI较低,约为每平方米2.5 L/min;10岁左右达高峰,可达每平方米4 L/min以上;其后,随年龄增长而逐渐下降。

6. *平均动脉压*(mean arterial pressure, MAP) 是一个心动周期中动脉血压的平均值,等于舒张压+1/3脉压差。成人MAP的正常值为70~105 mmHg,是左心功能、SVR和血容量的综合反应。若MAP过低,将引起器官血液灌注不足,危重症患者液体复苏的目标为MAP≥65 mmHg;若MAP过高,则左心后负荷过重。

血压测定包括有创动脉血压和无创动脉血压,前者较后者高5~10 mmHg;持续低血压状态时,后者不能准确反映大动脉压力,结果供参考;后者较为可靠,可连续、实时测定,还可提供动脉采血通道,宜常规应用。

(二) 肺动脉漂浮导管(Swan-Ganz导管)测定

1. *核心测定参数及临床意义*

(1) 肺动脉压(pulmonary artery pressure, PAP):是血液流经肺循环时对肺动脉壁的侧压强与大气压(为0)的差值,是右室后负荷的重要组成部分。

临床上,PAP常由心脏超声估测,由Swan-Ganz导管直接准确测定。PAP受Ppl影响,测定在呼气相开始。

1) PAP的正常值:肺动脉收缩压(pulmonary artery systolic pressure, PASP)15~30 mmHg、舒张压(pulmonary artery diastolic pressure, PADP)5~15 mmHg、平均压(mPAP)10~25 mmHg。静态mPAP超过25 mmHg、动态mPAP超过30 mmHg即可诊断为肺动脉高压(PH)。

2) PAP测定的临床意义:PAP降低少见,可见于低血容量;一般血容量不足,肺血管反射性收缩,PVR略增大,PAP基本不变或仅轻微下降;左心衰竭、液体超负荷可引起PAP升高,但肺血管扩张,PVR不一定升高;与体循环有较大差别。PAP升高常见,多见于中重症COPD、原发性或继发性PH、肺栓塞(PE)、心脏手术后、心肺复苏后、ARDS、阻塞性睡眠呼吸暂停低通气综合征(OSAHS)等。上述疾病多通过肺动脉的功能性/器质性病变或机械性阻塞引起PAP升高;但部分疾病主要通过低氧血症、高碳酸血症诱发,尤其是P_AO_2降低将反射性引起肺血管收缩,PVR增大,进而导致PAP升高。OSAHS、COPD发生PH的主要机制是P_AO_2降低;任何类型PH,P_AO_2降低皆可诱发PAP升高。因此,不同发病机制决定了PH的治疗措施,但任何情况下,防止和纠正P_AO_2降低皆是必要的。

PADP仅比肺动脉楔压(pulmonary artery wedge

pressure，PAWP)高 1～3 mmHg，故可作为 PAWP 的参考值。肺部疾病引起 PVR 增加，可导致 PAP 和 PADP 升高，但 PAWP 正常或偏低；左心衰竭时，PAP、PADP 升高，PAWP 也升高，PVR 变化不大，可作为鉴别心源性或肺源性 PH 的依据。

(2) 肺动脉楔压：当导管漂浮至楔嵌部位，气囊阻断部分肺血管床的血流，其远端测得的压力即为 PAWP。此时，从阻断部位至二尖瓣形成密闭管道，各部分压力相等，故 PAWP 等于左房压；若无二尖瓣病变，PAWP 可间接反映左室舒张末期压力(left ventricular end-diastolic pressure，LVEDP)，能较好地反映左心前负荷。

1) PAWP 的正常值：6～12 mmHg。

2) PAWP 测定的临床意义：SV 降低，PAWP＜6 mmHg，提示低血容量；SV 降低，PAWP＞12 mmHg，提示左心衰竭。

3) 影响 PAWP 的因素：主动脉瓣返流、肺部分切除或 PE 患者，肺血流量明显减少、左室顺应性降低，PAWP 低于 LVEDP；气道压升高、肺静脉异常、心动过速、二尖瓣狭窄，PAWP 高于 LVEDP，因此 PAWP 反映 LVEDP 时，应结合具体情况进行分析。气道阻塞或 MV 导致肺过度充气时，若未测定心包压或左室舒张末期顺应性，评价 PAWP 需慎重。

(3) 中心静脉压：是血液流经胸腔内中心静脉的侧压强与大气压(为 0)的差值，主要反映右心前负荷和右心功能，正常值为 6～12 cmH_2O。实际临床测定较多，且简单、方便；当然也可用Swan－Ganz 导管测定。

1) 基本观点：CVP 超过正常值，提示右心前负荷过高或右心衰竭，必须限制补液量；低于正常值，提示容量负荷不足，需增加补液量。在已知或怀疑存在右心衰竭的休克患者中，CVP 监测有助于防止液体复苏过度。

2) 实际情况：在自主呼吸和 Ppl 稳定的情况下，上述观点成立；反之则不成立。与体循环的动脉不同，静脉包括中心静脉的壁非常薄，显著受周围环境压力影响，因此 CVP 反映血容量和右心功能的特异性必然受影响。比如，MV 压力较高、胸肺部手术后局部束带固定或大量腹水或肠胀气患者(重症患者常见)，Ppl 升高或逆转为正压，CVP 将明显升高；MV 压力或流量不足、急性左心衰竭、急性肺实质病变、大气道阻塞等原因导致呼吸增强、增快时，Ppl 显著下降，CVP 明显下降。因此，在病理状态下，CVP 的变异范围较大，即 CVP 下降不一定有血容量不足，上升也不一定有血容量过多或右心衰竭，主要受呼吸运动变化和 Ppl 变化的影响。

3) 其他：心包积液、三尖瓣反流、大剂量应用血管收缩剂，也可引起 CVP 升高。

因此，对呼吸稳定的危重症患者而言，液体复苏采用 CVP 6～12 cmH_2O 的标准是合适的；自主呼吸或 MV 不稳定，Ppl 明显升高或明显下降将显著影响 CVP，而 CVP 的正常值和液体复苏标准要重新设置。

(4) 中心静脉跨壁压：CVTP 是 CVP 与 Ppl 之差，其排除了 Ppl 对中心静脉的影响，是反映循环血容量和右心功能的较可靠参数。

2. *Swan－Ganz 导管的基本测定程序* 穿刺路径包括颈内静脉、股静脉、锁骨下静脉等，临床麻醉常选择右颈内静脉路径。当 Swan－Ganz 导管经右颈内静脉导管鞘置入约 20 cm 时，导管远端相当于右房水平，通过换能器可以显示低平的 CVP 或右房压波形，表现为特征性的 a 波、c 波、v 波及低平均压。

将气囊充气后，缓慢推进导管，当导管置入深度为 30～35 cm 时，相当于通过三尖瓣进入右室，可显示右室压波形，表现为显著升高的收缩压和接近右房压的低舒张压。当置入深度为 40～45 cm，导管进入右室流出道，经肺动脉瓣漂入主肺动脉，肺动脉收缩压近似于右室收缩压，肺动脉舒张压一般高于右室舒张压，是导管从右室进入肺动脉的标志。当导管置入深度约 50 cm 时，将嵌入肺小动脉分支，出现 PAWP 波形，表现与 CVP 相似；若将气囊放气，可再现 PAP 波形。mPAWP 低于 mPAP。

四、容量负荷(前负荷)反应的评价

(一) 基本概况 临床上容量负荷一般指体循环，如容量不足、血压下降，需补液，改善左心 CO。液体复苏是在组织低灌注状态下，通过快速调整血容量，改善左心功能和组织血流灌注；反之，严格控制液体，快速排出体内过多的液体，也会改善组织的血流灌注。有学者称前者为“正向液体复苏”，后者为“反向液体复苏”；前者无新意，后者为传统快速控制晶体或胶体入量、利尿、超滤等手段的合理运用，了解概念的含义即可，本书仍采用标准概念，即液体复苏、液体正平衡、液体负平衡。

CO 增加是评估液体复苏或液体负平衡是否有效的唯一直接参数，但必须重视右心的影响，给出针对性评价和治疗。

(二)容量反应性的判断 有多种方法,最常用快速补液试验,即在 10～15 min 内快速静脉输注 500 mL 生理盐水,CO 增加 10%～15%,为阳性,反之为阴性。研究显示,血流动力学不稳定的患者仅一半为阳性,意味着传统评价措施有较大欠缺。容量反应性评估实质是识别或排除处于 Frank - Starling 曲线或 Starling 曲线(定律)上升阶段的患者,只有在上升阶段才存在容量反应性,可通过扩容达到增加 CO 的目的;反之可能需要液体负平衡或零平衡。

(三)容量负荷的评价 常用临床监测指标中,心率、尿量变化等对容量反应的评估很重要,但灵敏度和可信度皆不高,因此现代监测条件下综合应用静态和动态指标来评估容量反应性,指导液体复苏或液体负平衡更有价值。

1. *静态指标* 心脏前负荷与心脏舒张末期压力(ventricular end-diastolic pressure, EDP)或容积(ventricular end-diastolic volume, EDV)相关,右心前负荷主要取决于静脉回心血流量;绝大多数情况下,后者也决定左室前负荷。常用静态指标包括 CVP、PAWP、左室舒张末期容积(LVEDV)、左室舒张末期压力(LVEDP)、下腔静脉直径、全心舒张末期容积等。临床上尽管不能直接测定静脉回心血流量,但可用体循环平均充盈压(mean systemic filling pressure, Pmsf)、右房压或 CVP 等计算。

(1) 体循环平均充盈压:是心脏停止跳动后,全身血管内压达平衡时的压力,是静脉血回流的主要动力。

(2) 右房压:随呼吸运动有一定波动,正常情况下,与 CVP 基本相等。

(3) 回心血流量=(Pmsf - 右房压)/静脉阻力=(Pmsf - CVP)/静脉阻力。

2. *动态参数*

(1) 自主呼吸对循环功能的影响:健康人的胸腔内压随呼吸周期变化,BP 也相应周期性变化。吸气使 Ppl 下降,右心静脉回流量增加,右室充盈增加,右室舒张末期容积(RVEDV)增大,右室 SV 增加,继而增加肺静脉回流至左室的血流量。吸气使肺血管扩张,静脉血淤积,减少左心回流量和左室充盈量(吸气导致肺容量增加,血流量下降),LVEDV 减小,左室 SV 下降,BP 降低;右心 SV 增加,从而降低该反应的强度。呼气变化相反(肺血容量减少,血流量增加),故吸气期 BP 降低幅度<10 mmHg。若呼吸周期内吸气期收缩压差≥10 mmHg,称为奇脉,核心机制是右心 SV 不能有效代偿,主要见于缩窄性心包炎、血容量不足、肺栓塞等。

(2) 正压通气对循环功能的影响:吸气相,MV 正压挤压肺循环,使更多血液进入左心,左室 SV 升高,BP 上升;使 Ppl 升高,并传导至右房,降低右室前负荷,右室 SV 下降,从而缓冲 BP 的上升,总体效应是 BP 略升高或不变。呼气相,通气压力下降,出现相反变化,总体效应是 BP 略下降。与自主呼吸相反,但正常变化幅度<10 mmHg。若存在血容量不足,将可能出现呼吸周期内呼气期的收缩压差≥10 mmHg,称为反奇脉。

(3) 液体复苏的基本原则:前负荷下降幅度大,心室处于 Starling 曲线的上升部分,适合液体复苏;反之,若处于高位部分,宜液体负平衡。

(4) 动态参数:根据心肺相互作用的规律预测容量反应性,并进行动态评估,产生了脉压变异率(pulse pressure variation, PPV)、收缩压变异率(systolic pressure variation, SPV)和每搏输出量变异率(stroke volume variation, SVV)等参数。

1) 基本概念:① 脉压变异率是呼吸周期内脉压变化的幅度,脉压是收缩压和舒张压之差。PPV 变化可通过动脉波形图计算,正常值范围为 0%～10%;超过 10%,提示可能存在有效血容量不足。② 收缩压变异率是收缩压随呼吸周期变化的幅度。SPV 的正常值范围为 7～10 mmHg;超过 10 mmHg,提示可能存在有效血容量不足。③ 每搏输出量变异率是单位时间内最大 SV 与最小 SV 的差值和 SV 平均值的比值。SVV 的正常值为 7%～13%,超过 13%提示有效血容量不足,低于 7%提示有效血容量过多。

2) 变化机制:上述参数主要用于 MV 患者,且实验结果主要来源于控制通气;若患者有自发呼吸,即使为辅助通气,也会引起 Ppl 变化,进而改变正压通气对呼吸和心功能的影响。比如,由心肺相互作用而产生的 SVV 为 MV 期间连续测定,取最大 SV(SVmax)和最小 SV(SVmin)之差与 SV 平均值(SVmean)的比值,即 SVV=(SVmax - SVmin)/SVmean。其原理基于呼吸运动对心脏泵血功能的影响,MV 的吸气相,Pal 升高,Ppl 负值减小或转为正压,使体循环静脉回心血流量减少,右室前负荷减小;PVR 增大,右室后负荷增大,即使右室跨壁压(right ventricular transmural pressure, RVTP)下降,总体效应仍为右心后负荷增大,SV 减小;Pal 和 Pin 升高,挤压肺微循环和肺静脉,使左室回心血流量增加,伴左室跨壁压(left ventricular transmural pressure, LVTP)和后负荷下降,左心 SV 增加;呼气相与此相反，从而产生 SV 的呼吸周期性变化。

不仅是 SVV，SPV、PPV 和下腔或上腔静脉直径也受呼吸周期变化等因素的综合影响，即这些参数皆纳入了循环系统本身和呼吸运动对血流动力学的作用，可更好地评价前负荷储备，预测容量反应性，并提供相应的处理对策。

3) 影响因素：PPV 和 SVV 受多种因素影响，即① 心律失常使 SV 变异程度增大；② SVV 和 PPV 等的研究结果几乎皆来源于充分镇静的 CV 患者，自主吸气努力会干扰胸腔内压周期性变化的规律，影响 PPV、SVV 等的预测价值；③ VT 变化幅度影响参数的预测价值及其界值；④ PPV、SPV 均仅反映低血容量状态；⑤ SVV 和 PPV 受外周血管阻力影响。因此，各参数的预测价值要结合具体情况进行校正，而准确测量的基本要求为 CV 且 VT≥8 mL/kg、窦性心律、动脉压力波形正常。

（四）脉搏指示连续心排血量监测

1. *概况*　脉搏指示连续心排血量监测（pulse indicator continuous cardiac output，PiCCO）是将经肺热稀释技术与动脉搏动曲线分析技术结合，采用热稀释法测量单次心排血量，并通过分析动脉压力波型曲线下面积与心排血量的相关关系，获取 SV、CO、PPV、SPV、SVV 等静态和动态参数，以达到多数据联合监测血流动力学变化的目的。

2. *PiCCO 监测仪的使用方法*　建立一条输液用的中心静脉通路，不需要漂浮导管（Swan - Ganz 导管），在患者股动脉再放置一条 PiCCO 专用监测管。测量开始，从中心静脉导管注入一定量的凉盐水（2～15℃），经过上腔静脉→右心房→右心室→肺动脉→血管外肺水→肺静脉→左心房→左心室→升主动脉→腹主动脉→股动脉→PiCCO 导管接收端；计算机将整个热稀释过程画出为热稀释曲线，并自动对该曲线波形进行分析；结合 PiCCO 导管测得的股动脉压力波形，能得出一系列具有特殊意义的重要参数，是危重症患者血流动力学的金标准，且与漂浮导管检查对照更有价值。

3. *测定参数*　PiCCO 可显示基本血流动力学参数，如 BP、HR、SV、CO，也有其独特参数，如 SVV、SPV、PPV 等。不仅如此，诸多重要参数用体表面积标准化，称为指数（index，I），以便于不同个体之间的客观比较，如 CO 代表受检者心脏 1 min 泵出的血液流量，CO 除以受检者的真实体表面积即得出 CI。因为指数值要修正受检者的身高、体重等因素带来的差异，故开机时要输入受检者的身高、体重，而仪器会自动计算体表面积，得出指数值。本部分简述前述未涉及的参数。

（1）全心舒张末期容积（global end diastolic volume，GEDV）：心脏舒张末期 4 个腔室内血液量的总和。注入的冰盐水会经过右心→肺→左心，最后至股动脉被监测。在该过程中，仪器会分析冰盐水到达的波形，从而测量出心脏完全充盈的状态下，心脏 4 个腔室内的总容积。GEDV 受 Ppl、心室顺应性和 MV 等的影响小，能更准确地反映前负荷，明显优于常规应用的 CVP 或 PAWP，也优于较难监测的 LVEDP、LVEDV、RVEDP、RVEDV 等。大量实验和研究表明，全心舒张末期容积指数（GEDVI，GEDI）反映心脏前负荷的敏感性和特异性优于常规使用的心脏充盈压力等参数。

（2）胸腔内血容量（intrathoracic blood volume，ITBV）：是肺血容量、全心舒张末期容积、胸腔内大动脉血容量之和。正常 GEDV 约占 ITBV 的 75%，与心脏充盈密切相关，可较精确地反映心脏前负荷。

根据 Starling 定律，一定前负荷范围内，VEDV 越大，心室肌初长度越长，心肌收缩力越强，SV 越大，而能使心脏产生最强收缩的前负荷或心肌初长度，称为最适前负荷或最适初长度。PiCCO 监测可以准确测量 CO 和反映前负荷的 GEDV、ITBV 等参数，能够使血容量、正性肌力药、CO 最优化。

（3）体循环阻力：是反映左室后负荷的重要参数。红细胞以“排队形式”通过毛细血管，周围动脉内径减小时，SVR 增大，血流量减少，导致单位时间通过毛细血管的红细胞数量减少，组织获取的氧减少，这是心源性休克或其他多数类型休克患者产生组织缺氧的主要机制。当周围动脉口径明显增大时，SVR 明显降低，血流量增多，但也意味着毛细血管红细胞的流速增大，红细胞无法充分释放氧气，发生组织缺氧，这是部分感染性休克（高血容量休克）和过敏性休克导致组织缺氧的主要机制。

（4）左心收缩力指数（left ventricular contractility index，dPmx）：左室收缩产生的能量传输至整个动脉系统，在动脉波形上形成陡然升高的上升波形，称为动脉波形升支，近似左室收缩力。心脏射血时，血压会突然上升，对血压上升的加速度进行分析，得到加速度的最大值，即 dPmx（d 代表数学符号导数，P 是压力，mx 代表最大），反映动脉压力曲线上最大的斜率（$\Delta Pmax/\Delta t$）。因此，升支的上升速度和幅度反映了心脏收缩能力和循环血容量状态；在前负荷、后负荷、心率稳定的前提下，直接反应左室功能，指导正性肌力药的应用。

(5) 全心射血分数(global ejection fraction, GEF):是4倍每搏输出量与全心舒张末期容积的比值。因此,GEF主要取决于左、右心室的整体收缩力,也受全心后负荷的影响,综合用于判断左、右心室功能;结合dPmx综合监测,可判断右心功能。

(6) 心功能指数(cardiac function index, CFI):是心脏指数与全心舒张末期容积的比值,反映了心脏泵血功能和心肌细胞拉伸长度之间的关系,是反映全心收缩力的参数。CFI、dPmx可用于指导正性肌力药物和心血管活性药物的应用。

CFI和GEF的区别:分母都是GEDV,但分子分别是4倍SV和CI。CI是单位体表面积下的CO,故GEF是灌注一次回心血量和排出血量的比值,CFI是灌注一段时间的回心血量和排出血量的比值。心力衰竭患者,在给予正性肌力药物治疗前关注CFI,用药一段时间后,重新注射冰盐水得到最新GEF值,如果测量值升高,提示强心药物选择是合适的;若没有变化或者反而降低,则考虑前负荷问题未解决。

(7) 心脏做功指数(cardiac work index, CPI):是平均动脉压与心脏指数的乘积,是经由心脏排血做功和克服血管阻力做功的综合反应,单位是瓦(W)。CPI降低,心脏功率较差,血液供应、灌注不足;CPI升高,提示心肌细胞有超负荷做功、无氧代谢增加的风险。

上述参数主要反映心脏的射血能力。

(8) 血管外肺水指数(extravascular lung water index, ELWI):是肺循环外的体液量,是肺组织间液、肺泡内液、细胞内液的总和。正常值为3%/kg~7%/kg,主要反映肺水肿。

(9) 肺血管通透性指数(pulmonary vascular permeability index, PVPI):是反映肺微循环的通透性参数,正常小于3。

PiCCO能较准确地测定ELWI和PVPI,鉴别肺水肿的类型,主要是区分心源性肺水肿和高通透性肺水肿,指导临床的诊断和治疗。ELWI>7,认为肺水增多;ELWI>10,可诊断为肺水肿。PVPI以3为界限,ELWI>10且PVPI<3,可考虑为心源性肺水肿。ELWI>10,且PVPI>3,则考虑为高通透性肺水肿。

4. 小结　漂浮导管检查和PiCOO皆为血流动力学的有创检查手段,较多参数作为评价的金标准。前者是创伤性检查,对心血管疾病的评估价值更高;后者是微创监测,对危重症患者循环功能评价的价值更大,不仅能评价心脏功能、前负荷、后负荷,还能客观评价肺功能,是危重症患者评估技术的巨大进步,对MV患者更是如此。但操作上有较多问题,难以在ICU广泛应用,即使评估价值更高的新参数也有较多问题。比如,全心舒张末期容积是PiCCO的重要参数,是心脏4个腔室充分舒张后的容积之和,反映前负荷最客观,但左室、右室舒缩并不完全同步,有较短的时间差;心房、心室有同步舒张的阶段,但在正常心动周期的最后0.1 s前,心房充分舒张,心室并未充分舒张,其后心房进入收缩期,心室才逐渐充分舒张,因此该概念实际上是有问题的,以此换算的参数也必然是有问题的。再如,细胞内水分固定,血管外肺水主要反映血管外肺间质、肺泡内的水分,能反映高压性或高通透性肺水肿;但在重症大叶性肺炎中,肺泡内出现大量白细胞、红细胞成分,这些成分含水量巨大,PiCCO不能区别,其他新式监测手段也不能区别;在进行MV的ARDS患者中,合并心源性肺水肿、负压性肺水肿,继发感染等导致液体增多的情况并不少见,ELWI、PVPI也不能有效鉴别,指导治疗的价值受限,临床地位下降。事实上,目前其在ARDS或脓毒症指南的推荐等级中也较早期明显下降,其他新的监测手段也是如此。因此,在持续缺乏正确呼吸生理知识的情况下,现代新型监测技术能较大程度上弥补专业医务人员水平和能力的不足,但常常代价巨大。

(五) 重症超声评估

1. 基本概况　重症患者床旁超声测定已成为常用监测手段,有多方面的价值,其中对右心舒张功能的评价具有独特作用,在某种程度上被认为是不可或缺的。评估右室舒张或充盈状态的指标众多,主要有右房压、右心室厚度、RVEDV、RVEDP、三尖瓣口舒张期血流频谱、三尖瓣环组织多普勒频谱、肝静脉的脉冲多普勒频谱、下腔静脉直径及塌陷程度等,综合应用可有效评估右心舒张功能。有研究显示,右室充盈压约13 mmHg时,中重度ARDS患者的右室工作状态最佳。

2. 下腔静脉直径(inferior vena cava diameter, IVCD)　测定简单、方便,重复性好,应用较多。下腔静脉是体内最大静脉干,收集下半身回流的静脉血。一般健康人下腔静脉近心段直径约为2 cm,中段直径为1.9~2.1 cm,远心段直径为1.7~1.9 cm。IVCD缩小,提示血容量不足;IVCD增大,提示容量过负荷或MV抑制过度。

总之,在重症和(或)MV患者,除基本循环功能参数和常规心功能监测外，也应重视基于循环-呼吸交互关系的动态循环功能参数的评估，以及右心舒张功能的评估，主要检测手段是重症超声、肺动脉漂浮导管和 PiCCO。

第十节　客观评价右心保护性通气

随着呼吸重症患者血流动力学评价、治疗的理论体系与临床实践的发展，危重症患者和(或)MV左心功能的重要性弱化，右心功能被提到前所未有的高度。并且，继“保护性肺通气”“保护性膈肌通气”后，又提出“右心保护性通气”的概念和实施措施，严重冲击现代血流动力学理论，因此在阐述传统MV对循环功能影响和现代检测手段的基础上，深化对心肺交换作用、左右心交互作用的理解，对重症患者的右心功能，特别是对 MV 患者右心功能，进行客观分析是必要的。

右心功能重视程度的显著提高主要基于 ARDS MV 患者监测手段的进步和相关研究结果。肺动脉漂浮导管监测技术、PiCCO 和重症超声在 ICU 获得较广泛应用，使得右心功能评价的便捷性、准确性显著提高。无论是左心还是右心，影响心功能的基本因素是前负荷、后负荷、心脏功能。前两者并非习惯所述的静脉回心血流量和 BP，而是心室舒张末期容积(EDV)、心室跨壁压(ventricular transmural pressure，VTP)和循环阻力(vascular resistance，VR)。其中，BP 和 SVR 基本一致(见本章第九节)，左室跨壁压(LVTP)能较好反映左室后负荷；肺循环复杂，右室跨壁压(RVTP)与 PVR 相关性差，实际后负荷评价要复杂得多。心脏功能不仅指心肌的收缩功能，也包括舒张功能、心率(心律)。

一、前 负 荷

前负荷是 EDV，是回心血流量的直接反映，与呼吸运动(包括 MV 的呼吸运动)引起的 Ppl 和 Pin 变化有密切关系。

(一) 左室前负荷

1. *概念与特点*　左室前负荷为 LVEDV，符合 Starling 定律。随着肺循环回心血流量增加，LVEDV 增大，心室肌初长度延长，收缩力线性增大，SV 增大，在该阶段补液治疗多数是必要和有效的；达一定限度，心室肌的肌节长度达极限，SV 不再增大(图 8－16A)。随着心室腔持续处于高压状态，舒张功能下降；伴心肌相对缺血，收缩功能也出现下降，SV 下降(图 8－16B)，在该阶段，液体负平衡多是必要和有效的。但该情况也有例外。

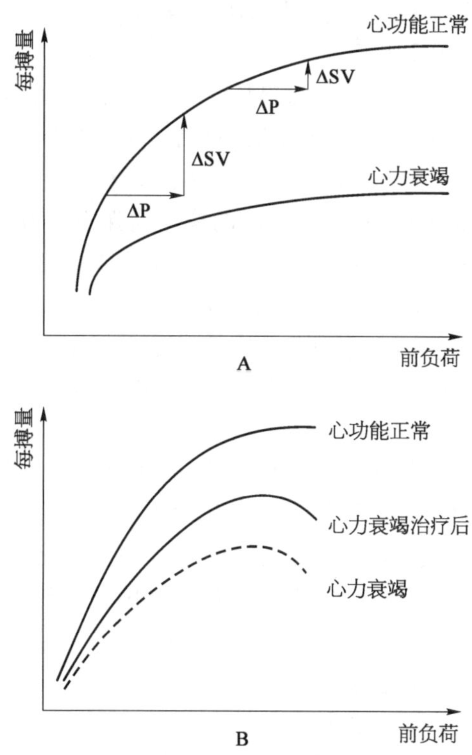

图 8－16　心室前负荷与每搏输出量的关系

2. *影响左心前负荷的因素*　决定因素是左室舒张功能和肺循环进入左房和左室的血流量。与右室相比，左室回心血流量受呼吸运动和 MV 的影响更复杂。首先取决于肺血容量以及肺动脉与左房之间的压力差；再者是肺容积和 Pin 对肺血管和 PVR 的影响，以及右室舒张期顺应性和 SV 的影响。主动脉瓣关闭不全等也导致左室前负荷增加。

(1) 左室舒张功能：较早获得关注，舒张功能下降，将导致 LVEDV 减小。

(2) 肺容积：在正常 FRC 位，PVR 最小，进入左室的血流量最大；FRC 增大或减小都将导致 PVR 增大和回心血流量下降。

(3) 呼吸运动：一般认为，吸气时，肺泡扩张，肺泡毛细血管受压，血流阻力增大，但挤压血流回流；肺泡外微血管和肺静脉扩张，血流阻力下降，血容量增多,血流量下降。实际上,该阐述有较大误区,将肺容积与呼吸运动时的肺容积变化混淆,前者一般指呼气末容积(EELV),且一般为FRC,是静态的;后者是动态的,伴跨肺压和P-V曲线的动态变化,并成为影响PVR和PAP的重要因素。

1) 健康人的实际变化和正确阐述:呼气末,Pal为0,肺泡毛细血管的跨壁压等于其静水压,肺泡外血管的跨壁压等于其静水压与Pin(负压)之差;吸气时,肺泡扩张,Pal下降,肺泡毛细血管跨壁压增大,血管扩张,血流阻力减小,血容量增多,回心血流量减少;Pal下降,肺泡外血管压跨壁压明显增大,血流阻力明显减小,肺静脉淤血,回心血流量明显减少;Ppl减少,右房压降低,外周与中心静脉之间的驱动压增大,体循环回心血流量增多,右室SV增大,补充肺血流量,前两者的作用稍强于后者,故综合效应是左室回心血流量下降,LVEDV减小。呼气时变化相反,综合效应是左室回心血流量增多,LVEDV增大。因此,总体效应是吸气期左室前负荷略小于呼气期,左室吸气期SV和BP也略小于呼气期。

2) 阻塞性或限制性肺疾病:引起肺容积和呼吸运动的明显变化,前者FRC增大,PVR增大;后者FRC减小,PVR增大。呼吸运动的血流动力学变化与健康人相似,但影响幅度常更大,若右室SV代偿不足,可引起奇脉(详见本章第九节)。

无论何种情况,肺容积和呼吸运动对前负荷的影响主要取决于P-V曲线,尤其是UIP和LIP。肺容积增大或伴呼吸运动超过UIP或LIP,PVR皆显著升高,肺循环的血容量和回心血流量皆显著下降,LVEDV减小,左室SV下降;通过对右室的影响加重对左室的抑制(后述)。

3) 肺血管疾病:特殊情况,如肺毛细血管扩张症的PVR减小,肺血容量和血流量不变,左室前负荷不变,呼吸运动对前负荷的影响与健康人相似。绝大多数原发或继发肺血管病的PAP和PVR增大,回心血流量下降,左室前负荷下降,呼吸运动对血流动力学的影响与健康人相似;肺血管对呼吸运动引起的压力变化的反应减小,变化幅度减少;更主要通过右室后负荷增大对左室前负荷产生影响。

4) 血容量不足:主要是体循环血容量不足,伴肺循环血容量不足,但肺血管反应性收缩,左室前负荷下降幅度较小;呼吸运动对血流动力学的影响与健康人相似,但变化幅度更大。

5) 机械通气:无论是否有自主吸气触发,吸气期正压压迫肺泡毛细血管、其他肺间质微血管和肺静脉,尽管对后者的影响小,导致PVR增大;肺血容量减少,但挤压更多血流进入左心(血流量增大),左室前负荷增大,SV增大;呼气期相反,左室前负荷减小,SV减小。总体效应是左室和右室前负荷皆下降,后者下降更显著,两者互相影响,CO下降,单纯补液是不合适的,需调整MV以及镇静剂和肌松剂的用量,减轻MV对循环功能的抑制。

(二) 右室前负荷

1. *概念与特点* 右室前负荷为RVEDV。右室不等于壁薄的左室,功能上有自身特性。根据室壁张力,正常右室舒张期分无张力、低张力、高张力三个阶段。正常右室舒张末期处于无张力阶段,回心血流量增加,心室内压不变,不符合Starling定律。若补液治疗不充分,尽管体循环平均充盈压(Pmsf)增大,Pmsf与CVP或右房压差增加,静脉回心血流量增加,但RVEDP无变化,SV并不增加;若补液充分,使右室进入低张力期,RVEDP缓慢升高,将符合Starling定律,引起右室收缩力增大,右室SV、CO增大,该变化与左心相同,习惯上称为Starling期。若液体过负荷或右室病变使RVEDP迅速升高,右室壁将处于高张力期,SV不再增加或下降,也与左心相同;此阶段右室壁的顺应性明显下降,室间隔左移,增大的右心使心包压升高,两者共同作用于左心,使LVEDV减小,LVEDP升高,左室SV和CO下降,也容易发生肺水肿。

2. *疾病状态的右心前负荷* 主要见于各种原发性或继发性肺血管患者,如慢性PH、肥厚型心肌病等,可导致右室室壁增厚,几乎不存在无张力阶段,持续符合Starling定律。与正常右室明显不同,液体治疗自然有较大差异,相同情况下,液体复苏需要更低的液体负荷量。

3. *符合右心功能特点的液体管理* 危重症患者的右室张力是决定液体容量反应性的关键。体循环功能障碍,BP下降,不仅要关注左心功能和液体复苏,也应关注右心,此阶段右室应处于低压力阶段;若处于高压力阶段,则应液体负平衡,降低右室壁张力,进而改善左室舒张末期的容积和压力,以改善循环功能。

4. *影响右心前负荷的因素* 取决于右室舒张功能、血容量以及外周与右房之间的压力差,因此适当血容量,尤其是适当胶体渗透压是必要的。理论上,周围静脉压升高或CVP下降,皆会推动静脉血回流,但事实上并非完全如此。右室前负荷增加还常见于肺动脉瓣反流。

(1) 右室舒张功能：除心脏本身疾病导致的右室舒张功能下降外，在呼吸危重症患者中，肺过度充气、腹腔内压升高、MV 过度、横膈上移等都会挤压心包和心脏。由于右室壁比左室薄得多，且右室活动范围更小，故其对右室的挤压作用更大，顺应性下降更显著，伴 RVEDV 下降；与回心血流量减少共同作用，必然导致右室 SV 下降，进而影响左室，表现为室间隔左移，LVEDV 下降，LVEDP 升高，左室 SV 下降。

(2) 肺容积显著增加：主要见于严重气道阻塞或者 MV 的流量或吸气时间设置不当、呼气不足、PEEP 过大，导致 FRC 或 EELV 增大，Ppl 升高，伴右房压和 CVP 升高，回心血流量下降；若 FRC 增大达到或超过 P－V 曲线的 UIP，呼吸运动将显著受抑制，Ppl 明显升高，回心血流量显著减少。

(3) 膈肌收缩和腹腔内压：正常吸气期膈肌收缩，横膈下降，Ppl 下降，胸腔内血管（主要是静脉）和心房扩张，压力和阻力减小；腹内压增加，腹腔内血管（主要是静脉）受压，阻力增加，压力也增加。总体效应是驱动压增大更明显，回心血流量增加，吸气期右室前负荷增大，SV 增大；呼气期相反，右室前负荷减小，SV 下降。该作用在正常自然呼吸时轻微而短暂，吸气期、呼气期 SV 差别不大，CO 稳定。

(4) 呼吸运动：可以是不同肺容积状态下的呼吸运动适当、抑制或增强，从而显示出不同反应。

1) 适当呼吸运动：与健康人相似，影响程度主要取决于肺容积。

2) 呼吸运动增强：无论 FRC 或 EELV 增大还是减小，常有代偿性呼吸增强，加之机体代偿，吸气期 Ppl 减小，回心血流量增加，右室前负荷增大，SV 增大；呼气期变化相反，右室前负荷减小，SV 降低，且较健康人的差异幅度增大，CO 相对稳定。

3) 呼吸抑制：尤其是严重气道阻塞患者的呼吸抑制，伴横膈下移；或急性肺实质疾病的保护性肺通气治疗（伴充分镇静），横膈显著上移。其皆出现 Ppl 和腹腔内压升高，胸腔和腹腔静脉阻力显著增大，总体驱动压变化不大，回心血流量减少，右室前负荷减小，CO 下降；而吸气、呼气期，右室 SV 变化的价值不大。

(5) 腹腔内压升高

1) 典型表现：重症患者常有胃肠胀气，腹腔正压显著增大，腹腔静脉压力升高，但阻力增大更显著；横膈上移，Ppl 升高，胸腔静脉和右房受压，阻力增大，CVP 和右房压升高。总体效应是静脉阻力显著增大，驱动压变化有限，回心血流量明显减少，CO 下降，吸气、呼气期右室 SV 变化的价值不大。

2) 轻度腹内压升高：在 COPD 患者中，FRC 明显增大，横膈低平，膈肌和下位肋间外肌处于不利收缩状态；腹腔内压轻度升高，横膈上移，膈肌初长度增大，呼吸增强，Ppl 减小；加之，机体代偿，吸气期回心血流量增加，右室前负荷和 SV 增大；呼气期相反，SV 降低，且差异幅度增大，CO 相对稳定。

(6) 限流效应：在低水平胸腔负压下，回心血流量随胸腔负压的增大而增大，右室前负荷和 CO 增大；若运动或疾病使呼吸运动显著增强，将发生限流效应，即胸腔负压增大至一定限度，回心血流量不再增加，前负荷和 CO 维持不变（详见本章第八节）。对健康人、患者等皆有重要的保护意义。

(7) 机械通气：血流动力学变化与自主呼吸差别较大，MV 引起的 Ppl 增大将阻碍静脉血回流，但与心功能也有直接关系。

1) 心功能正常者：CO 主要取决于前负荷（Starling 定律），尽管 MV 引起 PVR 增大和右室后负荷增大，但肺循环特点决定了一般 PVR 增大对 PAP 升高的作用有限，加之右室跨壁压（RVTP）减小，对右室后负荷的影响明显较小；MV 还使右室壁顺应性下降，直接引起 RVEDV 减小，故总体表现为前负荷明显减小，CO 降低。

2) 心力衰竭患者：心功能与后负荷关系更大，而对前负荷不甚敏感（Starling 定律），MV 主要通过降低左室后负荷（后述）而改善循环功能；同时静脉回心血流量适当减少，右室过度充血减轻，右室壁顺应性改善，RVEDP 减小，右室 SV 增大；室间隔左移减轻，间接改善左心功能。对右室、左室的直接和间接作用共同改善循环功能。无论何种情况，MV 过度皆导致右室、左室功能的恶化。

因此，影响右心前负荷的因素复杂，包括胸腔内静脉的压力和阻力，腹腔内静脉的压力和阻力，以及极端状态的限流效应和肺 P－V 曲线的限度；并与左心变化互相影响。七方面因素共同作用影响回心血流量和右室前负荷，并最终影响总体循环功能。

二、后负荷

心室后负荷是心室射血时遇到的阻力，因舒张期瓣膜关闭，心室不再射血，故后负荷指收缩期，而舒张期的血液流动主要依靠血流惯性和动脉的弹性。

(一) 左室后负荷

1. *基本概念和特点*　左室后负荷是左室射血时遇到的阻力,主要是SVR,基本是动脉的阻力,BP是左室射血与动脉阻力的综合反应,故在某种意义上(心脏结构和功能稳定)可认为是SVR的反应。严格讲,心室流出道起始部和主动脉瓣的阻力也是射血的阻力,但非常小,可用主动脉压表示阻力,且收缩期左室内压与主动脉收缩压相近(见本章第九节),BP与主动脉压相近,测定简单、方便,重复性好,故一般用BP表示左室后负荷,且准确度较高;临床降低左室后负荷的基本手段也是扩张周围动脉,降低SVR,伴BP降低。

2. *病理状态下的后负荷*　常与健康人有较大差异。与外周动脉不同,胸腔内主动脉受胸腔内压影响,心肌收缩射血时,胸腔负压对射血产生回吸作用,也是后负荷的一部分,故左室后负荷的准确表达为LVTP,即射血时心室内压与Ppl之差,较BP高。

(1) 正常呼吸运动与左室后负荷:健康人Ppl约-5 mmHg,且相对恒定,对后负荷的影响可忽略不计,即LVTP可用收缩期左室内压表示,进而可用BP反映后负荷。

(2) 异常呼吸运动与左室后负荷:在呼吸显著增强的情况下,Ppl显著下降,LVTP显著高于BP,即后负荷增大,SV和CO下降;反之(如控制通气),Ppl显著上升或逆转为正压,LVTP与BP的差距缩小或低于BP,即后负荷减小(但前负荷显著下降),故左室后负荷与呼吸运动强度密切相关。

(3) 其他:如肥厚型梗阻性心肌病、主动脉瓣狭窄,LVTP(后负荷)增加,BP下降。

综上所述,用左室内压与心室周围压(Ppl)之差,即LVTP表示左室后负荷较胸腔内主动脉压或BP更准确。

3. *影响左室后负荷的因素*　根据LVTP变化和负荷部位,从左室流出道开始到周围血管有较大的变化范围。

(1) 解剖异常:主要是左室流出道梗阻和主动脉瓣狭窄(见前述),主要治疗手段是手术治疗,也可应用β_2受体阻滞剂减慢心率和抑制心肌的过强收缩,除非特殊情况,避免应用强心剂和过多补液。

(2) 血压升高:临床常见,且与传统观点一致,即扩血管治疗,降低SVR。

(3) 呼吸增强:无论是自主呼吸还是MV,呼吸增强皆会出现胸腔负压和LVTP显著增大,与前负荷共同作用(限流效应),容易导致SV和CO下降。治疗措施不是补液、强心,而是抑制过强的自主呼吸。

(4) 机械通气:适当MV适度降低胸腔负压、LVTP和后负荷,对前负荷影响不大,SV和CO相对稳定或仅轻度下降。过度MV,Ppl明显升高,LVTP和后负荷下降,但前负荷明显降低;加之,对心室壁挤压和室间隔向左侧移位,SV和CO下降。治疗措施是调整MV,至少有自主吸气触发;适当补液也可能有一定价值(取决于右室、左室舒张期的张力阶段)。疾病或MV不当,自主呼吸过强,LVTP和后负荷显著增大,前负荷不增加(限流效应),SV和CO下降。增加通气压力、改善人机配合是主要治疗措施,必要时适当应用镇静剂和肌松剂;不宜强心或补液治疗,扩血管治疗的效果有限。

(二) 右室后负荷

1. *基本概念和特点*　右室后负荷是右心室射血时遇到的阻力。与左心不同,PAP与PVR的相关性弱(详见本章第九节)。由于肺循环是高容、低压、低阻系统,且有较强的自调节作用,PVR增大不一定有PAP升高,因此右室后负荷为RVTP和PVR的综合作用,前者为收缩期压力(近似于肺动脉收缩压)与Ppl之差。与左心相比,右心后负荷要小得多;但后负荷增大,容易导致右室扩大,降低其顺应性和收缩功能,因此呼吸运动和MV对右室后负荷的影响更复杂。

2. *右室后负荷的影响因素*

(1) 肺容积:如前述,对于正常FRC,PVR最低,肺容积增大或减少,PVR皆增大;前者肺动脉可出现容受性扩张,PAP或RVTP不一定升高,后者更容易出现PAP升高,但RVTP不一定升高。无论何种情况,后负荷皆增大,增大幅度取决于P-V曲线,容积增大超过UIP或容积缩小超过LIP,PVR皆显著升高,右室后负荷显著增大,且对心脏的挤压作用明显增强,右室SV下降,并影响左室。

(2) 呼吸运动:对PVR的影响与肺容积密切相关。总体而言,非极端状态下,吸气时PVR有所减少,呼气时有所增大,但幅度有限;对右室后负荷、心肌收缩力和右心CO影响有限;呼吸受抑制时,抑制作用明显增强。

(3) 低氧血症:主要是P_AO_2降低引起的反射性肺血管收缩和PVR增大,是多数呼吸系统疾病导致PH和肺心病的主要原因之一,如COPD、ARDS、OSAHS、中枢性低通气、高原环境。多数为轻度PH,若持续时间过长,将出现肺动脉重塑和中重度PH。慢性高碳酸血症对PH的形成也有一定作用。

(4) 右心-肺动脉器质性疾病：如肺动脉瓣狭窄、肺血管疾病和右向左分流先天性心脏病：病程长，慢性进展，常有重度 PH，PVR 明显增大。

(5) 肺血管床减少：主要见于 COPD、慢性肺间质纤维化，PVR 增大。

(6) 肺动脉机械性阻塞：最常见肺血栓栓塞，PVR 明显增大，重症患者伴 PAP 升高。

(7) 左心衰竭或二尖瓣狭窄：通过肺血管传递，引起 PVR 增大；重症患者 PAP 升高。

(8) 机械通气：影响复杂，多数导致肺微血管和肺静脉压迫，PVR 明显增大，PAP 基本正常或有所升高；部分患者治疗合适，如 ARDS、心源性肺水肿，低氧血症(尤其是低 P_AO_2)改善，病变区肺血管反射性扩张和循环阻力下降，总体效应是 PVR 和 PAP 基本不变、有所下降或仅轻度升高；重度 ARDS 常有 PH，MV 治疗效果有限，但明显增大 PVR 和 PAP，诱发急性肺心病。

(9) 新发左向右分流：将导致右心容量负荷增加，长时间或长期存在可导致 PAP 升高。

患者可因上述多种原因引起 PVR 升高，伴或不伴 PAP 升高，但 PVR 明显升高多诱发急性 PH、急性肺心病或慢性肺心病急性加重，导致体循环功能恶化。MV 的影响复杂，主要取决于疾病状态(P-V 曲线和肺血管状态)和 MV 的设置是否符合呼吸力学特点。

3. 右室后负荷增大的效应　① 导致 PH、急性肺心病或慢性肺心病急性加重，重症患者失代偿，发生体循环淤血、水肿；② 右室 SV 下降，RVEDP 升高，室间隔向左室移位，LVEDV 减小，左室 SV 下降，循环功能障碍加重；③ 肺循环-体循环(支气管循环)吻合支开放，伴或不伴卵圆孔开放，静动脉血分流率($\dot{Q}s/\dot{Q}t$)升高，诱发或加重低氧血症。

综上所述，左室、右室的后负荷有较大差别，传统理论阐述有较大误区，掌握正确的呼吸生理知识是正确阐述和评价的前提。

(三) 重症相关肺动脉高压　该概念在重症医学领域中被强调，故单列阐述。在 ARDS 等重症患者中，低氧血症、高碳酸血症、不适当 MV、严重感染、肺栓塞等多种因素均会导致 PVR 显著增大和 PAP 升高，称为重症相关肺动脉高压，是影响患者预后的重要因素，需与传统 PH 相鉴别。

1. ARDS 患者的右室后负荷和右心功能

(1) 流行病学和基本特点：研究显示，20%～25%的 ARDS 患者出现急性肺心病，低氧血症、炎性因子等均可导致肺血管收缩；肺容积减小，导致肺血管床减少和肺血管扭曲，PVR 必然升高。这些因素共同作用，可引发急性 PH。

(2) 急性 PH 对左心功能的影响：见前述和后述。

(3) 急性 PH 加重低氧血症：肺循环和支气管循环存在广泛吻合支，正常情况下不开放。当 PAP 升高超过体循环压，处于闭合状态的吻合支开放，形成肺内分流(缺乏统计数据)；PAP 继续升高，右室扩张，引起三尖瓣反流和右房压明显升高，右房与左房之间的压差明显增大，卵圆孔开放，造成心内右向左分流，有统计显示发生率为 16%～19%。右向左分流加重低氧血症，后者又加重 PH，形成恶性循环(详见朱蕾主编的《临床呼吸生理学》第二版)。该现象经常被错误解读或忽视。

PH 导致的体肺循环吻合支和卵圆孔开放也可避免右室压的急剧升高，对右心有保护作用。因此，评估卵圆孔状态有助于全面评估右心功能及低氧血症加重的原因。

(4) ARDS 的治疗和预后：在接受保护性肺通气的 ARDS 患者中，发生急性肺心病的因素更复杂，主要是通气正压可使 PVR 增大或降低。当氧合指数(PaO_2/FiO_2)≤150 mmHg 时，无右心受累时，可通过调节 PEEP 扩张陷闭肺泡，改善氧合；反射性引起肺血管舒张，局部 PVR 下降，总体效应是 PVR 基本不变、有所下降或轻度升高。右心受累时，若通过提高 PEEP 改善氧合，尽管 RVTP 下降，但 PVR 明显增大，可能会增大右室后负荷，增加病死率，故有专家提出“右心保护性通气策略”，具体措施有俯卧位，维持 DP≤18 mmHg、Pplat≤27 mmHg、$PaCO_2$<48 mmHg，同时根据右心功能滴定 PEEP 等；若效果不佳，可进一步降低 VT(VT 3～4 mL/kg)，并加用肺外 CO_2 清除或 ECMO，尽可能降低 PVR，将 MV 对右心的影响降至最低限度。当然，不同学者报道的具体数据存在差别。

(5) 小结：无论是否有右心衰竭，有更多并发症的危重症患者的预后差。原则上，保护性右心通气与保护性肺通气有高度一致性，但顽固性低氧血症或循环功能障碍应更关注右心功能。无论何种情况，以正确呼吸力学为基础，评价和指导 MV 仍是 ARDS 治疗的基础。

2. 急性心源性肺水肿　常见，临床特点和治疗与 ARDS 有一定相似性和明显不同，相互对照更有价值。

(1) 基本表现与处理:可以是心脏疾病或前、后负荷增大引起,肺水肿形成遵循Starling定律,关键因素是肺静脉和肺毛细血管静水压明显增高,左心衰竭是发生肺水肿的主要原因,一般不合并PH。总体治疗简单、方便,重症需要MV者,无创正压通气(NPPV)为主,MV的治疗效应主要有两个方面,即改善气体交换和低氧血症,降低氧耗量;直接选择性降低LVTP,适度降低或维持前负荷,改善CO。呼吸机应用得当,迅速好转。若发生右室衰竭,肺水肿反而减轻,呼吸困难、低氧血症皆改善;故尽管也可通过心室相互作用影响左心,但与ARDS差别较大。因此,PH不是影响病情和治疗的重要因素。

(2) 特殊表现与处理:左室肥厚或左室收缩力下降,导致左室舒张障碍时,若回心血量明显增加,右室扩张,室间隔左移,使LVEDP升高,也会引起肺水肿;急性前壁心肌梗死、二尖瓣腱索断裂等,右心CO代偿性增加,但左心不足以将右心射血量完全泵入体循环,出现LVEDP升高,引起肺毛细血管静水压增高,导致肺水肿。虽与单纯急性左心衰竭、肺水肿有一定差异,但核心机制和处理原则相同。

(3) 容易忽视的右心源性肺水肿:正常肺循环维持高血容量、低阻力、低压力的特点,毛细血管静水压主要由右心射血产生的压力维持,故右心在肺水肿中的作用需要重视。运动相关肺水肿或神经内分泌性肺水肿,主要是应急或应激所致的外周静脉强烈收缩,回心血量短时间内增加,使右心CO明显增加,而肺循环不能有效容纳所致,左心功能的影响相对有限;也见于肺循环面积突然减少而右心CO应激增加,如急性肺栓塞、肺叶切除术后等。

由于限流效应,上述情况并不多见,有明显个体差异,但处理原则明显不同,因此合理的生理学分析和适当监测是必要的。

(4) 小结:在肺水肿形成的过程中,左心衰竭是主要且最常见的原因,毛细血管静水压升高是发生的核心机制;右心也常发挥重要作用,部分情况下可能是主要作用。

3. COPD　慢性呼吸衰竭合并慢性PH、慢性肺心病多见,多为轻中度PH,主要发生机制:① 低氧血症;② 肺血管床明显减少;③ 肺动脉的慢性非特异性炎症;④ 肺容积增大。急性发作时,可导致慢性PH急性加重,部分发生肺心病失代偿,主要原因是低氧血症导致的PVR迅速增大,FRC增大和MV的压迫作用,右室壁顺应性下降,RVEDP升高,室间隔左移,左室SV和CO下降;但右心问题无须特别重视。由于NPPV或人工气道MV效果好,且多无须使用镇静剂来抑制自主呼吸,采用传统呼吸力学指导的通气方式,低氧血症迅速改善,FRC较快下降,PVR和PAP相应迅速下降,右心对左心的抑制作用也随之减轻;少部分患者,即使呼吸衰竭较快改善,但右心衰竭较重,则需加强利尿等治疗,与传统理论一致。

因此,尽管COPD呼吸衰竭患者的PH、肺心病发生率较ARDS高得多,且更容易急性加重,但由于疾病的呼吸生理特点不同,肺病变的严重程度和治疗难易度差别巨大,右心不是影响病情严重度和治疗的重要因素。

4. 支气管哮喘　急性危重发作常需气管插管,采取低通气量通气,需较大剂量的镇静剂和肌松剂抑制自主呼吸。不仅患者有PVR增大,而且FRC显著增大的挤压作用、镇静剂对呼吸的抑制作用更强,使通气初期常有BP下降。理论上,右心移位对左室的抑制作用更强,但合理治疗后缓解迅速,对右室的直接抑制作用、对左室的直接和间接抑制作用迅速解除。少部分患者处于哮喘持续状态,肺容积增大对右心的挤压作用持续,但低氧血症容易纠正,PVR和PAP升高有限,常规治疗后低血压也会逐渐恢复,因此右心也不是评价和治疗的重要因素。

5. 急性肺栓塞　其核心变化是肺动脉的机械性阻塞,PVR明显增大;重症患者PAP明显升高,可发生急性肺心病。研究显示,大面积肺栓塞患者中,61%出现急性肺心病,病死率明显升高。由于体肺循环吻合支开放(部分合并卵圆孔开放),发生严重低氧血症,也容易发生休克。无论是否MV,通气功能皆不是重要问题,右心是核心问题;若出现低血压休克,右心仍是核心问题,两种情况皆主要是抗凝或抗凝合并溶栓治疗,与传统理论相似;但强调少部分患者需通过液体负平衡,改善循环功能紊乱(详见本章第九节),是临床研究和实践的进步。

6. 其他　部分肺叶切除或心脏手术,也可能引起PVR急剧升高;肺间质纤维化、自身免疫性疾病等基础病导致的PH患者,在出现低氧、低血压的情况下,易出现PVR迅速增大和慢性PH急性加重,对右心功能影响更大。部分重症患者也需要MV,但核心变化是肺血管,与通气功能和呼吸力学关系不大,故MV原则是尽可能减少对右心功能的影响,较多情况下需要联合ECMO治疗,与传统理论一致。

三、自主呼吸和 MV 对循环功能影响的小结

传统阐述有较多问题，关键是混淆或错误解读了肺容积的静态变化、自主呼吸或 MV 引起的肺容积动态变化，以及 P－V 曲线的关键节点。本节进行了阐明和澄清，也阐述了不同情况下肺血容量和肺血流量变化的特点，结合本章第八节将会使医务人员的理解水平有所提高。

四、心室功能及影响因素

心室功能主要指心室肌功能和心率（心律）。既往多强调左、右心室的收缩功能，尤其是左室收缩功能是决定循环功能的主要因素，但近年来左室舒张功能受到重视，尤其对危重症患者的右心功能更为重视。

（一）心肌收缩功能 心肌是横纹肌，但能持续不断地收缩，是由其结构、代谢特点决定的，个体差异不大，但锻炼仍能使心肌纤维增粗，代谢增强，收缩力增大，提高运动能力；其他影响因素简述如下。

1. *前、后负荷* 是影响心肌收缩功能的常见因素，见前述。

2. *心脏疾病* 如心肌病和心肌炎，其中病毒性和药物性心肌炎常见。

3. *心肌供血* 供血不足导致心肌能量供应不足，心肌收缩力下降。常见于冠心病，心肌梗死，常导致心肌收缩力显著下降；心肌过度肥厚可导致心肌相对供血不足，长期发展也会导致心肌收缩功能下降。

4. *窦性心动过速或频繁房性心律失常* 导致心室率过快，心室舒张末期充盈不足，心肌初长度缩短，心肌收缩力下降；舒张时间明显缩短，容易导致相对供血不足。

5. *室性心律失常* 导致心室舒张末期充盈不足，心肌初长度缩短，心肌收缩力下降。

6. *应激* 常见于急性危重症患者，HR 明显增快，导致舒张时间缩短和心肌供血相对不足，长时间持续容易导致心肌收缩力下降，称为应激性心肌病。

（二）心室舒张功能 指心室射血后接受血液充盈的能力，包括心肌的主动松弛和被动充盈两个过程。

1. *心室壁顺应性与舒张功能* 心室壁顺应性下降，舒张功能受限，必然导致 EDV 下降，心肌初长度缩短，EDP 升高，导致心肌收缩力和 SV 下降。

2. *影响舒张功能的因素* 可以与影响收缩功能的因素相同或不同。

（1）相同因素：心肌供血不足、窦性心动过速和严重心律失常。治疗相同。

（2）不同因素：肥厚型心肌病，早中期主要表现为心室舒张功能障碍；进一步发展，容易合并收缩功能下降。心包积液、缩窄性心包炎、肺过度充气，主要表现为心室舒张功能障碍。

（3）单纯舒张功能障碍：心脏超声检查无明显异常，但心室壁顺应性下降，老年人多见。

因此，心室舒张功能和收缩功能密切联系，部分患者的发病因素和特点相同，治疗相同；部分患者单纯或主要表现为舒张功能障碍，治疗措施不同。

（三）右心舒张功能 右心活动范围小，右室壁薄，顺应性好，更容易受外力影响。危重症患者的右心功能被给予过度关注，故单列阐述。

1. *基本概念* 指右室射血后接受血液充盈的能力，包括右室心肌的主动松弛和被动充盈过程。重症相关的多种因素可导致右室舒张功能障碍。

2. *影响因素* 主要包括心源性和肺源性。

（1）心源性：包括压力、容量负荷增加或心肌供血不足类疾病，如血容量过负荷、缺血性心脏病、先天性心脏病、心肌病；左心衰竭通过心室相互作用，即室间隔向右移位，导致右心舒张功能下降。

（2）肺源性：严重急性气道阻塞、正压通气、张力性气胸、大量胸腔积液、胃肠胀气等，可导致 Ppl 短时间内迅速升高，舒张期的右室跨壁压减小，右室壁张力明显增大，使右心舒张的无张力期消失、低张力期明显缩短；RVEDP 升高，容易导致 CO 下降，因此应积极评价和消除引起 Ppl 明显升高的因素，并与适当增加 Ppl、降低左室后负荷综合评价。

3. *舒张期心室跨壁压* 心室跨壁压是心室内外压之差，是推动射血的动力，间接反映（左心）或部分反映（右心）循环阻力，压力越大，阻力越大，后负荷越大，MV 降低心室跨壁压必然降低后负荷。心室舒张期也存在心室内压与 Ppl 之差，称为舒张期跨壁压，是维持心室舒张的动力，对维持 EDV 有重要作用。MV 时，Ppl 升高，舒张期跨壁压减小，必然导致 EDV 减小、EDP 升高，即前负荷降低。因此，心室跨壁压和舒张期跨壁压的作用是对立的，MV 时将 Ppl 维持在适当水平是必要的，大部分情况下是健康人－5 mmHg 的正常水平，但常被错误解读。

（四）心率和心律 心律失常，尤其是严重心律

失常的作用显而易见,不赘述。对于危重症、心脏疾病或其他疾病患者,代偿性或应激性 HR 增快,可增加 CO;但 HR 过快、持续时间过长,不仅加重心脏负担,还可导致心肌舒张时间缩短和供血相对不足,EDV 下降,进而导致 CO 下降和循环功能紊乱。因此,维持适当窦性心律或心室率(主要指室上性心律失常)是必要的。

综上所述,在重视传统心室收缩功能的基础上,重视心室的舒张功能和适当心室率是必要的。三者有密切关系,综合评价三者的状态,以及心室跨壁压和舒张期跨壁压的作用,给予针对性处理更重要,但过度夸大舒张功能或右心功能是不合适的。

五、心室间的相互作用

心室间的相互作用主要是指心室间的直接作用,即左、右心室不同顺应性与共同室间隔而发生的相互作用,其意义主要体现在危重症和(或)MV 患者,核心内容简述如下(详见本章第八节)。

1. *右室功能障碍的机制*　与左室相比,右室活动度小、室壁薄,右室舒张期顺应性大,因此 Ppl 变化对右室影响更大。Ppl 变化的原因主要是阻塞性肺疾病或 MV 不当导致的 FRC 或 EELV 增大;各种危重症患者常有胃肠道功能障碍,腹腔内压升高,横膈抬高;或镇静剂和肌松剂的应用,使横膈抬高。这些皆可导致 Ppl 升高,心包内压上升,进而挤压心室,尤其是挤压右心室,导致其舒张末期容积减小、压力升高,右室 SV 下降。术后胸壁固定带束缚、胸腔积液、气胸、心包积液、过度肥胖皆可导致 Ppl 和(或)心包内压升高,产生相似变化。

2. *继发性左心功能障碍的机制*　右室活动受限,RVEDP 升高,将超过 LVEDP,室间隔向左室移位,导致左室舒张受限,LVEDV 缩小,LVEDP 升高,SV 下降,因此危重症患者的顽固性循环功能障碍必须关注右室功能的作用。

3. *右室收缩功能下降的左室因素*　右室的结构和功能特点导致其心肌收缩力较左室弱,且约有 25%依赖于左心室,因此对于右室收缩力下降的患者,也需注意评价左室的影响和进行相应的处理。

4. *不同情况下的影响特点不同*　自然呼吸时,肺过度充气的机械性挤压与 MV 时的过度挤压差别巨大,前者通过代偿性吸气增强,使胸腔负压和肺间质负压增大,部分抵消肺容积增大对心室的挤压作用和对前负荷的抑制作用,维持循环血流量和 CO 的相对稳定;MV 将失去或显著抑制自主吸气的代偿作用,容易导致 CO 和 BP 的下降。

5. *不能忽视胸腔内压对左心或右心的影响*　血容量增加主要是静脉回心血容量增加,是右室的前负荷,在很大程度上也反映左室前负荷。事实上,临床降低或增加前负荷也主要是减少或增加血容量。适当胸腔负压促进静脉血回流,Ppl 适度升高直接降低 LVTP 和左室后负荷,改善急性左心衰竭患者的 CO。

控制通气或其他明显升高 Ppl 的因素,导致心室(主要是右心室)舒张期跨壁压下降,右室舒张末压力升高、容积减少,即前负荷减少。若机体神经反射被抑制,机体不能有效代偿,体循环回心血流量显著减少。右室充盈不足,不会发生室间隔向左室移位,反而容易发生室间隔向右室移位。

6. *单纯容量过负荷对右心、左心的影响*　右室壁明显比左室薄,对压力和容量负荷变化均敏感,前负荷增加导致右室内压升高,右室舒张末期的容积增大、压力升高,室间隔向左室移位。急性容量过负荷,使右室舒张末面积/左室舒张末面积>0.6 时,提示右室扩张;继而,通过室间隔和心包压升高,导致左室舒张受限,增大 LVEDP 而导致血管外肺水增加,即某些情况下右心功能减退在肺水肿的发生中发挥重要作用。

7. *小结*　急性重症疾病(特别是呼吸危重症)对右室的影响常更大,进而通过心室相互作用,影响左室舒张功能,加重循环功能障碍,故应重视右心功能。右心功能改善的核心是呼吸力学指导的呼吸系统疾病治疗和 MV 的合理应用,后者直接导致低氧血症的改善、机体代谢率下降、左室后负荷下降,必然伴随左室收缩功能和血流动力学的改善。因此,过度强调右室更重要是不合适的。

六、机械通气前后的右心功能变化与合理评价

MV 对右心的影响主要通过胸腔内压升高,降低静脉回流的驱动压和舒张期右室跨壁压,进而降低右心前负荷,对后负荷的影响复杂。一是通过降低 RVTP 降低右室后负荷,二是通过增加肺泡内压和肺间质压,增大 PVR,以增加后负荷。在过度强调和滥用“保护性肺通气”的情况下,增大后负荷的机会更大,故多数情况下 MV 是右心功能的不利因素,但根据呼吸力学的合理指导和调整,也可能对右心的影响有限或成为有利因素。本节对几个热点问

题的阐述如下。

(一) 急性呼吸窘迫综合征

1. *合理通气*　合理应用 PEEP(根据呼吸力学变化而不是单纯的氧合变化)、控制 Pplat，适当保留自主吸气(避免长时间控制通气)，可有效开放陷闭肺区，升高 P_AO_2，反射性扩张肺血管，降低 PVR；减轻对相对正常肺区的肺循环抑制作用；加之，降低 RVTP，可能降低或基本不增加右室后负荷。

2. *通气不足*　MV 不足和(或)镇静不充分，导致患者自主呼吸增强、增快，吸气时 Ppl 和 Pin 明显下降，PVR 可能有所降低，但 RVTP 明显增大；或 PEEP 不足，不足以有效开放陷闭肺泡，PVR 和 RVTP 皆增大，后负荷明显增大。若持续呼吸增强、增快，人机对抗，PEEP 不足，VALI 将持续存在或加重，必然伴 PVR 增大，更容易发生 PH 和急性肺心病。

3. *通气过度*　Ppl 和 Pin 升高，常伴肺泡萎陷加重，PVR 明显增大，尽管 RVTP 有所降低，但复合效应是右心后负荷增大，右室舒张期跨壁压和前负荷明显减小，右心 SV 和 CO 下降。

4. *保护性右心通气*　见本节前述，但根据右室功能滴定 PEEP 的前提是呼吸力学变化。

5. *通气策略的合理选择*　以呼吸力学为指导的保护性肺通气是 ARDS 患者治疗的基础，在此过程中，应重视顽固性低氧血症或顽固性循环功能紊乱患者的右心功能，给予合理的评价和处理。一旦病情稳定或改善，避免过度追求小 VT，应及早调整通气参数，减少镇静剂和肌松剂的用量，过渡至维持适当自主吸气触发的通气状态。必然有利于循环功能的维持，包括右心功能改善，伴随“膈肌功能的维持或恢复”。当然，病情变化时，需再次分析、评估和调整通气策略。

(二) 其他气道-肺疾病　如急性心源性肺水肿、慢性气道疾病等治疗，右心功能是间接或次要的，传统治疗方式自然解决，无须进行额外处理；少数情况例外，如神经源性肺水肿，是由个体差异所致，右心功能发挥更重要的作用。见本节前述。

(三) 上机和初始机械通气　大多数患者经历从自然呼吸到 MV 的骤然过渡，Ppl 和 Pin 明显升高或转为正压，体循环静脉回心血流量减少，PVR 增大；加之镇静，机体来不及代偿或代偿作用有限，导致右室前负荷下降，后负荷增大，右室 SV 和 CO 下降；继而通过室间隔左移，降低 LVEDV 和左室 SV。尽管通气正压降低 LVTP，但肺血容量和回心血流量也明显减少，综合效应是左室功能受抑制，故容易出现低血压，从而更合理地阐明了 MV 初期的低血压的机制，尽管改善循环功能的措施与传统 MV 相似，即适当加用血管活性药物和补充血容量。待呼吸机调节稳定，镇静剂减量或停用，交感神经-儿茶酚胺系统的代偿作用增强，心肌(包括左心、右心)收缩增强，心率适当增快，体循环动脉、静脉收缩，血流再分布，血压恢复。进入治疗阶段后，仍强调采用基于呼吸力学指导的 MV。

(四) 撤机　撤机后，Ppl 降低，静脉血回流量增加，若存在右室舒张功能障碍，容易导致 RVEDP 明显升高，压迫室间隔左移，CO 下降。不仅如此，若存在左心功能障碍(包括收缩或舒张功能障碍)，Ppl 增大，回心血流量增加，LVTP 增大，CO 下降。近年来，前者被过度强调，后者被弱化或忽视，是老年呼吸衰竭撤机失败和预后差的重要原因。

总之，应用和调整 MV 条件时，应关注右心功能变化，评价其合理性；但多数情况下，与左心功能的评价并不矛盾，与根据呼吸力学变化指导 MV 的传统原则一致，过度强调右心功能并不合适；对于顽固性循环功能障碍或低氧血症患者，加强对右心的评估是必要的。

第十一节　机械通气对胸腔外脏器功能的影响

MV 对胸腔外脏器的影响，与 MV 本身的特点以及气体交换功能、循环功能的变化密切相关，但不同脏器功能的变化也有一定的特殊性。

(一) 脑血流　脑血流量与 $PaCO_2$ 密切相关，与 PaO_2 的关系要弱得多。$PaCO_2$ 上升，脑血流量增加，反之减少。当 $PaCO_2$ 由 40 mmHg 降至 20 mmHg 时，脑血流量可减少至正常水平的 40%。MV 不当，$PaCO_2$ 降低过多、过快，pH 过高，引起脑血流量显著减少，可引起严重脑缺氧；同时，脑脊液产生量下降，颅内压降低。MV 时，Ppl 明显升高，可导致颈内静脉回流障碍及颅内压升高。

(二) 肝血流　MV 纠正严重低氧血症和呼吸

性酸中度,可改善肝功能。若 MV 导致 Ppl 升高,使肝静脉和门静脉回流产生障碍,将发生肝淤血;CO 的下降又可导致肝缺血,加重肝功能障碍。

(三) 肾功能　MV 纠正严重低氧血症和呼吸性酸中度,可改善肾血流量、肾小球滤过率及肾小管功能,并改善水钠潴留和低钾血症等。MV 过度导致的 CO 下降和 Ppl 升高,导致肾动脉缺血和肾静脉淤血,加重肾功能障碍,特别是水、电解质、酸碱离子的调节障碍。

(四) 胃肠道　MV 后,随着呼吸衰竭的改善,胃肠道功能相应改善。若通气压力较高或较长时间地过度应用镇静剂和肌松剂,可导致胃肠道淤血,甚至发生上消化道出血。人工气道 MV 初期,部分患者可发生胃胀气,可能与神经反射、胃肠道蠕动减弱有关,也可能是气管插管过程中患者吞咽活动增强,或气囊漏气,导致空气进入胃内。一般为轻度胃胀气,可自然缓解。若为胃肠道弥漫性严重胀气,则可能合并低血钾或严重胃肠道淤血。经面罩 NPPV 不当,也容易发生严重胃胀气,需立即胃减压。严重胀气的胃肠道可压迫横膈和肺,显著影响通气效果,加重循环功能障碍。

第十二节　影响循环功能的通气参数

Pal 变化和 Ppl 变化,决定跨血管压和驱动压,是影响肺循环功能的直接原因。Ppl 变化明显影响体循环的阻力、驱动压和跨血管压,是影响体循环的直接原因。因此,只要确定整个呼吸周期 Pal 和 Ppl,就可大体确定 MV 对肺循环和体循环的影响程度。整个呼吸周期的压力应是每个点的压力对时间的积分,因点压力测定困难,故理论上可用平均 Pal 和平均 Ppl 来表示,但实际操作的可行性差。

(一) 平均气道压　MV 时,Pal 与 Ppl 的变化有较高的相关性,任何一个压力指标皆可较好反映 MV 对肺循环和体循环功能的影响。因两者皆难以直接测定,而平均气道压(Pmean)与平均 Pal 有一定程度的相关性,故实际临床应用时,常用 Pmean 表示。一般认为 Pmean<7 cmH_2O 时,对循环功能无明显影响,但不同疾病的影响特点不同。

1. *阻塞性肺疾病*　Pmean 包括克服 Raw 的部分压力,该压力对肺循环和体循环皆基本无影响,故 Pmean 不能准确反映 MV 对循环功能的影响程度。Pmean 也不能有效体现 PEEPi,因此 Pmean 与实际 Pal 可能有较大差异,用 Pmean 作为反映 Pal 和 Ppl 的参数是不合适的。在该类患者中,肺容积变化与 Pal 和 Ppl 直接相关,因此在严重气流阻塞导致肺过度充气的情况下,应选择肺容积参数。一般吸气末肺容积(Vei)不超过 20 mL/kg 时,不但发生 VALI 的机会小,且对循环功能的抑制程度较轻。

2. *限制性肺疾病*　Pmean 反映 MV 对肺循环的影响程度有较高的准确度,可用于动态随访。体循环功能除与 Pal 密切相关外,也与 Pal 的传导程度和自主呼吸强弱密切相关。肺实变或肺泡陷闭时,肺的弹性阻力、黏性阻力、惯性阻力皆显著增加,大部分 Pplat 用于克服该部分阻力,故传至胸腔时,其大小将显著下降;同样,自主呼吸扩张胸腔的程度也可对抗传导至胸腔的通气压力,使其对循环功能的抑制作用明显减弱。对于某些患者,如 ARDS,PEEP 扩张陷闭肺泡后,肺顺应性改善,Pal 向胸腔的传导增强,对体循环的抑制作用可能增强,因此用 Pmean 反映 MV 对体循环的影响程度,需结合病变程度和自主呼吸评价。

3. *肺外疾病*　Raw、Ers 正常或基本正常,Pmean 能较好反映 Pal 和 Ppl,可较好用于评价 MV 对循环功能的影响。该类患者非常容易实现 MV,MV 对循环功能的影响非常有限,故实际需求不大。

(二) 肺容积的影响　Pmean 对肺循环和体循环的影响程度受肺容积限制。若 FRC 正常或轻度升高,VT 在胸廓弹性扩张的范围内,Ppl 是通气动力,是肺弹性回缩力和胸廓弹性扩张力相互作用的结果。此时,肺弹性扩张,压力对肺循环的影响小,传导至胸腔更有限,Ppl 不会明显升高。若胸廓弹性扩张处于或超过弹性 0 位(FRC≥TLC 的 67%),肺扩张将受胸廓的压迫和限制,Ppl 明显升高;若 VT 超过 P-V 曲线的 UIP,肺循环明显受抑制,Ppl 显著升高,对体循环的抑制显著增强。在 LIP 以下,意味着处于 ARDS 急性期,大量肺泡陷闭和实变,PVR 显著增加,MV 压力主要用于克服显著增大的肺弹性、黏性和惯性阻力,对肺循环的影响有限,对体循环的影响更小;一旦达到 LIP,大量肺泡开放,PVR 下降,肺循环改善,其后随着肺容积增大,Pmean 对肺循环与体循环的抑制作用增强,且与上述变化规律相似。

总之，肺泡正压和自主呼吸是 MV 影响循环功能的主要因素，而气道-肺实质病变、胸廓和肺的力学状态、基础血流动力学状态对循环功能也有较大影响。用 Pmean 反映 MV 对循环功能的影响程度有一定价值，但主要用于限制性肺疾病的动态随访。因此，更多情况下直接进行循环功能测定和评价是必要的。

第十三节　机械通气对其他呼吸功能的影响

本章第一节和第六节主要阐述了 MV 对通气、换气功能和呼吸肌的影响，是 MV 的主要呼吸效应。MV 还影响呼吸功能的其他方面，简述如下。

（一）肺容积　MV（特别是应用 CPAP/PEEP）时，气道和肺泡扩张，Pal 升高，肺血容量减少，肺容积增加。健康成人肺用 5 cmH_2O 的 PEEP 时，FRC 约增加 500 mL；用 13 cmH_2O 的 PEEP 时，FRC 增加 1 180 mL。在病理状态下，MV 扩张肺容积的作用与 PEEP 大小、Crs、气道或肺泡的动态陷闭等有直接关系。气道陷闭时，等于或小于 PEEPi 的 PEEP 不增加 FRC；肺泡陷闭时，PEEP 可使陷闭肺泡开放，FRC 增加。

（二）呼吸力学　PEEP 可使气道扩张，Raw 降低。PEEP 还可增加 Pal，在 P－V 曲线的中间陡直段，Pal 升高对 Crs 基本无影响；在肺过度充气的情况下，则明显降低 Crs；在肺泡和肺间质水肿或肺泡陷闭的情况下，则改善 C_L。

（三）呼吸中枢　大体有以下几种情况。

1. 呼吸中枢抑制　主要机制和表现：① VE 过大，导致 pH 升高，呼吸中枢受抑制。主要表现为患者呼吸窘迫明显减轻，RR 减慢，碱血症或 pH 明显升高。② MV 可使呼吸肌疲劳及呼吸困难的程度减轻或缓解，外周感受器的敏感性减弱，也可使呼吸中枢的兴奋性减弱。主要表现为患者呼吸窘迫明显减轻，RR 明显减慢，但动脉血气仍为呼吸性酸中毒，甚至 $PaCO_2$ 升高，是 NPPV 效果不佳或失败的常见原因，但常被错误解读。

2. 呼吸中枢调节紊乱　主要见于较长时间应用镇静剂和麻醉剂及合并颅脑疾病或脑干疾病的患者，主要表现为用 PSV 模式，在低支持压力（PS）通气的较短时间内，胸腹呼吸运动协调，RR 明显增快；适当增大 PS，RR 迅速减慢；无 CO_2 潴留或出现呼吸性碱中毒。是撤机困难的常见原因，但常被错误解读。治疗原则是逐渐降低 PS，逐渐恢复相对稳定的自主呼吸。PS 合适的具体评价标准为胸腹运动协调，呼吸规律或基本规律，RR≤30 次/min。

部分患者，特别是颅脑疾病患者，长时间应用镇静剂和肌松剂后，容易出现呼吸暂停，特别是将 PEEP 降低，基础肺容积缩小，牵张反射减弱，更容易发生（图 8－17）。

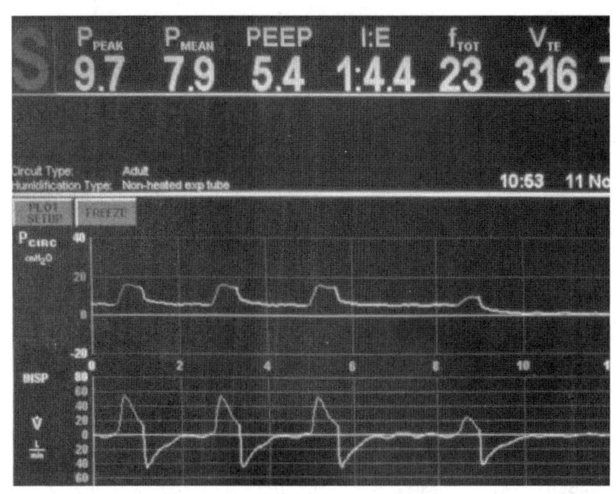

图 8－17　脑血管破裂出血手术后患者 PSV 时的波形图

患者手术后气管切开 MV，长时间镇静，停药且神志清醒后，撤机困难，其原因之一是 PEEP 降至 0 后，频繁出现 RR 减慢，至呼吸暂停（暂停时间设置 40 s），转为背景通气；本图为 PSV 模式，PS 为 10 cmH_2O，PEEP 为 5 cmH_2O，前三个气道压、呼吸流量波形图稳定、规整；PEEP 降至 0（左侧）后，吸气流量迅速减少，然后呼吸暂停

3. 呼吸中枢驱动增强　临床常见，主要见于气道-肺疾病患者，特别是人机配合不良或人机对抗的患者。

第九章
机械通气装置对呼吸功的影响

呼吸机和连接管道的机械特性增加气流阻力，使患者自主吸气触发困难，呼吸功增加。

(一) 增加机械通气阻力的因素

1. *连接管路* 呼吸机连接管路、细菌过滤器的阻力较低，对吸气触发和呼吸功影响不大。但若管理不当，发生管路积水、管路扭曲、细菌过滤器堵塞等情况时，管路阻力明显增大。采用串联方式连接湿化器时，阻力可明显增大，而并联湿化器的阻力不大。

2. *人工气道及其连接管* 其阻力是总气道阻力的重要构成部分，尽管连接接头的长度有限，但管径比人工气道导管细得多，阻力可能更大。因为管道阻力与内径4次方(层流)或5次方(湍流，气体在人工气道基本皆为湍流)呈反比，与气体流量的平方(湍流)和气道长度呈正比，亦受弯度(弯曲必然导致湍流)影响，故人工气道和接头的存在使总气道阻力明显增大。与经口插管相比，经鼻气管插管具有弯曲度大、管径细和分泌物引流困难等缺点，阻力增加更明显。气管切开导管内径较细(与气管相比)、弯曲度较大(接近90°)，也可使阻力增加，但因呼吸道缩短(包括避开鼻腔狭小的容积和较大的弯曲度)而降低气道阻力，总体上表现为气道阻力下降。面罩或鼻罩通气对气道阻力基本无影响。

3. *呼吸机本身的阻力* 主要取决于吸气触发灵敏度、触发机制和呼吸机的性能。触发灵敏度产生的阻力可通过人为调节改善，但不可能完全消除。其中，压力触发的阻力较流量触发大，远端触发比近端触发的阻力大，该部分阻力称为触发阻力。其他因素则由呼吸机本身的特性决定，主要是吸气阀、呼气阀的阻力，称为延迟阻力，不同呼吸机可有明显差别。患者的呼吸阻力、触发阻力、延迟阻力共同决定吸气触发的同步性。

(二) 判断阻力大小的方法 呼吸机阻力可直接测定，也可通过测定呼吸功和氧耗量间接测定，当然最简单的方法是观察持续气道正压(CPAP)通气。CPAP的波动程度可大体反映胸腔内压的变化和呼吸功的多少。正常情况下，通气阻力主要来源于气道-肺实质的阻力，以CPAP为中心，可发生1～2 cmH_2O的压力波动。若吸气阻力增加，吸气压的波动幅度显著增大，呼气压不变；反之，若呼气阻力增加，呼气压波动幅度增大，吸气压不变；若吸气和呼气阻力皆增大，吸、呼气压力的波动幅度皆显著增大。

(三) 影响吸气功的呼吸机因素 主要影响因素是供气系统阻力和气体的输出时间。供气系统大体分为按需阀供气、伺服阀供气、持续气流供气。传统按需阀比伺服阀、持续气流的阻力要高得多，气体的输出时间(呼吸机的反应时间)较长，呼吸肌做功也较大。现代呼吸机多采用电磁或性能佳的机械阀，且常有伺服功能，对监测信号也采用微电脑自动处理，阻力显著减小，甚至比早期持续气流的阻力低，反应时间显著缩短，呼吸肌做功显著减少。呼气阀或CPAP/呼气末正压(PEEP)阀也会影响呼吸功。如前所述，CPAP/PEEP装置皆有一定的流量依赖性，流量依赖性越大，呼吸功也越大。吸气时，不仅呼吸机输出气流，也会出现由呼气阀向患者方向的气体流动(流动多少取决于流量依赖性)和CPAP/PEEP下降，导致患者加强吸气，从而使呼吸功增加。现代呼吸机的呼气阀与CPAP/PEEP阀安装在一起，且性能显著改善，故除非是应用时间过长、维护不到位(临床常见)或受“卡脖子”技术影响(常见)，其阻力皆非常小，对呼吸功的影响也非常有限。最后强调，呼气功显著增加，也会使吸气功增加。

(四) 影响呼气功的呼吸机因素 呼气阀的流量依赖性是增加呼气功的主要因素。平静CPAP通气可导致呼气压轻微增加，而用力呼气则会明显增加，从而导致呼气功增加；大部分情况下(非气道陷闭)，PEEP增大会延长呼气时间，加重过度充气和呼气末肺泡正压，增加吸气功。

人工气道及连接管使吸气功和呼气功皆增加。

(五) 通气模式的作用 只有出现自主吸气触发或自主呼吸维持呼吸过程的情况下，呼吸机和连接管道因素才会增加自主呼吸功，而控制通气不存在自主呼吸，无自主呼吸做功。在自主呼吸参与的通气模式中，CPAP缺乏通气支持，辅助通气模式的流量形态和大小固定（定容型模式）或比较固定（定压型模式），不容易配合自主呼吸变化，增加呼吸功的机会较大。在压力支持通气（PSV）及其衍生模式中，支持压力辅助和自主呼吸调节的双重作用，有利于减少呼吸功。因此，在有明显呼吸肌疲劳的患者中，不宜单独应用CPAP，一般需加用PSV，给予支持压力约5 cmH_2O，或单独应用PSV；在明显呼吸肌疲劳的患者中，宜首选控制通气，然后逐渐过渡至辅助通气或自主通气模式。

第十章
机械通气相关性肺炎

机械通气相关性肺炎(ventilator associated pneumonia, VAP)是机械通气(MV)效应的一部分,但其和MV相关性肺损伤、MV对循环功能的影响有明显不同,前者不一定和MV明显相关,后两者必然存在,只是程度不同,故单独将VAP列为一章阐述。

第一节　机械通气相关性肺炎概述

VAP传统英文名为ventilator associated pneumonia,中文名是呼吸机相关性肺炎。VAP是医院获得性肺炎(hospital acquired pneumonia, HAP)的最常见类型,而HAP是我国发病率第1位的医院内感染。20世纪90年代,国内文献Meta分析显示,HAP发病率为2.33%;大城市综合性医院中,医院获得性下呼吸道感染(主要是肺炎)占医院内感染的33.1%,远高于国外报道的13%~18%,由此造成住院日延长31日,直接医疗费用增加18 386.1元。随着MV时间延长,VAP的发病率升高,MV≥3日的患者发病率为对照组的16.7倍。

(一) VAP的定义　VAP包括入院后、非院外感染潜伏期发生的肺炎;或院内已经感染,但出院后发病的肺炎。一般认为入院48 h后发生的肺炎为HAP,其中最初4日发生者为早发性HAP,5日或以上者为晚发性HAP;经气管插管或气管切开MV 48 h后,直至撤机拔管后48 h内所发生的肺炎为VAP。目前,相对认可的VAP诊断标准为:① MV 48 h后发生的肺炎;② 与MV前胸部X线片比较,出现肺内浸润性阴影或显示新的炎症病灶;③ 肺实变征和(或)湿啰音,并具备以下条件之一者:血白细胞计数(WBC)>10.0×10^9/L或<4.0×10^9/L,伴或不伴核左移;体温(T)>37.5℃,呼吸道分泌物增多且呈脓性;起病后从支气管分泌物中分离到新病原体。VAP是人工气道(气管插管和气管切开)和MV的并发症,非创伤性MV并发肺炎为HAP,不是VAP。

(二) 对VAP命名的分析　呼吸机只是静态仪器,与肺没有直接关系,只有应用于机体,进行通气后才能发挥作用,因此称为呼吸机相关性肺炎不合适。再者,呼吸机并不一定是导致感染的真正原因,比如无创正压通气(NPPV)患者,HAP的发病率低;而人工气道MV患者,HAP的发病率要高得多,核心是人工气道的建立直接破坏机体的防御系统和免疫功能,而不是呼吸机。MV的合理实施可以改善气管、各级支气管和肺泡的引流,有一定的预防和治疗肺感染的作用;当然,呼吸机应用不当,包括呼吸机的连接管路管理不当,皆会增加肺感染的机会,因此命名为机械通气相关性肺炎更确切。由于呼吸机相关性肺炎已经应用多年,且为大家所熟悉,因此可继续应用,但必须明确其本质已发生明显变化。

(三) VAP诊断和评价中的基本问题　除确定发病的时间比较一致外,临床表现、影像学变化和病原体诊断方面皆有较多问题。在MV患者中,特别是通气时间较长的患者,即使没有VAP,下述"所谓VAP表现"也普遍存在。

1. 呼吸道症状　建立人工气道后,由于气道黏膜损伤和导管的刺激,患者常有咳嗽和咳白痰,也容易出现鼻、咽、喉部和气管的感染而咳脓痰,故呼吸道症状缺乏特异性。

2. 发热　患者容易合并其他部位的感染性或非感染性发热,如普通感冒或流行性感冒、新型冠状病毒(新冠病毒)感染、导管相关性感染、各种体内置管引起的反应性发热、输液反应、药物热、成人Still病、皮肤散热障碍等,故发热缺乏特异性。

3. 病原体　若为住院时间较长的患者,无论是否有VAP,呼吸道分泌物中皆容易分离到多种病原体，定植菌的比例非常高，也有一定比例的污染菌，特别是鲍曼不动杆菌、铜绿假单胞菌、耐甲氧西林金黄色葡萄球菌（methicillin resistant staphylococcus aureus，MRSA）等。

4. *影像学*　MV 患者特别容易出现误诊为“肺炎”的多种影像学异常，包括直接与 MV 相关的改变，如机械通气相关性肺损伤（VALI）或机械通气相关性肺水肿（mechanical ventilation-associated pulmonary edema，VAPE）；也有其他病灶，如慢性或陈旧性病灶、肺梗死、肺不张、心源性肺水肿、负压性肺水肿、增大心脏压迫导致的肺膨胀不全；还有肺外病灶，如胸腔积液、胸膜增厚、心脏旁脂肪垫等。即使是急性肺炎也不一定是细菌或真菌感染，故患者的影像学异常多见，且缺乏特异性。

5. *血炎症标志物*　如 WBC、中性粒细胞（N）、血液红细胞沉降率（erythrocyte sedimentation rate，ESR）、C 反应蛋白（C－reactive protein，CRP）升高，在多种感染或非感染性炎症中常见，皆缺乏特异性。

将上述几种情况组合，非常容易诊断为“VAP”，但大部分是误诊；然后，根据痰培养结果治疗而失败。临床研究也发现上述问题普遍存在，如 Andrews 等人对急性呼吸窘迫综合征（ARDS）患者进行尸检，结果显示，在没有肺炎的情况下，80％的患者有发热，80％的患者出现 WBC 升高或减少，70％的患者痰中分离到细菌；Chastre 对气管插管患者的研究也有相似结果，62％同时有发热、呼吸道脓性分泌物和胸片渗出病灶的患者没有肺炎。发热、心率（HR）增快和 WBC 升高等肺炎的全身表现皆没有特异性，可以由任何释放白细胞介素（IL）－1、IL－6、肿瘤坏死因子（TNF）－α 和 γ 干扰素的病理状态引起。

因此，若患者出现上述表现的组合，表面上符合 VAP 的诊断标准时，应首先进行合理的生理学分析和生物学分析，判断是否为肺炎，或肺炎与肺内非感染性病灶、肺外疾病等并存。若并存，还需要分析哪种情况是导致病情恶化的首要或主要原因，以及疾病的动态变化。

第二节　机械通气相关性肺炎的发病机制和危险因素

在 VAP 的发生过程中，病原体侵入下呼吸道并到达肺泡的途径主要是误吸（aspiration）；其他途径，如吸入（inhalation）、血行播散和直接接触，较少见。

病原微生物的毒力、数量与宿主免疫防御机制的相互作用是感染发病的决定性因素，而宿主的炎症反应和抗炎反应之间的平衡则是决定病情严重程度的最重要因素，如果炎症反应过剧，抗炎反应不足以相抗衡时，则引发器官损伤，出现病情加重，导致 ARDS 或多器官功能衰竭综合征（multiple organ disfunction syndrome，MODS）；反之，炎症反应过弱或抗炎反应过强，则不利于病原微生物的清除，代价可能更大。

VAP 的发病危险因素可分为宿主和医源性两类。由于研究对象、时间、诊断方法、危险因素暴露时间、定植微生物类型的不同，危险因素可以有较大差异。

（一）VAP 发生的危险因素　大致分宿主因素和医源性因素。

1. *宿主因素*　低蛋白血症、内环境紊乱、高龄、ARDS、慢性阻塞性肺疾病（COPD）、支气管扩张或其他慢性肺部疾病、糖尿病、昏迷或意识障碍、烧伤或创伤、器官功能障碍或衰竭、大量胃液吸入、胃内细菌定植、上呼吸道细菌定植、鼻窦炎等。

2. *医源性因素*　H_2受体阻滞剂和其他抗酸剂、糖皮质激素（激素）、持续静脉应用镇静剂和肌松剂、颅内压监测、MV 2 日以上，频繁更换呼吸机气路管道，重复气管插管，留置鼻胃管，仰卧位，转出或转入重症监护病房（intensive care unit，ICU），前期使用广谱抗菌药物治疗等。

尽管 VAP 是 HAP 的一种类型，但除人工气道和 MV 因素外，VAP 和非 MV HAP 患者的其他危险因素并不完全一致。有些是共同的，也有部分为各自所独有。区分危险因素对采取不同的防治措施有重要价值。

（二）VAP 发生危险因素的合理评价　前述情况是 VAP 发生的基本因素，对 VAP 的评价非常重要，但也很笼统，未能区别基本诱发因素和直接诱发因素，尤其是缺乏对后者的分析，不同诱发因素在不同疾病状态下的价值可以有明显不同。多数情况下，不同类型人工气道和 MV 导致的肺部异常或感染可以有较大差异,在缺乏充分 MV 知识的情况下,评价和治疗 VAP 是困难的,简述如下(详见第四十一章)。

1. 人工气道的作用　气管插管不仅破坏呼吸道的一般防御屏障,更主要的是破坏会厌和声门的防御功能,导致口咽部分泌物和胃内容物的吸入机会和 VAP 的发生机会显著增加;气管切开则充分保留会厌、声门的防御功能,发生 VAP 的机会显著减少。若人工气道导管选择合适,导管和气管匹配良好,则呼吸平稳,引流通畅,发生 VAP 的机会显著减少;若导管太细,气囊不容易充分封闭气道,则吸入机会增加,更主要的是吸气时导致两侧主支气管内产生高速喷射性气流,从而对两上肺支气管产生负压吸引,导致双上肺膨胀不全,特别是右上肺通气差,引流更差,故右上肺、左上肺发生肺炎的机会显著增加。

2. 人工气道的管理　不仅要注意一般管理,还应重视某些特殊情况的管理,如"临床上为防止吸入性肺炎的发生,经常在停机后仍给气囊充气,封闭气道",结果导致气囊上分泌物潴留和吸入反复发生,并显著削弱咳嗽反射的敏感性和咳嗽的效率。充分抽光囊内气体,则显著改善引流,发生 VAP 的机会也显著减少,但被严重忽视或错误解读。

3. 机械通气　对于肺外疾病,如药物和毒物中毒、颅脑疾病、神经-肌肉疾病、麻醉、外科手术后患者,发病初期气道阻力(Raw)和肺容积接近正常或本次发病前状态,但患者呼吸能力显著减弱,并随着通气时间延长,肺背部和底部容易发生肺淤血、肺泡陷闭,进而发生低氧血症和感染。大潮气量(VT)通气可使萎陷肺泡开放,显著改善低氧血症和肺泡引流,对预防和治疗 VAP 皆有重要作用。低水平持续气道正压/呼气末正压(CPAP/PEEP)可预防肺泡陷闭,但感染一旦发生,则不能开放陷闭肺泡,反而可能促使部分缩小的肺泡陷闭,同时部分较大的肺泡过度扩张。若用高水平 PEEP,则有助于陷闭肺泡开放,但也导致部分肺泡持续过度扩张。因此,大部分情况下,用大 VT 开放肺泡更合适;适当应用 PEEP 对改善 COPD 的气道陷闭和 ARDS 的肺泡陷闭则更合适,同时改善气体交换,防治肺感染,但过低、过高 PEEP 皆不合适。

4. 药物治疗　以激素为例说明,大部分情况下对防治感染不利,但若患者存在严重的气道痉挛和水肿,周围气道引流困难,发生感染的机会显著增多,抗感染药物治疗效果差。若合理应用激素,则气道阻塞迅速改善,气道引流显著改善,发生感染的机会显著减少,也容易治疗。若为病毒性肺炎导致的 ARDS,在感染早期,炎症反应损伤肺,但也清除病毒,应用激素抑制炎症反应是不利的;在急性加重期,大量炎症介质和炎症细胞导致严重肺损伤,但也清除了大量致病微生物,短时应用激素可抑制过度的炎症反应,改善气体交换,也有助于肺损伤的迅速修复,可能并不增加感染的机会;若进入恢复期,则机体免疫功能减退,炎症反应受抑制,应用激素有弊无利。

(三) 直接诱发因素的确定　对 HAP、VAP 而言,机体细菌、真菌感染的高危因素总体差别不大。根据这些因素,进行适当防治有一定价值,但缺乏针对性。很多情况下,VAP 的发生常有直接或主要但又难以识别的 1 种或 2～3 种诱发因素,需结合呼吸生理和 MV 知识综合分析。比如,上叶肺炎的最常见诱发因素是人工气道导管太细,而患者呼吸过强、过快;双下肺叶、段肺炎的主要发生因素是 VT 太小,且自主呼吸受抑制,部分与吸入气氧浓度(FiO_2)过高有关。

第三节　机械通气相关性肺炎诊断中的问题与对策

本节重点阐述容易被误诊为肺炎的几个重要问题,即误诊为肺炎的影像学改变、发热、痰菌阳性及炎症指标异常。

一、X 线胸片或 CT 检查发现的肺部病灶

(一) VAP 影像学的诊断现状　较早的报道显示,用 X 线胸片诊断 VAP,肺泡浸润的敏感性为 87%～100%,支气管充气征为 58%～83%,新的或进展性浸润为 50%～78%,但特异性不清楚。关于影像学检查对 VAP 诊断的影响缺少研究,也很难研究。一项对腹部手术后非气管插管患者的研究结果显示,与 CT 检查相比较,床边摄片对肺底部浸润的诊断敏感性仅为 33%。不同 MV 模式和策略对肺部浸润部位、性质、程度可以产生明显影响,但缺乏生理学分析和诊断依据,如本章第二节所述。X

线误诊 VAP 导致的过度诊断是常见的，继而导致的过度治疗成本是巨大的，但缺乏客观依据。近年来，诊断方法虽有进展，但根本态势并没有明显改变，仍主要是根据影像学报告来诊断，而医疗水平较高者能结合临床经验判断。

（二）肺内感染性病灶

1. 肺内细菌或真菌感染性病灶　一般怀疑 VAP，首先考虑细菌感染，其次是真菌感染。其影像学表现也多有一定特点，除非严重免疫抑制患者，皆主要表现为肺实质炎症。其中，细菌感染主要表现为大叶性肺炎和小叶性（支气管）肺炎，数日内变化较快。该类感染对应的病原体也有一定特点，如革兰阳性球菌以侵袭力致病为主，主要表现为局限性感染；而院内球菌感染又以 MRSA 最为多见，且容易出现坏死和空洞，痰细菌涂片常阳性（临床检查少）、培养多阴性（常规检查）；若培养结果为铜绿假单胞菌、不动杆菌，则经人工气道污染的可能性大。若为革兰阴性杆菌感染，则以内毒素致病为主，病灶多散在分布，且容易出现内毒素血症的全身表现。院内感染应特别注意病原菌致病力，如不动杆菌的致病力非常低，若肺内出现广泛性病灶、而痰培养结果为鲍曼不动杆菌时，应首先考虑为非感染性病灶，不动杆菌为定植菌的可能性大或在感染中发挥次要作用。肺部真菌感染以白念珠菌和曲霉感染为主，多表现为支气管肺炎，常有黏液痰或黏液脓性痰；后者还常出现肺内多发性结节灶或片状影，以周边部位为主，常有坏死、空洞形成，部分患者有咯血。

2. 非细菌、非真菌感染性病灶　如上述，一旦考虑 VAP，习惯上诊断为细菌感染或真菌感染；但病毒感染、非典型病原体感染等并不少见，且又难以确诊。后者的主要特点为间质性肺炎，影像学表现可以典型或不典型，以发热、干咳或进行性气急为主，WBC 不高。病毒感染常无特效药，部分早期应用抗病毒药物有效；对非典型病原体而言，大环内酯类、氟喹诺酮类、四环素类抗生素有效，且部分常用药物已出现明显耐药性，对其他种类的抗生素几乎皆无效。因此，习惯上对 VAP 的抗菌治疗实质上就是抗细菌治疗，有时兼顾抗真菌治疗。这些治疗对病毒无效，在绝大多数情况下对非典型病原体也无效，也就意味着没有抗病毒、抗非典型病原体治疗。更为严重的是，在抗细菌治疗无效的情况下，不断增加抗细菌和抗真菌药物的数量和级别，从而导致更多问题的出现。

3. 人工气道或通气不当导致的肺部感染病灶　人工气道建立和 MV 可通过多种因素间接诱发肺感染，在某些情况下是导致感染的直接和主要原因，并直接影响影像学表现，但容易被错误解读或忽视，分析如下。

（1）细导管导致的上肺感染：成人用 7～9 号导管，一般用 7.5～8.5 号导管，但为了操作方便，实际上倾向于用细导管。导管气流为混合流或湍流，在粗导管中，呼吸气流的层流成分占比较大；在细导管中，则几乎皆为湍流。由于导管长度恒定，故层流状态下，导管阻力小且恒定，其大小与导管半径的 4 次方成反比；在湍流状态下，其阻力显著增大，与半径的 5 次方成反比，与呼吸流量的平方成正比，故导管内径 1～2 mm 的减小可导致 Raw 的大幅度升高。

双下肺叶、段支气管是双侧主支气管的自然延伸，与气管或人工气道的夹角小，通气好，引流更好；双上肺叶、段支气管与双侧主支气管接近垂直，通气差，引流更差（图 10－1，图 10－2，图 10－3）。健康人自主呼吸时，通过神经-体液调节和膈肌的代偿作用，各肺区气流量和气体分布差别不大。若选择内径≤7 mm 的细导管或与患者气管内径不匹配的细导管，而患者的呼吸较强，则在射流效应的作用下，双上肺支气管的通气和引流进一步变差，导致上肺一侧或双侧肺膨胀不全、不张或感染（图 10－2B，图 10－3B）。处理原则为更换较粗的导管，使之与患者气管匹配；调整 MV，改善人机配合。其后，随着上肺通气和引流的改善，肺感染自然好转。在此基础上，可适当应用抗感染药物。

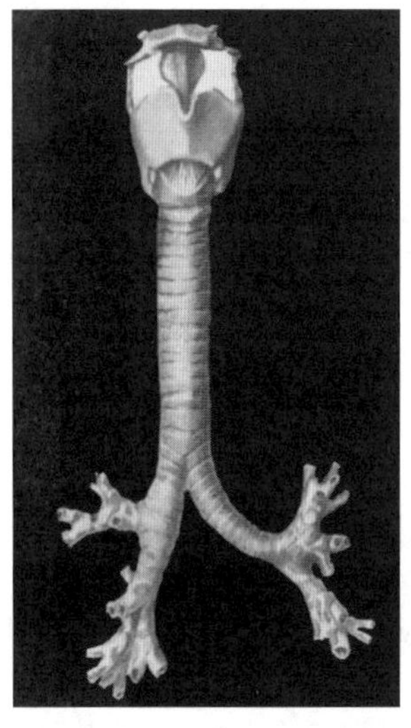

图 10－1　气管、主支气管、叶支气管的走形特点

右下叶支气管为气管的自然延伸，左下叶支气管接近自然延伸，双上叶支气管与主支气管基本垂直

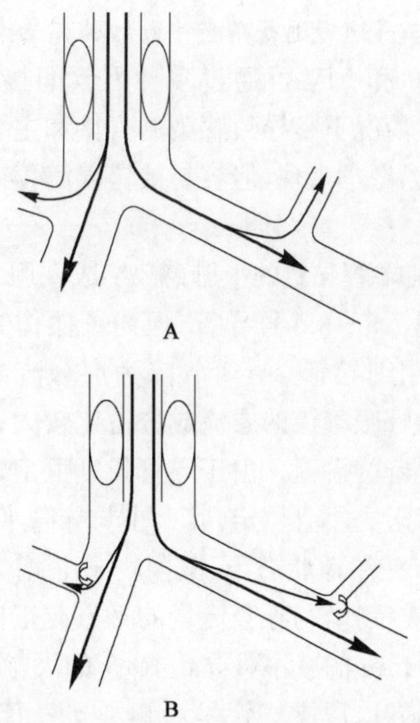

图10-2 内径不同的人工气道导管的气流分布模式图

A：人工气道导管与气管匹配，呈理想的气流分布，气流量在不同肺叶分布较均匀；B：细导管，与气管不匹配，气流分布严重不均，双下肺气流量大，双上肺非常小，甚至产生负压抽吸作用

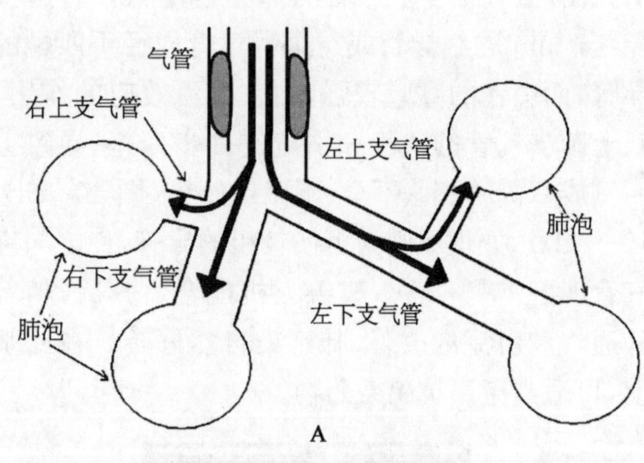

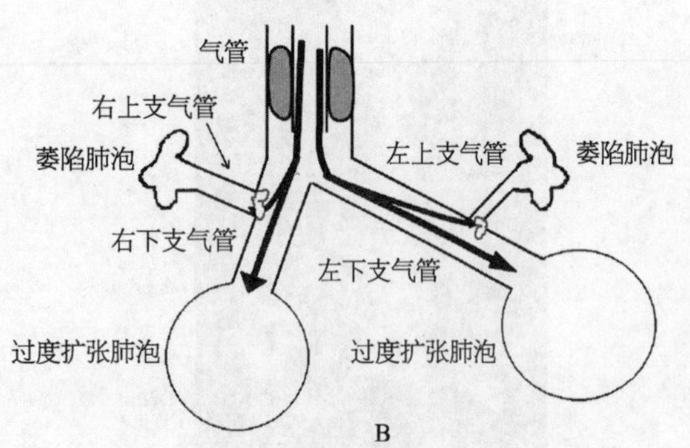

图10-3 人工气道导管内径对气体分布和引流影响的模式图

A：内径较粗导管，与气管匹配，上叶和下叶的肺泡通气基本均匀；B：内径太细的导管，产生高速气流，在双上肺叶导管开口处产生喷射效应，通气量减少或被反向吸出，双上肺叶的肺泡萎陷，双下肺通气量增大，肺泡过度扩张

(2) 小潮气量导致的下肺部或背部感染：在多数肺外疾病或手术后患者的初始阶段，Raw和胸肺弹性阻力(Ers)基本正常或增加有限，呼吸系统或肺的压力-容积(P-V)曲线的陡直段容积大，一般在2 000 mL以上，因此理论上可用小VT(6～8 mL/kg)、常规VT(8～12 mL/kg)或大VT(12～15 mL/kg)通气，但绝大多数医院或单位倾向于将治疗危重哮喘和ARDS的小VT通气不加区分地用于该类患者。通常情况下，由于重力作用，上肺区含气量多，血流量少，肺泡毛细血管呈陷闭倾向；下肺区血流量多，含气量少，终末细支气管-肺泡呈陷闭倾向。健康人自主呼吸时，通过神经-内分泌调节作用和膈肌的代偿作用，防止上肺区毛细血管和下肺区肺泡陷闭，维持通气血流比例($\dot{V}/\dot{Q}$)正常(图10-4A，图10-5A)。但若用较小VT通气，而自主呼吸又较弱或消失，则自主呼吸的代偿作用显著减弱或消失，横膈上抬；加之MV的正压作用，将发生重力依赖性的肺泡陷闭(图10-4B，图10-5B)，不仅导致$\dot{V}/\dot{Q}$失调，也将使分泌物和病原体包绕其中，形成感染灶，故表现为肺底部或背部的叶、段性炎症，且肺容积减小，伴肺血管低氧性收缩和血流量减少(图10-6A)。血流量明显减少导致的发热、WBC升高、CRP升高等皆不明显。治疗原则是使用大VT、慢呼吸频率(RR)通气，并间断进行叹气样呼吸或更大VT通气(图10-6B)；必然伴下部、背部肺区通气增加，肺泡开放，引流改善，感染好转。在此基础上，适当应用抗感染药物。

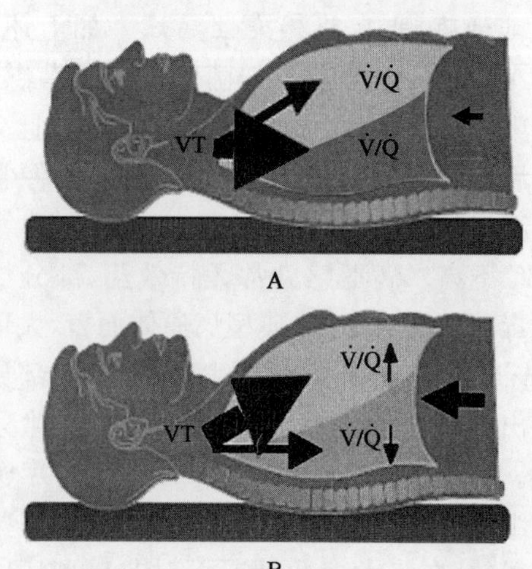

图10-4 自主呼吸和控制通气时横膈、肺容积及$\dot{V}/\dot{Q}$变化

A：健康人自主呼吸，前、上肺区通气量少，血流量少，而背、下肺区血流量大，通气量也大，各肺区$\dot{V}/\dot{Q}$匹配；B：控制通气，代偿作用丧失，前、上肺区通气量多，血流量少，而背、下肺区通气量小，血流量多，明显$\dot{V}/\dot{Q}$失调

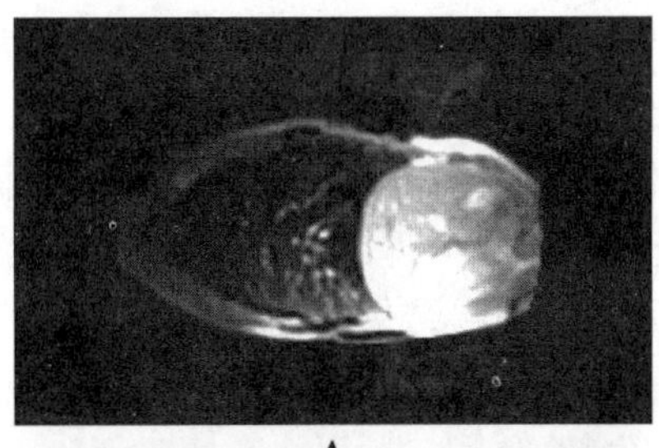

A

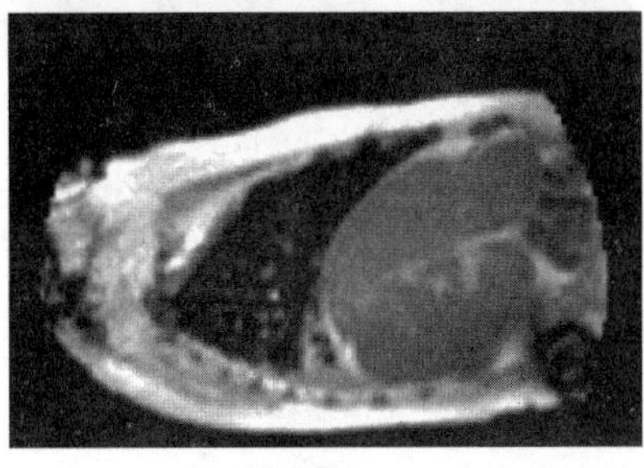

B

图 10－5　自主呼吸和控制通气的肺容积变化

A：健康人膈肌功能正常，肺泡充分开放，肺容积大；B：控制通气后，横膈上抬，低位肺泡萎陷，肺容积缩小

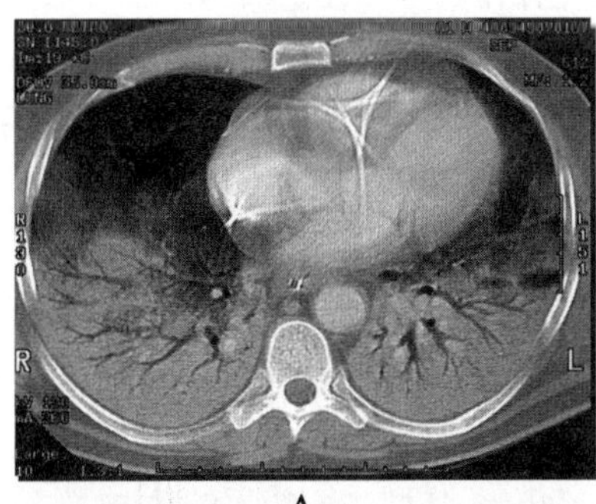

A

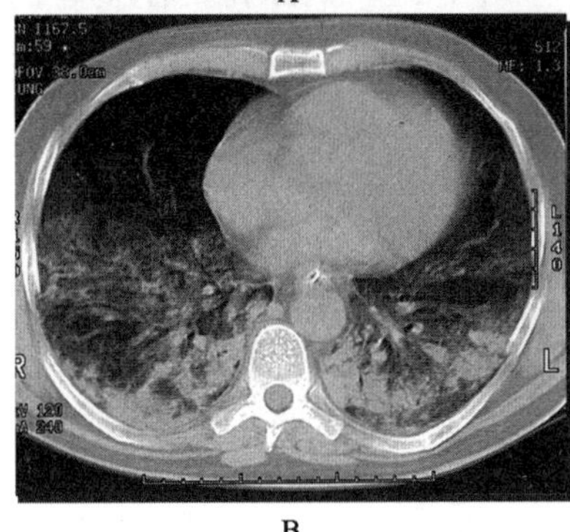

B

图 10－6　控制通气时的 VAP

A：控制通气，背部肺渗出和实变，支气管充气征，且呈弯曲改变，肺容积缩小；B：大 VT 通气数小时，炎症明显好转，背部肺容积增大

(三) 容易误诊为肺炎的胸部病灶　主要包括胸腔内病灶和肺内非感染性病灶。

1. *胸腔内病灶*　主要为胸腔积液，特别是包裹性积液、叶间积液和包裹性脓胸等，胸部手术患者或社区获得性肺炎（community acquired pneumonia，CAP）的患者常见。床旁胸片很难鉴别，需根据手术部位、手术特点、临床表现、病灶特点综合分析，必要时行胸部 CT 检查。

2. *肺内非感染性急性病灶*　常被误诊为“肺炎”的病灶为各种原因的肺损伤和肺水肿，包括 VALI 和 VAPE。

(1) VALI 或 VAPE：由于过度强调小 VT 保护性通气，单纯通气参数（VT 或压力）设置过大导致的肺损伤或肺水肿少见，更多见于与呼吸生理不一致的设置不当、导管问题或呼吸机问题。若 MV 不当，人机配合不良，导致持续呼吸增强、增快，可出现负压性肺水肿，影像学表现为双肺弥漫性、渗出性改变，周边部位更明显，常伴低蛋白血症。容易被误诊为新发肺炎或肺炎加重，导致不停地加用或换用抗感染药物治疗；也常加用其他制剂，导致输液量过多、过快，以及肺水肿反复加重。呼吸增强、增快或频繁的人机对抗，也导致高切变力和高跨肺压，出现肺弥漫性或广泛性损伤，常与负压性肺水肿并存，胸片表现为弥漫性或广泛性片状影，临床上也常被误诊为重症 VAP。但合理生理学分析比较容易鉴别，如呼吸增强、增快、大汗、三凹征、张口呼吸、频繁人机对抗，反复应用镇静剂和肌松剂抑制过强的自主呼吸，吸痰量不多，心率增快，血压多正常或轻度升高。

若患者肥胖或有长时间卧床、麻醉，指令通气为主或 VT 偏低、呼吸较弱等，容易引起肺底部或背部淤血而被误诊为肺炎。

(2) 其他病灶：最常见左心衰竭、肺水肿，多见于外科手术、老年、低蛋白血症患者，因术中、术后或其他辅助治疗时输液过多、过快而诱发，但在 MV 的高压作用下，明显的肺泡水肿较少发生，故临床表现不典型，极少出现大量白色或粉红色泡沫样痰和肺底部大量湿啰音。该类患者除上述病史特点外，常有血压异常升高、心率异常增快（即比一般感染或人机对抗的反应性心率增快更明显）或心律失常，肺底部新出现湿啰音。胸片或 CT 检查显示肺门影增大，肺血管影增粗；肺间质渗出性改变，以肺门部位和背部更明显；部分可出现比较典型的“蝴蝶翼样”改变；若肺水肿进展较慢，则上肺改变更明显（图 10－7）。若病情明显加重，则出现血压下降和肺泡水肿的表现。

隐源性机化性肺炎也不少见，最初多为急性上呼吸道或下呼吸道感染，但逐渐出现肺内叶、段性渗出和实变，呈游走性；患者一般情况相对较好。此

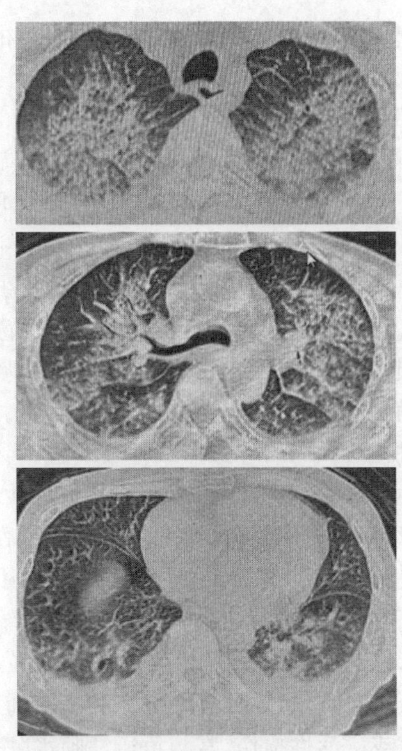

图10-7 亚急性心源性肺水肿

双肺渗出,上肺野最明显,中肺野次之,下肺野变化不明显;该患者为新冠病毒感染严重时期,CT检查报告的新冠肺炎;但中肺野显示肺门影增大,沿肺静脉走形的间质渗出;肺尖部渗出也符合肺静脉走行,左下肺仅少许渗出(可能为感染),伴双侧胸腔积液,符合亚急性心源性肺水肿;脑钠肽(BNP)明显升高,后确诊为急性冠脉综合征

"肺炎"为非感染性疾病,首选激素治疗。

前述情况表明,MV患者在治疗过程中出现的弥漫性或广泛性肺部病变多不是肺感染的表现,而局灶性渗出或实变则常为肺感染。比如,在临床肺部感染评分中,弥漫性(或片状)浸润的评分仅为1分,而局部浸润则为2分,也与上述情况符合。

3. *肺内慢性或陈旧性病灶* 因MV患者以床旁摄片为主,对比度较差,故慢性或陈旧性病灶容易被误诊为急性肺炎,需临床医生结合临床表现和病灶特点分析、鉴别,如肺内病灶的轻重与临床表现不符合,动态随访无变化为慢性或陈旧灶。必要时进行胸部CT检查。

(四) 肺内病灶的动态演变 危重症患者的主要特点就是病情重、变化快,并发症多,各种介入性操作、治疗措施多,特别是MV本身导致的问题多且复杂,需动态随访,强调分析和鉴别第一诊断和其他继发性问题。临床上比较常见,与VAP容易混淆的疾病:初始为CAP(重症)或早发性HAP,后并发VAP;CAP或VAP并发心源性肺水肿(cardiogenic pulmonary edema,CPE),CAP并发VAPE或VALI。除先后出现的动态演变外,多种病变并存常见。在急性渗出性病灶中,CPE、VAPE、VALI与VAP并存多见,且前者常是病情恶化的主要原因,而临床医生因缺乏正确呼吸生理知识而误诊其为单纯VAP,仅重视后者的治疗,结果静脉抗感染药物越用越多,伴补液量增多,导致肺部病变持续存在或反复加重,最终治疗失败。

二、机械通气患者的发热

MV患者发热多,无论是否应用抗感染药物,鉴于出现肺内病灶(前述)和痰菌阳性(后述)的机会大,且常直接被视为感染,给予或增加抗感染药物,问题更多,故单列为第四节阐述。

三、痰细菌或真菌培养阳性

1. *基本状况* 无论是社区还是医院获得性细菌感染,下呼吸道感染最常见,故在国内,痰细菌培养(广义上包括痰、呼吸道分泌物、灌洗液)是最多的细菌培养类型。但问题是在社区或可疑社区感染、早发性HAP,病原菌的阳性率不高,而污染率不低;在较长时间的住院患者中,无论是否存在肺感染,痰菌阳性率皆较高,且变异度大,故首先要判断痰菌是否为真正的病原菌。一般可根据下列情况判断:肺炎发生的早晚,人工气道建立时间的长短,细菌定量或半定量培养的种类和浓度,痰菌的稳定性,目前ICU内的定植菌类型,病原菌的生物学特性,肺内病变的解剖和生理学特点。总体而言,在VAP患者中,痰培养的污染菌较多见,定植菌的比例更高。在国内,细菌培养及药敏结果更多是提供一种变化趋势,指导临床用药的总体框架,大部分个体是否用药、如何用药必须结合临床。

2. *痰培养结果价值较高的情况* 包括早发性HAP;人工气道建立后即刻采样;细菌定量培养为致病力比较强、浓度比较高的细菌,如大肠埃希菌、肺炎克雷伯杆菌、铜绿假单胞菌,而不是不动杆菌、嗜麦芽窄食假单胞菌,以后连续培养为同一种细菌,非目前ICU内的常见菌;肺内病变特点与病原菌的生物学特性吻合,如肺炎链球菌、肺炎克雷伯杆菌常表现为大叶性肺炎,金黄色葡萄球菌表现为局限化脓性病灶。除非是免疫功能严重受抑制的患者,否则不动杆菌感染不可能出现肺内大片状病灶。一般而言,革兰阴性杆菌以内毒素致病为主,病灶一般不会局限,而表现为散在性病灶。革兰阳性球菌主要依靠侵袭力致病,病灶常有明确的叶或段界限;坏死病灶的"痰菌培养"应该阴性,若为阳性则多为呼吸道或人工气道的定植菌污染,同时涂片检查可能更有价值。

3. 痰培养为多重或泛耐药菌的评价和处理对策 近年来,ICU 铜绿假单胞菌和不动杆菌等多重耐药(multidrug resistance, MDR)和泛耐药(pandrug resistance, PDR)菌株增多,因过度滥用抗生素,MDR 的肺炎克雷伯杆菌也明显增多,且清除困难。MDR 一般是指细菌对包括头孢菌素类、青霉素类、喹诺酮类、氨基糖苷类、碳青霉烯类、单环类、其他类(如四环素、氯霉素、利福平)等在内的 7 类抗生素中的至少 5 类耐药;PDR 是指细菌除对多黏菌素、舒巴坦可能敏感外,对临床上常用的 7 类抗生素均有不同程度的耐药,PDR 是 MDR 中的特殊类型。在该类患者中,由于抗菌药物选择困难,故判断细菌是定植菌还是致病菌及其致病力的强弱非常重要。需强调,病原菌清除困难与疾病治疗困难在很多情况下不是一回事。与社区耐药菌的致病力多增强不同,医院内耐药菌的致病力多减弱,故出现定植的机会大;高度耐药菌的致病力更是显著下降,定植机会更大,故总体上判断,医院内细菌的致病性降低,包括产超广谱 β-内酰胺酶(extended-spectrum β- lactamases, ESBL)的肺炎克雷伯杆菌、MRSA,而 MDR、PDR 的不动杆菌、嗜麦芽窄食假单胞菌的致病力更低,绝大部分以定植菌出现。即使是致病菌,肺内病灶也多较轻,体温多为中、低热。或者说,一旦出现高热或肺内大片状阴影,应考虑其他合并症,或病原菌不是分泌物中培养到的细菌。即使考虑为肺感染,抗菌药物的选择也非常困难,此时可选用个别敏感或可能有效的药物,但更主要的是采取以下措施:① 适当停用抗生素。抗生素过度应用是导致 MDR、PDR 的主要因素;随着抗生素的停用,致病力强的肠杆菌科细菌或正常菌群出现,前者较容易选择敏感的抗生素,后者不需要抗生素。② 促进菌群失调的改善,如停用抗生素后,口服乳酸杆菌等制剂有助于改善胃肠道菌群失调,减少内源性感染。③ 采用非抗生素治疗手段,如加强肺泡-支气管-气管的引流;改善患者的一般情况,在此基础上适当应用提高免疫功能的药物,是迟发型 HAP 的主要治疗手段。

4. 痰培养为阳性球菌的几种情况 上述情况主要是指革兰阴性杆菌中的非发酵菌,少部分为肠杆菌科细菌。革兰阳性球菌也有一定程度的相似性,发现细菌也不一定就需要抗菌药物治疗。其中,耐甲氧西林凝固酶阴性葡萄球菌(methicillin resistant coagulase negative staphylococcus, MRCNS)和万古霉素耐药肠球菌(vancomycin-resistant enterococcus, VRE)分离率高,但真正导致肺炎的情况少见,故目前不推荐做药敏试验。MRSA 的致病力也普遍降低,是呼吸道定植菌中最主要的阳性球菌。

5. 痰真菌阳性的价值 痰培养发现白念珠菌并不少见,但其致病力低,大部分为定植菌,故常规情况下不做药敏试验,是否治疗也需结合临床特点。相对而言,曲霉的致病力较强,若连续发现菌丝,无论肺内病灶是否有曲霉感染的特点,均必须行抗真菌治疗。

四、白细胞和中性粒细胞计数升高或降低

1. 感染 VAP 中,革兰阳性球菌多通过侵袭力致病,故可引起 WBC 和 N 升高;革兰阴性杆菌主要通过内毒素致病,内毒素引起 WBC 和 N 降低,而炎症反应则引起 WBC 和 N 升高,故最终结果可以是升高、正常或降低。其他部位的感染也有类似表现。在肺内或肺外真菌感染中,由于真菌的致病力低,WBC 和 N 多变化不大或轻度升高。在病毒感染、非典型病原体感染中,WBC 和 N 多正常,淋巴细胞计数(L)降低。

2. 非感染 在上述引起高热的非感染性疾病,如输液反应、药物热、成人 Still 病,WBC 和 N 几乎皆升高。在各种导管导致的异物反应中,WBC 和 N 也常有所升高。

3. 激素应用 在 MV 患者中,经常应用激素,而后者可导致 WBC 和 N 升高,容易和感染混淆,但合理分析其特点,鉴别也不困难。激素作用的特点是 WBC 和 N 逐渐升高,数日后有所下降。若持续存在较大幅度升高,则合并感染的可能性大;随着激素用量下降,WBC 和 N 下降,若仍持续升高,则合并感染的可能性大。反之,在应用激素过程中,WBC 和 N 下降则是感染好转的表现。

五、炎症指标和感染指标的综合评价

除 WBC 和 N 外,还有多项与炎症密切相关的指标,合理分析、组合、评价有重要价值。

1. 急性反应指标 主要是 WBC 和 N、CRP、血清淀粉样蛋白 A(serum amyloid A, SAA)。任何类型的炎症反应,包括急性感染、创伤、非感染性炎

症皆可升高。鉴于CRP(在反映炎症方面,高敏C反应蛋白-hCRP与CRP价值相同,不再单独列出)与SAA价值基本相同,且前者广泛应用,后者应用较少,故不推荐后者。部分急性感染表现为WBC下降,主要见于革兰阴性杆菌感染、病毒感染。当然TNF-α、IL等炎症介质和细胞因子(目前应用较多的是IL-6)是更敏感的指标,但半衰期太短、检查费用较高、影响因素较多,不推荐作为主要指标。

2. *亚急性或慢性反应指标* 主要是ESR和铁蛋白。在重症炎症患者、急性炎症慢性化的过程中、慢性炎症反应常明显升高,与是否感染无直接关系;ESR升高也可以是白球蛋白比例倒置的表现,需注意鉴别;若L下降、乳酸脱氢酶明显升高常常是严重感染的表现,特别是革兰阴性杆菌感染和病毒性感染。

3. *过敏性炎症反应或寄生虫感染的指标* 主要是嗜酸性粒细胞(E)和抗体E(IgE),前者变化较快,后者升高慢,下降更慢。

4. *微循环损伤的指标* 主要是D-二聚体、纤维蛋白降解产物(fibrinogen degradation products, FDP)、纤维蛋白原(fibrinogen, FIB)、血小板(platelet, PLT)等。在急性、重症炎症反应中,常有FIB、PLT的反应性或应激性升高。若有严重微循环障碍,常同时有D-二聚体、FDP的明显升高;成人Still病不升高或仅轻微升高。动态随访价值更大,重症感染早期,FIB、PLT明显升高,D-二聚体、FDP基本正常或轻度升高;FIB、PLT下降(仍较正常值高),D-二聚体、FDP明显升高则是感染明显加重或早期弥漫性血管内凝血(disseminated intravascular coagulation, DIC)的表现;FIB、PLT下降,D-二聚体、FDP升高不明显是感染好转的表现,其中前者主要是应激反应缓解、消耗的FIB和PLT尚未恢复的表现,后者则是微循环改善的表现。

5. *感染性指标* 除病原菌涂片、培养等检查外,主要是降钙素原(procalcitonin, PCT)、结核杆菌斑点试验(tuberculosis spot test, T-SPOT)、隐球菌乳胶凝集或荚膜试验、G试验、GM试验。这些指标对判断感染、感染类型、感染严重度的价值较大。PCT升高,常提示细菌感染,且升高越明显,感染越严重。但在VAP患者中,PCT的特异性下降,而在有些非感染或轻度感染患者中,PCT可显著升高(事实上PCT显著升高多是非感染因素所致),需结合患者的整体情况综合判断。T-SPOT对结核杆菌感染有一定的辅助诊断价值,其中阴性对排除结核诊断的价值更高。后三种检查针对真菌,其中隐球菌乳胶凝集试验特异性较高,GM试验的误差较大,G试验的特异性非常差。

将上述几类指标有机组合对感染、非感染性炎症的鉴别诊断,感染类型的判断,感染或炎症严重度的评价有重要价值。

第四节　机械通气患者的发热

健康人在体温调节中枢的调控下,机体的产热和散热过程保持动态平衡。在致热源作用下、体温调节中枢功能障碍或皮肤散热功能障碍时,产热增加,而散热不能相应增加或散热减少,将出现体温升高,称为发热。

人体正常体温平均在36～37℃之间(腋窝),37.3～38℃是低热,38.1～39℃是中等度热,高热是39.1～41℃,超高热在41℃以上。

(一) 体温调节 温度感受器接受体内、外环境温度的刺激,通过体温调节中枢引起内分泌腺、骨骼肌、皮肤血管和汗腺等组织器官活动的改变,从而调整机体的产热和散热过程,使体温保持在相对恒定的水平。

人体的体温调节(thermoregulation)是自动控制系统,控制的最终目标是使核心温度稳定,以心、肺为代表。而机体的内、外环境在不断变化,许多因素会干扰深部温度的稳定,此时通过反馈系统将干扰信息传递给体温调节中枢,经过整合,再调整受控系统的活动,主要引起内分泌腺、骨骼肌、皮肤血管及汗腺等组织器官活动的改变,从而调节机体的产热和散热过程,使体温保持相对恒定。

(二) 发热类型

1. *稽留热* 体温恒定维持在39～40℃或以上的高水平,达数日或数周,24 h内体温波动范围不超过1℃。常见于大叶性肺炎、斑疹伤寒及伤寒高热期。

2. *弛张热* 体温常在39℃以上,波动幅度大,24 h内波动范围超过2℃,但都在正常水平以上。

常见于败血症、风湿热、重症肺结核及化脓性炎症等。

3. 间歇热　体温骤升至高峰后持续数小时，又迅速降至正常水平，无热期(间歇期)可持续 1 日至数日，如此高热期与无热期反复交替出现。常见于疟疾、急性肾盂肾炎等。

4. 波状热　体温逐渐上升至 39℃或以上，数日后又逐渐下降至正常水平，持续数日后又逐渐升高，如此反复多次。常见于布氏杆菌病。

5. 回归热　体温急剧上升至 39℃或以上，持续数日后又骤然下降至正常水平。高热期与无热期各持续若干日后规律性交替一次。可见于回归热、霍奇金病等。

6. 不规则热　发热的体温曲线无一定规律，可见于结核病、风湿热、支气管肺炎、渗出性胸膜炎等。

此为经典热型；由于 ICU 或 MV 患者，干预因素过多，发热原因复杂，很少见到，供参考。

(三) 致热原性细胞因子　大多数发热是由炎症因子引起，适当了解是必要的。

1. 炎症性发热　感染性炎症或非感染性炎症引起巨噬细胞、单核细胞、淋巴细胞、纤维母细胞、上皮细胞及内皮细胞释放促炎性细胞因子，如 IL－1α、IL－1β、IL－4、IL－6 及 TNF－α，导致发热。

2. 肿瘤性发热　由肿瘤细胞本身产生内源性致热因子所致，肿瘤迅速生长，瘤组织相对缺血、缺氧，引起瘤组织坏死，释放 TNF，可分为 TNF－α 和 TNF－β，均有致热性。TNF 可能通过前列腺素 E_2 致热，也可能诱导产生 IL－1、IL－6，TNF、IL－1 和 IL－6，均为内源性致热原。肿瘤的发热过程是受细胞因子为枢纽的免疫调控机制介导，与炎症性发热高度一致，但两者的过程是否一致并不完全清楚。

上述介绍显示，感染性炎症和非感染性炎症(甚至肿瘤)发热的机制高度一致，摆脱发热即为感染的习惯性思维是必要的，尤其是对于复杂的 MV 患者。

(四) 发热的病因分类　发热有多种分类方法，本书根据是否为感染所致，分为感染性发热和非感染性发热。

1. 非感染性发热　大体可分为一般非感染性发热和感染相关性发热(即与感染或感染治疗有关，但不是感染本身所致)。前者如外科手术、创伤、介入治疗、消化道出血等引起的发热，其特点是中低热为主，个别高热，如介入治疗后；后者如输液反应，药物热，成人 Still 病，各种静脉、气管、胸腔、腹腔、头颅放置导管引起的异物反应，可以是高热，也可以是中低热，其中各种导管引起的异物反应以低热为主。

值得注意的是，感染容易诱发或加重风湿病或血管炎，且该类患者的发病率并不低，尤其是青年或中年女性患者。

2. 感染性发热　常见于 HAP、导管相关性感染、上呼吸道病毒感染及其他部位的感染。

(五) 医院内高热　主要见于导管相关性感染、药物热、病毒感染(可分为单纯病毒感染和引起间质性肺炎的病毒感染两种基本类型)、成人 Still 病、早发性 HAP。晚发性 HAP 患者极少有高热；或者说，该类患者出现高热，应考虑其他并发症的可能，而不是肺炎本身。几种常见导致高热且容易与 VAP 混淆而误诊的疾病简述如下。

1. 急性呼吸道病毒感染　主要包括普通病毒感染(常见于流感病毒和目前流行的新冠病毒)和免疫抑制患者的病毒感染。前者又分为两种情况：① 一般病毒感染，主要是流感或新冠病毒感染，以高热为主要表现，持续时间较短，可出现全身中毒症状，WBC 不高。② 病毒感染引起的间质性肺炎，其特点主要是在高热的过程中逐渐出现进行性气急和低氧血症，咳嗽常不明显(合并气管支气管炎除外)，影像学表现为急性肺间质渗出，WBC 不高，常有 L 下降。免疫抑制患者的病毒感染以巨细胞病毒多见，容易导致重症间质性肺炎，临床表现和实验室检查结果与普通病毒感染相似。一般病毒感染可在 VAP 或非 VAP 肺内病灶的基础上发生，且常因后者而忽视病毒感染；在病毒感染过程中，容易继发细菌感染，常见急性支气管炎，少部分为急性支气管肺炎。由于治疗差别巨大，鉴别是必要的，根据临床特点和生物学特性分析，鉴别并不困难。

2. 导管相关性感染　主要见于各种深静脉留置导管。静脉导管植入是导致医院内感染的常见外在因素，有两个发病高峰，一是插管后的 1～2 日，多因消毒不严所致，二是插管后 2 周左右，感染发生率随插管时间延长而增加。常以高热、寒战起病；WBC、CRP、PCT 多明显升高，部分 WBC 下降，出现幼稚中性粒细胞；若持续时间较长，容易出现脓毒症休克(感染性休克)、微循环障碍、MODS、其他部位感染灶等。多与 VAP 或非感染肺部病灶并存，常因后者而忽视导管相关性感染的存在。不同位置的置管，病原体差别较大，上腔静脉以凝固酶阴性葡萄球菌、白念珠菌为主，下腔静脉则以肠杆菌科细菌为主，这与皮肤病原菌的分布特点一致。若长时间住院，患者皮肤可出现 ICU 内的优势定植菌，抗感染用药应兼顾可能的病原菌。处理原则为即刻查血培养;拔除或更换导管,进行导管和血培养,尽可能进行皮肤表面的细菌、真菌培养或涂片。结合目前的病原菌情况,尽早给予抗菌药物治疗。

3. 早发性 HAP　根据发病时间,HAP 大体可分为早发性和晚发性两种基本类型。前者特点与 CAP 的表现差不多,多见于外科术后患者。其中,消化道手术多为肺炎克雷伯杆菌或其他肠杆菌科感染,以大叶性肺炎为主要表现。

4. 成人 Still 病　多为高热,以弛张热为主,常于1～2周后消退,然后反复发作;全身中毒症状不明显或退热后一般情况好;容易出现反复多发性、多形性皮疹;可逆性关节症状;淋巴结肿大;WBC、N、CRP、ESR 明显升高,PCT 正常,G 试验、GM 试验阴性;用地塞米松 5 mg 后,体温降至正常,并持续较长时间(常超过 24 h)。典型病例并不多见,其主要特点是高热,一般情况较好,WBC、N、CRP、ESR 升高,PCT 正常;各种抗感染药物治疗无效;对激素特别敏感,且激素退热时间持续较长。

5. 药物热　绝大多数见于静脉用药,其特点为寒战、高热,不用药时体温较低,输液后体温明显升高,一般情况相对较好;WBC、N、CRP 明显升高;ESR 升高,PCT 不高或呈下降趋势,G 试验、GM 试验阴性等。常与轻度 VAP 或其他肺内异常病灶并存,且常因重视肺感染或误诊的肺感染而忽视药物热的诊断和治疗。

处理原则为停药,且一般不少于 3 日。停药后体温逐渐下降,约 3 日降至正常。还有一类药物热,即用药初期不发热,用药过程中或停药后发热,常伴有皮疹,为典型变态反应;此时不仅需要停药,还需加用激素治疗。

6. 输液反应　特点是输液时发热,体温迅速升高,伴寒战;停输液后体温迅速降至正常。处理原则为立即停止输液,迅速加用激素和其他抗过敏药物。

7. 中枢性高热　由下丘脑或脑干病变所导致的一种非感染性高热。在发热早期,体温可骤然升至 39℃以上,多呈稽留热,无寒战,可有体温分布不均匀,四肢皮温不高,头部和躯干温度高,皮肤干燥、无汗等表现。因此,中枢热见于颅内器质性疾病患者,以脑血管病、脑外伤及脑部手术较常见,也可见于脑部肿瘤、癫痫、酒精戒断及急性高颅压等,相对比较容易诊断。以治疗原发病和物理降温为主要治疗措施。中等度发热和低热一般不考虑中枢性发热。

(六) 单纯皮肤散热障碍　长期被错误解读,是指非体内外刺激源或体温调节异常所致的发热,见于原发疾病治疗过程中或治疗结束后,故该类发热可单独存在或与原发炎症性疾病等并存。主要特点是原发疾病明显好转或痊愈后,抑或脑病疾病稳定后,出现发热或体温升高,患者一般情况好,可为低热、中等度热或高热;皮肤干燥,穿衣多或盖被褥时发热明显,冷风吹、冷水冲洗或采用冰袋等物理手段后快速降温;炎症标记物正常或较既往明显下降,骨髓穿刺、活检或其他发热原因检查,皆未发现异常或无特异性异常。因此,真正充分掌握生理学、生物学的知识和规律将容易对其进行鉴别。但由于缺乏相应知识,而 ICU 或 MV 患者常有多种肺内外病灶,所以易发生误诊。

第五节　机械通气相关性肺炎的诊断

由于出发点和目标不同,VAP 诊断标准差异较大。若为控制耐药菌传播,在气管插管或切开患者中,只要气管吸出物出现病原菌,特别是易耐药菌或高耐药菌株,即使临床尚未明确为肺炎,就应按 VAP 采取控制措施。若为统计或比较发病率,则诊断标准应严格,且在较长时间内相对稳定,适用于各种患者,能使监控人员、临床医生等根据临床表现和实验室检查做出诊断。若为治疗目的,则诊断标准应有高度特异性。诊断肺炎的"金标准"是肺组织出现病理学改变,组织标本发现或培养分离到占优势地位的病原体,且病原体与病理学变化一致;或影像学确认肺脓肿,穿刺物培养分离到病原体,且病原体与病理学变化一致。由于肺组织标本难以获取,至少难以在肺炎发病早期获取,而经验性抗感染治疗或其他治疗常影响微生物的分离,甚至是组织学表现,故多数情况下追求"金标准"对治疗的价值不大。所谓"影像学诊断的肺脓肿"一般通过床旁摄片获得,敏感度低,故应首选胸部 CT 检查,但需要搬动和运送患者,实施难度相对较大。根据人工气道和 MV 的生理学特点,以及病原体的生物学特性进行分析，对诊断和治疗皆是必要的。

一、临床诊断

一般推荐的临床诊断标准：发热、WBC升高或降低、脓性气道分泌物3项中具备2项，加上X线胸片或CT检查显示肺部浸润性病变。该标准的敏感性高，特异性低。即使上述3项临床标准和影像学异常同时存在，特异性仍低于50%，难以为ICU医生接受。尽管如此，临床表现仍是诊断VAP的基础，而且普遍认为重视临床诊断，而不是等待或依靠病原学诊断选择抗感染药物，才可能有效改善VAP患者的预后。有学者在上述4项标准的基础上，增加氧合指数(OI)、痰培养或涂片所见，共6项指标，并根据变化幅度设计出临床肺部感染评分(clinical pulmonary infection score，CPIS)(表10-1)。与侵袭性技术——支气管肺泡灌洗定量培养结果比较，多指标综合判断可使VAP临床诊断的准确性明显提高。其中，OI在ARDS等肺实质疾病合并VAP时失去诊断价值；以吸引次数界定气管分泌物的量，人为影响大。因此，各种新标准出现后，仍需要进行合理的生理学和生物学分析。

表10-1　临床肺部感染评分

指　标	分　级	评　分
体温(℃)	36.5～38.4	0
	38.5～39.0	1
	<36.5或>39.0	2
白细胞	4.0～11.0	0
($\times10^9$/L)	<4.0或>11.0	1
带状核	≥500	+1
气管分泌物	<14次/24 h吸引	0
	≥14次/24 h吸引	1
	脓性分泌物	+1
氧合指数	>240或ARDS	0
	<240或未证明ARDS	2
X线片	无肺浸润	0
	弥漫性(或片状)浸润	1
	局部浸润	2
气管分泌物	无病原菌生长	0
	病原菌生长	1
	革兰染色见细菌	+1

临床肺部感染评分(CPIS)>6分符合VAP诊断

二、X线诊断

用X线胸片诊断VAP的敏感性高、特异性低，受上述许多非感染疾病或胸腔疾病的影响，因此若不能充分理解MV特性，直接判断浸润影为肺感染性病变是不合适的。

VAP的X线误诊导致的过度诊断普遍存在，并由此引起昂贵的过度治疗，但缺乏客观的统计学依据，仅仅是理论上和临床经验上的判断。尽管如此，由于床旁胸部X线检查的易操作性和肺部病变的高发现率，X线胸片对VAP的诊断仍是必要的。

若MV患者出现脓性气道分泌物而X线检查阴性，多是化脓性气管支气管炎的指征，而非VAP，但也可能是VAP的早期表现。

三、病原学诊断

临床诊断和X线诊断VAP的特异性皆较低，“理论上”需联合其他诊断方法(主要是病原学检查)以提高特异性；从抗感染治疗的角度出发，VAP亦需要特异性的病原学诊断。由于多数从事微生物研究和临床肺感染研究的医生缺乏呼吸生理学和MV知识，可靠的无菌检查技术有较多欠缺，所以肺炎的病原学诊断有较大问题，总体上对临床治疗的指导价值有限，但ICU少见病原体的价值较高，尤其是近几年兴起的宏基因组二代测序(metagenomic next-generation sequencing，mNGS)检查。

1. *病原学诊断的临床价值*　无论是CAP还是HAP，迅速确定感染的病原体，选择合理的抗感染药物治疗，避免滥用多种药物或广谱抗感染药物联合治疗，改善因不懂呼吸生理和MV知识而采用的“覆盖所有可疑病原体”的所谓“经验性治疗”，最大限度地减少病原体耐药，是VAP临床处理的基本原则和理想目标。但是，恰当或合理的抗感染药物治疗仅在一种或多种特异性病原体被确诊的情况下才有可能。有报道显示，借助支气管镜侵袭性诊断，有43%的患者更改了初始抗感染药物治疗，其中27%的初始治疗属于无效治疗，9%为不合理治疗，7%不需要抗感染治疗。在MV患者中，应用防污染样本毛刷采样诊断下呼吸道甲氧西林敏感金黄色葡萄球菌(methicillin-sensitive staphylococcus aureus，MSSA)和MRSA感染的研究显示，所有MRSA感染者先期均接受过抗感染药物治疗，而MSSA感染者仅有26%。

2. *经验性治疗的临床价值* 理论上准确的病原学结果对诊断VAP是必要的,但实际操作上存在困难,主要有病原学诊断的假阴性(包括早期抗感染药物治疗者)、治疗延误对预后的影响、侵袭性诊断技术本身的可靠性(如标准化与重复性)和诊断标准(细菌浓度阈值等)、操作风险,以及医疗费用支出增加等。研究显示,初始经验性治疗是否合适(以后来获得的病原微生物及其药敏测试结果与初始治疗方案对照,有一种抗感染药物敏感即为合适)是决定真正VAP(注意不是根据目前指南推荐的有较高假阳性率的标准)病死率的最重要因素,而非病原菌培养阳性或阴性。对侵袭性诊断技术而言,细菌阴性者停用抗菌药物可以获得生态学(减少耐药菌)和经济学效益;若以病死率为终点,只要临床诊断的可靠性超过50%,侵袭性诊断的敏感性低于80%,经验性治疗的病死率为50%,而不治疗的病死率可高达100%,也就是说侵袭性诊断技术即使改变了治疗,也不能降低病死率。值得注意的是,这些研究皆无有效肺泡-支气管-气管引流的实施,有严重缺陷。

3. *侵袭性诊断技术的价值* 上述围绕VAP病原学诊断价值的争议焦点不是诊断本身,而是侵袭诊断技术的应用价值和临床指征。支持者强调侵袭性诊断技术具有很高的特异性,在VAP诊断中应尽可能采用,但也同意尽快完成侵袭性技术的同时,立即对危重患者开始经验性抗感染药物治疗。反对者主张在VAP患者中可以采用较简单的采样技术,如气管内吸引物做病原学检查,而不需要普遍应用侵袭性技术,但赞同在免疫受损、初始经验治疗无效的病例中采用侵袭性诊断技术,并且认为侵袭性诊断结果可能有助于指导抗感染治疗的过程。

4. *病原学诊断的采样技术* 主要有气管内吸引、支气管肺泡灌洗(bronchial alveolar lavage, BAL)、防污染样本刷(protected specimen brush, PSB)及盲式微侵袭性操作等。

(1) 气管内吸引:气管内吸引分泌物定量或半定量培养常被用来代替侵袭性诊断技术。其结果随细菌负荷量、人工气道建立的早晚、通气时间长短、有无先期抗菌治疗等而异,总体诊断的敏感性和特异性差异较大,其中敏感性相对较高(38%~100%),特异性可以很低(14%~100%)。文献报道的阳性诊断,即细菌浓度为10^5~10^6 cfu/mL不等。在长时间MV患者中,定植菌出现的机会明显增多,定植菌的负荷增加,故诊断的特异性降低。严格讲,该类培养较多情况下不是下呼吸道分泌物培养,而是人工气道导管或气管定植菌的培养。同时进行分泌物的涂片和培养或mNGS检查,可能有助于提高VAP诊断的准确性。

(2) 支气管肺泡灌洗:在不同研究中,BAL定量培养诊断的敏感性和特异性也差异较大,前者为42%~93%(平均73%),后者为45%~100%(平均82%)。其结果除受研究对象、先期抗菌药物治疗的影响外,还与定量培养的阳性标准有关。与气管内吸引不同,通常以10^4 cfu/mL划定为阳性,但文献中报道的标准差异较大,10^3~10^5 cfu/mL不等。有研究报道显示,BAL对细胞内病原体诊断的特异性高,可达89%~100%。在肺炎急性期患者中,应用BAL是安全的,主要风险是氧合降低,但注意规范操作,实际风险是可控的。

(3) 防污染样本刷:诊断的敏感性为33%~100%(中位数为67%),特异性为50%~100%(中位数为95%)。PSB采样技术未标准化,多数研究报告未说明标本的性状、采样前是否经过支气管吸引并清除分泌物。有1篇报道进行了可重复性研究,结果显示有5%的病例单次采样可能导致假阳性或假阴性。总体倾向性意见是PSB诊断VAP特异性更高、敏感性较低,除支气管镜检查的风险外,PSB是否增加额外风险并不清楚。但随着临床应用的增加,其问题也逐渐显现,对临床治疗的指导价值也有所降低。

(4) 盲式微侵袭性操作:包括3种基本技术。①盲式支气管采样(blinded bronchial sampling, BBS),即将吸引导管盲插送至远端支气管,吸引分泌物而不灌注液体。该技术敏感性和特异性均可达74%~97%。②微量BAL(miniBAL),即以长度50 cm、灭菌、单鞘、带塞的套筒式导管盲法插入支气管,灌注液量20~150 mL,吸引采集回收液。该技术诊断的敏感性为66%~100%,特异性为66%~99%。③盲式PSB采样(blinded sampling with PSB, BPSB),即以防污染样本毛刷盲检而不用支气管镜,故与PSB的直视下操作不同。诊断的敏感性为58%~86%,特异性为71%~100%,与BAL和PSB相似,且更方便、经济,风险可能低于支气管镜检查,但主要问题同样是缺乏标准化。随着临床应用的增加,其问题也同样显现,指导价值也有所降低。

(5) 血液和胸液培养:应常规血培养,要求从机体的两个部位同时抽血，充分皮肤消毒，每处采血量不少于 10 mL，以提高阳性率，减少皮肤寄生菌的污染机会；若分离出皮肤寄生菌，如凝固酶阴性葡萄球菌或棒状杆菌，则诊断价值不大。胸腔穿刺视实际情况而定，若有足够胸腔积液，应尽可能行诊断性穿刺。

5. *mNGS 的应用*　可以用于 MV 患者的各种分泌物或体液检查，但主要用于 BAL 和气道内吸引的分泌物检查；在某些情况下，如可疑病菌感染，则血液检查价值更大。由于病原菌的高定植率，对保护性无菌采样有更高要求；加之无药敏试验，对常见病原体的诊断价值有限，对 ICU 内少见或罕见病原体感染有更高的诊断价值。mNGS 宜与常规病原微生物培养联合应用。

6. *早发性和晚发性 HAP*　HAP 发生早晚的分类较混乱，有学者分为早、晚两种情况，有学者则分为早、中、晚三种情况，人为因素强，但结合其他因素对推断可能致病菌仍有价值。

(1) 早发性 HAP：一般指发生于住院后 5 日内，其感染的病原菌和临床表现与 CAP 相似，外科术后更多见，尤其是消化道手术后，肺炎克雷伯杆菌和其他肠杆菌科细菌(如大肠埃希菌)引发的大叶性肺炎或支气管肺炎多见，且病原菌为 ESBL 的可能性较大。

(2) 晚发性 HAP：即住院≥5 日发生者，其病原体的特点为高耐药性、低致病力，临床或实验室常过分强调病原体的耐药性，但忽视致病力的显著下降，故特别容易滥用抗生素，而忽视非抗菌药物治疗手段的实施。由于致病力降低，临床表现较轻且不典型，患者早期多表现为食欲下降、精神差、心跳呼吸加快，一般表现为咳嗽更频繁，痰量增多或变黄，肺内出现湿啰音，多为中低热，极少高热，影像学表现轻，以小片状渗出影为主，WBC、N 正常或轻度升高，CRP 轻、中度升高，PCT 轻度升高或正常。

两种类型肺炎的特点不同，适当划分对经验性抗感染药物治疗、呼吸系统的引流、支持治疗都有指导作用。

第六节　机械通气相关性肺炎的治疗策略

针对 VAP 诊断中的问题，治疗时应首先考虑诊断是否正确，而诊断是否正确不能仅靠临床表现和几种检查结果的组合，而是基于呼吸生理知识、人工气道和 MV 的特点、病原体的生物学特性综合分析后得出的结论，不精通 MV 而诊断和治疗 VAP 是有明显欠缺的。在此基础上，还要明确第一诊断，以及并发症和合并症(MV 患者多见)，重视疾病的动态变化。确诊或拟诊 VAP 后，强调抗感染药物的经验治疗不是抗感染药物的“堆积或广覆盖”，而是基于合理分析后的用药，并且处理主要和直接诱发因素，充分应用非药物治疗手段，重视抗感染药物的改用和停用策略。

一、常 规 治 疗

常规治疗是针对所有或绝大多数 VAP 患者的共性治疗。

1. *改善呼吸系统引流*　是大部分 VAP 治疗的核心，强调肺泡-支气管-气管的全程引流，加强被动引流，促进主动引流的恢复。VAP 主要是肺泡内感染，咳痰或吸痰仅能解决气管内问题，对治疗 VAP 是远远不足的(详见第四十一章)。

2. *支持治疗*　首先是基本状况的改善，包括纠正或明显改善低蛋白血症和贫血；维持内环境稳定，包括水、电解质和酸碱平衡、血糖浓度稳定，避免脱水和水肿；维持钾、镁离子浓度在正常中等水平或偏上，而不是在正常低限水平；钠在正常低限水平，而不是高限水平，尤其是高龄患者；pH 应正常或偏酸，尽可能避免或纠正碱血症；血糖浓度可维持在正常水平，但允许危重患者维持在 5～10 mmol/L。在纠正上述问题的基础上，可适当应用提高免疫功能的药物，如丙种球蛋白、胸腺肽类制剂，但避免出现白球蛋白比例倒置(详见第三十九章第十节)。

3. *及早改善危重患者的低血流灌注*　改善低灌注是治疗的核心之一，应根据情况选择晶体(氯化钠、碳酸氢钠、林格液)和胶体(白蛋白、血浆、羟乙基淀粉等)，并注意水、晶体、胶体的合理搭配。危重症患者的应激反应容易导致高钠、高氯血症，故强调维持适当胶体，控制晶体，相对自由进水。液体复苏一般需达下述目标：中心静脉压(CVP)8～12 mmHg，平均动脉压(MAP)≥65 mmHg，尿量>0.5 mL/(kg·h)，中心静脉血氧饱和度(central venous oxygen satuation, $ScvO_2$)>70%。但这些目标要注意适当分析,符合生理学特点(详见第三十九章第十节)。

4. *尽可能避免或减少误吸* 强调进食的规律性,避免吸痰前进食,进食后抬高床垫,维持 30°~45°的体位,必要时应用十二指肠管或空肠管,适当应用胃肠动力药,控制镇静剂和肌松剂的用量。

5. *改善肺底淤血* 除加强翻身、拍背外,应用适当大 VT(小 VT 保护性通气除外)治疗,与改善肺泡引流是一致的。

6. *抗感染药物的合理应用* 由于在 VAP 患者中很难获得可靠的病原菌,即使能选择少数敏感性和特异性较高的诊断手段也需要一定时间,因此经验性用药仍是主要方法。

(1) 客观评价经验性抗菌药物治疗:在实际临床操作中,经验性抗生素治疗经常被冠以"广覆盖"治疗,经常听到有人说:"能用的抗生素都用了,就是无效。"从上述分析可以看出,是欠缺呼吸生理和机械通气知识、对临床情况不能合理分析或正确判断的表现。较多情况下,患者初始病情加重,不是肺感染问题,或者肺感染仅为次要问题、继发问题。

1) 合适的经验治疗:应该是对疾病和 MV 进行合理的生理学分析、对病原体或可能的病原体进行合理的生物学分析后,结合下述因素,选择治疗方案和治疗药物。这些因素包括① 发病时间、先期抗菌药物的种类和治疗情况、器械和环境污染情况、ICU 内的流行菌株;② 当地所在医院、所在 ICU 的耐药情况;③ 基础疾病或影响抗菌治疗的因素,如肝肾功能、肥胖、极度消瘦等;④ 其他侵袭性检查或治疗手段;⑤ 患者的一般状况和免疫状态;⑥ 呼吸系统引流情况。强调选择真正有效的抗感染药物,不仅要体外敏感度高,还要感染肺区的药代动力学好,兼顾药代动力学/药效动力学(pharmacokinetics/pharmacodynamics, PK/PD)的综合优势。

2) 抗感染药物的应用时间:主要包括初始应用时间、有效治疗时间。临床上经常有类似的语言,"用头孢他啶 10 日还是不退热,怎么办?"这实质上是错误治疗,若抗细菌治疗有效,则约 24 h 出现临床症状的改善(首先是体温下降),起效时间较慢者也不过 48~72 h;若仍无改善,应判断为治疗无效,需更换治疗方案和药物;若治疗有效,则 1 周(5~7 日)治疗方案合适;对部分难以清除的病原菌,如铜绿假单胞菌,2 周治疗方案(10~14 日)是合适的;对表现为肺脓肿的患者需延长治疗时间,无必要也不应该治疗至肺内病灶完全吸收,因为抗感染药物治疗病原菌,不是治疗病灶。多数情况下,病灶吸收远比病原菌清除慢得多。对于高危真菌感染患者,尽可能预防用药,疗程一般 5~7 日;若已经临床诊断或确诊侵袭性真菌感染,则需正规治疗性用药,疗程比细菌治疗长得多,可参考目前的指南或共识。

3) 其他注意事项:无论是经验性还是针对性抗感染药物治疗,皆强调首选低诱导耐药的药物,大部分情况下以 β-内酰胺类抗生素加酶抑制剂为主,并注意抗菌药物的策略性轮换。若选择碳青霉烯类药物,应根据治疗反应及早换药或停药;长时间用药容易诱导出高度耐药菌。在多种药物无效或不敏感的情况下,强调非药物治疗手段,即营养状态、内环境的改善和肺泡-支气管-气管的全程引流是主要治疗手段。

(2) MDR 或 PDR 感染的治疗:以非药物治疗(主要是呼吸系统的全程引流和维持内环境稳定)和适当停用抗生素策略为主,可以选择的药物治疗方法包括① 根据最低抑菌浓度(minimum inhibitory concentration, MIC),寻找可以达到 PK/PD 目标值的有效药物和用药方案,包括剂量和给药间隔;② 选择 MIC 尚不太高(如在中介范围)的两种药物进行联合药敏试验,选择有效的用药组合;③ 氨曲南对铜绿假单胞菌的金属酶比较稳定,舒巴坦对不动杆菌有一定的抗菌活性,可结合药敏试验结果进行选择;④ 黏菌素或多黏菌素对 PDR 仍然比较敏感,毒副作用尚可接受,主要根据患者的肝肾功能状态应用;⑤ 其他可能有效的药物尚有替加环素、米诺环素、多西环素等。

(3) ESBL 菌感染的抗菌药物治疗:ESBL 是指能水解头孢噻肟、头孢他啶、头孢曲松(头孢三嗪)等第三代头孢菌素及氨曲南等单环类抗生素,并介导细菌对这些抗生素耐药的 β-内酰胺酶。基本特点为① 细菌一旦产生此酶,临床上对所有青霉素类、头孢菌素类和单酰胺类抗生素耐药;② 一旦产生将难以消除;③ 产 ESBL 的致病菌常有其他类抗生素的交叉耐药;④ 敏感抗菌药物主要有 β-内酰胺类/酶抑制剂复合制剂(主要是头孢哌酮/舒巴坦、哌拉西林/他唑巴坦等)和碳青霉烯类、氨基糖苷类、头霉素类、新氟喹诺酮类抗生素。

(4) MRSA 的抗菌药物治疗:MRSA 对全部

β-内酰胺类抗生素耐药，包括青霉素类、头孢菌素类、β-内酰胺类/酶抑制剂复合制剂、碳青霉烯类等；同时，对氨基糖苷类、大环内酯类等多重耐药；万古霉素曾是唯一有效的抗生素，目前常用的敏感药物还有替考拉宁、夫西地酸、利奈唑胺等，其他敏感药物有米诺环素、替加环素、利福平等。

二、重症肺炎缓解期的治疗原则

经过适当治疗，重症肺炎患者进入缓解期，病情明显改善而逐渐痊愈，但也有部分患者出现一系列内分泌、代谢功能的巨大变化，需采用不同的评价策略和治疗手段。首先是患者从分解代谢为主，转为合成代谢为主，对能量、蛋白质、钾、镁、水溶性维生素的需求明显增多，容易出现低蛋白血症、低钾血症和低镁血症，因此应及早加强支持治疗。其次，患者的应激状态解除，进入相对“衰竭状态”，免疫反应和炎症反应皆受到抑制，加之上述代谢变化，容易继发耐药细菌、真菌、病毒感染，故应在加强支持治疗的基础上，适当应用提高免疫功能的药物，如丙种球蛋白等，而对高危患者应预防性抗真菌治疗。

三、吸入性肺炎的防治

吸入性肺炎是吸入性综合征(aspiration syndrome，AS)的一种，主要包括感染性和化学性肺炎，两者并存多见，是MV患者的常见肺炎类型。老年人、危重患者、气管插管患者的误吸发生率高，吞咽功能障碍和咳嗽能力下降是主要高危因素，且有较高比例为“沉默性吸入”，即有吸入发生，但无吸入的临床表现，如呛咳。吸入性感染多为混合感染，致病菌主要包括革兰阳性球菌、革兰阴性杆菌和厌氧菌等。

(一) 预防措施

1. *基本要求*　规律进食，避免吸痰前进食，进食后抬高床垫，维持30°～45°体位，必要时应用十二指肠管或空肠管，适当应用胃肠动力药，控制镇静剂、麻醉剂和肌松剂的应用。

2. *正确鼻饲*　① 每次鼻饲前回抽胃液或十二指肠液，确保鼻饲管位置正确。② 管饲前将床头摇高30°～45°，每次管饲150～300 mL，保持床头高位1～2 h。③ 每隔4 h观察鼻饲管位置1次，同时检测胃内食物残留量，若＞150 mL应暂停管饲，还需听诊肠鸣音，判断胃肠蠕动情况。④ 气管切开或气管插管患者，管饲前应予以翻身、叩背、充分吸痰，避免鼻饲后30 min内深部吸痰，而吸痰时应保持胃管开放。⑤ 一旦发现误吸，立即停止管饲，让患者取右侧卧位，吸出口、鼻反流物，必要时用支气管镜协助清除误吸物。

(二) 治疗原则　为综合治疗。

1. *气管支气管吸引和灌洗*　一旦确定有明显吸入，及早用支气管镜充分吸引，并根据情况进行灌洗。及早充分吸引，可及时清除误吸物，迅速解除支气管阻塞，减轻化学因素对支气管黏膜和肺泡的损伤。一旦建立人工气道，还应反复吸引。

2. *适当应用抗感染药物*　药物选择应考虑：发生吸入的临床背景、病史、发生的肺炎种类(CAP、HAP、VAP)、痰涂片染色结果、下呼吸道分泌物需氧菌和厌氧菌的培养结果。起始经验治疗应覆盖厌氧菌和需氧菌。

3. *糖皮质激素的应用*　激素可有效减轻化学物质对肺泡和支气管的损伤，重症肺炎应静脉用药，强调大剂量、短疗程；一旦好转及早停药，疗程一般不超过3～5日。

4. *其他处理措施*　① 合理调整喂养途径：大部分患者胃管鼻饲即可；一般情况较差、反复吸入的患者应放置十二指肠管或空肠管；对于神经系统疾病引起吞咽和声门功能障碍者，建议胃造瘘；有严重胃、肠胀气者应通过鼻饲管引流。② 改善体位：保持抬高床头30°～45°；吞咽和声门功能障碍者应保持侧卧或半俯卧位。③ 清洁口腔：曾是国内外学者研究的热点，开发了多种药物，但实际效果有限，大部分情况下用清水清洁即可。经口插管者，口腔护理较困难，应特别注意。④ 调整通气：改善人机配合，有助于减少吸入。⑤ 支持治疗：维持内环境稳定，保障营养。

四、上叶肺炎的防治

常见于人工气道较细、呼吸频数的患者，具体机制见本章第三节。处理原则是更换较粗的导管，使之与患者气管匹配；调整MV，改善人机配合。随着上肺通气和引流的改善，肺感染自然好转。在此基础上适当应用抗感染药物。

五、肺背部、底部肺炎的防治

常见于呼吸较弱、VT较小或控制通气的患者，具体机制见本章第三节。治疗原则是使用大VT通气，并间断进行叹气样呼吸或高压力、高流量通气。在此基础上适当应用抗感染药物。

第七节　机械通气相关性肺炎的诊治病例分析

病　例　一

【病情介绍】

男,79 岁,反复咳嗽、气急 40 余年。曾行肺功能检查,诊断重度阻塞性通气功能障碍,舒张试验阴性,临床诊断为 COPD(极重度)。平时生活能力较差,室内活动为主。因受凉、感冒后再次急性发作,出现发热,咳少量黄痰,气喘迅速加重,意识淡漠。吸氧条件下,pH 7.13、PaO_2 85 mmHg、$PaCO_2$ 96 mmHg。胸片:双肺纹理增多、模糊(图 10－8A),诊断为 COPD 急性发作(AECOPD)、呼吸衰竭(Ⅱ型)。给予抗生素、激素、气道扩张剂等治疗,并用 BiPAP 呼吸机 NPPV,但病情继续加重,逐渐出现呼吸微弱,昏迷,$PaCO_2$显著升高,改经口气管插管 MV,并增加激素用量,病情迅速好转,神志转清,停机观察 2 h,$PaCO_2$在正常范围,然后拔管。当日夜间,病情再次加重,出现昏迷,$PaCO_2$ 又升至 100 mmHg 以上。经上述药物和 MV 治疗后很快好转,再次撤机、拔管。如此反复加重、好转,在 3 周时间内共撤机、拔管 3 次,后又给予第 4 次经口气管插管,先后应用哌拉西林/他唑巴坦、万古霉素、美罗培南、氟康唑等多种抗生素。患者反复出现严重人机对抗,需经常应用镇静剂和肌松剂,并逐渐出现 VAP 的表现,即低热、咳痰增多,胸片和 CT 检查显示双上肺渗出性改变(图 10－8B,图 10－9A),血 WBC、N 升高,痰培养最初为铜绿假单胞菌,后逐渐转为泛耐药鲍曼不动杆菌。诊断为 VAP,鲍曼不动杆菌感染。用头孢哌酮/舒巴坦等治疗,病情无改善。

【病情分析】

病情加重的主要原因:基础疾病诊断不正确,治疗不适当;VAP 存在,但主要致病因素判断不正确。

1. *基础病诊断错误*　应该为或主要为支气管哮喘,而非 COPD。

(1) 病史:① 短时间内迅速出现严重高碳酸血症,治疗后迅速好转;且反复多次发生,说明气道阻塞有较大程度的可逆性,符合哮喘的特点;与 COPD 的缓慢进展和逐渐好转不一致。② 单纯 COPD 出现严重高碳酸血症应该有严重肺气肿,或合并严重肺感染或其他合并症;患者无该方面表现,反而符合哮喘的特点。

(2) 影像学变化:无肺结构破坏(包括肺气肿)表现,初发病时双肺纹理明显增多,外带也较明显,心脏、横膈形态基本正常,符合哮喘特点;与重度 COPD 明显不一致。

(3) 流量波形图:流量曲线的下降支呈斜形下降,流量普遍降低,至下次吸气前仍未降至 0,符合哮喘周围气道阻塞的特点(图 10－10),但不符合 COPD 周围气道陷闭的变化(图 10－11)。

(4) 通气参数监测:主要监测减慢 RR 和应用 PEEP 后的参数变化。减慢 RR 后,Te 延长,VT 明显增大,峰压、平台压降低,符合哮喘周围气道阻塞

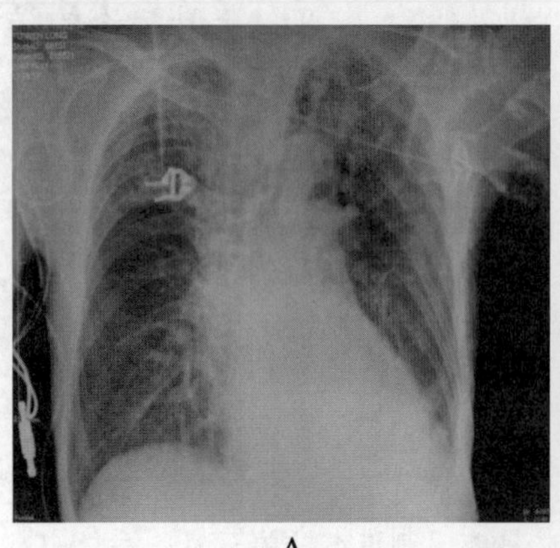

A

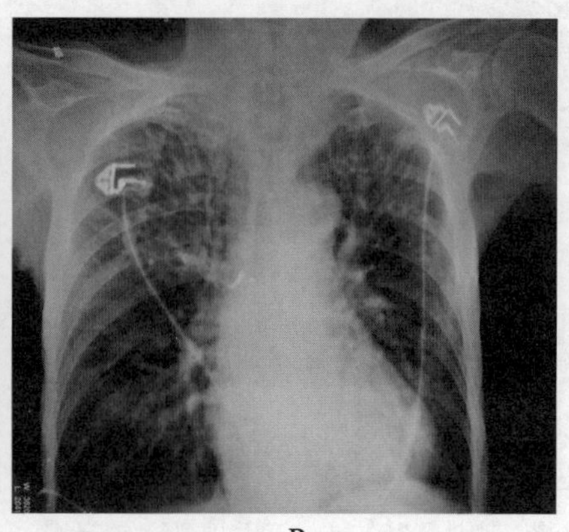

B

图 10－8　气管插管前后的 X 线胸片

A:入院时,双肺纹理增多、模糊;B:气管插管通气后,双上肺渗出、双下肺过度充气

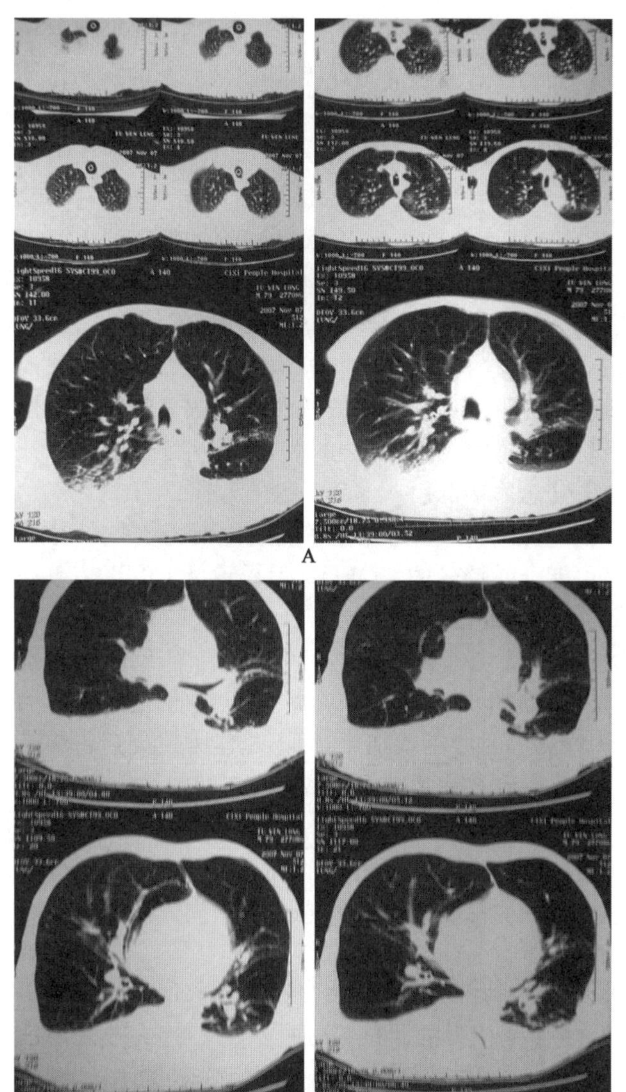

图 10-9 气管插管过程中的胸部 CT 片

A：双上肺渗出性病变(导管内径大约为气管内径的 1/4)；B：双下肺过度充气，双侧少量胸腔积液

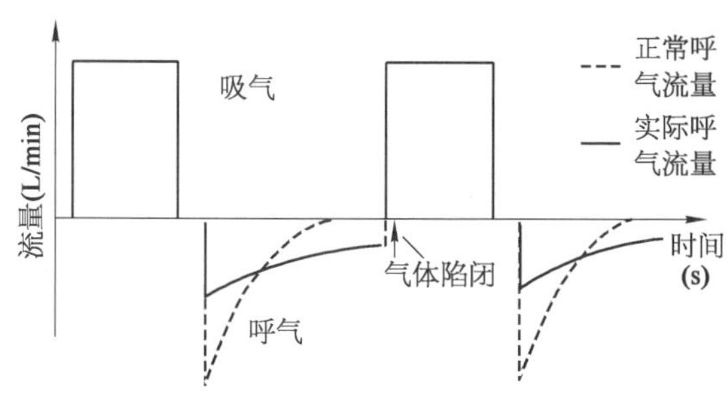

图 10-10 周围气道严重阻塞的流量曲线

呼气流量普遍下降，至下一次吸气时流量仍未降至 0

的特点，不符合 COPD 周围气道陷闭的变化。加 PEEP 后，VT 基本不变，峰压、平台压明显升高，也符合哮喘的特点，因为 PEEP 可扩张痉挛和水肿的气道，但作用有限，同时加重肺过度充气。

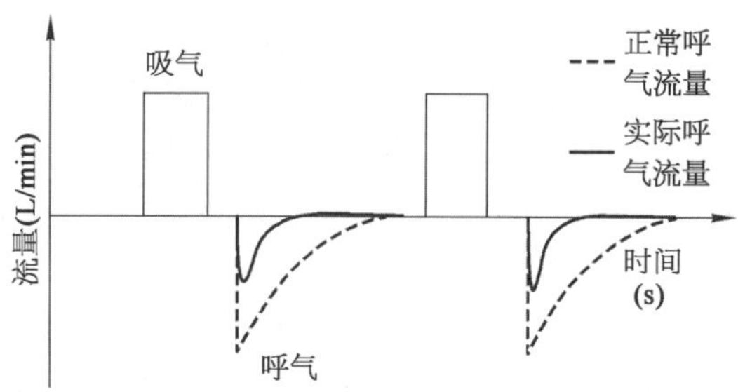

图 10-11 周围气道陷闭的流量曲线

呼气峰流量下降，流量曲线呈凹形改变，并迅速接近 0

(5) 激素治疗反应：非常敏感，24 h 内 $PaCO_2$ 从 100 mmHg 以上下降至正常水平，符合哮喘的特点，与 COPD 不一致。

2. *基础病治疗不正确* 诊断不正确必然导致错误治疗。哮喘的治疗主要涉及诱发因素的治疗和哮喘本身的治疗。首先是诱发因素的治疗，由于该患者系感染诱发，正规应用抗感染药物是必要的。患者为高龄老人，长期误诊 COPD，经常应用抗生素，本次发病后病情迅速加重，故首选哌拉西林/他唑巴坦是合适的。再次是哮喘的正规治疗，本次住院每次病情加重皆静脉应用甲泼尼龙，每次 40～120 mg 不等，一般用 1～3 次即停药，理由是“激素改善周围气道阻塞，但抑制免疫功能，加重感染，其他副作用也大，尤其是在老年患者中”。选择激素是正确的，但用法和解释是错误的，是认识上和实际临床中的常见误区。

(1) 激素的免疫抑制功能与患者的病理生理状态和用药时间有关：激素的免疫抑制作用客观存在，对健康人而言，应用治疗剂量的激素是有害的，对大部分患者防治感染也是不利的，不宜应用，但严重免疫功能紊乱则是激素应用的良好适应证。感染是诱发哮喘的主要因素，而气道阻塞又会导致引流困难，是加重感染或反复诱发 HAP 的主要因素，两者互相影响，形成恶性循环。若适当应用激素，则气道阻塞和引流迅速改善，感染也将明显好转，再次感染的机会显著减少，而感染好转也促进哮喘迅速控制。还需强调，在大部分情况下，激素应用较长时间才能明显抑制免疫功能，短时间内应用是安全的，甚至对下丘脑-垂体轴的影响也是短暂的，可以直接停药，而不需要逐渐减量，是应用激素不超过 2 周可直接停药的主要依据。

(2) 激素应用的问题和正确用法：对于本例患者，激素仅被作为“平喘药”临时应用，而不是正规治疗应用，故尽管有效，但作用时间不足，导致哮喘反复发作和加重；而一旦加重，又临时增加剂量，形成事实上的“填油战术”，导致哮喘更严重、更频繁和更长持续时间地发作。正确的治疗原则是大剂量、短疗程；保障一次治疗剂量有效且疗效能维持 24 h，一般剂量为甲泼尼龙每日 80～320 mg，8～12 h 1 次；或地塞米松 10～40 mg，每日 1 次或 2 次，应用 1～3 日，根据病情轻重和患者对激素的敏感性，适当调整剂量和用法。也可应用相当剂量的其他激素。待病情稳定后迅速减量，给予一段时间的小剂量中效口服激素或较大剂量的吸入激素，以维持疗效，又无明显副作用。

3. VAP 的诱发因素评价与处理不正确　本病例的主要诱发因素是人工气道导管太细导致的严重大气道阻塞，其次是哮喘发作导致的周围气道阻塞，分离到的泛耐药鲍曼不动杆菌起非常次要的作用，也可能是定植菌。

(1) 细导管与 VAP 的关系及处理对策：细导管的呼吸气流是湍流，气流阻力与导管半径的 5 次方成反比，与流量平方成正比；与粗导管的层流有巨大差异(详见本章第三节)。本例患者由于同时存在哮喘所致的周围气道阻塞和细导管所致的中央气道阻塞，使通气和引流皆非常困难，是导致 VAP 的主要和直接原因。

双下肺叶支气管是双侧主支气管的自然延伸，与人工气道和气管的夹角小，通气好，引流更好；双上肺叶支气管与双侧主支气管接近垂直，通气差，引流更差(图 10-1～图 10-3)。若选择内径≤7 mm (本例为 6.5 mm，图 10-9A)的细导管，将在导管内和管口处形成高速气流，并在管口处产生射流效应，使双上叶支气管开口处的压力降低，甚至形成负压，并导致双上肺支气管的通气和引流变差。因此，导管过细是双上肺感染出现、反复加重和撤机困难的主要原因。胸部 X 线和 CT 检查也显示双上肺渗出性病灶，而中下肺无任何感染表现，因此更换较粗的导管，使其与气管匹配，是主要治疗手段。

(2) 哮喘与 VAP 的关系及处理对策：哮喘的周围气道是分泌物引流不畅和 VAP 发生、加重的重要因素。周围气道引流主要取决于 Raw 和纤毛运动。合理应用激素和气道扩张剂是主要治疗措施，且主要是激素的正规应用；不规范应用，如甲泼尼龙 40 mg、每日 1 次，是常见的错误用法；适当应用 $β_2$受体兴奋剂不仅改善气道阻塞，也改善纤毛运动和分泌物引流。

(3) 泛耐药鲍曼不动杆菌与 VAP 的关系及处理对策：治疗过程中曾出现多种细菌，抗生素治疗后也能清除，但病情无好转，说明病原菌的致病作用有限。泛耐药鲍曼不动杆菌的致病力和诱发 VAP 的作用更弱，也可能是定植菌，抗感染药物选择困难。主要防治措施为① 策略性停用抗感染药物。抗感染药物过度应用是导致 MDR/PDR 的主要因素；随着抗感染药物停用，致病力强的肠杆菌科细菌或正常菌群出现，前者较容易选择敏感的药物，后者不需要治疗。② 采用非抗感染药物治疗手段，如前述加强呼吸系统引流，改善患者的营养状况和内环境紊乱，是晚发型 VAP 的主要治疗手段。

【总体评价】

基础病应为支气管哮喘或主要为支气管哮喘(可能合并较轻的 COPD)，但误诊为 COPD。单纯以支气管舒张试验结果区分哮喘和 COPD，特别是老年哮喘，是临床上的常见误区。治疗不正确，特别是激素的不规范应用非常常见，如本例把激素作为平喘药临时应用或加用，而不是作为抗炎药正规应用，是导致重症哮喘发作或治疗失败的最常见因素。

VAP 存在，但主要致病因素诊断不正确，过度重视高耐药菌的作用。在本例患者中，气管插管导管太细是导致肺感染的主要因素，周围气道阻塞也有较大作用，高耐药菌的致病力非常弱，是非常次要的因素。由于致病因素评价不正确，所以主要或核心治疗是错误的。HAP 或 VAP 治疗失败的原因是过度应用抗感染药物，而未应用非药物手段。

危重疾病的发展过程是符合生理和病理生理特点的动态变化过程，相互之间存在密切的内在联系，而不是几个表现的简单组合。该例自始至终皆缺乏适当的生理学和生物学分析，直接套用指南，故主要诊断是错误的，治疗也是不科学的。

【治疗原则】

1. 更换人工气道　改用气管切开，选用 8.5 号导管，从而显著降低 Raw，显著减弱射流效应，使双上肺的通气和引流皆迅速改善。

2. 正规应用激素　使哮喘迅速控制，也有助于周围气道引流的改善和感染的控制。激素的用法见前述。

3. 停用抗感染药物　促进正常菌群的恢复和鲍曼不动杆菌的自然消除。

4. 辅助治疗　加强支持治疗，逐渐缓解患者的不良情绪，促进病情的缓解。

5. 调整机械通气　更换人工气道，正规应用激素，病情迅速好转，自然容易配合 MV；合理调整模式和参数，人机配合迅速改善，不仅有助于改善通气，也可迅速改善气体分布和上肺的引流（具体用法见相关章节）。

【转归】

约 1 周后，患者病情稳定，停用呼吸机，改用泼尼松 10 mg，每日 1 次，口服。通过加强康复锻炼，2 周后一般情况明显改善，拔除气管导管，吸入常规剂量的糖皮质激素。3 周后，下床活动，停用泼尼松。

病　例　二

【病情介绍】

女，52 岁，因“垂体瘤”收入某医院神经外科，准备手术治疗。在等待手术的过程中，夜间突发呼吸骤停，给予紧急经口气管插管 MV，患者很快清醒，且有稳定的自主呼吸，1 日后拔管；但其后又突发 3 次呼吸骤停，放弃垂体瘤手术，改用气管切开 MV 治疗。治疗过程中，出现 VAP，给予多种抗感染药物，包括不同碳青霉烯类抗生素、万古霉素，反复或交替应用，并给予抗真菌药物预防应用，但肺内病灶持续存在、反复加重，1 个月后转院诊治。当时容积辅助/控制通气（A/C）模式，VT 400 mL（6.2 mL/kg），RR 20 次/min，PEEP 3 cmH_2O，FiO_2 50%，无自主吸气触发，Ppeak 约为 26 cmH_2O，动脉血气稳定；体温 37.8℃，气道吸引有较多分泌物，白色为主，有时黄色；血液 WBC、N、CRP 皆升高；痰培养为铜绿假单胞菌，对多种药物敏感，且患者在原医院也多次使用这些药物，但无效；胸部 CT 示双肺炎症（图 10－12A），当时诊断为 VAP（铜绿假单胞菌感染），并给予以磷霉素为主的综合治疗。本次入院后，主要调整通气参数，肺炎很快好转。

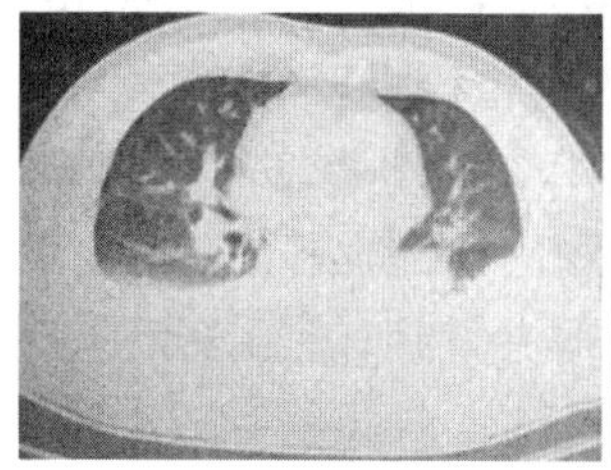
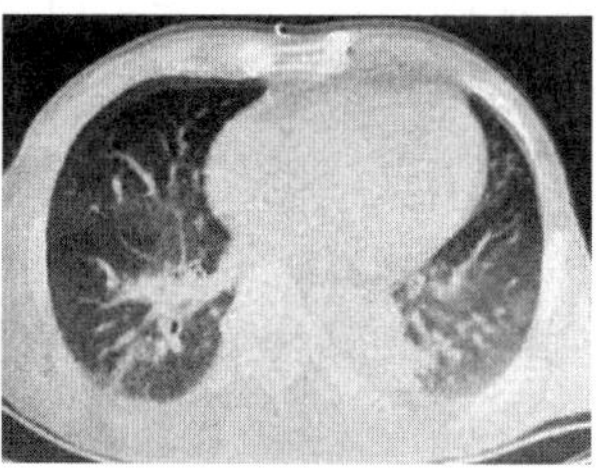

A　　　　B

图 10－12　控制通气时的肺炎

A：控制通气，背侧肺实变，肺容积缩小；B：大 VT 通气后，炎症明显好转，肺容积增大

【病情分析】

VAP 存在，但主要致病因素的判断不正确。

VAP 的主要诱发因素是患者呼吸浅慢和控制通气导致的下位肺区萎陷；分离到的病原菌（转院时为铜绿假单胞菌）起次要作用，也可能是定植菌。

1. 小 VT 控制通气是导致下位肺区萎陷和感染的主要因素

（1）基本呼吸生理特点：患者基础肺功能较好，治疗初期，Raw 和 Ers 基本正常，P－V 曲线陡直段的容积大，一般在 2 000 mL 以上；即使刚发生肺炎，由于病变范围较小，陡直段容积仍较大；进展至重症肺炎阶段，大量肺泡萎陷，但肺泡毛细血管膜（ACM）结构完整（图 10－13C），对 MV 压力的耐受性好，与正常肺（图 10－13A）接近，与 ARDS（图 10－13B）明显不同。

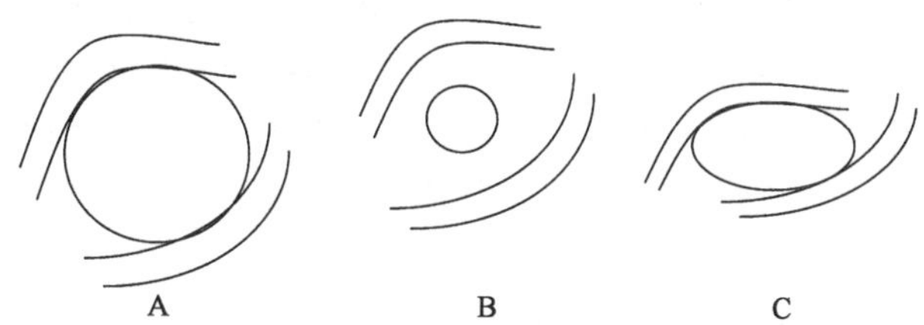

图 10－13　不同肺泡毛细血管膜的结构模式图

A：正常肺泡，肺泡开放，ACM 完整，见于健康人、大叶性肺炎；B：ACM 损伤，肺上皮和血管内皮基底膜分离，间质水肿，肺泡容积显著缩小或萎陷，肺泡毛细血管收缩，见于间质性肺炎和 ARDS；C：单纯萎陷肺泡，肺泡萎陷，ACM 完整，肺泡毛细血管收缩，常见于麻醉、控制通气或呼吸较弱、长期卧床的患者

（2）MV 情况：该患者选择 A/C 模式，但大部分时间无自主呼吸，实质是容积控制通气（VCV）。患者身高约为 165 cm，气管插管时的 VT 为 500 mL（一直无变化），相当于 8.3 mL/kg IBM；气管切开后，由于无效腔减小，VT 改为 450 mL，相当于 7.5 mL/kg IBM。RR 和吸呼气时间比（I∶E）根据临床情况和动脉血气调整，$PaCO_2$ 和 pH 基本在正常范围。FiO_2 多数在 40%～60% 之间，SaO_2 大部分时间为 98%～100%。

（3）MV 的作用和问题：由于重力作用，上肺区含气量多，血流量少，毛细血管呈陷闭倾向；下肺区血流量多，含气量少，肺泡呈陷闭倾向。健康人通过神经调节和膈肌的代偿作用，上肺区血流量增加，下肺区通气量增加，从而防止上肺区毛细血管和下肺区肺泡陷闭（图 10－13A），维持 $\dot{V}/\dot{Q}$ 在适当范围。该患者采用类似“治疗重症 ARDS”的小 VT 通气，自主呼吸又基本消失，膈肌的代偿作用也相应消失，横膈上抬，在通气正压作用下，将发生重力依赖性的肺泡陷闭（图 10－5B，图 10－13C）。这不仅导致 $\dot{V}/\dot{Q}$ 失调和低氧血症，也将使分泌物和病原体包绕于肺泡内，形成肺底部或背部的叶、段性炎症，且肺容积减小(图10-12A)。肺泡陷闭导致引流不畅和P_AO_2明显降低,反射性引起周围肺血管收缩,血流量明显减少,抗感染药物的局部浓度显著降低,达不到治疗作用,反而容易诱导细菌耐药。与ARDS的肺泡上皮和毛细血管内皮损伤不同(图10-13B),该类患者的肺泡上皮细胞和ACM正常或基本正常,不容易发生肺损伤。因此,不加分析地采用小VT通气导致的肺泡萎陷是发生肺感染和抗感染药物疗效不佳的主要原因。

2. *铜绿假单胞菌的作用* 治疗过程中,出现多种细菌,抗菌药物治疗后也能清除,但病情无好转,说明病原菌的致病作用有限,是导致感染的次要因素或定植菌。本次培养出的铜绿假单胞菌尽管在体外对多种药物敏感,但多种治疗方案无效,不仅病灶未吸收好转,细菌也未能清除,是导致感染的次要因素或定植菌。最后,应用作用更弱的磷霉素,依据是“磷霉素疗效不强,副作用也不大,但不用药又不放心”,如此治疗的后果就可想而知了。

【总体评价】

VAP存在,但主要致病因素判断不正确,抗菌药物过度应用。在本例患者中,呼吸弱、控制通气导致的肺泡萎陷是肺感染的主要发病因素,铜绿假单胞菌或其他细菌的致病力弱,是肺感染的次要因素。由于诊断不正确,主要治疗错误,过度应用抗菌药物,不重视或不会应用非抗感染药物手段。

【治疗原则】

使用大VT、慢RR通气,并间断进行更大VT通气;可短时间应用敏感抗生素。

【具体治疗措施】

1. *调整通气参数* 通气模式不变,逐渐增大VT至750 mL(12.5/kg IBM),减慢RR,维持$PaCO_2$和pH正常;降低FiO_2(很快降至30%以下),使SaO_2在90%~97%之间;Ppeak短暂升高(未超过30 cmH_2O),较快降至25 cmH_2O以下。由于重力作用,大VT通气时,大部分气体仍进入肺的上部和前部,但其弹性阻力明显增大,必然限制气体进一步进入;“逼迫”较多气体进入肺的下部和背部,导致陷闭肺泡开放,肺泡引流改善;P_AO_2升高,反射性引起肺泡周围血管舒张,更多药物进入病灶,抗菌药物的疗效明显提高。FiO_2降低,意味着肺泡氮浓度的升高,有助于维持肺泡开放和防止肺泡陷闭。随着大量肺泡开放,通气肺容积增加;由于无肺泡上皮损伤或仅轻微损伤,开放肺泡不仅可有效换气,也可良好通气,Ppeak自然下降。

病情稳定后,改用压力辅助/控制通气(P-A/C),并间断进行高压力通气,具体设置PEEP为0~2 cmH_2O、通气压力为30 cmH_2O,每次操作约2 min,每日操作4~6次。首选为定压型模式,安全性高;高压力可使肺泡充分开放,而肺泡一旦开放,再次陷闭需要较长的时间,因此该操作方式是合适且容易实施的,能保障肺泡的开放和充分引流。

2. *应用敏感抗菌药物并迅速停药* 正规应用对铜绿假单胞菌敏感的头孢哌酮/舒巴坦5日,促进细菌清除;然后,迅速停药,促进正常菌群的恢复,避免耐药菌再次产生。

3. *加强支持治疗* 迅速改善营养不良和内环境紊乱。

【转归】

当日下午,体温明显下降;72 h后,WBC、N皆恢复正常,CRP接近正常,FiO_2降至21%(相当于吸空气),SaO_2约为95%;5日后,复查胸部CT,病灶明显吸收好转(图10-12B)。

病例三

【病情介绍】

女性,41岁,支气管哮喘病史近20年,再次气喘发作1日,收入急诊病房。有长期吸毒史。入院后,给予激素(初始为甲泼尼龙40 mg,静滴,每日1次)、平喘药、抗生素等治疗无效,不断增加激素用量,病情仍反复加重。符合危重哮喘的诊断,给予气管插管MV治疗,增加甲泼尼龙至560 mg/日,静滴,每8 h 1次,并加强对症支持治疗,病情未缓解。选择A/C模式,在控制Ppeak≤50 cmH_2O、Pplat≤35 cmH_2O的条件下,VT约380 mL(6.1 mL/kg),RR 12次/min,I∶E为1∶3;用较大剂量的镇静剂和肌松剂抑制自主呼吸,第1周$PaCO_2$波动于90~110 mmHg,pH≥7.15。其间,曾行支气管镜检查:气管、支气管黏膜充血,分泌物不多。MV 10日后,$PaCO_2$下降至60 mmHg,但其间出现顽固性高血压、顽固性高血糖、肺感染、消化道出血等并发症,皆给予相应治疗,包括使用多种抗细菌和抗真菌药物等,均逐渐好转。

随着Ppeak、Pplat下降,VT逐渐增大,并减少和停用肌松剂、镇静剂,患者逐渐清醒;治疗2周后,$PaCO_2$降至正常,准备撤机时发现肌无力,自主吸气触发困难。治疗调整为:① 停静脉用激素,改为胃管内用泼尼松片10 mg,每日1次,同时吸入激素。② 抗生素改为头孢哌酮/舒巴坦和伏立康唑,静脉滴注。③ 降低通气支持频率，使 $PaCO_2$ 逐渐升至 50 mmHg 左右，促进自主呼吸恢复。④ 加强支持治疗和康复锻炼。在该过程中，患者出现发热，为中低热；咳少量黄痰；尽管激素减量，但 WBC、N 升高；胸片显示左上肺实变影(图 10－14)；痰培养连续 3 次为铜绿假单胞菌，且对头孢哌酮/舒巴坦、亚胺培南、环丙沙星敏感。诊断为 VAP(铜绿假单胞菌感染)。因头孢哌酮/舒巴坦治疗过程中出现感染征象，故改用亚胺培南和环丙沙星联合治疗，1 周后发热持续存在，仍咳黄痰，胸部 CT 检查显示左上肺渗出和实变影，伴空洞形成(图 10－15)。

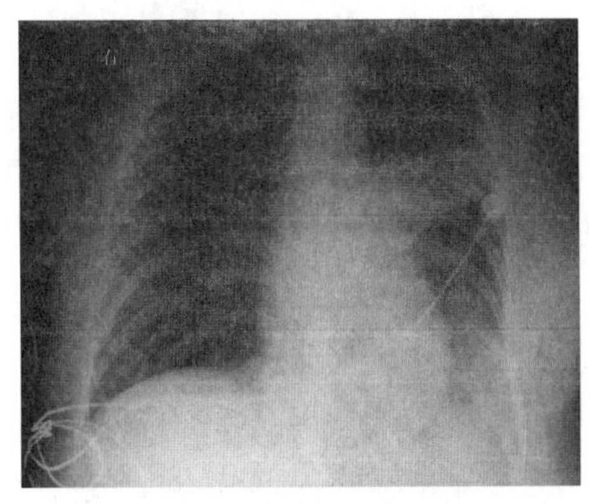

图 10－14　机械通气过程中的床旁胸片

左上肺实变影

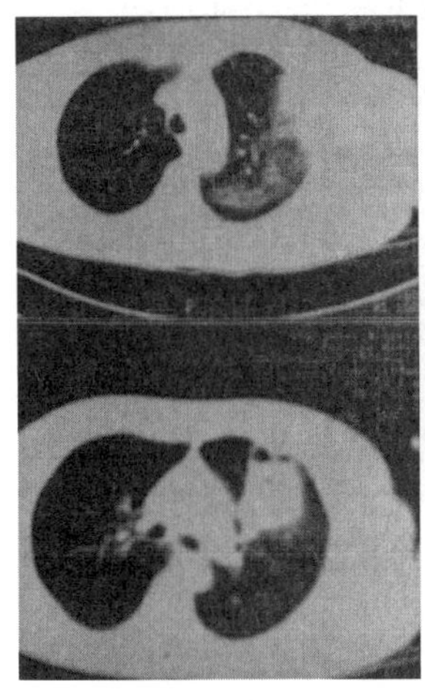
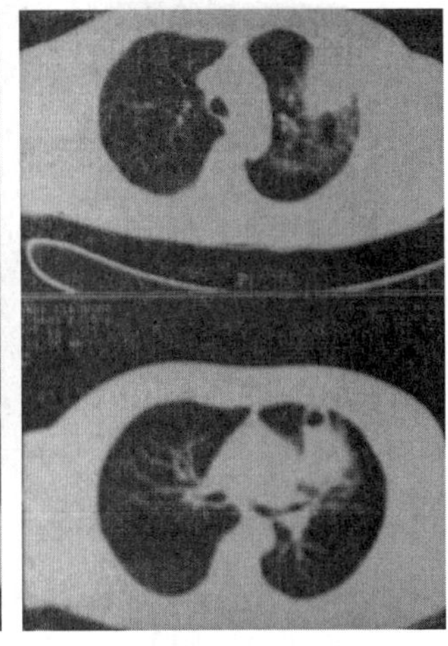

图 10－15　机械通气过程中的胸部 CT 片

出现左上肺渗出、实变影，近胸膜处空洞形成

【病情分析】

支气管哮喘明确，入急诊后激素应用不规范是病情加重和进展为危重哮喘的主要原因。其后，治疗较恰当，但病情改善后肌松剂减量和停药过晚、过慢，导致重症肌无力，使 MV 时间过长，诱发 VAP。尽管 VAP 存在，但病原菌的判断不准确，抗感染药物应用不当。

1. *基础疾病的诊断与治疗*　基础病为支气管哮喘，早期治疗不适当而发展至危重状态，建立人工气道后的治疗总体上是合适的，但也有一些问题。

(1) 治疗合适及评价：主要涉及药物治疗和 MV 治疗。

1) 激素应用基本适当：建立人工气道后按大剂量、短疗程的原则正规应用激素，好转后迅速减量，然后给予适当维持剂量，直至停用，并加用吸入激素，符合治疗要求。

2) MV 适当：尽管为顽固性重症哮喘，但采取低通气策略，允许 $PaCO_2$ 升至 90～110 mmHg。由于体细胞对呼吸性酸中毒的缓冲作用强大，经适当处理后，长时间维持如此高的 $PaCO_2$ 也是安全的，未出现循环功能障碍；应用镇静剂和肌松剂抑制自主呼吸，无人机对抗；暂时停用镇静剂后，患者意识能明显恢复。故 MV 治疗也是合适的。

3) 药物并发症及评价：激素、镇静剂、肌松剂联合应用容易导致重症肌无力，但为功能性改变；只要给予足够的时间，并积极康复治疗，仍可完全恢复。

4) 治疗经验评价：患者年轻，一般情况好，基础肺功能好，哮喘导致的气道阻塞有较大可逆性，只要激素应用和 MV 适当，病情就能较快或逐渐缓解。

患者为严重、顽固性哮喘，对激素和平喘药的敏感性差；无痰栓形成，无须进行灌洗治疗；并发症多(如 VAP 和肺脓肿)，但治疗有效(后述)；MV 适当，没有出现 VALI 和循环功能抑制等 MV 直接相关的并发症，故病情最终缓解，只是治疗时间较长。换言之，只要安全地进行 MV，并给予合理的综合治疗，病情就能好转。

(2) 治疗教训

1) 急诊治疗：入急诊科后，中效激素仅按每日 1 次用药或被作为“平喘药”临时应用，故尽管有效，但作用时间和剂量皆不足，导致疾病反复加重；一旦加重，又临时增加剂量，形成“填油战术”，导致危重哮喘持续加重。吸毒也可能是影响疗效的因素之一。

2) 入院后治疗：使用激素剂量过大；激素种类选择不恰当，如用甲泼尼龙后出现水钠潴留、严重高血糖和严重高血压；及早改用对钠、水代谢影响小的地塞米松可能更好。镇静剂和肌松剂应用剂量过大、时间过长也是不合适的。

3) 激素用量：尽管严重、顽固性哮喘需要较大剂量的激素,但高达560 mg/日、每8 h 1次的剂量仍可能是不合适的。对激素在内的绝大多数药物而言,剂量与效应之间的关系并非线性,而是多表现为双曲线性,达一定限度后治疗作用不再继续增强,副作用反而增加。事实上,应用如此大剂量激素1周,病情未改善,却出现了严重且顽固性的高血压、高血糖和消化道出血等并发症;对症治疗有欠缺。

4) 激素、镇静剂、肌松剂的联合应用:药物联合应用导致重症肌无力并不罕见,且有明显个体差异性,肌无力轻重和持续时间与药物剂量、应用时间有关。患者病情改善后减量过晚、应用时间过长,是长时间不能撤机、发生VAP和其他并发症的重要原因,值得反思。

2. VAP的诊断　VAP存在,且多次发生,但对本次VAP(实质是肺脓肿)致病菌判断不正确,主要问题是过度依赖可靠性较低的痰培养结果或相应的指南,而忽视了MV特点、临床表现、病灶特点,以及不同细菌的生物学特性,因而误诊为铜绿假单胞菌感染。

(1) 表面现象分析:病原菌的判断是正确的。患者出现发热、咳脓痰、WBC和N升高,胸片提示左上肺出现实变影,连续多次痰培养均为铜绿假单胞菌,且细菌浓度较高(++～+++),故诊断铜绿假单胞菌感染是正确的。

(2) 合理生理性分析:合理分析而不是简单根据指南组合,可发现诊断有较大问题,即对病原菌的分析不到位,判断不恰当。在VT较小、气道阻塞的情况下(本例采取小VT和PHC,VT约6 mL/kg),上肺叶感染的机会更多(见前述)。

1) 不符合铜绿假单胞菌感染的特点:① 用抗革兰阴性杆菌的抗生素为主,且应用敏感抗生素(头孢哌酮/舒巴坦)时发病。② 改用敏感的抗生素组合(亚胺培南、环丙沙星),应用较长时间仍无效。从治疗过程和实际结果看,先后给予的两个方案的敏感抗生素治疗超过10日无效,故铜绿假单胞菌感染的机会非常少。③ 胸部CT出现局限性实变、渗出病灶,有空洞形成。坏死病灶的出现意味着肺组织和病原菌可能"全部坏死",故痰培养结果应该为阴性;若为阳性,则为人工气道或气管内定植菌污染的可能性大。相比较而言,同时痰涂片和痰培养判断致病菌,则更为可靠。④ 铜绿假单胞菌属于革兰阴性杆菌,主要致病物质为内毒素和外毒素A,前者发挥主要作用,故病灶一般不会局限,常为肺内多发性病灶,也容易出现全身表现,但患者胸片和CT皆为局限感染灶,不符合铜绿假单胞菌感染的影像学特点。⑤ 铜绿假单胞菌在人工气道和气管的定植率皆非常高,即使没有肺感染,也有较高的分离率,且该菌也是当时ICU的常见菌。

2) 符合革兰阳性球菌感染(MRSA可能性最大):① 尽管患者有较多VAP感染的高危因素,但更重要的是长时间应用以抗革兰阴性菌为主的抗生素,且曾应用抗细菌作用较强的组合和抗菌谱较广的抗真菌药(伏立康唑),故再次感染时致病菌为高度耐药的革兰阳性球菌的可能性更大。② 革兰阳性菌感染以侵袭力为主,病灶容易局限在叶、段,与本例的影像学表现一致。③ 革兰阳性球菌导致的VAP中,MRSA最多,且容易出现组织坏死、脓肿形成,与本例特点一致。④ 院内MRSA的致病力相对较弱,故临床表现较轻,且对目前常用的抗生素皆不敏感,与本例一致。

综上所述,该例患者VAP存在,革兰阳性球菌(特别是MRSA)感染可能性最大,而痰培养阳性的铜绿假单胞菌应该是定植菌。

3. VAP的治疗　因为根据表面依据组合而误诊为铜绿假单胞菌感染,故尽管加强气道管理和支持治疗,应用多种"敏感"的抗生素无效。由于疗程足够长,故应停用原抗生素,换用对MRSA敏感的万古霉素、去甲万古霉素、替考拉宁、夫西地酸、利奈唑胺等药物。

【总体评价】

患者的病史、临床表现和各项检查结果符合危重哮喘的诊断,MV后的治疗也基本符合要求,但初期激素的应用不正规;后期激素应用剂量大,应用镇静剂和肌松剂的时间过长导致重症肌无力,是VAP的主要诱发因素。再次出现的肺部病变符合VAP的诊断标准;但判断病原菌时,单纯根据痰培养结果和不可靠的指南组合,缺乏合理的生理学和生物学分析,故判断不准确,治疗也是无效的。

【治疗与转归】

VAP诊断成立,综合分析后,致病菌为MRSA的可能性大,改用对MRSA敏感的万古霉素;治疗后体温逐渐下降,约5日后正常;2周后复查胸片显示,左肺病灶明显吸收(图10-16)。

病　例　四

【病情介绍】

患者,男,58岁,检查发现早期食管癌,一般情况好,术前胸片(图10-17)和肺功能正常,给予经

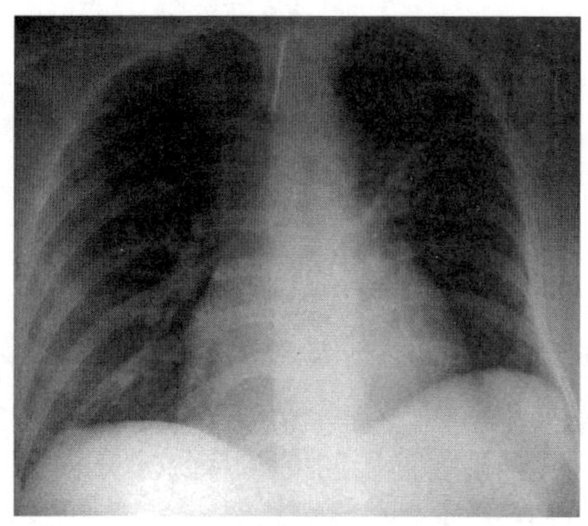

图 10－16　万古霉素治疗 2 周后的胸片

左上肺病灶基本吸收

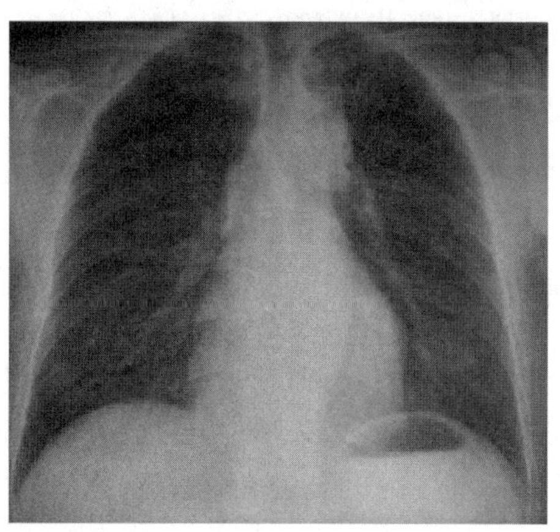

图 10－17　手术前胸片

右侧胸腔手术治疗。手术顺利，出血量少，术后平稳回到胸外科病房。

术后约 15 h 出现高热，其后咳黄痰，呼吸增快，BP 升高，HR 增快，查血 WBC、N 升高；胸片（图 10－18）显示，手术侧出现渗出性改变（因肺未完全复张，容积较小），诊断为 HAP，给予左氧氟沙星和

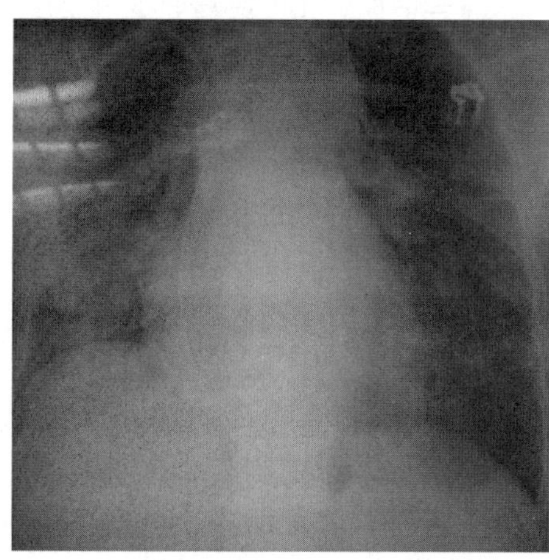

图 10－18　手术后 17 h 的胸片

手术后右肺部分复张，且出现渗出性改变；左肺门增大，肺静脉淤血

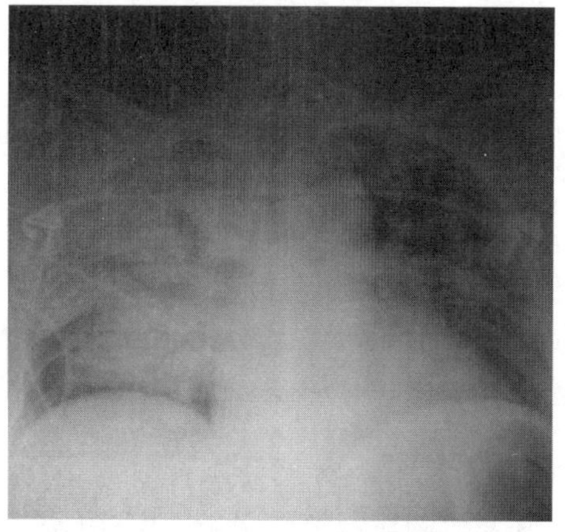

图 10－19　手术后 30 h 的胸片

右肺复张，广泛实变，肺容积增大；左肺门增大，肺静脉淤血，伴肺间质渗出，呈向心性变化，周边部位基本正常

头孢他啶联合治疗。但患者持续高热，并迅速出现严重呼吸困难和低氧血症；右肺病变显著加重，且出现左肺病变，诊断为“HAP，ARDS”。停原抗生素，改用亚胺培南/西司他丁；用 PB 840 呼吸机 NPPV，选择定容型同步间歇指令通气（SIMV）＋压力支持通气（PSV），设置为 VT 500 mL，吸气时间（Ti）1.2 s，RR 18 次/min，支持压力（PS）20 mmHg，PEEP 5 cmH_2O。因人机配合不良和低氧血症加重，数小时后改用气管插管，通气模式和参数不变，需经常用镇静剂和肌松剂抑制过强的自主呼吸。

治疗后体温明显下降，并很快降至正常；患者仍呼吸窘迫，伴严重低氧血症，HR 有所减慢，BP 降至正常；复查胸片显示，右肺炎症明显吸收，左肺病变反而增多（图 10－20），考虑原肺炎基本控制，发生 VAP。改用其他抗菌药物治疗，行气管切开，仍用 SIMV＋PSV，VT 降至 450 mL，其余不变；理由是气管切开后，无效腔减小，VT 需求减小。体温一直

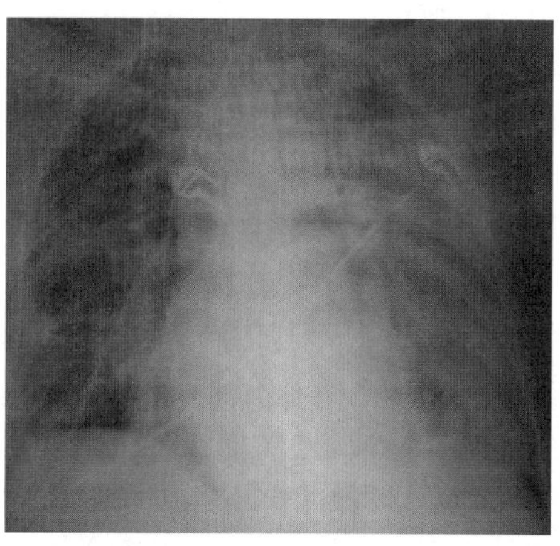

图 10－20　手术后 10 日的胸片

右肺炎症明显吸收；左肺门增大、肺静脉淤血缓解，但出现左全肺弥漫性间质渗出，中下肺重，上肺轻

正常或基本正常，但仍有呼吸窘迫和严重低氧血症，手术后17日痰培养为泛耐药鲍曼不动杆菌，胸片显示右肺、左上肺渗出性病灶增多，左下肺吸收好转(图10-21)，考虑原VAP好转，又出现新VAP(鲍曼不动杆菌感染)，给予多种可能有效的抗生素(包括头孢哌酮/舒巴坦、莫西沙星、米诺环素)，同时给予预防性抗真菌治疗，仍无改善；患者的整体状况逐渐恶化。

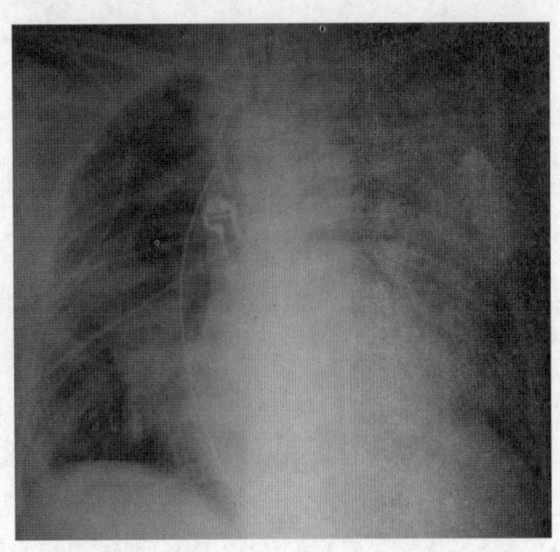

图10-21　手术后17日的胸片

右肺出现大片间质渗出；左肺弥漫性间质渗出，下肺好转，上肺加重

【病情分析】

(一) 早期的疾病诊治与机械通气

1. 基本诊断、治疗及问题

(1) 最初诊断和治疗：HAP的诊断成立，对病原菌的判断思路不合适，经验治疗有问题，抗生素选择不恰当。合适的诊断应该是右肺肺炎，基本特点是院内、早发性、大叶性、消化道手术后，故ESBL的肺炎克雷伯杆菌或大肠埃希菌感染可能性大，原抗生素选择不合适。

(2) 加重后诊断和治疗：肺炎发生后短时间出现的不是ARDS，而是急性左心衰竭、肺水肿，因此治疗是矛盾和错误的。

2. 合理分析

(1) 医院获得性肺炎

1) 诊断现状：最理想的肺炎诊断是病原菌学诊断，但实际难度较大，故有多种诊断方法，希望能对可能的病原学诊断提供依据。在CAP和早发HAP中，很难获得病原菌，国际、国内的流行病学皆证实了该点。其中，国内有3次严格的大规模调查发现，病原菌(包括抗原、抗体等检查)阳性率皆大约为50%，平时临床检查达不到如此严格的要求，阳性率多不会超过1/3，mNGS应用使情况有明显改观，但距离普及应用还有较长时间。当然，在晚发性HAP中，病原体的阳性率高，且多为定植菌；即使是致病菌，其致病力也多明显降低，在肺炎发生中的作用明显减弱，与CAP有明显差别(详见前述)。因此，肺炎(包括社区、医院获得性)的治疗仍主要是建立在合适的生理学和生物学分析上，有较高科学依据的“经验治疗”。

2) 现行诊疗标准的问题与合理分析：肺炎的分类方法有多种，包括根据形态学(大叶、小叶、间质)、发病场所(院内、院外、护理院)、发病时间(早发、晚发)等。如此众多分类的目的是希望能提供可能的病原学依据，指导经验治疗，但实际临床操作发生混乱的情况更多。

3) 本例的合理分析方法：早发性HAP，致病菌和CAP相似；大叶性肺炎的致病菌基本为肺炎链球菌(肺链)、肺炎克雷伯杆菌(肺克)、金黄色葡萄球菌(金葡菌)。患者为消化道手术，则肺克或其他肠杆菌科细菌感染的可能性大；因为是HAP，故为ESBL的可能性大。另外，金葡菌为化脓性感染，本例的可能性很小，故综合考虑为肺克或其他肠杆菌细菌(ESBL)感染的可能性大，抗菌药物的选择应针对ESBL，适当兼顾肺链。事实上，只要针对ESBL，也很容易兼顾肺链。

初始选择的两种药物，三代头孢菌素对ESBL无效，左氧氟沙星在我国住院患者的耐药率极高，也大多无效，因此该患者的治疗是“凑数”的“习惯治疗”，失败的机会极高。首选抗生素应该是加酶抑制剂抗生素(如头孢哌酮/舒巴坦)、碳青霉烯类抗生素等，是符合合理分析基础上的“科学”的“经验治疗”。事后证明，如此选择是正确的，很快体温正常，原发病灶吸收。当然，若早期分析得当，就没必要应用亚胺培南/西司他丁等“高级”抗生素。

(2) 合并急性左心衰竭和肺水肿

1) ARDS的表面临床诊断：患者有肺感染的临床和胸片表现；较快出现气急、严重低氧血症，右肺病变的迅速加重，左肺出现渗出性病灶，合并ARDS几乎是肯定的。

2) 胸片分析：与术前胸片相比，术后第一张胸片已经出现左肺门影增大、肺静脉淤血改变，应考虑急性左心衰竭，但由于病变轻、知识水平有限等，而被忽视；术后第二张胸片出现明显的左肺门影增大，肺静脉淤血和间质渗出，是明显的左心衰竭、肺水肿的表现。若没有右肺炎，则很大可能是典型的“蝴蝶翼样改变”。右肺炎激活炎症细胞和炎症介质进入血液循环，诱发的左肺 ARDS 改变应该是弥漫性的，其中血液循环丰富的中间、周边区域应该更明显，而不是左心衰竭发生后，血管静水压高的中心区域更明显。左肺被大量的肺炎改变“覆盖”，各种表现皆不明显。

3）综合分析：该例是外科手术患者，有详细记录，会诊时皆能查到，具体情况如下。

A. 快速、大量补液史：从病房准备、麻醉到手术结束，大约 5.5 h，输入液体约 6 000 mL，如此大量、快速补液的理由是麻醉需要和 BP 下降。多数情况下，BP 下降应该补液，但要分析原因，该患者手术顺利，失血、失液非常少，不存在血容量不足的因素；主要原因是麻醉药、手术刺激等因素导致的血管扩张，因此应首选血管活性药物，适当补液，不宜大量补液。该患者不仅术中补液过多，在术后 BP 回复甚至升高的情况下仍大量补液。

术后患者逐渐出现呼吸增强、增快，导致胸腔负压增大，CVP 下降，最低为 2 cmH_2O，但却被错误地判断为血容量不足，增加补液量，最终 20 h 的补液量大约为 11 000 mL。

B. 临床表现：BP 异常升高，为 150～180/(80～100)mmHg；HR 异常增快，为 130～150 次/min；CVP 明显下降，最低为 2 cmH_2O。

BP 升高、HR 增快可以是肺感染导致的应激反应表现，但变化幅度有限；若 BP 异常升高、HR 异常增快则是心力衰竭的表现；一旦转为 HR 异常增快、BP 下降则是严重左心衰竭的表现，此时常有大量白色或粉红色泡沫液，肺底部大量湿啰音。本例患者加重后湿啰音不明显则是主要通气正压的“压迫作用”所致。

CVP 受右心（不是左心）功能、血容量、周围压力等因素的综合影响。与动脉不同，静脉壁菲薄，对周围压力的变化非常敏感。患者基础心功能较好，输液过多、过快导致左心衰竭，加之肺感染、高热，患者呼吸明显增强、增快，胸腔负压显著增大，CVP 下降。故本例患者 CVP 下降不能反映血容量不足，是急性左心衰竭、肺水肿的表现。

C. 影像学变化：左肺符合典型急性左心衰竭、肺水肿的表现；右肺炎抑制右肺水肿，不能成为不会诊断的借口，见前述。

(3) 左心衰竭、肺水肿误诊为 ARDS 的后果：不仅耽误治疗，还会因 ARDS 的治疗加重左心衰竭、肺水肿。诊断为 ARDS，就意味肺炎加重或又出现新感染，应用更多抗菌药物，输入更多的液体，左心衰竭、肺水肿的控制将更加困难。

（二）机械通气应用

1. 机械通气的选择

(1) NPPV 的选择：是正确的，但由于诊断、治疗不正确，疾病迅速加重，不得不很快终止 NPPV。呼吸机选择欠合适，通气模式的选择和参数的调节有较多问题。

(2) 人工气道 MV 的选择：无论是气管插管还是气管切开皆是合适的，但通气模式的选择和参数的调节皆有较多问题。

2. 合理分析　简述如下，详见后述。

(1) 用传统多功能呼吸机 NPPV 有欠缺：传统呼吸机缺乏良好的漏气补偿功能和同步性，应用难度大；现代新型多功能呼吸机明显改善，但仍有欠缺，需更精细调节；BiPAP 呼吸机有完善功能，更适合 NPPV。

(2) 无创、有创通气的模式和参数皆不合适：主要是 SMIV 应用不当，MV 仅起到一定程度的生命支持作用，未发挥其治疗作用，相反其副作用持续存在，是肺部病变持续存在或恶化的主要原因。

（三）中后期疾病的诊治与机械通气

1. 疾病诊断

(1) 肺内病灶的诊断错误：是 MV 所致 ARDS，而不是 VAP。

(2) 泛耐药鲍曼不动杆菌的评价错误：不是致病菌，定植菌的可能性极大。

2. 合理分析

(1) 中后期肺内病灶缺乏感染的依据

1）早期抗感染治疗有效：更换亚胺培南/西司他丁后，患者迅速好转，体温迅速降至正常，少量白痰；胸片示右肺炎症明显吸收，说明肺炎控制，仅余少数病灶尚未吸收。

2）左心衰竭控制：在人工气道 MV 和肺感染好转的同时，补液量逐渐减少，BP 明显下降至正常（不需要降压药），HR 也明显减慢；胸片提示肺门影增大和肺静脉淤血消失，说明左心衰竭、肺水肿控制。

3）左肺新病灶不符合感染：左肺病灶弥漫、进展较快，但缺乏感染的其他表现，如没有发热，气道分泌物不多，更没有脓性分泌物；加之呈广泛、弥漫性间质病变，不符合细菌感染特点，更不符合真菌、结核菌感染。除前述特点外，患者免疫功能较好，病变进展太快,也没有前述感染的表现。病毒性感染可以出现肺弥漫性间质改变,但无全身感染表现(如发热、L下降)。CPIS评分中,局限性病灶为2分,弥漫性为1分,间接说明广泛性新病灶出现和感染的关系不密切。

(2) 符合机械通气所致ARDS的表现

1) 通气模式选择和参数设置不符合呼吸生理

A. 通气要求:患者发生肺感染和肺水肿后,出现代偿性呼吸增强、增快。若选择MV,需给予较大VT、较短Ti、较快RR;或用常规或小VT、正常Ti、正常RR,同时给予充分、较长时间的镇静剂和肌松剂,抑制过强、过快的自主呼吸,直至病情明显改善。首选后者。

B. 实际通气模式和通气参数:通气模式为SIMV+PSV,参数设置为SIMV的VT 500 mL(气管插管)或450 mL(气管切开),Ti 1.2 s,RR 18次/min;PS 20 cmH_2O;触发灵敏度为2 L/min,PEEP 5 cmH_2O,FiO_2在50%~80%之间(根据SaO_2调整);间断应用镇静剂和肌松剂。

C. 实际通气情况:未用镇静剂和肌松剂抑制自主呼吸时,PSV的VT为800~900 mL,吸气峰流量为80~120 L/min,Ti约为0.7 s,RR经常>35次/min(睡眠后约为25次/min)。意味着在肺感染、水肿、损伤等情况下,PSV产生的通气变化符合患者的实际呼吸状况。SIMV的各种参数与患者有巨大差异,简言之,SIMV的流量和VT严重不足,大约只有实际需求的1/2,即患者仅能"吸半口气",且每分钟发生18次(图10-22);在18次的通气中,每次只有约0.7 s的送气,另外0.5 s(1.2 s-0.7 s)处于屏气状态,实质是"窒息样"呼吸(图10-23)(说明:将实际单一通气情况分解为两部分,便于阐述和理解)。

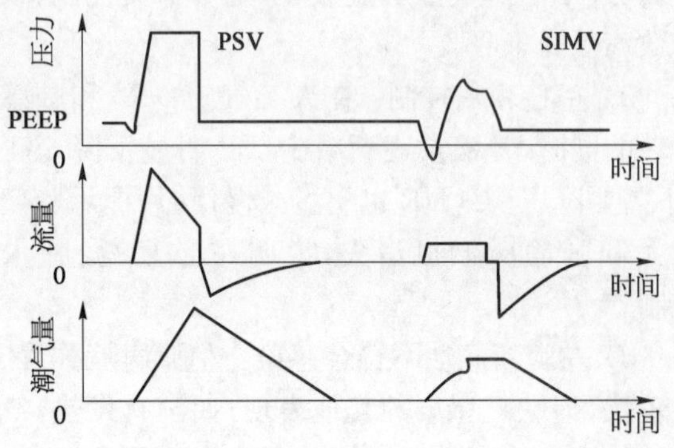

图10-22 吸气流量不足的SIMV+PSV波形图

SIMV的流量严重不足,导致VT不足,吸气触发压和峰压显著降低;PSV的波形图规整

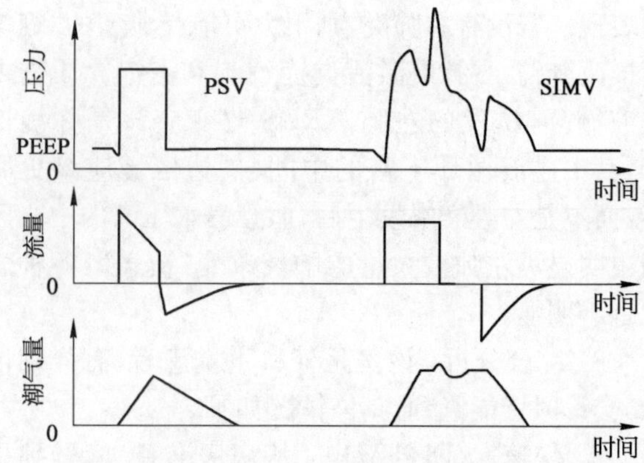

图10-23 吸气时间过长的SIMV+PSV波形图

SIMV的Ti过长,屏气期先后出现呼气、吸气动作。SIMV的压力波形图不规整,有短暂明显升高和短暂明显下降;流量波形图规整,VT波形图欠规整。PSV的波形图规整

2) 混乱的SIMV设置导致ARDS:上述通气情况必然出现胸腔负压反复显著增大和跨肺压增大;屏气期呼气则出现肺泡内压瞬间显著增大和跨肺压增大;呼吸显著增强、增快还导致切变力显著增大。跨肺压和切变力的持续增大将导致肺损伤,实质是MV导致的ARDS。

无论是在感染阶段还是肺水肿阶段,肺病变皆不均匀,且轻重差别较大。在正常或相对正常的肺中,肺顺应性好,随吸呼气变化的幅度大,跨肺压或切变力大,特别是切变力更大,容易发生损伤;而病变重的肺,顺应性差,随吸呼气变化的幅度小,切变力更小,故MV过程中首先出现左肺(相对正常肺)的弥漫性损伤,而右肺(感染肺)好转后显示的肺损伤比较轻(图10-20)。其后的MV过程中,基本正常或病变轻的肺又出现类似变化,病变重的肺则有所好转(图10-21)。

(3) 鲍曼不动杆菌是定植菌:如前述,患者无发热、无呼吸道分泌物增多或脓性分泌物;肺内弥漫性或广泛性间质渗出,符合VALI。泛耐药鲍曼不动杆菌的致病力低,在免疫功能相对较好的患者中,不应出现肺内广泛、渗出性病变,故可基本判断为定植菌。

【总体评价】

术后发生了HAP,但对发病机制和可能的病原菌评价或判断不合理,抗生素经验选择明显欠缺,肺炎迅速加重;更换广谱、强效抗生素后,肺炎迅速好转。肺炎出现和加重时合并急性左心衰竭、肺水肿,而不是ARDS。由于诊断错误,伴治疗错误,错失撤机的时机;其后,随着补液量的减少和MV的实施,左心衰竭、肺水肿逐渐缓解。

MV治疗的半个月内,由于SIMV参数设置不

当，镇静剂和肌松剂的应用不规范，频繁人机对抗，跨肺压和切变力持续或反复增大，导致弥漫性或广泛性肺损伤，实质是 MV 导致的 ARDS，而不是 VAP；泛耐药鲍曼不动杆菌是定植菌。由于误诊为重症肺感染，再次错失病情迅速好转和撤机的时机。

【治疗与转归】

1. 停药　停用全部抗生素。

2. 调整机械通气　基本方法有四种：① 明显增大 SIMV 的流量和 VT、缩短 Ti，使之接近 PSV 的变化。问题较多，不建议选择。② 不改变通气参数，应用较大剂量的镇静剂和肌松剂，直至肺部炎症明显好转。负效应较多，不建议选择。③ 适当调整 SIMV 的参数，并适当应用镇静剂和肌松剂，直至肺部炎症明显好转。可以选择。④ 改用单纯 PSV，发挥自主呼吸的调节作用，改善人机配合，必要时适当应用镇静剂。宜首选。

3. 实际调节通气方式的原因、方法和效果　既然患者自主呼吸能力强，适合 PSV，故最终采用最后一种方法。调整 MV 后，RR 迅速减慢，在 10 min 内就降至 30 次/min 以下；约 30 min 后呼吸窘迫明显缓解，VT 降至约 600 mL，RR 降至约 25 次/min。次日撤机、拔管。

病　例　五

【病情介绍】

患者，男，72 岁，退休干部，脑梗死后遗症长期住院，11 月 17 日发热，体温 38.3℃，一般情况可，无咳嗽，血 WBC 正常，痰培养阴性(后报告)，床旁胸片报告“左上肺少许炎症”，临床诊断为 HAP，给予美罗培南(海正美特)静脉治疗(表 10 - 2)。8 日后仍发热，且 WBC、N 升高，加用头孢曲松钠(罗氏芬)治疗，并先后更换数种抗生素组合；半月后仍高热，且呈上升趋势；痰培养出 MRSA，又先后加用针对 MRSA 的药物——替考拉宁(他格适)，以及预防真菌感染的药物——氟康唑(大扶康)。患者仍持续发热(高峰有所回落)，WBC、N 持续升高，MRSA 持续存在，痰和粪皆培养出白念珠菌和热带念珠菌，抗菌药物组合达 5 种(替考拉宁＋莫西沙星＋夫西地酸＋复方磺胺甲噁唑＋氟康唑)，几乎兼顾各种院内感染的病原体，最终清除了 MASA 和念珠菌。但 20 余日后(12 月 19 日)，出现泛耐药鲍曼不动杆菌，体温又呈升高趋势，其间数次床旁胸片检查，仍为左上肺少许炎症，随访无变化，多次血培养阴性。经先后多次院内、市内大会诊，最终结论：深静脉置管感染不能除外，给予拔管，改用浅静脉输液；普通痰培养的可靠度差，给予支气管吸痰培养。因麻醉药抑制患者的咳嗽反射，支气管镜检查当晚发生痰堵窒息，紧急经口气管插管 MV(12 月 27 日)，后改为气管切开，数日后转病房。又经 2 次院内和市内大会诊，病情仍无改善，家属提出不再会诊，完全尊重主管医生的诊治方案。

【病情分析】

(一) 病初发热　患者高热，一般情况好，WBC 正常，无肺部感染的症状和体征，是典型的流行性感冒(流感)表现，用抗菌药物，特别是用光谱、强效、高诱导耐药的抗生素——美罗培南是错误的。

(二) 长时间抗菌药物的应用导致呼吸道定植菌出现和变迁

1. 抗菌药物选择与病原菌的关系　长时间应用以杀灭或抑制革兰阴性杆菌为主的光谱抗生素，容易导致耐药革兰阳性球菌——MRSA 的出现；长时间联合应用针对 MRSA 的抗菌药物，又容易导致真菌出现；其后，又长时间联合应用抗真菌药，容易导致泛耐药鲍曼不动杆菌等高度耐药菌出现，以致最后无药可选(尽管对多黏菌素敏感，但当时无药物可用)。

2. 发热与细菌变迁的关系　尽管不断更换抗生素，细菌也不断清除和更换，但发热持续存在，WBC 持续升高；胸片报告少许炎症，但无变化；患者一般情况可，初步判断痰菌是定植菌，与发热无直接关系。

3. 抗菌药物对定植菌有效　除最后出现的泛耐药不动杆菌外，早期、中期出现的细菌尽管耐药性强，但毕竟有敏感抗菌药物可选，且有较好的药代动力学效应，故应用一定时间后被清除。真菌对氟康唑的敏感性高，也被清除。

(三) 中晚期发热是非感染性发热

1. 非感染性发热的依据　① 尽管发热(主要是高热)长达近 1.5 个月，但患者一般情况较好；退热后患者无明显不适感。② 胸片报告“肺内仅少许炎症病灶，但无改变”，因此是慢性或陈旧性病灶的可能性最大(后 CT 检查证实为陈旧灶)；即使是急性局限、无变化的感染灶，也不应长时间高热。③ 痰菌(包括念珠菌)是定植菌(见前述)。④ 深导管置管引起血流感染的可能性基本被排除，也无其他部位感染的表现。

2. 发热的可能原因　首先考虑药物热，包括普通药物热或变态反应性药物热，成人 Still 病的可能性也非常大。

【总体评价】

对初始发热的原因未进行合理分析,导致流感的误判和抗生素滥用,是其后发生多种问题的基本原因。诊断HAP过于武断,缺乏基本的生理学和生物学分析。表面看,患者中后期有发热、肺内病灶、痰菌阳性、WBC升高,诊断HAP符合指南要求;但根据前述分析,肺内病灶稳定,细菌和真菌应该是定植菌,两者皆极可能与发热无关,故HAP的诊断不成立。更重要的是,临床重视院内耐药菌清除困难,忽视致病力减弱,特别是晚发HAP很少高热;反之,一旦发生高热,HAP所致的可能性很小,应首先考虑其他部位感染(深静脉置管所致血流性感染、流感)或非感染性发热(药物热、成人Still病)。

【治疗与转归】

停用全部静脉用药,3日后仍高热,但一般情况好,血培养阴性,排除输液反应和普通药物热,成人Still病可能性最大(尽管无皮疹、关节肿痛等其他表现),加用泼尼松10 mg,每日3次,当日体温即降至正常;10日后改为30 mg,每日1次,体温持续正常;20日后开始减量;2月后停药,患者病情持续稳定。随着抗菌药物的停用,呼吸道正常菌群(草绿色链球菌)出现,鲍曼不动杆菌自动清除。

表10-2 患者病情与治疗的动态变化

日期	最高体温(℃)	痰培养	Hb (g/L)	WBC ($\times10^9$/L)	N(%)	A (g/L)	用药	其他
11月17日	38.3		96	8.5	73.5	35	美罗培南(海正美特)	
11月26日	37.9		99	13.4	75.5	37	哌拉西林(特治星)+美罗培南(海正美特)	
11月30日	39.0		106	8.0	70	36	头孢曲松钠(罗氏芬)+莫西沙星(拜复乐)	
12月2日	39.0		107	12.9	87.6	30	美罗培南(海正美特)+莫西沙星(拜复乐)	
12月3日	40.3	MRSA+++				31		
12月5日	40.3	MRSA+++	100	16.5	86.8	29	美罗培南(海正美特)+替考拉宁(他格适)+氟康唑(大扶康)	甲泼尼龙40 mg×3日,深静脉置管
12月8日	40.0	MRSA+++	104	15.1	72.6	31	美罗培南(海正美特)+替考拉宁(他格适)+甲硝唑+氟康唑(大扶康)	白蛋白12.5 g,每日1次
12月11日	38.9	MRSA+++ 白念+++ 热念+++	104	18.5	82.8	33		
12月12日	38.4	粪培养: 白念+++ 热念++						
12月13日	38.2	MRSA+++ 白念+++ 热念+++						
12月15日	38.4	MRSA++ 粪培养: 白念+++ 热念+++	85	11.3	77.8	33		
12月17日	39.4	MRSA+++					替考拉宁(他格适)+莫西沙星(拜复乐)+氟康唑(大扶康)	
12月19日	38.0	鲍曼+++	85	9.0	71.2	36	替考拉宁(他格适)+莫西沙星(拜复乐)+立思丁+复方磺胺甲噁唑(SMZCo)+氟康唑(大扶康)	

续　表

日　期	最高体温(℃)	痰 培 养	Hb(g/L)	WBC($\times10^9$/L)	N(%)	A(g/L)	用　　药	其　他
12 月 21 日	38.4	鲍曼＋＋	80	9.4	69.1	36		
12 月 23 日	40.5	鲍曼＋＋＋＋					莫西沙星(拜复乐)＋夫西地酸(立思丁)＋头孢哌酮钠舒巴坦钠(舒普深)＋氟康唑(大扶康)	停深静脉置管
12 月 24 日	39	痰及粪培养：热念＋＋						
12 月 27 日	39.4	鲍曼＋＋＋	74	7.9	74.8	31	美罗培南(海正美特)＋头孢哌酮钠舒巴坦钠(萨典)＋甲硝唑＋氟康唑(大扶康)	气管插管
12 月 29 日	38.2		69	9.9	80.7	35	舒普深＋氟康唑(大扶康)	

注：Hb 为血红蛋白，WBC 为血白细胞计数，N 为中性粒细胞，A 为白蛋白；白念、热念、鲍曼分别为白念珠菌、热带念珠菌、鲍曼不动杆菌的简称。

第十一章
基础机械通气模式与临床应用

数十年来，通气模式有很大发展，出现多种复合型模式、智能型模式和新型自主模式，但传统定容、定压型持续指令通气(CMV)、间歇指令通气(IMV)和压力支持通气(PSV)仍是最常用的模式，是理解和用好其他新型通气模式的基础。何况现代CMV、IMV、PSV的内涵都出现了较大变化，临床应用不当或应用错误普遍存在，是本章介绍的重点，也是本书的重点。

第一节 容积辅助/控制通气

容积辅助/控制通气(V-A/C)习惯上简称A/C模式。现代呼吸机用A/C模式取代传统的单纯容积控制通气(VCV)和容积辅助通气(VAV)。呼吸机可预设恒定的潮气量(VT)或流量(F)、吸气时间(Ti)、背景呼吸频率(RR)，其中背景RR是呼吸机工作的最低频率，属于保护性设置。呼吸机按预设VT、Ti、背景RR送气，为容积控制通气(VCV,CV)；若由自主吸气触发，按预设VT和Ti送气，实际RR和实际吸呼气时间比(I∶E)随自主呼吸变化为容积辅助通气(VAV,AV)。A/C模式是最常用的通气模式之一，典型的参数变化波形图见图11-1。

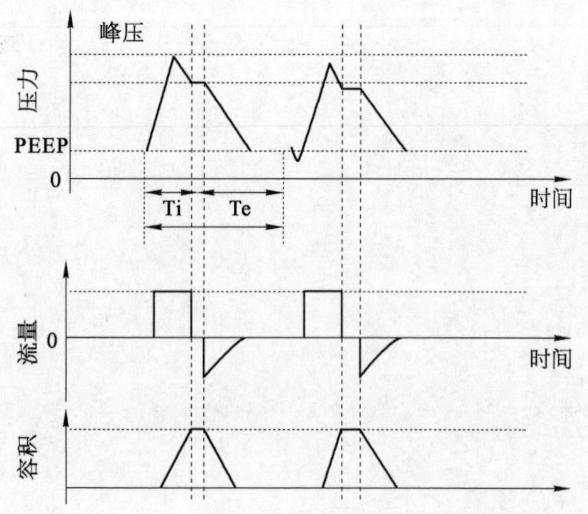

图11-1 A/C模式正常波形图的示意图

左侧为VCV；右侧为VAV，平台压和峰压较CV降低

一、预设参数及实际变化

(一) 潮气量 是预设的，但不一定恒定。VT的设置方法大体分两种。

1. 直接设置 分为两种类型，一种是容积限制容积转换，即达预设VT转化为呼气；另一种是容积限制时间转换，VT达预设值，再维持一段时间(屏气)，达预设Ti转换为呼气。

(1) 容积转换：是最老式呼吸机的工作方式，缺乏屏气时间，容易导致气体分布不均，改善气体交换的效率差，已基本被淘汰。实际VT与预设VT相等。

(2) 时间转换：是现代定容型模式的转换方式之一。由于存在屏气，改善气体交换的作用提高；但实际VT与预设VT不一定相等。有两种基本形式。

1) Ti直接设置：同时预设RR，实际I∶E随实际RR而变化，即若预设Ti 1 s，RR 20次/min，实际RR与预设RR相同，则为VCV或仅伴有吸气触发，呼气时间(Te)为2 s，I∶E=1∶2；若实际RR较预设值快，则实际Te、I∶E皆变化，比如实际RR为30次/min时，Te将缩短至1 s，I∶E为1∶1；实际RR进一步增快，则为明显反比通气(IRV)，将导致严重人机对抗，但容易被临床医生忽视。

2) Ti间接设置：预设呼吸周期时间(Ttot)、I∶E和RR，换算出Ti。若预设Ttot 3 s，I∶E=1∶2，RR 20次/min，且为VCV或仅有自主吸气触发，但实际RR与预设RR相同，Ti和Te分别为1 s和2 s；若实际RR较预设值快，则Ttot不变，实际Ti、Te、I∶E皆变化，容易出现多种混乱的通气形式。该设置方式调节合理最困难，需结合波形图（主要是流量波形图）和呼吸生理调节（详见本章第二节）。

2. 间接设置　VT 特点是流量限制（流量的形态和大小恒定）时间转换，是目前最常用的定容型模式。与早期呼吸机的直接设定 VT 不同，现代呼吸机设置 VT 或多或少涉及以下方面，即目标 VT、送气时间、屏气时间、流量形态、流量大小、流量上升速度、压力限制（工作压力）；实际 VT 与预设 VT 不一定相等。

（1）目标 VT：即希望呼吸机输出 VT 达到的数值。若流量、送气时间等设置合理，则呼吸机实际输出 VT 和目标 VT 相同，否则实际输出 VT 小于目标 VT。

实际 VT＝平均流量×送气时间，故实际 VT 与流量形态、流量大小和送气时间皆相关。

（2）吸气流量

1）波形：健康人自然呼吸时，流量从 0 开始逐渐增大，达峰值后逐渐减小，流量波形近似正弦波，其持续时间、流量上升速度、峰流量、平均流量皆较小；呼吸加快时，流量波形近似递减波，初始流量迅速增大至峰值，然后逐渐减慢，转换为呼气。因此，工程师模拟人的呼吸形式设置了多种流量形态，从最简单的方波到与自然呼吸相似的正弦波，还有递减波（有两种基本类型，即最低流量约为峰流量的 25%和 0）、递增波等（图 11－2）。

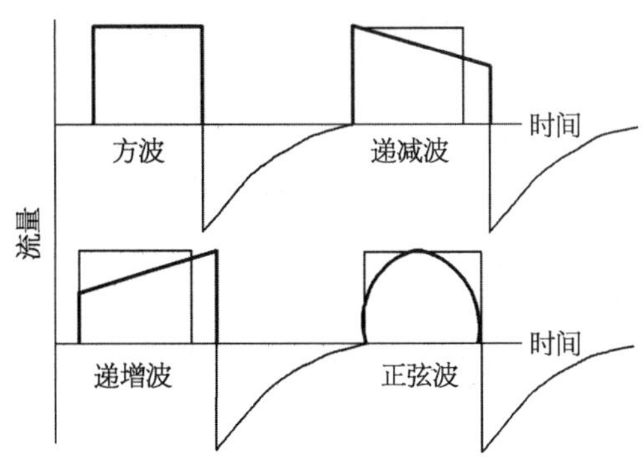

图 11－2　呼吸机吸气流量波形图

临床常用方波和递减波，前者特点为呼吸机送气，流量迅速上升至预设值，并持续至送气结束，故峰流量和平均流量相同，VT＝预设流量×送气时间；后者的特点为呼吸机送气，流量迅速上升至预设值，然后呈线性下降，一般降至峰流量的 25%时送气结束，故平均流量约为峰流量的 62.5%，VT＝平均流量×送气时间。在呼吸平缓的患者中，理论上可选择正弦波、递增波、方波、递减波，且峰流量应较低，送气时间应较长，但实际上由于人工气道、自然气道和内源性呼气末正压（PEEPi）、触发灵敏度（S）、呼吸机阀门等增加了呼吸阻力，延迟了送气时间，故正弦波和递增波并不适合 MV，应选择方波或递减波。

2）方波和递减波的流量大小：呼吸机 Ti 或 Te 的单位为 s；F 单位为 L/min，需换算为 mL/s 后计算，如流量 12 L/min＝200 mL/s，24 L/min＝400 mL/s，36 L/min＝600 mL/s，42 L/min＝700 mL/s，54 L/min＝900 mL/s，60 L/min＝1 000 mL/s。一般临床设置方波流量 40～60 L/min；递减波 60 L/min 和 90 L/min 分别大约相当于方波的 40 mL/s 和 60 mL/s，故后者一般选择 60～90 L/min。若患者呼吸深快或身材较高，流量宜较大；反之流量宜较小。不合适的吸气流量是辅助通气时人机对抗和呼吸功增加的主要因素之一，但临床常缺乏正确的认识或被忽略。如目标 VT 600 mL，Ti 1.2 s（屏气 0.2 s），方波流量 24 L/min＝400 mL/s，则实际输送 VT＝400 mL/s×1 s＝400 mL；方波流量为 12 L/min＝200 mL/s，则实际输送 VT 仅 200 mL，都将导致代偿性呼吸增强、增快和人机对抗，严重者实际 VT≤生理无效腔（VD），患者将因"窒息"而死亡。波形图表现为 F 非常低，VT 下降；吸气触发压、气道峰压（Ppeak）和平台压（Pplat）显著降低（图 11－3A）。若自主呼吸较弱或过度应用镇静剂和肌松剂，则波形图规整，但气道压（Paw，P）缓慢上升（图 11－3B）；即使患者无呼吸窘迫的表现，也需调整。

3）流量选择原则：流量形态和大小共同影响吸气初期流量，故需根据疾病的病理生理特点和患者需求选择流量的波形和大小。若患者呼吸深快、气道阻力（Raw）大或 PEEPi 高，宜选择递减波和较大的峰流量；若呼吸平缓、Raw 较低，则可选择方波或递减波，且峰流量宜偏低。若采取 VCV，用镇静剂和肌松剂完全抑制自主呼吸，则对吸气流量波形和大小不需要过分强调，但也要尽可能符合呼吸生理特点，便于药物减量和尽早出现稳定的自主吸气触发。总体而言，与方波相比，采取递减波时，气道峰压和平台压低、平均气道压（Pmean）高；容易满足吸气初始的需要，同步性好，适合大部分患者；方波的 Pmean 低，更适合有低血压的患者。

4）流量坡度：① 必要性。无论是方波还是递减波，送气流量迅速升至峰值，对改善部分 MV 患

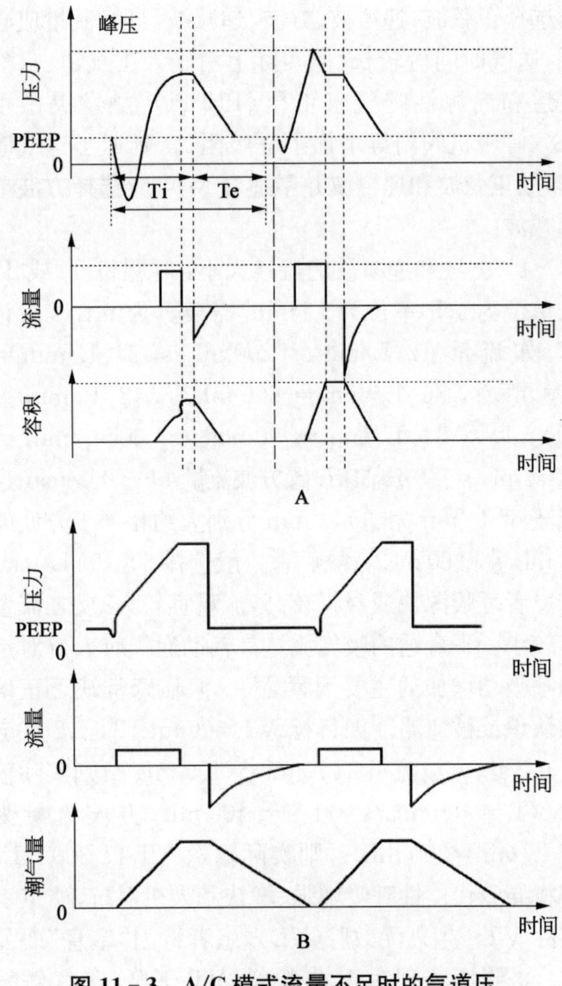

图 11-3　A/C 模式流量不足时的气道压、流量和潮气量的波形图

A：左侧为流量不足时的波形图，吸气触发压、Ppeak、VT 明显降低；右侧为正常波形图。B：流量不足、自主呼吸受抑制的波形图，吸气压缓慢上升，波形图规整

者的呼吸窘迫有利。如严重气流阻塞导致的呼吸衰竭，患者出现吸气动作后，需克服胸肺弹性阻力(Ers)、PEEPi、Raw、人工气道阻力、触发阻力、呼吸机的延迟阻力才能送气，导致"同步时间"显著延长，患者表现为"窒息样呼吸"，因此流量迅速升高可改善患者的呼吸窘迫。若患者 Raw 增加幅度有限，呼吸较平稳，呼吸机性能也较好，则上述阻力显著降低，同步时间显著缩短，迅速增大的气流会对面部(无创通气)或气管(人工气道 MV)产生刺激，降低依从性，甚至诱发刺激性结膜炎或频繁咳嗽。为此，新式呼吸机设置流量坡度，使呼吸机送气流量较平缓上升至预设值(图 11-4)，改善吸气初期的人机关系。② 应用原则。呼吸深快或 Raw 显著增大的患者，对高流量的需求高，流量坡度应较小，具体要求为 0～0.2 s；深慢或浅慢呼吸患者需求的流量较低，流量坡度应较大，具体要求为 0.1～0.3 s；除非特殊需求，皆不宜超过 0.3 s，否则会导致吸气初期的流量不足和 VT 下降(图 11-5A)，患者代偿性呼吸增强、增快和人机对抗。波形图表现为流量和 VT 皆较小、出现凹陷性变化，吸气触发压和峰压显著降低；若患者自主呼吸较弱，则压力、流量和潮气量的波形图规整(图 11-5B)；患者无明显呼吸窘迫的表现，常见于镇静剂和肌松剂过度抑制或呼吸中枢疾病患者，但也需调整，便于患者出现自主吸气触发后的平稳过渡。

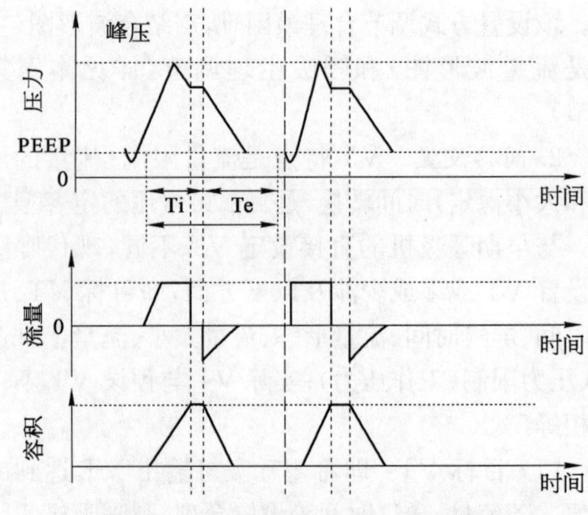

图 11-4　流量坡度合适的波形图

左侧为流量坡度合适的波形图，峰压、VT 上升也较平缓；右侧为传统波形图

(3) 吸气时间：包括触发时间(控制通气时无)、送气时间、屏气时间。常用 Ti 为 0.8～1.4 s，其中控制通气时的送气时间为 0.6～1.2 s，屏气时间为 0.2～0.4 s，但实际变异范围极大，且容易被忽视。

1) 基本要求：Ti 的调节应符合疾病特点和患者的呼吸生理状态，如严重慢性阻塞性肺疾病(COPD)急性加重期应为浅慢或浅而偏快的呼吸，病情明显好转或缓解后应为深慢呼吸，Ti 应较短，Te 和 I∶E 应较长。急性肺实质疾病，如急性呼吸窘迫综合征(ARDS)应为适当深快呼吸；慢性期应该为浅快呼吸，Ti、Te 和 I∶E 皆应较短。

2) 屏气时间：可按绝对值设置，如 0.2 s，是早期呼吸机的主要设置方式；也可按占 Ttot 的比值设置，如早期 Newport E200 呼吸机和现代 Servo i 呼吸机，常设置为 Ttot 的 5%～10%。目前，更多呼吸机根据吸气流量，间接设置屏气时间，即根据目标 VT 大小，随吸气流量变化，流量大时，送气时间缩短，屏气时间自然延长，反之则屏气时间短。实际屏气设置也需符合疾病特点和呼吸生理要求，如呼吸深慢时，屏气时间应稍长；反之，应较短。若患者有

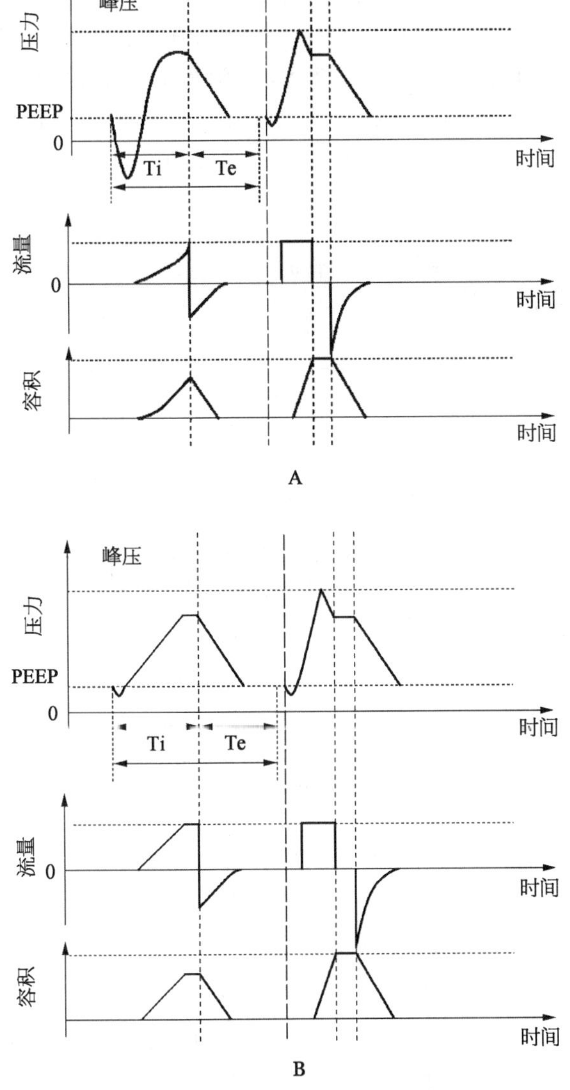

图 11－5　流量坡度不适当的波形图

A：左侧为流量坡度过大，至吸气结束达预设流量，VT、吸气触发压和峰压明显下降；右侧为传统流量波形图，产生正常的 Paw 和 VT 波形图。B：左侧为流量坡度过大、自主呼吸较弱的波形图，Paw、F、VT 波形图规整，但 VT 下降；右侧为传统的流量波形图，产生正常的 Paw 和 VT 波形图

低血压，屏气时间应缩短；若为重度 ARDS，需较长屏气时间。适当屏气符合呼吸生理特点，也是保障实际 VT 达目标 VT 的基本要求。若无屏气时间，则意味着送气尚未结束或刚结束就迅速转换为呼气，容易导致实际 VT 下降、患者不适和人机配合不良。

3）注意事项：① MV 的 Ti 与自主呼吸的 Ti 尽可能一致，以保持同步；若 MV 的 Ti 显著超过自主呼吸的 Ti，将导致严重人机对抗，且容易诱发机械通气相关性肺损伤（VALI）；反之，若前者短于后者，将使实际 VT 小于目标 VT，实际每分钟通气量（VE）下降，出现代偿性呼吸增强、增快和人机对抗，也容易诱发 VALI。② 避免无屏气时间（图 11－6），否则将导致送气时间不足，实际 VT 显著小于目标 VT，也容易导致人机对抗和 VALI。③ 触发时间应尽可能缩短，否则将导致送气时间、屏气时间缩短，出现人机不匹配。触发时间过长主要见于通气阻力过大（如高 PEEPi、高 Raw）、S 设置不当、呼吸机性能下降等。

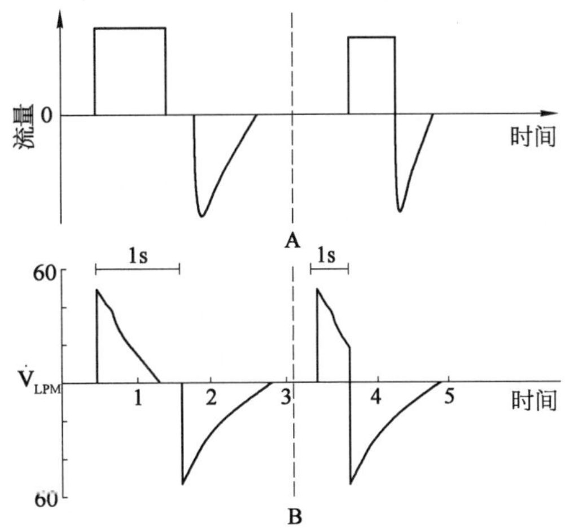

图 11－6　送气时间不足的流量波形图

A：方波，左侧有短暂屏气时间，Ti 合适；右侧无屏气，送气时间不足，实际 VT 下降。B：递减波（见于部分定容型模式或定压型模式），左侧吸气末流量降至 0，出现短暂平台，Ti 合适；右侧吸气末流量降至峰流量的大约 40%，Ti 明显不足

（4）吸呼气时间比：触发时间、送气时间、流量设置影响实际 I∶E。比如，预设值 Ti 1 s（控制通气），其中送气时间 0.8 s，屏气时间 0.2 s；RR 20 次/min；流量为方波，大小为 500 mL/s，则 VT＝500 mL×0.8 s＝400 mL。1 min 的总吸气时间为 20 s，总呼气时间 60 s－20 s＝40 s，Te＝2 s，故 I∶E＝1∶2。因此，VCV 时，I∶E 由预设 Ti 和预设 RR 决定；VAV 时，实际 RR 加快，I∶E 相应由预设 Ti 和实际 RR 决定。比如，在上述预设条件下，若实际 RR 增快至 30 次/min，Te 将缩短至 1 s，I∶E＝1∶1；若实际 RR 进一步加快为明显 IRV，容易导致人机对抗，但临床上常被错误解读或忽视。

3. 实际 VT　如上述，与设置 VT 不一定相等，但临床上容易被忽视或错误解读，涉及前述三种情况：容积限制容积转换，实际 VT 等于预设 VT；容积限制时间转换，需设置 Ti 至出现平台，实际 VT 将等于预设 VT，比较容易调节；最难调节的流量限制时间转换，实际 VT＝平均流量×送气时间。

（二）呼气末压　是绝大多数通气模式的共同参数，不是 A/C 模式的特征。

1. 呼气末正压(PEEP)　PEEP是预设基线压，不仅在呼气末起作用，在整个呼吸周期皆起作用。PEEP在吸气期升高Ppeak和Pplat；在呼气早、中期，升高呼气压；在呼气末下降至预设值。

2. 内源性呼气末正压(PEEPi)　正常呼出气容积和吸入气容积相当，呼气末肺泡内压等于0；若呼气不充分，在无PEEP的情况下，呼气末肺泡内压不能降至0，称为PEEPi，主要见于阻塞性肺疾病，如COPD和支气管哮喘(哮喘)。PEEPi也升高Ppeak和Pplat。

3. 实际呼气末肺泡正压(PEEPal)　呼气末肺泡的实际压力，多数情况下与PEEP相同，PEEP＝0，PEEPal＝0。在PEEPi存在的情况下，PEEPal与PEEP常不一致。PEEP为0时，PEEPal＝PEEPi；PEEP＞0时，PEEPal≥PEEPi，具体大小随PEEPi的产生机制、大小和PEEP大小而变化，如气道陷闭(多见于COPD)导致的PEEPi，若PEEP≤PEEPi，PEEPal＝PEEPi；反之，则PEEPal＝PEEP＞PEEPi。若为气道阻塞(多见于哮喘)导致的PEEPi，PEEP较低时，PEEPal≥PEEPi＞PEEP；PEEP较高时，PEEPal＞PEEPi，亦大于PEEP，故PEEPal并非PEEP与PEEPi之和。

PEEPal＞0将升高Ppeak和Pplat，具体升高幅度主要取决于呼吸系统或肺压力-容积(P－V)曲线的特点，即VT使Pplat在高位拐点(UIP)以下，升高幅度与PEEPal大体一致；超过UIP，升高幅度明显增大。

二、气道压变化

VT是预设的，Ppeak和Pplat随VT、呼气末压、通气阻力的增大而增大。若有自主吸气触发，胸腔内压降低，肺泡内压降低，Ppeak和Pplat也相应降低，即VAV的Paw低于VCV。

(一) 不同压力的意义　Ppeak为克服气道-肺实质-胸廓阻力(主要是气道阻力和肺弹性阻力)产生的压力，Pplat则为送气结束后维持肺泡扩张的压力，反映Ers。Ppeak与Pplat之差反映气道阻力、肺和胸廓的黏性阻力和惯性阻力，而绝大多数情况下，惯性阻力可忽略不计，故反映呼吸系统黏性阻力(Rrs)，主要是Raw，其中Ppeak与P_1之差反映Raw，P_1与Pplat之差反映胸肺黏性阻力(图11－7)。将Ppeak与Pplat之差阐述为反映Raw是不合适的，需结合实际情况，如大部分COPD、哮喘、亚急性或慢性肺间质病，肺实质和胸廓的黏性阻力非常低，惯性阻力更低，可认为两者之差反映Raw。在ARDS急性期或心源性肺水肿中，肺实质黏性阻力和惯性阻力皆明显增大，肥胖患者的胸廓黏性、惯性阻力皆增大，Ppeak与Pplat之差不能反映Raw，而是反映呼吸系统的黏性阻力和惯性阻力，且主要为黏性阻力。

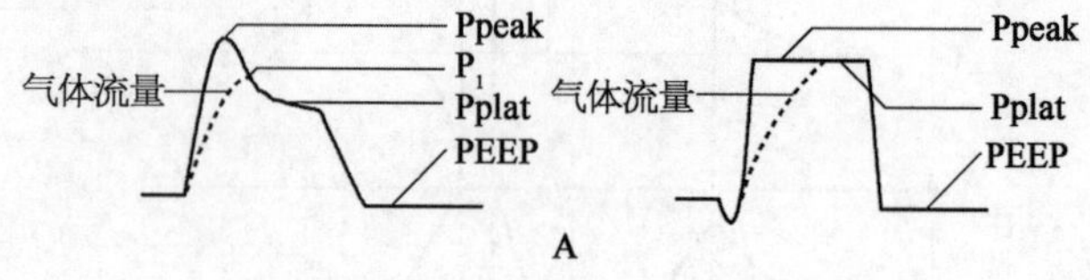

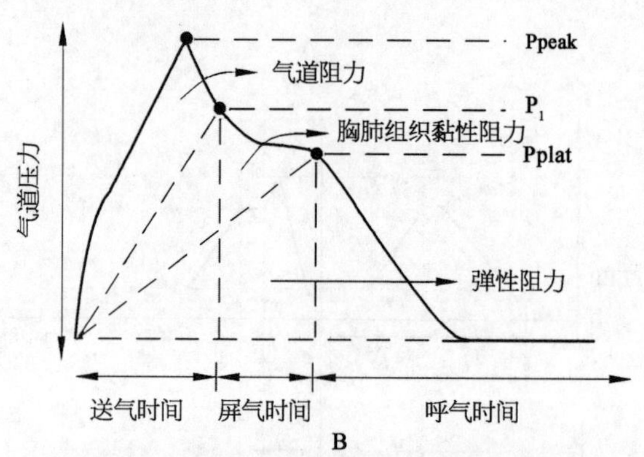

图11－7　容积控制通气和压力控制通气时的压力及阻力的精确计算模式图

(二) 影响气道压的因素

1. 潮气量　是影响气道和肺泡内压的基础。没有呼吸和气体流动，就没有气道和肺泡内压变化。VT增大，气道和肺泡内压必然增大。肺外疾病患者由于气道-肺实质结构正常，流量-容积(F－V)曲线和P－V曲线皆处于理想水平，VT明显增大仅能引起Ppeak和Pplat的轻微升高。

2. 气道阻力　是气道压升高的主要原因，也是肺泡压升高的重要原因。Paw＝Raw×F，一定Ti的F为VT，因此在吸气F或VT恒定的情况下，Ppeak随Raw而增大；对于轻度气道阻塞，无论是否有功能残气量(FRC)增大，皆能充分呼气，Pplat基本无变化(图11－8)；严重气流阻塞伴或不伴Te缩短，导致FRC进一步升高和PEEPi形成，Ppeak显著升高，伴Pplat升高，Ppeak与Pplat之差增大(图11－9)。Raw的不均匀分布和重力的双重作用导致气道压分布不均匀，并最终导致Pplat分布不均；测定或显示的Pplat实质是吸气末肺泡的平均压力(Pplatmean)，时间常数(RC)长的肺区产生最高肺泡压(Pplatmax)，可能接近Ppeak，并导致该肺区过度扩张；RC短的肺区产生最低肺泡压

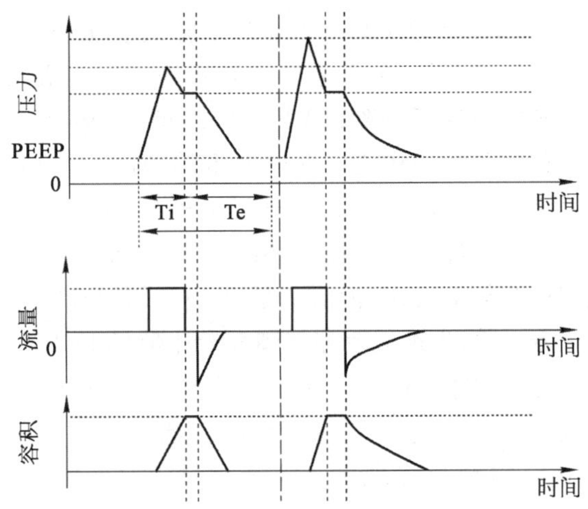

图 11－8　轻度周围气道阻塞的波形图

VCV 模式，左侧为正常肺的波形图；右侧为轻度气道阻塞波形图，呼出气流降低、缓慢，VT 下降支平缓，Ppeak 升高，Pplat 不变，Ppeak－Pplat 增大

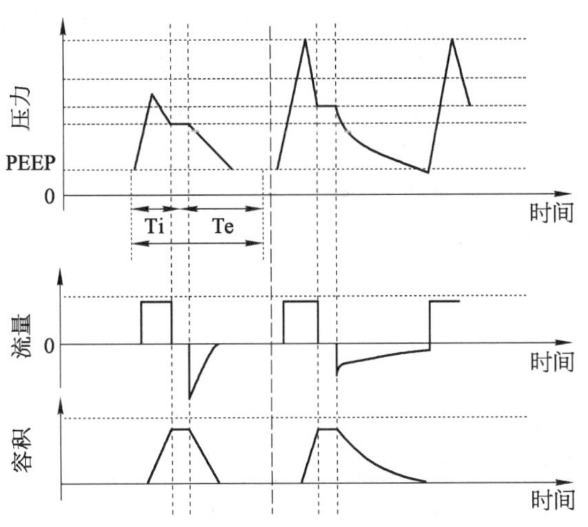

图 11－9　严重周围气道阻塞的波形图

VCV 模式，左侧为正常肺波形图；右侧为重度气道阻塞波形图，呼出气流缓慢，至下一次吸气时呼气 F 仍未降至 0，VT 呼气支下降缓慢，Ppeak 明显升高，Pplat 升高，Ppeak－Pplat 增大

(Pplatmin)，可能接近 PEEP 或 PEEPi。

3. 肺过度充气和 PEEPi　基本原因是 Raw 明显增大；也见于 Te 缩短、人工气道内径过小或痰痂形成，或者通气参数设置不当、人机对抗。显著升高 Ppeak 和 Pplat，Ppeak 升高更显著，Ppeak 与 Pplat 的差值明显增大(图 11－9)。

4. 胸肺弹性阻力　升高 Pplat 的主要因素并间接升高 Ppeak。在限制性肺疾病中，肺顺应性减退，Pplat 升高，Ppeak 也相应升高，但 Ppeak 与 Pplat 的差值正常(图 11－10)。

5. 自主吸气触发　降低 Ppeak 和 Pplat。自主吸气可在吸气初期产生较高的肺泡负压或低于 PEEP 的压力，其大小由患者吸气能力、触发水平、

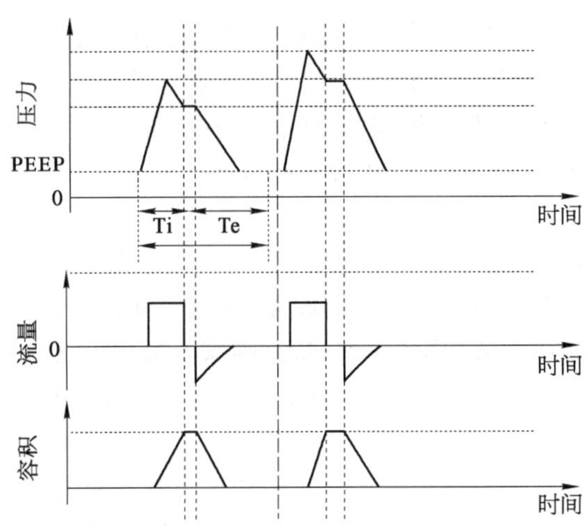

图 11－10　限制性肺疾病的波形图

VCV 模式，左侧为正常肺的波形图；右侧为限制性通气的波形图：Pplat 和 Ppeak 升高，Ppeak－Pplat 不变

通气阻力和呼吸机的反应时间等决定。吸气初期，肺泡内压下降，伴周围气道内压下降；Raw 增大延缓肺泡内压向气管的传导，导致呼吸肌本体感受器兴奋，患者继续用力吸气，肺泡内压持续降低。S 要求有更低的肺泡内压；呼吸机的反应时间导致肺泡内压继续下降并延缓吸气气流产生。试验证实，在 S 为－1 cmH_2O 和无明显气道阻塞的情况下，人工气道的压力可降至－7～－2.8 cmH_2O，推测肺泡内压为－10～－2.8 cmH_2O；有严重气道阻塞时，肺泡内压降低更显著。肺泡内压下降必然伴随 Pplat 下降和 Ppeak 下降。

6. 呼吸形式　对 Paw 的影响主要取决于吸气流量和 RR。在 VT 恒定的情况下，吸气流量增大使 Ti 缩短，Ppeak 升高，Pplat 和 Pmean 有所下降，尤其是阻塞性肺疾病。同样 VT，流量为方波时，Ti 缩短，Ppeak 升高，Pplat 和 Pmean 下降；若为递减波，则 Ti 延长，Ppeak 降低，Pplat 和 Pmean 有所升高。RR 增快和 I∶E 缩短可导致 PEEPi，Ppeak 和 Pplat 必然升高。

三、容积辅助/控制通气的演变

V－A/C 模式的衍化模式主要有压力限制通气(PLV)、流量适应容积辅助/控制通气(V－A/C＋autoflow)、压力放大(PA)，其中前两者临床常用(详见本章第二节)。

四、生理学效应和负效应

(一) 对通气功能的影响

1. 基本影响　调节得当，可充分保障 VT 和

VE,迅速改善高碳酸血症。但应注意背景RR和VT的设置,若背景RR太低,而患者又存在明显的中枢抑制,如过度镇静或颅脑疾病,则容易导致通气不足;而设置过快,则容易导致通气过度。

2. 常见问题　VT设置是否适当涉及多方面问题,VT过大,不符合要求;VT不足更常见,包括流量形态、流量大小、流量坡度、送气时间、屏气时间、限制压力等,具体见前述,是临床上最常见、最缺乏正确认识或容易被忽视的应用A/C模式不当的情况。

3. 几种特殊情况　在慢性呼吸衰竭患者中,常因VE过大,$PaCO_2$下降太快而出现明显代谢性碱中毒,碱血症明显。处理对策:首选明显减慢RR,减少1/3～1/2,或改用IMV、PSV等;对于部分呼吸驱动增强的疾病,如急性肺水肿、ARDS、哮喘,RR增快是一系列机械性或化学性感受器兴奋的结果,降低RR或改用PSV也不能改善过度通气,需适当应用镇静剂和肌松剂。

(二) 对通气血流比例($\dot{V}/\dot{Q}$)的影响　健康人存在一定程度的$\dot{V}/\dot{Q}$离散度,但通过代偿处于较适当水平。A/C模式对不同类型呼吸衰竭的影响不同。

1. 阻塞性肺疾病　由于Raw的显著增加和自主呼吸能力的显著下降,常表现为浅快呼吸,肺泡通气量($\dot{V}_A$)下降,肺血流量代偿性增加或相对增加,出现明显$\dot{V}/\dot{Q}$失调。

(1) 正效应:A/C模式调节适当可有效增加VT,减慢RR,增大$\dot{V}_A$;MV正压可使肺总血流量减少,因此可从总体上改善$\dot{V}/\dot{Q}$失调。通过MV正压还可增加阻塞重、通气差肺区的通气量,从局部改善$\dot{V}/\dot{Q}$。

(2) 负效应:A/C模式可大部或全部取代自主呼吸的代偿作用,通气压力和容积在上肺区和前肺区或阻塞轻的肺区分布更多,并可能导致局部肺泡毛细血管全部或部分断流,形成Ⅰ区和Ⅱ区,表现为无效腔样通气;下肺区和背侧肺区或阻塞重的肺区通气量较小,血流量较大,形成分流样效应,加重$\dot{V}/\dot{Q}$失调。

综上所述,A/C模式对$\dot{V}/\dot{Q}$的影响具有双重性。重症呼吸衰竭患者存在严重$\dot{V}/\dot{Q}$失调,以改善为主;对于轻症或中症呼吸衰竭患者,可能以加重为主。因此,对于重症患者,用A/C模式治疗使呼吸衰竭改善后,应及早改用PSV或IMV+PSV等自主呼吸作用较大的模式。

2. 限制性肺疾病　主要是指肺实质疾病,多存在严重$\dot{V}/\dot{Q}$失调,但与阻塞性肺疾病的发生机制不同。肺实质疾病患者的VE正常或增大,甚至$\dot{V}_A$也增大伴呼吸性碱中毒。在病变重的肺区,肺顺应性显著下降,容积显著减小,通气量较小,血流量相对较大;病变轻的肺区则维持相对良好的通气,故总体上表现为$\dot{V}/\dot{Q}$失调,前者为低$\dot{V}/\dot{Q}$,后者为高$\dot{V}/\dot{Q}$。由于RR快,生理无效腔与潮气量比值(VD/VT)增大,间接影响$\dot{V}/\dot{Q}$。在顺应性非常差的肺区,A/C模式正压不能使$\dot{V}_A$增大;相反,在通气正压和重力作用下,气流更多地进入病变相对较轻的肺区,使$\dot{V}/\dot{Q}$失调加重。因此,在限制性肺疾病中,MV应以改善换气为主,应首选定压型和自主通气模式,适当加用PEEP,提高吸入气氧浓度(FiO_2),而不是首选V-A/C模式;若选择后者,就必须更加精细调节。

3. 肺外疾病　气道-肺的结构和功能基本正常,但通气动力下降,容易发生重力依赖性肺泡萎陷和低$\dot{V}/\dot{Q}$,常规或小VT通气,容易加重$\dot{V}/\dot{Q}$失调;大VT通气使萎陷肺泡开放,改善$\dot{V}/\dot{Q}$失调。

(三) 对循环功能的影响　理论上用A/C模式时,自主呼吸的代偿作用较弱或丧失,MV正压将抑制循环功能,但实际上并非完全如此。

1. 改善心功能　对于急性左心衰竭、肺水肿患者,适当正压可迅速降低左室跨壁压(后负荷),维持适当的前负荷,改善心功能;对于明显呼吸代偿、胸腔负压显著增大的患者,适当正压降低左室跨壁压的作用显著,可迅速改善心功能。对于慢性心功能不全(特别是合并睡眠呼吸紊乱)的患者,MV对心功能也有一定的改善作用。在心功能不全好转后,应逐渐降低通气辅助或者改为PSV或持续气道正压(CPAP),逐渐降低压力;突然撤去通气辅助,则容易诱发胸腔负压增大和心功能不全的再次加重。当然,该类患者首选经面罩无创正压通气(NPPV),且首选CPAP或PSV+PEEP。

2. 抑制心功能　在单纯低血容量或单纯心肌缺血的患者中,MV将显著降低前负荷,抑制心功能,V-A/V模式的抑制作用更强,若无严重低氧血症,不宜应用。

3. 基本不影响心功能　在心功能正常或轻度异常的患者中,由于机体代偿良好,适当MV对心功能的影响不明显,除非过度抑制自主呼吸或PEEP、Pplat过高。

(四) 机械通气相关性肺损伤　A/C模式容易导致人机配合不良和部分肺区过度充气,因此容易诱发 VALI;应用镇静剂和肌松剂抑制自主呼吸可促进人机配合,减少 VALI。因此,为减少 VALI,宜首选定压型或自主通气模式;若选择 A/C 模式,则需更精细调节,必要时加用镇静剂和肌松剂。

(五) 对呼吸功的影响　不同通气条件对呼吸肌做功的影响不同。

1. VCV　完全抑制呼吸肌做功,有效改善呼吸肌疲劳;应用时间过长,容易发生呼吸肌废用性萎缩,导致呼吸机依赖。动物实验发现,控制通气 48 h 后,可出现膈肌纤维的萎缩以及膈肌张力的下降,因此 VCV 时间不宜过长。

2. VAV　习惯上认为辅助通气仅在吸气初期做功,但实际呼吸肌做功持续于整个吸气期。因为自主吸气由呼吸中枢触发和调节,一旦呼吸中枢发出吸气信号,呼吸肌将持续收缩,直至肺容积达一定水平;随着吸气信号的终止和呼气信号的出现而终止,呼吸机送气不能终止吸气信号,故整个吸气期皆存在呼吸肌做功。

一般 Paw 与 VT 的乘积为呼吸做功量(图 11-11)。VCV 时,呼吸做功完全由呼吸机控制;VAV 时,则由自主呼吸和呼吸机共同完成,两者在 P-V 环交界部位的面积为自主呼吸做功量。在合理设置通气参数的条件下,VAV 时,自主呼吸做功约占完全控制通气做功量的 1/3,占完全自主呼吸时的 40%;不合理设置,则可使总呼吸功和呼吸肌做功显著增加,甚至超过单纯自主呼吸做功量。通气参数设置不合适常见,但常被错误解读或忽视(见前述)。

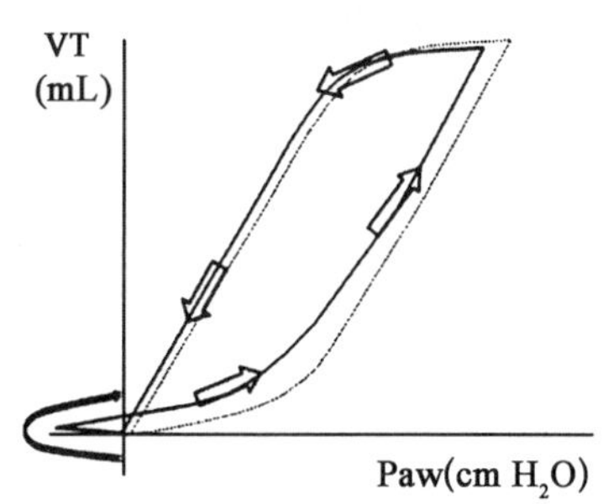

图 11-11　机械通气时的做功量

虚线为控制通气的 P-V 环,在纵坐标右侧,Paw 和 VT 的乘积为呼吸机做功量,无自主呼吸做功;实线为辅助通气的 P-V 环,在纵坐标右侧,Paw 和 VT 的乘积为呼吸机做功量,在纵坐标左侧部分为自主呼吸做功量

3. *增加自主呼吸做功量的因素*　针对 VAV 患者。

(1) 吸气触发:同步时间延长是呼吸功增加的最主要因素。任何导致呼吸机送气时间延长的因素,如 Ers 增大、PEEPi、Raw 增大、S 设置不合适、呼吸机反应时间过长(呼吸机性能差),都将导致呼吸肌做功量显著增加。这些因素对各种通气模式的影响是相同的(详见第十二章第一节)。

(2) 潮气量:若 VT 足够大,将显著减弱吸气信号的强度,抑制呼吸肌收缩和做功;VT 不足将反射性引起呼吸肌收缩增强和做功增加。

(3) 吸气流量:即使在呼吸机输出 VT 与自主呼吸的 VT 相似,自主吸气触发呼吸机送气的初期,也常存在吸气流量不能满足自主呼吸的情况,相当于"阻力呼吸"或"窒息样呼吸",呼吸肌本体感受器兴奋,刺激呼吸中枢,导致呼吸肌收缩增强和做功量增加,表现为患者吸气费力,触发压显著下降;呼吸机送气后,Ppeak、Pplat 下降(图 11-1)。影响吸气流量是否适当的因素主要有流量形态、流量大小、流量坡度等。

(4) 吸气时间:若自主呼吸的 Ti 与 MV 的 Ti 基本一致,则同步性好,自主呼吸做功减少,否则将导致人机对抗和呼吸肌做功增加。

(5) 吸呼气转换:尽管呼吸机送气不能终止自主吸气信号,但可改变吸气信号的强度和时程,A/C 模式参数的合理设置应保障吸呼气转换和自主吸气基本同步,呼吸机吸呼气转换时间的显著提前或滞后,都会导致人机对抗,呼吸肌做功量增加。

实际临床应用时,为减少自主呼吸做功,需精细调节 A/C 模式的参数;有条件时加用自主气流(智能化调节)、人工导管补偿(ATC)等功能;改用定压型或自主通气模式,或适当应用镇静剂和肌松剂抑制过强的自主呼吸是更合适的选择。

五、临 床 应 用

A/C 模式强制性、准确性的特点决定了首选应用较少,主要用于生命支持和准确测定;其他情况的应用需精细调节,且适当应用镇静剂和肌松剂。

1. *心肺复苏和严重呼吸衰竭的治疗*　心肺复苏、严重呼吸中枢抑制的患者应首选;对于神经-肌肉疾病和阻塞性肺疾病,A/C 模式也较常用;对于肺实质疾病,容易导致人机配合不良,应特别注意通气参数的调整,适当应用镇静剂和肌松剂抑制过强的自主呼吸;尽可能选择定压型、自主通气模式。

若为急性神经-肌肉疾病,应尽可能选择 VAV,否则容易导致神经营养不良性肌萎缩和废用性肌萎缩,使疾病不可逆或可逆程度显著减退,因此除非自主呼吸消失或严重受抑制,应尽可能以 VAV 为主,VAV 也有利于循环功能改善和呼吸道分泌物引流。

2. 用于呼吸动力学的精确监测　主要测定P-V曲线、胸肺顺应性(Crs)、Raw等。

(1) 测定要求：临床上经常碰到医务人员汇报监测数据，但不知道监测时的通气状态，这样的测定数据是没有价值的。"精确测定"时需完全抑制自主呼吸，且要求选择方形流量波、RR足够慢、出现稳定的吸气末平台、呼气末流量降至0。

(2) 测定原理

1) Crs测定：单纯VCV时，吸气末与呼气末肺泡的压力差(Pplat-PEEPal)是决定VT的直接动力，可反映Crs(呼气相顺应性)的变化。如前述，PEEPal不一定与PEEP相同，而是PEEP和PEEPi综合作用的结果。若为VAV，即存在自主吸气触发时，VT不变，但吸气末胸腔负压增大，吸气末肺泡内压也相应下降，即Pplat下降，Pplat-PEEPal相应下降，将高估Crs。故准确测定时，必须控制通气，且有充分Te。Crs测定主要用于肺实质疾病，适当调节，PEEPi等于0，直接Pplat-PEEP即可。

2) Raw测定：Raw具有流量依赖性，特别是在以湍流为主的人工气道和大气道。在湍流状态下，Raw与半径的5次方成反比，与流量成正比，与层流的特点有明显不同。方波的流量始终维持在同等水平，可使流量对Raw的影响维持在相同水平；其他任何波形，如递减波、正弦波的流量始终处于波动中，必然会对Raw产生影响。即使应用方波测定，也必须保证F或VT恒定，否则测定的Raw也将随湍流程度而变化，缺乏可比性。

Raw和Crs的随访也需保持相同的通气条件。

(3) 计算公式：PIF为吸气峰流量；若采用呼气峰流量(PEF)则计算呼气相阻力，两者比较可能更有价值；充分呼气状态下，PEEPal=PEEP，测定准确、简便(图11-7)。

$$Raw=\frac{Ppeak-P_1}{PIF}$$

$$Rrs=\frac{Ppeak-Pplat}{PIF}$$

$$Crs=\frac{VT}{Pplat-PEEPal}$$

实际临床测定Rrs，反映Raw。若加入食管气囊测定食管内压(Pes)反映胸腔内压(Ppl)，可分别测定胸廓和肺的顺应性。

(4) 手工操作与计算：现代呼吸机多有人工屏气操作，手工屏气可方便测定和自动计算出Raw(严格讲是Rrs)、Crs(图7-23)。同样要求控制通气，推荐VCV，选择方形流量波，在吸气末手工屏气，至出现稳定的平台，将自动显示曲线和数据。

(5) 单纯慢RR条件下，因有呼吸气流，故测定结果为动态顺应性；手工屏气操作，气流终止，故测定结果为静态顺应性。在限制性肺疾病中，两者高度一致。

3. 改善肺泡和呼吸道的引流、防治肺感染　在肺外疾病导致的呼吸衰竭患者中，初始Raw和Ers接近正常或降低不明显，但自主呼吸明显减弱，特别是膈肌功能严重受抑制，在重力和MV正压的作用下，容易导致低位肺泡陷闭和肺感染；已发生的肺感染则难以控制，故应选择大VT(12～15 mL/kg)和较慢的RR，此时不仅通气压力安全，能维持动脉血气的稳定，而且也有助于扩张陷闭肺泡，促进肺泡引流，防治肺感染。合理加用叹气样通气或简单进行更高VT通气效果更佳。间断叹气样通气或更高VT通气产生的高流量还可刺激气道黏膜，促进咳痰；促进纤毛摆动，改善周围气道引流。若为严重气道阻塞或肺实质病变，则不宜应用叹气样通气或大VT通气。用定压型或自主通气模式进行大VT通气的安全性更高，宜首选。

六、通气参数的具体设置与调节

(一) 公用参数　主要是S、FiO_2、PEEP，皆有明确要求，见第十八章第三节，不赘述。

(二) 特有参数

1. 潮气量　强调"实际VT"而不是"目标VT"，且针对疾病类型和严重程度，并注意与其他参数的合理组合。

(1) 肺外疾病：为克服较低VT(或F)可能导致的低位肺泡陷闭、肺微不张，强调使用大于自然呼吸时的VT，一般为12～15 mL/kg；同时，RR降至10～16次/min，并应适当应用"Sign"功能或PEEP。

(2) 阻塞性肺疾病：肺过度充气，一般不存在肺泡陷闭，强调正常VT(8～12 mL/kg)；严重过度充气，则选择小VT(6～8 mL/kg)，允许$PaCO_2$一定程度和一定时间的升高，即使pH下降；病情明显缓解，则深慢呼吸，VT 12～15 mL/kg。

(3) 限制性肺疾病：肺容积缩小，强调常规VT(8～12 mL/kg)；严重缩小时，强调小VT(6～8 mL/kg)。

后两者皆应避免叹气样通气。

(4) 自主呼吸的影响：在自主呼吸较强的情况

下，膈肌功能正常或基本正常，克服肺泡陷闭的能力较强，气道压降低，完成同样$\dot{V}_A$所需的 VT 比缺乏自主呼吸时要低。

(5) 注意事项：缺乏正确呼吸生理知识，不根据实际情况设置和调节 VT，一律用所谓“小 VT 通气”是系统性和原则性错误。

2. *吸气流量和流量波形*　主要针对目前应用最多的流量限制时间转换，为直接设置；目前应用较多的容积限制时间转换也关注实际 F(一般为方波，F=VT/送气时间)波形图和数据的变化。健康人自然呼吸仅需克服较低的 Ers 和 Raw，吸气 F 波形近似正弦波，峰流量和平均 F 皆较小，持续时间较长；呼吸增强、增快时，F 波形近似递减波，初始 F 和峰流量较大，持续时间较短；但 MV 时，除肺外疾病外，额外克服的阻力大得多，对吸气 F 有不同要求。

(1) 原则：对于呼吸平缓的患者，考虑到 S、反应时间、人工气道等的影响，可选择方波或递减波，且 F 偏低，Ti 宜较长；对于呼吸较快、较强的患者，宜选择递减波和较高的 PIF，Ti 宜较短。

(2) 具体大小：一般方波选择 40～60 L/min，递减波为 60～90 L/min。身高较低、呼吸较弱的患者，F 适当降低；反之，F 较高。总体而言，用方波时，Ppeak 高、Pmean 低，但不容易满足吸气初期的 F 需求，临床应用逐渐减少；应用递减波时，Ppeak 低、Pmean 高，容易满足吸气初期的需要，临床应用增多。

(3) 注意问题：VAV 或定容型同步间歇指令通气(V-SIMV，SIMV)的指令部分，较低的吸气 F，特别是初始吸气 F(包括形态、大小、坡度)是影响呼吸功增加和导致人机配合不良的主要因素之一，但常被错误解读或忽视。

3. *呼吸频率*　预设 RR 可保证最低 RR；实际 RR 是 MV 过程中的实际通气次数。VCV 时，实际 RR 与预设 RR 相同；有自主吸气触发(VAV)时，实际 RR≥预设 RR。

RR 设置应结合 VT、自主呼吸能力和疾病特点设置。首先，RR 与 VT 的乘积，即 VE 应保证适当大小，维持适当 $PaCO_2$ 和 pH 水平；其次，在缓解呼吸肌疲劳的前提下，维持一定的自主吸气触发，以改善血液循环、膈肌功能和呼吸系统引流为原则。对于阻塞性肺疾病和肺外疾病患者，宜选择慢 RR；对于限制性肺疾病患者，宜选择较快的 RR。

对于呼吸中枢显著受抑制或有严重呼吸肌疲劳的患者，以 VCV 为主，RR 以维持合适的 pH 和 $PaCO_2$水平(正常或接近发病前水平)为原则，一般 RR 为 10～16 次/min；严重肺过度充气(如重症哮喘)应进一步减慢(8～12 次/min，更慢将出现 VE 明显下降和 $PaCO_2$过度升高)。对于限制性肺疾病患者，RR 应增快，以 16～25 次/min(VCV)或 20～30 次/min(VAV)为宜。

若患者有一定的自主呼吸能力，可选择较慢的预设 RR，实际 RR 由自主呼吸决定，但为防止严重 VE 不足，一般最低 RR 设置在 6～10 次/min。

4. *吸呼气时间比或吸气时间*　预设 I∶E 在呼吸机上设置，可直接设置(Ti 根据 I∶E、Ttot、RR 换算)，也可间接设置(先设置 Ti，再根据 RR、F、Ttot 换算为 I∶E)。VCV 时，实际 I∶E 等于预设 I∶E；VAV 时，实际 I∶E≤预设 I∶E。

(1) 设置原则：对于肺外疾病患者，气道、肺实质功能基本正常或接近正常，I∶E 的选择与自然呼吸相似或略长，一般为 1∶2；阻塞性肺疾病患者一般为1∶2.5左右；限制性肺疾病患者一般为 1∶1.5 左右，若以改善低氧血症为主要目的时，可选择相对较短的 I∶E。

(2) 注意事项：实际 I∶E 和 Te 随实际 RR 变化，Ti 一般不变(根据 Ttot 和 RR 间接设置除外)，故应注意根据实际 RR 和疾病状态设置和调节 Ti。

七、通气参数的综合设置与调节

前部分对不同参数的设置进行了阐述，尽管也涉及与其他参数的关系，但欠完善，对不同的疾病和病理状态给出综合设置和评价手段是必要的。

1. *生命支持手段*　无自主呼吸或自主呼吸微弱的疾病，如心跳呼吸骤停、严重脑卒中、药物或毒物中毒，呼吸中枢严重受抑制，MV 是重要的生命支持手段，宜控制通气、深慢呼吸，即 VT 12～15 mL/kg，RR 10～16 次/min，I∶E 约为 1∶2(符合呼吸生理特点)。PEEP≤3 cmH_2O；$PaCO_2$在正常范围，避免出现明显碱血症(pH≤7.50)，避免加重颅内压升高和组织缺氧。

2. *允许性高碳酸血症(PHC)*　主要用于危重哮喘和重症 ARDS。因患者多有明显的呼吸增强和呼吸窘迫，常需镇静剂和肌松剂抑制过强的自主呼吸，进行控制通气；若病情改善，则及早停用或降低药物剂量，并以出现自主吸气触发为原则。

对于危重哮喘患者，要求小 VT(6～8 mL/kg)、慢 RR(8～12 次/min)、较长 I∶E(1∶2.5～1∶3)；对于 ARDS 患者，要求小 VT(6～8 mL/kg)、快 RR

(16～25次/min)、较短I∶E(1∶1.5～1∶2)。

3. 强制性呼吸性碱中毒　对于代谢性酸中毒、pH明显下降或脑血管扩张导致颅内高压患者，可选择控制或辅助通气，给予深慢呼吸、适当过度通气，以出现轻度呼吸性碱中毒为原则，迅速改善酸血症，改善颅内高压。

4. 大部分情况　初期以控制通气为主，迅速改善气体交换和呼吸肌疲劳。若疾病处理适当，呼吸机应用得当，则病情迅速好转，逐渐改为辅助通气为主。此时，理想变化为基本波形图规整，出现较低的吸气触发压，Ppeak和Pplat较控制通气时轻度降低(图11-1)。

八、通气参数设置不当与处理对策

大体可分为通气过度和通气不足两种情况。

(一) 通气过度　除初始通气外，相对比较少见。

1. 基本特点　临床特点主要表现为患者安静，无自主吸气触发，呼吸性碱中毒或碱血症；若为严重过度通气，可出现躁动、肢体抽动、昏迷等表现，$PaCO_2$显著下降，pH明显升高。

2. 处理原则　降低VE，以减慢RR为主，初始减慢1/3～1/2；少部分以降低VT为主，或两者同时降低；30 min复查动脉血气，并根据结果调节参数。

(二) 通气不足　非常多见，但常被错误解读或忽视。

1. 基本特点　少部分表现为呼吸性酸中毒，且呼吸平稳，波形图典型、稳定，主要见于呼吸微弱的患者。大部分pH正常或有呼吸性酸中毒，也可因呼吸代偿出现呼吸性碱中毒，临床表现为呼吸窘迫，辅助呼吸肌活动，胸腹矛盾运动，三凹征阳性，张口呼吸；多汗、烦躁、心率增快；人机对抗；反复低压报警；波形图出现异常变化，吸气触发压显著下降，Ppeak和Pplat较控制通气时显著下降(图11-5)。其他通气模式应用不当的表现类似。

2. 原因　常见于通气阻力太大、通气流量不足或通气时间不匹配的患者。具体原因：① 参数设置不当，主要有目标VT太小，送气时间、屏气时间、流量形态、流量大小、流量坡度、限制压力(工作压力)的选择或设置不当，特别是初始吸气流量太低，压力限制过度，不能满足患者的吸气需求。② 高水平PEEPi或Raw显著增加，阻力时间延长，间接导致同步时间显著延长。③ 人工气道或连接接头太细或人工气道内痰痂形成，Raw显著增大，延缓自主吸气压力的传导。④ S太低，导致触发时间显著延长。⑤ 连接管路积水，导致呼吸阻力显著增大，且容易假触发。⑥ 呼吸机性能差或下降，无法满足同步需求。

3. 常见后果

(1) VALI：人机对抗、吸入气流量不足等，导致肺泡动态陷闭和切变力增大；呼吸增强、增快，使跨肺压和切变力显著增大，发生或加重弥漫性或广泛性肺损伤，导致病情迅速或逐渐恶化，且容易误诊为VAP；若持续时间较长，将发生慢性肺间质纤维化。主要见于ARDS、重症肺炎、肺间质病等肺实质疾病。

(2) 机械通气相关性肺水肿(VALE)：各种肺实质疾病导致的呼吸增强、增快或人机对抗，不仅容易发生切变力损伤，也容易同时或单独发生负压性水肿，胸片表现为双肺弥漫性毛玻璃样改变，以肺周边部分变化更明显，容易导致病情迅速恶化和误诊为VAP。

(3) 呼吸肌做功显著增加：呼吸增强、增快或人机对抗，皆会导致呼吸肌氧耗量大幅度增加，常超过总氧耗量的30%，伴组织供氧恶化。

上述情况是病情反复加重和病死率升高的常见原因。

4. 处理对策　应查找原因，并采取适当的处理措施。不同原因的表现特点不同，若改用简易呼吸器通气时明显改善，则为呼吸机模式和参数设置不当或呼吸机性能下降所致；若改用PSV后改善，则为V-A/C参数设置不当所致，呼吸机性能良好。若抽光气囊内的气体、停用呼吸机、经人工气道吸氧时，患者呼吸反而趋向平稳，则是人工气道内痰栓形成或导管过细(≤7号)的指征。主要调整措施：① 增大VT或增大吸气F，主要是增大吸气初期F，在VT不变的情况下改方波为递减波，减小流量坡度，提高压力限制水平；在已经应用递减波的情况下，可缩短Ti，增大峰流量，也可改用定压或自主通气模式。② 积极降低PEEPi和Raw，主要是吸痰、应用气道扩张剂和激素、延长Te、减慢RR；若怀疑或证实气管导管内痰痂形成，则单纯冲洗效果不佳，应及早更换内径较大的导管。③ 改压力触发为流量触发，并改善触发的敏感度。④ 更换粗导管和连接接头，处理管路积水。⑤ 必要时更换呼吸机。⑥ 短时间无法明确病因或无法解决时，应用镇静剂和肌松剂抑制过强的自主呼吸。通气参数设置不当、人工气道太细、导管内痰痂是最常见的因素，应注意鉴别和针对性处理。

总之，适当应用A/C模式容易确保VE，有效改善通气，对血流动力学和$\dot{V}/\dot{Q}$影响较复杂，随疾病类型和呼吸生理特点而变化。控制通气可有效缓解呼吸肌疲劳，但长期应用将导致呼吸肌的废用性萎缩，尽可能不超过 24～48 h；呼吸肌疲劳一旦改善，应减慢 RR，尽早过渡至辅助通气。辅助通气时，呼吸肌做功持续于整个吸气过程，触发灵敏度、流量波形及大小、流量坡度、送气时间、屏气时间、压力限制、VT、I∶E 调节不当，皆可导致人机对抗和呼吸功显著增加，但常被错误解读或忽视。

九、临床病例分析

病 例 一

【病情介绍】

男，69 岁，有 COPD 病史，肺功能诊断为轻度阻塞性通气障碍。因反复胆石症发作，行全麻下腹腔镜手术治疗。手术顺利，考虑年龄较大、有基础肺功能减退，术后转入重症监护病房(ICU)，继续 MV 维持，准备麻醉完全恢复后回普外科病房。

在 ICU，用当时刚买入的 Servo i 呼吸机，选择 A/C 模式，参数设置为流量触发 2 L/min，FiO_2 50%，PEEP 2 cmH_2O，VT 500 mL，Ti 1.2 s，RR 20 次/min；患者很快出现明显呼吸窘迫，且神志恍惚，躁动不安；动脉血气为 pH 7.21，$PaCO_2$ 72 mmHg，PaO_2 118 mmHg。总体考虑 VE 和$\dot{V}_A$不足，故增大 VT，从 500 mL 逐渐增加至 520 mL、550 mL、580 mL，但呼吸窘迫和呼吸性酸中毒无好转；检查呼吸机管路，未发现漏气；频繁人机对抗，需反复应用镇静剂抑制自主呼吸。

【病情分析】

1. *基本情况分析* 患者尽管有轻度阻塞性通气功能障碍，但 COPD 稳定，术中、术后皆无急性发作；全麻刚结束，自主呼吸不会过强，应该很容易稳定通气；患者苏醒不久即出现严重呼吸窘迫和人机对抗，通气参数设置不当的可能性极大。

2. *机械通气分析* $PaCO_2$ 高达 72 mmHg；FiO_2高达 50%时，PaO_2仅 118 mmHg；说明$\dot{V}_A$不足合并换气功能障碍；尽管不断增加 VT，但 $PaCO_2$基本无变化，说明增大 VT 无效。

【现代 A/C 模式的特点与合理设置】

1. *问题* 在 ICU，询问医务人员，皆不知道送气流量大小，也表达不出波形图变化。检查发现流量为方波，大小为 18 L/min，相当于 300 mL/s；实际触发和送气时间 0.8 s，屏气时间 0.4 s；两者之和等于 Ti，为 1.2 s，故实际输出(输入气道)VT 最多为 300 mL/s×0.8 s＝240 mL。设置 VT(500 mL)仅仅是目标 VT；现代呼吸机能否达到目标 VT，取决于流量和时间有关的多种因素，且不同呼吸机的参数设置差别较大，容易发生混乱。本例的核心是流量设置过低，不断增大目标 VT 并不能增加实际 VT，因此 VE 持续不足，呼吸性酸中毒、呼吸窘迫、波形图异常(图 11－5)持续存在。

2. *合理调节* 一是继续用 A/C 模式，增大流量和调整 I∶E(后者间接设置 Ti)，前者增大至 40 L/min，相当于 667 mL/s；后者调整送气时间至约 0.9 s，且出现适当的屏气时间，则实际输入 VT 等于预设 VT。二是患者的呼吸能力非常强，没有必要继续用 A/C 模式，改用自主呼吸为主的 PSV 模式，并注意现代 PSV 参数的调节。

【呼吸机实际调整、结果与分析】

1. *调整与结果* 本例用第一种方式调节，数分钟后呼吸窘迫即缓解，波形图恢复正常，神志逐渐清醒，人机配合协调；将 FiO_2 降至 21%，30 min 复查动脉血气为 pH 7.42，$PaCO_2$ 37 mmHg，PaO_2 72 mmHg。大约 6 h 即撤机、拔管。

2. *分析* 本例用 A/C 模式，似乎很容易调节，但忽略或不知道现代呼吸机的特点。根据现代呼吸机特点调整后，实际输入 VT 即达预设 VT 水平，VE 和$\dot{V}_A$也相应增大，呼吸性酸中毒迅速改善。随着 VT 增大和自主呼吸改善，肺泡开放，$\dot{V}/\dot{Q}$失调改善；加之通气功能的迅速改善，低氧血症也迅速纠正；临床症状迅速缓解。

病 例 二

鉴于 V－A/C 是最基本的通气模式，且以流量限制时间转换为主，临床应用广泛；专业人员出错机会高，再举一极端病例进行分析。

【病情介绍】

1. *基本情况* 男，42 岁，反复发作气喘伴哮鸣音病史多年，临床诊断“支气管哮喘”，本次哮喘急性发作至危重状态，给予经口气管插管 MV。选择 A/C 模式，参数设置为流量触发 2 L/min，FiO_2 80%，PEEP 3 cmH_2O，VT 450 mL(6.4 mL/kg)，RR 16 次/min，并用镇静剂和肌松剂充分抑制自主呼吸；由于为气流阻塞，医务人员的目标 I∶E 大约为 1∶2.5，设置 Ti 1.1 s。结果，SpO_2 降至 90%以下，心率迅速增快，较插管前更差，将 FiO_2 升至 100%、VT 增大至 500～550 mL 也无效；严重时，不仅氧合明显变差，也出现心率减慢，反复多次简易呼吸器通气皆能迅速改善。在呼吸机调节过程中,发现延长Ti至2.0～2.2 s,经皮动脉血氧饱和度(SpO_2)明显升高;降低FiO_2至50%,SpO_2≥90%。主管医生明白实际为IRV,不符合基本呼吸生理要求,也难以停用镇静剂和肌松剂并撤机;试图缩短Ti恢复合适的I∶E,但Ti降至1.8 s以下,SpO_2即迅速下降至90%以下;2日内反复操作未解决问题。最近一次动脉血气为pH 7.28,$PaCO_2$ 65 mmHg,PaO_2 76 mmHg。

2. *治疗问题* 按要求小VT通气,应该采用较长I∶E,但无法实现;总体上用激素等综合治疗2日后,哮喘好转,哮鸣音减少,呼吸机调节应该更容易,也无法实现。皆认为用过长Ti进行IRV是错误的,但必须明显延长Ti才能维持基本的氧合和生命体征稳定,同时不得不大剂量应用镇静剂和肌松剂;用简易呼吸器通气迅速改善氧合,故考虑是呼吸机或模式、参数的设置问题,但无法确定具体原因。

【病情分析】

1. *基本情况分析* 用简易呼吸器通气,能维持稳定的呼吸和氧合水平;用较长Ti通气能维持动脉血气基本稳定,说明呼吸机无问题或无严重问题,哮喘发作也不是非常严重,至少治疗一段时间后不严重,主要原因应该是呼吸机参数设置严重不当。

2. *通气参数的设置分析* 用A/C模式,用镇静剂和肌松剂完全抑制自主呼吸,实际是VCV,表面显示预设的呼吸参数是合适的,但实际操作过程中,不得不采用严重违反呼吸生理的IRV,核心原因是不明白现代定容型通气模式与早期有明显不同。其中,众多"辅助参数"(该例患者仅关注Ti)常发挥核心作用,但主管医务人员皆未提及;实际通气参数监测(特别是吸气VT、呼气VT)和基本的气道压、流量、潮气量波形图监测结果也皆未提及,说明严重缺乏应用现代呼吸机的基本知识和能力。

【呼吸机模式设置问题和患者病情评价】

1. *呼吸机应用问题* 会诊时,看呼吸机波形图监测,由于过度应用镇静剂和肌松剂,气道压、呼吸流量、潮气量波形图是规整的,吸气流量波形图为方波,但F显示为10 L/min,相当于167 mL/s;与上例患者的核心问题相同,但更严重。由于流量太低,Ti 1.1 s时,实际输入气道的VT为183 mL,比VD小得多,相当于窒息,故SpO_2迅速下降,伴生命体征不稳定,不得不用简易呼吸器通气;当Ti增加至2.2 s时,实际输入VT为367 mL,远超过VD,故能维持动脉血气的相对稳定和生命体征稳定。由于严重IRV,即使病情改善,也不得不应用大剂量镇静剂和肌松剂。

2. *合理调节和病情评价* 即使缺乏呼吸生理知识,A/C模式的方波流量一般也应设置在40～60 L/min,故增大F至40 L/min,相当于667 mL/s,RR降至12次/min,监测显示Ti 1.1 s是足够的,有屏气时间;随之将Ti由2.2 s降至1.1 s,目标VT相应增大,FiO_2降至40%。调整后,基本波形图规整,流量波形图显示呼气F降低,但下一次吸气前已降至0,说明呼气充分;听诊双肺呼吸音清晰,可闻及散在哮鸣音;调节30 min后复查动脉血气,pH 7.48,$PaCO_2$ 37 mmHg,PaO_2 176 mmHg,说明哮喘已明显缓解。若不是呼吸机应用太差,患者目前状态相当于一般哮喘发作,早已撤机。

【后续处理及结果】

既然已调节好通气模式和参数,呼吸形式(深慢呼吸)符合轻度气道阻塞的呼吸生理特点,随即先停用肌松剂,后快速减量镇静剂,在30 min左右,全部停用,患者自主吸气触发很快恢复,神志转清。经过定压型同步间隙指令通气(P-SIMV)+PSV短时间过渡后,很快转为PSV,支持压力(辅助参数都重新检查并合理设置)降至12 cmH_2O后,人机配合良好,呼吸稳定;将FiO_2降至21%,30 min后再次复查动脉血气发现,pH 7.46,$PaCO_2$ 44 mmHg,PaO_2 82 mmHg。鉴于镇静剂和肌松剂用量较大,患者嗜睡,继续MV。次日,患者基本恢复后,撤机、拔管。

第二节 容积辅助/控制通气的智能化

V-A/C模式(无论是VT直接设置还是间接设置)的基本特点是VT恒定,若设置适当,容易确保VE和适当降低$PaCO_2$;但若设置过度,容易出现呼吸性碱中毒或碱血症,升高Pplat;若设置不足,容易通气不足,人机对抗,跨肺压和切变力增大,发生VALI;若Raw升高,容易出现Ppeak过高。上述情况要求熟练的操作者经常检测和调节,但为降低操作难度和工作量,智能化调节应运而生。简单的智能化是在气道压达到预设值的基础上，减慢送气流量；比较完善的智能化是在 V－A/C 模式的基础上具有流量调节的功能。

（一）压力限制通气

1. *压力限制的特点及优势*　VALI 曾被认为是气道压升高所致，称为气压伤；为减少气压伤发生，工程师提出压力限制的概念。用定容型模式时，除设置压力报警外，还设置压力限制，即通气过程中能达到的最高压力。在送气过程中，若峰压未达压力限制水平，则按预设要求送气，气道压、流量、潮气量波形图呈典型变化。若送气过程中，气道压达限制水平，而送气尚未结束，则送气流量减慢，直至送气结束，使 Ppeak 维持在压力限制水平，VT 不变（图 7－14，图 11－12），其特点是通气阻力升高时，降低 Ppeak，保障 VT，避免通气不足。

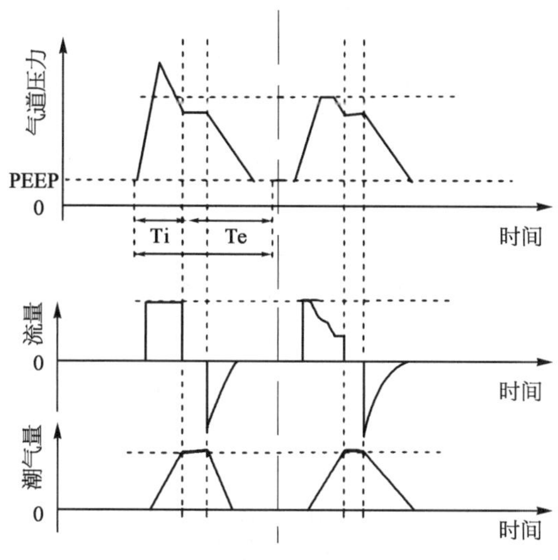

图 11－12　压力限制适当的 A/C 模式气道压、流量、潮气量波形图

2. *压力限制的问题及适应证*　压力限制通气（PLV）在定容型模式的基础上兼顾定压型模式，理论上可用于各种呼吸衰竭和心肺复苏患者；但应用不当也出现系列问题，下述情况要高度重视。

（1）危重哮喘或 ARDS 患者：减慢送气流量，保障 VT，意味着 Pplat 和跨肺压的升高或持续时间延长，发生 VALI 和低血压的机会可能增多，因此采取 PHC 时不宜应用。

（2）压力限制过度：若通气阻力（主要是 Raw）显著升高，则送气流量刚达预设值，气道压就达压力限制水平，送气流量必然迅速减慢，以致送气尚未完成（未出现平台）即转换为呼气，导致 VT 下降（图 11－13），实际 VE 不足。压力限制过度是临床上常见的设置不当和人机对抗原因，但被错误解读或忽视，是治疗失败的常见原因之一。

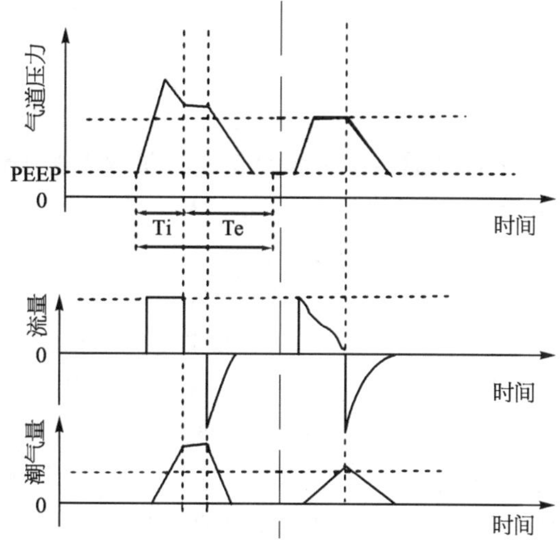

图 11－13　压力限制过度的 A/C 模式气道压、流量、潮气量波形图

（二）流量适应容积辅助/控制通气（V－A/C＋autoflow）

1. *基本概念与特点*　呼吸机送气过程中，呼吸机能感知患者的吸气和呼气用力，在一定限度内调节自动气流，并迅速输送与患者自主呼吸尽可能相适应的吸气流量或呼气流量，即预设流量不足或屏气阶段无流量的情况下，呼吸机会额外增加流量；反之呼吸机会额外减少流量。与预设值相比，VT 有波动；压力为方波，Ppeak 降低，但随通气阻力而变化（图 7－14）。故在定容型模式的基础上兼有定压型模式的特点，有助于改善人机配合。

2. *应用方法*　首先选择 V－A/C 模式，在主屏幕设置的全部参数。该模式的基本特点是流量限制时间转换，即通过预设流量波形、流量大小、送气时间及屏气时间达到预设 VT，故首先设置全部公用和特征性参数，然后开启 autoflow，该模式即正常运转。

3. *主要问题及合理应用*　临床上常过于夸大自主气流的作用，认为气流量随自主呼吸能力和强度的变化而随意调节，不懂或忽视基本参数的合理调节。事实上，自主气流的调节作用有限，只有在 V－A/C 参数设置合适的基础上，自主气流才能有效发挥作用，从而保障适当 VT 和 VE，降低 Ppeak，改善人机配合；否则更容易加重人机对抗（见图 7－14 说明）。

4. 适应证　原则上可用于各种呼吸衰竭和心肺复苏患者,调节适当,将明显减少人为干预以及镇静剂和肌松剂用量,用于阻塞性肺疾病更合适;该模式的基本特点是保障VT,不适合用于PHC。

第三节　压力辅助/控制通气

压力控制通气(PCV)是指通气过程中的Paw、RR、I∶E由呼吸机控制,包括两种基本类型。一是压力限制(预设压力为最高压力)压力转换,即呼吸机送气,通气压力达预设值就转换为呼气,压力波形近似三角形,容易导致VT不足和气体分布不均,是早期PCV的特点,现已基本被淘汰;二是压力限制时间转换,即呼吸机送气达预设通气压力后,维持该压力直至达预设Ti后转换为呼气。若Ti设置适当,则有适当屏气,或屏气平台未出现,但吸气末流量接近0;如此设置能保障VT,且气体分布较均匀,是目前的基本PCV形式。有同步功能时,则称为压力辅助通气(PAV)。与定容模式相同,现代呼吸机的定压模式皆有同步功能,称为压力辅助/控制通气(P-A/C)或压力控制同步持续指令通气(P-SCMV)。

一、预设参数及实际变化

气道压变化为间歇正压通气(IPPV),通气压力是预设的,Ti包括触发时间(控制通气无)、送气时间和屏气时间,故Ppeak和Pplat相同;也经常没有屏气时间(吸气流量需接近0),特别是呼吸较快的患者。典型压力波形为方波(图11-14),随吸气压力坡度而略有变化(图11-15)。肺泡内压在吸气相为曲面向上的曲线、呼气相为曲面向下的曲线。

1. 传统压力　为方波,产生递减流量波(图11-14)。对于Raw显著升高或呼吸深快的患者,递减流量波容易满足患者对吸气初期高流量的需求,缓解呼吸窘迫。若患者Raw不大,呼吸深慢,则需要克服的通气阻力较低,同步时间显著缩短,快速上升的气流会对面部(无创通气)或气管(人工气道MV)产生刺激,降低依从性。

2. 吸气压力坡度　为克服方波压力的问题,较多现代呼吸机设置出不同的吸气压力坡度以满足不同通气需求,其特点是呼吸机吸气装置被触发后,通气压力在预设时间内较慢上升至预设压力,吸气流量也较平缓达峰值(图11-15),从而减轻气流对面部或气管的刺激。

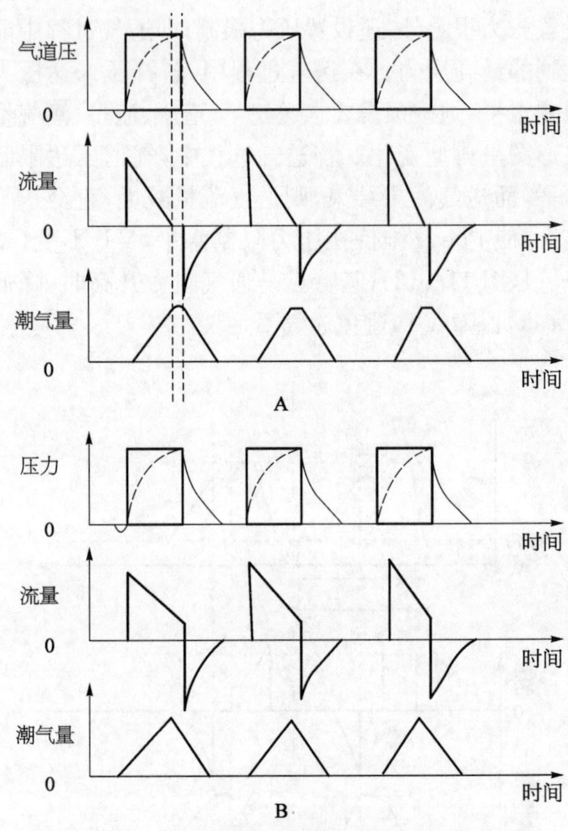

图11-14　传统P-A/C模式的气道压、流量、潮气量波形图

气道压波形图的虚线表示肺泡内压变化。A:送气流量结束,出现短暂屏气,时间参数设置合适,波形图规整。B:吸气结束时,气流量尚未降至0,大约占峰流量的20%,时间参数设置基本合适,波形图规整

(1) 过度压力坡度及问题:吸气压力坡度时间一般不超过0.3 s,否则流量上升速度过慢,吸气初期流量不足和VT下降,代偿性呼吸增强、增快和人机对抗,呼吸功显著增加。波形图表现为吸气流量和VT皆较小,且出现凹形变化;吸气触发压和吸气早、中期的压力显著降低(图11-16A)。容易发生弥漫性肺损伤和负压性肺水肿,且容易误诊为VAP,与不适当的A/C的表现相似。若患者自主呼吸较弱,则气道压缓慢上升(图11-16B),流量和潮气量波形图规整,常见于过度镇静与肌松的患者或呼吸中枢疾病,但也需调整,以减少镇静剂和肌松剂用量,促进自主吸气触发的恢复。

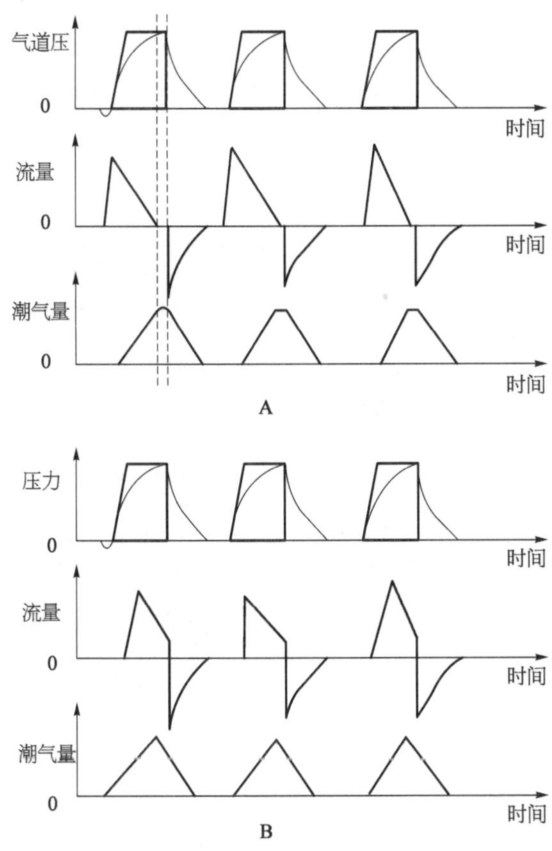

图 11-15　适当吸气压力坡度的 P-A/C 模式的气道压、流量、潮气量波形图

压力波形图的虚线表示肺泡内压变化，吸气压力坡度适当。A：送气 F 结束，出现短暂屏气，时间设置合适。B：吸气结束时，F 尚未降至 0，大约占峰流量的 20%，时间设置基本合适

(2) 压力坡度时间的设置：现代呼吸机多有坡度调节旋钮，其上升时间有较大的变化范围。坡度较陡时(0～0.2 s)，F 高，Ti 短，适合深而快的呼吸形式，如 ARDS、急性肺水肿、重症肺炎；坡度较缓时(0.1～0.3 s)，F 低，Ti 长，适合 RR 较慢的呼吸形式，如 COPD、中枢性低通气。患者呼吸平稳，皆表现为规整的波形图。

(3) 压力坡度的其他设置方法：部分呼吸机的吸气压力坡度为相对值，主要有百分数(如 50%、75%等)和阿拉伯数字(如 1、2、3 等)两种形式，应详细阅读说明书，在不能确定其相对值含义的情况下，宜选择最小的坡度，并观察实际气道压波形图变化。

3. 呼气压力坡度　目前仅有双水平正压(BiPAP)呼吸机设置，主要用 1、2、3 等相对数表示。呼气坡度延缓气道压下降和呼出气排出，实质是呼气阻力，绝大部分疾病不宜设置，仅适合复杂阻塞性睡眠呼吸暂停低通气综合征(OSAHS)的治疗。由于现代 BiPAP 呼吸机几乎皆有呼气压力坡度，故除 OSAHS 外，应设置在最低水平。

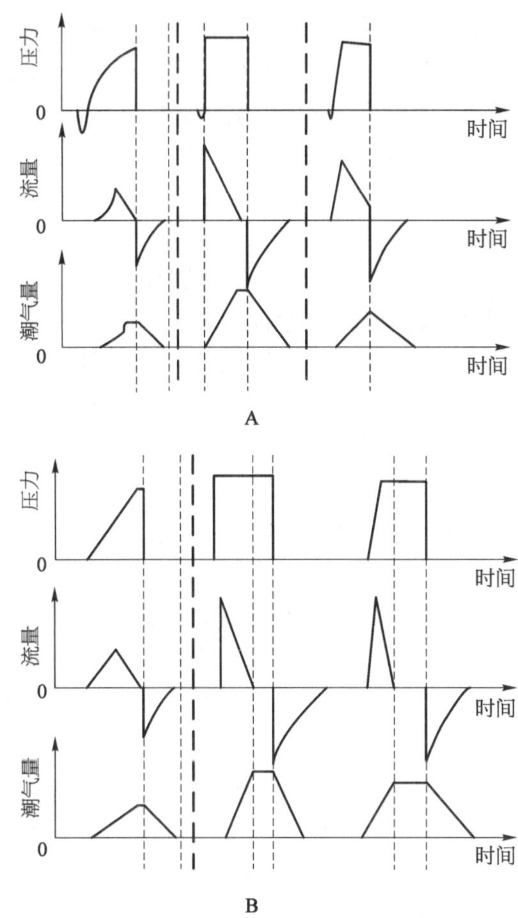

图 11-16　不适当吸气压力坡度的气道压、流量、潮气量波形图

A：左侧为吸气压力坡度过长时的波形图，吸气触发压显著降低，峰压降低，F 和 VT 明显降低；中间和右侧分别为无和有适当吸气压力坡度的正常波形图，其中右侧吸气 F 未降至 0，VT 较小，中间的吸气 F 降至 0，有短暂屏气，VT 最大。B：中间无吸气压力坡度，送气 F 降至 0，有较长屏气(不合适)，波形图规整；左侧压力坡度过长，但无自主呼吸触发，F、VT 明显下降，各波形图规整；右侧吸气压力坡度合适，屏气过长(不合适)。三种情况皆无自主吸气触发，VT 下降，波形图规整，见于过度镇静与肌松的患者

二、吸气流量和潮气量的变化

(一) 基本变化　随通气压力增大，吸气 F 和 VT 增大；通气阻力增大，将缩短通气压力的平衡时间，降低吸气 F 和 VT；现代呼吸机通过辅助参数进一步影响 F 和 VT。

1. 吸气流量　为递减波。

(1) 无吸气压力坡度：PCV 的预设压力为通气压力；PAV 的实际通气压力取决于预设压力与吸气初期肺泡内压之差。无论是否有自主吸气触发，吸气初期的峰压与肺泡内压之差，即实际通气压力最大，F 最大；随着气流不断进入肺泡，肺泡内压升高，峰压与肺泡内压之差减小，吸气 F 减慢；肺泡内压达峰压水平后，压力差降为 0，送气结束进入短暂屏

气阶段,吸气F降为0(图11-14A);若送气未结束,则F仍维持较低水平(图11-14B),Te也是基本合适的。无论何种情况,流量波形皆为递减波。

(2) 合适压力坡度:F上升速度减慢,但仍保持递减波的基本形态,吸气F也应降至0或接近0(图11-15)。因此,预设压力大小决定吸气F的形态和大小,进而决定VT的大小。与定容型模式的递减波相似,具有更好的生理学效应。

(3) 说明:指令通气缺乏自主呼吸的充分代偿,容易发生气体分布不均;适当屏气对改善气体分布是必要的,因此应调节出屏气;但部分患者Raw显著增大或呼吸频数,呼吸机参数调节困难,没有屏气也可以接受,但吸气末F尽可能接近0。

2. 潮气量　影响VT的主要因素为实际通气压力,即预设压力与呼气末肺泡内压之差,包括压力大小和持续时间,VT=平均吸气流量×送气时间;其他多种因素通过间接影响通气压力的大小和持续时间而影响VT。

(二) 影响潮气量的因素

1. 预设通气压力决定VT　预设压力直接影响通气压力,从而决定吸气峰流量(PIF),并影响送气时间,进而影响吸气流量和VT,是决定VT的基本因素。

2. 预设Ti影响VT

(1) 合理Ti:基本要求是送气气流终止于吸气晚期(相当于吸气末的短暂屏气,合理设置)或显著下降至PIF的25%以下(呼吸机设置和疾病影响,基本合理)(图11-14B,图11-15B)。无论是否有吸气压力坡度,流量为递减波。VT大小主要取决于通气压力,Ti可能影响VT,若吸气F未降至0,随着Ti延长,送气时间延长,VT增大;若吸气F已降至0,延长Ti不增加VT;若出现屏气时间过长,容易人机对抗。

(2) Ti不足:吸气结束时仍有较高的F(图11-17),VT明显降低;过早终止自主吸气,必然导致反应性呼吸增强、增快和人机对抗,否则需给予过度的镇静剂和肌松剂。

(3) Ti过长:导致屏气过长,容易诱发呼气动作和气道压短暂升高,或出现吸气动作和气道压短暂下降(图11-18,图11-19),故容易人机对抗;否则需给予过度的镇静剂和肌松剂。

Ti不足或过长皆属于不合理设置,应避免,但容易被忽视;容易发生VALI和VALE,误诊为VAP,是撤机失败和病死率升高的常见原因。

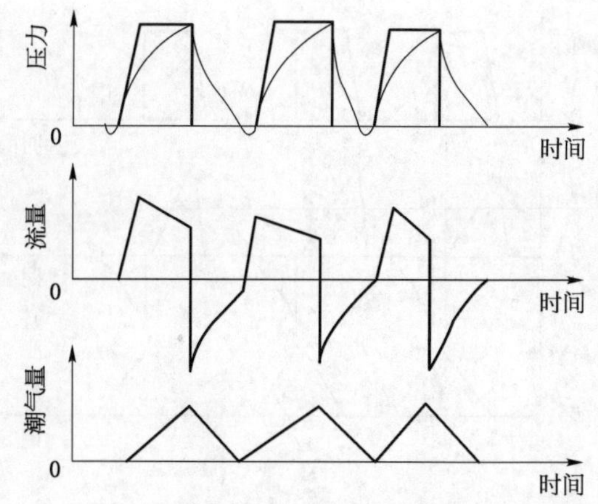

图11-17　吸气时间不足的气道压、流量、潮气量波形图

Ti不足,吸气结束时仍有较高的F,大约占峰流量的50%以上,VT明显降低;呼气尚未结束(F未降至0,出现PEEPi)就开始下一次吸气;持续长时间通气将出现严重人机对抗和波形图紊乱

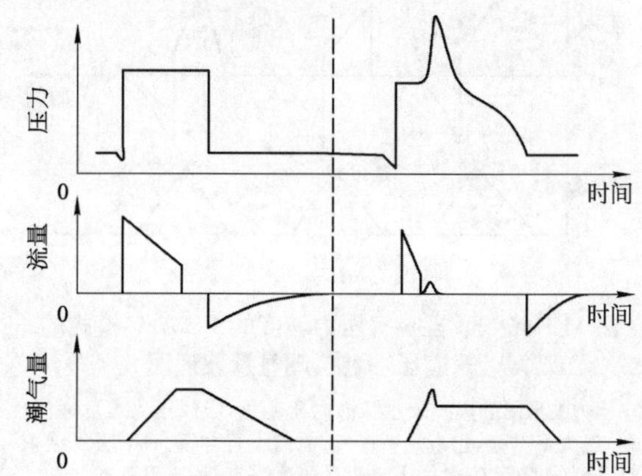

图11-18　吸气时间过长的气道压、流量、潮气量波形图

右侧为Ti过长,屏气时间过长,且出现呼气动作,Paw短暂升高,F、VT波形图欠规整;左侧吸气F降至0,出现短暂平台,符合生理学特点,波形图规整

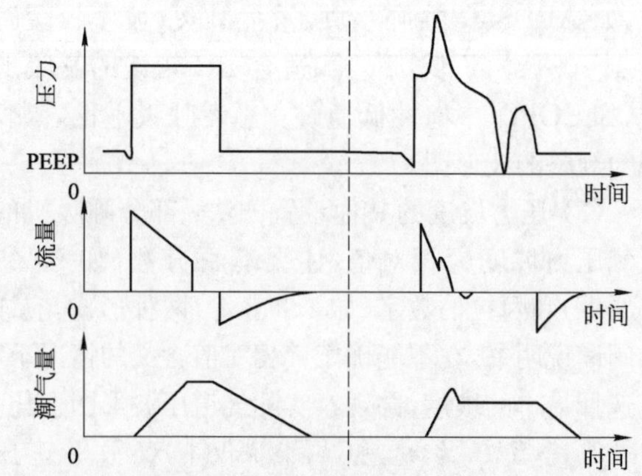

图11-19　吸气时间过长的气道压、流量、潮气量波形图

右侧为Ti过长,屏气期先后出现呼气、吸气动作,Paw先后短暂骤升、骤降,F、VT波形图欠规整;左侧吸气F降至0,出现短暂平台,符合生理学特点,波形图规整

3. 自主吸气触发增加实际通气压力和VT　若有自主吸气触发,吸气初期肺泡内压明显下降,使吸

气初期预设通气压力与肺泡内压之差(即实际通气压力)增大,PIF增大;吸气产生的胸腔负压将延缓肺泡内压的升高速度,维持较高的通气压力,减慢流量的下降速度;延长肺泡内压与预设气道压的平衡时间,延长送气时间,最终明显增加VT。绝大多数情况下,维持适当吸气触发是必要的,但若自主吸气过强,需增加通气压力或适当应用镇静剂。

4. PEEPi降低VT　PEEPi或PEEPi＞PEEP的情况下,若无自主呼吸触发,则为PCV,实际通气压力为预设通气压力与PEEPi或PEEPal(PEEPi与PEEP的综合压力)之差,故实际通气压力低于预设通气压力,PIF、平均F和VT皆下降。若存在自主呼吸触发,则为PAV,吸气触发时间显著延长,实际通气压力升高,但送气时间不足,平均F和VT皆下降。采取针对性措施降低PEEPi或对抗PEEPi(气道陷闭所致)是必要的。

5. 高Raw降低VT

(1) 对吸气的影响:Raw增大,若无PEEPi,PIF不变;若有PEEPi,PIF下降。无论何种情况,气流进入肺泡的速度减慢,平均F降低,VT降低。Raw增大,延缓肺泡内压与预设通气压力的平衡时间,使吸气末F不能降至0,进一步降低VT。若存在自主呼吸,延缓触发压力的传导,缩短送气时间,也会降低VT。

(2) 对呼气的影响:Raw增大,限制呼气,增大PEEPi,降低下一次吸气的平均F和VT。

(3) 处理对策:为保障P-A/C的正常运转,必须减慢RR,延长I∶E,适当延长Ti;必要时应用镇静剂和肌松剂抑制自主呼吸。

(4) 严重气流阻塞的综合影响与处理对策:严重气流阻塞必然产生高Raw和高PEEPi,共同影响吸气和呼气的有效完成,必然出现严重人机对抗,需镇静剂和肌松剂抑制自主呼吸,进行小VT、慢RR、长I∶E通气。

6. 胸肺顺应性减退降低VT

(1) 对吸气的影响:肺实质或胸廓疾病Crs下降,峰压与肺泡内压之差(即通气压力)不变,故PIF不变,但肺泡内压与气道压力的平衡时间缩短,使Ti缩短,气流量迅速下降,平均流量和VT减小。

(2) 对呼气的影响:Crs下降加快呼气流量的下降速度,呼气VT减小。

(3) 处理对策:适当缩短Ti和I∶E、增快RR。

(4) 急性肺实质疾病的影响及处理对策:由于呼吸中枢驱动增强和呼吸肌收缩显著增强,胸腔负压和肺泡负压显著增大,峰压与肺泡内压之差(即实际通气压力)增大,PIF显著增大,此时不仅RR明显增快,VT也有所增大;但常伴随跨肺压和切变力增大,需适当应用镇静剂和肌松剂抑制过强的自主呼吸。

(三) 呼吸形式

1. 呼吸频率　无自主吸气触发,为PCV,预设RR为实际RR;有自主呼吸时,实际RR由自主呼吸决定。无论何种情况,限制性肺疾病不宜长时间超过30次/min,阻塞性肺疾病不宜长时间超过20次/min;否则不仅显著增加呼吸肌做功,诱发或加重呼吸肌疲劳,而且也产生高切变力,诱发或加重VALI,需适当应用镇静剂和肌松剂。

2. 吸呼气时间比　PCV时,I∶E为预设值;PAV时,实际I∶E≤预设I∶E,由预设Ti或Ttot和实际RR共同决定。

(1) 主要问题:自主呼吸较快时,表现为实际IRV,且送气时间过短,但容易被错误解读或忽视,波形图变化主要特点为在预设Ti中、末期(呼吸机送气末期或屏气期)因呼气动作出现短暂Paw上升,也可因吸气动作而出现短暂Paw下降,伴F和VT波形图的异常变化(图11-18,图11-19)。常出现严重人机对抗,发生VALI和VALE。

(2) 处理对策:提高通气压力,缩短预设Ti或Ttot,避免实际IRV,适当应用镇静剂和肌松剂抑制过强的自主呼吸;更合适的选择是改用自主通气模式,如PSV;多数情况也需适当应用镇静剂和肌松剂,但剂量要小得多。

三、生理学效应

(一) 通气量变化　适当调节可维持合适的VT、I∶E和VE,保持动脉血pH和$PaCO_2$在合适水平;若调节不当则可以出现过度通气和呼吸性碱中毒,但也容易出现VE不足、PaO_2降低,且出现呼吸窘迫和人机对抗。

1. 压力和RR调节　增大预设通气压力或降低呼气末肺泡内压(增强吸气能力),皆可增加实际通气压力和VT,进而增大VE;增加预设RR或使自主RR加快,也可增大VE。前者主要用于阻塞性肺疾病,后者主要用于限制性肺疾病。

由于在危重哮喘和重症ARDS中强调"小VT通气",高压和低压皆应维持在一定水平,故通气压力和RR变化也有一定限度,在通气阻力(主要包括Raw和Ers)显著增大的情况下,容易出现高碳酸血症或PHC,其中哮喘的RR应较慢,ARDS的RR应较快。

2. Ti和RR的综合调节　Ti和RR对VE的影响有较大的变异性。在现代P-A/C模式中,由于Ti(或Ttot)是预设值,若为PCV,I∶E和RR恒定,VE基本恒定;若有明显自主吸气触发,则RR增快,Te缩短,I∶E缩短,甚至IRV。肺外疾病患者的Raw和Ers基本正常,吸气和呼气充分,容易保障适当VT、RR、I∶E及VE。阻塞性肺疾病的Te缩短,将导致呼气不充分,FRC增大,PEEPi升高,降低下一次通气时预设压力与肺泡内压的差值,即实际通气压力降低,VT和VE皆降低,VD/VT增大,故RR增快将导致$\dot{V}_A$下降,$PaCO_2$反而升高。因此,应选择慢RR,Ti维持在较狭窄的范围内,使I∶E延长,一般维持在1∶2.5～1∶3;同时,适当增加通气压力,保证深慢呼吸(大部分情况下)或浅慢呼吸(危重患者),以符合阻塞性通气障碍的呼吸生理特点。对于限制性肺疾病,Raw正常或增加有限,肺容积小,Ers明显增大,适度Ti缩短不影响吸气VT完成,适度Te缩短也不影响呼气VT,RR增快将导致VE增大。

3. 自主吸气能力　Ti不变时,自主呼吸能力增强将导致预设压力与肺泡内压之差增大,实际通气压力增大,VT和VE增大。自主呼吸增快对VE的影响取决于呼吸力学状态,对于肺外疾病或肺实质疾病导致的呼吸衰竭患者,Raw正常或增加有限,呼气充分,VE增大;对于阻塞性肺疾病,自主呼吸增快将导致呼气不充分,FRC和PEEPi增大,使下一次通气的VT减小,VE和$\dot{V}_A$下降。

总之,对于不同类型的呼吸衰竭患者,增加或降低VE的方法有较大差异。对于限制性肺疾病患者,对高低压力的控制较严格,Ti变化对VT影响不大,故可通过提高预设或自主RR增加VE和$\dot{V}_A$。对于阻塞性肺疾病患者,必须严格控制RR和I∶E,以改变预设压力和维持适当的自主吸气触发作为增加VE和$\dot{V}_A$的主要手段。对于肺外疾病患者,非常容易调节,但因自主呼吸能力弱,注意避免过度通气和碱血症。

(二) 气体分布和$\dot{V}/\dot{Q}$失调的变化　P-A/C的基本特点是气道压恒定,吸气末肺泡内压比较一致(取决于是否出现平台),气体分布较均匀;递减流量波也有助于改善气体分布;气体和气压分布的改善也有助于避免RC短的肺区过度充气和RC长的肺区通气不足,从而改善$\dot{V}/\dot{Q}$失调,较定容型模式更为优越。

(三) VALI　与定容型模式相比,P-A/C有助于减少VALI的发生机会。

1. 气道压稳定　在自主呼吸或气道-肺阻力变化的情况下,定容型模式可导致Ppeak和Pplat大幅度变化;P-A/C可保持Ppeak和Pplat的相对恒定,降低跨肺压和切变力。当然,若出现严重人机对抗也会导致跨肺压和切变力的显著增大,增加VALI的发生机会。

2. 肺泡内压分布均匀　定容型模式的吸气末肺泡内压分布不均,RC短的肺区进气量多,容易导致过度充气,跨肺压增大;RC长的肺区进气量少,容易导致肺泡陷闭;RC不同的肺区之间产生高切变力,因此发生VALI机会多。P-A/C的平台压分布均匀,递减流量波有助于改善气体分布,防止局限性肺过度充气和跨肺压增大,降低不同RC肺区之间的切变力。

3. 有助于避免过度充气　在阻塞性肺疾病中,定容型模式的VT恒定,容易导致肺过度充气加重;在P-A/C模式中,预设通气压力恒定,PEEPi导致预设压力和肺泡内压差缩小,实际通气压力降低,VT下降,有助于避免肺过度充气加重。

4. 说明　辅助通气时,自主吸气可使胸腔负压增大;由于Paw恒定,跨肺压增大,故同样Paw时,肺泡的扩张度增大,发生VALI的机会可能较控制通气增加。

(四) 血流动力学　与上述效应相似,有助于减轻局限性肺过度充气和改善低通气肺区的通气,前者使压力对肺泡毛细血管的压迫减轻,后者的P_AO_2升高,引起反射性肺血管扩张,故对肺循环的影响较定容型模式小。

(五) 人机关系　辅助通气时,人机关系与定容型模式有较大差异。P-A/C的吸气气流为递减波,比较适合患者吸气初期的需求,有利于改善人机关系。

(六) 对呼吸功的影响　不同通气条件的影响不同,主要取决于人机关系。

1. 控制通气　完全抑制呼吸肌做功,可有效改善呼吸肌疲劳,但应用时间过长诱发呼吸肌的废用性萎缩,导致呼吸机依赖。与定容型模式的控制通气相同。

2. 辅助通气　也与定容型模式相似,若人机关系良好,则缓解呼吸肌疲劳,呼吸肌做功减少;若通气参数设置不当,则人机关系不协调,将反射性引起呼吸增强、增快,呼吸肌做功反而增加,临床常见,但容易被忽视。

(七) 强调　通气需求增加、通气压力较低或吸气时间设置不合适,也可导致吸气流量或VT不足,患者反射性呼吸增强、增快,使呼吸功增加,产生人机对抗,并明显增加VALI的发生机会,因此提高呼吸机的应用水平是关键。

四、压力辅助/控制通气智能化调节

见本章第四节。

五、压力控制通气模式的变异

为充分发挥P－A/C的优点，克服其在某些方面的缺陷，更好地满足不同疾病的通气需要，又发展出一系列不同的定压型通气模式，如气道压力释放通气、间歇指令压力释放通气、双相气道正压(BIPAP)通气。上述模式有一些共同特性，如压力限制时间转换，也有背景频率，在无自主呼吸时，与PCV相同；有自主吸气触发时，不同模式表现出不同的特点，主要用于ARDS顽固性低氧血症的治疗，其中BIPAP的调节有明显不同和较好的生理学效应，单独阐述。

六、临 床 应 用

1. 用于心肺复苏和严重呼吸衰竭的治疗　有逐渐取代V－A/C的趋势。

2. 呼吸动力学测定　在完全抑制自主呼吸后也可准确地进行呼吸力学测定，但必须符合下述条件：吸气气流在预设的Ti内结束，出现稳定平台。因流量为递减波，故测定Raw的准确性有欠缺，即使用于前后比较，也可能欠准确。因为流量大小直接影响湍流强度和Raw。在流量为方波的定容型模式中，流量稳定，测定Raw的准确度高。

3. 改善气道和肺泡的引流　对于肺外疾病导致的呼吸衰竭患者或有较轻基础肺疾病的患者，抑或肺实质疾病明显缓解后继发感染的患者，Raw和Crs接近正常或变化有限，较高通气压力即可产生较大VT，不仅改善$\dot{V}/\dot{Q}$失调和维持动脉血气的稳定；且有助于防止肺泡陷闭，预防感染；一旦发生VAP，则充分开放肺泡，有效改善引流肺泡，治疗感染。在较大压力和较大VT(12～15 mL)通气的基础上，间断进行30 cmH_2O的高压力通气(PEEP≤1 cmH_2O)效果更佳，不仅有助于萎陷肺泡的充分开放，而且高压产生的高流量还可刺激气管-支气管黏膜，促进咳痰和纤毛摆动(详见第四十一章)，是呼吸较弱或无自主呼吸患者的首选模式。

七、通气参数的具体调节

(一) 通气压力的调节

1. 通气压力的设置方法　大体分两种。

(1) 预设压力为通气压力：通气压力不受PEEP影响，若PEEP增加，峰压相应增加，峰压与PEEP的差值不变，即预设通气压力不变；反之，PEEP降低，峰压降低，其差值也始终等于预设通气压力，是临床上最常用的设置方式。

(2) 预设高压(吸气相压力，IPAP)和低压(呼气相压力，EPAP，相当于PEEP)：IPAP与EPAP之差等于通气压力。预设高压升高或低压降低皆增加通气压力；预设高压降低或低压升高皆降低通气压力。该设置方式主要见于BIPAP和BiPAP呼吸机。

2. 实际通气压力与预设通气压力的异同　实际通气压力为预设通气压力与吸气初始肺泡内压之差。无PEEPi、控制通气条件下，实际通气压力为预设通气压力或为Ppeak与PEEP之差；有PEEPi的情况下，PEEPal受PEEPi产生机制、PEEP与PEEPi综合效应的影响，PEEPal可能与PEEP不同，故实际通气压力与预设通气压力可以有较大不同，详见本章第一节。若有自主吸气触发，即辅助通气时，送气初期肺泡内压显著下降，常明显低于PEEP或PEEPal，实际通气压力增大，吸气峰流量和VT相应增大。

3. 通气压力的调节原则

(1) 首先符合定压通气(PTV)策略：即控制通气时高压低于35 cmH_2O，有稳定自主吸气触发时，高压应低于30 cmH_2O，有明显自主吸气触发时，需适当应用镇静剂和肌松剂；ARDS的PEEP为8～12 cmH_2O(有自主吸气触发)或10～15 cmH_2O(控制通气)，或低于PEEPi的85%(COPD)或3～5 cmH_2O(哮喘)。若不能维持足够VT和VE，则采用PHC。

(2) 符合不同疾病的呼吸生理特点：在上述范围内，通过调节高压使VT维持在适当水平(见本章第一节)，保持良好的人机关系；同时，限制性肺疾病的实际RR宜较快、阻塞性肺疾病或肺外疾病的RR宜较慢。无论何种情况，皆应避免RR明显增快或人机对抗。

(二) 压力坡度

1. 吸气压力坡度　坡度较陡时(0～0.2 s)，流量高，Ti短，适合深而快的呼吸形式，如ARDS、肺水肿、肺炎；坡度较缓时(0.1～0.3 s)，流量低，Ti长，适合RR较慢的呼吸形式，如COPD、中枢性低通气或神经-肌肉疾病。患者应表现为呼吸平稳，出现规整的波形图(图11－15)。但无论何种情况，吸气压力坡度时间一般不超过0.3 s，否则流量上升速度过慢,吸气初期流量不足,不能满足吸气需要,导致人机配合度下降;波形图表现为吸气流量和VT皆较小,若为较强自主呼吸,则出现凹陷性变化,吸气触发压显著降低(图11-16A)。

2. *呼气压力坡度* 用于OSAHS、部分相对稳定的COPD患者,要求与吸气压力坡度相同。

3. *压力坡度的设置方法* 多可直接设置时间,如0.1 s;部分呼吸机为相对值(主要见于BiPAP呼吸机)或根据百分数调整(见于部分多功能呼吸机),应详细阅读说明书,在不能确定相对值或百分数含义的情况下,宜选择最小的坡度或较大百分数,并观察波形图。

(三) 吸气时间或吸呼气时间比和呼吸频率 实质是呼吸形式,与定容型模式相似,应符合呼吸生理,避免预设或实际RR过快和人机对抗;且应注意阻塞性和限制性肺疾病(急性和慢性不同)或肺外疾病对I∶E、RR、VE的不同要求(详见本章第一节)。

八、通气参数的综合设置与调节

不同疾病和病理生理状态(主要是Raw、Crs、肺过度充气)对P-A/C的要求不同,因此判断是否适当的标准也不同,与定容型A/C模式相似。

1. *生命支持手段* 无自主呼吸或自主呼吸弱的患者,如心跳呼吸骤停,严重脑血管意外、药物或毒物中毒导致呼吸中枢严重受抑制,MV是主要的生命支持手段,要求预设合适的通气压力、Ti、RR,实现控制通气、深慢呼吸;PEEP≤3 cmH_2O;维持$PaCO_2$在正常范围,避免出现明显碱血症,pH≤7.5。

2. *允许性高碳酸血症* 主要用于危重哮喘和重度ARDS,较定容型A/C更有优势,镇静剂和肌松剂的需要量较小。对于哮喘患者,要求严格控制高压,适当应用低水平PEEP,使呼吸形式表现为小VT、慢RR、较长I∶E,多需控制通气。对于ARDS患者,要求控制高压、维持适当低压,使呼吸形式表现为小VT、较快RR、较短I∶E、较高PEEP,尽可能辅助通气。

3. *强制性呼吸性碱中毒* 在代谢性酸中毒、pH明显下降或脑血管扩张导致的颅内高压患者中,宜深慢呼吸,出现轻度呼吸性碱中毒(pH≤7.5),有助于迅速改善代谢性酸中毒;改善颅内高压,又可避免碱血症导致脑缺氧。

4. *大部分情况* 若疾病治疗合适、呼吸机应用得当,则逐渐由控制通气变为辅助通气,此时患者呼吸平稳,压力、流量、潮气量波形图规整,出现较低的触发压下降。若出现触发压和吸气初期压力明显下降,患者呼吸窘迫、人机对抗,提示通气阻力过大或通气参数设置不当或呼吸机性能差,应积极查找原因。

九、通气参数设置不当的判断与处理

1. *通气过度* 发生呼吸性碱中毒,并出现相应表现。与V-A/C模式相似,主要表现为患者过度安静,无自主呼吸触发,动脉血pH轻度升高;若为严重过度通气,可出现躁动、肢体抽动、昏迷等表现,动脉血pH显著升高。处理原则:降低VE,以减慢RR为主,大约减慢1/3～1/2;少部分降低通气压力或两者同时降低。

2. *通气不足* 具体原因见前述,非常多见,但容易被错误解读或忽视。主要表现为呼吸窘迫和人机对抗,容易出现弥漫性或广泛性肺损伤(实质是MV导致的ARDS),负压性肺水肿,呼吸肌做功显著增多,呼吸肌疲劳。与V-A/C模式的处理相似,不赘述。

第四节 压力辅助/控制通气的智能化

总体而言,定压型模式(P-A/V、PSV)的智能化程度高,临床应用广泛。

一、压力调节容积控制通气的基本概念与特点

压力调节容积控制通气(PRVCV)实质是P-A/C的参数调节由人工调节向电脑自动化调节的发展,在一定的压力范围内可保持相对稳定的VT,是设计该类模式的初始目的,对肺外疾病所致呼吸衰竭的治疗和其他类型疾病好转后的MV治疗或撤机更有价值。对于严重气道-肺实质疾病导致的呼吸衰竭,控制吸气末压力比维持足够VT更重要,称为保护性通气,不宜应用。

二、临床应用举例

【病情介绍】

患者男，34 岁，危重哮喘发作，出现Ⅱ型呼吸衰竭，给予紧急经口气管插管 MV，用 PRVCV，加用镇静剂和肌松剂抑制自主呼吸实现控制通气，保持小 VT 和慢 RR，其中目标 VT 450 mL(6.9 mL/kg)，RR 14 次/min，同时给予大剂量激素和气道扩张剂等治疗。2 日后，病情明显好转，先后停用肌松剂和镇静剂，自主吸气触发恢复，目标 VT 不变，调整通气压力为 20 cmH_2O，吸气压力坡度 0.2 s，呼气压力坡度 0，PEEP 3 cmH_2O。实际结果为：患者吸气触发尚可，$PaCO_2$ 降至正常，低浓度氧疗即可维持合适 PaO_2，但患者持续呼吸窘迫，实际 RR 增快至 28 次/min 左右，Ppeak 升至 38 cmH_2O 左右。如此高的通气条件无法撤机，怎么办？

【治疗和评价问题】

1. *问题*　基本不了解哮喘的呼吸力学特点和现代呼吸机的特点，机械套用“小 VT 通气”。危重哮喘存在严重气道阻塞和肺过度充气，用小 VT、慢 RR、长 I∶E，加用较大剂量镇静剂和肌松剂，采用 PHC，是正确的；病情一旦明显改善，需尽快过渡至深慢呼吸，以符合哮喘患者的呼吸生理特点，持续追求小 VT，必然导致一系列问题。

2. *后果*　肌松剂已停用，镇静剂逐渐减量和停用。由于预设 VT 过小，患者代偿性 RR 增快；Te 不足，呼气峰流量下降，肺过度充气加重，PEEPi 升高(图 11－20)；吸气阻力增大，为保持目标压力，Ppeak 自动升高，加重上述异常，形成恶性循环。

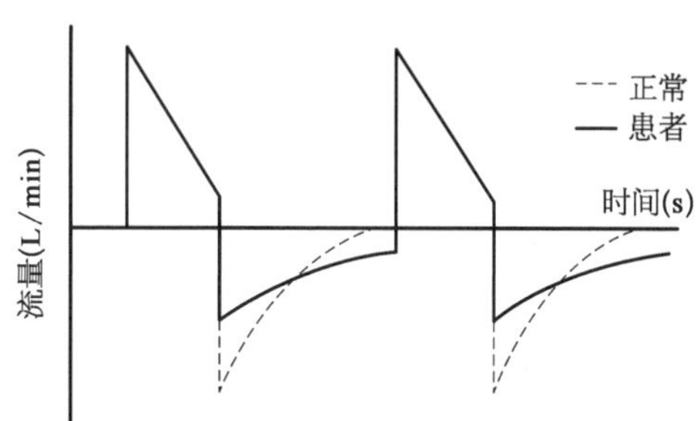

图 11－20　哮喘患者不适当 PRVCV 通气时的流量波形图

目标 VT 太小，代偿性 RR 增快，Te 缩短，呼气峰流量降低，PEEPi 较高

【处理对策】

1. *通气参数调节*　将目标 VT 逐渐增加至 480 mL、500 mL、520 mL、540 mL、560 mL 后，实际 RR 逐渐减慢至 16 次/min，Te、I∶E 逐渐延长，呼气峰流量增大，下一次吸气前呼气流量降至 0(图 11－21)。由于呼气充分，PEEPi 显著减小。呼气阻力和 PEEPi 减小的双重作用使 Ppeak 逐渐下降至约 28 cmH_2O，且患者呼吸平稳，触发良好。上述变化大约 10 min 实现。

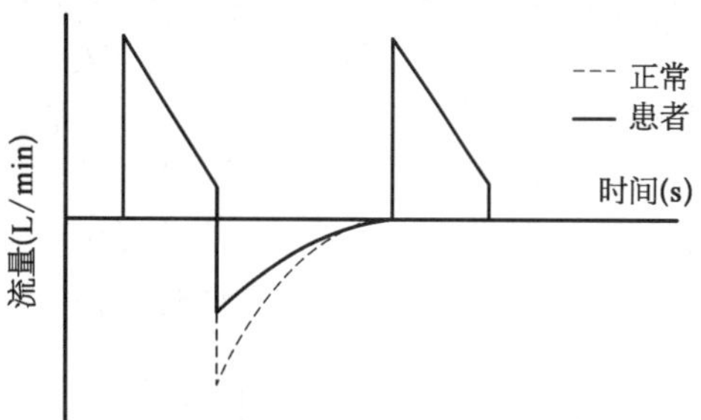

图 11－21　哮喘患者适当 PRVCV 通气时流量波形图

目标 VT 增大，RR 减慢，Te 延长，呼气峰流量增大，呼气末流量和 PEEPi 降至 0

2. *药物治疗*　将甲泼尼龙由 80 mg 静脉滴注、每日 1 次，改为 20 mg 静脉滴注、每 8 h 1 次，首剂加倍，使药物迅速发挥强大的抗炎作用，且能维持 24 h 的疗效。气道扩张剂等应用不变。

3. *最终结果*　次日(大约 15 h)停机；观察 2 h，病情平稳，顺利拔管；24 h 后将静脉用激素迅速减量，72 h 后停用；吸入激素持续应用。

【小结】

智能型模式的智能化程度是有限的。无论何种智能模式，其预设目标都不应是固定的，而应随着患者的病理生理状态而变化。本例患者病初是 Raw 显著增大和严重肺过度充气，小 VT(目标 VT 450 mL)通气伴较慢 RR 是必然选择；患者气道阻塞明显缓解后，逐渐进入深、慢通气也是必然选择，故目标 VT 必须逐渐增大。主治医生缺乏相应知识和能力，出现问题是必然的，也是目前普遍存在的临床问题。进一步分析，患者逐渐增大目标 VT 后，RR 迅速减慢，呼气充分，呼气流量降至 0，可判断该患者目前相当于较轻的哮喘急性发作，不需要 MV 支持；若不是呼吸机应用水平问题，患者应该已撤机、拔管。

激素应用必须符合疾病状态下的药代动力学特点，而不是健康人的药代动力学变化。作为重症哮喘用药，甲泼尼龙 40～480 mg 静脉滴注、每日 1 次，是常见错误。

第五节　压力支持通气

压力支持通气(PSV)是部分通气支持方式，由自主吸气触发呼吸机送气、维持通气压力和决定吸呼气转换，在吸气过程中给予一定的压力辅助和限制，表现为压力限制流量转换(图 11-22)。PSV 主要用于有一定呼吸能力、通气阻力不是非常大的呼吸衰竭患者或撤机过程。尽管新型自主通气模式或智能模式不断出现，PSV 的高度成熟度和稳定性决定了其仍是有自主呼吸患者的标准模式。

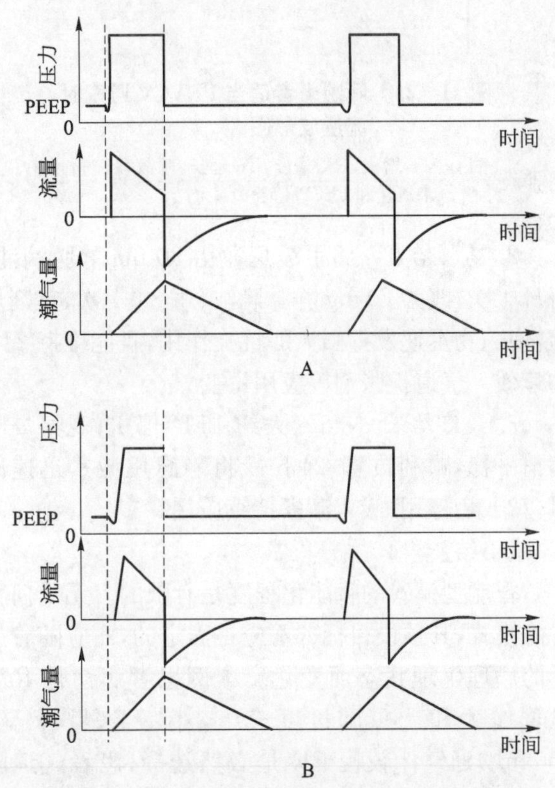

图 11-22　PSV 模式通气时正常的气道压、流量和潮气量波形图

A：传统设置，气道压为典型方波；B：设置合适的吸气压力坡度；波形图皆规整

一、PSV 的运转

PSV 的运转包括三个主要阶段，即吸气触发、吸气压维持、吸气终止(伴吸呼气转换)。

(一) 吸气的识别和触发　与 A/C 和 SIMV 模式相同，识别自主吸气的信号可以是气道压、流量、容积或气流形态的变化，临床上常用压力触发或流量触发，触发后也表现为有一定的滞后时间(反应时间)，不同呼吸机的反应时间不同。一般老式呼吸机性能差；应用较久的呼吸机、生产时间较短的呼吸机性能差，反应时间长。管理良好的品牌呼吸机、BiPAP 呼吸机反应时间短，同步性好。

(二) 吸气的维持

1. *基本特点*　PSV 的经典压力波形为方波，一旦吸气触发，吸气阀充分开放，通气压力迅速上升至预设值，此时峰压与肺泡内压的压差(实际通气压力)最大，流量最高；随着送气时间延长，肺泡内压升高，压差逐渐减小，流量迅速下降，故流量表现为递减波，达一定的流量水平(可以是绝对值，也可以是峰流量的一定比例；可以人工调节，也可以固定，一般为峰流量的 25%)，吸气转化为呼气(图 11-22A)。

2. *通气压力*　一般直接预设压力；BiPAP 呼吸机则为预设高压与预设低压之差。因必须有自主吸气触发，实际通气压力高于预设压力。常规通气的峰压一般不超过 30 cmH_2O，更高的压力是不合适的(除非用 PSV 进行呼吸系统引流)，否则需更换为 CMV 或 SIMV 模式。

3. *压力坡度*

(1) 吸气压力坡度：如上述，在 Raw 升高或呼吸深快的患者中，递减流量波容易满足患者对高流量(特别是吸气初期高流量)的需求，缓解呼吸窘迫。若患者 Raw 基本正常，呼吸较平稳或较弱；呼吸机的性能好，则需要克服的通气阻力较低，同步时间显著缩短，快速上升的高速气流会对面部(无创通气)或气管(人工气道 MV)产生较大刺激，降低依从性，甚至诱发刺激性结膜炎或频繁咳嗽。适当吸气压力坡度(图 11-22B)的特点是呼吸机吸气装置被触发后，通气压力在预设时间内较缓上升至预设压力，流量也较缓达峰值，从而减轻气流对面部或气管的刺激。

1) 坡度时间：现代呼吸机多设计出范围较大的坡度调节旋钮，与 P-A/V 设置和要求相同(图 11-23)。坡度较陡时(0～0.2 s)，流量高，Ti 短，适合深而快的呼吸形式；坡度较缓时(0.1～0.3 s)，流量低，Ti 长，适合 RR 较慢的呼吸形式。患者表现为呼吸平稳，波形图规整(图 11-22B，图 11-24)。

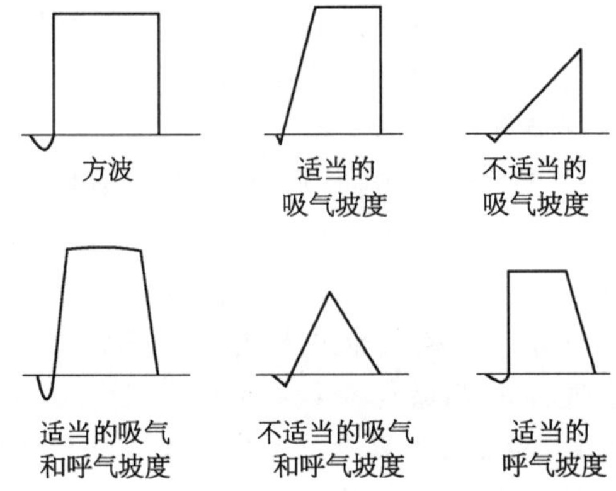

图 11-23　定压型模式(主要是 PSV、P-A/C)吸气压力坡度和呼气压力坡度

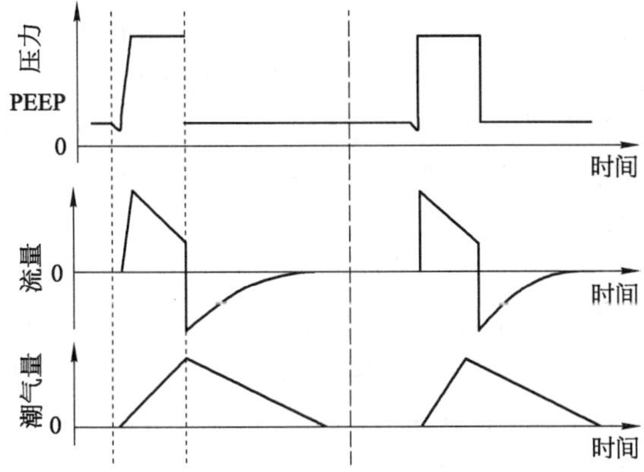

图 11-24　PSV 模式合适吸气压力坡度的波形图

左侧为合适的吸气压力坡度；右侧无压力坡度；波形图规整，提示设置皆合适

2) 坡度极限：但无论何种情况，吸气压力坡度时间一般不超过 0.3 s，否则流量上升速度过慢，吸气初期的流量不足，不能满足吸气需要，导致代偿性呼吸增强、增快和人机对抗，呼吸功显著增加。波形图表现为吸气流量和 VT 皆较小、出现凹陷性变化；吸气触发压显著降低(图 11-25)。

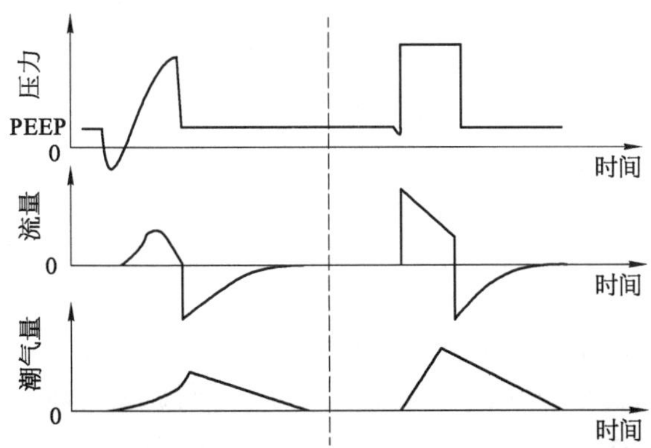

图 11-25　PSV 模式不合适吸气压力坡度的波形图

左侧为不合适吸气压力坡度，吸气触发压和初始通气压显著下降，流量和潮气量的吸气上升支呈凹陷性改变；右侧为传统压力波形图，各波形图规整，提示设置合适

(2) 呼气压力坡度：见于少部分传统呼吸机和几乎全部现代 BiPAP 呼吸机。

1) 基本特点：传统通气，吸气结束，气道压迅速降至 0 或 PEEP 水平，保障呼气迅速完成；呼气坡度意味着呼气阻力增大，呼气减慢。对于阻塞性肺疾病患者，呼气阻力增大；对于非气流阻塞且呼吸较快的患者，坡度存在也不利于呼气完成；对于 Raw 正常、呼吸平稳的患者，坡度也无优势。对于复杂 OSAHS 患者，需进行双水平无创正压通气(NPPV)，在吸气相高压作用下，上气道充分开放；呼气相气道压迅速下降，在惯性作用下，上气道回缩和塌陷。呼气压力坡度延缓压力的下降，防止上气道塌陷，提高治疗效果，但同样不宜超过 0.3 s。在 COPD 患者中，部分表现为周围气道的严重陷闭，坡度的存在可能也有助于防止陷闭，对抗 PEEPi；合适 PEEP 的对抗效果更显著，且不增加或降低 Raw，故呼气压力坡度对绝大多数疾病不宜选择。

2) 适应证：复杂 OSAHS 患者(详见第二十二章)。

(3) 坡度的设置方法：与 P-A/C 相同(见本章第三节)。

(三) 吸气结束的识别和终止

1. 流量转换　是 PSV 的标准转换方式。

(1) 基本特性：峰流量下降至一定水平后由吸气转换为呼气。达转换流量时，一般认为吸气肌收缩结束，从而较好地保证 MV 和自主呼吸转换的同步。在特定呼吸机中，转换流量一般是恒定的，可以设置为绝对值，一般为 2～6 L/min，也可以设置为峰流量的一定比例，多为 25%。

(2) 流量转换水平的调整：大部分现代呼吸机设计出转换流量调节旋钮，可根据需要调节出不同的转换值。ARDS 患者吸气流量高、Ti 短，吸气动作常在降至峰流量的 25%以前结束；COPD 患者常呼吸深慢，峰流量低、Ti 长，吸气动作常在降至峰流量的 25%以后结束，因此根据患者的呼吸形式调节吸呼气转换值将有更好的同步性。转换水平还直接影响送气时间和 VT，转换水平越低，送气时间越长，VT 越大；反之，则送气时间短，VT 小(图 11-26)。若转换水平设置过低，患者自主吸气动作早已结束，呼吸机仍送气；若设置过高，则患者自主吸气动作存在，呼吸机早已开始呼气(图 11-27)，短时间尚可正常运转；持续时间过长必然人机对抗，后者还是导致双吸气的常见原因。临床上常见，是通气不良、撤机失败的常见原因。因此，在没有充分掌握和熟练运用的情况下，建议选择 25%的固定转换流量。

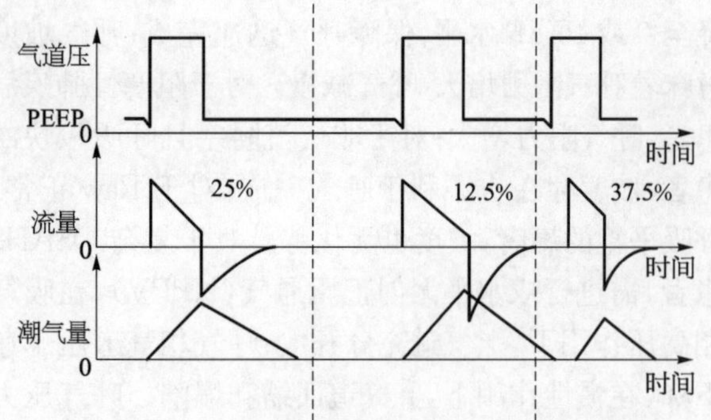

图 11-26　PSV 模式不同流量转换的波形图

左侧为常规设置；中间设置水平降低，VT 增大；右侧设置水平升高，VT 减小。在该范围内合理设置，可满足绝大多数通气需要

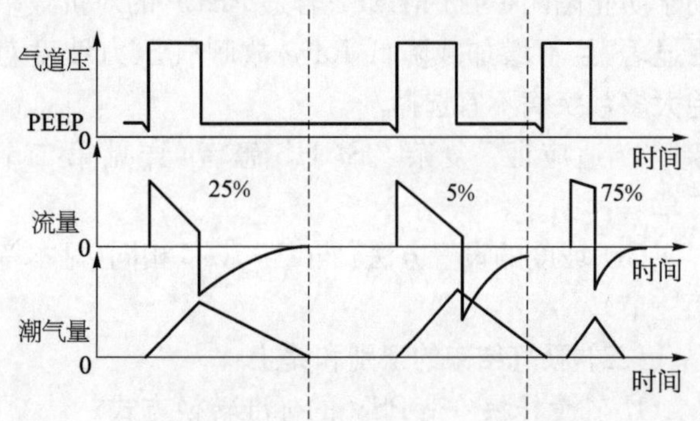

图 11-27　PSV 模式流量转换过高或过低的波形图

左侧为常规设置；中间设置水平过低，VT 明显增大；右侧设置水平过高，VT 明显减小；后两者皆超出合理范围，长时间通气容易导致人机对抗

2. 压力转换　气道压超过预设值，一般为 1～3 cmH_2O，提示患者需立即呼气，呼吸机将自动终止吸气。若患者提前呼气，或出现咳嗽，或躁动，皆会出现气道压升高，自动终止吸气，有助于避免人机对抗和过度充气，因此压力转换是一种安全设置。

若患者躁动不安，或连接管路积水、呼吸加快等导致的压力指针或感受器抖动皆会导致频繁转换，导致假触发，表现为 RR 显著增快(可达 40～60 次/min 或更高)和小 VT，严重影响通气效果和人机配合，需积极处理。

3. 时间转换　也是一种安全装置，若 Ti 过长，如漏气时，也将自动终止送气。

二、PSV 的基本特性

PSV 是自主通气模式，为压力限制流量转换，通气压力对自主呼吸进行辅助和限制，支持压力(PS)和自主呼吸共同决定呼吸形式，自主呼吸对 VT、吸气流量形态和大小、Ti、RR 都有调节作用，符合呼吸生理；调节作用在 PS 的范围内变化，与真正自然呼吸有一定差异。

(一) 潮气量　多种因素影响 VT，其中主要是 PS、自主呼吸能力、压力坡度、吸呼气转换水平，以及 Raw 和 Ers。触发灵敏度降低、Raw 升高，延缓流量的下降速度和气流进入肺泡的速度，Ers 增大缩短送气时间，皆降低 VT。

1. PS 和自主呼吸是决定实际通气压力和最大吸气流量、VT 的基本因素　自主吸气引起肺泡内压和气道压力下降，触发呼吸机送气。

PS 决定 VT 大小的主要因素为实际通气压力的大小和持续时间。预设 PS 越大，自主呼吸能力越强，则实际通气压力越大、持续时间越长，峰流量和平均流量越大，VT 自然增大。尽管其他增加肺泡内压的因素也增加峰流量，但由于显著缩短送气时间，最终效应多是降低 VT。

(1) PS 显著影响吸气气流的大小和维持时间：在自主呼吸能力恒定的情况下，预设 PS 越高，峰流量越大；压力差的下降速度慢，平均流量大，VT 大。

(2) 自主呼吸能力显著影响吸气气流大小和维持时间：一旦吸气触发，实际通气压力(峰压与肺泡内压之差)最大，气流迅速进入气道和肺泡；肺泡内压上升，实际通气压力下降，流量逐渐下降，表现为递减波。自主呼吸能力强，肺泡内压上升速度慢，Ti 长，VT 大；反之，则 Ti 短，VT 小。

2. 吸气压力坡度影响 VT　在相同压力水平，压力坡度较陡直时，峰流量和平均流量高，VT 大；反之则峰流量和平均流量低，VT 小。

3. 吸呼气转换水平影响 VT　吸呼气转换流量较大时，Ti 缩短，VT 减小；转换流量较小时，Ti 较长，VT 较大。

4. Ti 和 Te 的调节影响 VT　PSV 是自主通气模式，Ti 和 Te 随自主呼吸变化，故不能人工直接调节呼吸周期。若需延长 Ti、Te，则应增加 PS，随着 PS 升高，VT 增大，RR 减慢，Ti、Te 自然延长。对于少部分患者，主要是 Crs 显著减退的患者，如慢性肺间质疾病，其基本生理学变化是浅快呼吸(图 11-28，图 11-29)，即使明显增加 PS，浅快呼吸也不能改善，VT 不能明显增大，此时需改用 CMV 或 SIMV，并适当应用镇静剂和肌松剂。部分厂家(主要是德国万曼呼吸机)对呼吸机功能改进，设计出 Ti 调节功能，通过呼吸机的反馈通路逐渐延长 PSV 的 Ti，增大 VT，从而在不更换 PSV 的条件下改善浅快呼吸；若 Ti 调节不足，则增加 Te 调节，调节机制与 Ti 相同。智能化 Ti 和 Te 调节能改善部分患者的浅快呼吸。

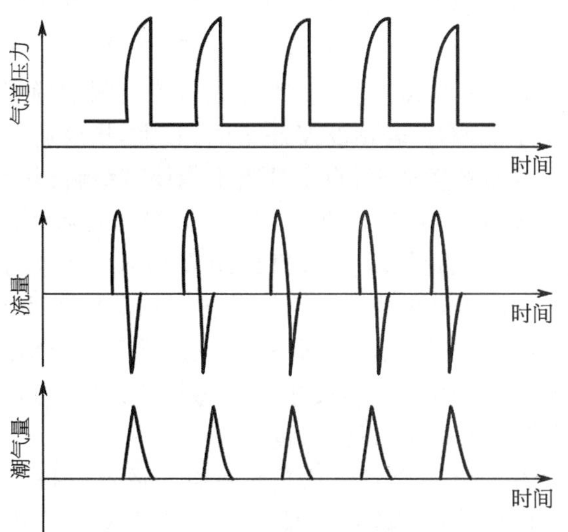

图 11－28　PSV 模式浅快呼吸示意图

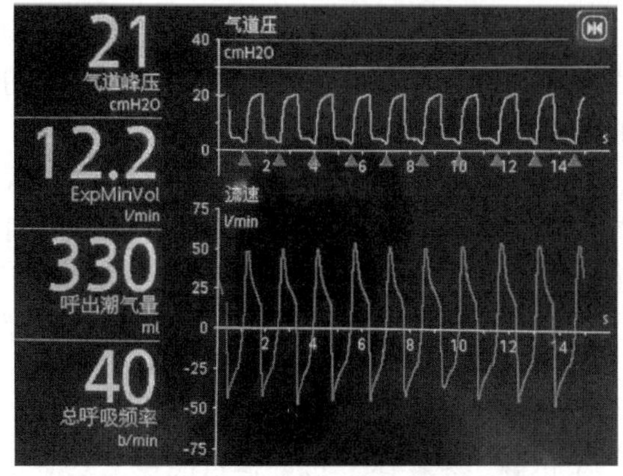

图 11－29　PSV 模式浅快呼吸的实际波形图

5. 自主呼吸能力影响吸呼气转换和 VT　尽管转换水平通过呼吸机设定，但自主吸气存在，气道与肺泡的压力差也必然存在，流量维持在较高水平并持续送气，VT 增大；若自主吸气动作突然减弱或终止，肺泡内压迅速与预设压力平衡，气流量迅速下降，达预设水平后转换为呼气，VT 减小。若转换水平设置过高，而自主呼吸能力较强，流量也将迅速达转换水平，VT 减小，并容易导致人机对抗。

6. Raw 增大降低 VT

(1) 对吸气的影响：首先延缓触发压传导，缩短送气时间；延缓气道压向肺泡的传导和延缓气流进入肺泡。

(2) 对吸呼气转换的影响：吸气动作终止缓慢，流量下降更缓缓，延迟吸呼气转换。

(3) 对呼气的影响：Te 延长，呼气流量减慢，呼气 VT 下降；甚至在下一呼吸周期开始前，呼气流量尚未降至 0，形成 PEEPi，并影响下次吸气触发和吸气过程。

上述效应必然降低吸气峰流量和平均流量，最终效应是降低 VT。由于触发吸气缓慢、送气缓慢、吸呼气转换缓慢，容易导致人机配合不良。提高 PS、适当降低转换水平，有助于深慢呼吸和改善人机配合。

(4) 处理对策：对于相对较轻的气流阻塞患者，PSV 可以正常应用，且选择较高的 PS，适当应用较陡直的吸气压力坡度和较低的吸呼气转换水平，以出现深慢呼吸为原则；对于严重的气流阻塞患者，无法用 PSV 顺利完成 MV，应改用 CMV 或 SIMV 模式，采取 PTV（大部分患者）或 PHC（危重症哮喘患者）策略，待功能残气量（FRC）明显降低后，改为 PSV。无论何种情况，病情改善后应及早改用 PSV（也可用其智能模式或其他自主通气模式），逐渐降低支持强度，及早撤机。

7. Ers 增大降低 VT

(1) 对吸气的影响

1) 慢性肺实质疾病：主要表现为浅快呼吸。Ers 增大对初始通气压力影响不大，故峰流量相对固定；加速肺泡内压与预设压力的平衡，导致 Ti 缩短、VT 降低。

2) 急性肺实质疾病：主要表现为深快呼吸。患者呼吸显著增强，实际通气压力增大，峰流量和平均流量皆增大，尽管 Ti 缩短，但 VT 仍增大，且 VT 增大幅度小于 RR 增快幅度。

(2) 对吸呼气转换的影响：流量下降速度快，吸气动作终止更快，导致送气时间缩短和 VT 下降；需适当提高吸呼气转换水平。

(3) 对呼气的影响：对 Te、呼气 VT 的影响与吸气相似，不赘述。

(4) 处理对策：由于上述多方面的问题，在相对较轻的限制性疾病患者中，PSV 可以良好应用，其中慢性或亚急性患者以浅快呼吸、急性患者以深快呼吸为原则，但无论何种情况，RR 不宜长时间超过 30 次/min。若 Ers 显著增大，即使用较高 PS，也表现为过度浅快呼吸（图 11－29），无法用传统 PSV 顺利完成 MV，可适当应用 Ti 和 Te 调节（个别呼吸机类型）；最好改用 CMV 或 SIMV 模式，首选定压型模式；适当应用镇静剂和肌松剂抑制过强的自主呼吸。

（二）呼吸频率　气道-肺实质病变引起的机械

性反射增强是RR增快的主要因素,也与PSV的调节直接相关。PSV是自主通气模式,RR必然随VT变化,VT增大,$PaCO_2$下降,PaO_2和pH上升,通过外周或中枢化学感受器抑制呼吸中枢,RR下降;反之,VT下降则伴RR增快。由于血液循环速度很快,动脉血气变化可迅速影响化学感受器,使RR变化迅速显现,并在5~6 min内稳定,因此观察PSV参数调节的效果一般不超过6 min。当然,在急性肺实质疾病,如ARDS、肺水肿患者中,RR增快主要是机械因素所致,氧合功能变化对呼吸中枢的影响有限,故治疗初期,PS和VT增加常不能有效减慢RR,需适当应用镇静剂和肌松剂。

(三) 吸呼气时间比 PSV是自主通气模式,I∶E必然随RR、VT而变化,深慢呼吸时,I∶E长,反之则短。

总之,一般PS增加将导致VT增大和RR减慢,即VT与PS变化成正比,RR与PS变化成反比。气道-胸肺阻力增加导致相反的变化,即阻力增大,VT减小,RR增快。通气阻力和通气压力变化导致的呼吸形式变化在1~2 min显现,5~6 min稳定。自主呼吸增强导致的呼吸形式变化与PS变化相似。可通过床旁观察呼吸形式,评价病情变化和调节PS。PS过度增大,也可导致过度通气和RR显著减慢,甚至发生窒息报警,是应用PSV时,呼吸机控制自主呼吸,使其不符合呼吸生理的表现之一。

三、生理学效应

1. 对通气功能的影响

(1) 通气量相对稳定:在一定压力范围内,PS的上升或下降(伴合适的吸气压力坡度和吸呼气转换水平)可引起VT和RR的变化,但通过自主呼吸调节,VE基本保持不变,$\dot{V}_A$和$PaCO_2$在较小范围内波动,多数患者可维持$PaCO_2$正常;对于慢性高碳酸血症型呼吸衰竭患者,可使$PaCO_2$维持适当水平,pH保持正常,不至于发生碱血症。同样,若代谢率轻-中度增加,即使不调节PS,也可通过自主呼吸调节,使VE增加,保持动脉血气稳定。

(2) 通气量调节有一定限度:自主呼吸和PS的调节皆有一定限度,PS过低也会发生通气不足,特别是Raw显著增大时;通气不足患者也常出现呼吸窘迫和气道压、流量、潮气量波形图的异常变化,因此单纯用"VE或动脉血气"来评价和调节PS的意义不大,而同时观察呼吸形式和波形图的变化更有价值。当然,PS过高,也会发生通气过度和呼吸性碱中毒。

(3) 通气量调节特点:PSV的自主呼吸调节作用与SIMV不同。在SIMV模式中,呼吸机必须按预设VT(或压力)以给定的RR通气;自主呼吸不能改变呼吸形式,仅能对呼吸机"强制通气部分"导致的"通气过度"或"通气不足"进行非常有限的调节或根本不能调节,若预设VT或RR较大,指令通气部分已导致过度通气,自主呼吸不能使其缓解;相反,若预设VT(或压力)或RR过低,将导致实际RR过快和呼吸肌疲劳,只有在精细调节SIMV参数的情况下,才能维持通气量的相对稳定和锻炼呼吸肌。PSV的自主呼吸调节每一次呼吸,改变呼吸形式,使通气辅助尽可能达最佳状态,故同步性好,患者感觉舒适,对镇静剂的需求量小。

2. 对气体分布和$\dot{V}/\dot{Q}$的影响 通过发挥自主呼吸的调节作用改善$\dot{V}/\dot{Q}$失调,与SIMV的作用相似,但因为自主呼吸影响每一次通气,故改善气体分布和$\dot{V}/\dot{Q}$失调的效率更高。

3. 对血流动力学的影响 自主呼吸增加胸腔负压和肺间质负压,对抗MV正压,对血流动力学影响小。

4. 机械通气相关性肺损伤 人机关系好,人机对抗和肺过度充气的机会小,发生VALI的机会更小。

5. 对呼吸功的影响 应用得当明显减少呼吸功,应用不当也可增大呼吸功。

(1) 减少呼吸功

1) 机制:设置PSV的初始目的之一是改善呼吸肌疲劳和降低呼吸肌做功,提高呼吸肌效率。呼吸肌做功减少与PS直接相关。PS增加,可增加每次呼吸的辅助强度,减少每次呼吸的做功;PS增加又可减慢RR,使总做功量明显减少,所以PSV常用于改善呼吸肌疲劳。

2) 特点:与SIMV、辅助通气等相似,都是通过通气正压作用减少吸气过程中呼吸肌做功,不能影响吸气初期气道尚未产生气流或气流量不足时的呼吸功增加,流量触发或合用持续气流可进一步减少呼吸功。

3) 临床应用:气管插管和吸气阀(特别是性能较差或用时较长的按需阀)可显著增加呼吸肌做功,而PSV常作为补偿手段,减少阻力增大导致的呼吸功增加。实验证明,克服普通按需阀的阻力至少需要PS 5 cmH_2O,部分现代呼吸机的按需阀性能显著改善,阻力显著减小,需要的PS降低;克服内径为 7～9 mm 的气管插管的阻力需 PS 4～8 cmH_2O，总 PS 相当于 9～7 cmH_2O。

(2) 增加呼吸功：PSV 设置不当，特别是 PSV 的压力坡度、吸呼气转换水平设置不当，将导致呼吸窘迫、人机对抗和呼吸功增加，并出现气道压、流量、潮气量波形图的异常变化。

6. 对肺动态过度充气的影响　对于阻塞性肺疾病患者，适当 PS 可减慢 RR，延长 Te，有利于气体呼出；若 Raw 过大，PSV 的触发、吸气维持皆非常困难，将发生浅快呼吸，肺过度充气反而加重，故危重哮喘需选择指令通气模式，用小 VT、慢 RR 通气。

四、注 意 事 项

1. 有一定的应用范围　PSV 是自主通气模式，吸气触发、吸气维持和吸呼气转换皆取决于自主呼吸。因此，对于无自主呼吸或自主呼吸微弱的患者，不能应用 PSV；对于呼吸肌极度疲劳或呼吸肌肌力显著下降的患者，应用 PSV 后容易出现呼吸中枢兴奋性的显著下降、RR 的显著减慢和 VE 不足，也不宜使用。对于严重阻塞性肺疾病患者，Raw 显著增大将延迟 PSV 的吸气触发、缩短送气时间、延迟吸呼气转换，导致人机配合不良和 VE 不足，也不宜应用。对于呼吸浅快的患者，部分通过增大 PS、调节压力坡度等，使呼吸逐渐深慢；部分患者持续不能改善，则需要改用 SIMV 或 A/C 模式，抑或以此为基础发展起来的复合型模式或智能型模式。

2. 有一定个体差异　不同呼吸机的性能不同，PS 的上升坡度不同，转换流量的水平也可能不同，从而表现出不同的支持强度，即同等 PS 时，一种呼吸机的支持强度是合适的，更换呼吸机后可能出现通气不足或过度，故更换呼吸机后需重新调节。

3. 难以对呼吸力学准确监测　因自主呼吸持续存在，不能对呼吸动力学进行准确监测，需加用特殊的屏气装置和计算程序。当然，VT、F 等常用参数仍可准确监测，而波形图的动态监测可提供更多有价值的信息。

4. 对漏气的敏感性高　与 A/C 或 SIMV 不同，用 PSV 时，气道漏气不仅影响 VT 大小，也显著影响 PSV 的吸气触发和吸呼气转换，容易导致通气失败。

5. 对气道压的不适当变化敏感性高　压力转换是 PSV 的一种安全措施。但若导致压力转换的因素频繁存在，如咳嗽、躁动不安、连接管路扭曲或积水、呼吸过快或呼吸机软件程序等问题导致气道压波动大或锯齿波频繁出现，吸呼气转换也随之频繁出现，必然导致假触发，表现为 RR 异常增快，且不规律；气道压、呼吸流量、潮气量波形图不规整；频繁人机对抗。

五、PSV 的演变

主要有压力放大(PA)和容积支持通气(VSV)，前者为 PSV 与 VAV 的组合，临床应用不多；后者为 PSV 的智能化调节，临床应用多，但有较多问题(详见本章第六节)。

六、临 床 应 用

1. 呼吸衰竭的治疗　PSV 是目前最常用的通气模式之一，因为：① 绝大多数呼吸衰竭患者有一定自主呼吸能力。② PSV 允许患者自主呼吸在一定范围内调节，有良好的生理学效应和人机关系，减少镇静剂和肌松剂的应用；神经肌肉阻滞剂可引起肌萎缩，镇静剂或镇静剂与激素联合应用可引起重症肌无力，药物应用减少，发生肌病的机会减少。③ 可从呼吸衰竭治疗直接过渡到撤机，应用方便。

由于高度依赖自主呼吸能力，PSV 慎用于 Raw 显著增加、严重呼吸肌疲劳、难以纠正的浅快呼吸患者，禁用于无自主呼吸或自主呼吸较弱的患者。

PSV 可用于人工气道 MV；用于 NPPV 更具优越性，是目前最常用的模式。

2. 用于撤机过程　用 SIMV 撤机，呼吸机辅助通气和自主呼吸交替出现，容易导致呼吸形式的“剧烈波动”和患者的不适应，操作者需精细调节，特别是现代 SIMV 模式。用 PSV 时，呼吸机支持每一次呼吸，自主呼吸也可对每一次呼吸进行调节，有利于从辅助通气向自主通气的平稳过渡；随着 PS 的下降，自主呼吸做功逐渐增加。PS 7～9 cmH_2O 相当于克服吸气阀和气管插管的阻力，患者相当于在“不存在人工气道”的情况下自主呼吸；若能稳定呼吸 4～6 h，动脉血 pH≥7.30～7.35，FiO_2≤40%，PaO_2≥60 mmHg 或 SaO_2≥90%，可考虑撤机。现代高档呼吸机的按需阀或伺服阀的阻力小，流量触发进一步减小呼吸功，PS 可降至 5～7 cmH_2O；当然，较大部分中、低档呼吸机性能差，需要的 PS 高。

3. 改善呼吸肌疲劳　根据 PS 可灵活确定减少呼吸肌做功的强度，对呼吸力学无明显不良影响，是目前最常用的改善呼吸肌疲劳的通气模式。

4. 扩张肺泡陷闭和改善呼吸系统全程引流　MV 取代或大部分代替自主呼吸(如 A/C 模式)或

VT过小,将导致低位肺区陷闭,PaO_2下降或需要更高FiO_2;肺泡引流不畅,容易发生肺感染或感染控制困难。主要见于肺外疾病患者。提高PS可增大VT,充分扩张萎陷肺泡,改善肺顺应性和$\dot{V}/\dot{Q}$失调,提高PaO_2;加之间断高PS产生的高流量刺激气管黏膜,促进咳嗽反射;刺激纤毛摆动和分泌物的转运,从而改善肺泡-支气管-气管的全程引流,是防治VAP的主要措施之一。

具体操作要求是将PEEP降至0~1 cmH_2O,PS迅速增加至30 cmH_2O,每次通气2 min左右,每日实施4~6次。这是自主呼吸能力较强患者的首选模式(详见第四十一章)。

5. *改善左心衰竭患者的心功能* 左心衰竭、肺水肿,尤其是急性患者,不仅导致低氧血症,也导致呼吸明显增强、增快,胸腔负压过度增大。由于Starling定律和限流效应,对前负荷影响不大,但左室跨壁压(后负荷)显著增大,心排血量(CO)下降;适当PS不仅改善肺水肿和气体交换,而且直接降低左室跨壁压,对前负荷影响不大,CO增大。呼吸、循环功能的改善产生良性循环,促进病情的迅速缓解。

总之,对于大部分呼吸衰竭患者,平时合理应用PSV可使患者平稳呼吸,迅速改善呼吸衰竭和呼吸肌疲劳,改善或维持循环功能;间断高压力通气则有助于改善肺泡-支气管-气管的引流,防治VAP。

七、通气参数设置和调节

1. *公用参数* S、PEEP、FiO_2。与其他模式相同,不赘述。

2. *PS的设置和调节原则* 大多数情况下(辅助参数合适),PSV模式仅需设置和调节PS,以达到稳定呼吸或改善呼吸系统引流的目的。

(1) 调节出稳定的呼吸状态:可人工调节(单纯PSV)或较大程度自动调节(VSV)。

1) 基本要求:初始设置的PS应较低,根据熟练程度在2~6 mim增加一次PS,每次增加约2 cmH_2O,直至达稳定的呼吸状态或符合呼吸生理要求。

2) 调节的机制:PSV压力升高表现为呼吸肌做功下降、VT迅速增大和RR迅速减慢,并在5~6 min内达稳定状态。若应用欠熟练,4~6 min调节1次;应用熟练,2~3 min调节1次。

3) 呼吸稳定的表现:阻塞性疾病表现为深慢呼吸;限制性疾病表现为适度浅快或深快呼吸。无论何种形式,患者呼吸平稳,胸腹运动同步、腹式呼吸为主,辅助呼吸肌活动明显减弱或消失,气道压、流量、VT波形图规整,RR不超过30次/min或偶尔超过。

(2) 改善呼吸系统引流:要求不同,见前述。

3. *PS的具体调节方法* 初始通气时,PS应较低,大约10 cmH_2O,使VT略小,RR略快,随后逐渐增大PS,使VT逐渐增大,RR逐渐减慢。

(1) 初始应用或应用PSV不熟练:一般每次增加PS 2 cmH_2O,5~6 min增加1次,使患者的呼吸形式符合呼吸生理,可顺利地实现从自主呼吸向MV的过渡。

(2) 熟练应用PSV:可每次增加PS约4 cmH_2O,每2~3 min调节1次。

(3) 调节原则:通气过程中,若RR加快,VT变小,呼吸窘迫出现或加重,波形图丧失正常形态,说明PS不足或通气阻力过大,需提高PS;若VT明显增大,RR明显减慢,气道压、流量、潮气量的波形图规整,提示PS过大,需降低PS;在两者之间,则提示PS合适。

(4) 撤机:PS逐渐降低,呼吸形式保持稳定,波形图规整,说明PS足够,可进一步降低;若出现患者呼吸窘迫,RR明显增快,VT减小,波形图出现送气流量不足的表现,即使动脉血气正常,也说明PS不足,应提高PS;待病情好转后,再逐渐降低PS。

4. *压力坡度和流量转换水平的设置* 具体见前述,在不能充分掌握调节技巧的情况下,可将吸气压力坡度设置在最低,流量转换设置在常规水平(即占峰流量的25%)。呼气压力坡度仅适合进行NPPV的OSAHS患者。

5. *呼气时间和吸气时间调节* 少部分BiPAP呼吸机(德国万曼)有一定的Ti和Te调节功能,通过呼吸机的反馈通路逐渐延长Ti、Te,有助于减慢RR,改善浅快呼吸。

八、临床病例分析

【病情介绍】

1. *基本情况* 女,56岁,平素体健,无基础呼吸系统疾病,本次胃溃疡穿孔导致急性腹膜炎,行紧急手术。术后因痰液引流不畅、严重呼吸衰竭而经口气管插管,给予德尔格EVITA 4呼吸机通气和综合治疗,情况逐渐好转,术后12日,腹部病情稳定,肺部感染控制。

2. *临床判断* 应该能够撤机、拔管。

3. 实际通气情况 PSV 模式，通气参数：流量触发 2 L/min，PEEP 3 cmH_2O，FiO_2 50%，PS 20 cmH_2O；实际 RR 为 30～40 次/min，睡眠后大约为 25 次/min，VT 300 mL 左右；需间断应用镇静剂抑制过强的自主呼吸；SpO_2 98%；动脉血 pH 7.41，PaO_2 82 mmHg，SaO_2 98%，$PaCO_2$ 38 cmH_2O。

4. 临床判断 尽管原发疾病控制，但如此高的 PS 和 FiO_2不能维持稳定的呼吸，不可能撤机。

【问题】

1. 现状 当地医生完全不懂现代呼吸机的特点，无视 PSV 的吸气压力坡度，将波形图监测设置为 P－V 环，且不懂动态 P－V 环的意义，基本不用气道压、流量和潮气量波形图监测。

2. 吸气压力坡度 该呼吸机的最长时间 1.5 s，操作者因不懂该参数的意义而用足 1.5 s。从病史介绍可知，患者呼吸中枢驱动正常，应该与健康人呼吸形式相似，但实际为浅快呼吸，30～40 次/min 的 RR 对应的 Ti 大约为 0.6 s，即吸气结束时 PS 大约为 7 cmH_2O，而吸气中期的压力不足4 cmH_2O，吸气初期更低，如此低的压力尚不足以克服人工气道、呼吸机吸气阀和管路的阻力，波形图出现明显的异常改变(图 11－25)。

3. 不合适吸气压力坡度的后果 导致患者接近"窒息样呼吸"，吸气流量极低，VT 非常小，不仅导致呼吸肌疲劳，也导致大量肺泡陷闭，出现严重 $\dot{V}/\dot{Q}$失调，且以低$\dot{V}/\dot{Q}$为主，而需要的吸氧浓度显著升高(FiO_2高达 50%)。如此恶性循环，患者不可能撤机。

【处理】

1. 即刻处理 维持 PS 不变，将吸气压力坡度降至 0，FiO_2降至 21%，通气约 5 min，RR 降至 6～8 次/min，VT 升至 1 000 mL 以上，心率也逐渐减慢，SpO_2仍维持 98%。

2. 即可处理的机制 过长的吸气压力坡度导致通气压力严重不足。对患者而言，相当于额外增加过大的吸气阻力，必然导致肺泡萎陷、人机对抗，伴呼吸肌疲劳；若能克服该问题，肺泡将充分开放，与正常肺基本相同，不需额外增加吸氧浓度即可满足需求。

3. 后续处理 将 PS 逐渐降至12 cmH_2O，吸气压力坡度 0.2 s，FiO_2 25%，约 30 min 后，RR 约为 14 次/min，VT 升至大约 650 mL，心率平稳，患者安然入睡；气道压、呼吸流量、潮气量波形图规整(图 11－22B)。

4. 后续处理的依据 长达 10 余日的高负荷吸气，患者有明显呼吸肌疲劳，适当高于克服人工气道、呼吸阀的 PS 是必要的；如此通气 12～24 h，呼吸肌功能基本恢复正常。

5. 最终结果 次日(大约 16 h)停机；观察 2 h，病情平稳，顺利拔管，5 日后出院。

【处理手段及效果的评价】

患者基础气道-肺功能正常，尽管本次手术后出现肺部引流问题，但治疗后迅速好转。由于实际 PS 和 VT 不足，导致大量肺泡萎陷，并出现呼吸肌疲劳；设置好吸气压力坡度后，吸气流量和 VT 迅速增大，大量陷闭肺泡迅速开放，$\dot{V}/\dot{Q}$迅速恢复正常或接近正常，故吸空气状态下，SaO_2仍能维持正常；气道压、流量、潮气量波形图也恢复正常；临床症状逐渐缓解。既然肺泡充分开放，自然不需要额外吸氧，将 FiO_2降至 21%，可更方便观察、评价准确的治疗效果。

在肺泡充分开放后，逐渐降低 PS 是适当的；经过 16 h 的适当通气，呼吸肌疲劳恢复。由于基础肺功能正常，一旦呼吸肌疲劳恢复，即可迅速撤机、拔管，没有必要进行严格的撤机试验。

第六节　容积支持通气

容积支持通气(VSV)是 PSV 的主要智能型模式，在不同 BiPAP 呼吸机的称谓有 AVAPS 和 IVAPS，后两者也包括 P－A/C 模式的智能化，即根据呼吸机的运转特点，可以是 VSV 或 PRVCV。

(一) 基本工作方式 该模式首先预设目标 VT (大部分呼吸机)或目标 $\dot{V}_A$(部分 BiPAP 呼吸机)，具体模式的选择和调节有所不同，一是直接设置为 VSV(多功能呼吸机)，二是先设置为 PSV(BiPAP 呼吸机的 S 键或 S/T 键)，再开启智能调节键，设定 PS 及高压变化范围。无论何种情况皆需设置合适的辅助参数，即吸气压力坡度、呼气压力坡度、吸呼气转换水平等。PS 产生 VT，由微电脑自动测定胸肺顺应性，自动调整 PS 水平，若 VT 低于预设值，PS 逐渐升高，直至达预设 VT；若超过预设 VT，则

PS 逐渐降低,直至达预设 VT,从而保障 VT 相对稳定,用于有一定自主呼吸能力的患者。随着自主呼吸能力增强,PS 自动降低至最低设置水平。若呼吸能力减弱,呼吸暂停时间超过一定数值(一般为 20 s),自动转换为 PRVCV 或背景通气(多功能呼吸机);或实际 RR 等于预设 RR(BiPAP 呼吸机的 S/T 键),PRVCV 发挥作用。

(二) 临床应用中的常见问题

1. 预设目标 VT 不符合疾病的呼吸生理学特点　是导致通气失败的常见原因,但常不能被正确评价或直接被忽视,主要有两种基本情况。

(1) 目标 VT 设置过高: 在压力调节范围内,达最大压力后仍无法达目标 VT,呼吸机送气装置的运转速度明显加快,不仅增加呼吸机部件的磨损,也导致呼吸机送气速度加快,刺激面部(NPPV),伴漏气明显增多,也更容易发生胃胀气;或气管(人工气道 MV),导致人机配合不良,特别是 NPPV,通气失败的机会明显增加。

(2) 目标 VT 设置过低: 导致实际 VT 始终在目标 VT 之上,PS 在低水平,提示该患者可能不需要呼吸机通气;也可能是实际 VT 持续超过目标 VT,但患者仍有呼吸肌疲劳或人机对抗。无论何种情况,该设置都是不合适的。

2. 预设目标 VT 不变　无论是阻塞性、限制性或混合性肺疾病,随着病情恶化或治疗后好转,理想的呼吸形式必然变化,目标 VT 也应该变化。比如,严重阻塞性肺疾病在通气初期,Raw 明显增大,肺过度充气显著(意味着 Ers 也显著增大和高 PEEPi),P－V 曲线陡直段显著缩短,目标 VT 应偏小(如 400 mL);若治疗后明显好转,肺过度充气明显减轻,陡直段容积增大,目标 VT 相应增大(如 480 mL);进一步好转,目标 VT 进一步增大(如 550 mL)。VT 增大,必然伴 RR 减慢,Te 延长,湍流强度减弱,Raw 明显降低,即符合深慢呼吸的特点;若保持目前 VT 400 mL 不变,RR 必然代偿性增快,呼气不充分,PEEPi 增大,导致人机对抗。是该模式最常见的失败原因;其他智能化模式亦如此,比如本章第四节的应用举例。

(三) 参数的合理设置与调节　根据疾病的呼吸生理变化特点设置是基本要求,首先评价通气动力下降(呼吸中枢或神经-肌肉疾病,气道-肺结构正常或基本正常)还是呼吸器官疾病,再区分后者的通气功能障碍的类型(阻塞性、限制性、混合性)及严重程度(轻度、中度、重度);评价和选择合适目标 VT。直接开启 VSV 模式(多功能呼吸机)或先开启 PSV 模式(多数 BiPAP 呼吸机),调节好 PSV 的参数后再开启智能化操作;是否加 PEEP 以及 PEEP 大小是根据病理生理特点确定。观察呼吸形式的变化,要求在 10～30 min 出现平稳呼吸,实际 VT 在目标 VT 上下稳定波动,呼吸形式符合通气功能障碍的类型。若达不到上述要求,调整目标 VT,直至出现合适的呼吸形式,否则需改用其他通气模式或加用镇静剂和肌松剂。大体可分为以下两种情况。

1. 不需预设 PS　设置目标 VT,在 5 cmH_2O PS 水平进行第一次通气,根据实际 VT 与预设 VT 的差距自动调整。若较快达目标 VT,且患者呼吸平稳,说明目标 VT 设置合适。若实际 VT 持续低于目标 VT,说明目标 VT 设置过高,需适当降低目标 VT,直至实际 VT 达目标 VT,且呼吸平稳。若实际 VT 持续高于目标 VT,说明不需要呼吸机通气或目标 VT 设置过低,建议首选停机观察,若持续呼吸平稳,说明不需要 MV,分析判断失误的原因,及早停机;否则需适当升高目标 VT,直至实际 VT 达目标 VT,且呼吸平稳。该类调节主要见于多功能呼吸机。

2. 需预设 PS　设置目标 VT,将初始 PS 设置在大约 10 cmH_2O,最高压力变化范围大约 5 cmH_2O(不同呼吸机有差异)。若较快达目标 VT,且患者呼吸平稳,说明设置合适;若 PS 达最高值,实际 VT 持续低于目标 VT,说明目标 VT 设置过高或 PS 不足,首选升高 PS 并同步升高最高 PS;或降低目标 VT,直至实际 VT 达目标 VT,且呼吸平稳。强调临床上更多见目标 VT 设置过高,降低目标 VT 更有必要。若实际 VT 持续高于目标 VT,提示不需要呼吸机通气或目标 VT 设置过低,仍建议首选停机观察,若持续呼吸平稳,说明不需要 MV,分析判断失误的原因,及早停机;否则需适当升高目标 VT,直至实际 VT 达目标 VT,且呼吸平稳。该类调节主要见于 BiPAP 呼吸机。

(四) 适应证　与 PSV 相同,用于有一定自主呼吸能力、通气阻力不是非常大的患者或撤机过程。

(五) 基本评价　VSV 是智能化程度相对较高的通气模式,应用得当可明显减少人为操作,但不能取代人为操作;熟练掌握和应用 PSV 是应用 VSV 的前提和基础;预设目标 VT(或目标 $\dot{V}_A$)的设置要符合呼吸生理;目标 VT 不能固定不变,也应随呼吸生理变化而调整。专业临床医务人员多不能掌握 VSV,宜改用单纯 PSV;熟练应用 PSV 后,先在通气稳定的患者中应用 VSV,然后过渡至呼吸不稳定的患者,并注意总结应用的经验、教训。

第七节　容积控制同步间歇指令通气

容积控制间歇指令通气(V-IMV,IMV),也称为定容型间歇指令通气,指呼吸机按预设呼吸周期和RR送气,每个吸气过程的VT、Ti恒定,两次MV之间是不受呼吸机控制的自主呼吸,呼吸机只提供空氧混合气。若呼吸机送气与自主吸气触发同步,则为同步间歇指令通气(SIMV)。现代呼吸机的IMV皆有同步功能,故除非有特殊说明,IMV与SIMV通用。

(一) 实施IMV的方式　有三种基本的IMV工作系统在临床上应用,即持续气流系统、按需阀气流系统和伺服阀气流系统。目前第一种基本被淘汰,第二种、第三种皆广泛应用,与其他通气模式的工作原理相同(详见第七章第二节)。

(二) SIMV的生理学效应　SIMV的作用随辅助强度变化,有较大的变化范围。若VT适当(包括流量、送气时间等辅助参数适当),辅助强度随预设RR增加而增强。若预设RR足以抑制自主RR,则为控制通气,与A/C模式的控制通气相同;若有较少的自主RR出现,其作用和效应类似于辅助通气;反之,则接近自主呼吸。一般自主通气量大约占总通气量的1/3,机械通气量大约占2/3,将表现出与A/C模式不同的特点。

1. *对通气功能的影响*　由于自主呼吸的调节作用,发生过度通气和碱中毒的机会少。

2. *对换气功能的影响*　由于自主呼吸的调节作用,可改善重力与通气压力导致的气体分布不均,改善$\dot{V}/\dot{Q}$失调。

3. *对呼吸功的影响*　机械通气部分与辅助通气对呼吸肌做功的影响相似,自主呼吸部分的做功量明显增加,合理应用SIMV模式,通过部分MV减少呼吸功,通过部分自主呼吸锻炼呼吸肌,有助于避免呼吸肌的废用性萎缩,促进撤机。

除非MV的辅助程度超过控制通气时的80%,单纯SIMV仍有较高的呼吸肌做功量;调节不当或使用性能较差的按需阀时,呼吸肌做功显著增加。同样,现代SIMV模式的参数调节与A/C模式相同,涉及目标VT、流量波形和大小、送气时间、屏气时间、流量上升速度、压力限制等,调节不当将导致呼吸肌做功显著增加。

4. *对心血管功能的影响*　Pmean低,对血流动力学的影响小;部分自主呼吸存在,有利于改善肺循环和体循环。

5. *机械通气相关性肺损伤*　MV次数少,人机关系好,发生VALI的机会少。

6. *人机关系*　与A/C模式相比,SIMV模式可较好发挥自主呼吸的代偿作用,改善人机配合,减少镇静剂的应用。

7. *对呼吸驱动的影响*　MV和自主呼吸的协调有助于维持适当的呼吸中枢驱动。

(三) 临床应用

1. *撤机*　因为有锻炼自主呼吸的作用,故最初用于人工气道MV的撤机过程。MV的初始模式可以是A/C或SIMV模式,准备撤机时则应选择SIMV模式,维持呼吸平稳和动脉血气在适当水平;随后,逐渐减慢预设RR,1～4 h减少1～3次/min;一旦出现呼吸窘迫的表现,应恢复至原RR,待病情稳定后再减慢预设RR。

(1) 基本撤机要求:呼吸平稳;动脉血pH≥7.30,$PaCO_2$维持在基础水平(可以正常或高于正常),FiO_2≤40%时PaO_2≥60 mmHg。若设定RR为4次/min,并能稳定维持通气4～6 h,可实施撤机。

(2) 注意事项:① 因为呼吸机和连接管道(特别是气管插管)本身有一定阻力,撤机前无须也不应该将预设RR降至0。② 避免在低RR水平(≤3次/min)长时间呼吸,否则容易诱发呼吸肌疲劳;若已经维持稳定呼吸状态4～6 h,但出于复杂原因而暂不撤机时,需增加RR至6～8次/min,然后反复减少RR,锻炼多次后撤机。③ 降低通气辅助主要通过减慢RR实现,不宜降低VT。④ VT设置必须兼顾目标VT、流量形态和大小、送气时间、流量上升速度、压力限制等方面。

2. *呼吸衰竭的治疗*　因为SIMV有较大的支持强度变化范围,故可用于各种呼吸衰竭的治疗,尤其是有一定自主呼吸能力者。具体参数的调节,特别是输出VT的调节与A/C模式相同,RR根据通气需求调节,具体要求是在缓解呼吸肌疲劳的基础上,使动脉血气维持在正常或接近发病前的水平。

(四) SIMV的陷阱与对策　理论上SIMV可改善气体交换,缓解呼吸肌疲劳,又能锻炼呼吸肌,故可用于各种呼吸衰竭的治疗,也用于撤机过程。但实际情况并非完全如此,SIMV的应用问题多见,也容易被错误解读或忽视,简述如下。

1. 通气不足或 MV 与自主呼吸不匹配

(1) 通气不足的特点

1) 一般性不足: SIMV 在较低辅助水平(包括预设 VT 不足、RR 不足)时,尽管可以使动脉血气维持在合适水平,但常出现呼吸窘迫、人机对抗和呼吸肌做功明显增加。在自主呼吸能力较弱的患者中,若预设 RR 不足,容易导致自主 VT 太小、VE 下降和呼吸性酸中毒。

2) 辅助参数设置不当: 由于 SIMV 模式的 MV 部分是指令性通气,实际 VT 与目标 VT 可能并不相同,涉及流量形态、流量大小、流量上升时间、送气时间、压力限制等,与现代 V-A/C 模式的设置相同。若设置不当,将导致实际 VT 下降,或通气形式与患者自主呼吸形式不匹配,引起呼吸窘迫和人机对抗,以及波形图的异常变化(详见本章第一节)。

(2) 临床表现: 实际 RR 和 HR 增快,BP 升高,辅助呼吸肌活动,三凹征阳性,张口呼吸;波形图监测表现为正常形态消失,特别是气道压波形图的吸气触发压显著下降,Ppeak 和 Pplat 下降,频繁低压报警,VT 明显低于 PSV 的 VT(图 11-30)。

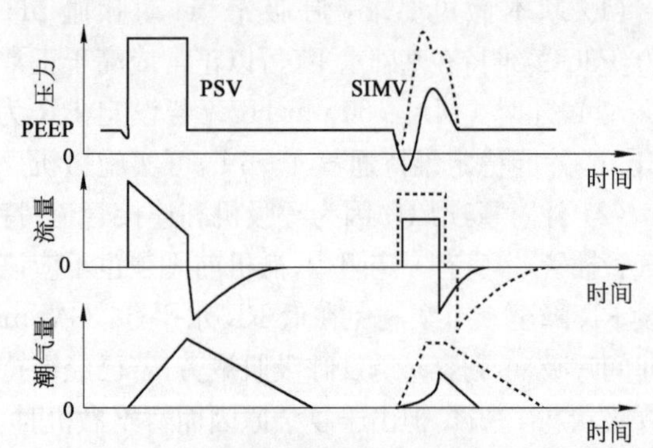

图 11-30 PSV 设置适当、SIMV 设置不适当的波形图

SIMV 的 MV 部分的吸气流量太低、Ti 太短(无屏气),导致 VT 太小,波形图不规整,吸气触发压和峰压明显下降(虚线为 SIMV 的理想波形图)

2. 通气过度 包括绝对过度和相对过度两种基本情况。

(1) 绝对过度: RR 过快或 VT 过大,导致 VE 和$\dot{V}_A$过大,过度抑制自主呼吸,表现为呼吸平稳,但极少有自主吸气触发或为控制通气,动脉血气提示呼吸性碱中毒或减血症。

(2) 相对过度: 主要见于夜间自主呼吸减弱的患者,如高龄、中枢性睡眠呼吸暂停低通气综合征、特发性中枢性低通气、重症 COPD、基础 $PaCO_2$ 升高、应用镇静剂或麻醉剂的患者。该类患者的主要特点是白天清醒、代谢率较高,有自主呼吸;夜间睡眠后代谢率显著降低,呼吸中枢兴奋性下降,无自主吸气触发,故表面上为 SIMV,但实际是控制通气,容易导致呼吸机依赖和撤机困难。更有甚者,部分医务人员担心夜间"不安全"而明显增加夜间 RR,导致睡眠时控制通气,发生持续性碱中毒(因较少检查或不检查动脉血气而难以发现),不仅容易发生呼吸机依赖,也可能因严重碱中毒而导致其他严重并发症。

由于 SIMV 的上述特点和临床应用机会较多,设置不当的可能性也较大,故经常成为"最差"的通气模式之一。

(五) 主要适应证和注意事项 鉴于上述情况,强调 SIMV 主要用于有一定自主呼吸能力的患者;自主呼吸过强或过弱皆不宜首选,还应特别注意现代呼吸机通气参数的合理设置和调节。自主呼吸较强或自主呼吸能力明显恢复的患者,应及早改用完全自主通气模式,如 PSV;若应用于自主呼吸特别强的重症患者(如重度 ARDS 和危重哮喘)时,则应适当应用镇静剂和肌松剂。

(六) SIMV 模式的实际应用方式 SIMV 无论用于撤机过程还是呼吸衰竭的治疗,几乎皆常规加用 PSV(详见本章第十一节)。

第八节 容积控制同步间歇指令通气的智能化

SIMV 的智能化实质是 V-A/C 的智能化以间歇通气的方式完成,其中压力限制较简单,注意避免限制过度为主,避免用于小 VT 保护性肺通气;流量适应同步间歇指令通气(SIMV+autoflow),也称为流量适应间歇指令通气,是 V-SIMV 的主要智能化形式,即在 V-SIMV 的基础上具有流量调节功能(实质是自动气流)。

(一) SIMV+autoflow 的基本原理与特点

1. 基本原理与优点 与 A/C+autoflow 模式相同,MV 过程中,呼吸机能感知患者的吸气和呼气用力，在一定限度内调节自动气流，并迅速输送与患者需要尽可能相适应的吸气流量或呼气流量，即预设流量不足、屏气阶段或自主呼吸流量不足的情况下，呼吸机会额外增加流量；反之呼吸机会额外减少流量。因此，与预设 VT 相比，实际 VT 有所波动，压力波形为方形，Paw 降低，但随通气阻力而变化。故在定容型模式的基础上，兼有定压型模式和自主呼吸的特点，更有助于改善人机配合和保障 $PaCO_2$ 的相对稳定，减少镇静剂和肌松剂的应用，避免或减少呼吸肌废用性萎缩或肌病，有助于促进撤机。

2. *应用方法*　首先选择 V－SIMV 模式，在主屏幕设置的全部参数。该模式的基本特点是容积限制时间转换或流量限制时间转换，即通过预设 VT 或流量波形和流量大小、流量上升时间、送气时间及屏气时间达预设 VT，故首先设置全部公用参数和特征性参数，然后开启 autoflow，该模式即正常运转。

（二）SIMV＋autoflow 的主要问题与临床应用

1. *主要问题及合理应用*　与 A/C＋autoflow 相同，临床上常过度夸大自主气流的调节作用，认为气流量随自主呼吸能力和强度变化而随意调节，不懂或忽视基本参数（尤其是辅助参数）调节必须达要求。事实上，自主气流调节非常有限，只有在 SIMV 基础参数设置合适的基础上，自主气流的作用才能有效发挥，从而保障适当的 VT 和 VE。既锻炼呼吸肌，又降低 Ppeak 和改善人机配合；否则更容易加重人机对抗和撤机困难（图 7－14 说明）。

2. *适应证*　原则上可用于各种情况的呼吸衰竭患者，调节适当将明显减少人为干预的力度和镇静剂、肌松剂的应用，更适合用于阻塞性疾病。该模式的基本特点之一是保障 VT，故不宜用于小 VT 保护性肺通气。

第九节　压力控制同步间歇指令通气

压力控制间歇指令通气（P－IMV）也称为定压型间歇指令通气，指呼吸机按预设 RR 送气，每个吸气过程由预设通气压力、Ti、吸气压力坡度等完成，两次 MV 之间是不受 MV 控制的自主呼吸。因此，其基本特点、生理学效应、临床应用要求与 V－SIMV 相似，但由于为定压型模式，更容易改善人机配合，减少镇静剂、肌松剂的用量及其导致的相关问题，较 V－SIMV 更多用于有一定呼吸能力的呼吸衰竭患者的治疗和撤机过程。现代呼吸机皆有同步功能，P－SIMV 与 P－IMV 有相同的含义。

由于单纯自主呼吸有较多问题，与 V－SIMV 相似，P－SIMV 也很少单独应用，几乎皆与 PSV 联合应用，称为 P－SIMV＋PSV，其特点和要求与 V－A/C＋PSV 模式基本相同，临床应用较多；但涉及两个模式的参数，更容易发生调节不当（图 11－31）。

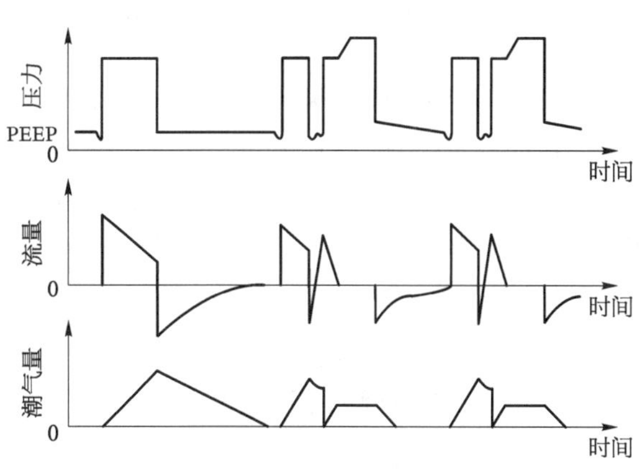

图 11－31　呼吸机计算系统异常时的 P－SIMV＋PSV 波形图

左侧 PSV 的气道压、流量、潮气量波形图正常；右侧两图 PSV 的触发和吸气初期正常，但流量尚未明显下降即终止送气，其后出现假触发；P－SIMV 提前触发，送气迅速结束，出现过长的屏气时间（流量长时间处于 0 点，VT 平台过长），VT 明显下降

第十节　压力控制同步间歇指令通气的智能化

P－SIMV 的智能化调节是伴随 P－A/C 的智能化调节而出现的，两者的基本特点相同，简述如下。

同步间歇指令压力调节容积控制通气（I－

PRVCV)也称为间歇指令压力调节容积控制通气。呼吸机内置软件自动测定P-V曲线,并自动调节压力水平,使VT不低于预设水平,实质是P-SIMV将人工调节交由电脑自动调节或PRVCV依靠间接指令完成。与定容型模式的智能化调节不同,因呼吸机设计问题,该模式不一定与PRVCV共同设置于呼吸机上(比如BiPAP呼吸机即不存在),故实际临床应用很少。

由于在P-SIMV的基础上实现通气,故临床应用时,应首先设置好与P-A/C相关的主要参数和辅助参数,而目标VT的设置要符合呼吸生理,且随病理生理变化而调节,直至达撤机指征。

第十一节　容积控制同步间歇指令通气加压力支持通气

定容型SIMV+PSV是临床上最常用的通气模式组合之一,如此应用的"表面理由"主要有:① SIMV主要有两部分通气形式,一是IMV按呼吸机指令通气,可有效改善气体交换和缓解呼吸肌疲劳;二是自主呼吸,可锻炼呼吸肌,但也容易诱发呼吸肌疲劳,若加用PSV,则可锻炼呼吸肌而不容易诱发呼吸肌疲劳,从而在治疗呼吸衰竭的同时有利于撤机。② 两种模式都是较早出现的通气模式,发展较成熟,应用经验较多,有利于推广。

如前所述,现代通气模式有更多参数,SIMV和PSV两个模式组合意味着除公用参数外,又有各自的特殊参数,还要协调好两者的比例。意味着大约增加一倍的参数设置,且有更高的要求。专业医务人员大多缺乏正确的呼吸生理和机械力学知识,临床设置混乱普遍存在,常使"SIMV+PSV"成为"最差"的通气模式之一。

一、现代SIMV+PSV的特点和合理设置

(一) SIMV的特点与合理设置　SIMV随A/C发展而变化,与早期有显著差别。首先,SIMV部分是指令性通气,其预设VT太小、Ti太短或过长皆不适合自主呼吸;更重要的是,SIMV实际输出VT不一定是预设VT,其实际大小与流量形态、流量大小、流量上升时间、送气时间、压力限制等的设置直接相关。任何参数设置不当,将导致实际VT下降,或MV的呼吸周期与自主呼吸不一致,发生呼吸窘迫、人机对抗(详见本章第一节)。其次,SIMV辅助过度,包括绝对过度和相对过度两种情况,即表面上是SIMV+PSV,而实际是CMV或夜间CMV(详见本章第七节)。

(二) PSV的特点与合理设置　与早期PSV模式相比,现代PSV不仅有PS(公用参数除外)的设置,还涉及吸气压力坡度、吸呼气的流量转换水平等辅助参数,部分呼吸机还有呼气压力坡度,部分BiPAP呼吸机还涉及Ti和Te的调节(详见本章第五节)。

(三) SIMV+PSV的合理设置和临床表现　既然兼具两种模式,则SIMV和PSV的参数设置(特别是辅助参数设置)皆必须合适,才能有效达到治疗作用,并使负效应降至最低。通气合适的表现如下。

1. 临床表现　患者呼吸平稳,呼吸形式符合病理生理特点(阻塞、限制、混合)。

2. 波形图　SIMV和PSV的气道压、流量、潮气量的波形图皆规整(图11-32)。

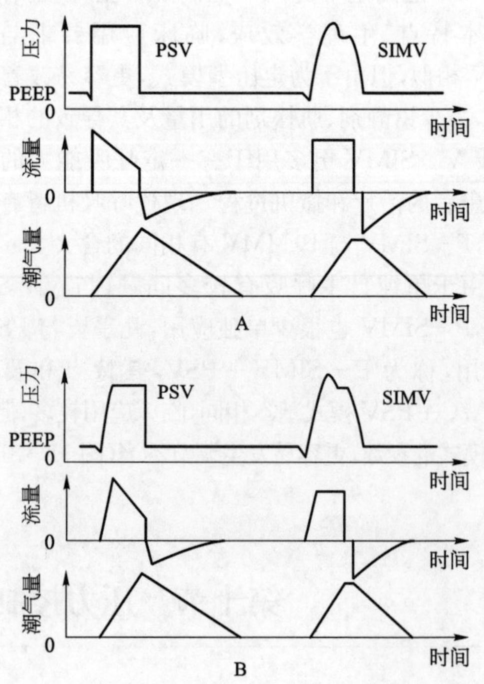

图11-32　参数设置合适的SIMV+PSV的波形图

A:传统设置;B:合适吸气压力坡度和流量坡度;PSV的峰压低于SIMV,约占后者的85%,两者VT相近

前述两条是最主要标准。

3. 通气参数　两种模式的 VT、Ti 接近，后者的峰压大约是前者的 85%。

4. 两种模式占比随通气目的而变化　在呼吸衰竭的治疗过程中，理想情况是 PSV 的 RR 占总 RR 的 1/2～2/3，若主要依靠 SIMV 完成，则直接改用 A/C 更合适（符合 A/C 的应用指征；单一模式的参数少，更容易合理调节）；若进入撤机过程，则 IMV 的 RR 需进一步减少或停用，直至过渡至 PSV，再降低 PS。

5. 动脉血气　正常或符合通气需求。

6. 特别强调　即使通气参数设置不符合呼吸生理特点，甚至出现心力衰竭加重、人机对抗或呼吸肌疲劳等情况，也可在一定时间内维持动脉血气正常，故临床表现稳定和波形图正常更重要。

二、不合适的 SIMV＋PSV 设置

不合适的 SIMV＋PSV 设置有多种，临床表现、波形图、动脉血气等也有所不同。

1. SIMV 的通气量过大

（1）基本特点：IMV 辅助过度，包括绝对过度和相对过度。前者指 RR 过快和（或）VT 过大，过度抑制自主呼吸；后者主要见于睡眠时自主呼吸减弱的患者，此时 PSV 常不发挥作用，故通气模式实际是 CMV 或夜间 CMV，且以控制通气为主，容易发生呼吸性碱中毒或碱血症，导致呼吸机依赖和撤机困难（详见本章第七节）。

（2）处理原则：降低 IMV 的 RR，使 PSV 出现；在基础 $PaCO_2$ 升高的患者中，夜间或基础代谢率降低，进一步减慢 SIMV 的 RR，6～10 次/min 为宜，避免睡眠时发生碱血症。

2. PSV 通气过度

（1）基本特点：主要见于病情明显好转后，IMV 的 RR 较慢、PSV 压力较高，此时患者呼吸平稳，RR 较慢，气道压、流量、潮气量的波形图正常；PSV 的 VT 明显高于 IMV（图 11－33），总 RR 明显减慢；动脉血气表现为呼吸性碱中毒或碱血症。

（2）处理原则：逐渐降低 PS，使其 VT 下降至接近 IMV 的预设 VT，总 RR 逐渐增快，符合患者的病理生理特点。

3. SIMV 的 Ti 过长　临床常见，常导致明显的人机对抗，频繁高压报警或高压、低压报警反复出现；也可因呼吸运动幅度过大、频率过快，导致跨肺压和切变力显著增大，诱发或加重弥漫性肺损伤和

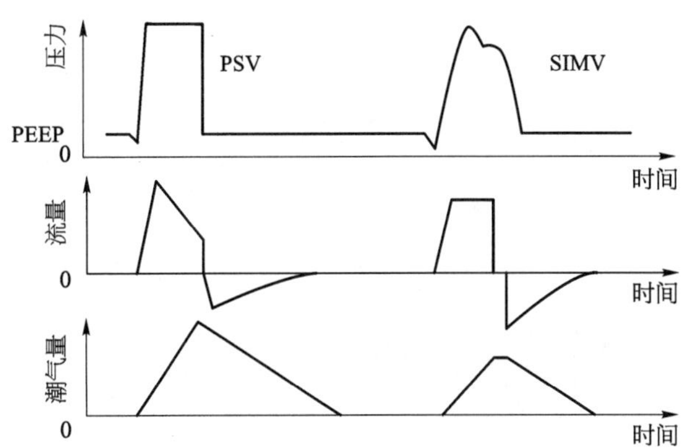

图 11－33　PSV 通气过度、SIMV 适当的波形图

PSV 的峰压略高于 SIMV，VT 明显大于 IMV；两者的波形图皆规整

负压性肺水肿。气道压波形图表现为屏气阶段的压力大幅度波动，流量和 VT 形图也欠规整（图 11－34，图 11－35）。

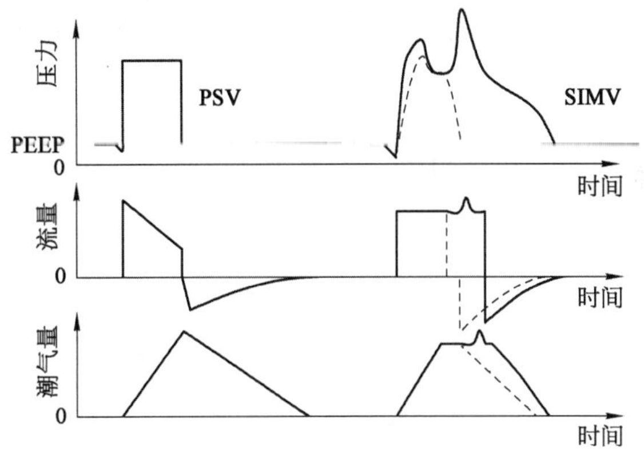

图 11－34　SIMV 吸气时间过长的波形图

SIMV 的 Ti 过长，屏气期呼气，Paw 明显升高，F 和 VT 波形图出现凸型改变；右侧虚线为 SIMV 的理想波形图。PSV 的波形图规整

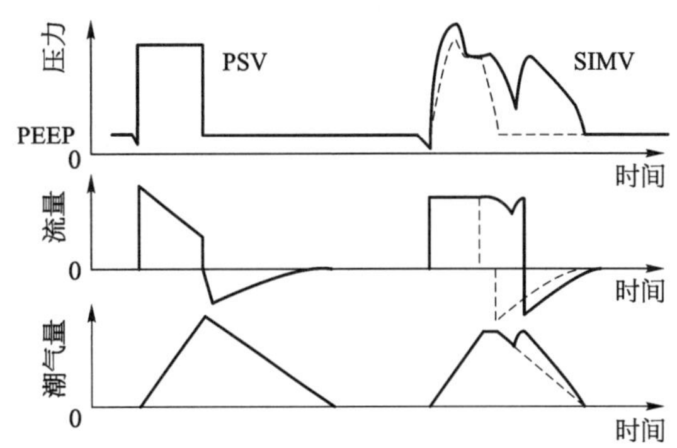

图 11－35　SIMV 吸气时间过长的波形图

SIMV 的 Ti 过长，屏气期吸气，Paw 明显下降，F 和 VT 波形图出现凹型改变；虚线为 SIMV 的理想波形图。PSV 的波形图规整

4. SIMV 的 Ti 不足　导致送气时间过短，实际 VT 减小，出现呼吸窘迫、人机对抗和波形图的异常变化（图 11－36）。

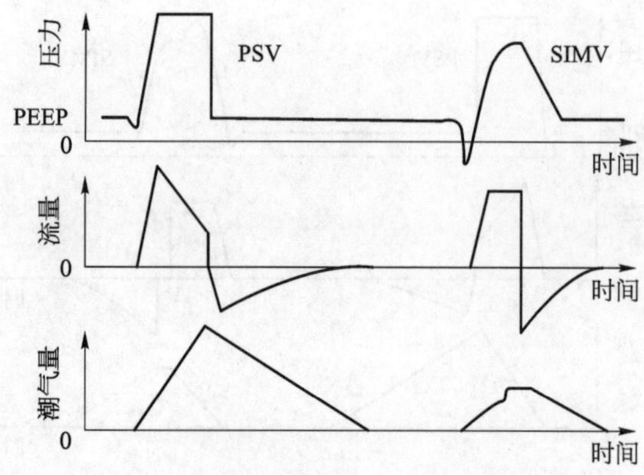

图 11-36　SIMV 吸气时间过短的波形图

SIMV 的 Ti 过短,无屏气期,流量上升速度、大小合适,但送气时间不足,吸气触发压和 Ppeak 明显下降,VT 明显小于 PSV 的 VT,且波形图欠规整。PSV 的波形图规整

5. SIMV 的吸气流量不足　包括吸气流量大小不足、流量坡度太大(图 11-37)或初始吸气流量不合适(主要是方波,极端情况是正弦波和递增波)。

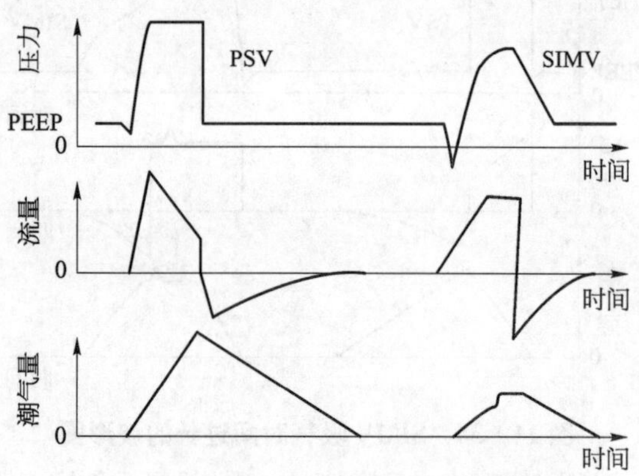

图 11-37　SIMV 流量坡度太大的波形图

SIMV 的吸气流量坡度太大,送气时间、屏气时间皆不足,流量波形图规整;吸气触发压和 Ppeak 明显下降;VT 明显小于 PSV 的 VT,且波形图欠规整。PSV 的波形图规整

6. 压力限制过度　导致 SIMV 和 PSV 的最高气道压只能达压力限制水平(图 11-38),使 SIMV 的实际送气流量显著下降(与 A/C 的机制相同),VT 下降;由于 PSV 的压力受限,其流量和 VT 也不足。

7. SIMV 的潮气量不足　VT 不足可以是目标 VT 不足、吸气流量不足、Ti 太短(无屏气时间)等多种原因所致。

上述三种情况皆可导致实际吸气 VT 或流量不足。临床表现为患者呼吸窘迫,呼吸增强、增快,胸腹矛盾运动,三凹征阳性,张口呼吸;出汗,烦躁,心率增快,血压升高;人机对抗;反复低压报警;波形图监测提示吸气触发压和 Peak 显著下降,容易发生负压性肺水肿和弥漫性肺损伤,但常被误诊为 VAP(图 10-20,图 10-21)。

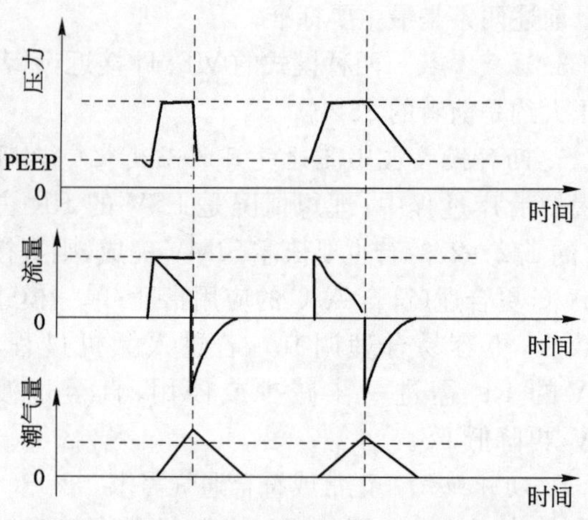

图 11-38　压力限制过度的 SIMV+PSV 波形图

左侧为 PSV,右侧为 SIMV。压力限制过度导致 SIMV 的 Paw 迅速达预设高限,呈平台状,送气流量迅速下降,VT 明显减小;也使 PSV 的 Ppeak 维持在压力限制水平,送气 F 和 VT 皆不足

8. PSV 支持压力不足　包括预设 PS 不足(图 11-39)、吸气压力坡度过大(图 11-40)、设置呼气

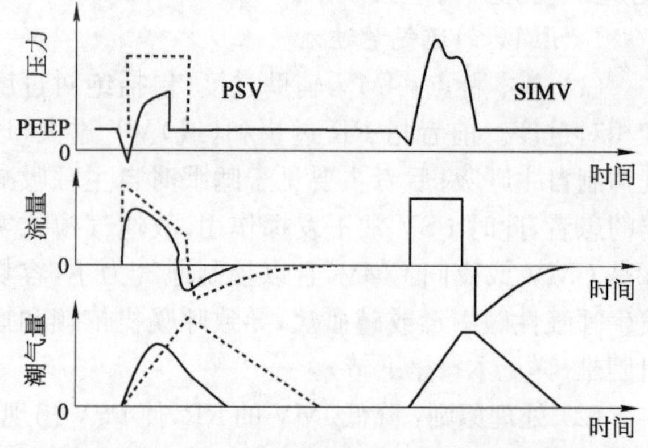

图 11-39　PSV 支持压力不足的波形图

PSV 的支持压力太低,吸气触发压明显下降,压力缓慢上升,VT 明显小于 SIMV 的 VT;虚线为 PSV 理想波形图;SIMV 的波形图规整

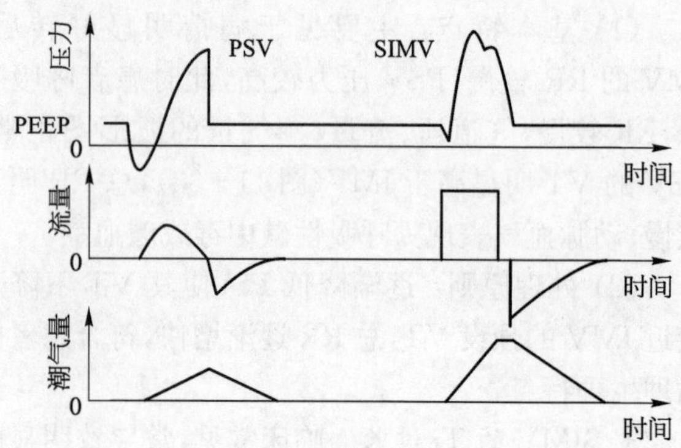

图 11-40　PSV 吸气压力坡度过大的波形图

PSV 的支持压力适当,约为 SIMV 峰压的 85%;吸气压力坡度过大,吸气触发压显著下降,波形扁平;流量丧失递减波形态;VT 下降,不足 SIMV 的 1/2。SIMV 的波形图规整

压力坡度或呼气压力坡度过大(图 11－41)、吸呼气转换水平过高(图 11－42)等。临床表现与 SIMV 吸气流量不足相似，但波形图不符合正常 PSV 的特点。

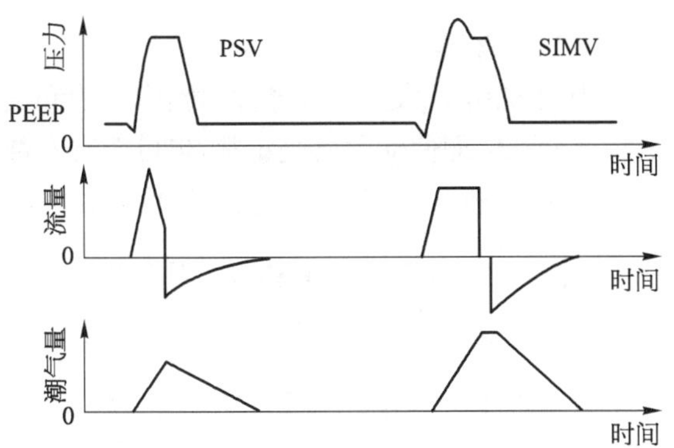

图 11－41　PSV 呼气压力坡度过大的波形图

PSV 的支持压力适当，约为 SIMV 峰压的 85%；吸气压力坡度适当，出现吸气流量尖峰；呼气压力坡度过大，送气时间缩短，呼气峰流量减小，呼气减慢；VT 减小，约为 SIMV 的 1/2。SIMV 的波形图规整

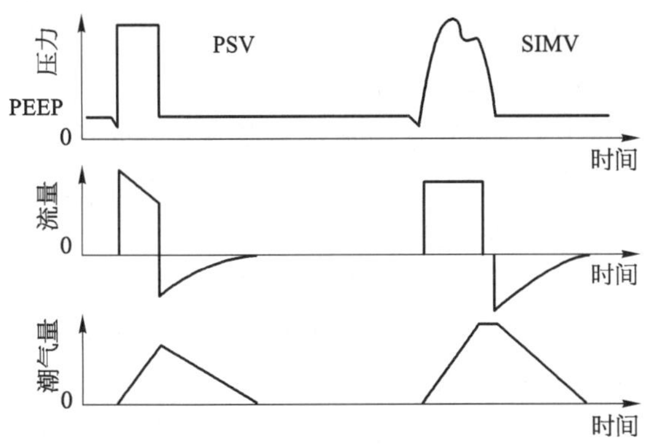

图 11－42　PSV 吸呼气转换过高的波形图

PSV 的支持压力适当，约为 SIMV 峰压的 85%；吸呼气转换流量约占峰流量的 60%；VT 明显小于 SIMV 的 VT。SIMV 的波形图规整

9. SIMV＋PSV 的辅助强度皆不足　可以是 SIMV、PSV 上述一个主要参数或辅助参数设置不当，也可以是多个或全部参数设置不当，多个参数设置不当并不少见，皆会导致呼吸窘迫、人机对抗和波形图的异常变化(图 11－43)，更容易发生弥漫性肺损伤和负压性水肿，同样容易被误诊为 VAP(图 10－20，图 10－21)。

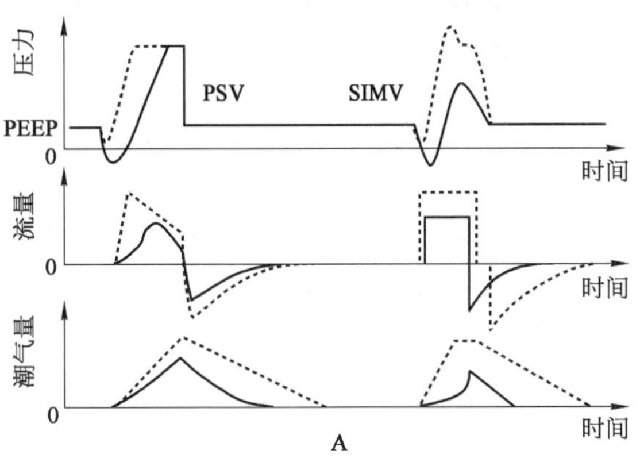

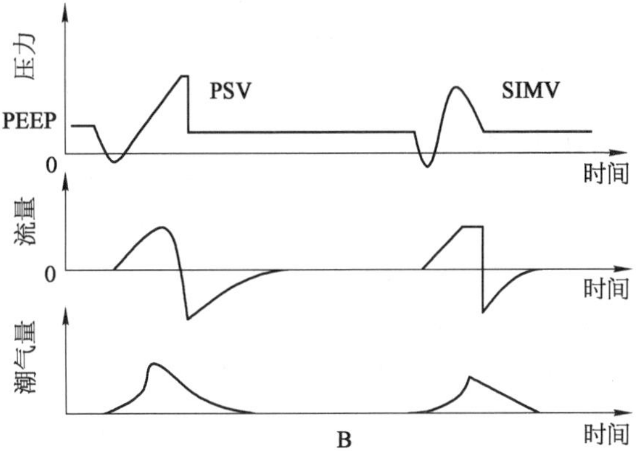

图 11－43　SIMV＋PSV 参数设置皆不适当的波形图

A：PSV 的吸气压力坡度太长；SIMV 的流量太小，且送气时间太短(无屏气)，其中虚线为理想波形图，实线为实际波形图。B：PSV 的吸气压力坡度太长，SIMV 的流量坡度太长。相应波形图皆不规整，VT 减小

第十二节　压力控制同步间歇指令通气加压力支持通气

P－SIMV＋PSV 是临床上最常用的通气模式组合之一，与定容型和 PSV 组合的“表面理由”相同，主要有：① SIMV 主要有两部分通气形式，一是 IMV 按呼吸机指令通气，可有效改善气体交换和缓解呼吸肌疲劳；二是自主呼吸，可锻炼呼吸肌，但也容易诱发呼吸肌疲劳，若加用 PSV，则可锻炼呼吸肌而不容易诱发呼吸肌疲劳，从而在治疗呼吸衰竭的同时有利于顺利撤机。② 两种模式都是较早出现的通气模式，发展较成熟，应用经验较多，有利于推广。由于定压通气有更多优势，P－SIMV＋PSV 较 V－SIMV＋PSV 的临床应用更多。

P－SIMV 和 PSV 两个模式组合意味着除公用参数外，各自的参数需单独设置好，还要协调好两者的比例，也大约增加一倍的参数设置，且有更高的要求；但专业医务人员缺乏正确的呼吸生理和机械力学知识是普遍现象，对定压型模式的知识更缺乏，临

床设置混乱普遍存在,常使"P-SIMV+PSV"成为"最差"的通气模式之一。由于与V-SIMV+PSV有较多共性,不全面展开,简述如下。

一、现代P-SIMV+PSV的特点、合理设置与表现

(一)通气模式的特点与合理设置

1. *P-SIMV的特点与合理设置* P-SIMV随P-A/C模式的发展而变化,其特点与早期有显著差别。首先,P-SIMV的MV部分是定压型指令性通气,预设通气压力、Ti(直接设置或根据RR和Ttot设置)、吸气压力坡度、呼气压力坡度等皆必须合理设置,达到与患者的呼吸生理特点和临床治疗目的一致(详见本章第三节)。

2. *PSV的特点与合理设置* 现代PSV模式不但要设置与P-SIMV一致的公用参数及特有的PS外,还要设置好辅助参数,即吸气压力坡度、呼气压力坡度、吸呼气的流量转换水平等(不同类型呼吸机有差异);少部分BiPAP呼吸机还涉及Ti和Te的调节。这些调节皆需达到与患者的呼吸生理特点和临床治疗目的一致(详见本章第五节)。

3. *P-SIMV+PSV的应用指征与合理设置*

(1) 应用指征:由于自主呼吸发挥作用较大,也可充分发挥指令通气的作用,故可用于各种呼吸衰竭的治疗,但主要用于自主呼吸能力较强的患者,或用于撤机过程。

(2) 基本要求:由于兼具两种模式,P-SIMV和PSV的参数设置(包括辅助参数设置)皆必须合适,从而有效达到治疗作用,并使负效应降至最低。

(3) 两种模式的占比:随通气目的而变化。在呼吸衰竭治疗过程中,理想情况是PSV的RR占总RR的1/2~2/3。若主要依靠P-SIMV完成,则宜直接改用P-A/C,这不仅符合P-A/C的应用指征,且单一模式的参数更少,更容易合理调节。对于进入撤机过程的患者,IMV的RR需减少,逐渐过渡至PSV。

(二)合理设置的表现

1. *主要要求*

(1) 临床表现:患者呼吸平稳,呼吸形式符合呼吸生理特点(阻塞、限制、混合)。

(2) 波形图:P-SIMV部分和PSV部分的气道压、流量、潮气量的波形图规整。

(3) 通气参数:两种模式的VT接近,后者的Ppeak稍低于前者。

(4) 动脉血气:一般要求正常(指pH正常,$PaCO_2$正常,$PaO_2 \geqslant 60$ mmHg)或符合通气需求。前者简单;后者可以是多种情况,比如$PaCO_2$达基础水平,或适当过度通气,使动脉血pH略高,比如$7.45 < pH \leqslant 7.50$,适度抑制过强的自主呼吸,改善人机配合或较快缓解严重高钾血症。

2. *特别说明* 综合评价患者的临床表现和波形图更重要;反之,即使动脉血气正常,也可能有参数设置、疾病或呼吸机问题,需积极查找、评价和处理。

二、P-SIMV+PSV的不合理设置与临床表现

不合适的P-SIMV+PSV设置有多种,临床表现、波形图和动脉血气也有差异。

(一) P-SIMV参数设置不当

1. *P-SIMV辅助过度* 包括绝对过度和相对过度,即表面上是P-SIMV+PSV,实际是CMV或夜间CMV,导致呼吸性碱中毒、夜间呼吸性碱中毒或碱血症。治疗原则是减慢P-SIMV的RR,以出现自主吸气触发为原则。与V-SIMV+PSV相似,详见本章第十一节。

2. *P-SIMV辅助不足或与自主呼吸不匹配* 任何参数设置不当,特别是辅助参数设置不当,如通气压力不足、吸气压力坡度过度、Ti过短或过长,导致实际VT下降,或者MV呼吸周期或呼吸形式与自主呼吸不一致,发生人机对抗和波形图异常。治疗原则是针对不同参数的设置问题调节,以恢复稳定自主呼吸和规整的波形图(详见本章第三节)。

(二) PSV参数设置不当

1. *PSV通气过度* 主要见于病情明显好转后,IMV的RR较慢、PSV的PS较高,患者呼吸平稳,气道压、流量、潮气量波形图规整;PSV的VT明显高于IMV的VT,总RR明显减慢;动脉血气表现为呼吸性碱中毒或碱血症。治疗原则是逐渐降低PS,使其VT下降至接近P-SIMV的VT,总RR逐渐增快,呼吸性碱中毒或碱血症缓解,符合呼吸生理特点。

2. *PSV辅助不足* 包括预设PS不足、吸气压力坡度过大、设置呼气压力坡度、吸呼气转换水平过高。发生呼吸窘迫、人机对抗和波形图的异常变化。治疗原则是针对不同参数的设置问题进行调整,以恢复稳定的自主呼吸和规整的波形图(详见本章第五节)。

(三) P-SIMV和PSV的辅助强度皆不足 患者发生呼吸窘迫、人机对抗和波形图的异常变化。

治疗原则是针对不同参数的设置问题进行调整，以恢复稳定的自主呼吸和规整的波形图。

(四) P－SIMV 和 PSV 的辅助强度皆过度　理论上存在，但实际上极少。两种模式的参数皆过度的情况下，单纯 P－SIMV 足以导致通气过度，发生呼吸性碱中毒或碱血症，自主呼吸被显著抑制，PSV 不能有效发挥作用；在部分呼吸衰竭患者中，主要是急性肺实质疾病，呼吸中枢过度兴奋，自主呼吸显著放大 P－SIMV 和 PSV 的作用，适当应用镇静剂和肌松剂是必要的。

第十三节　反比通气

吸气延长、反比通气(IRV)是将符合呼吸生理的吸呼气时间比“强制性”缩短，即 Ti≥Te，以达到改善氧合，减轻或避免气道压升高的通气方式，主要用于 ARDS 顽固性低氧血症的治疗。

一、反比通气改善氧合的措施和机制

除 FiO_2外，改善换气功能和低氧血症的通气参数主要有 PEEP、Pplat、RR，三者皆可通过提高平均肺泡内压和跨肺压而发挥作用。

1. PEEP　改善 ARDS 换气功能的主要措施之一，设置“合适或最佳”PEEP 有多种方法，多倾向于选择 PEEP 等于或略高于 P－V 曲线 LIP 的水平。应用 60％的 FiO_2后，PaO_2仍低于 60 mmHg，可继续增加 PEEP，且 PaO_2多继续升高，但也将导致 Pplat 和肺过度充气，增加 VALI 的发生机会和 MV 对循环功能的抑制；扩张气道，使 VD 增加，通气效率下降。改变通气策略是必要的，IRV 是措施之一。

2. IRV　主要通过延长 Ti 实现，其次是增快 RR。

(1) Ti 延长：在合理设置 PEEP 的基础上，延长 Ti 必然伴吸气末正压时间延长，可使部分病变较重的陷闭肺泡扩张，促进肺泡周围液体向间质扩散，改善氧合，而不会导致 Paw 升高；Ti 延长也可改善气体分布和$\dot{V}/\dot{Q}$失调，降低 VD；VD 减少也可允许较低的 VT、较低的 Paw 和肺泡内压。在 RR 不变的情况下，Ti 延长必然导致 Te 缩短，但若控制得当，仍能充分呼气；若 Ti 过度延长必将导致 Te 显著缩短和 PEEPi 形成，后者有助于改善氧合。

(2) RR 增快：必然伴总 Ti 和吸气末正压时间延长，氧合改善。

二、反比通气的主要缺点

(一) 基本问题

1. 气体陷闭和肺过度充气　Te 缩短至一定程度，将导致呼气不足，气体陷闭，呼气末和吸气末肺过度充气。主要影响因素简述如下。

(1) I∶E 反比的程度是气体陷闭的主要因素：一般 I∶E 越短，气体陷闭量越多，但两者之间并无必然关系，与疾病特点和个体差异有关。在肺实质疾病中，由于肺顺应性显著减退，Raw 接近正常，肺泡内压和气道压达到平衡的时间显著缩短，故一般 IRV 不会出现气体陷闭，只有超过一定的限度才会发生，且有明显个体差异。比如，有报道显示 I∶E 为 2∶1 时，10 例 ARDS 患者的 PEEPi 为 0～10 cmH_2O。

(2) Raw 增大是影响气体陷闭的直接因素：试验证实 ARDS 患者的呼气阻力增加，与 4 $cmH_2O/(L \cdot s^{-1})$的正常值相比，Rrs 升至 9～13 $cmH_2O/(L \cdot s^{-1})$。肺间质和肺泡渗出液增加、表面活性物质作用下降，是导致肺黏性阻力增加的主要因素；肺容积缩小、肺渗出物流入气道、炎症介质介导的气道痉挛，可能是 Raw 增大的重要因素。对危重 ARDS 患者进行支气管镜检查，发现部分患者出现大气道水肿，因此在危重患者中出现较高 PEEPi 的可能性大。

(3) 通气方式是影响气体陷闭的重要因素：在 I∶E 恒定的情况下，RR 增快使总 Te 缩短，VT 增大使需要的 Te 延长，两者综合作用将加重气体陷闭。

2. PEEPi 不是改善氧合的理想手段

(1) 基本作用特点：在定容型模式中，PEEPi 会导致 Pplat 和 Ppeak 升高，加重吸气末肺过度充气，尤其是 Raw 增大的患者；在定压型模式中，PEEPi 导致实际通气压力不足和 VT 下降，并可能导致或加重高碳酸血症。

(2) 容易忽视的作用特点：与外源性 PEEP 在肺内均匀分布不同，PEEPi 分布不均匀，一般病变重的肺区(需要高的肺泡内压改善氧合)，RC 短，呼气速度快，不利于 PEEPi 形成；病变轻的肺区(需要低的肺泡内压改善氧合)，RC 长，呼气速度慢，

PEEPi大,因此PEEPi改善氧合的效率差。

(二) 容易诱发扩张力损伤 Ti过长,肺持续扩张容易导致跨肺压持续过大和诱发VALI,故Ti延长有一定限度,以不出现明显人机对抗或应用大剂量镇静剂和肌松剂为原则。

(三) 抑制血流动力学 Ti延长、PEEPi、PEEPi不均匀分布将显著增大肺泡内压,加强MV对血流动力学的抑制,因此实施IRV必须有严格血流动力学监测。

(四) 人机关系差 IRV不符合呼吸生理,一旦有明显自主呼吸出现,必然人机对抗,必须用大剂量镇静剂和肌松剂抑制自主呼吸;后者抑制呼吸道分泌物引流,抑制膈肌张力和收缩力,诱发或加重低位肺泡萎陷,以及呼吸肌的废用性萎缩。

因此,IRV应尽可能避免应用或避免长时间应用;一旦选用,应尽量选择定压型模式。

三、实施反比通气的要求

(一) 定容型反比通气(V-IRV) 实质是V-A/C或V-SIMV按反比完成的通气形式。主要通过延长吸气末屏气和送气时间实现,后者又可通过降低吸气流量和改用递减流量波完成。

1. *主要优点* 各种多功能呼吸机几乎皆有定容型模式,且为临床医生所熟悉,在Raw增大或肺顺应性减退的情况下,容易保障VT稳定。

2. *主要缺点* Raw增大时,导致Pplat和Ppeak明显升高,以及肺内气体分布不均,RC短的肺区过度充气,RC长的肺区通气不足;PEEPi较高时,加重吸气末肺泡过度充气;人机配合不良时,容易导致跨肺压和切变力的急剧升高,故需大剂量镇静剂和肌松剂抑制自主呼吸。

3. *选择和调节* 流量为递减波的定容型模式与定压型通气较接近,有助于改善气体分布和人机配合,可首选。即使如此,也不可能真正达到定压型模式的主要特点。如前述,危重ARDS多存在一定程度的Raw升高,发生VALI的机会大,应注意I∶E、RR和VT的合理设置,并特别注意呼气流量波形图的监测。

(二) 定压型反比通气(P-IRV) 实质是P-A/V或P-SIMV按反比完成的通气形式。

1. *主要优点* 压力为方波,气道压恒定,肺泡内压一般不会超过预设气道压;流量为递减波,肺内气体分布均匀,改善氧合的作用较显著;初始流量较高,有自主吸气触发时,容易配合患者通气,对镇静剂和肌松剂的需求量较小;产生PEEPi时,一般不会加重吸气末肺过度充气;增加RR可增加VE,有助于改善高碳酸血症。

2. *主要缺点及合理评价* Raw明显增大时,在吸气期进入肺泡的气流量小;PEEPi也会使吸气初期气道与肺泡的压力差下降,VT减小;增加RR不能增加VE,反而因Ti和Te缩短而降低VT,进一步增大PEEPi,形成恶性循环。综合效应是$\dot{V}_A$下降和$PaCO_2$升高;在一定范围内称为PHC,因此P-IRV更适合ARDS的治疗。由于现代P-A/C的参数设置复杂,而较多医护人员不熟悉,可能会导致负效应发生率增加。

总体上,与V-IRV相比,P-IRV有更高的改善低氧血症效率和相对较好的人机关系,需要更小剂量的镇静剂和肌松剂,可首选。

四、临床应用

主要用于重度ARDS患者,IRV可暂时改善氧合,但负效应大,应尽量避免"较长时间应用"或"较长时间出现"。

1. *模式的选择* 若需暂时应用IRV,应首选P-SIMV+PSV或P-A/C;若对定压型模式不熟悉也可选择定容型模式。

2. *参数调节* 从常规正比通气开始,逐渐延长Ti,避免突然过渡至高比例的IRV。参数的调节应在维持适当氧合的情况下,I∶E不超过2∶1,VT和RR与常规正比通气相似;若需继续缩短I∶E,则应适当减慢RR、降低VT,允许$PaCO_2$适当升高或进一步升高。应用IRV时,还应使用镇静剂和肌松剂,避免人机对抗。

五、反比通气的发展

为实现IRV改善氧合的作用,又尽量减少其副作用,发展出BIPAP。从理论上和实际应用效果看,BIPAP可完全取代上述几种形式的P-IRV。用BIPAP实施IRV不仅有更好的效果,且有更好的人机关系,更低的镇静剂、肌松剂用量和更少的负效应,应用也更为方便。随着PHC和开放性肺通气策略的日趋成熟,以及ECMO等辅助通气措施的推广,IRV的实际应用极少。

第十四节　实际反比通气

无论是定容型、定压型，或是持续指令、间歇指令通气，在临床上已经极少直接设置IRV，但经常出现“事实上的IRV”。因为上述模式的基本转换方式是时间转换，Ti是预设和恒定或相对恒定的，若患者自主呼吸增强、增快，自主Te必然短于预设Ti，导致“实际IRV”的反复出现和严重人机对抗。

患者常表现为明显呼吸窘迫，辅助呼吸肌活动，三凹征阳性，张口呼吸，多汗，烦躁，HR增快，BP升高，反复低压和高压报警，实际监测（不是预设）的反比I∶E频繁或反复出现，波形图监测显示吸气触发压显著下降，压力上升减慢，Ppeak下降（跨肺压增大）。容易发生广泛性或弥漫性肺损伤、负压性肺水肿，但更常被错误解读，也是治疗失败的常见原因。

第十五节　指令分钟通气

指令分钟通气（MMV）是指呼吸机通过改变自身VE使患者的实际VE达预设值，实际应用时可通过改变VT和RR两种基本方式改变VE。若患者实际VE低于预设值，呼吸机将增加通气辅助，直至达预设值；若超过预设值，将降低通气辅助，直至达预设值；若自主呼吸消失，呼吸机将按预设值通气，或按背景通气的设置要求通气，故MVV实质是一种智能化通气模式（尽管智能化程度较低）。由于无统一的完成MMV的标准，不同厂家的设计方式不同，甚至名称也不一样，较混乱，临床应用需特别注意。

一、实现MMV的方式

（一）改变呼吸频率

1. *基本工作方式*　设置一定水平VE作为预设值，并设定恒定VT，呼吸机连续监测实际VE。若实际VE低于预设值，呼吸机按预设VT增加RR，直至实际VE达预设值；若超过预计值一定水平，呼吸机继续按预设VT通气，但RR减慢，至实际VE达预设值；若自主呼吸能力显著减弱或丧失，呼吸机将按预设VE和预设VT通气，实质是VCV；若自主呼吸显著增强，实际VE持续超过预设值，呼吸机将停止通气辅助，此时完全为自主呼吸，呼吸机仅提供气源。

2. *优缺点*　通过定容型模式完成，可保障最低VE和$\dot{V}_A$，有利于防止通气不足；Raw增大时，容易导致气道压明显升高；自主能力增强时，容易导致人机配合不良。

（二）改变潮气量

1. *基本工作方式*　与定容型模式完成MMV不同，改变VT必须采用定压型模式，一般采用PSV。若VE监测值低于预设水平，则提高PS，否则需降低PS，因此其通气方式并非单纯改变VT，而是在改变VT的同时改变RR。

2. *优缺点*　与定容型模式相比，人机关系较好，但在有明显呼吸肌疲劳和气道-肺阻力显著增加的患者中，容易导致浅快呼吸和$\dot{V}_A$不足，无自主呼吸时将出现通气终止和窒息报警。

不同呼吸机监测和实施MVV的方式常有较大差别，改用呼吸机时应详细阅读说明书。

二、临 床 应 用

MMV的最大特点是保障最低VE，并随自主呼吸能力变化调节通气辅助，因此主要用于自主呼吸不稳定的患者，也可用于撤机过程。有研究发现，MMV撤机与IMV撤机有相似的成功率，且撤机时间缩短。MMV的最大缺点是能保障VE，但容易导致浅快呼吸和$\dot{V}_A$不足。

三、MVV参数的设置和调节

1. *基本设置原则*　根据患者疾病的严重程度和呼吸生理特点，设置合适VE是基本要求；预设值过大，容易导致通气过度，否则容易导致通气不足。

参数设置应首先参考通气目的。若用于呼吸不稳定的患者，应保障无自主呼吸时能维持适当VE

以维持适当动脉血气。若用于撤机,则参考原通气模式,如用 A/C 模式的患者,改用 MMV 时的 VE 预设值应为原模式 VE 的 80%左右,但患者存在碱中毒或过度通气时,应适当降低预计值;若原为 SIMV 模式,则其预设值应为 IMV 预设 VE 的 90%左右。

2. 基本调节原则　MMV 设定后,患者应较快出现自主呼吸,否则应降低 VE 预设值;同时,积极解除抑制自主呼吸的因素,如降低镇静剂的剂量。若出现浅快呼吸,则应提高 VE 预设值。初始应用时,短时间内应复查动脉血气 1 次,其后主要观察呼吸形式。

总体上,MMV 是临床较少用的通气方式,在目前智能化模式较多和不断完善的情况下,MVV 无优势,不同呼吸机也有较大差异,初始应用时应注意加强监测和调节。

第十二章
呼吸机功能和性能的完善

机械通气(MV)的人机关系改善、通气效果提高、不良反应减少与众多因素有关,其中一个重要方面是呼吸机功能的完善和性能的提高。

第一节　呼吸气流与呼吸动作的同步

同步不仅涉及 MV 患者,也涉及非 MV 患者,核心是呼吸气流与呼吸动作的关系,两者一致,且强度匹配,称为同步;反之则为不同步。

一、同步的概念与意义

1. *同步概念*　吸、呼气流量与吸、呼气动作同时发生、维持、终止,且强度匹配称为同步,是广义上的同步概念。由于呼气是被动或以被动为主,且直接受吸气影响,故同步一般指吸气同步,是习惯上的同步概念;还有部分学者将吸气气流与吸气触发一致称为同步,是狭义上的同步概念。

2. *自主呼吸与 MV 的同步*　临床上实现同步包括自主呼吸和 MV 两种基本情况,前者是指自主吸、呼气气流与吸、呼气动作同时发生、维持、终止,且强度匹配(图 12 - 1);后者是指呼吸机送气、呼气和胸肺的扩展、回缩时间一致,且强度匹配(图 12 - 2)。

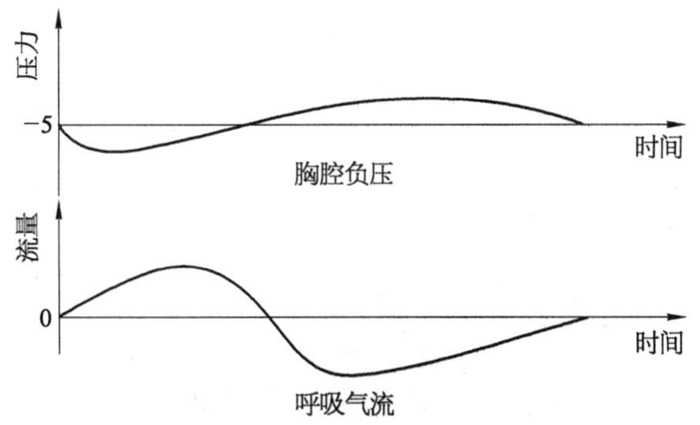

图 12 - 1　健康人自主呼吸时的同步模式图

-5 是-5 mmHg 的简写,代表胸腔负压的平均值(后同);自主吸气、呼气气流与胸腔负压的变化几乎一致,且匹配;图形规整

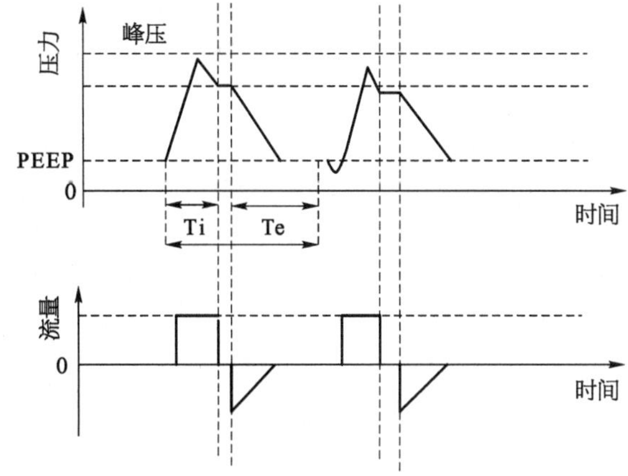

图 12 - 2　机械通气患者的人机同步模式图

容积辅助/控制通气(A/C),患者的吸气、呼气气流与气道压(间接反映胸腔负压)的变化一致,且匹配;左侧为容积控制通气(VCV);右侧有自主吸气触发,为容积辅助通气(VAV),峰压、平台压略降低;波形图规整

3. *小结*　尽管有诸多同步概念,但 MV 的任何阶段与自主呼吸动作不一致,皆会导致人机对抗和通气失败,因此广义上的同步应为基本的同步概念。

二、自主呼吸的同步

1. *健康人自主呼吸的同步*　健康人静息呼吸时,功能残气量(FRC)约占肺总量(TLC)的 40%,胸廓和肺处于良好的弹性平衡状态,呼气末肺泡内压(Pal)为 0;气道阻力(Raw)低,一旦出现自主吸气动作,胸腔内压(Ppl)迅速下降,并导致肺扩张,Pal 迅速降至 0 以下,从而产生气道口与肺泡之间的顺向压力差,外界气体迅速进入呼吸道和肺泡,即吸气气流和吸气动作几乎同时发生、维持和终止,且强度一致,表现为良好的同步(图 12 - 1)。Ppl、Pal、气道内压(Paw)变化幅度有限(表 12 - 1),临床表现为呼吸平稳。

表 12-1　健康人平静吸气时的压力变化

部　位	压力下降幅度(cmH_2O)
胸腔内	1.5
肺泡内	1.0
气道内	0.5

注：气道取中间部位。

表 12-2　气流阻塞患者平静吸气时的压力变化

部　位	压力下降幅度(cmH_2O)
胸腔内	20
肺泡内	11
气道内	8

注：气道取中间部位，假定 PEEPi 为 10 cmH_2O。

2. *气流阻塞患者的同步*　主要是慢性阻塞性肺疾病(COPD)和支气管哮喘(哮喘)患者。中重度气流阻塞患者，不仅 Raw 明显升高，也常出现内源性呼气末正压(PEEPi)，即呼气末肺泡内压大于0。自主吸气动作发生后，Ppl 下降，肺扩张，Pal 下降，但仍大于0，不能产生顺向压力差；呼吸肌本体感受器等兴奋，吸气肌收缩增强，直至 Ppl 下降使 Pal 小于0，产生气道口-肺泡之间的顺向压力差。由于较高的 Raw 和 PEEPi，Paw“缓慢”下降(正常 Paw 是迅速下降)，达一定水平(使鼻腔或口腔压低于0)后，才能产生吸气气流，即患者吸气气流和吸气动作不同步，而是有较长的时间差。该段时间是呼吸器官本身阻力增大所致，称为阻力时间(图 12-3)，实质是吸气触发的同步时间，导致自主吸气气流和动作不一致，即不同步。在该段时间内，仅有吸气动作，没有气流产生，类似“窒息样呼吸”，此时患者用力吸气，Ppl、Pal、Paw 显著下降(表 12-2)。临床表现为呼吸费力、辅助呼吸肌活动、胸腹矛盾运动、三凹征阳性。

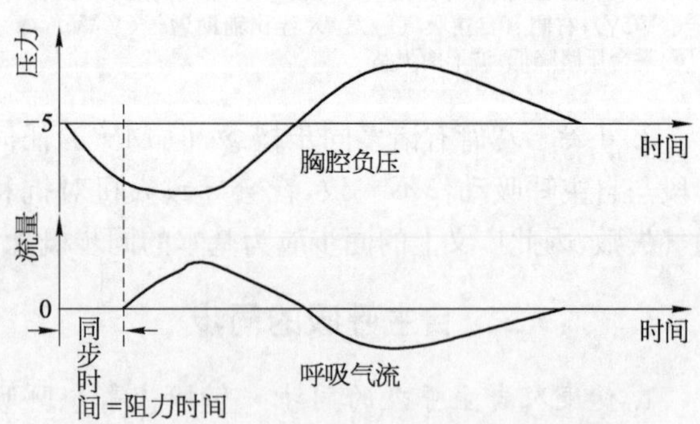

图 12-3　气流阻塞患者的吸气触发不同步模式图

气流产生明显落后于胸腔内压下降

3. *严重肺实质病变患者的同步*　与气流阻塞相似，该类患者也需克服显著增加的肺实质阻力(主要是肺弹性阻力)；但与 Raw 相比，该阻力对同步的影响要弱得多。

4. *MV 患者的人机同步*　人机同步包括呼吸周期的各个阶段，包括吸气触发、送气维持、屏气、吸呼气转换、呼气等过程(图 12-2，图 12-4A)，任何过程出问题(包括参数设置、呼吸机性能和连接管路、呼吸系统疾病)，皆会导致人机不同步或人机对抗，其中吸气触发最重要、最困难，并影响其后的各个过程；专业医务人员的认识和实践上有较多误区，故需系统阐述(详见本章第二节)。

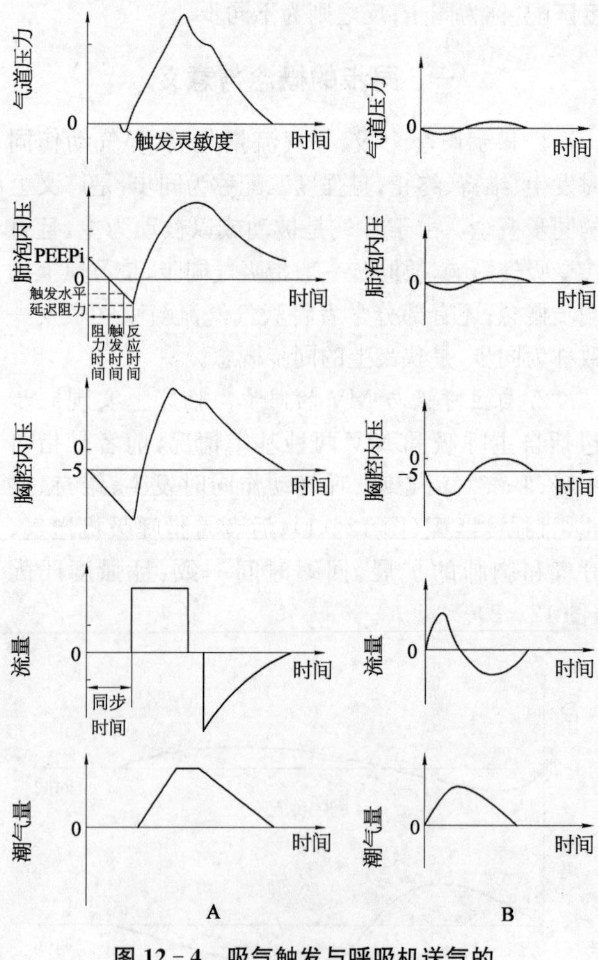

图 12-4　吸气触发与呼吸机送气的同步关系对照示意图

A：机械通气；B：自主呼吸

第二节　机械通气时的人机同步及影响因素

“触发灵敏度高，呼吸机同步性好”是 MV 时的常用词语，其含义是 S 无限越接近 0 或持续气道正压/呼气末正压(CPAP/PEEP)水平，将有最好的同步性；但事实上并非如此，临床上选用的触发水平皆在一定范围内，而不是无限接近于 0；触发水平接近 0 容易发生假触发和人机对抗，因此需正确理解、科学认识吸气触发同步的概念、特点、影响因素及处理对策。

一、吸气触发同步的概念与过程

MV 时，患者除需克服前述呼吸阻力外，还需继续克服触发阻力(S 水平为触发阻力)，使 Paw 降至触发水平以下，才可能产生吸气气流。事实上，呼吸机为机械装置，各工作部件皆有一定的摩擦阻力和惯性阻力，从达触发水平至呼吸机送气仍需一定时间，包括信号的传导、加工、输出和阀门的开放，其中主要是吸气阀的开放，然后才能输出气流。

1. 阻力时间　吸气触发需首先克服呼吸器官的阻力，主要是胸肺弹性阻力(Ers)和 Raw，部分情况下，PEEPi 和人工气道阻力发挥重要作用。该部分阻力称为呼吸阻力，克服该部分阻力需要的时间称为阻力时间。

2. 触发时间　S 是人为设置的阻力，设置在一定水平，可较好保障触发的敏感性和稳定性。该部分阻力称为触发阻力，克服该部分阻力的时间称为触发时间。

3. 反应时间　气道压降至触发水平，呼吸机要将压力或流量等信号传导至呼吸机内的接收装置(本节以近端压力感受器为例说明)，按常规连接管长度 18.3 m(60 ft)计算，约需 10 ms；然后，呼吸机对信号进行采集和处理，并传导至送气装置后，使吸气阀开放或充分开放，送气开始。该段时间称为反应时间或延迟时间。吸气阀性能是决定呼吸机同步性能的主要因素之一。

4. 吸气触发同步的时间　与自主呼吸不同，MV 患者从开始吸气至呼吸机送气，需克服呼吸阻力、触发阻力、延迟阻力，并经历阻力时间、触发时间、延迟时间才能完成。三段时间的总和为同步时间(图 12－4，图 12－5，图 12－6)，即 MV 时需要克服的阻力更多，时间更长，应用不当，Ppl、Pal、Paw 的变化幅度更大(表 12－3，表 12－4)，尤其是气流阻塞患者。全面处理好影响同步的三类因素，才能保证良好的吸气触发同步。

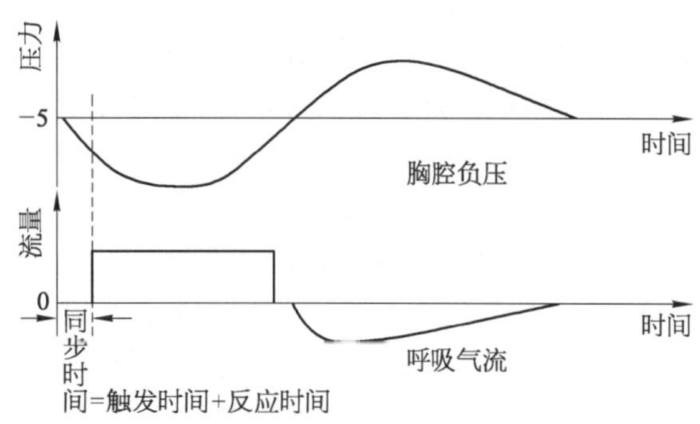

图 12－5　正常肺吸气触发模式图

气流产生短暂落后于胸腔内压下降

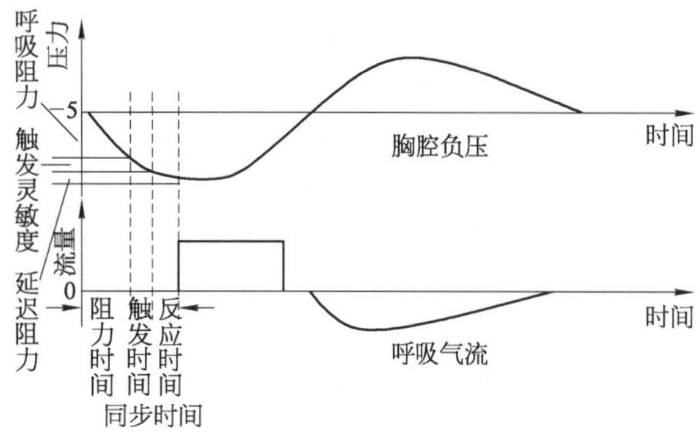

图 12－6　气流阻塞患者吸气触发模式图

气流产生显著落后于胸腔内压下降

表 12－3　正常肺吸气触发时的压力变化

部　位	压力下降幅度(cmH_2O)
胸腔内	7
肺泡内	6.5
气道内	6
感受器	2

注：气道取中间部位，S 为－2 cmH_2O。

表 12-4　气流阻塞患者吸气触发时的压力变化

部　位	压力下降幅度(cmH_2O)
胸腔内	21.5
肺泡内	16
气道内	8
感受器	2

注：气道取中间部位，假定 PEEPi 为 10 cmH_2O，S 为 -2 cmH_2O。

二、改善吸气触发同步的措施

(一) 降低呼吸阻力　呼吸阻力主要是 Raw(包括人工气道阻力)、PEEPi、Ers；在某些情况下，肺黏性阻力、惯性阻力，胸廓黏性阻力、惯性阻力也发挥重要作用。

1. 降低肺黏性和惯性阻力　正常肺是含气器官，液体少，肺密度非常低，黏性和惯性阻力可忽略不计，对于急性肺损伤或肺水肿患者，肺间质甚至肺泡液体明显增多，肺黏性阻力、惯性阻力显著增大，是人机同步较差的原因之一，但临床上容易被忽视。适当 PEEP 常是最迅速和最有效的治疗手段(详见相关章节)；根据具体疾病，适当应用利尿药或糖皮质激素(激素)也有一定的价值。

(1) 急性呼吸窘迫综合征(ARDS)：患者有较强的呼吸驱动水平，触发能力较强，适当 PEEP 扩张陷闭肺泡、改善肺水肿，肺顺应性明显改善，吸气压力传导增快，同步性会明显改善；部分患者，适当应用激素，既促进病情好转，又降低肺阻力，改善同步性。

(2) 急性肺水肿：适当 PEEP 会迅速改善水肿液的分布，促进水肿液的吸收；结合利尿剂，也会使肺顺应性和吸气压传导明显改善，同步性相应提高。

2. PEEPi 和 Raw 的处理　见于周围气道阻塞性疾病，主要是 COPD、哮喘，闭塞性细支气管炎等的发病率也有所升高。应结合发生机制，适当应用 PEEP 来对抗气道陷闭及其导致的 PEEPi；或通过降低潮气量(VT)、延长呼气时间(Te)，降低 Raw 及其导致的 PEEPi。

(1) COPD：以气道陷闭为主，伴气道阻塞，出现 PEEPi。若通气有效，逐渐实现深慢呼吸，呼吸流量减慢，湍流强度显著减弱，Raw 显著下降；适当应用 PEEP 对抗气道陷闭和 PEEPi，可较好实现人机同步。

(2) 哮喘：危重患者常有严重、短期内不能解决的气道阻塞和肺过度充气。小 VT、慢呼吸频率(RR)、长 Te，可降低湍流强度、Raw 和 PEEPi，并伴 $PaCO_2$ 升高[允许性高碳酸血症(PHC)]和呼吸中枢驱动增强，故难以单纯通过呼吸机调节实现同步，需适当应用镇静剂和肌松剂抑制过强的自主呼吸。

PHC 过程中，经适当激素和气道扩张剂等治疗，气道水肿明显减轻、气道平滑肌痉挛缓解，将实现深慢呼吸，Raw 显著降低，PEEPi 显著下降，人机同步容易实现。此时，可迅速停用肌松剂和减少镇静剂，也将较快进入撤机过程。

上述情况显示，实现人机吸气触发同步与疾病的治疗并不矛盾，而是具有高度一致性。若经常出现人机同步较差，说明临床医生水平有待提高。

(3) 气管插管或气管切开导管的合理选择：因导管内气流为湍流，其阻力与导管半径的 5 次方成反比，且随流量增大而增大，故导管对 Raw 和同步性的影响巨大，这也是临床上导管内径≤7 mm 容易治疗失败的主要原因之一。原则上，气管插管或切开的导管必须与气管匹配，越粗越好。一般经口插管或切开的患者，男性选择 8～9 号，女性选择 7.5～8.5 号；经鼻插管的导管内径可减小 0.5 号。

(4) 适当降低胸廓的黏性和惯性阻力：一般胸廓黏性和惯性阻力可忽略不计；胸廓黏性和惯性阻力增大主要见于肥胖、胸腔积液，胸腔积液减少对改善同步有一定作用。

(二) 合理调节触发水平和改善触发方式　在绝大部分呼吸机中，触发水平可人为调节。S 应设置于容易触发但又基本不发生假触发的水平。

1. 压力触发

(1) 设置和调节：一般为 -2～-1 cmH_2O；自主呼吸较弱时可降至 -1.5～-0.5 cmH_2O；气道压力较高或 RR 较快时容易导致假触发，可提高至 -2.5～-1.5 cmH_2O；若仍有较多假触发，进一步降低 S 是不合适的，应积极查找原因(如管路积水、气道内分泌物多、呼吸机性能差)、改变触发方式或应用镇静剂抑制过强的自主呼吸。

(2) 影响因素：连接管路积水或气道内分泌物多常导致管路和压力抖动(图 12-7)，容易导致频繁假触发，需及时处理；峰压过高或 RR 过快，惯性增大，假触发机会增加，应适当调整，必要时应用镇静剂。现代部分呼吸机的通气阀性能差(多见于生产历史较短的呼吸机)或软件性能不稳定(以 Servo i 呼吸机最突出)常导致压力抖动(图 12-7)，但容易被忽视，需更换或维修呼吸机。

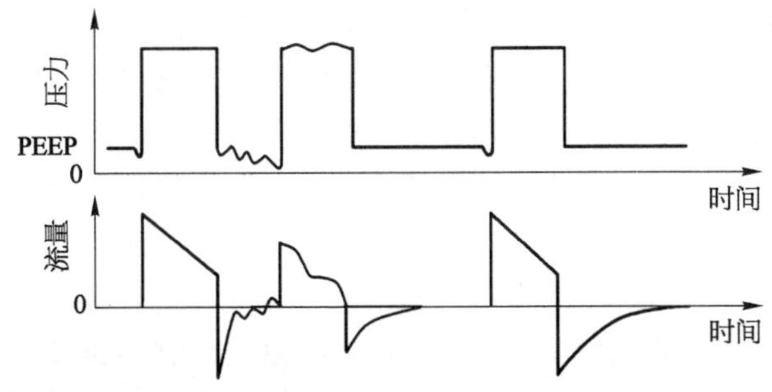

图 12－7　压力或流量抖动导致假触发

中间图形为压力抖动向下超过 S(上)，或流量抖动向上超出 S(下)导致假触发。假触发时，吸气流量降低，相应的流量面积(等于 VT)下降

2. 流量触发

(1) 设置与调节：原则与压力触发基本相同，一般为 1～2 L/min，自主呼吸较弱时可降至 0.5～1.5 L/min；RR 较快时容易导致假触发，可提高至 1.5～2.5 L/min。需强调，流量触发的要求随呼吸机类型而变化，即在一种呼吸机中，其触发水平 1 L/min 可能相当于另一种呼吸机的 2 L/min；还有部分呼吸机，流量越高，触发越灵敏。因为在不同呼吸机中，流量触发的机制可能不同。

(2) 影响因素：流量触发较压力触发的稳定性好，但流量波形抖动也会导致假触发，发生机制和影响因素与压力触发类似，包括管路等硬件问题或软件问题(图 12－7)。若流量抖动小，达不到触发水平，不会假触发(图 12－8)，但应引起注意；若无管路积水或压力过高、呼吸过快等问题，则可能是呼吸机性能差或软件问题所致，需厂家进行严格的评估和维修。

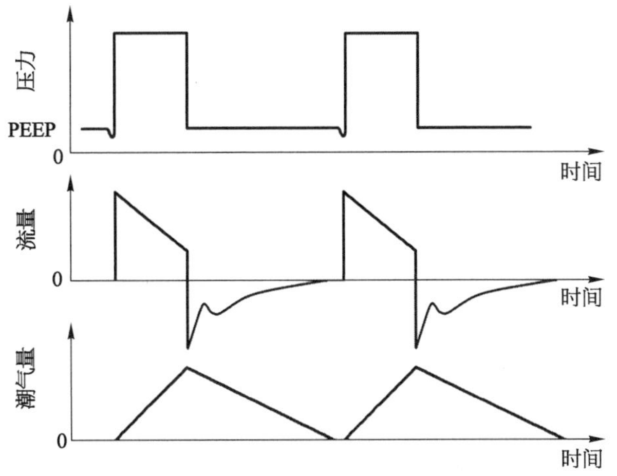

图 12－8　流量抖动未达触发灵敏度的波形图

呼气相初始部流量抖动幅度不大，未影响通气过程

3. 合理选择和维修呼吸机　反应时间是呼吸机本身性能决定的，但与管理不善也有直接关系，定期规范保养、维修是必要的。

(1) 呼吸机的选择：若患者 RR 快或需要的压力高(包括高压或低压)，对同步时间要求高，应选择性能好、反应时间短的呼吸机；RR 较慢或需要通气压力较低的患者对多种呼吸机皆可适应。部分学者将从患者吸气动作开始到呼吸机送气的时间称为呼吸机的反应时间，忽略了 Ers、PEEPi 和 Raw 等对吸气触发的影响，是原则性错误。

(2) 呼吸机的保养与维修：对改善反应时间至关重要。长时间过度应用呼吸机会使大量“灰尘”和“化学物质”吸入呼吸机内，导致其机械部件，特别是吸气阀的性能下降，反应时间延长。一般要求多功能呼吸机应用 6 000 h 进行一次保养、维修，而双水平气道正压(BiPAP)呼吸机应用 4 000 h 进行一次保养、维修；若周围环境较差，则需要在更短时间内维修。

(3) 呼吸机的淘汰：目前阶段，由于缺乏严格验证的呼吸机大量进入医院，性能太差成为常见原因，不仅影响吸气触发，也影响吸气过程、吸呼气转换等阶段，是患者致死的常见原因，必须被淘汰或严格限制用途，如仅用于外科手术后短时间过渡的患者。若性能优良的呼吸机应用时间过长，性能也会明显下降，且难以维修，也必须被淘汰。

呼吸机本身的影响日益突出，但错误解读较多，合理解读和评价是正确应用的基础(见第七章第十七节)。

三、触发感受器的位置与触发时间

理论上，呼吸中枢活动或吸气神经元放电，呼吸机即能感知，并迅速产生吸气气流，才会有最好的吸气触发同步，这需要准确、灵敏地测定呼吸中枢、膈神经或膈肌的电活动，至少是 Ppl 变化。事实上，临床应用的绝大部分呼吸机达不到要求。

1. 压力感受器的位置、特点和缺陷　触发敏感性取决于感受器的类型和感受器的位置。在呼吸机发展的早期阶段为压力触发，感受器设置在连接管路的呼气端、吸气端、Y 形管(连接管路的近端)位置，感受连接管路的压力变化，而不是气道压力，更能反映肺泡或胸腔压力，即自主呼吸开始，Ppl 的下降需克服肺阻力(主要是弹力阻力，在某些情况下黏性阻力和惯性阻力也发挥重要作用)、PEEPi、Raw、人工气道或面罩阻力、连接管路的阻力后，才能触发感受器。故以下任何情况皆可导致触发延迟：① 肺弹性、黏性、惯性阻力显著升高，见于 ARDS、重度肺水肿；② PEEPi，见于气道陷闭或阻塞导致的肺过度充气，如 COPD、哮喘，或 RR 过快（如 ARDS、肺水肿）、IRV；③ Raw 显著升高，如 COPD、哮喘，尤其是危重哮喘患者。如上述，对于严重气流阻塞和高 PEEPi 患者，自主呼吸引起的压力下降需很长时间才能传导至感受器，导致触发延迟（trigger delay），甚至不能触发呼吸肌送气，后者称为无效触发（ineffective effort）（图 12－9），多需应用镇静剂和肌松剂抑制过强的自主呼吸。气管插管显著增加 Raw，故气管压力降至 S 水平（如－1.5 cmH_2O），感受器压力常仍在较高的水平，不可能触发呼吸机送气。有学者用 PB 7200 呼吸机经气管插管 MV，发现感受器压力降至－1 cmH_2O 时，人工气道压力已降至－1.7 cmH_2O，从吸气动作开始至呼吸机送气的时间长达 115 ms，在送气延迟和自主呼吸的双重作用下，气管压力继续下降至－2.8 cmH_2O。所以，无论是从理论上还是从实际效果而言，压力感受器设置在呼吸机的连接管路并不是最佳选择。

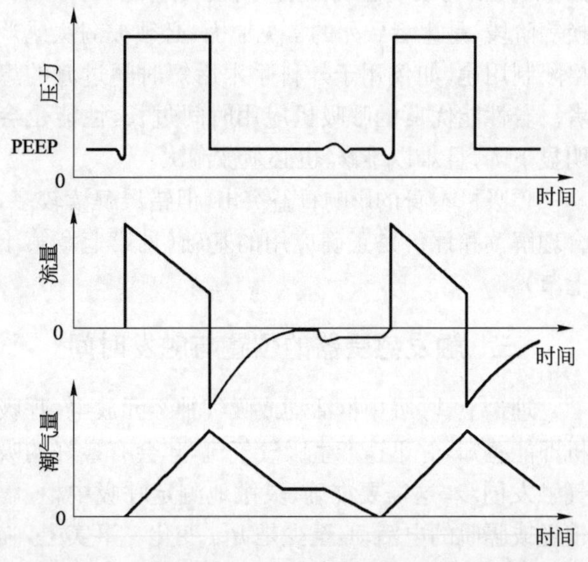

图 12－9　Raw 过大、PEEPi 过高导致吸气无效触发

Raw 过大，下一次吸气前流量未降至 0；有吸气动作和气道压波动，流量短暂升至 0 点，但未达 S，未触发呼吸机送气，呼气潮气量波形图欠规整

2. 感受器的发展方向

（1）膈神经或膈肌电活动的感知：使感受器能感受呼吸肌（主要是膈肌）或呼吸神经（主要是膈神经）的电活动就可避免上述呼吸阻力对触发的影响，是理论上的最佳选择，且在动物实验中取得了成功。但总体上讲，由于其创伤性和操作难度较大，无创或微创的准确性差，临床应用显著受限，仅无创性感受膈肌电活动技术在神经调节辅助通气（NAVA）取得成功而应用于临床，但其稳定性和准确性有待完善，真正广泛应用还应做较多工作。

（2）气管或人工气道压力的感知：将压力感受器放置在大气道或人工气道内也是一种比较合理的选择，但需克服的问题较多，包括如何稳定地固定在气管导管内或大气道内；如何避免分泌物污染或堵塞感受器；如何在吸痰时不损伤感受器。该类感受器在动物实验中取得成功，但临床应用难以克服上述问题。

3. 现代吸气触发方式的合理选择　现实方法是完善流量触发或以流量触发为核心的容积、形态等综合触发方式（如 BiPAP 呼吸机的 auto track 技术），并尽可能放置于 Y 形管附近，如汉密尔顿（Hamilton）呼吸机。与人工气道相比，面罩连接基本不增加阻力，只要能保障适当密闭，呼吸机的同步性将明显提高。

四、通气模式和流量波形的合理选择

通气模式和流量波形与吸气触发没有直接关系，但会间接影响吸气触发。在呼吸阻力小的患者中，阻力时间短，对通气模式和流量波形的要求低。在 Raw 大的患者中，同步时间明显延长，患者对吸气初始的高流量需求高，宜选择递减波，首选定压型模式；若选择定容型模式，则宜选择递减波，方波欠合适，其他波形不宜选择（如正弦波）（图 12－10）。若选择成比例通气（PAV）、NAVA 等完全自主通气模式，需克服的阻力少，有更好的同步性，其中 NAVA 几乎不需要克服阻力就能触发呼吸机送气，理论上有最好的同步性。

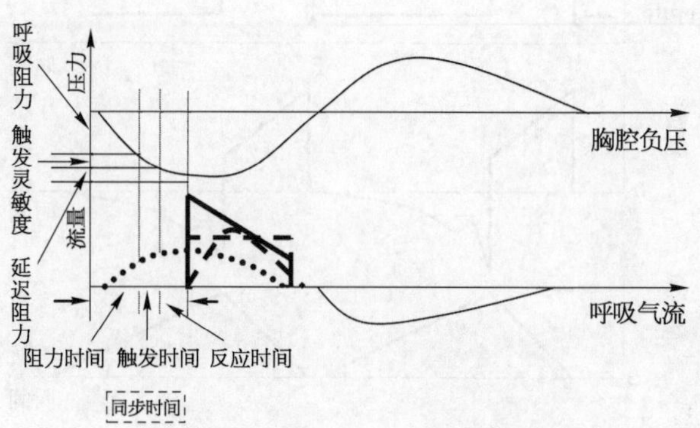

图 12－10　高呼吸阻力与流量波形关系的模式图

Raw 显著增大，同步时间显著延长，递减波容易满足患者对高流量的需求，方波次之，正弦波初始流量太低，不宜选择；点状虚线正弦波表示呼吸阻力正常、静息自然呼吸时的流量，吸气流量和吸气动作同步

第三节　双吸气与双触发

双吸气(double inspiration)是经常提及和被错误解读的不同步表现，与诸多表面类似的概念混淆或重叠，如双触发(double-triggering)，导致理论阐述和实践的混乱，因此有必要单独阐述。

一、重要的相关概念及意义

1. *膈肌肌电信号*(electrical activity of diaphragm, Edi, Eadi)　是膈肌在呼吸过程中产生的非平稳的微弱电信号，可以用体表或胃内电极等无创测定，也可用穿刺电极有创测定，目前更多是胃内无创测定。Edi 出现比气道压、吸气流量的变化早，能很好地反映自主呼吸开始的时间、呼吸时程，以及呼吸努力的程度，故可用于 MV 过程中的呼吸肌活动评价。Edi 不受 Ers 和 Raw 的影响，直接触发呼吸机送气，可达到高度人机同步，以此为基础设计出 NAVA 模式。

2. *食管内压*(esophageal pressure, Pes)　平稳呼吸状态下，食管中、下 1/3 交界处的压力，近似等于 Ppl。监测 Pes 可较准确反映 Ppl 变化，进而评价自主呼吸或 MV 过程中的呼吸肌活动。因测定简单、方便，稳定性好，较 Edi 更常用。

3. *正常吸气触发*　患者吸气引起的压力、流量等变化，达触发阈值或按呼吸机预设时间要求等引发呼吸机送气，前者有 1 次规律的 Edi 或 Pes 变化，后者无膈肌电活动。呼吸周期(Ttot)是规律或基本规律的。

二、双 吸 气

(一) 自主呼吸患者的双吸气　自主呼吸患者在规律或基本规律的呼吸过程中连续出现两次异常呼吸动作，第 1 次呼气明显不充分的呼吸形式，其 Ttot 小于平均 Ttot 的 1/2；是呼吸中枢驱动水平下降的表现，主要见于颅内高压患者，常是呼吸骤停的前兆。

(二) MV 患者的双吸气　有两种基本概念，一是表面形式符合，本质上不一定是；二是表面形式和本质皆符合，是真正的双吸气。

1. *表面形式概念*　规律或基本规律的呼吸中过早出现 1 次呼吸，其前 1 个呼吸的呼气明显不充分，Ttot 小于平均 Ttot 的 1/2，与发生原因和机制无关。常见以下两种形式。

(1) 假触发(false triggering)：因连接系统漏气，S 过于敏感，继发于心脏振荡，管路积水或人工气道、气管-支气管内分泌物潴留等，导致气道压或流量波动诱发呼吸机送气，称为假触发或自动触发(self triggering)。正常通气和过早出现的假触发通气组成形式上的双吸气。基本特点是两次呼吸的气道压、流量、潮气量波形图皆同步存在，Edi 或 Pes 监测显示第 2 次触发无膈肌收缩，相对容易判断原因和处理。

(2) 双触发：形式上也可表现为双吸气(详见后述)。

2. *反向触发*(reverse triggering)　形式和本质上皆可符合双吸气(详见后述)。

三、无 效 触 发

无效触发(ineffective effort)有吸气努力，但未达预设 S 水平，未能触发呼吸机送气。其特点是波形图出现吸气压和吸气流量的微小变化，表现为 PEEP 的短暂向下凹陷(提示吸气努力)和呼气流量短暂向上凹陷(提示呼气暂时中断)，无 VT 出现。Edi 或 Pes 监测显示一次膈肌收缩(图 12－11A)。发生原因众多，如呼吸驱动不足、过度镇静、呼吸肌无力、S 设置过高、Raw 过大、高 PEEPi；常见于高 Raw 伴 PEEPi。对机体影响不大，针对原因调整通气参数即可。

四、过 早 循 环

正常情况下呼吸机吸气时间结束，患者吸气努力结束，但部分患者的吸气努力仍继续，故称为过早循环(premature cycling)；是辅助或自主通气的概念，多见于低顺应性疾病，如 ARDS 或预设吸气时间(Ti)过短的患者。

基本特点是过早吸气发生在呼气初始阶段，可以检测到呼气流量波形的一个峰值，且在基线(接近 0)水平。气道压波形并不终止于 PEEP，而是有小凹陷，提示吸气肌仍然收缩；Edi 或 Pes 显示一次膈肌收缩(图 12－11B)。对机体影响相对不大，无需特殊的处理;随着 ARDS 明显好转或正规设置呼吸机参数而逐渐缓解,详见后述。

五、双 触 发

1. *基本特点* 患者自主吸气 1 次,呼吸机送气 2 次,即患者吸气努力在第 1 个呼吸周期没有完成,又触发了第 2 次呼吸机送气。呼吸间隔可能很短(形式上的双吸气),也可能不很短(达不到形式上的双吸气标准)。基本特点是两次呼吸的气道压、流量、潮气量波形图同步存在,但第 1 个 Ttot 显著缩短;Edi 或 Pes 监测显示一次膈肌收缩(图 12-11C),故称为双触发;是过早循环的一种形式。

2. *处理原则* 适当增大通气压力,抑制呼吸肌收缩;必要时适当应用镇静剂和肌松剂。

六、反向触发与处理对策

1. *反向触发* 正常控制通气按呼吸机预设要求规律通气,但部分控制通气患者,呼吸机送气激活患者的呼吸中枢,触发膈肌收缩,以应对肺被动充气;如果吸气肌力足够强,可触发呼吸机第 2 次通气。由于与传统通气的时程不同,故称为反向触发。其基本特点是两次通气的气道压、流量、潮气量波形图同步存在,但第 1 个呼吸的 Ttot 显著缩短,Edi 或 Pes 监测无膈肌收缩,第 2 次呼吸有膈肌收缩。常见于应用镇静剂和肌松剂的患者,在病情好转、药物减量过程中更容易发生,特别是 ARDS 患者。处理难度较大,药物作用消失后会逐渐恢复;在该过程中,若频繁出现,容易导致机械通气相关性肺损伤(VALI),需适当处理。主要措施:降低 S,减少触发,但需避免过度降低,以免导致正常吸气触发困难和呼吸肌做功增加;适当加用镇静剂,减少触发,根据监测结果,缓慢减量;两者结合,效果更佳。

2. *双吸气* 反向触发的时程符合双吸气的时程要求,即第 1 次呼气的 Ttot 小于平均 Ttot 的 1/2 则称为双吸气。既然本质相同,处理原则也相同。

3. *呼吸拖带*(respiratory entrainment)

(1) 基本特点:正常控制通气是按呼吸机预设要求规律通气;对于部分控制通气患者,呼吸机送气过程诱发患者的呼吸中枢发放新的电冲动或者与 MV 周期有一定偶联的呼吸节律,故称为呼吸拖带,也称为呼吸相位锁定(respiratory phase locking),是反向触发的一种特殊形式。实质是呼吸中枢在呼吸机周期性通气影响下对呼吸节律的重新设定,以使两者之间暂时保持一种相对稳定的关系。该过程

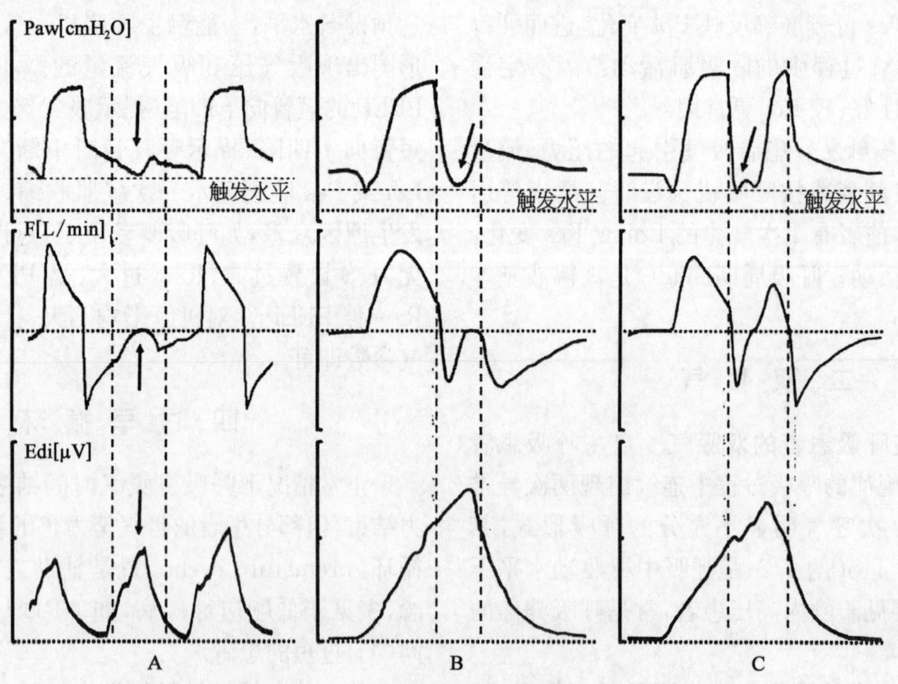

图 12-11 不同吸气触发异常的特点

为 PSV 模式,自上而下分别为气道压、呼吸流量、膈肌电信号的波形图。A:无效触发,显示 Edi 活动,流量上升,但仅达基线;气道压下降,但幅度有限,两者皆未达触发水平,未触发呼吸机送气,称为无效触发。B:膈肌收缩,产生吸气和呼气;肺被动扩张,诱发膈肌持续收缩,呼气流量过早终止,但吸气流量仅达基线,气道压轻微下降,皆未达触发水平,未诱发呼吸机送气,称为过早循环。C:与 B 类似,但膈肌持续强收缩,达触发水平,提前出现第 2 次通气,称为双触发

可以没有触发呼吸机送气，也可以触发呼吸机送气，后者达形式和时程要求，则称为双吸气。

(2) 拖带比(entrainment ratio)：指呼吸机通气周期与神经呼吸周期的比例关系，1∶1 指 1 次呼吸机控制通气对应 1 次自主神经呼吸，1∶2 指 2 次控制通气对应 1 次自主神经呼吸，以此类推。其中 1∶1 是最常见、最稳定的形式，可持续较长时间；1∶2 稳定性差，在每 10～12 个呼吸周期内容易被非拖带呼吸打断。

通过改变呼吸机 RR 设置，可以改变拖带特征，如从 1∶1 变为 1∶3，或完全消除拖带。

4. *反相触发的发生机制*　确切机制尚不清楚，在实验动物、早产儿、大量应用镇静剂的 ARDS 患者及脑死亡患者中皆可出现。切断麻醉动物的双侧迷走神经，呼吸拖带即消失，提示介导牵张反射的慢适应感受器是关键因素；但并非唯一因素，因为在迷走神经冷却的动物或接受肺移植的患者(迷走神经已被切断)中仍可观察到类似现象。研究显示，快适应感受器、迷走 C 纤维连同大脑皮质及皮质下中枢均有一定作用。

5. *双吸气与双触发的异同*　共同点是连续两次呼吸，第 1 次呼气明显不充分的呼吸形式，其 Ttot 小于平均 Ttot 的 1/2；不同点为双触发是指两次通气皆为 1 次自主吸气触发，双吸气的第 1 次呼吸为呼吸机按预设时间要求触发(控制通气)；患者吸气触发第 2 次呼吸。

综上所述，双吸气和双触发皆有比较明确的定义和判断标准，但多数阐述和临床应用是混乱的。两者皆是提前通气的非同步现象，但机制不同；正确理解其本质及其与假触发、无效触发等的异同，才能有效预防和正常处理。

第四节　持续气流、可变气流、按需阀和伺服阀送气

呼吸机送出气流，产生吸气。送气方式大体分为两种：通气阀(按需阀或伺服阀)送气和持续气流送气。在第七章第一节、第二节有所阐述，为保持内容的完整性，本节简述如下。

(一) 按需阀和持续气流送气

1. *工作方式*

(1) 按需阀送气：呼吸机送气时，吸气阀开放，呼气阀关闭，产生气流并进入气道，为吸气潮气量，简称吸气 VT(VTi)；呼气时，吸气阀关闭，呼气阀开放，气流从气道内呼出，产生呼气 VT(VTe)。因根据吸、呼气需要开放或关闭，故称为按需阀。

(2) 持续气流送气：呼吸机持续运转，气路中持续存在高流量气流，吸气时，部分气流按预设要求送入气道，产生 VTi，剩余大部分通过管路排入大气。

2. *基本特点*

(1) 按需阀：密闭性好，VT 精确；阀门的开放、关闭(尤其是开放)需克服一定的黏性阻力和惯性阻力，会延长呼吸机的反应时间，降低同步性，是目前主流的送气方式之一。

(2) 持续气流：送气阻力低得多，因此曾有较多呼吸机采用该方式，但由于有较多其他问题，其应用显著减少(详见第十二章第二节)，目前仅有少部分呼吸机在同步间歇指令通气(SIMV)模式的自主呼吸或 CPAP 时采用持续气流通气。其运转特点是呼吸机按预设要求通气(指令通气部分)时，吸气阀开放，持续气流关闭；指令吸气结束，持续气流开放，自主呼吸时，部分气流随自主呼吸进入气道，其余部分则由呼气阀排出。为满足吸气初期对较高气流量的需求，持续气流需比自主吸气的最大流量高；早期部分呼吸机(如 Newport 100 型)在呼吸管路上设置一储气袋，可减少对持续气流的需求量。

(3) 现代按需阀：随着按需阀性能(机械阀性能显著提高或由机械阀改为电磁阀)的不断提高，其阻力显著减小，开放速度明显加快，开放时间(主要影响反应时间)明显缩短，同步性明显改善。按需阀开放速度是决定呼吸机反应时间的主要因素。

(二) 伺服阀送气　由于按需阀和持续气流皆有一定的优点和缺点，部分呼吸机将两者特点结合而采用伺服阀通气。BiPAP 呼吸机主要采用伺服阀(吸气阀)通气，部分多功能呼吸机的部分通气模式也采用伺服阀通气，如双相气道正压(BIPAP)、流量适应容积辅助/控制通气(V－A/C＋autoflow)。

1. *工作方式*　吸气阀和呼气阀(主要是电磁阀)在整个呼吸过程中皆保持一定程度的开放状态，

送气时呼气阀开放程度非常小,吸气阀充分开放,气道压升高,气流由呼吸机进入气道;屏气时,呼气阀和吸气阀皆维持较小的开放状态,两者流量相等,保持恒定的气道压;呼气时,呼气阀迅速开大,吸气阀仍维持较小的开放状态,气体从呼气口排出,同时吸气阀的流量也可防止气流反流入呼吸机内,保障通气模式的正常运转。

2. 伺服阀的特点　与按需阀相比,伺服阀工作时,吸气阀开放迅速,延迟阻力非常低,人机同步性好;呼气阀开放迅速,呼气阻力低,有助于肺内气体的迅速呼出,特别适合阻塞性肺疾病。在屏气期,若患者吸气,在反馈通路的调节下,吸气阀迅速开大,呼气阀缩小,压力略有升高,气流进入气道,产生额外气流;反之,若有额外呼气动作,则吸气阀和呼气阀的反馈调节正好相反,气体迅速经呼气阀呼出,产生额外呼气气流,两者皆可改善人机关系;避免气道压的明显降低或升高,维持气道压的相对恒定。BIPAP通气是典型的伺服阀通气。

3. 特别说明　按需阀、伺服阀是根据功能特点分类,从材料上讲,两者皆可以是机械阀或电磁阀,但总体上按需阀以机械阀多见,伺服阀以电磁阀多见。对同一种呼吸机而言,一般要么是按需阀通气,要么是按伺服阀通气;但随着现代高档呼吸机的发展,在一台呼吸机上,可以根据需要运转,即一个模式为按需阀运转(如V-A/C),而另一模式为伺服阀运转(如BIPAP)。

(三) 可变气流送气

1. 传统BiPAP送气　其核心装置是涡轮,涡轮高速运转产生高流量气流并形成高压,也称为吸气相压力(IPAP)。在高压作用下,大部分气体送入气道,少部分通过漏气孔漏出,完成吸气过程。在一定范围内,自主呼吸能力越强,流量越大,反之亦然,故人机关系好;漏气越多,需要的流量越大,涡轮运转速度越快,故IPAP相对稳定,吸入VT不变,称为漏气补偿功能,特别适合无创正压通气(NPPV)。患者吸气结束,通过反馈通路调节,涡轮转速迅速减慢,形成低流量气流和低压,也称为呼气相压力(EPAP)。此时,肺泡内压远高于EPAP,气流迅速呼出,完成呼气。EPAP有维持最低气道压、防止呼出气反流和减少无效腔的双重作用。由于该类型送气通过可变的持续气流完成,故称为可变气流送气,有类似于伺服阀的特点,但流量变化更大。

2. 可变气流送气的缺点　涡轮转速快,动力低,且需短时间内快速进行高、低流量转换,耗损大,产热多;为减少转换的阻力和机械磨损,低压不能降至0,一般为2~4 cmH_2O;流量增大有一定限度,故能产生的最高通气压低,适合通气阻力较小的患者,以NPPV为主。

3. 现代BiPAP送气　涡轮功能更强大,可产生更高的压力和更大的流量,且有更强的漏气补充功能;部分呼吸机有空氧混合器,故尽管仍主要用于NPPV,但应用范围扩大。

第五节　持续气流

本书已多次出现持续气流,但主要指早期呼吸机间歇指令通气(IMV)自主呼吸部分的运转方式,平时所述的持续气流(continuous flow)又称偏流(bias flow or flow by),是呼吸机的一种辅助气流,在主机气流停止工作后发挥作用,不同于上述持续气流送气。

(一) 持续气流的功能

1. 提高按需阀的开放速度　在部分呼吸机,持续气流可明显提高按需阀的开放速度,如Newport呼吸机。若持续气流关闭,通气阀表现为典型的按需阀,即吸气阀处于关闭状态,自主吸气触发时,需较大负压才能开放;有适当持续气流后,吸气阀在呼气期即处于较小程度的开放状态,类似于伺服阀,自主吸气克服较小的阻力即能使按需阀开放,因此可改善同步性。当然,若持续气流过大,自主吸气触发时,连接管路内的压力下降速度减缓,触发速度也会减慢,同步性变差。

2. 校正监测装置　部分呼吸机(如Bear 5、Bear 1000型呼吸机)是用于校正监测的装置。

3. 稳定气路内压,减少假触发或自动切换　应用CPAP或PEEP时,气路内压始终高于外界大气压,若气路密封不严或破损,将导致漏气,使气路内压下降;若下降值超过S,将诱发呼吸机送气(假触发),导致人机配合不良;持续气流开放后,可补充漏气,避免或减少气路内压的明显下降和假触发。

4. 减少呼吸功　患者吸气动作开始至呼吸机

送气，需克服呼吸阻力、触发阻力、延迟阻力。在该段时间（同步时间）内，患者吸气，呼吸肌处于等长收缩状态，产生呼吸功，但无气流产生。前述阻力（或压力）完全克服后，主机才能送气，产生气流；应用持续气流后，患者出现吸气动作和气道压下降时，持续气流即进入气道，特别是在延迟时间内，从而减少呼吸功，提高患者舒适度。

5. *减少无效腔* 连接装置存在程度不同的无效腔，特别是 NPPV 时，无效腔增大。呼气初期，气道压较高，通过呼气阀排气的同时，也将有部分反流入吸气管路，增大无效腔；持续气流将在呼气中、晚期和吸气初期的同步时间内对呼出气进行冲洗，故无效腔明显减小。

6. *用于流量触发* 详见本章第六节。

（二）持续气流的负效应

1. *降低触发敏感度，延迟同步时间* 持续气流过大，将延缓连接管路压力的下降，延长患者用力吸气后达触发水平的时间；随着吸气加强，部分气流也将进入 Y 形管和人工气道，进一步延缓压力下降。一般合适的持续气流为 5～10 L/min，呼吸驱动较弱时应降低，呼吸驱动较强时应增加；若用 PSV，且呼吸较弱，持续气流需进一步降低，甚至完全关闭。

2. *增加呼气管路阻力* 持续气流使呼气管路保持一定的压力和阻力，呼气速度减慢；对于严重气流阻塞患者，可能会导致或加重 PEEPi，因此持续气流也不应过大。为降低持续气流形成的阻力，部分呼吸机设置了特殊感受装置，当呼出气流超过呼吸机输出气流 2 L/min 时，持续气流可迅速降至 5 L/min（一般是在呼气开始的半秒钟内），从而降低呼气阻力。

3. *不适当增大通气量* 在同步性能较差的呼吸机中，气道压下降后，可有较大流量的气流进入气道，而气路压力下降至触发水平后，呼吸机仍按预设通气参数送气，通气量将增大，可能会导致通气过度。

4. *影响呼出气浓度的测定* 由呼气阀排出的气体不仅有患者的呼出气，也有呼吸机输出的持续气流，测定结果不能真实反映呼出气浓度，相应的气道无效腔和代谢指标的测定结果也不准确，因此测定呼出气浓度时，需关闭持续气流。

综上所述，压力触发时的持续气流能改善呼吸机性能和同步性，但应用不当有较多问题，需要根据患者的病理生理特点精细调节，但临床上容易被忽视，故临床应用逐渐减少，而被流量触发所取代。

第六节 流 量 触 发

总体而言，压力触发的同步性和稳定性差，容易诱发假触发；气管内压力感受器触发、膈神经或膈肌的电信号感受器触发又有较多困难。流量触发技术简单，既可改善同步性，又能减少假触发，故应用最多。流量触发是指自主吸气引起气路内气流量增大，达预设值后触发呼吸机送气。流量触发方式有两种：一是持续气流方式，即在呼气期，呼吸管路存在较低流量的持续气流，呼吸机输出的气流量和呼出阀排出的气流量相等；若患者吸气，部分气流进入呼吸道，呼出气流量减少，使输出气流量和呼出气流量产生差值，该差值达到预设水平，即触发呼吸机送气（图 12－12A），如 Draeger Evita、PB 系列呼吸机。另一种方式是流量直接测定法，即在 Y 形管和呼吸道之间安装流量测定器直接测定进入气道的气流量，达预设触发水平，使呼吸机送气（图 12－12B），如 VIP Bird、Hamilton Veolar 呼吸机。

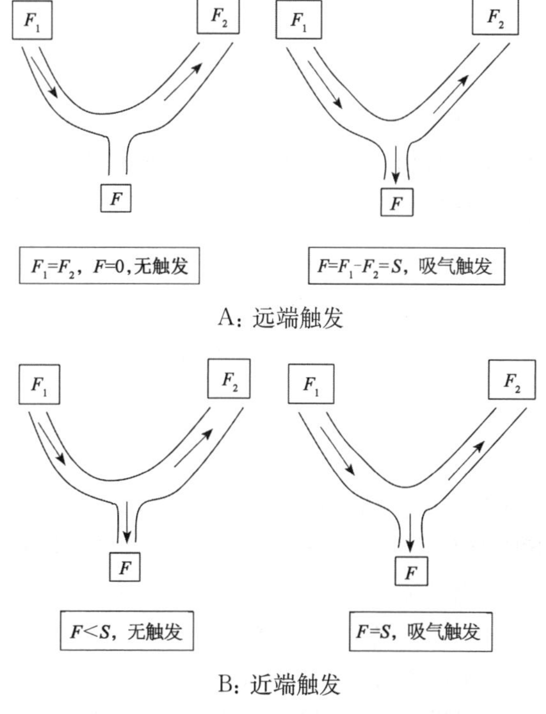

图 12－12 流量触发工作原理模式图

1. *持续气流触发的特点* 触发感受器安装在连接管路的吸气端或呼气端，故又称为远端触发。

(1) 主要优点：触发效率高。实验证实，在前述同一例患者(本章第二节)，将触发方式由压力触发-1 cmH_2O改为流量触发1 L/min，同步时间由115 ms缩短至80 ms；最低气道压也由-2.8 cmH_2O升至-0.5 cmH_2O，说明流量触发感受器的触发敏感度提高，同步性改善，呼吸肌做功减少。若提高流量触发水平，使同步时间延长，将与低水平的压力触发相似，因此说流量触发更敏感只是相对的，确切地说流量触发比压力触发的稳定性和触发效率高，容易调节出更敏感的S而不至于发生假触发。

(2) 主要缺点：不能区分呼吸机输出气流和排出气流差异的原因，患者吸气引起的气流量差异可导致吸气触发，漏气或管路抖动引起的气流量差异也可导致触发(假触发)(图12-13)，因此保持气路密闭是必要的。

2. *流量直接测定法的特点* 由于感受器安装在Y形管附近，故也称为近端触发。

(1) 主要优点：存在持续气流，一旦流量触发水平设定，持续气流一般是流量触发的2倍。持续气流不直接参与流量触发，但患者一旦吸气，在主机气流产生前，持续气流进入气道，可部分满足患者的通气需求，减少呼吸功，缩短主机的反应时间。与持续气流触发相比，其最大特点是安装在Y形管附近，较少受连接管路漏气的影响(图12-14)。

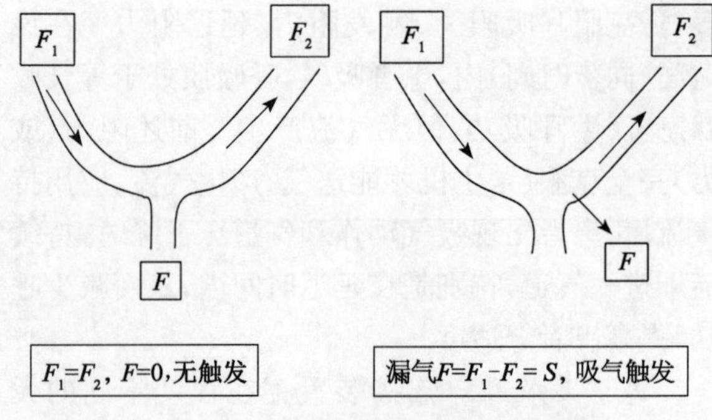

图12-13 远端触发的主要缺点

漏气容易导致假触发

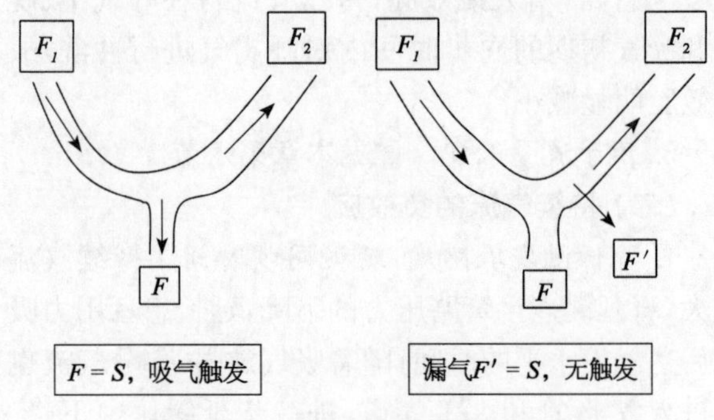

图12-14 近端触发与漏气的关系

连接管路漏气不容易导致假触发

(2) 主要缺点：在Y形管附近，容易因水分和分泌物阻塞而影响感受器的敏感性，需经常更换和清洗。

第七节 双水平气道正压和双相气道正压

BiPAP、BIPAP的通气阀可以是机械阀，也可以是电磁阀，但皆采用伺服阀或类似伺服阀的功能完成通气。伺服阀兼顾传统按需阀和持续气流的某些特点。

一、双水平或双相气道正压通气的特点

1. *允许吸气相和呼气相皆存在自主呼吸*

(1) 传统呼吸机的正压通气：在屏气期，吸气阀和呼气阀皆关闭(通气阀称为按需阀)，不允许自主呼吸存在，一旦出现自主吸气，因无法提供额外气流，将引起气道压迅速下降，产生巨大跨肺压；出现自主呼气时，呼气阀不能开放，将引起气道压明显升高，并产生巨大跨肺压。在送气期，一旦出现呼气动作，呼吸机送气与患者呼气对抗，将导致气道压骤然升高，显著提高跨肺压和切变力。在呼气期，出现自主吸气时，也将人机对抗。部分呼吸机有持续气流装置，可部分缓解呼气时相的吸气不足，但由于气流量较小，实际价值有限，对吸气时相无作用。SIMV在呼气期能提供足够大的持续气流，允许患者自主呼吸，但不能对吸气期的自主呼气提供帮助。

(2) 双水平或双相气道正压：在吸气相和呼气相皆可提供适当可变的持续气流，不仅像SIMV的自主呼吸部分一样允许呼气相自主呼吸存在，在吸气相也允许一定程度的自主呼气。在屏气期，一旦出现吸气动作，部分持续气流进入呼吸道，而气道压基本不变；若出现自主呼气，呼出气流将通过呼气阀排出，不会出现气道压明显升高，因此能增加每分钟通气量(VE)而不至于出现明显的吸气不足、人机配合不良或气道压的骤然升高或下降。

2. *用于流量触发* 呼气期持续气流常用于完成流量触发(详见本章第六节)。

3. *包含多种通气模式* 不同条件下,表现为CPAP、定压型同步间歇指令通气(P-SIMV)、压力辅助/控制通气(P-A/C)等模式,后者可以是单纯压力控制通气(PCV)或压力辅助通气(PAV)。

4. *通气压力多较低* 高压一般在20~30 cmH_2O之间。随着设计水平的提高,现代呼吸机已可提供更高水平的辅助压力,比如40 cmH_2O。

5. *CPAP/PEEP的稳定性好* 与传统CPAP/PEEP相比,气道压非常稳定。

6. *有漏气补偿功能* 漏气时,气道压下降,吸气阀迅速开大,呼气阀变小,输出气流增加,排气量减少,气道压迅速回升,从而补偿漏气。

需强调,上述调节功能或漏气补偿功能皆有一定的限度,超过代偿范围将出现通气不足或人机配合不良,BiPAP的漏气补充功能较BIPAP大得多,故用于NPPV,后者主要用于人工气道MV。不同呼吸机的作用可能有较大的差异,应注意个体化调节。

二、呼吸机类型

能提供双水平(相)气道正压通气的呼吸机有两种,简述如下。

(一) 双水平气道正压呼吸机 英文名为bilevel positive airway pressure (BiPAP) ventilator,简称BiPAP呼吸机,因此是一种呼吸机名称,不是一种或一类通气模式,主要用于NPPV。

1. *通气模式* 早期类型简单,面板上一般最多有5个功能键(图12-15),但随着呼吸机设计理念的发展和智能化调节模式的出现,调节键增多,且为触摸屏调节。

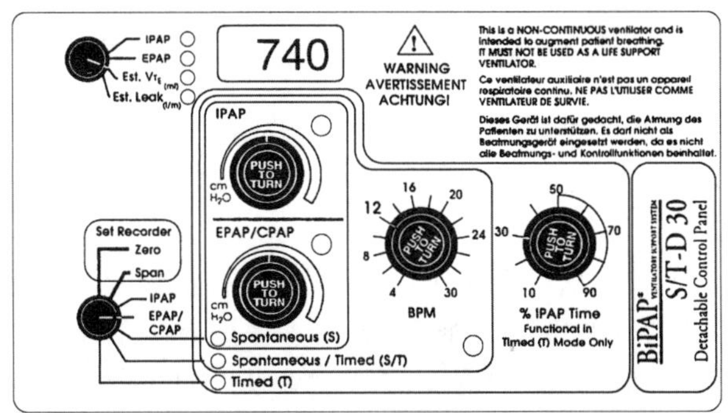

图12-15 早期BiPAP呼吸机的控制面板

(1) CPAP:在早期呼吸机中,CPAP模式对应参数键IPAP或EPAP,即单纯选择IPAP键时,调节IPAP就能完成CPAP,调节EPAP键无作用;反之亦然。现代呼吸机多直接设定CPAP。

(2) PSV:在S键为PSV模式。需调节参数键IPAP和EPAP,调节其他参数(共性辅助参数,如吸气压力坡度、呼气压力坡度除外,下同)不会对通气有任何影响。EPAP实质为PEEP,IPAP与EPAP之差为预设支持压力(下同)。

(3) PCV:在T键为PCV模式。需调节所有基本参数键,即IPAP、EPAP、RR、吸气时间占呼吸周期比值(Ti/Ttot);任何参数调节不当,皆不能正常通气。

(4) PSV/PCV:对应S/T键,也需调节所有参数,实际RR大于预设RR,为PSV;实际RR等于预设RR为PCV。有学者将其称为SIMV或A/C是不当的。与P-SIMV和P-A/C相比,S/T转换有利于控制通气和辅助(自主)呼吸的平稳过渡。

(5) 智能化调节:现代部分呼吸机可对CPAP、PSV、PSV/PCV、PCV进行智能化调节。

2. *压力水平* 总体而言,BiPAP为低动力高流量呼吸机,早期阶段的最高压力一般为20 cmH_2O,临床应用的适应证较窄;后逐渐发展至30 cmH_2O,临床应用范围扩大;现代呼吸机的最高压力为30~40 cmH_2O,部分有完善的空氧混合器,临床应用范围更大。

3. *呼吸气流装置的设计* 涡轮转速决定压力大小,故类似于伺服阀,可调节持续气流的输出量;呼气装置简单,仅起呼气和漏气作用。典型呼气装置是在连接管上设计条纹孔,称为"漏气静音接头"。吸气时,条纹孔方向与吸气气流方向相反,故气流主要进入气道,少部分气流由条纹孔漏出;呼气时,条纹孔方向与呼气气流一致,呼出气快速由条纹孔呼出,而较少反流入管路。该装置有一定的"伺服阀"样作用,有效保障正常吸气和呼气。最简单的呼气装置为圆形"漏气孔",调节作用最差,但性能稳定,能保障大部分临床应用。还有新型漏气阀等结构,如"平台漏气阀"的调节作用明显增强,但因有橡胶结构,易损坏,需定期检查和更换。

4. *与传统呼吸机的区别* 基本工作原理相同,但BiPAP呼吸机的最大流量远高于后者,有强大的漏气补偿功能和更好的同步性,更适合NPPV;为低阻力条件下的高流量通气;主要通过面罩供氧,吸入气氧浓度(FiO_2)较低,在高通气阻力条件下不能有效运转,故不适合危重哮喘者,也不适合需要FiO_2

超过60%的患者;现代BiPAP呼吸机的动力明显增强,部分呼吸机的FiO_2可在21%~100%之间自由调节,应用范围扩大。无论是早期还是现代BiPAP呼吸机,预设通气压力皆为IPAP与EPAP之差;对于传统呼吸机,无论是PSV还是P-A/C,预设通气压力直接设定,因此两者的参数调节有较大差异。

5. *单向活瓣的合理评价* 国内部分学者设置单向活瓣取代漏气孔。理由是:呼出气经漏气孔排出的同时也有部分气体反流入连接管路,使无效腔增大;改用单向阀可防止气体反流。BiPAP呼吸机通气压力较低,实际反流量不大,且存在持续气流,后者可有效冲洗呼出气,故改用单向阀对$PaCO_2$的影响不大。相反,单向阀可使呼吸机原有结构的优越性遭到破坏,使持续气流的调节作用和漏气补偿作用减弱,流量触发的敏感性降低,触发阻力增高,同步时间延长;单向阀还可使患者和呼吸机在呼气期的"联络"中断,CPAP/PEEP不能以最佳方式形成,笔者早期的测定结果显示:加单向阀后,呼气压不是迅速降为预设值,而是逐渐降低,确切讲呼气压变为呼气末阻力,故单向阀不宜应用。

BiPAP呼吸机运转以漏气孔的适度漏气为基础,绝对不漏气的情况下不能运转,单向阀或单向活瓣的性能越好,BiPAP呼吸机的工作性能越差。

6. *改善呼吸衰竭的机制及特点*

(1) 临床现象:多数报道BiPAP改善COPD低氧血症的效果肯定且迅速,纠正高$PaCO_2$的作用较缓慢,甚至无作用或恶化。

(2) 习惯性解释:换气功能改善和呼吸肌疲劳恢复是纠正低氧血症的主要原因,缺乏单向活瓣及CO_2反流是$PaCO_2$不能降低的关键。

(3) 问题:COPD急性加重期的主要病理改变是肺的感染性或非感染性炎症,PEEP不能使气道炎症改善;多数报道的PEEP较低,治疗价值非常有限,因此不能解释$PaCO_2$的不下降或升高。即使加用单向活瓣,对降低$PaCO_2$的作用也不大。

(4) 改善低氧血症的正确机制:应用面罩或鼻罩后,相当于增加氧气储存器,在氧流量不变的情况下,FiO_2较用鼻导管时明显升高,PaO_2也随之迅速升高。

(5) 对高$PaCO_2$的作用特点

1) 改善高碳酸血症的机制:适当通气压力使VE增大,伴肺泡通气量($\dot{V}_A$)增大;呼吸肌疲劳改善,氧耗量降低,必然伴CO_2产生量下降,两者共同作用使$PaCO_2$下降。

2) $PaCO_2$升高的机制:辅助通气使呼吸窘迫缓解,必然减弱周围呼吸感受器的敏感性,降低呼吸中枢的兴奋性,使自主呼吸减弱,$\dot{V}_A$下降;PaO_2明显升高,也可能使呼吸中枢的兴奋性下降,通气血流比例($\dot{V}/\dot{Q}$)失调加重伴生理无效腔(VD)增大,后者可间接导致$\dot{V}_A$下降。

3) 综合作用:若改善$PaCO_2$作用大于$PaCO_2$升高的作用,$PaCO_2$降低;若两者作用相似,$PaCO_2$基本不变;若前者的作用小于后者,$PaCO_2$升高。

总体而言,BiPAP呼吸机通气压力较低,且以PSV为主,受自主呼吸能力和$\dot{V}/\dot{Q}$失调的影响较大,故增加$\dot{V}_A$和降低$PaCO_2$的作用较弱、缓慢。

7. *BiPAP呼吸机NPPV的优点* 与临床常用的多功能呼吸机相比,BiPAP呼吸机除有体积小、通气模式和通气参数少、调节方便、不需要高压氧、可应用于各种场所等优点外,主要有以下特点。

(1) 触发优越:早期呼吸机采用单一流量触发,敏感度高,达2.4 L/min可触发呼吸机送气,同步时间仅30 ms;现代新式呼吸机通过自动、可变的流量触发、容积触发、形态触发(如auto-track)等综合作用,使同步性进一步改善。

(2) 人机同步好:BiPAP通过类似伺服阀通气,允许指令通气过程中出现自主呼吸,既可增加或减小VE,又容易保障人机同步。

(3) 漏气补偿:适当漏气是必需的,且面罩或连接管路轻、中度漏气不影响VT和VE。

(4) 阻力小:单一气路,不需要过度湿化、温化,气路阻力小。

(5) 撤机方便:解决控制通气和自主呼吸的自然过渡(S/T键),比传统呼吸机撤机更方便、舒适。

因此,在Ers和Raw正常或轻、中度增加的清醒患者,应首选BiPAP呼吸机NPPV,而不是传统多功能或其他简易型呼吸机无创或有创通气。若通气阻力较大或需要FiO_2较高(超过60%),PaO_2难以达到60 mmHg的安全水平或有意识障碍、呼吸道分泌物潴留时,宜及早建立人工气道,用传统呼吸机有创通气。

(二) 双相气道正压 BIPAP的基本特点是通过两个伺服阀完成通气,基本工作原理类似于传统PCV和CPAP的结合,随参数调节和自主呼吸变化可表现为P-A/C、定压型反比通气(P-IRV)、定压型同步间歇指令通气(P-SIMV)、CPAP等,并可允许自主呼吸在指令通气的两个压力水平上"随意"发生,因此BIPAP是"万能"通气模式,不是单一通气模式，也不同于BiPAP呼吸机。

1. 通气模式特点　与传统呼吸机和经典BiPAP呼吸机的模式不同，Evita、PB等系列呼吸机的BIPAP是复合（万能或闭环）通气模式，除公用参数、RR和定压型模式的辅助参数（如吸气压力坡度）外，有4个基本参数（图7-19），其中P_1、T_1为高压和高压时间，P_2、T_2为低压和低压时间。根据自主呼吸能力及4个参数的调节，可有多种具体的单一模式。

（1）无自主呼吸：与传统定压型模式相同。若$P_2=0$、$T_1<T_2$，为PCV；$P_2=0$、$T_1\geqslant T_2$，为P-IRV；$P_2>0$、$T_1<T_2$，为PCV+PEEP。有自主吸气触发时为PAV+PEEP；$P_2>0$、$T_1\geqslant T_2$，为P-IRV+PEEP。

（2）间断自主呼吸：若预设RR较慢，自主呼吸在低压力水平出现，为P-SIMV；若Te较短，自主呼吸在高压力水平出现，类似于气道压力释放通气（APRV），与传统APRV比较，同步性明显改善，但总体上不符合呼吸生理，应尽可能避免出现。

（3）持续自主呼吸：$P_1=P_2$，为CPAP；P_1、P_2皆为0，为自主呼吸；若高压和低压时间皆较长，则为双相或间断CPAP，也尽可能避免。

（4）自主呼吸不恒定：自主呼吸“随意”“间断”出现在两个压力水平上，是真正意义上的BIPAP，克服了传统通气模式自主呼吸和指令通气不能并存的特点，能增加或减小VE，提高人机配合程度。保证自主呼吸和指令通气并存的基础是特殊的吸气阀和呼气阀结构（伺服阀）、呼气向吸气及吸气向呼气的双重触发或转换机制，既可以按呼吸机的预设要求转换（时间转换），也可以由患者的自主吸气触发。

2. BIPAP的优点

（1）气道压稳定、人机配合良好：BIPAP是定压型通气模式，且允许自主呼吸和指令通气并存，减轻或避免了MV时因自主呼吸增强导致的人机配合不良和气道压骤升或骤降。

（2）“万能”通气模式：是多种通气模式的模糊总和，在病理状态改变时，仅需调节4个基本通气参数即可设置出从自主呼吸、间断指令通气到持续指令通气等各种模式，可用于上机、治疗、撤机等整个通气过程，故也是“闭环”通气模式。

（3）不良作用少：在指令通气时，允许自主呼吸存在，可加强PEEP改善换气功能的作用，减轻MV对心血管功能的抑制，也可加强PCV改善通气的作用，减轻人机对抗，降低对通气压力的需求，减少VALI的机会。

（4）独特的压力调节方式：高压和低压的调节互不影响，即峰压为高压，PEEP为低压，与BiPAP呼吸机的调节相同。

BIPAP在改善通气的同时，可显著改善换气，人机同步好，负效应小，减少镇静剂和肌松剂的需求量，用于限制性疾病更优越。

3. 应用BIPAP模式的注意事项

（1）避免通气过度或通气不足：两种情况皆容易发生，其主要机制为，① BIPAP是定压型模式，在严重阻塞性肺疾病中，调节不当易导致低VE。② 在自主呼吸没有或较弱的情况下，BIPAP表现为PCV，但因可调节出多种通气模式，在参数设置不当的情况下，容易导致通气不足或过度。③ 通气压力取决于预设高压和低压之差，与传统的设置方法不同，调节不当也易导致通气压力不足和VE下降。

（2）注意发挥自主呼吸的调节作用：本质是指令通气，自主呼吸的智能化调节有限，在循环功能较差和自主呼吸较强的情况下，宜加用或首选PSV。

上述特点决定了BIPAP用于阻塞性肺疾病时，应特别注意参数的设置和调节。

第八节　通气模式的智能化调节

MV的主要作用是改善通气和换气，既缓解呼吸肌疲劳，又要尽可能避免人机对抗，减少VALI和MV对循环功能的抑制以及对呼吸肌的废用性萎缩。要求操作者经常观察病情变化，进行评估，并及时调整通气模式和通气参数，对专业医务人员的要求高，花费的人力大。为此，通气模式和参数的智能化调节不断发展、完善，试图更简单、方便地达到治疗要求。

一、通气模式和参数的简易智能化

（一）定容型模式　包括A/C和SIMV的机械通气部分，两者本质相同，智能化程度较低，主要有下述两种情况。

1. 压力限制(PLV) 是最简易的智能化形式之一,即达预设通气压力后,自动减慢送气流量,在目标压力下完成通气,试图在保障预设 VT 的基础上,控制压力,减少气压伤,对大部分阻塞性肺疾病更有价值。主要问题是对现代 VALI 的认识发生变化,保障 VT 不符合重症 ARDS 和危重哮喘的小 VT 通气和 PHC;额外增加参数,容易导致预设限制压力过度和 VT 严重不足,因此现阶段单纯应用 PLV 不多。限制压力的存在容易在各种定容型模式中发挥作用,需特别注意(详见第十一章第二节)。

2. 自主气流(autoflow)调节

(1) 传统定容型模式的运转特点:在 A/C、SIMV 模式中,通气阀是按需阀,吸气触发后,基本运转方式分三个阶段。

1) 吸气期:吸气阀开放,呼气阀关闭,按预设恒定气流或 VT 完成吸气;若有更强的吸气动作或呼气,将产生人机对抗,并产生气道压的明显波动。

2) 屏气期:吸气阀和呼气阀皆关闭;无论是出现吸气还是呼气动作,都不能产生气流,产生明显人机对抗,伴气道压的明显波动。

3) 呼气期:吸气阀关闭,呼气阀开放,气流呼出体外,产生呼气 VT;若有吸气动作,将产生人机对抗,伴气道压的明显波动。

上述各种人机对抗及气道压的巨大变化都将产生巨大的跨肺压和切变力(伴应力的显著增加),频繁发生必将导致 VALI 或呼吸肌疲劳。

(2) 流量适应容积辅助/控制通气(A/C+autoflow)和流量适应同步间歇指令通气(SIMV+autoflow):实质上按需阀变为伺服阀,上述各种不合适的吸气和呼气,都将出现吸气阀开大、呼气阀缩小或吸气阀缩小、呼气阀开大,从而在一定程度上产生额外的吸气气流或呼气气流,以满足额外的吸气或呼气需要,减轻人机对抗,使气道压变为方波,且波动幅度明显变小,峰压降低,VT 在一定范围内波动。

该类模式较压力限制有更高程度的智能化,可以有更少的人工调节和更好的人机关系;但基本模式还是 A/C 或 SIMV,自主气流的调节范围有限,设置好基本模式的参数(特别是辅助参数),才能真正发挥作用。然而,由于缺乏呼吸机和呼吸生理知识,临床应用不当导致失败的机会可能更大(详见第十一章第一节、第二节)。

(二) 定压型模式 主要是针对 PSV 和 BIPAP。

1. PSV 是应用最多的自主通气模式,有良好的人机关系,应用成熟,操作简单、方便;其主要问题有两个方面,一是辅助参数的调节有较多问题(详见第十一章第五节);二是容易呼吸浅快,达不到通气效果,且产生高切变力,导致 VALI。万曼呼吸机设置出 Ti 和 Te 调节,分别称为 SX、SXX,前者通过呼吸机的智能软件强制性逐渐延长 Ti(图 12-16),后者在延长 Ti 的基础上延长 Te,从而实现平稳呼吸的目的。但该智能化调节欠成熟,专业医务人员应用水平有限,实际临床应用时间较短,现阶段新出厂的呼吸机已关闭该功能。浅快呼吸的解决仍采用传统的定容型或定压型 A/C 或 SIMV 模式,抑或其智能化模式。

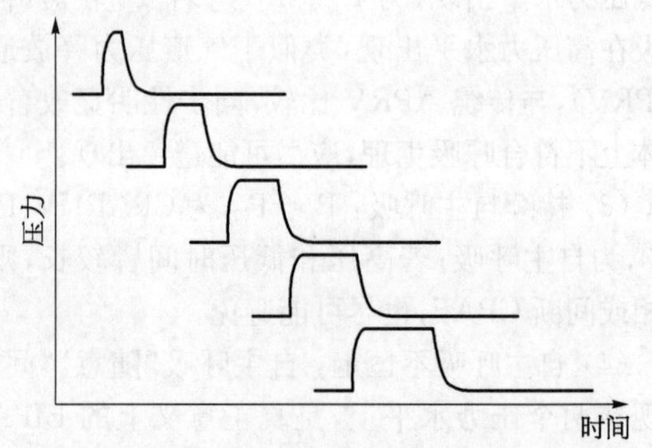

图 12-16 PSV 模式吸气时间调节模式图

Ti 以 0.1 s 为间隔逐步延长,直至实现预期目标

2. BIPAP 允许一定程度的自主呼吸在呼吸机指令通气发生,并产生较低水平的吸气和呼气气流,改善人机配合(详见第十二章第七节)。

(三) 指令分钟通气(MMV) 预设目标 VE,可以由定容型或定压型模式完成,一般设置为 PSV,且支持压力(PS)是恒定的。若实测 VE 等于或超过目标 VE,患者多呼吸平稳,应降低 PS;若实测 VE 达不到目标 VE,患者将代偿性呼吸增快,以达到目标 VE,容易出现浅快呼吸,应提高 PS。由于问题多,临床应用有限。

二、单一通气模式的高水平智能化

主要是 P-A/C、PSV 的智能化,呼吸机智能软件根据呼吸机力学测定结果自主调节通气压力或支持压力,以保持目标 VT 的相对恒定,多功能呼吸机、BiPAP 呼吸机的调节方式有一定差异(详见第十一章第四节、第六节)。

三、多参数调节的高水平智能化通气模式——适应性支持通气

多参数智能化通气模式是目前的研究热点，临床成熟应用的主要是适应性支持通气（adaptive support ventilation，ASV），本节详述；其他皆有较多问题，本节简述。

（一）ASV 发展演变　ASV 从 MMV 发展而来，MMV 基本特点为预设 VE，呼吸机智能软件自动调整支持强度；但核心问题是没有预设 VT 和预设 RR，呼吸形式不容易符合呼吸生理特点，容易出现浅快呼吸，也没有安全限制。

瑞士哈美顿公司在 MMV 基础上，根据呼吸力学测定结果，不仅设定合适的目标 VE（习惯称为目标 MV），也设定合适的目标 VT、目标 RR（习惯称为目标 f），通过智能化设置和调节，不仅获得稳定的 VE，也获得合适的呼吸形式，称为 ASV。

（二）ASV 的基本特点

1. ASV 的呼吸生理学基础　主要是呼吸形式与最小呼吸功（WOB）的关系。呼吸功与呼吸形式之间有密切关系，在某一特定 VE 或 $\dot{V}_A$ 时，人体会不自觉地选择合适的 RR 和 VT，以最小 WOB 克服通气阻力。健康成人的主要呼吸阻力是 Ers 和 Raw，静息呼吸状态下，RR 约 16 次/min，VT 约 500 mL，VE 约 8 L/min，WOB 最小。当 Ers 增加时，如慢性肺间质纤维化，患者呼吸变浅快，RR 增快，VT 减小，仍能维持合适的 VE 和正常 $PaCO_2$；增加的 Ers 相应减小，从而使克服 Ers 增加而消耗的 WOB 减至最小。当 Raw 增加时，如 COPD，呼吸变深慢，呼吸气流量减慢，湍流强度减弱，从而减少因 Raw 增加而增加的 WOB，仍维持合适的 VE 和正常 $PaCO_2$（图 12－17）。

2. ASV 的设计和工作原理　通过 Y 形管上的流量和压力感受器监测呼吸流量（F）、VT 和气道压（Paw，P），进而自动计算出瞬时的动态胸肺顺应性（$C=\Delta V/\Delta P$）、气道阻力（$R=\Delta P/F$）、呼气时间常数（expiratory time constant，RCexp），通过 Otis 公式计算出患者做最小 WOB 时的最佳目标频率（RR_{target} 或 f_{target}）和最佳目标 VT（VT_{target}）（图 12－18），两者的乘积即为目标 VE。不同类型的呼吸衰竭（正常肺、限制性通气功能障碍、阻塞性通气功能障碍）患者的 Raw 和 Ers（Crs 为 Ers 的倒数）的最佳呼吸形式不同，通过上述监测可得出相应的最佳 RR、最佳 VT。除监测结果外，还需输入无效腔（V_d），一般取 2.2 mL/kg。

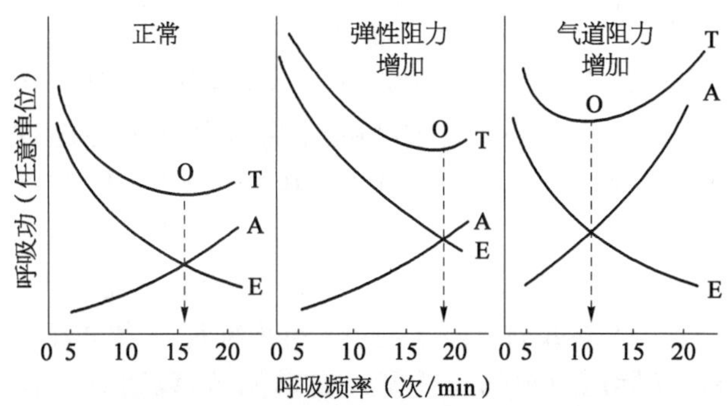

图 12－17　呼吸功和呼吸形式的关系示意图

E 为克服弹性阻力的呼吸功曲线，A 为克服气道阻力的呼吸功曲线，T 为总呼吸功曲线，T 为 E 与 A 之和。O 点所对应的横坐标为最佳 RR（optimal frequency），WOB 最小；维持适当动脉血气所对应的 VT 和 VE 则分别为最佳 VT、最佳 VE

Otis 公式：

$$f_{target}=\frac{\sqrt{1+4\pi^2 RC_{exp}(MV-f\times V_d)/V_d}-1}{2\pi^2 RC_{exp}} \quad (1)$$

$$VT_{target}=\frac{MV}{f_{target}} \quad (2)$$

图 12－18　目标呼吸频率和目标潮气量的计算

目标 VT 和目标 RR 的交点为靶中心（图 12－19），代表理想的工作状态；一旦实际 RR 和（或）VT 偏离该位置，以通气压力为核心的通气参数将自动调整，使其重新恢复至靶中心。

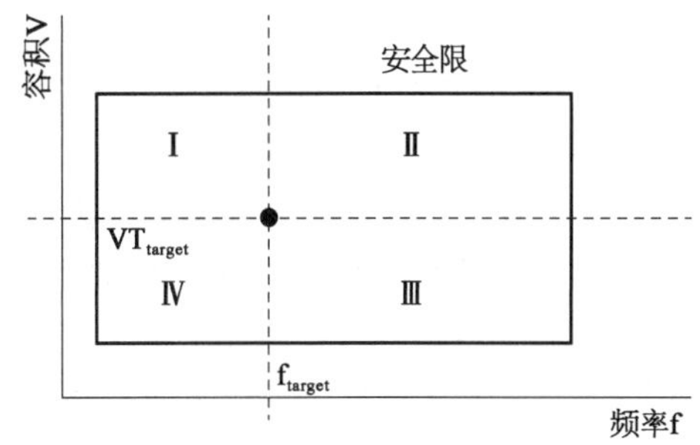

图 12－19　ASV 的理想工作状态模式图

3. ASV 的基本工作方式　ASV 涉及所有可能的 RR 和 VT 组合，根据操作者输入的最小每分钟通气量的百分比（%MV 或%MinVol）、理想体重（ideal body weight，IBW）和 RCexp 计算出最佳呼吸模式。后者基于假设：最佳呼吸模式与患者在没有通气支持情况下的自然呼吸形式（最小 WOB）完全相同。

4. ASV 的实际工作模式

（1）基本模式：简单而言，ASV 是 P－A/C、P－

SIMV+PSV、PSV的智能化组合。无自主呼吸时，为PCV；有自主吸气触发、实际RR与预设RR相同时，为PAV。随着自主呼吸增强，实际RR将超过预设RR，为P-SIMV+PSV，其中按预设RR(包括预设Ti、I∶E或Te)完成的部分为PAV，其余由PSV完成；一旦自主呼吸足够强，将完全按PSV完成。

(2) 参数的智能化调节：与传统定压型模式不同，实际压力根据前述靶点自动调节，以达到目标VT和目标RR。因此，P-A/C、PSV实际分别按PRVCV和VSV完成，其间歇指令部分也分别按间歇指令压力调节容积控制通气(I-PRVCV)和VSV完成，因此ASV实际是PRVCV、I-PRVCV、VSV的组合，且为更高智能化的组合，其目标设置不是VT或$\dot{V}_A$，而是VE、VT、RR的组合。

(三) ASV的基本运转特点 ASV旨在简化通气过程，在指令性通气(PCV、PAV)和自主通气(PSV)之间无须手动切换，通过预设%MinVol的调节，减少与CO_2排出相关的通气参数而自动过渡至PSV，反之则自动过渡至PCV；与氧合相关的参数为PEEP和FiO_2，没有智能化调节，需人为设置和调节。因此，ASV的主要功能是更合理地改善通气功能、缓解呼吸肌疲劳，对改善换气功能无优势，需根据病理生理特点人工设置、调节FiO_2和PEEP。

预设的%MinVol，与患者是否有自主呼吸无关；在假设产生最佳呼吸形式和最小WOB，呼吸机施加最小吸气压的情况下，计算出呼吸形式(VT、RR和Ti)。

ASV引导患者用舒适的呼吸形式，同时避免可能出现的有害形式，如浅快呼吸、过度无效腔通气、PEEPi形成、气道压或VT过大导致的肺损伤，称为肺保护策略(与ARDS的小VT保护性通气策略的含义不同)，可确保ASV的安全性。

(四) ASV的实际设置与调节 参考哈美顿公司关于ASV使用的说明书，并结合笔者的临床经验总结如下。

1. 准备工作

(1) 呼吸机检查，确保处于良好工作状态。

(2) 确定患者准确的身高和性别，用于计算IBW。

2. ASV的初始设置

(1) %MinVol的确定

1) 普通患者的推荐初始设定：100%(ARDS：120%)。

2) 成人VE以kg IBW为0.1 L/min计算：例如，IBW=70 kg的患者，100% MinVol是7 L/min，50% MinVol是3.5 L/min，120% MinVol是8.4 L/min。

3) 儿童VE的计算方法：IBW的范围为3～30 kg，当IBW=3 kg时，每kg IBW的VE为0.3 L/min；当IBW=30 kg时，每kg IBW的VE为0.1 L/min，即按成人计算。

(2) PEEP：推荐的初始设定为5 cmH_2O或根据疾病特点设定(与传统设置相同)。

(3) FiO_2：推荐的初始设定为50%或根据低氧血症的严重程度设定(初始设置宜在高水平，待调节稳定后逐渐降至合适水平，也与传统设置相同)。

(4) 控制：在“控制”窗中检查下述默认设置(图12-20)；可根据患者病情调节。

1) 选择ASV，设定最大压力(ASV压力限值)，普通患者的默认值为30 cmH_2O。

2) 流量触发或压力触发，首选流量触发。

3) 吸气压力坡度，与传统定压模式相同。

4) 吸呼气转换水平或呼气触发灵敏度(expiratory trigger sensitivity，ETS)：一般为峰流量的25%；根据病理生理特点调节，与传统PSV相同。

(5) 启动：将患者连接至呼吸机，触摸“开始通气”启动ASV通气。通气过程中，流量、压力感受器连续测定，并计算出各呼吸力学参数，进行相应换算和调整。

3. 报警设置

(1) 检查高压报警限值：建议普通患者100% MinVol时，设置为40 cmH_2O。ASV的最大吸气压(ASV压力限值)为预设高压报警限值下10 cmH_2O。还可以使用控制窗中的“ASV压力限值”控件设置ASV的最大吸气压；更改ASV压力限值也会改变高压报警限值。

(2) 其他报警设置：包括VE、RR、窒息时间等，皆与传统模式相同，窒息时间一般为20 s。强调为避免肺过度扩张或牵拉，检查和调整高VT报警限值，同时确保控制通气时，患者仍可达目标VE。控制通气时，当出现超过1.5倍VT的高报警限值时，即终止吸气。

与传统通气模式相比，ASV的报警设置有更高的安全性。

4. ASV通气时的屏幕显示 主要包括：① 坐标水平轴表示RR(显示为f)，垂直轴表示VT；② VE曲线显示；③ 安全框，目标点可能会移动；④ 目标点由目标VT和目标RR的交叉点构成；⑤ 当前测量的VT和RR的交叉点构成。

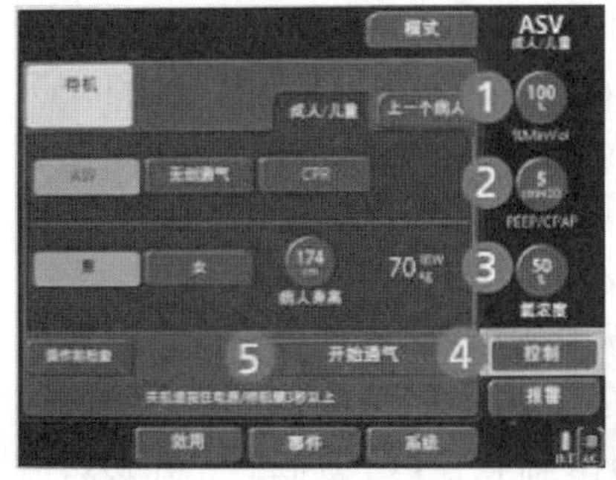

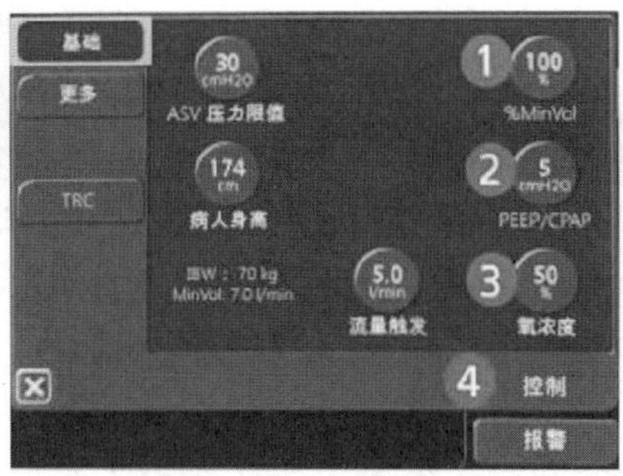

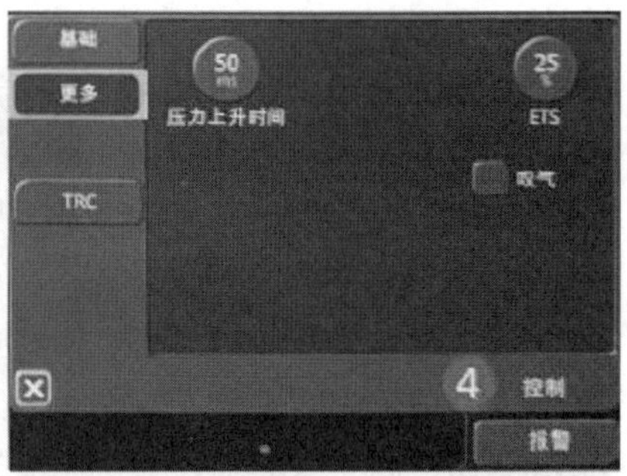

图 12－20　ASV 的初始设置程序

说明：ASV 可调节设置，从而将患者的当前数值引导至目标点；当参数达目标时，即可认为该患者已按照 ASV 实现了最佳通气状态(图 12－21)。

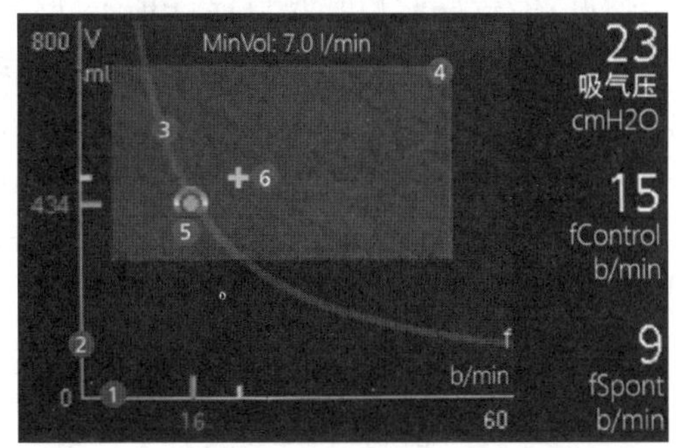

图 12－21　每分通气量曲线、目标 VE 和当前 VE

目标 VE 为 6 L/min(对应目标 VT 和目标 RR)；目前的实际 VE 为 5 L/min，不等于显示的 VT 与 RR，需校正

5. ASV 的保护性通气策略　与重症 ARDS 和危重症哮喘减轻或避免肺损伤、以小 VT 为核心的肺保护性通气策略不同；ASV 针对各种疾病导致的呼吸衰竭，不局限于避免 VALI，也避免其他通气不良事件，即设置合适的安全目标以避免高潮气量和压力(a)、低通气(b)、动态过度充气或气体陷闭(c)、窒息(d)(图 12－22)。在维持预设最低 VE(与患者是否有自主呼吸无关)的同时，可保障 ASV 运转的安全性。

6. 呼气时间常数的监测　RCexp 是 ASV 的输入信息，也是衡量肺膨胀和排空速度快慢的参数，可较好评估 Crs 和 Raw 这两项 MV 时的最重要呼吸力学特征。

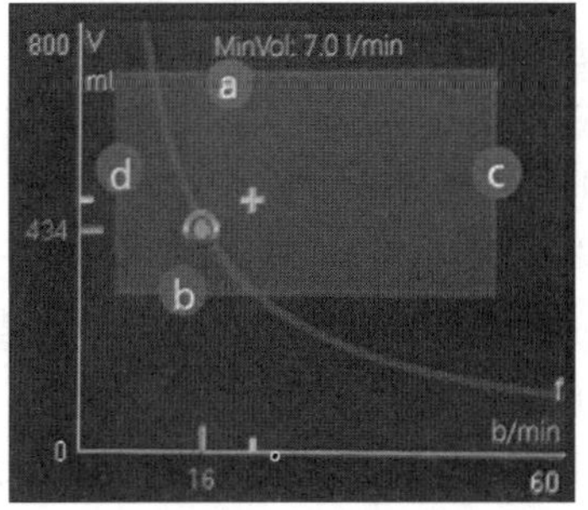

图 12－22　ASV 的肺保护模式图

(1) 临床意义：① 探讨病因和病理生理机制。如果 ASV 选择一组非预期的 VT 与 RR 组合，检查 RCexp 有助于了解原因和具体呼吸生理学机制，简单而言就是区别阻塞性通气功能障碍还是限制性通气功能障碍，对评价 MV 有重要价值。② 用于设置呼吸周期。为完成一次充分呼气，Te 至少等于 2 倍 RCexp，有助于避免肺过度充气和 PEEPi 形成。

(2) 测量方法：RCexp 在逐次呼吸中依照呼气时的容积和流量间的比例进行测量。该参数显示在“监测”窗，所有被动呼气结果皆是准确的。

(3) 成人气管插管通气患者的 RCexp：① 偏短，即＜0.6 s，提示 Crs 下降，见于限制性肺疾病，如 ARDS、肺不张、胸廓畸形；② 正常，即 0.6～0.9 s，提示 Crs 和 Raw 皆正常或者 Crs 下降时 Raw 增加，常见于神经-肌肉疾病(如脑出血、脊髓侧索硬化症、运动神经元病、重症肌无力)或混合性肺疾病(如 COPD 患者发生 ARDS)；③ 偏长，即＞0.9 s，提示 Raw 增大，见于阻塞性肺疾病，如 COPD、哮喘或气管插管导管阻塞等。

7. %MinVol 的调节

(1) 基本情况

1) 控制通气：如果 $PaCO_2$ 升高，提示 VE 不足，增加%MinVol；如果 $PaCO_2$ 过低，提示 VE 过大，降低%MinVol。

2) 辅助通气：如果患者呼吸急促和(或)过度呼吸用力，提示通气压力不足，需增加%MinVol；如果患者 RR 低于预期或压力支持(吸气压)高于预期，提示通气压力过度，需减少%MinVol。

(2) 评价：30 min 后观察患者临床表现和通气参数变化，复查动脉血气，然后按需调整。所需%MinVol可高达 200%，但不能超过 300%。如果需要非常高的%MinVol 才能满足通气需要，则需适当使用镇静剂或增加镇静剂用量，并注意辅助通气参数(吸气压力坡度、屏气时间等)是否合适，控制可能的诱发因素，如高热、肺水肿。除某些特殊情况，如低体温或慢性高碳酸血症，低于 100%的%MinVol 仅在促进自主呼吸恢复或进入撤机过程时适用。

(3) 具体调节方法

1) 控制通气：$PaCO_2$ 升高，动脉血 pH 降低。以每次 10%～20%的幅度增加%MinVol，直至恢复正常(或基础)$PaCO_2$ 和动脉血 pH；根据通气目的调节。

2) 辅助通气：持续呼吸窘迫，则以每次 20%的幅度增加%MinVol，每次增加后，2～5 min 后观察患者反应；若患者自主呼吸消失或变得不规律，以每次 10%的幅度减少%MinVol，每次调节后观察患者反应。

8. ASV 的撤机

(1) 第一阶段-筛查：如果深度镇静已结束且患者处于主动呼吸状态，则每小时减少%MinVol(最多减少至 70% MinVol)；PEEP、FiO_2 的调节与传统调节相同。

(2) 第二阶段-观察：患者 RR<30 次/min、吸气压<15 cmH_2O、PEEP≤8 cmH_2O、FiO_2≤40%；或按照本单位标准。若能稳定呼吸 30 min～2 h，则考虑自主呼吸试验(SBT)；否则恢复原通气水平观察。

(3) 第三阶段-进行 SBT：推荐 SBT 设置为 PEEP=5 cmH_2O，FiO_2=30%，%MinVol=25%。持续 30 min；若 30 min 后 SBT 成功，则撤机，并充分抽空气囊内的气体，给予经鼻导管或经气管导管氧疗，观察病情变化；若符合气管拔管条件，则拔管。拔管前 1～2 h，建议静脉应用地塞米松 5 mg。

9. ASV 的局限性

(1) 基本情况：输入 VD 是恒定的，但患者的实际 VD 随疾病特点和严重程度可以有较大变化，故容易出现目标 VT 不可靠。成人的研究结果显示，实际 VE 随 VD 增大而增加，并随之出现 RR 增快和 VT 增加。Jouvet 等人的研究还发现，体重<7.0 kg 的患儿使用 ASV 时，VD 较大，与 PCV 模式相比，VE 增加，限制了其在新生儿及低体重患儿的应用。

(2) 危重呼吸衰竭患者：主要是重度 ARDS 和危重哮喘，强调小 VT 和 PHC，前者 RR 宜较快，I∶E 较短；后者 RR 需较慢，I∶E 较长。在初始治疗阶段，宜处于稳定通气状态，且不要求 $PaCO_2$ 和动脉血 pH 正常或恒定，ASV 可能不合适，宜首选传统单一模式。

总体 ASV 的临床应用的成熟度低，与传统通气模式有较大差别，各研究普遍存在使用时间短、样本量较少等缺点，研究结论尚需持谨慎态度，临床广泛应用还需较长时间的积累。

综上所述，ASV 作为闭环、高度智能化的呼吸支持模式有较多优势，可应用于包括呼吸骤停至有较强自主呼吸的各种呼吸衰竭患者，以及上机、治疗、撤机全过程，显著减少人工干预，在尽可能最小 WOB 和最低吸气压力下获得稳定的呼吸形式，人机同步性好；能较好避免呼吸急促、PEEPi 形成、过度通气和窒息等不良事件，保障通气的安全性；缩短 MV 时间，促进撤机。然而，ASV 的设置更多是模拟健康人，大部分研究为短时间的交叉通气或撤机阶段通气，使用时间偏短，研究对象相对局限；在儿科领域的应用有限，仍需更深入研究，积累临床经验。

四、多参数调节的智能化通气模式——目标 $PaCO_2$ 的调节或通气、换气功能的综合调节

突破既往智能化模式以通气参数为靶目标，仅能调节通气的限制，以目标 $PaCO_2$ 为导向调节通气或综合调节通气和换气功能，是智能化通气模式的主要发展方向之一。目前应用比较成熟的是 IntelliVent - ASV 和 Smartcare。

(一) IntelliVent - ASV

1. ASV 的缺陷　ASV 的核心是智能化调节通气，在最小 WOB、最低吸气压力下获得最佳呼吸形式，使 $PaCO_2$ 恢复至正常或合适水平。对于阻塞性肺疾病患者，如 COPD，随着通气功能改善，$PaCO_2$ 下降必然伴 PaO_2 升高，但不一定能达到合适水平，还需要 FiO_2 等调节。对于限制性肺疾病，如 ARDS、肺水肿，FiO_2 和 PEEP 皆需调节，且较通气调节更重要。对于混合性肺疾病，如 COPD 患者发

生 ARDS，则应以治疗 ARDS 为主，兼顾 COPD，即不仅要更好地调节 FiO_2 和 PEEP，而且对通气和呼吸形式也应重视。

2. IntelliVent－ASV　是 ASV 的升级与改进。一般而言，MV 的主要目的是在通气安全的前提下，维持 $PaCO_2$ 和 PaO_2（或 SaO_2）在正常或适当水平，即将通气目标由 VE 更改为 $PaCO_2$ 更合适；根据氧离曲线的特性，常规监测 SaO_2 比 PaO_2 更合适。在循环功能稳定的情况下，无创性经皮动脉血氧饱和度（SpO_2）可准确反映 SaO_2；在无严重气流阻塞或肺内气体分布不均的情况下，呼气末 PCO_2（$PetCO_2$）可较好反映 $PaCO_2$，故常规设置 $PetCO_2$ 和 SpO_2 的目标值，即通过对患者通气参数（VT、RR、I∶E）和呼吸力学参数（C、R、RCexp）的监测，自动调整呼吸机的更多参数以达到设置的目标值，其核心是在吸气压力调节的基础上增加了与改善氧合有关的参数（PEEP 和 FiO_2），并根据目标 $PetCO_2$ 水平调节吸气压力。

3. *IntelliVent－ASV 的操作要点*　操作者根据患者的呼吸生理学变化特点（如正常肺、ARDS、COPD）确定合适的 $PetCO_2$ 和 SpO_2 目标值范围，为不同肺功能状态的患者提供适宜的 VT 和 RR；目标值范围也可始终根据临床判断手动调节。在 IntelliVent－ASV 中，呼吸机智能软件对患者的呼吸生理参数（$PetCO_2$、SpO_2、呼吸力学和自主呼吸）可自动连续监测，更好地调节吸气压力、PEEP 和 FiO_2，从而使 MV 应用更简便。

4. *展望*　IntelliVent－ASV 的临床应用属于起步阶段，作为主要预设目标的 $PetCO_2$ 和 SpO_2 皆是无创测定参数，尽管应用方便，但准确度和稳定性受限，尤其是 $PetCO_2$；各研究仍存在使用时间短、样本量较少、疾病种类少、病情严重度轻等局限，研究结论需慎重对待，临床推广还需较长时间。

（二）Smartcare　德尔格公司推出的 Smartcare 采用 Knowledge-based system（KBS）闭环通气原理实现，根据患者在通气过程中的 VT、RR 以及 $PetCO_2$ 变化，自动调节压力支持水平，尽快获得稳定呼吸形式，缩短通气和撤机时间。

1. *Smartcare 的原理与应用*　KBS 的中文名称是知识库系统或决策支持系统，是基于专家诊断和分析的处理软件，故可应用 MV 时的监测信息对通气参数进行智能化调节。目前，使用 KBS 的基本模式主要是 P－SIMV＋PSV 和单纯 PSV 两种。Dojat 设计了一种 KBS 程序，基本模式是 PSV；监测参数是 VT、$PetCO_2$ 和 RR，并规定了 VT、$PetCO_2$ 和 RR 的安全范围。

1996 年，Dojat 进一步优化程序，提出了具体的使用原则和操作流程。将安全范围设定为 RR 12～28 次/min，VT＞250 mL（体重＜50kg）或＞300 mL（体重＞50kg），$PetCO_2$＜55 mmHg（非 COPD 患者）或＜65 mmHg（COPD 患者）；电脑每 2 min 自动检测患者的 RR、VT 和 $PetCO_2$。如果在一个压力支持水平，3 个参数均在上述安全范围内，且稳定 30 min，电脑会自动下调压力支持水平 2 cmH_2O；反之，只要一个参数在安全范围之外，连续观察 4 min 仍不能回至安全范围，电脑会自动上调压力支持水平 2 cmH_2O。如果气管插管或气管切开患者分别在 7 或 5 cmH_2O 的压力支持水平，且能维持 RR、VT 和 $PetCO_2$ 在上述安全范围内 1～2 h，呼吸机自动显示可以撤机。

2. *临床应用评价*　该程序主要用于撤机过程，早期试验显示患者 95％的 MV 时间稳定在“安全范围”内。一组患者持续运行优化程序 2～24 h，电脑得出的撤机建议阳性预测值是 89％，而浅快呼吸指数的阳性预测值是 81％，两者相似，表明该系统对撤机诊断的预测是可靠的。Dojat 用该系统与单纯 PSV 对另一组患者分别通气 24 h，研究起始的压力支持水平相同，结果显示：传统单纯 PSV 的上述三个参数在安全范围内的时间占总通气时间的 66％±24％，KBS 控制的 PSV 为 93％±8％；0.1 s 口腔闭合压（$P_{0.1}$）＞4 cmH_2O 时间在人工和 KBS 控制 PSV 分别占总通气时间的 34％±25％和 11％±17％，提示电脑调节较人工调节使患者呼吸在安全范围的时间更长，压力支持不足而过度做功的时间更短。另有学者应用 Smartcare 撤机的时间为（8.54±2.09）日，明显短于传统间断停机法的时间，后者为（13.32±2.9）日，且明显减少血气分析的次数。

3. *发展和演变*　德尔格公司推出的 Evita XL 呼吸机完全参照 Dojat 的研究成果，第 1 次将智能化程序直接装入呼吸机，舍弃了与之相连的电脑，形成了完善的 Smartcare 模式，使临床应用更方便。

4. *应用范围*　因为主要以 PSV 为基础来实现智能化，故主要用于 Raw 无显著增大的阻塞性通气功能障碍患者，如周围神经-肌肉疾病、COPD、一般重症哮喘患者，且更多用于撤机过程，包括心肺手术后的撤机过程。危重症哮喘患者 Raw 显著增大伴高 PEEPi，ARDS 主要为换气功能障碍，皆不宜首选；心跳呼吸骤停、严重呼吸中枢疾病不宜应用。

5. *展望*　合理应用 Smartcare 可明显减少人为

干预，是智能化模式发展的方向；仅限于通气功能调节，且安全设置欠缺，阻塞性肺疾病的 $PetCO_2$ 的准确性低，应用范围受限，在较长的一段时间内，主要用于阻塞性肺疾病或心肺手术后患者的撤机过程。

第九节　成比例辅助通气

在传统基本通气模式中，A/C 或 P－A/C 是典型的指令通气，SIMV、P－SIMV 是典型的间歇指令通气。若患者无自主呼吸、自主呼吸太弱或通气阻力太大、吸气触发困难，呼吸机将按预设参数通气，实际 RR 为预设 RR，即无论是否有自主呼吸触发，皆有 MV 发生；但若自主呼吸增强，容易人机对抗，诱发或加重 VALI。因此，两种情况的基本特点是呼吸机发挥核心作用，控制被通气者，被通气者不能调节或仅能有限调节。PSV 是典型的自主通气模式，容易产生合适呼吸形式，人机配合良好；但支持压力(PS)恒定，无论自主呼吸强弱，皆不能调节 PS；PS 过高，也容易发生过度通气。成比例辅助通气(proportional asisst ventilation，PAV)作为新型自主通气模式，克服 PSV 的不足，自主呼吸决定通气过程，呼吸机对通气功能减退者的吸气能力进行放大。PAV 还有两个常用的不正规名称：proportional pressure ventilation (PPV)、proportional pressure support (PPS)。

一、PAV 的生理学特性

(一) 正常自然呼吸时呼吸肌收缩力与呼吸参数的关系　呼吸肌收缩压(respiratory muscle systolic pressure，Pmus)引起胸腔内压(Ppl)降低，克服通气阻力，主要是胸肺弹性阻力(Ers)和气道阻力(Raw，R)，引起气道压(Paw，P)和肺泡内压(Pal)降低(负压)，产生吸气流量(F)和潮气量(VT)。Pmus 越大，F、VT 越大，Paw 负值越大，即 Pmus 变化与 Paw(负压)变化一致。临床上常规用测定食管内压(Pes)代表 Ppl，实际测定呼吸阻力(Rrs)代表 Paw。Rrs 包括 Raw、肺和胸廓的黏性和惯性阻力，正常气道、肺和胸廓的惯性阻力非常小，可认为 Rrs 是呼吸系统的黏性阻力；肺和胸廓的黏性阻力尽管略大，但也可忽略，故一般认为 Rrs＝Raw，其中克服 Raw 的压力为 Paw，克服 Ers 的压力为胸肺弹性压力(elastic pressure，Pel)。

(二) 正压通气时呼吸肌收缩力与呼吸参数的关系

1. 呼吸肌收缩力与气道压的关系　理论上，通气需求和通气动力的生理关系是通气需求越大，所需 Pmus 越大，通气辅助产生的 Paw(正压)越大；反之亦然，即 Pmus 和 Paw 也应成同向变化关系，但常规正压通气的 Pmus 与 Paw 无法产生协调的生理关系(图 12－23)；PAV 则是第一次实现了正压通气时 Pmus 与 Paw 关系的一致性。本章以代表性指令通气模式——VAV、传统自主通气模式——PSV 为对照，阐述 PAV 的特点。

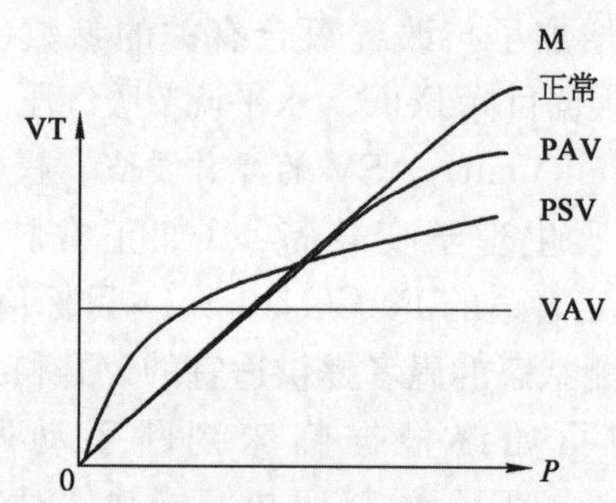

图 12－23　不同通气模式的气道压与潮气量关系模式图

(1) VAV：VT 恒定，若 Raw 不变，Paw 与吸气开始的 Pal 的差值(实际通气压力)恒定。Pmus 越大，Pal 越低(两者差值不变)，Paw 也相应降低，即 Pmus 和 Paw 成反向或矛盾性变化。

(2) PSV：Pmus 增大，引起送气时间延长和吸气 F 增大，Paw 不变，实际通气压力增大，即 Pmus 和 Paw 之间表现为无相关性。

(3) PAV：Pmus 决定 Paw 的有无、大小和持续时间，Paw 完全随 Pmus 增大而成比例增大；反之亦然。Pmus 和 Paw 呈正常的生理关系，是正常自主呼吸关系的回归。

2. 呼吸肌收缩与吸气流量形态的关系　在 VAV 中，流量波形由呼吸机设定，通常为固定形态的方波或递减波，与 Pmus 无关。在 PSV 中，极小的 Pmus 产生比较典型的递减波；随着 Pmus 增大，递减波逐渐丧失典型形态而趋向平静自然呼吸时的正弦波。在 PAV，Paw 由 Pmus 控制，流量形态完全由自主呼吸决定，介于正弦波和递减波之间；Pmus 越大，F 越大；反之亦然(图 12－24A)，但波形形态变化不大。

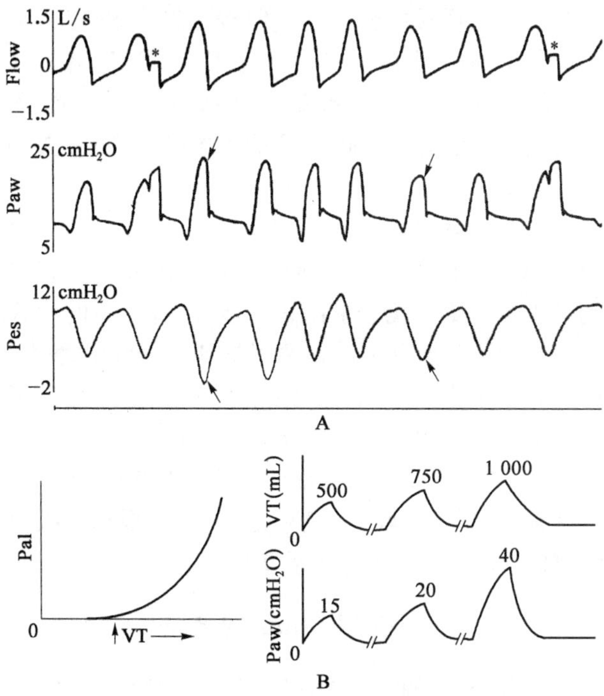

图 12-24 PAV 模式患者吸气力量与气道压、呼吸流量、潮气量的关系

A：吸气强度(Pes 变化)与呼吸 F、Paw 的关系。B：吸气触发导致肺泡内压变化(反映吸气驱动压)与 VT 的关系。Pes 代表 Pmus 引起的 Ppl 变化，其变化幅度与产生的吸气 F、Paw 一致(箭头所示)。自动屏气(星号所示，流量降至 0)测定 Crs 和 Rrs

3. *呼吸肌收缩与呼吸机吸呼气转换的关系* 在 VAV 中，呼吸机决定吸气时间(Ti)，与 Pmus 的大小和持续时间基本无关。自主吸气时间可以出现在 Ti 早期，或整个 Ti 时期，也可持续至 Te，甚至在一个 MV 周期多次出现，从而导致自主呼吸的吸气和呼气时相与 MV 不一致，容易发生人机对抗。在 PSV 中，自主吸气触发呼吸机送气，流量转换值终止吸气进入呼气过程，自主吸气时间可以和 Ti 同步，也可以稍滞后或提前，总体人机关系较佳；若滞后或提前明显，也将导致人机配合不良或对抗。其中，前者容易导致双触发，后者则容易导致肺排空延迟和 PEEPi，PEEPi 导致下一次触发延迟或无效触发。

4. *呼吸肌收缩力与潮气量的关系* 健康人膈神经冲动产生的 Pmus 和 VT 存在线性关系，通常称为神经通气偶联(neuro ventilatory coupling)，是正常生理反应。病变肺或呼吸系统其他部分功能失常使 VT 随 Pmus 变化的幅度减小，导致呼吸衰竭。在 VAV 中，无论 Pmus 大小，VT 恒定，两者无关系，称为神经通气失偶联。在 PSV 中，随 Pmus 增大，VT 增大，但增大程度远低于正常反应，受预设 PS 限制；若 PS 过度或明显不足，Pmus 增大 VT 幅度有限；若 PS 合适，Pmus 增大 VT 幅度较大，称为神经通气偶联不良。

在 PAV 中，随着辅助比例的增大，两者的关系逐渐接近正常，恢复正常神经通气偶联，即 PAV 使 Pmus 和 VT 的关系恢复正常；随着 Pmus 增大，吸气触发导致的 Pal(实质是吸气驱动压)负值增大，VT 呈指数式增大(图 12-24B)。

在 PAV 中，Pmus 决定呼吸机送气的开始、维持和终止，实际触发方式和吸呼气转换方式为 Pmus 产生的流量变化，呼吸机模拟健康人的特点而预设，因此自主呼吸时相容易与 MV 时相保持良好的同步性。

5. *总体人机关系* 在 VAV 中，呼吸机决定吸气 F、VT 大小和送气时间，自主呼吸主要影响呼吸机的触发和 RR，与 VT 大小无关。在 PSV 中，Paw 恒定，PS 和自主呼吸共同决定吸气 F、VT 和 Ti，PS 对自主呼吸作用有较强程度的限制。在 PAV 中，Pmus 决定呼吸机送气的开始、维持和终止，实际触发方式和吸呼气转换方式为 Pmus 产生的流量变化，因此 Pmus 的大小和持续时间决定吸气 F、VT 和 Ti，呼吸机根据辅助的比值放大自主呼吸，即 PAV 的人机关系完全符合呼吸生理。

二、PAV 工作的基本原理

(一) 自然呼吸 呼吸肌收缩力克服通气阻力，产生流量和潮气量的关系可表示为：

$$Paw = Raw \times F; Pel = Ers \times VT$$

$$Pmus = Paw + Pel = Raw \times F + Ers \times VT$$

(二) 机械通气 通气动力克服通气阻力产生通气，施加于呼吸器官的通气压力(application pressure，Papp)是指整个送气过程的压力，其大小等于克服通气阻力的压力，前者包括 Pmus 和呼吸机产生的压力(ventilation pressure，Pven)，后者主要包括克服 Raw 的压力(Paw)和克服 Ers 的压力(Pel)，故有公式：$Pmus + Pven = Paw + Pel = Raw \times F + Ers \times VT$。

与传统通气模式克服 Raw 和 Ers 的产生压力等于气道峰压(Ppeak)相似；在 PAV 模式中，无论辅助强度如何，克服阻力后产生的压力等于 Paw (Ppeak)，故公式可演变为：$Pmus + Pven = Paw + Pel = Raw \times F + Ers \times VT = Paw(Ppeak)$。

1. *通气辅助强度* 假若自主呼吸仅触发送气，相当于呼吸机辅助 100%，上述公式演变为：$Pven = Paw + Pel = Raw \times F + Ers \times VT$；但仅有理论上的可能，实际上不可能存在，因为自主吸气触发，意味着呼吸中枢必须完成整个呼吸过程,必然导致通气失控(runaway),对理解PAV有重要意义。若自主呼吸不仅触发送气,还独立完成全部通气过程,则辅助强度为0%,上述公式演变为:Pmus=Paw+Pel=Raw×F+Ers×VT,动物实验和临床皆可以实现。假若呼吸机完成通气20%,则自主呼吸完成80%,辅助强度为20%,相当于放大自主呼吸能力1/4倍;假若呼吸机完成50%,则自主呼吸完成50%,辅助强度为50%,相当于放大自主呼吸能力1倍;假若呼吸机完成90%,则自主呼吸完成10%,辅助强度为90%,相当于放大自主呼吸能力9倍;假若呼吸机完成95%,则自主呼吸完成5%,辅助强度为95%,相当于放大自主呼吸能力19倍;假若呼吸机完成99.9%,则自主呼吸完成0.1%,辅助强度为99.9%,相当于放大自主呼吸能力999倍,理论上和实际上似乎皆可以实现,但由于计算的误差和呼吸的波动,容易发生通气失控,故辅助强度有上限,一般设置为95%。

因此,PAV实施的关键是如何感知或计算出Pmus,一旦确定Pmus和Pven的比例,即可实施通气。

2. 流量辅助(flow assist, FA)与容积辅助(volume assist, VA)　克服Raw必然有气道的气流流动,克服Ers必然有肺容积变化,故辅助克服Raw产生F称为FA,辅助克服Ers称为VA。之所以区分,是因为两者的特性明显不同,从而决定辅助方式。

Raw=Paw/F,Raw具有流量依赖性,层流时Raw与F大小无关,与气道长度(L)成正比,与气道半径(r)的4次方成反比;湍流时,与F的平方成正比,与L成正比,与r的5次方成反比,因此R具有高度流量依赖性,随病情或通气状态而变化。Crs=VT/ΔP,Crs与F无直接关系,比较恒定。两种阻力差别巨大,需分别设置克服阻力的压力,因此区别两者进行设置和调节是正确应用PAV的核心。

3. 无创与有创通气　PAV最早设计用于NPPV,其后也用于有创正压通气(IPV)。两者的VA相似,但FA有巨大差别。NPPV时,基本不改变Raw,人工气道则明显影响Raw,成人人工气道的内径大约为气管的1/3,通气流量基本为湍流或以湍流为主,Raw明显增大;气管切开和气管插管也有较大差别,前者明显短于后者,阻力明显降低。同样F时,导管内径明显影响流量形态和阻力,如7号的阻力明显大于9号,故临床应用常规输入通气方式和条件,如气管切开,8.5号导管。

4. 人工气道与自动导管补偿(ATC)　由于人工气道增加Raw,即使PSV也不能直接克服,ATC的设置可在呼吸机触发送气前按预设设置送气,克服额外增加的阻力,这对VAV、PSV、PAV等模式皆适用。因此,在某种意义上,ATC开放意味着"人工气道阻力消失",因此该部分阻力就不应该设置额外的辅助。

5. 流量辅助与容积辅助的实际变化　尽管克服Raw和Ers的通气辅助是分别设定,但最终以总动力克服全部阻力,输出一个Paw(Ppeak)的形式出现。无论如何分别设置两者的比例,Pmus增大,Paw相应增大,反之亦然,因此Paw(Ppeak)可较好反映Pmus的大小。若Pven=0,则Pmus=Paw;若Pmus=0,则Pven=Paw。因此,忽略FA和VA的区别,根据经验调节PAV是可行的;根据呼吸力学测定计算Pmus也是容易实现的。

三、确定Pmus的方法

确定Pmus的方法常用直接测定法和间接计算法。

(一) 直接测定法　测定支配呼吸肌神经的电活动,常规测定膈神经;测定呼吸肌电活动,常规测定膈肌。两种方法皆成功用于动物试验,换能器将肌肉或神经电活动信号换算成相应的压力,直接反映Pmus,并根据呼吸肌收缩力的下降程度或通气阻力的增加程度,预设辅助比值,从而保障PAV的实施。临床上,创伤性测定膈神经或膈肌的电活动是困难的,而无创性测定的准确感知和准确定量有较大欠缺。有神经-肌肉病变或功能不全时,如何根据某个部位的电活动来准确估计总体通气动力还有待完善。因此,直接测定法并未获得临床应用。

(二) 间接计算法　根据公式Pmus+Pven=Raw×F+Ers×VT=Paw,Pmus可作为一种参数换算。具体为:① 在确定Raw和Ers(容易测定)的情况下,Pmus可被连续计算;② 连续监测F和VT(常规测定),容易计算出所需(或所产生)的Paw。Paw与Pmus密切正相关;若不设置辅助或辅助强度为0,则Pmus=Paw,因此Pmus的计算是方便的,相应辅助强度也是容易换算的,即若设置Pmus的50%,则Pven为50%(即辅助强度为50%)。目前,临床皆用间接计算法。

1. PAV的实际应用

(1) 预先测定和调节:选择VCV模式,用方波流量和足够慢的RR(详见第十一章第一节),测定Raw(实际为Rrs)和Ers,并分别设置Raw和Ers的一定比例,作为辅助比例。临床实际测定呼吸系统顺应性(Crs),1/Crs=Ers。若疾病以阻塞为主,如

COPD呼吸衰竭，Raw显著增大；FRC明显增大，Ers也有所增大，故以FA为主；急性肺水肿为单纯限制性通气功能障碍，Ers明显增大，Raw基本正常或略升高，Rrs有所增大，故NPPV可单纯VA或以VA为主。通气过程中，实时测定吸气F和VT，并迅速换算Paw，是传统PAV的设置方法。根据实际呼吸形式变化和通气失控，可大体评估Raw和Ers的变化，调节辅助比例；在变化幅度较大时，可再次用VCV计算Raw和Ers，设置辅助比例。

(2) 经验设置和调节：不进行测定，根据疾病状态，主要是类型（阻塞、限制、混合）和呼吸衰竭的严重程度（轻度、中度、重度），大体设置辅助强度，从低水平开始，5～6 min提高10%，若呼吸逐渐趋向平稳，提示辅助合适；继续提高辅助强度，呼吸平稳，RR减慢，且出现通气失控，提示辅助强度超过95%，再逐渐降低20%～40%，则相当于60%～80%的辅助强度。

(3) 智能设置和调节：PB 840呼吸机上新式PAV称为PAV+，是PAV的完善。呼吸机每隔8～15次呼吸进行一次300 ms的吸气暂停，测定并自动计算Crs和Raw（实际测定Rrs），因此容易分别设置和调节辅助比例。通气过程中，实时测定F、VT，并换算出Paw（图12-24A）。

2. “最佳”PAV设置　通气辅助接近100%时，以最小Pmus即可产生几乎与健康人自然呼吸一致的通气反应，是严重呼吸肌疲劳患者MV时尽量追求的目标，但在此水平很容易发生通气失控，因此应用时倾向于中度辅助，以60%～80%较合适。试验结果也显示，在该范围内的通气反应和通气效果基本稳定。低于该水平，容易导致通气不足；超过该水平，容易发生通气失控。当然MV初期，以缓解呼吸肌疲劳和降低通气阻力为主，通气辅助适当增大；病情明显好转或接近撤机时，辅助比例应适当降低。

3. 注意事项　① 无论何种换算方法，尽可能准确区分Raw和Ers并进行相应的通气辅助换算是必要的。区别两者并进行设置和调节是正确应用PAV的核心。② 尽管克服Raw和Ers的辅助是分别设定的，但最终以一个动力克服全部阻力，输出一个Paw显示，因此经验设置或在客观设置的基础上经验调节是必要和可行的。③ 现代新式呼吸机通过定期自动屏气计算两种阻力是容易的，但准确测定有难度，根据临床表现适当人工调整仍是必要的。④ 尽管基本原理和实质相同，但不同呼吸机的具体设置方法有差别或较大差别，详细阅读说明书和反复实践是必要的。

4. 其他参数　即公用参数（FiO_2和PEEP），与传统模式相同。

四、PAV技术的优点

1. 通气参数设置少　调节客观、方便，也可经验设置。

(1) 传统通气模式的同步问题：有较多自变量，如VAV需设置S、VT、Ti或I∶E、F的波形和大小等；PSV需设置S、PS、吸气压力坡度及吸呼气流量转换水平等。过多的参数设置有较多缺点。① 首先，呼吸机的过多干预使得同时适合患者的Paw、VT、F、Ti及$PaCO_2$很难确定。所谓“最佳”设置有较多的主观性和盲目性，通气反应也无法随通气需要变化而发生“最适度”变化，容易导致通气不足或通气过度，以及人机配合不良；② 其次，呼吸机辅助水平无明确的限制标准，只能根据临床症状、动脉血气、波形图变化、可能的负效应等不确定因素大体判断。这对精通呼吸生理和呼吸机应用技术的医务人员是简单的，但绝大多数专业人员难以做到。

(2) PAV的主要特点：除公用参数（FiO_2、PEEP）外，仅需设定一个（或两个）参数，即通气辅助占Raw和Ers的比例，FA和VA分别设置也有高度一致性。理论上，接近100%辅助的PAV可以使患者的WOB趋向最小，产生与健康人自然呼吸相同的通气反应和满意的动脉血气水平；辅助强度最小时，即接近或等于0时，实质上是自主呼吸；由于多数患者需设置PEEP，无通气辅助时，实际为CPAP。通气阻力变化导致通气需求变化时，需适当调整通气辅助的比例，以尽可能出现最佳的通气反应（图7-22），有助于防止传统模式（包括可较充分发挥自主呼吸作用的PSV）辅助过度产生的膈肌废用性萎缩或通气不足导致的膈肌疲劳。

2. 触发灵敏度非必须设定　被通气者的吸气克服通气阻力导致的呼吸机与肺泡之间的顺向压力差，产生吸气气流，直接触发呼吸机按比例辅助，自主呼吸越强，通气阻力越小，送气越快，同步性越好。

(1) 传统模式的问题：必须设置S，自主吸气可触发呼吸机送气；外来因素，如心跳、呃逆、管路积水、气道内分泌物等，可诱发以压力基点（一般为0或预设PEEP水平）为中心的压力波动（压力触发时，常见）或以流量为基点的流量波动（流量触发时，少见），导致假触发和自动切换；若降低S则可导致触发困难、呼吸肌做功增加。

(2) PAV的特点：气道压变化是呼吸机输出压

的渐进性变化,较少受其他因素影响,即使发生压力波动,也会随着伪触发因素消失而迅速回归基线,因此稳定性好。部分呼吸机设置的触发水平也发挥作用,有助于背景通气的正常运转(也是缺点,后述)。

五、PAV技术的缺陷

1. 通气阻力测定的不准确和阐述的混乱　与传统模式不同,PAV的实施高度依赖通气阻力的准确测定,包括初始测定和通气过程中的监测。

(1) 实际通气阻力:Raw和Ers的测定皆有较大问题,如前述呼吸时有三种阻力,即黏性阻力、弹性阻力和惯性阻力。健康人平静呼吸时,气道以黏性阻力为主,胸肺以弹性阻力为主,其他阻力可忽略不计,但在气道-肺实质疾病、严重肥胖、胸腔积液或呼吸加快时,其他阻力发挥的作用增大,单纯计算Raw和Ers,必然低估实际通气阻力。

(2) Raw和Rrs:无论是预先设置还是通气过程中的监测,都是Rrs[Rrs=(Ppeak-Pplat)/F],不是Raw。用Raw便于阐述R的流量依赖性,理解FA和VA的概念及其分别设置的重要性,也与健康人和肺外疾病(呼吸中枢疾病、神经-肌肉疾病)的特点一致,因此用Raw的概念是基本合适的。但临床难处理的是阻塞性肺疾病(气道疾病)和限制性肺疾病(主要是肺实质疾病),常有明显的个体差异,如ARDS的主要病理改变是渗出和实变,肺黏性阻力和惯性阻力皆增大,但与气流形式(层流或湍流)无直接关系,故尽管实际测定Rrs,但除Raw部分的流量辅助准确度较高外,其余阻力按流量辅助设置有较大误差。

(3) Raw:人工气道较气管细得多,基本是湍流,阻力有显著的流量依赖性;中央气道为湍流或以湍流为主(主要取决于RR和VT)。在肺外疾病和限制性肺疾病中,周围气道基本为层流,几乎无流量依赖性;阻塞性肺疾病则为层流与湍流的混合流,至于比例多少主要取决于阻塞的严重程度、RR和VT,测定的F是气道口的流量,不能准确反映整个气道的流量形态,也不能区分不同疾病的周围气道的流量形态。

(4) Ers:无论是用VCV模式初始设置,还是PAV通气过程中的屏气监测,出现稳定的屏气平台、避免吸气导致的Pplat下降、避免呼气过程中出现主动呼气动作和PEEPi是关键。用VCV模式,充分镇静、肌松或过度通气抑制自主呼吸,容易准确测定Ers,即Ers=(Pplat-PEEP)/VT;PAV通气过程一定是自主呼吸,且总体RR较快,屏气时间短暂,因此Pplat的准确测定是困难的。对肺外疾病患者而言,稳定自主呼吸时屏气容易获得稳定Pplat和准确Ers;对阻塞性肺疾病和急性肺实质疾病而言,出现稳定的平台是困难的;对阻塞性疾病而言,PEEPi存在,用PEEP不能准确反映实际呼气末肺泡正压(PEEPal),计算准确也是困难的。

(5) P-V曲线:主要影响Ers和VA,对肺实质疾病的影响更大,如ARDS。若PEEP设置不足,肺泡陷闭或肺容积缩小,使呼吸基线处于P-V曲线的低位平坦段,当通气辅助低于通气阻力,呼吸机可正常工作;随着Paw升高,达到P-V曲线的中间陡直段后,Ers明显减小,Raw或Rrs也有所减小,通气辅助超过通气阻力,出现通气失控。

上述情况显示阻力测定的不准确和辅助强度的不准确,在通气阻力不大、自主呼吸比较稳定的患者中,容易实施PAV;反之,则通气不足、通气过度或失控皆容易发生。因此,正确掌握呼吸生理知识和适当的人工干预是必要的。

2. 漏气高敏感性　PAV的辅助强度随着呼吸机输出气流量增大和容积增大而增大。PAV不能区别漏气量和有效通气量,因此小量或中等量漏气时,流量和容积增大将导致过度辅助和Paw增大;漏气量过大将导致通气失控。因此,应用PAV更应注意避免漏气,尤其是NPPV。

3. 通气失控　指自主吸气末,通气压力超过需要克服的Raw和Ers之和,吸气气流和通气量将持续至自主呼气期,Paw继续升高;在下一吸气周期,送气流量、容积和Paw进一步升高,丧失正常通气形式,形成恶性循环。

(1) 影响通气失控的因素:① 流量感受器对流量和通气量的估计值过高,如漏气时;或吸气流量、容积突然升高,如患者深吸气。② Raw和Ers计算值或估测值低于实际值,即监测或换算出现误差;或Paw突然下降,如气道扩张剂或表面活性物质(PS)应用,并迅速发挥作用。在病理状态和自主呼吸状态下,单纯用Raw和Ers计算总的通气阻力是不准确的,可能比较接近,也可能有较大误差。

(2) 通气失控的终止因素:① 自动终止。接近TLC、达P-V曲线的高位平坦段,或深呼气时,Paw将迅速低于通气阻力,送气终止。② 安全设置。针对失控参数设置安全阀,如Paw 40 cmH_2O、Ti 3 s、VT 1.2 L,通气失控超过任何设置限度都将转化为呼气,终止失控。

4. 通气辅助的不稳定性　VAV或PSV时,PEEPi延迟呼吸机的吸气触发,但预设VT或PS

可不受影响；PAV时，Pmus的初始部分需先克服PEEPi，然后才能产生吸气气流和通气辅助，因此PEEPi不仅延迟PAV触发，且削弱通气辅助强度。

5. 缺乏最低的自主呼吸安全范围　无S的缺点(与前述优点并存)；但意味着呼吸中枢受抑制的情况下，如呼吸衰竭迅速改善、呼吸中枢兴奋因素快速消失，或夜间睡眠时呼吸中枢兴奋性下降，都可能导致通气终止。因此，与传统通气模式相比，背景通气更有必要，也应设置合适的S；一旦PAV终止，可保障适当的通气。

六、PAV+

前述内容已有涉及，本部分总结。PAV的基本特点是感知吸气努力，测定Crs和Rrs(包括人工气道阻力)，从而实现对通气阻力的准确评价和按预设比例对吸气努力进行放大，达到符合呼吸生理通气的目的。但感知和测定都有一定难度，F和VT通过Y形管(或其他，取决于呼吸机类型)的流量感受器获取；但需通过吸气或呼气阻断测定压力计算Crs和Rrs，实际临床应用不方便。随着PAV的发展，不仅流量感受器能较好地感知吸气努力，软件包也能自动多次短暂阻断气道，自动测定Rrs和Crs，从而实现吸气努力和吸气阻力的自动测定，以及更准确的通气辅助；不仅如此，也有更完善的报警系统，故称为PAV+。尽管不同呼吸机的测定和计算有所不同，但现代PAV皆比初期更完善，故皆可称为PAV+；或者说，PAV和PAV+有相同的含义。

七、适应证和禁忌证

既然PAV是完全自主通气模式，适用于有自主呼吸且有较强呼吸中枢驱动的患者。自主呼吸过强，如ARDS(Crs也明显增大)，或者Raw过大，如哮喘，PAV难以抑制过强的自主呼吸、克服过大的Raw和PEEPi，应慎用。若为重症ARDS或危重哮喘，标准通气方式是小VT和PHC，需用大剂量镇静剂、肌松剂抑制自主呼吸，不适合PAV。若无自主呼吸(如心跳呼吸骤停)，或太弱(如严重呼吸肌疲劳或重症肌无力)，抑或呼吸中枢驱动太弱(如中枢性低通气)，无法或难以实现PAV，不适合应用。任何疾病(呼吸中枢疾病除外)进入撤机过程，PAV皆是良好的选择。

总之，PAV是自主呼吸控制和调节呼吸机，并使通气反应尽量符合自主呼吸生理特点的新型自主通气模式，但自动化准确测定和调节需完善。PAV不是生命支持手段，也不适合用于呼吸中枢驱动低下的疾病。在重症肺实质疾病和阻塞性肺疾病的急性期，PAV运转困难，宜首选传统定压或定容型模式，抑或相应智能模式。

第十节　神经调节辅助通气

NAVA是新型自主通气模式，其工作原理是通过监测膈神经的电活动信号感知患者的通气需求，进而提供符合呼吸生理特点的通气支持。NAVA与PAV有较大的相似性，其主要特点皆为被通气者控制呼吸机通气的全过程，而不是呼吸机控制被通气者的呼吸，吸气F、VT、Ti、Paw等常规通气参数都是可变的。与PAV通过吸气流量感知吸气努力、通过计算或估算通气阻力设置通气辅助比例不同，该模式通过直接感知膈神经的电信号，实时监测患者的通气需求，控制呼吸机送气。

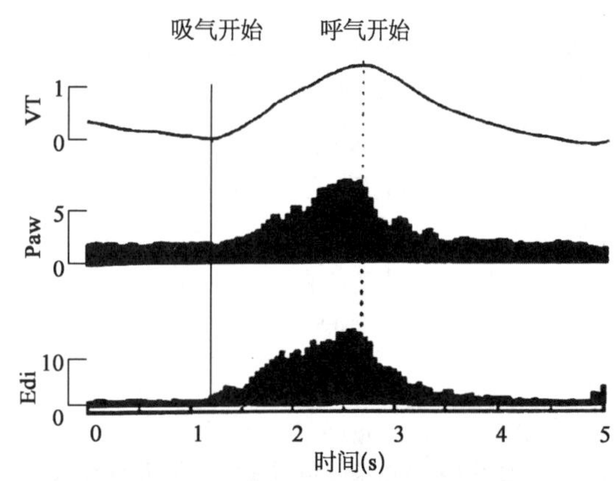

图12-25　膈肌电信号与呼吸过程模式图

自下而上分别为膈肌电活动、气道压、潮气量变化，三者高度一致

一、NAVA的基础

感知膈神经电信号是NAVA的基础，一次完整的自主呼吸通过一系列连续过程实现(图12-25)。

1. 吸气电活动的产生、传导和产生吸气动作　呼吸中枢的吸气运动神经元发放冲动，沿脊髓中的运动神经元(主要是膈神经和肋间神经的运动神经元)以动作电位的形式迅速传导至膈神经-膈肌接头和肋间神经-肋间外肌接头。该接头称为突触,是电化学突触,神经纤维膜为突触前膜,肌纤维膜为突触后膜,也称为终板。突触前膜兴奋释放乙酰胆碱(acetylcholine, ACh),引起突触后膜兴奋,导致 Na^+ 内流与 K^+ 外流,形成终板电位。后者沿肌纤维膜做短距离传播,若电兴奋达阈电位,将产生动作电位,引起肌肉收缩,产生吸气动作。动作电位在神经和肌纤维内的传导、神经肌肉接头的电化学传递非常迅速,故能引起所有膈肌和肋间外肌的同步收缩,完成吸气动作。

2. 吸气电活动的减弱、消失和产生呼气动作

随着前述过程的逐渐完成,吸气运动神经元的放电逐渐减弱、消失,呼气运动神经元的放电过程增强,沿前述传导通路引起膈肌和肋间外肌的动作电位向静息电位恢复,肌肉舒张,产生呼气。

3. 呼吸电信号的选择　理论上可以利用呼吸中枢的神经电冲动信号、膈神经或肋间神经的电冲动信号、膈肌或肋间外肌的电冲动信号控制和调节呼吸机送气,完成“最理想”的人机同步和辅助强度。

(1) 神经电信号:神经发放的电冲动信号传导最快,同步性最好,应首选;但受限于目前的技术水平,多数部位无法直接获取。膈神经从颈髓发出,进入纵隔中的结缔组织,下行至横膈,容易分离和测定电活动,且早已成功用于控制和调节呼吸机通气,并取得良好效应,但因创伤大,仅限于动物实验;膈神经电活动的无创测定不可靠,临床应用日趋减少。

(2) 呼吸肌电信号:呼吸信号传递通路的末端,即膈肌电活动(electrical activity of the diaphragm, Edi)或肋间外肌电活动可较好反映神经电活动,若能准确测定也是一种较理想的选择。膈肌是最主要的呼吸肌,左右两块膈肌分别在两侧胸腔底部与结缔组织等组成横膈,将胸腔和腹腔隔开。

(3) 膈肌活动特点:吸气时,横膈中心腱下降,肺容积增大。成人横膈每下降1 cm,肺容积大约增加270 mL,膈肌运动产生的VT占总VT的60%~80%。相对于12对肋间外肌和下肌而言,膈肌面积“巨大”,测定简单、方便,故Edi测定应首选。

(4) 膈肌电信号的选择:理论上,Edi是所有膈肌纤维动作电位的总和,意味着所有肌纤维运动能在时间与空间上发生募集反应,是神经冲动转化成通气过程的必然结果,称为神经-肌肉通气偶联。当呼吸运动负荷增加、剧烈活动或呼吸肌疲劳等原因导致呼吸中枢驱动增强时,呼吸中枢发放电冲动的频率增快,传递冲动的神经纤维数量增多,从而募集更多的膈肌纤维、以更高的频率产生动作电位并进行收缩,此时Edi的速度增快、幅度增大。相反,当呼吸负荷降低或疲劳的呼吸肌功能恢复后,呼吸中枢发放冲动的频率减少,强度减弱,传递冲动的膈神经纤维的数量减少,频率减弱,而Edi增加的速度和幅度也自然下降。

总之,Edi的变化能可靠地反映呼吸中枢传递至膈肌的神经冲动,以及相应的通气功能的变化(增加或减弱),所以Edi可以作为控制和调节呼吸机送气的信号。

二、实现NAVA的方法和影响因素

实现NAVA的主要基础是Edi的准确测定。直接将电极放置在膈肌表面能进行准确测定,且在动物实验中取得了可靠结果,但将该方法用于患者显然是不合适的,因此无创测定成为必然选择。由于横膈位于体内胸腹腔之间,进行准确的无创测定有较大难度,目前临床上主要通过胃管测定,其主要方法是将带电极的胃管放置于胃内的适当位置,通过胃壁表面对膈肌的电活动进行实时测定。由于电极和膈肌之间为胃壁,因此需要对相关影响因素进行技术分析和处理。

1. Edi的个体差异及处理对策　由于解剖结构的差异,Edi受电极与膈肌距离、膈肌肌纤维分布密度等因素影响。在不同个体间,Edi的绝对值有较大差异。比如,有研究结果显示:健康成人安静呼吸时的Edi为10 μV左右,COPD患者则可出现5~7倍的升高,因此对个体间的绝对值进行比较没有意义,但若用于同一个体的连续比较,则能反映呼吸中枢功能的动态变化。若实现不同个体通气信号间的可比性测定,则必须有能够比较的基线值,以基线值为0点,以Edi的变化幅度作为判断膈神经电活动强度的依据。目前,临床用呼吸机以此作为判断Edi变化的标准,取得了比较客观和比较可靠的结果。

2. Edi信号的放大　Edi信号微弱,还要通过有一定厚度的胃壁间隔实时监测,故测定要求非常高,需要选择准确度、灵敏度皆非常高的放大器。

3. Edi的干扰信号及处理对策　Edi受心脏、食管、胃肠等附近肌性器官电活动的影响。电极位置移动、膈肌运动幅度变化,也会对Edi产生影响。上述多种因素导致Edi信号的获取、收集和分析难度较大。近20年来,随着电信号采样方法的发展、计算机技术的进步、电信号收集与处理技术的完善,可以在基本排除非膈肌电信号干扰的情况下,通过带

电极的胃管，在胃壁内表面实时、准确测定 Edi。

4. Edi 测定的保护措施　由于胃的空间大，且不断收缩和舒张，还经常容纳较多的食物或胃酸，电极的稳定性很难持续保障。胃壁的厚度及其活动等因素也会对膈肌电活动的准确收集产生较大影响，故用 NAVA 出现较多问题几乎是不可避免的，设置一定的保护措施以保障呼吸机的正常运转是必要的。一般采用流量触发和 PSV 作为保障，即在膈肌电信号不能准确测定或有效传导的情况下，流量触发和 PSV 发挥作用。

5. Edi 测定的位置与量化　正常状态下，膈肌脚形成肌性“隧道”包裹食管，该处的肌纤维与胃管几乎相互垂直。膈肌收缩时，可以把膈肌脚看作膈肌的一个局部电活动区。在该区域内，产生电活动较多的部分可以视为电活动的中心。通过调整胃管上电极的位置，使电极靠近电活动中心区，从而获得膈肌脚的 Edi。通过一定的数学运算和技术处理，膈肌脚的 Edi 和膈肌整体的 Edi 之间的关系就可比较准确地量化，因此膈肌脚的 Edi 可以反映健康个体和急、慢性呼吸衰竭患者整个膈肌的 Edi。

综上所述，膈肌是最主要的呼吸肌，其 Edi 可以反映整体呼吸肌的电活动，而膈肌脚的 Edi 可以代表膈肌作为控制和调节呼吸机送气的电信号。

三、NAVA 的工作原理

NAVA 选择 Edi 作为控制呼吸机送气的电活动信号，以 Edi 的发放频率为呼吸机的通气频率，以 Edi 的开始上升点、开始下降点分别作为通气辅助的触发点和吸呼气转换点，按照 Edi 的一定比例给予一定强度的通气辅助。

1. 吸气触发　静息状态下，膈肌有一定强度的电活动，称为 Edi 的最小值，其生理学作用是维持一定强度的肌张力。

(1) NAVA 的触发机制：在 Edi 最小值基础上，增加一定大小的电信号强度(ΔEdi)作为触发灵敏度，ΔEdi 是一个相对的数量范围，临床上一般设置在 0.5 μV，既可有助于防止因前述干扰信号而导致假触发，又可保证微弱的 Edi 能有效触发呼吸机送气，从而保障在膈肌开始收缩时，立即给予通气辅助，实现呼吸机送气与膈肌电活动的同步。

(2) NAVA 触发的特点：与传统的压力或流量触发相比，NAVA 不需要额外克服 Ers、PEEPi、Raw、人工气道阻力，即可触发呼吸机送气，因此同步性好。NAVA 还保留流量触发方式，Edi 触发与流量触发相结合，并按照优先触发的原则送气，保障通气安全。

2. 通气辅助　NAVA 按照 Edi 的一定比例给予通气辅助，也就是以呼吸中枢驱动强度的一定比例给予通气辅助，因此 NAVA 也采用类似于 PAV 的正反馈调节模式。

(1) 通气辅助特点：NAVA 的辅助比例大小称为“NAVA 支持水平”，其单位为 $cmH_2O/\mu V$，即在每单位 μV Edi 水平，呼吸机给予的一定 cmH_2O 的压力辅助。例如，若患者的最大 Edi 是 5 μV，NAVA 支持水平为 1 $cmH_2O/\mu V$，呼吸机给予最高 5 cmH_2O 的压力辅助；若 NAVA 支持水平为 2 $cmH_2O/\mu V$，呼吸机给予最高 10 cmH_2O 的压力辅助。目前，呼吸机每 16 ms(该时间也在不断调整)监测一次 Edi，根据 Edi 与 NAVA 支持水平的总体结果即时调节输出压力，从而保障呼吸机辅助强度与患者对吸气需求一致。随着吸气增强，Edi 逐渐增大，达一定幅度后逐渐下降，呈近似三角形的变化，支持压力也相应呈近似三角形的变化，用公式表示为呼吸机的辅助压力 P＝Edi×NAVA 支持水平。

(2) 通气模式转换：通气过程中，如果因电极位置移动或过度镇静、肌松等原因导致 Edi 信号显著减弱或消失，则在 1/2 的窒息通气时间(该时间预先设置，一般为 20 s)自动转换为 PSV；若能重新获取 Edi 信号，通气模式将自动由 PSV 转换为 NAVA 。如果在整个预设窒息通气时间内，既没有 Edi 触发又没有流量触发，则呼吸机自动转换为 PCV。

3. 吸呼气转换　当 Edi 开始下降，即相当于吸气运动神经元放电结束，中枢神经的吸气电活动转换至呼气电活动时，呼吸机由吸气状态转换为呼气状态。吸呼气转换随呼吸强度变化，有一定变化范围，大体相当于后述标准。

(1) Edi 正常或高信号强度：大约相当于 Edi 降至其峰值的 70%时，转换为呼气。

(2) Edi 低信号强度：大约相当于 Edi 降至其峰值的 40%时，转换为呼气。

NAVA 模式还保留了压力转换方式，当气道压超过按照 Edi 计算的辅助压力 4 cmH_2O 后，吸气终止，转换为呼气。这也是一种保护措施，有助于防止通气失控。

四、NAVA 的特点和临床效果的评价

1. 被通气者调控呼吸机　因为 Edi 能反映呼吸中枢驱动，而 NAVA 按照 Edi 的一定比例给予通气

辅助,所以呼吸中枢可以同时控制膈肌与呼吸机。

(1) 吸气:呼吸中枢发放冲动后,膈肌产生Edi,膈肌收缩引起胸肺扩张;与此同时,呼吸机根据Edi×NAVA支持水平计算的压力给予相应比例的通气辅助,两者共同作用产生吸气F和VT,气流进入气道。

(2) 呼气:当呼吸中枢的吸气神经元停止发放电冲动后,Edi开始下降,膈肌复位,肺弹性回缩,开始呼气;呼吸机也同步中止吸气,转换为呼气。Edi增大,膈肌收缩力增强,呼吸机辅助压力同步增大;Edi下降,膈肌收缩力降低,呼吸机辅助压力同步下降。

总之,NAVA是被通气者完全调控呼吸机的运转,呼吸机运转与患者的呼吸肌活动"完全"同步,有良好的人机关系。

2. *患者通气需求调控呼吸机的辅助强度* 呼吸机的辅助强度由Edi×NAVA支持水平决定。呼吸中枢不仅调节Edi,也同样调节呼吸机的辅助强度。例如,当患者的呼吸负荷突然增加时,呼吸中枢驱动增强,Edi增大,即使NAVA支持水平保持不变,呼吸机辅助强度也会增大。当呼吸机的通气辅助弥补患者的通气负荷增加后,呼吸中枢驱动水平降低,Edi下降,呼吸机的通气辅助强度亦随之下降。这是因为呼吸中枢能瞬时捕捉呼吸负荷或者呼吸肌收缩力的微小变化,并迅速调节输出冲动(Edi)的大小,进而根据预设比例调节呼吸机的辅助强度。因此,NAVA能完全按照患者的通气需求送气,每一次送气的辅助力度都与患者的生理需求相匹配。

3. *通气参数与Edi关系随呼吸生理特点变化* 此为判断治疗效果的主要标准。

(1) 传统通气模式:呼吸机以控制被通气者的呼吸为主。当呼吸机辅助强度增大后,Paw或VT增加,如在定压型模式(包括P-A/C等指令通气模式或PSV等自主通气模式)中,增加压力,VT增大;在定容型模式中,VT增大,Paw升高。尽管有强制性,但可根据呼吸生理调整。若出现平稳呼吸和规范的波形图,提示通气合适;若出现明显呼吸窘迫或人机对抗,提示通气不足或不符合呼吸生理,需调整;若呼吸平稳,波形图规整,但无自主呼吸触发或RR过慢,出现呼吸性碱中毒或碱血症,提示通气过度,需降低辅助强度。总体而言,无论是定容还是定压模式,参数众多,调节复杂(详见第十一章)。呼吸中枢功能异常,有单独的评价标准(详见第二十九章第四节和第三十一章第一节,后同)。

(2) NAVA:呼吸中枢驱动强度调控呼吸机的辅助强度,Paw、F、VT等参数呈现不同的变化特点(图12-26),并决定治疗效果。动物实验和临床研究证实,持续增加NAVA的支持水平,Paw和VT在不同的病理生理条件下呈现三种变化。① 呼吸机辅助强度不足以弥补呼吸负荷增加或呼吸肌力降低时,Edi增大,NAVA支持水平增加,Paw逐渐升高,VT逐渐增大。该阶段主要反映膈肌对抗通气负荷或改善呼吸肌疲劳的过程,也提示辅助强度不足,需增加辅助强度。② 一旦辅助强度满足患者的生理需要,Edi迅速降低,呼吸机的支持强度按NAVA支持水平的要求相应降低,Paw降低,VT保持恒定,形成平台。该阶段反映呼吸中枢反馈调节机制对通气的影响,也提示辅助强度合适,病情明显改善。③ 若继续增加NAVA支持水平,Edi不再降低,而是保持不变,形成平台,以维持基本的呼吸中枢驱动;Paw与VT的再次增加,出现过度通气和呼吸性碱中毒或碱血症,需降低NAVA支持水平。与传统定容型、定压型或自主通气模式相比,调节简单得多。该变化不适合呼吸中枢疾病。

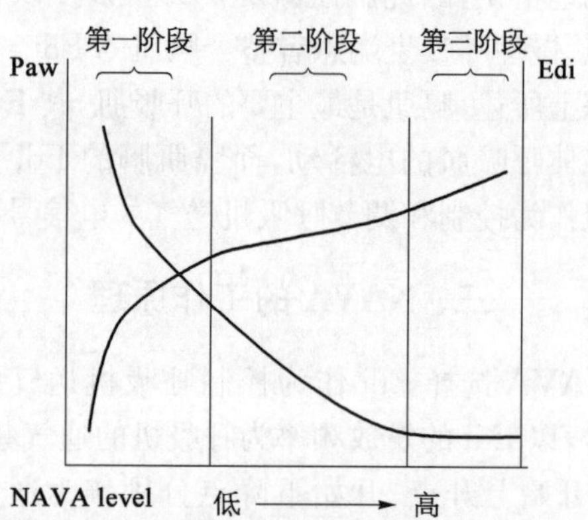

图12-26 辅助强度增加,膈肌电活动与气道压的变化

上斜线为Paw变化,下斜线为Edi变化

五、根据疾病的呼吸生理特点选择适应证、治疗方式和评价治疗效果

前述是呼吸系统疾病MV时的共性变化,是NAVA相对独特的变化,但不同类型疾病有不同特点,且NAVA仅解决通气动力问题,对通气阻力包括Paw、PEEPi、Ers等基本没有直接影响,但可调节,与其他通气模式相似。

1. 肺外疾病 主要是呼吸中枢和神经-肌肉疾病,其基本特点是气道-肺结构和功能基本正常,前者呼吸中枢功能低下或紊乱,NAVA的特点决定了其无法改变异常,不符合前述变化规律;应用经验少，难以评价治疗效果和进行调节，应首选传统通气模式，不断积累 NAVA 的应用经验。周围神经-肌肉疾病，通气动力下降，反应性呼吸驱动增强，是 NAVA 的良好适应证，符合前述特征性变化，辅助强度评价、治疗效果评价、辅助强度调节比较简单。

2. 限制性肺疾病　包括肺实质疾病和胸廓疾病，前者主要是 ARDS 和心源性肺水肿。基本特点是 Ers 增大，FRC 降低；反应性呼吸中枢驱动增强。无论何种胸廓疾病，呼吸衰竭皆较轻，容易实现良好的人机同步，可以选择传统模式（以 PSV 为主）或 NAVA，以出现稳定的浅快呼吸为原则；肺实质疾病则复杂得多。

（1）ARDS：轻、中度患者可以选择传统模式或 NAVA，但核心皆是选择合适的 PEEP 扩张陷闭肺泡；增加辅助强度也难以控制过强的呼吸中枢驱动，需适当应用镇静剂或麻醉剂，维持常规 VT 和适当较快的 RR（≤30 次/min）。对于重症患者，需采取小 VT 和 PHC，并给予镇静剂和肌松剂充分抑制自主呼吸，不是 NAVA 的适应证，需采用传统 CMV 或 SIMV 模式。

（2）心源性肺水肿：首选 CPAP 或 PSV＋PEEP，也是 NAVA 的良好适应证，符合上述变化规律，但选择合适 CPAP/PEEP 是核心。

（3）其他肺间质疾病：是 NAVA 的适应证，符合前述变化规律。

3. 阻塞性肺疾病　主要是 COPD 和哮喘，基本特点是 Raw 显著增大和高 PEEPi。

（1）COPD：PEEPi 相对较低，主要是气道陷闭和气道阻塞所致，以前者为主；横膈低平，膈肌和下位肋间外肌处于不利的力学状态，呼吸肌疲劳；伴一定程度的呼吸中枢驱动反应性增强。是 NAVA 的较好适应证，以逐渐出现深慢呼吸为原则，适当加用 PEEP 可有效对抗 PEEPi。

（2）哮喘：主要是急性气道阻塞和高水平 PEEPi，严重肺过度充气；伴呼吸中枢驱动显著增强，宜采用低 VE 通气，主要是小 VT、慢 RR、长 I∶E，需要较大剂量的镇静剂和肌松剂抑制自主呼吸。不是 NAVA 的适应证，宜选择传统 CMV 或 SIMV 模式。

4. 肺血管病　通气功能正常或基本正常，VD 增大，通气效率下降；换气功能障碍，肺循环-支气管循环吻合支开放，静动脉血分流率（$\dot{Q}s/\dot{Q}t$）升高，PaO_2 明显下降，MV 不是主要治疗手段，也不是 NAVA 的适应证。

无论何种情况，观察、分析患者呼吸变化和基本波形图变化，皆容易判断通气辅助是否合适，了解问题所在，制订处理对策。如患者波形图规整，呼气不充分，至下次吸气前呼气流量仍较高，吸气压扁平上升，RR 过快，提示 Raw 高，辅助不足，需增加辅助强度（图 12－27）。

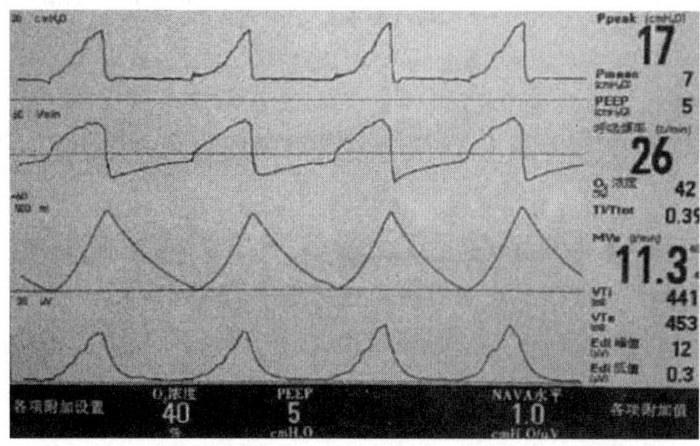

图 12－27　气道阻力增大、辅助不足的波形图变化

自上而下分别为 Paw、F、VT、Edi 的波形图。呼气 F 普遍降低，至下一次吸气前仍未降至 0，提示 Raw 增大，呼气不充分；Paw 扁平上升，提示吸气 F 不足；RR 太快，达 26 次/min。增加支持强度是必要的

六、通气是否合适的简易评价

评价通气是否合适主要是根据临床表现和波形图，其次是 SpO_2 和动脉血气。NAVA 设置简单，对大多数疾病和患者而言，呼吸平稳，波形图规整，吸气触发压轻微下降、呼气充分是通气合适的主要表现。对单纯低氧血症患者而言，PEEP 和 FiO_2 设置是核心，维持 $90\% \leqslant SaO_2 \leqslant 97\%$。在此基础上，要求符合疾病的呼吸生理特点和 NAVA 的波形图。若患者呼吸窘迫，无论动脉血气是否合适，皆提示辅助不足；若呼吸平稳，波形图规整，RR 过慢，有呼吸性碱中毒或碱血症，提示辅助过度，需降低辅助强度。

七、小结与展望

NAVA 根据膈肌电活动信号控制和调节呼吸机送气，实际 RR、Ti、呼吸 F、VT、Paw 皆随患者呼吸中枢驱动水平而变化。在呼吸中枢反馈机制的调节下，临床医生无须精确了解患者的通气需求，即可实现最佳的通气辅助。NAVA 可显著改善人机协调性，减少呼吸肌做功、改善膈肌疲劳；膈肌疲劳恢复后，仍持续维持电活动，可防止膈肌的废用性萎缩；有助于避免肺过度充气与过度通气。需强调，目前的成熟研究结果多局限于人或动物的实验性研究，临床应用仍有较多欠缺，需不断改进和积累经验。从目前情况看，NAVA 尽管有某些不足，但可能较 PAV 更有发展潜力。

第十三章
内源性呼气末正压

健康人或正常肺患者，无论是自主呼吸还是机械通气（MV），吸气期气道扩张，气道阻力（Raw）减小，产生吸气流量（F）；呼气期气道回缩，Raw增大，产生呼气F。由于呼气时间（Te）较长，气体能充分呼出，呼气末肺容积（EELV）为正常功能残气量（FRC），肺弹性回缩力与胸廓弹性扩张力处于弹性平衡状态，呼气末F降至0，肺泡内压（Pal）与大气压相等，等于0，故正常FRC也称为弹性平衡位或弹性平衡容积（elastic equilibrium volume，Vr）。若不能恢复至Vr，FRC增大，但仍能充分呼气；超过一定限度，呼气不充分，Pal大于0，称为内源性呼气末正压（PEEPi）。

第一节　内源性PEEP测定

PEEPi测定方法学的建立、发展和完善经历了20余年的漫长历程。目前文献介绍的测定PEEPi方法十余种，主要有静态PEEPi（PEEPi，stat）测定法、动态PEEPi（PEEPi，dyn）测定法。不同测定方法皆有一定的优点和局限性。目前最常用的方法是经典的呼气末气道阻断法（end expiratory airway obstruction method，EEO法）和食管气囊法，分别用于静态PEEPi和动态PEEPi的测定。

1. *呼气末气道阻断法*　当MV患者无自主吸气触发时，可用EEO法测定，即在呼气末阻断气道，待肺、连接管路的压力平衡后（稳定1～2 s），显示的气道压（Paw）即为PEEPi，其原理是在密闭容器内，压力（实质是压强）向各个方向传递，大小相等，故连接管路上感受器显示的压力可代表Pal。因无气体流出，故称为静态PEEPi。

由于各肺区的时间常数（RC）不同，呼气过程中，气体排出速度有一定差异，不同肺区的PEEPi不同，显示的PEEPi实质是平均PEEPi；重症气道阻塞患者可能需2～3 s或更长时间才能平衡，故呼吸形式和测定时间影响静态PEEPi的结果。若有自主吸气，但无主动呼气动作，也可用阻断法测量PEEPi。

2. *食管气囊法*　可用于各种情况的患者，尤其是呼吸能力较强的MV患者或自然呼吸患者。需同时测定食管内压（Pes）和吸气F，Pes反映胸腔内压（Ppl）。呼气时，Ppl增大，呼气末达峰值；吸气开始时，Ppl下降，由于PEEPi存在，不能产生吸气F，若开始出现吸气F说明PEEPi被克服，即从Ppl峰值至开始产生吸气气流时的Ppl的变化值（ΔPpl）等于PEEPi。由于有气流产生，故称为动态PEEPi。

在测定过程中，由于Pal高于外界压力，可测得较弱的呼气气流；对呼气不完全的肺而言，在吸气前的短时间内，RC长的肺区继续排气，RC短的肺区已停止排气，气体排出意味着PEEPi下降，故动态PEEPi也是不同RC肺区的平均值，且小于静态PEEPi。

3. *PEEPi测定结果的评价*　用EEO法测定时，许多肺泡还在排气，故静态PEEPi较高。动态PEEPi也高于真实PEEPi，因为吸气动作产生，Ppl下降至产生吸气气流需克服肺弹性阻力、PEEPi、Raw及人工气道阻力，这些阻力之和必然高于实际PEEPi。因此，目前各种测定方法皆高估实际PEEPi水平。

第二节　内源性 PEEP 的产生原因与发生机制

PEEPi 意味着呼气不充分，常见于阻塞性肺疾病，与用力呼气和呼吸过快也有密切关系。

（一）气道阻塞　使呼气阻力增加，呼出气流受限，气体不能充分呼出，形成 PEEPi（图 13－1）。主要见于支气管哮喘（哮喘）和慢性阻塞性肺疾病（COPD）。

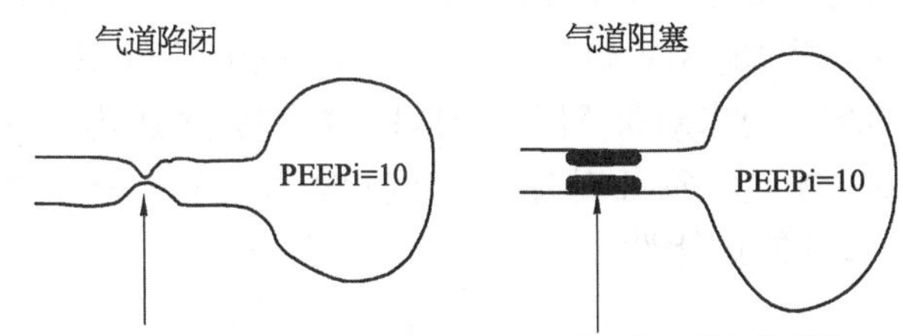

图 13－1　PEEPi 的形成机制模拟图

1. 轻中度气道阻塞和静态肺过度充气　轻度气道阻塞或进展缓慢的中度阻塞，患者采取深慢呼吸，气体可充分呼出，FRC 不变。阻塞加重，单纯改变呼吸形式已不能代偿，FRC 增大；肺容积增大导致气道扩张，Raw 减小，气体仍能充分呼出，呼气末 Pal 仍为 0。此时，肺弹性回缩力和胸廓的弹性扩张力仍相等，称为静态肺过度充气。

2. PEEPi 形成和动态肺过度充气　严重气道阻塞时，上述代偿方式不能保障充分呼气，呼气末 Pal 大于 0，形成 PEEPi。此时，肺弹性回缩力大于胸廓弹性扩张力，两者之差为 PEEPi；若减慢呼吸频率（RR），给患者充足 Te，气体仍能充分呼出，PEEPi 可降至 0，故称为动态肺过度充气。

(1) COPD 急性加重：由于感染、理化刺激或生物刺激，支气管黏膜充血水肿、平滑肌痉挛、分泌物增多或引流不畅，Raw 短时间内升高，呼出气流严重受限，PEEPi 增大。

(2) 哮喘急性发作：由于短时间内出现严重气道黏膜充血及水肿、平滑肌痉挛和黏液栓形成，呼出气流严重受限，多出现较高水平的 PEEPi。

(3) 其他：如闭塞性细支气管炎，与哮喘类似。

(4) MV 不当：人工气道建立、连接接头过细、呼吸机管道积水、呼气阀性能不良或减退、较高的持续气流等，均能增加呼气阻力，形成 PEEPi。

（二）气道陷闭　气道和肺实质结构的完整是维持气管-支气管开放和通畅的基础，其中大气道开放主要依赖于气管软骨环支撑，小气道则主要依赖于肺弹力纤维的牵拉。

1. 正常气道内径的变化　呼气时，肺实质回缩，气道内径缩小，若弹性回缩力≥气道内压（Paw），即跨气道压≤0 时，理论上会导致气道等压点位置陷闭。正常情况下，中央气道有环形气管软骨环支撑，外周气道有肺弹力纤维的牵拉，使呼气时的气道仍保持开放状态。

2. 病变气道内径的变化　出现气道和（或）肺结构的完整性破坏，吸气时 Ppl 和肺间质压（Pin）下降，气道扩张，气体可充分吸入；呼气时气道失去弹力纤维的有效牵拉而在等压点陷闭，气体不能继续呼出，形成 PEEPi（图 13－1）。气道陷闭发生于呼气过程，吸气时在胸腔负压作用下气道开放，故也称为动态陷闭。主要见于 COPD。

PEEPi 产生的主要机制是气道陷闭和气道阻塞，其处理方法也主要针对这两种机制。

（三）用力呼吸的影响　为克服过大的阻力，呼吸肌本体感受器兴奋，机体动员辅助吸气肌和呼气肌参与呼吸过程，使呼吸尽可能深慢。呼气运动的增强不仅增加了 Pal 和 Paw（驱动压），促进呼气，降低 PEEPi，也增加对小气道的压迫，降低跨气道压，加重气道陷闭，增加 EELV 和 PEEPi，故用力呼气的总体效应不确定。一般而言，正常或阻塞较轻的气道以驱动呼气为主，阻塞较重的气道以增大 PEEPi 为主。

（四）呼气时间缩短

1. 健康人　自然呼吸时，VT 适当，Te 明显长于吸气时间（Ti），吸呼气时间比（I∶E）约为 1∶2，气体能充分呼出，不会产生 PEEPi。

2. 呼吸系统疾病或相关疾病　当 Te 明显缩短时，呼气不充分，可形成 PEEPi。对于限制性肺疾病，如急性呼吸窘迫综合征（ARDS）、肺水肿，RR 加快，I∶E 缩短，尽管 Raw 正常或增加不明显，也常有低水平 PEEPi 形成；对于阻塞性肺疾病，Te 缩短将显著增大 PEEPi。

3. 机械通气　通气模式选择和参数设置不当导致 PEEPi 多见，如送气时间过长、屏气时间过长、流量转换水平过低等造成Te缩短;VT过大、RR过快导致Te缩短;吸气管路阻力增加时,吸气F减慢,Ti延长,也可导致Te缩短。

对于不同疾病和不同病理生理状态,PEEPi的产生机制不同,如哮喘以气道阻塞为主,COPD以气道陷闭为主,ARDS以呼吸增快为主,MV不当是常见且容易被忽视的因素,尤其是在阻塞性肺疾病中。多数情况下,上述因素同时存在,且相互影响,如严重阻塞的小气道在用力呼气和Te缩短时更容易陷闭。

第三节　内源性PEEP的临床意义

PEEPi产生多方面的负效应,治疗作用非常有限。

(一) 导致呼吸困难和增加呼吸功,降低人机同步性

1. *正常自主呼吸*　健康人PEEPi为0,吸气肌收缩,Ppl迅速下降,肺扩张,Pal迅速下降至0以下,产生外界与肺泡之间的顺向压力差和吸气气流,吸气动作与吸气气流产生之间的时间差非常短,呼吸功(WOB)很低,呼吸舒适。

2. *PEEPi对呼吸的影响*　吸气初期克服PEEPi后,才能使Pal降至0以下,因此吸气动作和吸气气流之间有较长的时间差,相当于"窒息样呼吸",患者表现为严重的呼吸窘迫和WOB增加,辅助呼吸肌活动,三凹征阳性、胸腹矛盾运动等。

3. *PEEPi对MV的影响*　患者吸气除需克服人工气道阻力、触发阻力和呼吸机的延迟阻力外,还必须克服PEEPi后才能产生吸气气流,即吸气动作和呼吸机送气之间有更长的时间差,导致WOB明显增大和人机同步性下降,容易发生呼吸肌疲劳,降低通气效率。

(二) 增加气压伤的机会

1. *伴随严重肺过度充气*　后者是导致机械通气相关性肺损伤(VALI)的重要原因,也是决定MV策略的主要因素。气流阻塞和PEEPi等使患者呼吸增强,Ppl减小,跨肺压(等于PEEPi - Ppl)增大;PEEPi升高平台压(Pplat)和气道峰压(Ppeak),容易导致人机对抗,更容易出现跨肺压的瞬间增大,使VALI的发生机会增加。

2. *PEEPi分布不均*　由于病变不均匀和重力影响,PEEPi在肺内分布多存在区域性差异,PEEPi高的肺区,肺泡容积大,容易发生跨肺压增大和扩张性肺损伤;PEEPi差异大的肺区扩张或回缩的速度不同,相互之间容易产生高切变力和切变力损伤;MV时,应用PEEP对抗PEEPi,RC长的肺区尚未对抗PEEPi时,RC短的肺区压力已达到平衡,甚至出现过度充气(图13-2),皆增加VALI的可能性。

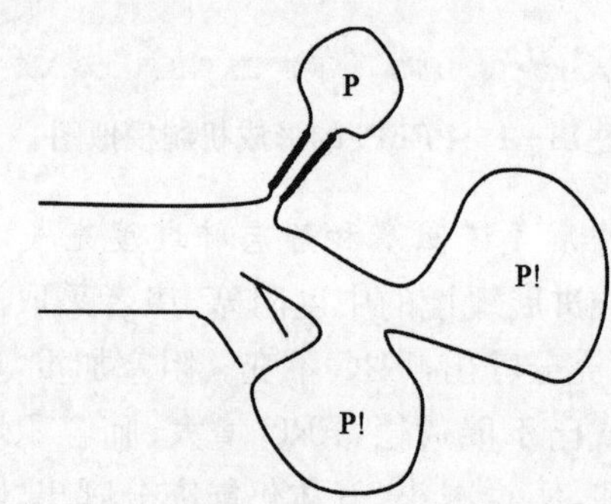

图13-2　气道阻力分布不均和MV导致呼气末肺泡内压分布不均模式图

气道阻塞重的肺区,通气量小,肺泡内压低、容积小;气道阻塞轻的肺区,通气量大,肺泡内压高,容易发生肺泡内压升高、容积扩大

(三) 影响血液动力学

1. *正常自主呼吸*　位于正常功能残气位,PEEPi为0,肺循环阻力(PVR)最小。

2. *PEEPi的影响*　PEEPi使肺泡毛细血管受压,PVR增加;肺过度充气,Pin升高,肺泡外毛细血管和肺静脉受压,PVR进一步增大;Ppl升高,中心静脉压(CVP)升高;容易导致静脉回心血量和心排血量(CO)下降,发生低血压。但PEEPi刺激呼吸肌本体感受器兴奋,自主呼吸代偿性增强,吸气时Ppl显著下降,CVP下降,静脉回心血量增加;Pin下降,降低肺泡外毛细血管及肺静脉阻力,因此除非是PEEPi非常高的患者,循环功能多能维持稳定。该类患者MV后,若给予较强的通气辅助或应用镇静剂、肌松剂,自主呼吸的代偿作用显著减弱或被抑制,则容易发生低血压和循环功能障碍,常见于危重哮喘。

（四）影响病变肺的换气功能　主要见于ARDS和急性肺水肿。PEEPi可改善或维持病变肺泡呼气末的扩张状态，改善氧合，是反比通气（IRV）治疗ARDS的机制之一。但是，通过PEEPi来改善氧合的效率较低，问题较多，IRV不宜长时间应用（详见第十一章第十三节）。

第四节　肺过度充气的评价

肺过度充气是呼气末或（和）吸气末肺容积异常增大的生理或病理生理状态。本节指阻塞性肺疾病导致的肺过度充气。肺外疾病和肺实质疾病一般不存在肺过度充气，或仅有局限性过度充气。MV不当也可发生肺过度充气，但不是本节阐述的内容。

（一）肺过度充气的有关概念

1. 肺气肿（emphysema）　终末细支气管远端（呼吸细支气管、肺泡管、肺泡囊及肺泡）的弹性减退、肺泡壁破坏融合，肺容积增大或同时伴有气道壁破坏的病理状态。

2. 肺过度充气（pulmonary hyperinflation, PH）　呼气末肺容积异常增加的一种状态，可以是生理性代偿（无肺气肿），也可以是病理性改变（肺气肿）。

3. 代偿性肺过度充气（compensating pulmonary hyperinflation, compensatory pulmonary hyperinflation）　曾称代偿性肺气肿。部分肺失去呼吸功能，如肺萎陷、肺叶切除术后、胸廓畸形等，致使健康肺的呼气末容积代偿性增大的生理状态。

4. 静态肺过度充气（static pulmonary hyperinflation, SH）　充分放松呼气肌或延长Te后，气体充分呼出后仍存在的肺过度充气状态，肺弹性回缩力和胸廓弹性扩张力平衡，PEEPi＝0（图13－3）。主要见于哮喘、COPD的缓解期和慢性迁延期。

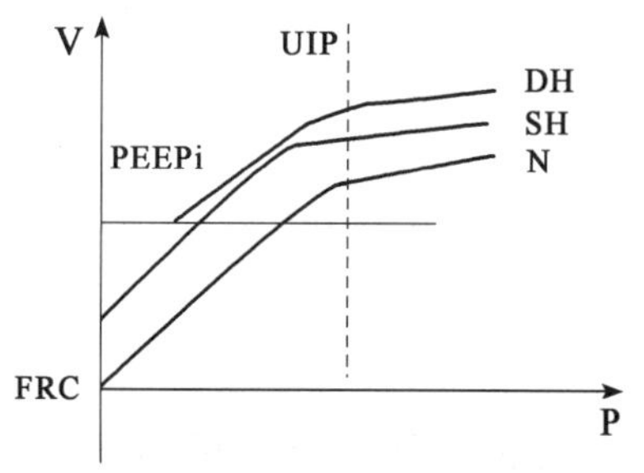

图13－3　肺静态、动态过度充气模式图

N、SH、DH分别代表正常肺容积、静态过度充气、动态过度充气

5. 动态肺过度充气（dynamic pulmonary hyperinflation, DH）　潮气呼气末肺容积超过了肺和胸廓弹性所能决定的FRC，出现PEEPi（图13－4）。在SH的基础上发生，充分放松呼气肌或延长Te，气体仍能呼出。主要见于哮喘和COPD的急性发作期。

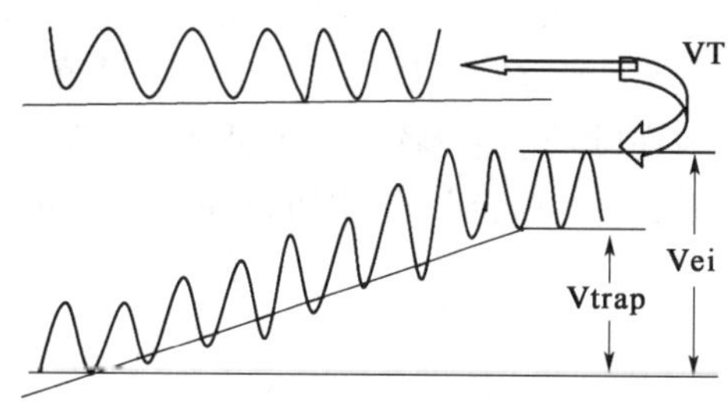

图13－4　吸气末过度充气形成模式图

6. 呼气末肺容积（end-expiratory lung volume, EELV）　EELV可以是自然呼吸，也可以是用力呼吸或MV。平静呼吸的EELV、MV不加持续气道正压/呼气末正压（CPAP/PEEP）时的EELV为FRC。

7. 吸气末肺容积（end inspiratory volume, Vei）　气体陷容积与潮气量之和，能较好地反映肺过度充气的程度和后果，是指导哮喘患者MV的客观指标。

（二）肺过度充气的形成机制

1. 轻中度气流阻塞　气流阻塞必将导致呼气减慢，容易导致每分钟通气量（VE）、肺泡通气量（$\dot{V}_A$）下降和WOB增加。为改善这一状况，患者将采取深、慢呼吸形式，降低湍流强度，保障FRC维持在正常水平，避免WOB明显增加，并维持动脉血气稳定。若气流阻塞加重，单纯呼吸形式改变不能代偿时，将导致FRC增大；肺容积增大使气道扩张，阻力减小，并增加呼气驱动压，与深慢呼吸共同作用，保障呼气充分和动脉血气的相对稳定。

2. 重度和极重度气流阻塞　前述各种代偿机制不能使呼气充分完成，必然导致FRC明显增大和PEEPi形成，称为呼气末肺过度充气。一方面导致PVR显著增大；另一方面也可维持较大呼气动力，并动员辅助吸气肌和呼气肌活动，使吸气和呼气加强。若通气增强(如达到正常 VE 增加一倍以上)足以克服通气需求增加,维持动脉血气的相对稳定。事实上,由于横膈和下位胸廓处于不利的力学状态,加之长时间用力呼吸导致的呼吸肌疲劳,很难充分保障 VE 充足和动脉血气稳定,吸气末肺容积明显增大,称为吸气末肺过度充气。此时,肺容积将超过 TLC 的 85%~90%(肺弹性限度)或 TLC 增大(图 13-4),发生气压伤和循环功能障碍的机会显著增加。

(三) 判断指标

1. FRC 和 TLC　FRC 是反映呼气末肺过度充气的客观参数,TLC 是反映吸气末肺过度充气的客观参数。一般认为 TLC 高于正常预计数的 120% 为异常,提示严重肺气肿,达吸气末肺过度充气状态。一般在肺功能室测定,用于轻症患者和病情不是太严重的中、重症患者;也可以在床旁测定,主要用于进行 MV 的危重患者,测定较烦琐,临床上较少应用。

2. PEEPi　反映呼气末肺过度充气的参数,测定简单、方便,是危重患者常用参数;PEEPi 与呼吸形式密切相关,与呼气末肺过度充气的相关性较弱,主要作为参考参数。

3. 吸气末肺容积和气体陷闭容积　若完全抑制自主呼吸的 MV 患者进行"窒息试验(suffocation test)"(图 13-5),可充分排除呼吸形式对 PEEPi 的影响,较准确反映呼气末肺过度充气及其严重程度。

(1) 窒息试验:使用镇静剂和肌松剂充分抑制自主呼吸,吸纯氧 3~4 min,在吸气末开始呼气,使 Te 延长至 30~60 s。主要用于哮喘患者肺过度充气和气体陷闭的判断。

(2) 气体陷闭:呼气末气体不能充分呼出,而在肺内异常潴留的病理生理状态,常在肺气肿或静态肺过度充气的基础上发生。

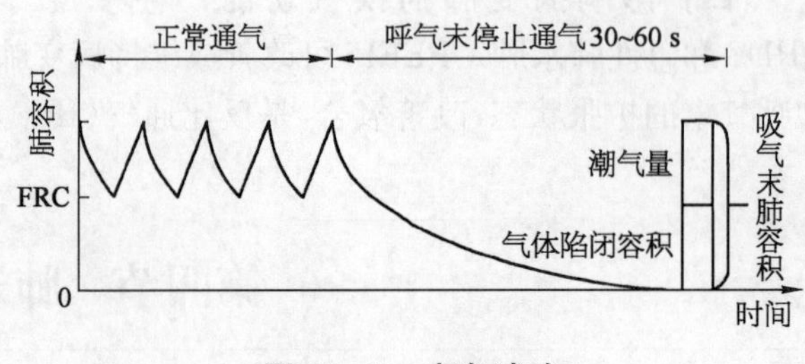

图 13-5　窒息试验

(3) 气体陷闭容积(air trapping volume):在常规呼气末,充分放松呼气肌或延长 Te 后,所能继续呼出的气容积。在哮喘患者中,一般等于实测 FRC 和正常 FRC 之差,可较准确反映气流阻塞所致肺过度充气的严重程度。

(4) 吸气末肺容积:气体陷闭容积与 VT 之和(图 13-5),与吸气末肺过度充气有良好的相关性。试验证实 Vei = 20 mL/kg 时,肺容积占 TLC 的 85%~90%。低于该数值时,约有 80% 患者处于呼吸系统或肺压力-容积(P-V)曲线的高位拐点(UIP)之下。Vei 是目前判断吸气末肺过度充气的最精确参数。

(5) 其他参数和标准:窒息试验时,若出现明显的食管内压(Pes)和 CVP 下降、血压(BP)上升,说明存在严重过度充气。

(6) 窒息试验结果和 PEEPi:两者都是反映肺过度充气的参数,但缺乏 PEEPi 和肺过度充气关系的明确数据。PEEPi 不能反映吸气末肺容积,与气压伤和低血压的关系密切。

单纯肺过度充气对机体影响较小,但若出现高水平 PEEPi,则影响明显增大。处理过度充气的基本原则首先是促进有效呼气,降低或消除 PEEPi,必然伴呼气末过度充气和吸气末过度充气的减轻;在此基础上,尽可能降低 VT,促进吸气末肺过度充气的改善。

第五节　内源性 PEEP 和肺过度充气的处理

内源性 PEEP 和肺过度充气应结合具体疾病和 PEEPi 的发生机制处理。

(一) 肺外疾病　与健康肺相似,若自主呼吸代偿能力减弱,在重力作用下,肺容积有所缩小,不存在肺过度充气和 PEEPi,除非 MV 太差。

(二) 肺实质或胸廓疾病　不存在整体过度肺充气,重症患者需 MV 治疗,如高频通气和 IRV 治疗 ARDS 时,可出现局限肺过度充气和 PEEPi。PEEPi 是改善换气功能的手段,且不存在人机配合问题(IRV 需镇静剂和肌松剂充分抑制自主呼吸),无需特别的处理;其中,IRV 问题较多,且 PEEPi 较 PEEP 改善换气功能效率差,不适合长时间应用。

(三) 阻塞性肺疾病　主要是哮喘和COPD，PEEPi和肺过度充气的负效应大，需积极处理。

1. *哮喘*　PEEPi主要是气道阻塞所致；呼气用力加重气流受限，甚至导致气道陷闭，PEEPi升高，因此除积极抗炎、解痉治疗外，MV时应降低VT，减慢RR，延长Te；适当应用镇静剂和肌松剂抑制过强的自主呼吸。

2. COPD　气道动态陷闭是产生PEEPi的主要因素，气道阻塞有重要作用，呼气用力也有一定的作用，因此应首选PEEP对抗PEEPi，扩张陷闭气道，并减慢RR，延长Te。急性加重期患者初始通气时，VT应较小；病情好转后，VT应逐渐增大，即采用深慢呼吸形式，多数情况下无须应用镇静剂。

3. *其他*　如闭塞性细支气管炎，主要是气道阻塞，处理原则与哮喘相似。

第十四章
呼气末正压的作用及合理应用

与早期持续气道正压(CPAP)/呼气末正压(PEEP)主要用于改善换气功能不同,现在几乎用于临床上各种疾病的治疗,也产生了较多问题。

第一节　CPAP/PEEP阀和PEEP的基本概念

CPAP/PEEP阀是产生PEEP的基本装置,阀的特点和性能决定其作用的稳定性和效率。

(一) CPAP/PEEP阀　产生CPAP/PEEP的方法主要是持续气流和PEEP阀,后者是目前的主流装置,与呼气阀组装在一起(详见第七章第一节、第二节)。

1. 机械阀　早期PEEP阀为普通机械阀,阻力较大,稳定性差,与呼气流量关系密切,已逐渐被淘汰。现代机械阀的性能显著改善,阻力低,稳定性好。

2. 电磁阀　更多的呼吸机趋向采用有微电子控制的电磁阀,PEEP大小与流量的关系逐渐趋向于0,因此PEEP水平稳定,对呼气管阻力影响减小,呼气速度加快。

3. PEEP阀的自动调节　PEEP阀最重要的进展是电磁阀的反馈性自动调节,其特点是在吸气期和呼气早期PEEP较低,以降低气道峰压(Ppeak)、平台压(Pplat)和呼气初期压,防止或减轻机械通气相关性肺损伤(VALI)或机械通气(MV)对循环功能的抑制;降低呼气阻力,促进气体排出;在呼气中末期,肺泡和气道内压显著下降,PEEP升高至预设值,发挥治疗作用。目前,该类PEEP阀处于发展阶段,使用的呼吸机不多,性能也有待完善;临床成熟应用的呼吸机为德国万曼无创呼吸机,称为"三水平气道正压",主要用于复杂阻塞性睡眠呼吸暂停低通气综合征(OSAHS)的治疗。

(二) 有关PEEP的重要概念　尽管有低、中等、高水平等概念,但无公认的具体标准,本文根据作用特点,结合习惯用法进行下述分类。

1. 最佳呼气末正压(optimal PEEP)　一般指等于或稍高于呼吸系统或肺压力-容积(P-V)曲线低位拐点(LIP)的PEEP,是急性呼吸窘迫综合征(ARDS)治疗中的概念。一般认为最佳PEEP可有效开放萎陷肺泡,最大限度地改善氧合,显著减轻切变力损伤,并常伴肺循环阻力(PVR)降低或无明显变化。其经验数值为8～12 cmH_2O(自主吸气触发)或10～15 cmH_2O(控制通气)。大体相当于中等水平PEEP。

有效对抗气道陷闭导致的内源性PEEP(PEEPi)的PEEP也可称为最佳PEEP,其特点是有效对抗气道陷闭及其产生的PEEP,缩短阻力时间,降低呼吸功(WOB),改善人机配合;不降低胸肺顺应性(Crs)或肺顺应性(C_L);定容型模式的Ppeak、Pplat不升高;定压型模式的潮气量(VT)不降低。

2. 低水平呼气末正压(low PEEP level)　≤5 cmH_2O的PEEP。有一定扩张气道、防止肺泡萎陷的作用,对正常循环功能基本无影响。低水平PEEP扩张正常气道的作用较明显;对水肿、增厚气道的扩张作用非常有限,即对支气管哮喘(哮喘)气道阻塞的治疗作用有限,除非有明显的小气道陷闭;对抗陷闭气道的作用显著,为慢性阻塞性肺疾病(COPD)的有效治疗手段。

3. 中等水平呼气末正压(moderate PEEP level)　6～15 cmH_2O的PEEP。常用于ARDS、急性肺水肿等急性肺实质疾病,但不同情况下对循环功能的影响可能不同,详见相关章节。

4. 高水平呼气末正压(high PEEP level)　超过15 cmH_2O的PEEP。对循环功能产生明显影响,并明显增加VALI的机会,主要用于重症ARDS肺开放策略的实施。

第二节　PEEP 的效应

合理应用 PEEP 可产生有利的治疗作用，并将副作用降至最低。

一、PEEP 的基本作用

（一）PEEP 的治疗作用

1. *扩张陷闭肺泡*　① 明显改善低氧血症，降低 PVR，减轻肺切变力损伤，主要用于 ARDS；② 改善肺泡引流，防治机械通气相关性肺炎（VAP），主要用于气道-肺实质结构基本正常、自主呼吸缺乏或较弱（肺外疾病）的患者。

2. *扩张陷闭气道、对抗 PEEPi*　① 若 PEEP 等于气道等压点的压力，可有效扩张陷闭气道，对抗 PEEPi，显著降低呼吸阻力和 WOB，改善吸气触发同步和人机配合；② 若 PEEP 小于等压点压力，可部分对抗 PEEPi，降低呼吸阻力，减少 WOB，改善人机配合。主要用于 COPD 的治疗；低水平 PEEP 对哮喘的气道陷闭也有治疗作用。

3. *减轻肺水肿*　促进水肿液从肺泡向肺间质、肺毛细血管回流，改善肺顺应性，降低肺黏性阻力和惯性阻力，改善低氧血症，主要用于心源性肺水肿的治疗。

4. *扩张气道*　降低气道阻力（Raw），但作用有限。对正常气道的扩张作用强于对水肿、痉挛气道。低水平 PEEP 对肺容积影响不大。

5. *预防肺泡陷闭*　低水平 PEEP 有助于预防自主呼吸较弱或控制通气患者的肺泡陷闭。

6. *选择性降低左室跨壁压*　降低左室后负荷，增加心排血量（CO）；降低心室舒张末期容积，改善心肌供血，尤其是心内膜下供血，主要用于急性左心衰竭、肺水肿的治疗。

7. *改善呼吸机性能*　1～2 cmH_2O PEEP 可能有助于促进通气阀的开闭，改善同步性。典型代表是双水平气道正压（BiPAP）呼吸机。

（二）PEEP 的副作用　① 增加 PVR；② 明显降低胸腔负压和右室舒张期跨壁压，降低右室舒张末期容积，减少回心血流量，抑制循环功能；③ 升高 Pplat 和 Ppeak，导致肺过度充气，间接增加发生 VALI 的机会。主要是 PEEP 应用不当的结果。

若充分发挥 PEEP 的治疗作用，使其副作用减少或控制在合理范围，可安全有效地用于临床治疗。

二、PEEP 的治疗作用及合理应用

最初认为 PEEP 减轻肺水肿，增加功能残气量（FRC），改善低氧血症，主要用于 ARDS 和心源性肺水肿的治疗。应用方法也比较简单，即根据氧合情况和循环功能变化调节 PEEP。一般认为低水平 PEEP 对心血管系统无明显影响，对改善换气功能有一定的作用；随着 PEEP 升高，改善氧合的作用增强，对心血管系统的抑制作用增大，故不宜超过 10 cmH_2O。但随着对 ARDS 和心源性肺水肿病理和病理生理认识的深入，对 PEEP 的作用和副作用的特点有了深入了解，其调节方法也发生了明显改变（详见本章第三节、第四节、第五节）。

第三节　PEEP 在急性呼吸窘迫综合征中的应用

ARDS 是常见危重症，强调综合治疗，其中 PEEP 在 MV 治疗中发挥核心作用。

一、PEEP 的治疗特点

（一）扩张陷闭肺泡　是 PEEP 改善 ARDS 氧合功能的主要机制。使陷闭肺泡开放和维持开放状态是不同的概念。吸气压力使陷闭肺泡开放，PEEP 则维持陷闭肺泡继续处于开放状态。

典型肺外型 ARDS 患者的肺部病变有明显重力依赖性，大体分为相对正常肺区、陷闭肺区和实变肺区；肺内型 ARDS 或不典型患者无明显三区划分，但可大体分为三部肺组织。

1. *相对正常肺区或肺组织*　可保持相对完善的气体交换功能，约占肺总量（TLC）的 30%，无需

MV 治疗;PEEP 只能加重其过度扩张和增加其 PVR。

2. 实变肺区或肺组织　约占 TLC 的 40%,常规通气无效,是导致顽固性低氧血症的主要原因,随着病情改善,水肿减轻后 MV 逐渐发挥治疗作用;是肺开放通气的主要作用部位。

3. 陷闭肺区或肺组织　介于相对正常肺区或肺组织与实变肺区或肺组织之间,占 TLC 的 20%~30%,其病理生理特点表现为吸气期扩张,进行气体交换;呼气期陷闭,不能进行气体交换,故称为动态陷闭。在 P-V 曲线上表现为低位拐点(LIP)出现。陷闭肺区或肺组织导致间歇性分流和严重低氧血症、肺血管反射性收缩和 PVR 增大、切变力显著增大和 VALI,是 MV 治疗的主要作用部位。

PEEP 治疗的主要目的是尽可能消除陷闭肺区或肺组织,尽量不影响相对正常肺区或肺组织,降低不同肺区之间的切变力。

(二) PEEP 的选择

1. 低水平 PEEP　指 PEEP≤5 cmH_2O,一般不能扩张陷闭肺区或维持陷闭肺泡的开放,反而可能使正常肺区过度扩张,并可能压迫陷闭肺区为实变肺区,从而导致局部 PVR 升高。因此,对 ARDS 而言,低水平 PEEP 弊大于利,并非安全 PEEP;为与传统观点的主要不同之一。

2. 中等水平 PEEP　指 6 cmH_2O<PEEP≤15 cmH_2O,有治疗作用;若在"最佳 PEEP"(8~15 cmH_2O)的范围内,则安全、有效。

3. 最佳 PEEP　不同水平的 PEEP 改善氧合的作用及其可能伴随的副作用随病理状态变化有很大差异。对改善陷闭肺泡而言,PEEP 有相对比较固定的范围。假若 PEEP 适当,使陷闭肺泡持续扩张,则出现下列改变:消除或明显减少间歇性分流,从而最大幅度地提高 PaO_2;肺泡氧分压(P_AO_2)升高,反射性扩张肺微血管,降低局部 PVR,并最终使整体 PVR 基本不变;显著减轻切变力损伤,包括消除肺泡周期性开放的切变力,以及减轻陷闭肺区和正常肺区或实变肺区之间由于顺应性不同产生的切变力。随着陷闭肺泡开放,肺顺应性改善,气道压传导至胸腔的压力增大,对体循环静脉的回流可能会有一定影响。

因此,PEEP 选择以恰好消除或明显减少陷闭肺区为原则,称为最佳 PEEP。理论上,该位置相当于正常 FRC 位,大体在 P-V 曲线 LIP 的水平,若不能测得 P-V 曲线或 LIP 不明显,则需通过其他方法选择,如氧合明显改善伴 Crs 改善,也可认为该 PEEP 为最佳 PEEP。

(1) 最佳 PEEP 的特点和作用规律:理论上,维持陷闭肺泡扩张的压力,即跨肺泡压为 20 cmH_2O,过低不能发挥作用,过高则可能导致已开放陷闭肺区的过度扩张。由于重力影响,胸腔负压分布不均,以平卧位为例,一般前肺区和中肺区为负压,而最低部位接近 0;有自主呼吸时,胸腔负压全面增大。陷闭肺区多位于肺的中部,故实际应用时,适当 PEEP(控制通气时 10~15 cmH_2O 或有自主吸气触发时 8~12 cmH_2O)可获得足够的跨肺压。若病情加重或减轻以及慢性化,多伴随陷闭区的减少或消失,皆应降低 PEEP。实验证实,应用 PEEP 后,65%的陷闭肺泡迅速扩张,35%在数十分钟后扩张,因此容易观察和评价 PEEP 的疗效。

(2) PEEP 的调节要求:若 P-V 曲线不能显示 LIP,说明可能在中间陡直段通气,则在 PaO_2 60~70 mmHg 或更高、FiO_2<60%的基础上尽可能降低 PEEP;若需要 FiO_2≥60%,则在监测 Crs 和循环功能的基础上适当增大 PEEP。

前述情况与传统 PEEP 的作用机制、效应和选择方法有很大不同,是 PEEP 治疗作用的主要进展。不同文献报道的 PEEP 对陷闭肺泡的作用相似(表 14-1)。

表 14-1　15 cmH_2O 的 PEEP 对陷闭肺泡的作用比较

病例数	FRC 增加值 (L)	陷闭肺泡增加容积 (L)	陷闭肺泡容积增加比例 (%ΔFRC)
5	0.72±0.01	0.23±0.14	32.2±1.5
9	0.69±0.05	0.25±0.03	36.1±1.79
9	0.50±0.07	0.13±0.03	25.2±1.1

4. 高水平 PEEP　指 PEEP>15 cmH_2O,能进一步增大 FRC、减轻肺水肿、促进重度损伤肺泡的开放,继续提高 PaO_2;与扩展陷闭肺泡导致的间歇性分流相比,PaO_2 升高的幅度有限,且伴相对正常肺区和已扩张的陷闭肺区的过度扩张,对肺循环和体循环的抑制作用明显增强,并通过增加开放陷闭肺泡的张力、升高 Pplat(伴跨肺压增大)等机制增加 VALI 的发生机会,主要用于 ARDS 肺开放策略的实施。此时的 PEEP 多需要 20~30 cmH_2O,15~20 cmH_2O 多达不到有效的治疗作用,副作用反而

更大，弊大于利。

(1) 肺开放策略的出现和发展：早年有学者发现用常规保护性肺通气策略，部分患者难以改善低氧血症；若 PEEP 升高至 20～30 cmH_2O，同时 Pplat 升至 40～60 cmH_2O，可使静动脉血分流率($\dot{Q}s/\dot{Q}t$)下降至 15%～20%或更低；维持短时间(一般为 30～120 s)后，再将压力降至原来较低的安全水平，仍显著改善氧合，而无明显负效应，称为肺开放通气。

(2) 肺开放策略的理论基础：与 ARDS 患者肺水肿的发病机制、病理和病理生理特点有关。因为失控的炎症反应首先导致肺泡毛细血管膜(ACM)损伤，通透性增加，血浆成分渗入肺间质。但由于压力有限，液体不能迅速进入肺泡，而是在肺泡周围积聚，使肺泡容积明显缩小或陷闭。其后，随着表面活性物质(PS)失活和肺泡壁破坏加重，液体成分逐渐进入肺泡，故肺泡的含水量较少，所谓的“实变肺区”多为病变程度较重的“陷闭肺区”。其次，肺底部较低的胸腔负压也使得扩张陷闭肺泡的压力升高，故高达 40～60 cmH_2O 的吸气正压可使“实变肺区”的肺泡开放，而超过 20 cmH_2O PEEP 可维持其开放；与大叶性肺炎的肺实变有显著差别。

二、肺内型和肺外型 ARDS 的治疗反应

不同报道的差异巨大，实质上也与医生误诊及不了解病理和病理生理特点有关(详见第三十五章)，简述如下。

1. *急性间质性肺炎导致的 ARDS(肺内型)*　可以称为急性间质性肺炎并 ARDS，或急性间质性肺炎(重型)。其主要病理特点是 ACM 损伤，以间质性肺水肿为主，肺泡萎陷、含水量少，保护性或开放性肺通气效果皆较好。

2. *假 ARDS(肺内型)*　若为重症多叶段大叶性肺炎，低氧血症达标准，可临床诊断“ARDS”(肺内型)；但事实上并非 ARDS，其 ACM 完整，肺泡体积多正常或增大，内含大量的血浆、纤维和细胞成分，MV 效果差。

3. *ARDS(肺外型)*　若为早期急性渗出性改变，ACM 损伤，肺泡萎陷，肺泡内液体较少，且以水分为主，则保护性或开放性肺通气的效果皆较好。

无论何种类型，若进入慢性期，则以增生为主，陷闭肺泡或病变较重的陷闭肺泡(即高压力可以开放的实变肺泡)极少，则任何水平的 PEEP 几乎皆无效，此时的治疗策略与急性期差别较大，单纯就 MV 而言，其目的是维持生命，避免加重肺损伤。

由于高水平 PEEP 存在潜在的致命性副作用，必须注意应用指征和应用时间。

三、PEEP 扩张陷闭肺泡的效应特点

1. *扩张陷闭肺泡作用的连续性*　从前述最佳或高水平 PEEP 扩张陷闭肺泡或实变肺泡的作用机制看，PEEP 的作用是“全”或“无”式的。但事实并非如此，由于从肺前部到肺背部存在胸腔负压梯度，选择位于最佳至高水平 PEEP 之间的压力，也会使一定数量的陷闭肺泡或实变肺泡开放，只是数量少。这也是随着 PEEP 增加，PaO_2 继续升高的主要原因之一。试验证实，PEEP 等于 LIP 的压力时，大量陷闭肺泡开放；其后，随着 PEEP 升高，少量陷闭肺泡的开放持续进行。理论上，随着压力升高，高水平 PEEP 扩张实变肺泡(较重的陷闭肺泡)的数量也会逐渐增多。

2. *扩张陷闭肺泡作用的时间依赖性*　陷闭肺泡一旦开放，其表面张力显著降低，维持肺泡扩张的压力也会明显降低，甚至停用 PEEP 后仍能较长时间维持肺泡扩张，因此病情明显改善后，应逐渐降低 PEEP。由此可见，同一患者的“最佳 PEEP”不是固定的，在不同时期是可变的。

3. *陷闭肺泡的通气作用*　由于陷闭肺泡严重受损，顺应性显著降低，肺泡扩张后继续增加压力也不可能使其容积明显增大，因此开放的陷闭肺泡对增加通气量作用有限，主要作用就是减少分流，改善换气。

四、PEEP 对高通透性肺水肿的治疗作用

理论上，PEEP 可减轻 ARDS 的肺水肿，但早期动物实验显示肺实质的含水量无明显变化，少部分文献报道水分减少，部分报道有所增加。如前所述，PEEP 的治疗作用主要取决于病理生理状态及其设置是否合适，合适的 PEEP 可扩张陷闭肺泡，显著降低切变力，防止肺损伤和肺水肿加重，而不是促进其吸收；目前还没有改善损伤性肺水肿的直接手段，若合理应用 PEEP，肺水含量较未应用或未合理应用者减少，因此即使肺水含量不减少也有治疗价值。

另外,PEEP可建立从肺泡区到间质区的压力梯度,使水分由肺泡区向间质区扩散,改善弥散和通气血流比例($\dot{V}/\dot{Q}$)失调,升高PaO_2。

五、PEEP的肺保护作用

最佳PEEP可扩张陷闭肺泡,即适当PEEP可维持肺泡内径,防止PS失活,减轻肺泡开放或陷闭以及不同顺应性肺单位之间的切变力,有助于防治VALI;若PEEP过大,可导致Pplat过高、跨肺压过大,肺泡过度扩张,容易加重VALI。

综上所述,PEEP治疗ARDS特点如下:① 最佳或适当PEEP有助于防止肺损伤和肺水肿加重,使水分从肺泡区向间质区重新分布,不能直接促进水分吸收,对改善弥散和$\dot{V}/\dot{Q}$失调有一定作用。② 改善低氧血症的主要机制是显著减少或消除陷闭肺区或肺泡,显著降低$\dot{Q}s/\dot{Q}t$。③ PEEP的选择是以恰好消除陷闭肺区,恢复其正常FRC为原则,大体相当于P-V曲线的LIP,称为最佳PEEP。不适合单纯根据改善氧合进行评价和调节。④ 最佳PEEP可有效扩张陷闭肺泡,显著降低切变力,保护肺,防治VALI。⑤ 最佳PEEP可基本不影响肺循环,甚至降低PVR。"随着PEEP增大,对循环功能的抑制作用增强"的说法是不确切的。⑥ 对ARDS而言,低水平PEEP不是安全PEEP,只有最佳PEEP才是安全PEEP。⑦ 采用最佳PEEP时,若仍有严重低氧血症,可根据肺顺应性变化和循环功能状态,继续增加PEEP、实施肺开放策略或评价右室功能,也可以加用其他呼吸支持技术。⑧ 随着ARDS的好转、加重或慢性化,陷闭肺区皆显著减少,PEEP的治疗作用减弱,负效应增大,故应降低PEEP,而不是增大PEEP。

六、PEEP治疗作用的其他评价方法

电阻抗断层扫描(EIT)肺监测、肺超声血管外肺水测定也能提供肺功能变化的依据,指导PEEP应用;与呼吸力学相互印证更有价值(详见第二十八章第十三节、第十五节)。

第四节　PEEP在肺水肿中的应用

根据肺水肿(本节指单纯传统意义上的肺水肿,非高通透性肺水肿)的发生机制,大体可分为高压性肺水肿和负压性肺水肿。前者的主要原因有左心衰竭、颅内高压等,PEEP可增加胸腔和肺间质压,促进肺吸收和氧合改善;应用适当,还可通过"选择性降低左室后负荷"改善左心功能(详见第三十六章)。对负压性肺水肿而言,PEEP增加肺间质压,也有明显的治疗作用;更主要的治疗措施是适当应用镇静剂或麻醉剂抑制过强的自主呼吸。

第五节　PEEP治疗低氧血症容易忽视的问题

PEEP应用中经常提到的问题是诱发VALI和对循环功能抑制,下述问题容易被忽视。

(一)不应出现的低氧血症改善　对多数低氧血症患者而言,适当应用PEEP能改善氧合,且负效应不大。若需持续应用高水平PEEP,则在一过性改善氧合后,多会出现病情的逐渐恶化,以至最终治疗失败。持续高水平PEEP改善氧合的主要机制有:① 降低肺循环血流量,使流经严重病变区的血流量减少,$\dot{V}/\dot{Q}$失调改善。② 呼气末肺泡压和吸气末肺泡压皆明显升高,导致整个呼吸周期的P_AO_2升高,氧弥散量增加。③ 有一定程度的改善陷闭肺泡和肺水肿的作用。其中,肺血流量下降的代价是左心射血量下降,组织供血、供氧的持续恶化;PEEP持续显著升高及伴随的Pplat显著升高,使肺持续处于过度扩张状态,诱发或加重VALI,故出现一段时间的氧合改善后病情逐渐恶化。故该类氧合改善必须避免;若需应用,则必须严格控制时间。

(二)加重低氧血症的PEEP　PEEP加重低氧血症大体可分为以下情况。

1. 无创正压通气(NPPV)漏气过多　用BiPAP

呼吸机 NPPV，随着吸气相压力（IPAP）或呼气相压力（EPAP）（实质是 PEEP）增大，漏气量增多，在吸入气氧流量不变的情况下，实际吸入气氧浓度（FiO_2）降低，导致低氧血症加重，故适当降低 IPAP、EPAP，避免过多的漏气是必要的。

2. *PEEP 过大导致人机配合不良*　PEEP 过大导致肺容积过大和弹性阻力增大，牵张反射增强，患者代偿性呼吸增强、增快，氧耗量增大；改善氧合的作用有限，最终导致低氧血症加重和病情恶化。处理措施是适当降低 PEEP 和应用镇静剂。

3. *存在并发症*　多种并发症可导致低氧血症加重，突出表现是急性肺动脉高压（PH）和急性肺心病、气胸。在急性 PH 和肺心病患者中，容易发生肺循环和支气管循环吻合支开放，可伴卵圆孔开放，$\dot{Q}s/\dot{Q}t$ 升高，继续增大 PEEP 没有治疗作用，反而增大 PVR，可能加重 PH 和低氧血症；处理措施适当降低 PEEP 和 Pplat，加强综合治疗，有效措施是加用体外膜氧合（ECMO）等呼吸支持技术（详见第八章第十节）。在气胸患者中，PEEP 增大可导致或加重张力性气胸；处理原则是根据疾病特点降低 PEEP，加强胸腔闭式引流。若患者为急性期 ARDS，PEEP 是必要的治疗手段，仅能适度降低；若为心源性肺水肿，尽管 PEEP 的治疗效果好，但不是必要措施，也可通过其他手段改善，应显著降低 PEEP，同时加强其他治疗措施；若为 COPD 或哮喘，则 PEEP 价值更低，可以降至 0；若重症肺炎或 ARDS 已进入慢性期或恢复期，PEEP 无治疗价值，应迅速降至 0 或接近 0。

第六节　PEEP 对抗 PEEPi 的特点及要求

所谓“最佳 PEEP”主要针对 ARDS，因为有比较准确的力学变化规律可循。气道阻塞性疾病也选择 PEEP，主要是对抗 PEEPi，但在不同疾病和不同病理生理状态中，PEEP 的作用机制和选择方法有巨大差别。

（一）支气管哮喘

1. *病理和病理生理特点*　气道阻塞是主要病理改变，伴一定程度的气道陷闭。Raw 增大、PEEPi 形成和肺过度充气是主要的病理生理改变；换气功能障碍较轻，且主要是$\dot{V}/\dot{Q}$失调。

2. *PEEP 的效应特点*　PEEP 对改善换气功能无价值，但可通过机械性扩张气道，降低 Raw，改善吸气触发和同步性，也加重肺过度充气，增大实际呼气末肺泡正压（PEEPtot）。后者对疾病影响更大，因此 PEEP 的应用以基本不增加 PEEPtot 和肺过度充气为原则。

3. *PEEP 的合理选择*　哮喘的气道阻塞相对固定，不仅呼气相严重阻塞，也有明显的吸气相阻塞。除速发型哮喘反应应用肾上腺素可迅速发挥治疗作用外，短时间内药物治疗不能使绝大多数患者情况明显改善，PEEP 对阻塞气道的扩张作用也比正常气道弱。PEEPi 主要是气道阻塞所致，呼气用力容易诱发气道陷闭，故中、高水平 PEEP 仅能使气道轻度扩张和部分陷闭气道开放，大部分压力必然传导至肺泡，使呼气末肺过度充气加重，PEEPtot 增大。因此，PEEP 一般不宜超过 3～5 cmH_2O；若超过 5 cmH_2O 应密切监测肺容积和循环功能的变化。

（二）慢性阻塞性肺疾病

1. *病理和病理生理特点*　气道陷闭是主要病理改变，气道阻塞是重要病理改变。Raw 增大、PEEPi 形成和肺过度充气是主要病理生理特点。

2. *PEEP 的效应特点*　与气道陷闭相比，气道阻塞所占的比例较小，换气功能障碍相对较轻，主要是$\dot{V}/\dot{Q}$失调，因此 PEEP 改善换气功能的作用有限，但可扩张陷闭气道，有效对抗 PEEPi；应用适当，压力基本不传入肺泡，故可改善吸气触发和人机同步，对呼吸力学无不良影响。

3. *PEEP 的合理选择*　一般情况下，在导致气流阻塞和 PEEPi 的原因中，气道陷闭占比约为 PEEPi 的 50%～85%，因此 PEEP 一般控制在 PEEPi 的 50%～85%。一旦超过该范围，PEEP 对狭窄气道的扩张作用有限，大部分压力传入肺泡，将导致 PEEPtot 升高和肺过度充气加重。

由于 COPD 存在严重气体分布不均，PEEPi 在肺内分布不均，在 RR 较快的情况下，气道阻塞在 PEEPi 占比增加，也有加重局限性或弥漫性肺过度充气的可能，所以应在减慢 RR 的基础上，逐渐增加 PEEP。

第七节 经常忽视的PEEP作用

本章第二节简单总结了PEEP的作用,后几节介绍了其主要作用,次要作用也不应被忽视,简述如下。

1. 降低气道阻力 主要通过PEEP的机械性扩张作用降低Raw。扩张陷闭气道、对抗PEEPi的作用可显著降低Raw,对正常气道和阻塞气道的扩张作用较弱,尤其是后者。Raw降低,有助于降低呼吸功,改善吸气触发。PEEP降低Raw的作用也与肺容积有直接关系,如ARDS的肺容积显著降低,PEEP扩张气道的作用微弱;高水平PEEP会增加肺黏性阻力,使呼吸系统阻力反而增加。

2. 保护肺 除适当PEEP通过防治肺泡陷闭、降低切变力而防止VALI外,对于无气道-肺实质病变或病变较轻的患者,常规VT(8～12 mL/kg)+低水平PEEP(3～5 cmH_2O)也有助于防止肺泡萎陷和肺顺应性减退,当然大VT的效果和安全性更佳。自主呼吸较弱、长期卧床或自主呼吸被显著抑制的MV患者,由于自主呼吸的代偿作用减弱或消失,低位肺区的肺泡和小气道有陷闭倾向;通气时间较长的患者也会出现明显的肺泡陷闭,因此适当应用大VT或加用PEEP可保持小气道和肺泡开放,或使已陷闭的肺泡开放。但相对于大VT的动态作用,低水平PEEP的静态作用较弱,高水平PEEP的负效应较多,故目前倾向于选择大VT扩张陷闭肺泡,而不是PEEP(详见第四十一章)。

3. 改善呼吸机性能 在部分呼吸机,应用低水平PEEP(1～2 cmH_2O)时,将维持一定持续气流,使呼吸阀处于较低程度的开放状态,类似于伺服阀,从而缩短反应时间,改善同步性。BiPAP呼吸机是典型代表。

第八节 PEEP负效应的特点

PEEP的负效应不是绝对的,随疾病类型和病理生理特点而变化,在某一状态下是负效应,在另一状态下则可能表现为有效的治疗作用。

(一)循环功能 PEEP对循环功能的作用受多种因素影响,主要与肺容积、疾病特点和PEEP水平有关。

1. 基础肺容积 肺处于正常FRC位时,PVR最小,体循环也处于良好的血量动力学状态。对肺外疾病导致的呼吸衰竭而言,大VT、不加PEEP通气,PVR小;增加PEEP将导致PVR增大,胸腔负压减小,回心血流量减少。对气道阻塞而言,加用PEEP可导致肺容积增加,PVR增大,回心血流量减少;对气道陷闭而言,PEEP可扩张陷闭气道,对抗PEEPi,对血量动力学无不良影响。对急性肺实质疾病导致的低容积患者而言,适当PEEP可使FRC恢复至接近正常水平,改善低氧血症,PVR可能降低,对回心血流量影响不大。任何疾病状态下,PEEP过大皆会导致肺容积和PVR增大,并可能导致胸腔负压的明显降低和对循环功能的抑制。

2. PEEP水平 对大部分患者而言,应用PEEP后,肺泡扩张,肺泡毛细血管受压;肺泡外毛细血管和较大肺血管(主要是肺静脉)位于间质,受影响较小,总体表现为PVR增大,对肺血流量影响不大。PEEP$<$5 cmH_2O时,对PVR基本无影响;继续增加PEEP,PVR增大;若PEEP增大,使Pplat超过P-V曲线的UIP时,PVR急剧上升,肺血流量将明显减少。

PEEP对体循环的作用与肺循环相似,但程度相对较轻,因为PEEP克服肺实质阻力传导至胸腔时将明显降低;只有PEEP增大使Pplat超过UIP后,才会导致CVP显著升高和CO明显下降。

3. 自主呼吸能力 正常自主呼吸使胸腔负压和肺间质负压周期性增大,肺血管扩张,肺循环和体循环的阻力、血流量皆处于适当水平,低水平PEEP对循环功能的影响有限。若患者自主呼吸减弱或使用镇静剂、肌松剂抑制自主呼吸后,PEEP对循环功能,特别是对体循环的抑制作用明显增强。

4. 病理生理特点 若存在气道的动态陷闭，低水平 PEEP 仅对抗陷闭气道，压力不能传导至肺泡，肺容积不变，对肺循环和体循环皆无不良影响；陷闭气道开放后，继续增加 PEEP，压力将等水平传导至肺泡，对肺循环和体循环皆出现抑制作用；PEEP 越高，抑制作用越强。对于存在大量陷闭肺泡陷闭(主要见于 ARDS)的患者，PEEP 低于 LIP 时，压力主要传导至相对正常的肺区，对肺循环有一定抑制作用；达 LIP 时，大量陷闭肺泡开放，局部肺循环改善，总体 PVR 不再继续增加，甚至有所减小，肺顺应性改善，压力向胸腔传导增强，对体循环的抑制作用可能有所增强。继续增加 PEEP，对肺循环和体循环的抑制作用都将增强。

气道压在肺内和胸腔的传导符合下述规律：$\Delta Ppl/\Delta Paw = C_L/(C_L + Ccw)$，其中 ΔPpl 为胸腔内压的变化幅度，ΔPaw 为气道压的变化幅度，C_L 为肺顺应性，Ccw 为胸廓顺应性。

5. 与 PEEPi 作用的区别 PEEPi 持续抑制肺循环，抑制强度不仅与 PEEPi 大小直接相关，更与自主呼吸密切相关。在自主呼吸较强的情况下，一般不会发生低血压；用镇静剂和肌松剂抑制自主呼吸后，容易发生低血压。

(二) 呼吸机相关性肺损伤 与对循环功能的影响相似，VALI 与病理生理特点和 PEEP(或 PEEPi)水平直接相关，低水平 PEEP 对多数患者(ARDS 除外)有一定保护作用；位于陷闭气道等压点(多为 COPD 患者)和陷闭肺泡开放点(多见于 ARDS)的 PEEP 可显著降低切变力，减轻肺损伤；继续增大 PEEP 将导致肺过度充气和 Pplat 升高，VALI 发生率将显著增加。

(三) 其他 PEEP 增大，PVR 增大，白细胞沉积增加，但对是否会影响病情进展难以评价。高水平 PEEP 还可抑制支气管的血液循环，可能对慢性肺实质病变的修复及纤维化进展有一定影响，故慢性期患者应选择低水平 PEEP 和通气压力，与疾病的病理生理特点、PEEP 的作用特点一致。

第十五章
机械通气的呼吸生理学基础与策略

机械通气(MV)是利用呼吸机的机械装置产生气流和提供不等水平的氧浓度,建立气道口与肺泡间的压力差,增加每分钟通气量(VE),改善换气功能,减少呼吸功,最终改善或纠正低氧血症、CO_2潴留及代谢紊乱。主要起生命支持作用,为基础疾病的治疗创造条件;应用得当,在一定条件下,尚有改善循环功能、保护肺、防治肺感染等作用。

传统MV强调改善气体交换和维持正常动脉血气,而部分重症患者常需要较高的通气压力和潮气量(VT),容易导致机械通气相关性肺损伤(VALI,简称气压伤)和对循环功能的抑制。特别是前者一旦发生,患者的治疗将非常困难,病死率显著升高,因此近20年来强调在尽可能不增加或减少VALI和减轻对循环功能抑制的基础上,改善气体交换,维持组织供氧,即使达不到理想的动脉血气水平也可以接受,称为肺保护性通气策略,如定压通气(pressure targeted ventilation, PTV)、允许性高碳酸血症(permissive hypercapnia, PHC)通气。这些通气方式的核心是限制通气压力和VT,维持适当呼气末正压(PEEP),在特定的患者中发挥了积极作用,但出现了滥用趋势,因此强调MV要符合不同疾病及不同阶段的呼吸生理变化,且能改善或基本不影响组织代谢。

第一节　机械通气与组织供氧

MV不能单纯以改善PaO_2或SaO_2为目的,应以改善组织供氧为原则。改善组织供氧涉及动脉血氧运输量(DaO_2)、微循环、内环境,必要时需降低组织代谢。

(一) 维持动脉血氧运输量　动脉血氧含量(CaO_2)$=SaO_2\times Hb$(血红蛋白),$DaO_2=CaO_2\times CO$(心排血量),因此维持适当DaO_2的方法包括维持适当的氧合、Hb和CO。实际应用时,上述指标的维持皆有一定限度,过高、过低可能皆不合适。

1. 适当的PaO_2　正常情况下,$PaO_2=60$ mmHg时,可保持适当的氧合($SaO_2=90\%$)。若$PaO_2<60$ mmHg,SaO_2将显著下降;若继续升高PaO_2,SaO_2增加有限,故强调$PaO_2\geqslant60$ mmHg即可。一般情况下,无论是否有明显高碳酸血症,SaO_2以90%~97%较合适。

2. 合适浓度的Hb　CaO_2是指每100 mL血液中所带氧的毫升数,包括物理溶解氧、与Hb相结合氧两部分。$CaO_2(mL/\%)=0.003\times PaO_2+1.39\times SaO_2\times Hb(mL)$。以正常$SaO_2=98\%$、Hb=15 g%代入公式,则健康人的$CaO_2=20$ mL/100 mL血液,其中Hb结合的氧量为19.7 mL,远高于物理溶解氧。

因此,CaO_2主要与SaO_2、Hb有关,改善氧含量不仅要改善PaO_2及影响氧离曲线的因素,也应改善血红蛋白的量和质,Hb以90~140 g/L为宜,不宜<75 g/L;Hb过低,CaO_2下降,过高则增加血循环阻力。维持适当Hb水平和稳定循环功能的条件下,SaO_2稍低于90%或在80%~85%之间也是相对安全的。

3. 适当的胶体渗透压和血容量　血容量的维持取决于胶体渗透压、晶体渗透压和水的综合作用,其中主要取决于前者,白蛋白是产生血液胶体渗透压的主要成分;创伤、重症感染等不仅分解代谢显著增强,也存在白蛋白经毛细血管的大量漏出,故不同研究经常得出需控制或补充胶体的不同结论,忽视血浆蛋白水平的合理评价是核心。疾病初期不宜补充或大量补充蛋白质、氨基酸,否则会导致大量分解代谢产物的产生,加重心、肝、肾的负担;蛋白质在损伤部位过度渗出将加重组织水肿,故应注意掌握补充的时机和程度;同时,根据血钠、血氯水平和水代谢的情况综合处理。与内环境调节是一致的(具体处理详见第三十九章第十节)。

4. 合适的心排血量　通过前述措施维持有效循环血容量是改善心功能的基本措施,在此基础上适当应用强心药物或控制过快的心率,抑或采用其他手段,以保证适当CO。

肺实质疾病导致的重症呼吸衰竭患者确定合适的CO比较困难。增加CO一般通过提高前负荷(主要是补液量)、降低后负荷(降低左室跨壁压)和改善心肌收缩力实现,且三者之间有一定的关系。

(1) 治疗矛盾:足够补液量是维持CO的基础,对于血容量不足的患者,强调迅速有效的扩容治疗,但对于急性左心衰竭或急性肺损伤患者,又强调降低输液量,以减轻肺水肿和降低静动脉血分流率($\dot{Q}s/\dot{Q}t$);维持适当氧合常需增加通气压力,而维持适当CO又常需降低通气压力,因此需结合具体情况综合考虑。

(2) 措施:对于部分患者,为保障氧合与CO之间的平衡,应适当控制输液量,CO维持正常中等水平;避免高水平,以免加重心脏的负担,特别是有心脏损伤的患者;对心脏功能较差的患者维持正常低水平,可能是合适的选择,因为机体可通过一系列调节,包括全身血流量重新分布、血压升高等来保障重要脏器的血供。血容量不足或通气压力较大导致血压下降或尿量不足时,必须补充血容量。当然,在左心衰竭或呼吸过强的肺损伤患者中,适当较高的压力可降低左室跨壁压,改善心功能,故需注意根据呼吸生理学特点进行调节。

(二) 改善微循环　正常的微血管结构、充足的循环血流量和适当的凝血功能是维持微循环正常的基本因素,尤其是充足血容量可有效“冲洗”微循环,防治微循环障碍和弥漫性血管内凝血(具体处理详见第三十九章第十节)。

(三) 改善组织供氧　包括改善周围组织的对氧的利用和降低氧耗量,其中改善组织供氧是治疗的核心。

1. 改善组织供氧和氧的利用　核心是在改善DaO_2和微循环的基础上,改善内环境,包括避免碱血症;保障适当的能量供应,及早发现和处理反应性高血糖,因为危重患者容易发生应激性高血糖或使原有的糖尿病高血糖加重,导致机体代谢障碍;补充水溶性维生素和维持适当的电解质水平,特别是防治高钠、低钾和低镁血症,以保障机体代谢的正常进行。

2. 降低组织代谢　在机体代谢过强的情况下,静脉血氧含量将显著降低,静脉血经分流的肺循环后将导致更严重的低氧血症,故应注意降低机体代谢,如降温、应用镇静剂和肌松剂抑制过强自主呼吸等,但需控制镇静强度,尽可能维持自主吸气触发。

第二节　与机械通气密切相关的力学概念

本部分仅简单解释与MV有密切关系的内容,详见朱蕾主编的《临床呼吸生理学》第二版和本书第四章第四节。

一、阻 力 概 念

1. 弹性阻力(elastance, E)　是弹性组织对抗变形和弹性回位而产生的阻力,是静态阻力。

2. 呼吸系统弹性阻力(respiratory elastance, Ers)　又称胸肺弹性阻力或总弹性阻力,肺、胸廓和气道总的弹性阻力,气道弹性阻力可忽略不计,是平静呼吸时的主要阻力,正常约占总呼吸阻力的2/3。

3. 肺弹性阻力(lung elastance, E_L)　是肺扩张时的弹性阻力,主要是肺弹性回缩力和肺泡表面张力,是吸气的阻力、呼气的动力。

4. 胸廓弹性阻力(chestwall elastance, Ecw)　胸廓扩张时的弹性阻力,是胸廓的弹性回缩力,受腹腔内压和横膈移位等影响。正常情况下,胸廓处于扩张状态,是呼气的阻力、吸气的动力。

健康成人,功能残气量(FRC)占肺总量(TLC)的40%,肺弹性回缩力与胸廓弹性扩张力相等;肺容积约占TLC的67%时,胸廓处于弹性零位。超过该位置是吸气的阻力、呼气的动力,容易发生呼吸肌疲劳。

5. 摩擦阻力(frictional resistance, R)　又称黏性阻力(viscous resistance),是互相接触的物体将要发生或已经发生相对运动时,在接触面上产生的阻碍相对运动的力。

6. 气道阻力(airway resistance, Raw)　是气体流经气道时,气体分子之间和气体与气道壁之间的摩擦阻力,是呼吸系统的主要黏性阻力。常用阻断法和体容积描记仪法测定,MV时容易分别测定吸气相和呼气相阻力。

7. 肺阻力(lung resistance, Rl) 呼吸时气道阻力和肺黏性阻力之和。正常情况下,肺黏性阻力小,可忽略不计,但肺水肿、肺损伤时,肺黏性阻力明显增大。

8. 呼吸系统黏性阻力(respiratory viscous resistance, Rrs) 简称呼吸阻力(respiratory resistance),是呼吸时,气体流经呼吸道时气体分子之间、气体分子与气道壁之间的摩擦阻力,以及胸、肺实质相对位移所发生的摩擦阻力,是肺阻力与胸廓黏性阻力之和。正常情况下,胸廓黏性阻力可忽略不计,但肥胖、胸壁水肿、胸腔积液患者明显增大。常规MV测定的所谓Raw实质是Rrs,实际也包括惯性阻力。鉴于MV患者呼吸系统的惯性阻力影响小,Rrs可以代表黏性阻力或非弹性阻力。

9. 惯性阻力(inertial resistance, I) 是物体在起动、变速、换向时因惯性产生的阻止运动的力。

10. 呼吸系统惯性阻力(respiratory inertial resistance) 又称总惯性阻力,是气流进出肺内,在起动、变速、换向时,因气流和胸肺组织惯性所产生的阻止气体流动的力,是气道、肺、胸廓三部分的惯性阻力之和。健康人很小,可忽略不计,胸廓、肺严重病变或肥胖时增大。

黏性阻力和惯性阻力为动态阻力。

二、常用压力概念

1. 胸腔内压(intrapleural pressure, Ppl) 是胸膜腔内压强与大气压之差。正常情况下为负值,其大小等于肺泡内压与肺弹性回缩力之差,正常功能残气位时,平均为−5 mmHg。胸腔内压增大是其负值缩小,甚至转为正压。

2. 肺泡内压(pulmonary alveolar pressure, Pal) 又称肺泡压,是肺泡内压强与大气压的差值,取决于胸腔内压与肺弹性回缩压之差,随呼吸运动而呈周期性变化。肺泡内压的变化是推动气道内气体流动的动力。吸气时,胸腔负压增大,超过肺弹性回缩压,使肺泡内压低于大气压,气体进入肺内,直至肺泡压与大气压相等,气流停止;呼气时则相反。

3. 气道压(airway pressure, Paw) 又称气道内压,是气道内压强与大气压的差值,随呼吸运动而呈周期性变化。正常吸气或呼气末,气流停止,从肺泡经各级气道到口、鼻腔各处的压力相等;吸气时压力递减,呼气时递增。气流阻塞、用力呼吸、MV时,气道压的变化幅度增大。

4. 驱动压(driving pressure, DP) 是克服摩擦阻力而使流体流动的压力差,或克服胸肺弹性阻力而使其扩张或回缩的压力差。常用来描述气道内气体和血管内血液的流动情况,也用于描述呼吸机的工作原理和VALI的发生机制。

5. 跨壁压(transmural pressure) 又称为经壁压,是腔壁内外的压强差。主要描述肺泡内外、血管内外、心室内外的压强变化,分别称为跨肺压、血管跨壁压、心室跨壁压,对理解呼吸力学、血流动力学的变化有重要价值,但常被严重忽视或错误解读。

三、压力-容积曲线

1. 肺压力-容积曲线(pressure-volume curve of the lung) 简称压力-容积(P-V)曲线,是描述跨肺压与肺容积之间相互关系的曲线,反映肺顺应性变化。横坐标是跨肺压,纵坐标是肺容积,正常情况下吸气相是"S"形曲线,呼气相与吸气相并不完全重合。典型"S"形曲线的上、下各有一折点,与肺泡的过度扩张和开放有关。

2. 呼吸系统压力-容积曲线(pressure-volume curve of the respiratory system) 也简称压力-容积(P-V)曲线,是描述跨胸压或肺泡内压(大气压为0)与肺容积之间相互关系的曲线,反映呼吸系统顺应性变化。横坐标是肺泡内压,纵坐标是肺容积,正常情况下,吸气相是"S"形曲线,呼气相与吸气相并不完全重合。典型"S"形曲线的上、下各有一折点,主要与肺泡的过度扩张和开放有关,临床上常用于反映肺压力-容积曲线。

3. 陡直段(steep part) 在压力-容积曲线上,压力、容积呈线性关系的部分,较小压力变化即可产生较大的肺容积变化,是MV和自主呼吸的适宜部位,需要的呼吸功小,不容易发生肺损伤和循环功能障碍。

4. 高位平坦段(upper flat part) 是在压力-容积曲线上,超过压力、容积呈线性关系的平坦部分,提示肺泡处于过度扩张状态。自主呼吸容易发生呼吸肌疲劳和呼吸衰竭,MV时容易发生肺扩张性损伤和循环功能障碍。

5. 低位平坦段(lower flat part) 是压力-容积曲线陡直段以下的平坦部分,提示肺泡陷闭。在该段还容易发生微血管扭曲、肺循环阻力(PVR)增加;容易发生肺切变力损伤,低氧血症也不容易纠正,是PEEP发挥作用的主要部位。

6. 低位拐点(lower inflection point, LIP) 是压力-容积曲线的低位平坦段与陡直段的交点。超过该点表示肺顺应性显著改善,是萎陷肺泡的复张点,是指导 PEEP 设置的重要依据。一般强调使用等于或略高于此点的 PEEP 可显著改善氧合，减轻或避免肺泡反复塌陷和复张所致的切变力（或剪切力）损伤。

7. *高位拐点*（upper inflection point，UIP）　是压力-容积曲线的高位平坦段与陡直段的交点。超过该点，大部分肺泡将处于过度扩张状态，肺顺应性显著下降，容易发生扩张性损伤。

8. *肺顺应性*（lung compliance，C_L）　是呼吸运动时，在外力作用下肺的可扩张性，等于肺弹性阻力的倒数。用单位跨肺压改变时肺容积的改变率（ΔV/ΔP）表示，健康成人的 C_L 约为 0.2 L/cmH_2O。

9. *呼吸系统顺应性*（respiratory system compliance，Crs）　又称胸肺顺应性，是呼吸运动时，在外力作用下胸部（主要是胸廓和肺）的可扩张性，是 Ers 的倒数。用单位肺泡内压变化引起的肺容积变化（ΔV/ΔP）表示。计算公式为 $1/Crs=1/C_L+1/Ccw$，正常值约为 0.1 L/cmH_2O。

10. *静态肺顺应性*（static lung compliance，$C_L st$）　是在呼吸周期中，气流暂时阻断时测得的肺顺应性，习惯上以 FRC 至 FRC＋0.5L 的容积改变（ΔV）除以相应的压力改变（ΔP）表示。

11. *呼吸系统静态顺应性*（static compliance of respiratory system，Crsst）　简称静态胸肺顺应性，是在呼吸周期中，气流暂时阻断时测得的胸肺顺应性，主要用于反映肺静态顺应性。在较高肺容积或低位肺容积时，肺泡处于过度扩张或陷闭状态，顺应性随容积而变化；中间部位的肺容积与压力变化呈线性关系，顺应性恒定，故用该部分顺应性表示静态顺应性，习惯上以 FRC 至 FRC＋0.5L 的容积改变（ΔV）除以相应的压力改变（ΔP）来表示。

12. *动态肺顺应性*（dynamic lung compliance，$C_L dyn$）　是呼吸周期中，气流未阻断时测得的肺顺应性，在健康人或气道阻力正常的患者中可较好地反映静态肺顺应性。

13. *呼吸系统动态顺应性*（dynamic compliance of respiratory system，Crsdyn）　简称动态胸肺顺应性（dynamic total compliance），是呼吸周期中，气流未阻断时测得的胸肺顺应性，受气道阻力的影响。在健康人或气道阻力正常的患者中，动态胸肺顺应性与静态胸肺顺应性基本相等。

第三节　压力-容积曲线及其临床应用

P－V 曲线有多种概念，从内容上讲有呼吸系统、肺和胸廓的 P－V 曲线；从时相上讲有吸气相、呼气相和完整吸呼气周期的 P－V 曲线。呼吸系统的 P－V 曲线一般是指以 FRC 为 0 点、跨胸压（Pal 与大气压之差，等于 Pal）变化为横坐标、肺容积变化为纵坐标的关系曲线，包括吸气相和呼气相 P－V 曲线。肺或胸廓的 P－V 曲线也皆以 FRC 为 0 点，肺容积变化为纵坐标，横坐标分别为跨肺压（Pal 与 Ppl 之差）和跨胸壁压（Ppl 与大气压之差的绝对值，等于 Ppl 的绝对值）。呼吸系统 P－V 曲线实质是肺和胸廓 P－V 曲线的综合反映，由于胸廓的 P－V 曲线比较固定，故其形态主要受肺 P－V 曲线影响，可较好反映肺 P－V 曲线和 C_L 变化。若吸、呼气时相的曲线皆测定，则呈密闭环状，称为 P－V 环。上述内容和时相组合可形成 9 种类型的 P－V 曲线。各种曲线又分为两种情况，一是完整曲线，皆可分为两部分，超过 FRC 时位于第一象限，低于 FRC 时位于第三象限；二是仅测定出第一象限的曲线。如此组合又分为 18 种类型的 P－V 曲线。上述情况皆指静态 P－V 曲线，还有动态 P－V 曲线以及其他要求的曲线，故实际种类更多。上述情况的存在导致临床测定和阐述的混乱。

呼吸运动受胸廓和肺顺应性的影响，其中主要受 C_L 的影响，因此测定肺 P－V 曲线更有价值，且该曲线也更形象、直观。与吸气相相比，肺呼气相 P－V 曲线有滞后性，滞后程度以充气与放气时两条曲线之间的最大横距（即充、放气曲线间的横线）表示，反复充气后滞后程度可逐渐减小，称为肺容积轨迹；若肺内注入生理盐水，气液界面消失，表面张力消除，滞后现象消失（图 15－1）。

肺 P－V 曲线测定较烦琐，除测定肺容积外，需同时测定 Pal 和 Ppl，Pal 的测定简单方便，而 Ppl 的测定则要复杂得多，常用食管内压（Pes）表示；呼吸系统 P－V 曲线仅需测定 Pal，故 MV 时一般测定呼吸系统 P－V 曲线，简称 P－V 曲线，且常仅测定第一象限和吸气相的变化。

本节描述完整的静态呼吸系统 P－V 曲线及相关问题，以促进专业人员对呼吸生理的正确理解为

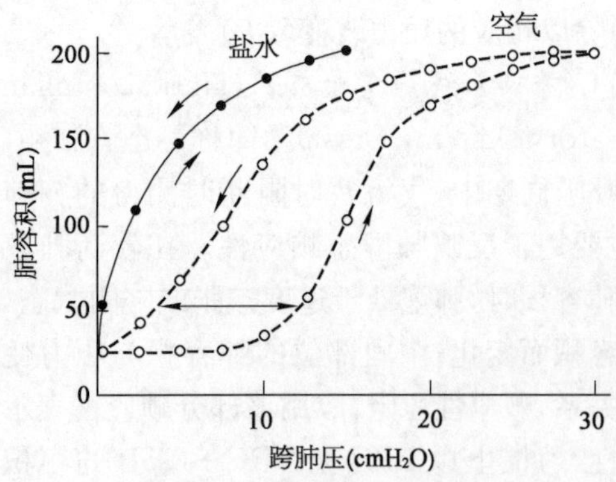

图 15-1　肺的 P-V 曲线

引自：Murray JF. The normal lung[M]. 1976：83

目的。讲述 MV 的生理学基础和策略时，主要参考第一象限的吸气相 P-V 曲线。波形图监测则主要为各种实际情况的动态 P-V 曲线，两者有巨大差别。

一、呼吸系统 P-V 曲线的测定

测定 P-V 曲线时，分步吸气(或打气入肺)或分步呼气(或从肺内抽气)，每次吸气或呼气后，屏气，放松呼吸肌，测定肺容积变化和 Ppl，然后绘制 P-V 曲线。因为测定在屏气、无呼吸运动、无气流的情况下进行，所以称为静态 P-V 曲线；吸气、呼气皆测定，则曲线呈环状，称为 P-V 环。

二、呼吸系统 P-V 曲线的基本特点

P-V 曲线主要受 C_L 影响，因此肺的特点决定了 P-V 曲线的基本特点。① C_L 的可变性：呼气相曲线与吸气相曲线并不重合，有一定程度的滞后，可能与肺泡表面张力的可变性有关；实际测定时与肺黏性也有一定关系。② 完整的吸气相和呼气相 P-V 曲线皆呈 S形(图 15-2)，出现下述比较典型的特点。

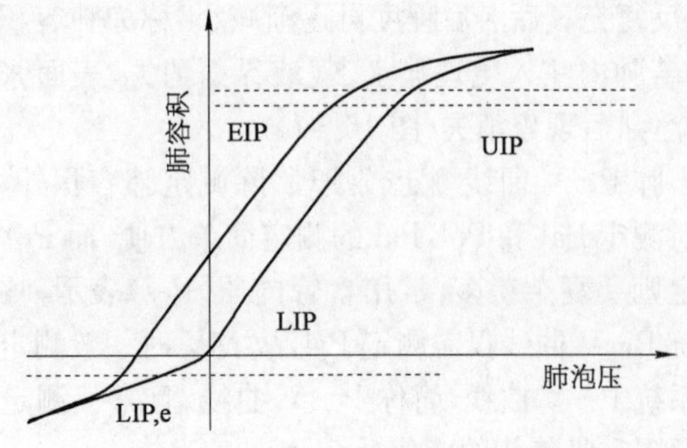

图 15-2　典型的完整 P-V 曲线

有 4 个拐点和 6 段曲线，其中 EIP 略低于 UIP，LIP，e 略低于 LIP

1. *四拐点*　典型者有 4 个拐点：吸气支 LIP、UIP，呼气支的呼气相拐点(expiratory phase inflexion point，EIP)和呼气相低位拐点(LIP in expiratory phase，LIP，e)。相应有 6 段曲线，吸气相的低位平坦段、陡直段、高位平坦段和呼气相低位平坦段、陡直段、高位平坦段。该曲线常规测定时仅理论上存在，实际上不存在，但结合下述曲线，对正确理解顺应性变化有重要价值。

2. *三拐点*　临床或试验动物实际上最多能发现 3 个拐点(图 15-3)，即 LIP、UIP、EIP，主要见于急性呼吸窘迫综合征(ARDS)，但大多数会出现阐述错误。

3. *各种情况*　如上述，完整的 P-V 曲线有 4 个拐点，所谓完整是指从残气容积(RV)开始吸气(或充气)，至 TLC，然后呼气(或抽气)达到或超过 RV。常规试验要求是吸气至 TLC、呼气至 FRC，最多有 3 个拐点(图 15-3)，故常规测定 4 拐点是不存在的。更多情况下仅出现 UIP 和 EIP 两个拐点(图 15-4)，主要见于肺外疾病和阻塞性肺疾病；ARDS 经过适当 MV 治疗，消除了 LIP，也为 2 个拐点。肺外疾病、阻塞性肺疾病和限制性肺治疗适当则没有拐点(图 15-5)。合适测定 ARDS 实验动物或患者可出现 LIP，e(图 15-6，后述)。绝大多数关于 EIP 的解释是错误的。

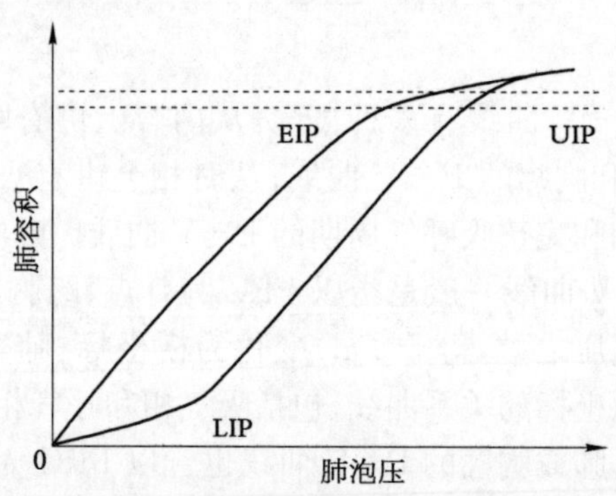

图 15-3　典型 ARDS 以 FRC 为 0 点的 P-V 曲线

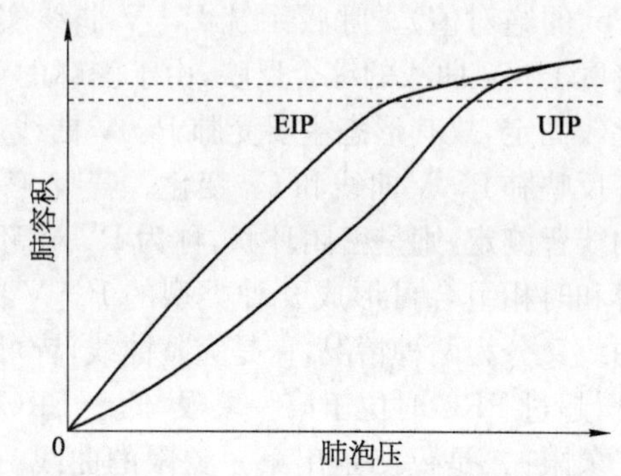

图 15-4　正常肺以 FRC 为 0 点的 P-V 曲线

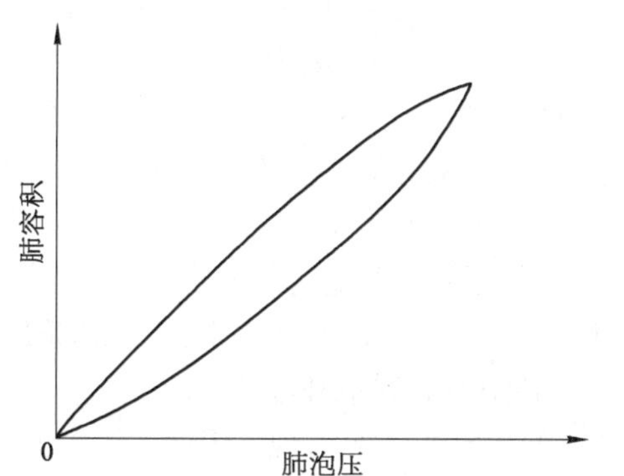

图 15－5 机械通气适当时以 FRC 为 0 点的 P－V 曲线

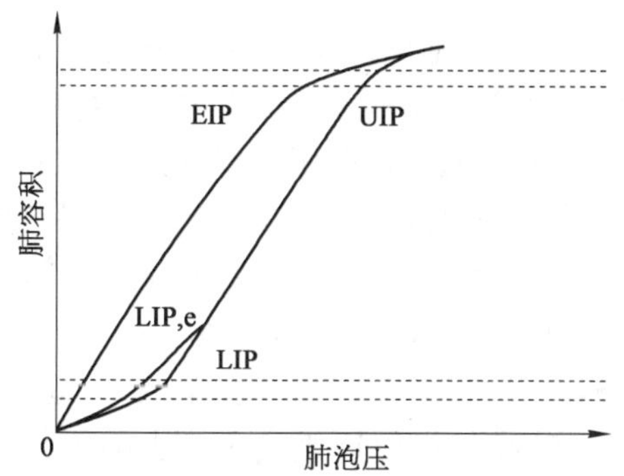

图 15－6 典型 ARDS 低容积 P－V 曲线与常规 P－V 曲线

三、典型吸气相呼吸系统 P－V 曲线

包括 3 段、2 点，临床上基本仅见于 ARDS，不同疾病状态陡直段、UIP、高位平坦段的共性相同；LIP、低位平坦段见于 ARDS，有其特点。

1. 陡直段　顺应性最大，与弹性纤维的可扩张性、表面张力和表面活性物质（PS）的综合作用有关，相当于肺容积在正常 FRC 和 UIP 之间的部分。在该段范围内，肺容积显著增加，压力仅轻度升高，故 MV 时，发生 VALI 的可能性小，对循环功能的抑制轻，呼吸功（WOB）少；若经面罩无创正压通气（NPPV），则面颈部和连接管路的动态无效腔小，不容易漏气或发生胃胀气，因此陡直段容积决定了肺实质能耐受的 VT，是自主呼吸和 MV 的适宜部位。

2. 高位平坦段　超过陡直段后，肺容积接近 TLC，VT 轻度增加，压力显著增大，曲线变得平坦。该段的顺应性显著变小，弹性阻力呈指数式增大，其机制与胶原纤维对弹性纤维的限制有关。在该段进行 MV，则 VALI 发生机会显著增多，MV 对循环功能的抑制作用显著增强，呼吸功显著增加；若进行 NPPV，则动态无效腔大，发生漏气和胃胀气的机会大。所以，应避免在该部位进行 MV。

3. 高位拐点　是高位平坦段与陡直段的交点，容积占 TLC 的 85%～90% 和跨肺压 35～50 cmH_2O，相当于控制通气时平台压（Pplat）35 cmH_2O；是 VALI 发生率明显升高和 MV 显著抑制循环功能的转折点，也是 NPPV 时是否显著增加动态无效腔、容易漏气和发生胃胀气的转折点，因此是 MV 限制高压和高容积的转折点。

（1）UIP 的可变性：只要有合适、足够的充气过程，多出现典型 UIP；由于肺损伤或气道阻塞的不均一性，部分 P－V 曲线也可无明显 UIP。Hickling 的数学模型提示，依据 P－V 曲线的 UIP 不能准确判断肺的过度扩张。Pplat＞高位拐点压力（P_{UIP}）时，尽管部分肺区已出现过度扩张，但部分肺区的复张仍继续发生；两部分综合作用的结果是前者被后者掩盖，P－V 曲线上不出现 UIP，曲线仍呈相对较好的线性。在分别测定高位肺区和低位肺区的 P－V 曲线时，发现高位肺区较早出现 UIP，低位肺区没有观察到 UIP，符合重力依赖性的特点；在总体 P－V 曲线上，UIP 没有被观察到。因此，可以认为 UIP 主要反映肺高位肺区的过度扩张，且可能被低位肺区的继续复张所掩盖或部分掩盖，不出现 UIP 或典型 UIP，见于 ARDS；UIP 的出现则反映肺过度充气已经出现。

（2）通气高压或容积的确定：若 P－V 曲线上出现 UIP，应使 Pplat＜P_{UIP}。正常肺通气时，UIP 大约相当于控制通气时 Pplat 35 cmH_2O 或平稳辅助通气 30 cmH_2O 的水平。超过此值，多数肺泡将可能出现明显过度充气。因此，若 UIP 被掩盖，应使控制通气的 Pplat＜35 cmH_2O，有平稳自主吸气触发时则应低于 30 cmH_2O；若出现过强的自主呼吸，胸腔负压和跨肺压将明显增大，需调节呼吸机或应用镇静剂和肌松剂抑制过强的自主呼吸。

4. 两个特殊位置

（1）胸廓弹性零位：肺容积占 TLC 的 67% 时，胸廓处于弹性零位，超过该位置 Ers 将显著增大。

（2）正常功能残气位：正常 FRC 是健康人或轻度阻塞性通气功能障碍患者的平静呼气末肺容积（EELV），相当于占 TLC 的 40%。此时，胸廓弹性扩张力和肺弹性回缩力处于平衡状态，吸气阻力最小，呼气完全靠肺的弹性回缩力完成，故 WOB 最少；PVR 最低；通常情况下跨肺压和切变力也最低，发生 VALI 的机会最小，循环功能最好；还能维持正常的动脉水平。因此正常 FRC 是自然呼吸或 MV 末的最佳位置。

健康成人自然呼吸时,呼气末处于正常功能残气位,VT发生于陡直段,吸气和呼气曲线非常接近,吸气相、呼气相的$C_L$st皆约为0.2 L/cmH_2O。

5. 功能残气量的变化及处理对策

(1) FRC基本正常:见于肺外疾病,如呼吸中枢疾病或颅脑疾病,神经-肌肉疾病,全身麻醉或上腹部手术后等。随着疾病持续时间延长,出现低位肺泡萎陷,FRC减小,但幅度有限。

(2) FRC减小:见于限制性肺疾病,主要是胸廓疾病和肺实质疾病。后者如肺充血、渗出、陷闭、实变、纤维化,$C_L$st降低,部分急性期ARDS可出现典型LIP,切变力和PVR显著增大,故不仅WOB明显增加,也容易发生肺损伤和循环功能障碍(无论是否MV)。处理对策是适当浅快呼吸(慢性肺实质或胸廓疾病)或深慢呼吸(肺外疾病);若为急性、可逆性肺病变(ARDS、肺水肿),则适当应用PEEP,使呼气末肺容积尽可能恢复至正常或接近正常FRC的水平。

(3) FRC增大:肺过度充气,主要见于慢性阻塞性肺疾病(COPD)、支气管哮喘(哮喘),也常见于人工气道过细、MV不当。FRC增大将使吸气末肺容积(Vei)或MV的Pplat接近或超过UIP,Ers和PVR显著增大,WOB显著增加。处理对策是降低FRC,并使其尽可能接近正常水平。若过大FRC不能有效下降,则适当加用PEEP对抗PEEPi(主要是COPD)。

6. 低位平坦段　肺顺应性显著降低,与肺容积缩小、肺泡陷闭(伴小血管的扭曲变形和低氧性收缩),以及表面张力持续增大(降至一定肺容积时,PS的作用达极限,不再继续增大)有关。在该段自主呼吸和MV中,常有主动呼气,WOB增加,PVR明显增大,切变力显著增大,VALI的发生机会明显增加,且容易发生顽固性低氧血症。因此,应避免在该段自主呼吸或MV。

7. 低位拐点　是低位平坦段与陡直段的交点。理论上,大量肺泡陷闭导致陷闭肺区出现和LIP形成,主要见于ARDS;其他疾病少见,主要出现于重力、药物或用力呼气至RV或接近RV且持续时间较长的患者。陷闭肺区可导致多种不良后果:呼气期分流和顽固性低氧血症;切变力显著增大和肺损伤;局部肺血管收缩和PVR增大。

(1) LIP为一段:LIP为陷闭肺泡的开放点,即呼气末压力超过LIP,大量陷闭肺泡开放,上述不良后果自然消除;若低于该点且持续一定时间,则肺泡重新陷闭而成为陷闭肺区。一般开放正常肺泡需要的跨肺压(不是平台压)约为20 cmH_2O,故理论上LIP是一点,习惯上也称为一点。由于胸腔负压梯度和损伤程度的不同,陷闭肺泡开放需要的Pal不同,故LIP应为一个区间。低位肺区开放需要的Pal大或PEEP高;病变重的肺区开放需要的跨肺压大,可显著超过20 cmH_2O,PEEP明显增大,是ARDS患者既可以实施定压通气(PEEP较低,约10 cmH_2O),也可以实施肺开放通气(PEEP较高,20～30 cmH_2O)的理论基础之一。

(2) ARDS可以不出现LIP:与基本正常的肺泡在低容积时出现过度扩张有关,与UIP不出现的机制相似,不赘述。

(3) PEEP选择的多变性:从“最佳PEEP”扩张ARDS陷闭肺泡的作用机制看,在适当PEEP范围内,即8～12 cmH_2O(有适当自主吸气触发)或10～15 cmH_2O(控制通气),扩张陷闭肺泡似乎是“全”或“无”的。但实际上并非如此,PEEP选择从“最佳水平”到“肺开放水平”(超过20 cmH_2O)之间也会有一定陷闭肺泡开放,只是数量较少,这也是部分患者随着PEEP增加,P-V曲线斜率或C_L逐渐改善、PaO_2继续升高的主要原因之一。当陷闭肺泡开放引起的顺应性增加,与原来扩张肺泡过度膨胀引起的顺应性下降之间,达到最佳比例状态时,C_L最大,称为最大静态肺顺应性。因此,从病理生理角度讲,选择达到“最大静态肺顺应性”的PEEP作为“最佳PEEP”也是一种比较理想的选择。由于该点具有显著的时间依赖性,应用不当也容易导致部分肺区出现明显肺泡高压,因此各种PEEP选择方法皆有一定问题,需根据呼吸力学特点动态调整。

总之,肺弹性变化表现为吸气相P-V曲线呈S形。在弹性限度内,弹性纤维起主要作用,称为肺的延伸性,表现为陡直段,是自主呼吸和MV的合适部位。在高容积时,胶原纤维起主要作用,称为肺的不可延伸性,表现为高位平坦段;在低容积时,表面张力显著增大,肺泡容积明显缩小或陷闭,顺应性显著下降,表现为低位平坦段,应避免在该两段自主呼吸或MV。肺容积占TLC的40%时,胸廓弹性扩张力和肺弹性回缩力处于弹性平衡状态,占比67%表示胸廓处于弹性零位。UIP和LIP是指导MV高压和低压选择的转折点。

四、ARDS呼吸系统的呼气相P-V曲线

(一) 吸气相P-V曲线的问题　传统观念认为LIP是大量陷闭肺泡开放的标志,故以该点或略高

于该点的压力作为选择“最佳 PEEP”的依据。但研究显示，PEEP 与 LIP 没有很好的相关性，认为呼气相 P－V 曲线能提供更有价值的信息。

1. 开放陷闭肺泡和维持陷闭肺泡开放　理论上，吸气相压力打开陷闭肺泡或使开放肺泡扩张，而呼气相压力则防止已开放的肺泡重新陷闭或肺泡容积过度缩小，防止陷闭的压力应略低于开放的压力。临床所用通气压力或 Pplat 远超过 LIP 的压力，足以打开陷闭肺泡（ARDS 的实变区除外），PEEP（防止陷闭的压力）稍低于 LIP 即可。事实上，在大部分情况下，临床所用 PEEP 比实验室测定的 LIP 压力稍低，也足以有效改善氧合。

2. 合理选择　用吸气相 P－V 曲线指导通气压力或 Pplat 的选择，用呼气相 P－V 曲线指导 PEEP 选择；监测动态变化，及时调整。Pplat 和 PEEP 皆在合适水平，必然使驱动压（DP）、应力和应变在合适水平。

（二）呼气相 P－V 曲线拐点的误区

1. 理论变化　理论上，吸气相 P－V 曲线反映陷闭肺泡复张的动态过程，呼气相 P－V 曲线反映肺泡重新陷闭的动态过程。在 ARDS 患者或动物的呼气相，理论上随着 Pal 降低，肺过度充气减轻；病变重的肺泡（实变肺泡）首先大量陷闭，此后病变较轻的陷闭肺泡重新陷闭，因此与吸气相 P－V 曲线相似，呼气相 P－V 曲线也应出现类似变化，并出现两个拐点。

2. 实际变化　无论是临床患者还是 ARDS 动物，皆仅出现 1 个拐点，即 EIP。

3. 解释的误区　在呼气或抽气开始时，随着 Paw 降低，肺过度扩张改善，顺应性改善，但仍非常低；继续降低压力，斜率突然增加，顺应性显著改善，出现拐点 EIP，结合吸气相 P－V 曲线，共 3 个拐点，参考 EIP 选择 PEEP 更合理。此为动物实验和临床上的常规描述。Medaff 等人成功救治一名因链球菌败血症引起的 ARDS 患者，需要的 PEEP 高达 25 cmH_2O，远超过吸气相 LIP 的压力（16～18 cmH_2O）；根据呼气相 P－V 曲线，其 EIP 的压力也大约为 25 cmH_2O。Hoizapfel 等人根据呼气相 EIP 选用 PEEP，使 $\dot{Q}s/\dot{Q}t$ 平均减少 88%。如上述，PEEP 代表呼气相的力学特点，LIP 代表吸气相的力学特点，但 EIP 远高于 LIP，而不是低于 LIP。因此，EIP 不能反映吸气相已开放肺泡陷闭重新陷闭。

（三）真实的呼气相 P－V 曲线及合理解释　无论是临床患者、志愿者，还是正常实验动物、ARDS 动物，真实呼气相 P－V 曲线基本相似。

1. 呼气相高位平坦段和高位拐点　充分吸气或充气至 TLC 后，顺应性非常低。呼气或抽气开始时，随着压力降低，顺应性改善，但非常有限，反映肺仍处于过度扩张状态，称为呼气相高位平坦段。随着压力继续降低，斜率突然增加，顺应性显著改善，该转折点为 EIP。EIP 是大量过度扩张肺泡转为正常弹性状态的转折点，是呼气相高位拐点，不是低位拐点。

2. 呼气相陡直段　随着压力继续降低，肺容积继续减小，肺泡处于正常弹性扩张状态，顺应性基本不变，称为呼气相陡直段，一直持续至功能残气位。

正常功能残气位是呼气末的最佳位置。Rimensberge 研究了 ARDS 的呼气相 P－V 曲线，发现当肺容积下降至 TLC 的 40%时，肺泡开始陷闭，认为 PEEP 的大小应使呼气末肺容积略大于 40%TLC，与正常 FRC 符合。因此，以 FRC 为 0 点测定的完整吸气相和呼气相 P－V 曲线（第一象限内）应该有 2 个拐点：UIP、EIP。

3. 呼气相低位拐点　继续抽气，肺容积将下降至正常 FRC 以下，压力下降至一定程度后，跨肺泡压降至 20 cmH_2O 以下，大量肺泡陷闭，顺应性显著减退，该转折点为 LIP，e。LIP，e 反映大量开放肺泡或已开放的陷闭肺泡重新陷闭。

4. 呼气相低位平坦段　继续降低压力，剩余肺泡的开放内径缩小，顺应性变化不大，称为低位平坦段。

上述是完整 P－V 曲线的正确理论阐述，有 4 个拐点。

5. 动物试验结果的印证　笔者团队对油酸所致 ARDS 模型犬的研究结果显示，在 FRC 和 TLC 之间，呼气相 P－V 曲线也只有一个拐点 EIP。EIP 反映肺由过度充气向正常弹性状态的转折点，与 LIP，e 无关。因为试验犬处于 ARDS 早期阶段，实变肺区可在高压下充分复张，并维持较长时间的开放状态；呼气相 Paw 和 Pal 下降，过度扩张的肺泡恢复至正常弹性扩张状态，两者的交点为 EIP；此后，尽管肺泡内径缩小，但仍保持持续扩张状态，故无低位拐点出现。维持肺泡扩张比增大肺泡需要的压力低，故 EIP 的压力低于 UIP、高于 LIP，试验结果与此符合，该压力与上述 Medaff 等人报道的结果类似，故推测国外学者报道的所谓呼气相低位拐点或 EIP 并非真正呼气相低位拐点。很少有学者继续临床试验，也很难试验。

（四）低容积呼气相 P－V 曲线和 LIP，e 的测定　在前述动物试验中，绘制了部分 ARDS 犬低容积段的吸气相和呼气相P-V曲线，同时得到了LIP和LIP,e。

1. 测定方法　先用大注射器法测定和记录犬吸气相P-V曲线，注气至一定阶段后，压力变化幅度开始减小，而顺应性(用曲线斜率表示)开始变大，说明LIP出现，再注气一次；然后开始抽气，记录呼气相P-V曲线，LIP,e出现(图15-6)。

2. 评价　此方法得出的曲线反映了病变程度较轻的陷闭肺区的力学特征，其理论依据：LIP标志陷闭肺区复张的开始；使肺容积略高于LIP，但远低于UIP，故开放的只有陷闭肺区，无实变肺区。大量病变程度较轻的陷闭肺泡复张后，停止充气；然后抽气，随着Pal下降，肺泡即重新陷闭，故在呼气相P-V曲线上出现LIP,e，该点的压力($P_{LIP,e}$)为该肺区的闭合压，必然比开放压(P_{LIP})低。试验结果显示：$P_{LIP,e}$为7～8 cmH_2O，比P_{LIP}约低2 cmH_2O。在此压力之上，陷闭肺区保持开放；反之则重新陷闭。由于陷闭肺泡的闭合压也存在区域性差异，LIP,e也为一段区间。将PEEP设置在该区间之上，可防止已复张的陷闭肺泡在呼气末重新陷闭。该点压力可能是ARDS早期实行PTV的"最佳PEEP"。实验结果和临床上选择PEEP的实际情况也与此相符。

3. 临床选择　由于LIP,e和LIP的压力接近，故实际操作时，用两者皆可，即用LIP指导PEEP设置也是合适的，没有必要用传统的PEEP为LIP+2 cmH_2O。无论如何选择，根据力学变化来动态调整PEEP是必要的，而不是持续维持不变。

五、机械通气患者呼吸系统P-V曲线的测定和LIP、UIP的确定

确定LIP或UIP必须首先确定肺P-V曲线或连续测定肺顺应性(C_L)。绝大多数情况下胸廓结构稳定，顺应性也基本稳定，故可以用Crs代替C_L。Crs分静态和动态顺应性，在Raw正常或接近正常者，两者接近；反之则差别巨大。MV患者的P-V曲线或顺应性测定有多种方法，有较大随意性，应结合临床情况，简述如下。

(一) 公式法计算动态顺应性和确定LIP、UIP　有两种基本测定方法。

1. 改变PEEP法　根据不同水平PEEP对Crs的影响测定顺应性并确定拐点。

(1) 具体测定方法：用容积控制通气(VCV)，RR足够慢(一般为4～6次/min)，PEEP设置为0，避免自主呼吸出现(多需镇静剂和肌松剂充分抑制自主呼吸)，使呼气充分完成；VT足够大，使Pplat超过UIP；屏气时间足够长，使平台稳定出现。压力控制通气(PCV)也可测定，测定要求相同。

(2) 计算：测定Ppeak、Pplat和相应的PEEP、VT，根据下列公式计算：Crsdyn = VT/(Pplat - PEEP)。

在一定范围内，随着PEEP阶梯式增加，Crs逐步增大(相当于低位平坦段)；达一定程度(即LIP位)后，Crs显著改善；进一步增加PEEP，Crs保持不变(相当于陡直段)；超过一定水平(即UIP位)后，Crs明显下降。因此，通过该方法可画出吸气相P-V曲线和确定吸气相拐点，其中开始获得最大Crs的位置为LIP，开始明显下降的位置为UIP。

(3) 优缺点：该方法简便易行，对呼吸机要求不高，便于推广。当然，新式高档呼吸机可自动测定，简易或老式呼吸机需人工计算。缺点主要有① 不能连续监测Crs，使所选择的"最佳PEEP"的精确性可能降低。② 缺乏规律性，对于同一患者，需多次反复测定。③ 必须在VCV或PCV模式、完全抑制自主呼吸、较慢RR的条件下进行测定。

2. 改变潮气量法　该方法的基本特点是固定PEEP为0，逐渐增大VT，计算顺应性，其他要求与改变PEEP法相同，不赘述。

上述方法是在有呼吸气流的情况下测定完成，故所测得的顺应性为动态顺应性；但基本消除了气流的影响，准确度高，习惯上也称为准静态顺应性。

(二) 静态P-V曲线的测定　主要有大注射器法和呼吸机法。计算和绘制方法也主要有两种：手工法和计算机法。

1. 测定方法

(1) 大注射器法：用1～3 L注射器按不同容积分次注入肺内，平衡3～5 s后记录相应的Pal，该方法较精确，但操作较复杂，且需要断开呼吸机。

(2) 呼吸机法：在MV条件下测定，通过调整VT及测定对应Pplat完成，但测定Pplat时，需按住吸气暂停键3～5 s平衡压力。与上述动态Crs的测定法相似，也必须在VCV或PCV模式、完全抑制自主呼吸、RR 4～6次/min、初始PEEP为0的条件下测定。为抑制呼吸肌的活动，常需使用较大剂量的镇静剂、肌松剂或麻醉剂。

呼吸机法的特点操作较为方便，但对呼吸机的要求高。

由于影响顺应性的因素较多，任何一种测定方法都存在一定的误差，甚至较大；拐点的判断也存在

许多问题，主要是准确性和可靠性有欠缺。

2. *静态 P－V 曲线的绘制方法*

(1) 手工法：根据测定结果人工绘制 P－V 曲线，用肉眼判断拐点。该方法简单、方便、快捷，可床边操作；但受主观因素的影响较大，精确度稍差。试验结果显示，不同人员对同一患者 LIP 的判断结果差异较大，个别报道高达 9 cmH_2O，若应用于临床，将很难兼顾肺保护作用和改善氧合作用。还需强调，人工绘制曲线时，压力和容积坐标轴的比例也影响曲线的形状，进而影响对拐点的判断。

(2) 计算机法：即利用计算机直接计算结果和自动判断拐点。由于使用的分析软件不同，判断的标准也可能不一致；但基本原理相似，较手工法更方便、准确。

(三) 简化动态 P－V 曲线测定　为克服上述测定方法的不足，探索简单、方便、准确性高的动态测定方法用于 ARDS 的评价和治疗是必要的。

1. *简化动态 P－V 曲线的特点和测定要求*

(1) 计算公式：Crsdyn＝VT/(Pplat－PEEP)。

(2) 测定要求：充分应用镇静剂和肌松剂抑制自主呼吸，保持气流量恒定(用 VCV 模式、选择方波)、较大 VT(超过 UIP)、RR 足够慢(4～6 次/min)。

(3) 选择：1 次通气图形即可；建议选择 5 次，去除变异度较大的 2 次，取剩余 3 次结果的平均值。

(4) 评价：与静态测定方法非常接近，故可较准确反映顺应性；事实上与静态 P－V 曲线有很好的重合，拐点容积和压力也皆有很好的相关性。有研究显示，与静态 P－V 曲线相比，获取简化动态 P－V 曲线只需要一个呼吸周期，所需时间短；不需特殊呼吸机；数据不需二次加工，研究结果准确度高。故可用简化动态 P－V 曲线代替静态 P－V 曲线进行临床测定。

2. *根据简化动态 P－V 曲线选择最佳 PEEP 的问题*　① Crsdyn 受呼吸阻力(主要是 Raw)影响。对于同一患者，根据动态 P－V 曲线确定的 PEEP 水平随呼吸阻力而改变；即使满足上述前提条件确定的 PEEP 也可能高于由静态 P－V 曲线确定的 PEEP。② 没有充分的压力平衡时间，可能因滞后现象导致同样容积下的压力偏高。为减少上述因素的影响，必须选择 Raw 不高的患者，必须维持足够慢的 RR、足够长的送气和屏气时间。事实上，该类测定基本仅用于 ARDS。

(四) 动态 P－V 曲线的自动监测　现代呼吸机多能自动、连续、实时监测 P－V 曲线，应用非常简单、方便；通气对象差异大，患者可以是肺实质或气道疾病；通气模式不恒定(流量也相应不恒定)；RR 和 Ti 也可以有很大变异；自主呼吸影响大；故测定 LIP 和 UIP 的价值非常有限。主要用于 MV 过程中各种问题的监测，详见各相关章节。

(五) 简单估算　多数情况下，临床上没必要精确测定 Crs、LIP 和 UIP，故可简单估算。

1. *具体方法*　选择 VCV 或 PCV，要求参数设置出现稳定的平台和充分呼气。设置 PEEP＝0，测定 Pplat；然后增大 PEEP，若 Pplat 升高幅度等于或略小于 PEEP 增加幅度，为低位平坦段；若 Pplat 增加幅度开始突然下降，为 LIP；其后 Pplat 升高幅度基本等于 PEEP 增加幅度，为陡直段；达一定限度后，Pplat 升高幅度明显增大，则进入高位平坦段，其交点为 UIP。

2. *评价*　对急性期 ARDS 的评价有较高价值；其他病理情况不符合上述规律，多无 LIP。

(六) 根据疾病特点简单推测　在严重阻塞性肺疾病中，Paw 和 PEEPi 对肺泡有正压扩张作用，不存在 LIP。在 ARDS 的急性期，存在大量肺泡陷闭，容易出现 LIP，其水平为 8～12 cmH_2O(自主吸气触发)或 10～15 cmH_2O(自主呼吸被抑制)；在亚急性或慢性期，肺泡陷闭显著减少，LIP 不明显或缺乏。在急性大叶性肺炎中，肺泡内有大量渗出物，不存在 LIP。多数情况下，各种疾病 UIP 的压力相似，控制通气时，相当于 Pplat 35 cmH_2O；有稳定自主吸气触发时，大约为 30 cmH_2O；若自主呼吸过强，则胸腔负压和跨肺压显著增大，UIP 的压力不能确定，也没必要确定，此时必须调整通气模式和通气参数，应用镇静剂和肌松剂抑制过强的自主呼吸。

第四节　吸气相压力-容积曲线与机械通气策略的选择

现代肺通气的主要生理学基础是肺或呼吸系统 P－V 曲线，充分掌握各种情况的 P－V 曲线对理解呼吸生理和指导 MV 有重要价值(详见本章第二、第三节)。由于临床上多数情况下还是根据吸气相

P-V曲线指导临床应用,故本节重点探讨其与MV的关系。

一、呼吸系统P-V曲线的基本特点和通气原则

正常P-V曲线分为两段一点,即陡直段和高位平坦段,两段交点为UIP。在陡直段,压力和容积变化呈线性关系,较小压力变化即引起较大VT变化,是自主呼吸和MV的适宜部位。若呼气结束于正常FRC位,则可保障最佳的力学关系、最低的VALI发生率、最低的PVR、最低的WOB,并能维持正常动脉血气水平。若为高容积呼吸衰竭患者,应尽可能降低EELV,并使其逐渐接近正常FRC;若为低容积呼吸衰竭患者,则尽可能恢复至正常FRC水平。在高位平坦段,较小VT变化即可导致压力显著升高,从而增加VALI的机会,并加剧MV对循环功能的抑制;若选择NPPV,则面罩和口咽部的动态无效腔显著增大,漏气和胃胀气的发生机会显著增多,故MV时强调高压或高容积皆低于UIP的压力或容积。一般情况下,UIP为肺容积占TLC 85%~90%或跨肺压35~50 cmH_2O,相当于控制通气时Pplat 35 cmH_2O(稳定自主吸气触发30 cmH_2O)或吸气末肺容积(Vei)20 mL/kg的水平。保护性肺通气时,UIP的选择既可以参考压力,也可以参考容积,前者主要用于肺实质疾病,后者主要用于气道阻塞性疾病(主要是哮喘),总体上前者更常用。

二、正常肺容积呼吸衰竭和大潮气量通气

1. *基本原因和力学特点* 主要见于神经-肌肉疾病、药物中毒、外科手术、麻醉后患者,基本特点是Raw和Crs基本正常或增加幅度有限,P-V曲线符合正常肺的特点,陡直段(从FRC至UIP)容积在2 000 mL以上,因此理论上可用小VT、正常VT或大VT通气。

2. *大VT的机制与要求* 由于重力作用,上肺区含气容积多,血流量少,肺泡毛细血管呈陷闭倾向;下肺区血流量多,含气容积少,肺泡呈陷闭倾向。健康人自然呼吸通过神经-内分泌的调节作用和膈肌的代偿作用,上肺区血流量增加,下肺区通气量增加,从而防止上肺区毛细血管和下肺区肺泡陷闭。在上述疾病状态下,自主呼吸被大部分或全部取代,代偿作用显著减弱或消失,加之MV正压的作用,将发生重力依赖性的肺泡陷闭,不仅导致$\dot{V}/\dot{Q}$失调,也将使分泌物和病原菌包绕其中,形成感染源。试验证实,由于肺泡陷闭,上腹部手术后RV减少约13%,FRC下降20%,肺活量(VC)下降55%。因此,必须使用大VT(12~15 mL/kg)呼吸或通气,并间断进行深呼吸或叹气样通气,目的是保障陷闭肺泡的充分开放和肺泡引流的改善,而Pplat或DP也会低于UIP水平,不仅不容易诱发VALI,反而随着肺泡的充分开放,肺顺应性增大,Paw下降。

3. *大VT效果评价* 治疗结果显示:对该类患者用大VT和较慢RR,患者恢复快。若用小VT(6~8 mL/kg)或常规VT(8~12 mL/kg),肺感染常难以控制;改用大VT通气后,随着陷闭肺泡开放和引流改善,感染仍可较快控制,因此大VT对防治肺感染有重要作用。

4. *其他取代措施* 若采用常规VT,则应合用一定水平的PEEP(3~5 cmH_2O);一旦发生肺泡萎陷,该水平PEEP不能使肺泡复张,需更高水平的PEEP;当然,用大VT通气更合适。

三、严重气道-肺疾病与定压通气

MV强调控制肺泡高压,使其不超过UIP,还要维持适当的低压,防止肺泡陷闭,称为PTV,主要用于严重阻塞性肺疾病和严重肺实质疾病。

(一) COPD和哮喘

1. *基本力学特点和基本通气要求* Raw增大,FRC显著增大,伴PEEPi;随着阻塞加重,FRC和PEEPi增大;P-V曲线的基点上移,陡直段缩短,因此MV时降低FRC和合理调节PEEP是核心。

2. *COPD的特点与治疗*

(1) 呼吸力学特点:存在气道阻塞、气道动态陷闭和PEEPi,FRC增大至67%以上,从FRC至UIP的肺容积在1 000 mL以下,甚至仅300~400 mL。

(2) 呼吸力学与通气方式选择:上机初期,陡直段容积非常小,气道阻塞发挥更重要作用,故应选择小VT(或较低通气压力)、尽可能较慢RR、较长Te,促进过大FRC下降;PEEP不宜过高,以适当对抗PEEPi为原则,必要时可短时应用镇静剂。

随着病情好转,FRC下降,应逐渐增大VT,患者比较容易接受MV,直至转为深慢呼吸。此时,PEEPi主要是气道陷闭所致,延长Te不会使PEEPi降至0,适当水平的PEEP是必要的;一般认为PEEP占PEEPi的50%~85%时,可有效对抗气道陷闭,明显改善人机配合,又不影响呼吸力学(不

升高 Ppeak 和 Pplat)和血流动力学。

深慢呼吸是 COPD 呼吸衰竭患者病情改善后或缓解期的呼吸形式,而初期必须采取浅慢或适当浅快呼吸(Ers 显著增大,需兼顾)。大部分 COPD 患者可选择 NPPV。

(3) 呼吸衰竭特点和通气方式选择:根据肺泡通气量-二氧化碳分压($\dot{V}_A$ - $PaCO_2$)关系曲线(图 4-1),吸空气时 $PaCO_2$ 不会超过 150 mmHg,因此单纯呼吸性酸中毒,pH 不会低于 6.8 的生存极限;考虑代偿因素,pH 会更高,笔者团队曾统计 11 例 COPD 伴 $PaCO_2$ > 100 mmHg 的患者,10 例 pH>7.1,对机体是相对安全的。当 $PaCO_2$ > 80 mmHg 时,$\dot{V}_A$ 与 $PaCO_2$ 呈陡直的线性关系,$\dot{V}_A$ 或 VT 轻微增大,$PaCO_2$ 即降至 80 mmHg 以下,即使没有代偿,也能保障 pH > 7.1。当 $PaCO_2$ < 60 mmHg 时,pH 处于安全水平;$\dot{V}_A$ 与 $PaCO_2$ 的关系曲线比较平坦,需较大 $\dot{V}_A$ 或 VT 才能使 $PaCO_2$ 下降,Paw 也将明显升高;若 VT 适当增加,尽管 $PaCO_2$ 改善有限,但随着呼吸肌疲劳的恢复和 FRC 下降,$PaCO_2$ 将稳步下降,伴 pH 逐步改善,也有助于避免碱血症。

因此,对于轻度、中度或重度呼吸性酸中毒患者,通气初期首选小 VT 是合适的,随着病情改善,逐渐改为深慢呼吸和适当 PEEP 治疗,无论是 NPPV 还是人工气道 MV,皆容易满足上述力学要求和呼吸衰竭特点。

3. 哮喘的特点与治疗

(1) 呼吸力学特点和基本通气要求:哮喘的呼吸力学变化与 COPD 相似,但陡直段的肺容积常更小,PEEPi 更高,需更严格控制 VT 和延长 Te;PEEPi 主要是气道阻塞所致,用 PEEP 不能使气道明显扩张,反而使 Paw 升高,因此 PEEP 水平也应严格控制。

(2) 主要通气措施:尽可能减慢 RR,延长 I∶E,延长 Te;适当降低 VT;PEEP 一般不超过 3~5 cmH_2O,促进 EELV 下降,使其尽可能接近正常 FRC 或至少降至占 TLC 的 67%以下,PHC 常是必然结果。由于 Paw 和 PEEPi 特别高,多数患者难以接受 NPPV,需及早建立人工气道。在急救状态下,可用简易呼吸器 NPPV,好转后再过渡至呼吸机 NPPV 或建立人工气道。

(二) 严重肺实质疾病　典型代表是 ARDS,其他疾病虽也有肺容积减少,但病理特点和力学特点与 ARDS 有较大差异,故本节重点阐述 ARDS。

1. ARDS 基本病理和呼吸力学特点　典型 ARDS 病变具有重力依赖性,根据胸部 CT 扫描特点大体分为高位"相对正常肺区"30%~40%、低位"实变肺区"40%~50%、中间"陷闭肺区"20%~30%(图 15-7)。典型肺内型 ARDS 呈弥漫性改变(图 15-8),其"相对正常肺泡""陷闭肺泡""实变肺泡"的比例相似。当然,随着病变加重,皆出现"实变肺区"或"实变肺泡"增多。两者 P-V 曲线特点:出现低位平坦段和 LIP,且 FRC、TLC 下降。

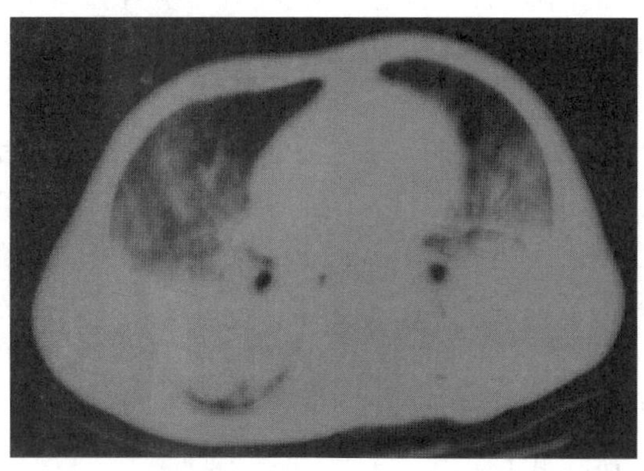

图 15-7　典型肺外型 ARDS 的肺部形态学变化

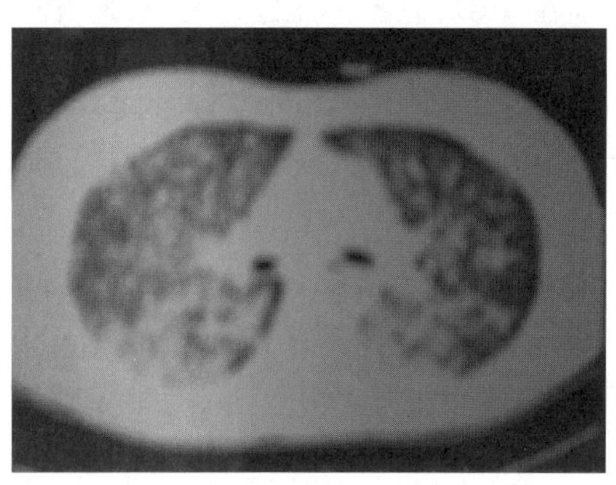

图 15-8　典型肺内型 ARDS 的肺部形态学变化

2. ARDS 的病理生理特点与 MV　陷闭肺区的肺泡在呼气相处于萎陷状态,在吸气相则随着胸腔负压的周期性增大而开放,导致 LIP 出现。陷闭肺区导致:呼气期分流和顽固性低氧血症;开放、陷闭产生高切变力和切变力损伤;局部肺血管缺氧性收缩和 PVR 增加,是 MV 的主要作用部位;相对正常肺区不需要 MV,实变肺区无法 MV(肺开放除外)。

(1) PEEP 的选择:由于胸腔负压和肺泡病变轻重的差异,LIP 为一段。PEEP 等于 LIP 时,可消除陷闭肺区,使有效肺容积增大至 50%以上,陷闭肺区容积逐渐接近正常 FRC,从而达到最大限度改善氧合,减轻肺损伤和改善肺循环的目的,称为最佳PEEP,经验数值为 8～12 cmH_2O(自主吸气触发)或 10～15 cmH_2O(控制通气),故不仅控制高压,也需维持适当低压。

(2) VT 的选择:从 LIP 至 UIP 的肺容积平均大约为 1 200 mL,MV 时采取常规 VT 即可,而不是皆用小 VT;重度 ARDS 必须用小 VT 和 PHC。

(3) PEEP 的调节:PEEP 扩张陷闭肺泡有一定的时间依赖性,陷闭肺泡一旦扩张,所需维持压力会有所下降;陷闭肺泡严重受损,顺应性显著减退,故扩张后继续增加压力也不可能使容积明显增大,对改善通气作用有限。因此,PEEP 的主要作用是降低$\dot{Q}s/\dot{Q}t$,病情好转后应逐渐降低 PEEP,即治疗过程中的"最佳 PEEP"是可变的。随着陷闭肺泡的持续扩张和病变肺容积逐渐接近正常 FRC,"最佳 PEEP"应逐渐下降。若病情加重或减轻以及慢性化,多伴随陷闭区的显著减少,前者需加强综合治疗或加用体外膜氧合(ECMO)等体外辅助治疗措施,后者需降低 PEEP。

(三) 肺开放策略　用于早期 ARDS 的治疗。已证实在 ARDS 患者中,上述小 VT 和适当 PEEP 通气较传统 MV 发生 VALI 的机会小,病死率下降,但也容易导致肺不张和进行性肺泡萎陷。为此,1992 年,Lauchmann、Sjostrand 等人提出"肺开放(open lung)策略"。

1. *基本概念*　用足够高的通气压力及适当 PEEP(可通过传统正压通气或高频通气等方式实现)"打开肺并使其保持开放";包括两个阶段,首先在短时间内用较高的压力使肺泡充分开放,然后用较低的压力维持肺泡的开放(PTV 和 PHC),以避免持续高压力诱发 VALI 和对循环功能的抑制。

2. *肺开放的压力选择和理论基础*　在具体的实施过程中,Gattinoni、Barbas 等人均提出过不同的设置方法,重点是 PEEP 的设置,至今尚无一致意见。推荐首选根据吸气相 P-V 曲线选择 PEEP,该方法较早应用,积累了相对较多的经验。由于肺泡陷闭是放气现象,理论上根据呼气相 P-V 曲线来确定 PEEP 防止肺泡萎陷更合理。实际操作时,临床医生常参考 PaO_2或 Crs 选择 PEEP,一般为 20～30 cmH_2O,相应高压为 40～60 cmH_2O,可有效打开"实变肺区或肺泡"。实变肺区主要位于肺下部或病变较重的部位,肺泡较早陷闭,间质水分含量多,肺泡内含水量少,肺泡壁结构尚"存在",也可认为是病变较重的陷闭肺区;当通气压力足够大时,肺泡可根据损伤程度的不同逐渐开放。研究表明,在较高压力水平时,PaO_2和$\dot{Q}s/\dot{Q}t$可接近正常水平。

陷闭或实变肺泡一旦充分开放,重新陷闭将比较困难,此时改用常规较低水平的高压和 PEEP 即可,即继续应用 PTV 或 PHC。

第五节　流量-容积曲线与呼吸形式的调节

以 FRC 为 0 点,呼吸流量(F)变化为横坐标,VT 变化为纵坐标的关系曲线称为 F-V 曲线(图 15-9),本节指 MV 时的 F-V 曲线。P-V 曲线反映 Crs 的变化,F-V 曲线则反映 Raw 和 Crs 的综合变化,主要是 Raw 的变化,主要用于指导呼吸形式的调节。相对于 P-V 关系,F-V 关系对肺损伤发生的直接影响较小,主要通过影响人机关系间接影响 VALI,但常更严重,且容易被忽视。

一、不同疾病 F-V 曲线的特点及通气形式

1. *肺外疾病*　主要见于神经-肌肉疾病或麻醉、手术后患者,呼气峰流量高,接近递减波,其下降支呈斜形直线(图 15-9A),理论上应采用正常呼吸形式;MV 患者常有低位肺淤血和重力依赖性肺泡陷闭,故宜采用深慢呼吸;若采用正常呼吸形式,则宜适当加用 PEEP;与 P-V 曲线的要求一致。

2. *阻塞性肺疾病*　主要是 COPD 或哮喘,呼气阻力明显增大,呼气 F 明显减慢(图 15-9B、D),宜采用稍大 F、大 VT、慢 RR 通气,降低湍流强度和 Raw,促进呼气。若存在严重肺过度充气,气体不能充分呼出,导致气体陷闭和较高 PEEPi(图 15-9C),应首选较小 F、小 VT、慢 RR 通气,待病情改善后,逐渐过渡至深慢呼吸。若为严重 COPD,则在等压点位置出现明显的气道陷闭,表现为呼气初期 F 较高,但很快迅速下降,并接近 0(图 15-9D),也出现气体陷闭和 PEEPi,则应在深慢呼吸或浅慢呼吸基础上,适当加用 CPAP/PEEP 对抗。

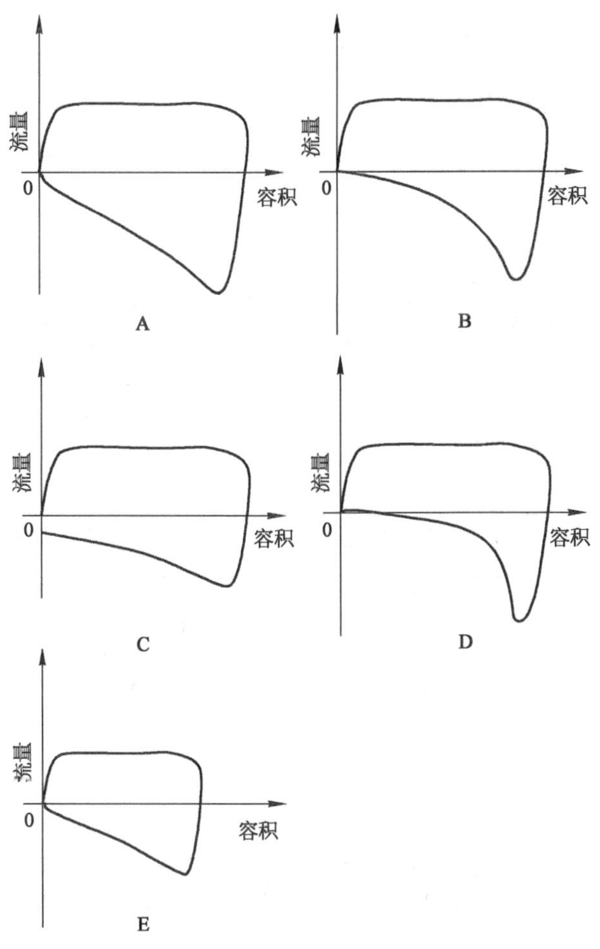

图 15-9　不同疾病的 F-V 曲线

纵坐标上为吸气 F、下为呼气 F；皆用 VCV(皆在纵坐标右侧)，流量为方波(横坐标上的流量显示)，人机关系协调，故吸、呼气波形光滑。A：正常肺，呼气峰流量高，下降支呈斜形直线。B、C：分别为周围气道轻度阻塞、严重阻塞的图形，前者的呼气 F 普遍下降，但能充分呼气；后者的呼气 F 普遍显著下降，呼气不充分，F 不能降至 0，出现 PEEPi。D：周围气道陷闭，呼气峰流量较高，但迅速降至接近 0，出现明显凹陷，也出现气体陷闭和 PEEPi。E：限制性肺疾病，吸、呼气 F 普遍减小，波形图形态正常

3. 限制性肺疾病　主要见于肺实质疾病或胸廓疾病，Crs 增大，Raw 多基本正常，F-V 曲线形态正常，但流量普遍降低(图 15-9E)，故宜采用较小 F、较小 VT、较快 RR 通气。在急性肺实质疾病中，呼吸中枢兴奋性明显增强，宜采用较大 F、常规 VT、较快 RR 通气，也与 P-V 曲线要求一致。

二、通气模式的流量波形与触发方式

1. 通气模式的流量

(1) 定容型模式：用方波和递减波皆可取得中等的平均吸气 F、较大 VT 和较慢 RR，用于阻塞性肺疾病，如 COPD 皆可取得较好的人机关系；但在急性肺实质疾病(如 ARDS)中，峰流量偏低的方波不容易满足吸气初期对高 F 的需求，宜首选递减波。

(2) 定压型模式：流量波形皆为递减波，因此无论是用于阻塞性肺疾病还是肺实质疾病，皆可取得较好的人机关系，临床应用明显增多。

(3) “完全”自主通气模式：理论上，成比例通气(PAV)、神经调节辅助通气(NAVA)的吸气 F 的形态和大小、VT“完全”随自主呼吸变化，应有最好的人机关系，可用于能自主吸气触发的各种疾病或病理生理状态；但实际成熟度低，应用经验少，需特别注意。

2. 触发形式　与单纯压力触发、按需阀送气相比，压力触发合并持续气流、流量触发或伺服阀通气皆可在吸气初期提供较高的 F，人机关系改善。

三、呼 吸 频 率

呼吸形式主要包括呼吸 F 和 VT、I∶E 和 RR。RR 是否适当又会产生多方面影响，包括影响 $\dot{V}_A$。在控制 VT 的情况下，为获得合适的 VE 必须增加 RR，但 RR 和 VE 的关系在不同病理状态下并不一致，且 RR 的变化也明显影响 $\dot{V}_A$，并影响 VALI。

1. 肺外疾病　气道-肺结构和功能基本正常，通气动力下降，宜采用深慢呼吸，维持正常 $PaCO_2$ 和 pH。

2. 阻塞性肺疾病　完成呼气的时间长，RR 增快将导致 Te 缩短、VT 减小和 $\dot{V}_A$ 降低、气体陷闭加重和 PEEPi 增大；在 VT 恒定(定容型模式)的情况下加重吸气末过度充气，在 Paw 恒定(定压型模式)的情况下将降低 VT，因此应严格控制 RR，不宜超过 20 次/min。

3. 限制性肺疾病　自主呼吸和 MV 皆可在较短的时间内完成吸气和呼气，RR 增快多伴随 VE 和 $\dot{V}_A$ 增大；ARDS 患者由于病变分布极度不均匀，不同肺区的时间常数(RC)差别较大，若 RR 过快，可导致顺应性较好的肺区过度充气，顺应性差的肺区充气不良，并在不同肺区之间产生高切变力，故应避免 RR 过快，控制或辅助通气不宜超过 25 次/min，自主通气模式不宜超过 30 次/min。

第六节　允许性高碳酸血症

在危重阻塞性肺疾病和肺实质疾病，采用 PTV 维持适当 VE 和降低通气压力不能兼顾时，选取小 VT(6～8 mL/kg)、允许 $PaCO_2$ 适度升高和一定程度的酸血症，称为 PHC。

PTV 是通气参数调整的一种形式，是通气参数符合呼吸力学的必然选择，从目的上讲是减少 VALI 的一种策略，常伴 MV 对循环功能抑制的减轻。PHC 是 PTV 的一种特殊形式，是人为造成的一种病理生理状态，因高碳酸血症的副作用以及过度抑制自主呼吸，可导致或加重一系列不良后果，包括对循环功能和膈肌功能过度抑制(与目前保护性右心通气和保护性膈肌通气相矛盾)，故 PHC 指征应严格掌握，一旦呼吸力学改善应尽快恢复常规 PTV，并使自主吸气触发出现。

一、PHC 实施的理论基础

1. *急性控制性高碳酸血症对机体的影响*　尽管急性非控制性高碳酸血症有较多负效应，但 $PaCO_2$ 适度缓慢升高对机体影响不明显，甚至对呼吸衰竭患者的病情改善有一定价值。高碳酸血症主要通过 pH 影响机体代谢和功能，细胞内 pH 的影响更大。由于细胞膜对 CO_2 的高通透性，急性 $PaCO_2$ 升高时，细胞内外 PCO_2 将迅速平衡，理论上可出现细胞内外 pH 的等值下降，但短时间后细胞内外 pH 变化即表现出明显不同的特点。

(1) 细胞内缓冲特点：细胞内有丰富的缓冲物质(主要为磷酸氢二钾/磷酸二氢钾、蛋白质)缓冲和质子泵调节，酸中毒在 15 min 大约代偿 60%；其后，随着细胞内旺盛代谢活动的持续进行，将迅速、连续地补充消耗的缓冲物质(线粒体的三羧酸循环产生 ATP，ATP 转换为 ADP 产生磷酸盐)，使缓冲作用在 3 h 即达最大幅度，因此轻中度 $PaCO_2$ 升高和酸血症时，细胞内 pH 可接近正常水平(图 15－10)；在重度酸血症患者中，细胞内 pH 也会明显改善。

(2) 细胞外缓冲特点：细胞外液(主要是血液)的缓冲和代偿作用较弱，脑脊液最弱，细胞内的缓冲物质流动性差(以结合状态为主)；加之细胞膜的半透膜作用，细胞内的缓冲物质不能较快进入细胞外液；由于血-脑脊液屏障等作用，进入脑脊液更缓慢；

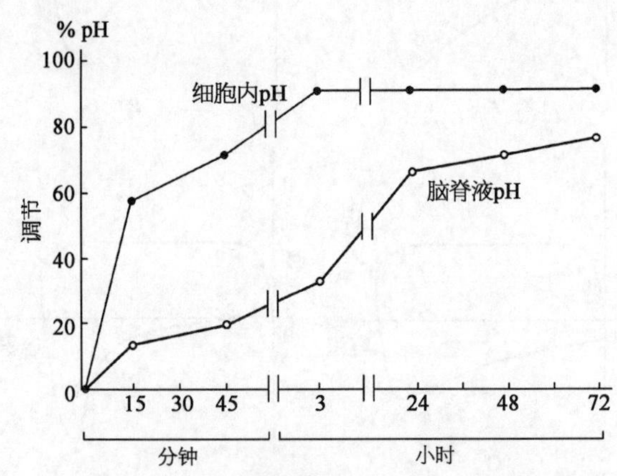

图 15－10　急性高碳酸血症发生后细胞内和脑脊液的 pH 变化

肾脏的代偿速度缓慢，大约 3 日才接近最大代偿程度，因此在较长时间内表现为明显的酸血症。

(3) 适当 PCO_2 升高的其他作用：兴奋交感神经-肾上腺髓质系统，儿茶酚胺释放和直接扩张周围血管可改善血液循环；适度细胞内酸中毒可保护缺氧性细胞损伤；$PaCO_2$ 升高使缺氧区肺血管收缩，降低 $\dot{Q}s/\dot{Q}t$，降低肺泡动脉血氧分压差[$P_{(A\text{-}a)}O_2$]，改善氧合；PHC 实施常需镇静剂和肌松剂抑制过强的自主呼吸，改善人机配合，降低氧耗量，减少诱发肺损伤的因素。

因此，$PaCO_2$ 缓慢适度升高时，尽管动脉血 pH 降低，但对细胞内环境和脏器功能的影响不大，PHC 是可以实施的。

2. *$\dot{V}_A$－$PaCO_2$ 关系曲线的特点*　① 海平面吸空气时，最高 $PaCO_2$ 不会超过 150 mmHg，即单纯急性呼吸性酸中毒，pH 不会低于 6.8 的生存极限。② 表现为双曲线关系，当 $PaCO_2 \leqslant 60$ mmHg(轻度高碳酸血症)或 60 mmHg$<PaCO_2 \leqslant 80$ mmHg(中度高碳酸血症)时，pH 在安全和比较安全的范围，$\dot{V}_A$ 明显增大仅能导致 $PaCO_2$ 轻度下降；为获得正常 $PaCO_2$，需较大 VE 和较高通气压力，并可能增加 VALI 的风险。若 NPPV，容易导致连接管路和口咽部的动态无效腔增大、面罩漏气和胃胀气，因此在轻、中度 $PaCO_2$ 升高的患者中，适当增加通气压力即可缓解呼吸肌疲劳、维持安全的 pH 水平，不应过分追求高 VT 和 $PaCO_2$ 快速下降。$PaCO_2$ >

80 mmHg时，$\dot{V}_A$或VT轻微升高即可使$PaCO_2$显著下降，如$PaCO_2$从120 mmHg降至80 mmHg约需增加$\dot{V}_A$ 400 mL/min。若RR为15次/min，仅需增加VT 25 mL，因此在重度$PaCO_2$升高患者中，轻度增加通气压力和VE即可使$PaCO_2$显著下降，使pH恢复至比较安全的水平，没必要也不应该用较大通气压力或较大VT。因此，无论是何种程度的高碳酸血症，严格控制通气压力或VT皆可维持适当$PaCO_2$水平和相对安全的pH，即在危重呼吸衰竭患者中，采取PHC也是可行的。

3. *动脉血气特点*　吸空气时，即使呼吸停止，假若心血管功能相对完善，$PaCO_2$升高不会超过150 mmHg(一般不超过140 mmHg)，pH不会低于6.8的生存极限；何况呼吸停止后，心跳不可能持续维持，$PaCO_2$也不可能显著升高。若高浓度吸氧，则肺泡内氮气被稀释，可出现更高水平的$PaCO_2$，但除非是实施CO_2麻醉或无呼吸氧疗(或气管内吹氧)，$PaCO_2$也不会超过150 mmHg。再如前述，轻度增加VT即可使$PaCO_2$显著下降，pH在相对较安全的范围，因此单纯就动脉血气而言，实施PHC也是可行的。而国外一些杂志报道的$PaCO_2$＞200 mmHg，甚至达375 mmHg是高度可疑的。

二、PHC实施中的问题

(一) 有效小潮气量

1. *不同潮气量概念的分析*　MV时，VT达8～12 mL/kg(标准体重)是与健康人自然呼吸一致的常规VT。由于正压通气存在气体压缩和连接管路的动态扩张(一般3～4 mL/cmH_2O)，呼吸机输出VT 12～15 mL/kg时，才可能使进入气道的VT达8～12 mL/kg，因此也有学者称12～15 mL/kg的VT为常规VT；但现代呼吸机皆可自动校正气体压缩容积，故常规VT不宜再采用后者。大VT一般指VT 12～15 mL/kg，也有认为超过10 mL/kg的数倍称为大VT，如Dryfuss提出容积伤概念时，所用VT达40 mL/kg。显著低于常规VT时，称为小VT，一般指在6～8 mL/kg或更低。

2. *不同VT的合理概念*　一般认为8～12 mL/kg的VT为常规VT；大于该数值为大VT，一般为12～15 mL/kg；小于该数值为小VT，一般为6～8 mL/kg。健康成人平均标准体重为70 kg，生理无效腔(VD)约150 mL(2.2 mL/kg)；需采用小VT的重度ARDS(限制)或危重哮喘(阻塞)的VD皆明显增大，VT 4 mL/kg大约是280 mL。若体重为60 kg，VT是240 mL，小于VD是大概率事件，对患者是致死性的，不宜推荐，除非加用体外氧合技术(如ECMO)。显著超过15 mL/kg的VT称为超大VT。大或超大VT不一定是导致肺损伤的主要因素。

3. *肺泡气容积*　VT包括无效腔气容积和肺泡气容积，VT只有足以引起肺泡气容积显著增加才可能诱发肺损伤。

4. *FRC的基础值*　高FRC使VT处于P-V曲线的陡直段的上部或高位平坦段，才能引起肺泡的过度扩张和扩张性损伤。当然，过低的FRC或低于LIP时，VT的变化将导致肺泡的周期性陷闭和切变力损伤。

5. *有效肺容积*　重度ARDS，有效肺容积常降至正常值的30%，此时500 mL VT相当于正常肺的5倍。哮喘患者肺容积明显增大，但真正有效参与气体交换容积占20%～30%，有效肺容积也显著下降，因此500 mL VT也相当于正常肺的5倍。

6. *有效、安全的小VT*　只有在正常FRC水平以上，位于P-V曲线陡直段或UIP容积小于TLC的85%～90%，且超过VD的VT，才是有效、安全的小VT。

(二) 机械通气压力　主要是指Pplat和PEEP(直接影响DP)，参考Ppeak。结果几乎皆来源于ARDS，且为控制通气。PEEP的选择具体如下。

1. *结合病理和病理生理状态选择*　理论上PEEP应等于P-V曲线的LIP，使陷闭肺泡开放，减小切变力，改善肺循环，因此单纯氧合改善不是PEEP选择的主要参考标准，而应主要参考呼吸力学变化，这适合于ARDS，不适合于危重大叶性肺炎和哮喘，前者不宜用PEEP，后者≤3～5 cmH_2O。

2. *结合Pplat选择*　Pplat应结合PEEP调节，客观上Pplat应低于P-V曲线的UIP；经验上：控制通气时≤35 cmH_2O，有稳定自主呼吸触发时应≤30 cmH_2O，有过强自主呼吸时应加用镇静剂和肌松剂。

3. *参考Ppeak选择*　尽管Ppeak不是诱发VALI的主要原因，但可导致Pplat的分布不均，使最高平台压(Pplatmax)远高于Pplat，导致肺泡过度扩张；使最低平台压(Pplatmin)远低于Pplat，导致肺泡萎陷和切变力明显增大，因此也应适当控制Ppeak。在严重阻塞性肺疾病中，主要是哮喘，Pplat与UIP压力相关性较差，应首选容积，以吸气末肺容积(Vei)≤20 mL/kg为宜。

4. 合理评价 DP　仅适合 ARDS,且控制通气时单一参数评价。对控制通气的 ARDS 患者而言,根据力学特点设置 PEEP,并控制 Pplat,DP(等于 Pplat－PEEP)不会高;无 PEEP 的合理设置前提,单纯讲 DP 较 Pplat 与 VALI 相关性更好是不恰当的(详见第八章第四节)。其他类型疾病,如急性心源性肺水肿、哮喘或 COPD、神经-肌肉疾病,皆不适合选择 DP(详见本章第三节)。

(三) 呼吸形式　在 VT 相对固定的情况下,主要指实际 RR(不是预设 RR)、实际 I∶E(不是预设 I∶E)的变化。

1. 实际呼吸频率　为获得合适的 $PaCO_2$ 水平,小 VT 必然伴 RR 增快,而后者又可导致:① 部分肺区频率依赖性萎缩、部分肺区频率依赖性过度扩张。② RC 不同的肺区之间产生高切变力。③ Te 缩短的肺区不能充分呼气,PEEPi 形成和过度充气,常见于阻塞性肺疾病。④ 在阻塞性肺疾病中,RR 过快常不能使 VE 增大,反而加重肺过度充气和 PEEPi 增大,VD/VT 增大,VE 和 $\dot{V}_A$ 下降,因此 MV 时,RR 应严格控制,尤其是初始通气时,推荐严重肺实质疾病不超过 25 次/min,严重阻塞性肺疾病应不超过 15 次/min。

2. 实际吸气时间　对于限制性肺疾病,在一定范围以内,Ti 变化对吸气和呼气完成无影响,但适当延长 Ti 有利于改善氧合,且负效应不大。对于阻塞性肺疾病,Ti 的长短对吸气和呼气完成皆有显著影响,Ti 延长必然伴 Te 缩短,加重肺过度充气和 PEEPi,进而降低吸气 VT 或升高 Paw。在较短 Ti 内完成吸气 VT,可延长 Te,减轻肺过度充气,进而促进吸气完成,因此应尽可能在保障适当 VT 的情况下缩短 Ti。

减慢实际 RR 和实际 Ti 的情况下,必然导致 I∶E 和 Te 的延长,对阻塞性肺疾病有利。

3. 吸气流量　首先,吸气 F 应保障适当的 VT,因为实际 VT 等于平均吸气 F 与送气时间(不是 Ti)的乘积,其次吸气流量的形态和大小应满足整个吸气时相的需要。由于常需应用较大剂量的镇静剂和肌松剂抑制自主呼吸,与单纯 PTV 相比,对流量形态和大小的要求较少;但对于阻塞性肺疾病,应选择较高 F,以保障适当 Ti 缩短和 I∶E 延长。

(四) $PaCO_2$ 和 pH　如前述,在单纯呼吸性酸中毒(保障充分氧合),$PaCO_2$ 和 pH 的变化皆有一定的限度。

1. 要求　实际允许的 $PaCO_2$ 缓慢升高(指数十分钟)且 pH≥7.2～7.25 为宜。若 pH 继续下降,可适当补充碱性药物;应用镇静剂以及高脂、低糖、低热量饮食,减少 CO_2 产生量。若无禁忌证,可合用体位疗法或气管内吹气(TGI)。也可根据条件选择 ECMO 等体外呼吸支持技术。

2. 额外情况　吸氧必然导致肺泡氮浓度被稀释,$PaCO_2$ 可能会进一步升高,但一般也不会超过 150 mmHg。假如 $PaCO_2$ 升高至 220 mmHg,根据 H^+ 和 $PaCO_2$ 的关系:$[H^+]=24\times PaCO_2\ (mmHg)/[HCO_3^-]\ (mmol/L)$,即使机体完全代偿,pH 也要降至 6.9,对脑细胞的损伤可能是致死性的;若通过外源性补充,使 pH 升至 7.1 或 7.2,$[HCO_3^-]$ 将达难以想象的 66 mmol/L 或 83 mmol/L。事实上 $PaCO_2$ 升高至一定程度,血气分析仪将无法准确测定,故除非外源性 CO_2 麻醉或无呼吸氧疗,自发性 $PaCO_2$ 很难达 150 mmHg 以上。

(五) FiO_2 和 PaO_2　PHC 实施必然伴 VE 下降和氧合水平下降。若能保障 FiO_2≤60%、SaO_2≥90%,无须处理;若 SaO_2≤90%,可适当延长送气时间和屏气时间;否则,将面临提高 FiO_2 及允许低 SaO_2 的矛盾,若能保障适当的血红蛋白浓度和有效循环血流量,SaO_2≥85%,甚至≥80%是允许的。如条件许可,也可选择加用体外呼吸支持技术。

(六) 通气模式的选择　实施 PHC 需强制性降低 VE,必然导致人机关系的不协调,无法采用自主通气模式,如压力支持通气(PSV)、PAV、NAVA。容积辅助/控制通气(V－A/C,A/C)或压力辅助/控制通气(P－A/C)不容易配合自主呼吸,尤其是前者,常需用较大剂量的镇静剂和肌松剂。指令性与自主性相结合的定压模式应为较好的选择,如定压性同步间歇指令通气(P－SIMV)＋PSV、双相气道正压(BIPAP)等既可控制 VE 和 Paw,又能允许适当自主呼吸,显著减少镇静剂的用量和肌松剂的使用,故 P－SIMV＋PSV 和 BIPAP 应为较佳的选择;保障最低 VT 的智能型模式不宜应用。

三、PHC 的临床应用

PHC 主要用于重度 ARDS 和危重哮喘的早期通气阶段以及其他少数情况,多数疾病不宜应用。

(一) ARDS　主要病理和病理生理特点:弥漫性肺泡毛细血管膜损伤和高通透性肺水肿,以肺间质水肿为主,大量肺泡萎陷,伴一定程度肺实变,有效肺容积显著缩小,且常有病变分布严重不均,典型者以肺下部和背部较重；E_L 明显增大，$\dot{Q}s/\dot{Q}t$ 明显升高，改善换气功能较困难，VALI 发生率高。因多数患者自主呼吸能力强，VD/VT 明显增大，单纯自主呼吸即可降低 $PaCO_2$ 或发生呼吸性碱中毒，故 MV 时一般无需太大的通气压力。

1. PHC 的实施　小 VT 通气虽有一定价值，但可诱发肺泡陷闭和 C_L 下降，应用不当可能加重病变进展；小 VT 通气无法满足自主呼吸对吸气流量形态和大小的需求，必须使用较大剂量的镇静剂和肌松剂。与“相对正常肺区”的肺泡过度扩张相比，肺损伤的发生可能与切变力损伤关系更密切，适当 PEEP 是必须的。在大多数情况下，采用 PTV 符合呼吸生理特点，且满足临床需要，无须采用 PHC；若强求 PHC 可能有较多不利后果。随着病情进展，将出现陷闭肺区和相对正常肺区的显著减少，采用 PHC 是必然选择。

2. 客观评价 PHC 的价值　美国心肺血液研究所(NHLBI)组织了多中心前瞻性研究，将 ARDS 患者分为两组，一组为常规 VT 组，即 VT=12 mL/kg，同时限制 Pplat≤50 cmH_2O；另一组为小 VT 组，VT=6 mL/kg，同时限制 Pplat≤30 cmH_2O。总样本数计划为 1 000 例，但样本达 861 例时，两组之间的病死率分别为 40%和 31%，且有统计学差异，证实了小 VT 和 PHC 的疗效，即终止试验。但该研究在设计上有明显的缺陷，其主要问题是无论轻重皆分别采用小 VT 和大 VT，缺乏分层，不符合临床特点；VT 差别达一倍，不符合呼吸生理特点，合理的分组至少应该是 6 mL/kg、8 mL/kg、10 mL/kg、12 mL/kg 四组；有两个变量，除 VT 不同外，Pplat 差别也非常大，因此不能确定疗效是限制 VT 还是限制 Paw 所致。再者，常规 VT 组的 Pplat 高限为 50 cmH_2O，远超过保护性通气策略要求的 35 cmH_2O 或 30 mmH_2O 的安全范围，不符合要求。因此，与其说是小 VT 降低了病死率，不如说是对照组通气不当、压力过大升高了病死率；严格控制 Pplat 的小 VT 更有效，但不能说明严格控制 Pplat 的常规 VT 效果差(详见第三十四章第五节)。

总之，在合理应用 PTV 的情况下不需刻意采用小 VT，但需适当 PEEP、严格控制 Pplat 和过强、过快的自主呼吸；随着病情加重，采用常规 VT 不能有效控制 Pplat(伴 DP 升高)的情况下，则必须降低 VT，采用 PHC。

(二) 危重哮喘　危重哮喘患者的气道黏膜充血、水肿，平滑肌痉挛，Raw 显著增大，伴一定程度的小气道陷闭，使 Vei 接近 TLC，FRC 接近 P - V 曲线的 UIP，选择小 VT 和 PHC 是必要的。

1. PHC 实施方法　实施的关键是如何有效降低肺容积，主要措施是有效延长 Te 和降低 VT。减慢 RR 或延长 I∶E，使 Te 延长，呼气 VT 增加；减小吸气 VT，使需要的 Ti 和 Te 皆缩短，呼气更充分。实验证明，Vei＝20 mL/kg 相当于 UIP 的容积，故推荐选择 VT 时参考 Vei。

2. 实施 PHC 的问题　住院或急诊哮喘患者的主要死亡原因是气管插管不及时或插管困难导致的严重缺氧和酸中毒，少部分为呼吸机故障，真正死于气压伤或低血压休克者要少得多。较早文献统计 393 例进行 MV 的哮喘患者病死率为 13%，死于张力性气胸和低血压的仅分别占总病死数的 4%和 16%，也就是说因气压伤和低血压导致的实际病死率为 2.6%，因此过度强调 PHC 是不合适的。采用 PHC 后，多数报道病死率为 0 或接近于 0，其代表性值得怀疑。加强急诊和院前患者的救护，特别是适当应用简易呼吸机 NPPV 过渡是必要的(详见第三十三章第五节)。

(三) 机械通气的早期阶段　在各种阻塞性肺疾病中，由于肺过度充气，肺顺应性显著下降，初始 MV 时强调随患者呼吸小 VT 通气，必然不能迅速改善 $PaCO_2$ 和酸血症，也称为 PHC。

(四) 机械通气的撤离　与慢性呼吸衰竭患者的实际需求相比，MV 治疗过程中，VE 常“偏大”，对呼吸中枢有抑制作用，特别是基础 $PaCO_2$ 较高时，故 MV 治疗后期和撤机前，应适当降低 VE，使 $PaCO_2$ 有所升高，伴 pH 轻度下降；但非控制 VALI，不宜称为 PHC。此时，常伴呼吸中枢的兴奋性增强，容易撤机失败，因此需肾功能逐渐代偿，$PaCO_2$ 恢复至基础水平后撤机。

(五) COPD　COPD 患者发生呼吸衰竭较缓慢，且多数已代偿。假若 MV 时，强求 $PaCO_2$ 降至正常值，必然导致碱血症，而不是 PHC 的酸血症，为防止碱中毒，需将 $PaCO_2$ 维持在较高水平，然后缓慢下降，因此绝大多数的 $PaCO_2$ 升高是符合呼吸生理的，不能称为 PHC。

四、PHC 的负效应和禁忌证

PHC 的负效应取决于高碳酸血症和酸血症的程度，简述如下。

1. 损害器官功能　pH 明显降低可损害机体器官功能，特别是抑制心肌收缩，降低射血量；交感神经兴奋和儿茶酚胺释放加快心率；血容量不足、氧合显著下降的情况下，容易导致心肌缺血和心律失常，诱发低血压；镇静剂和肌松剂应用加重低血压。

2. 影响肺循环的血流动力学　$PaCO_2$升高和酸血症可导致肺血管收缩，PVR 增大，加重右室后负荷；交感神经兴奋可使回心血流量增加，增加右室前负荷，在有基础心脏疾病或重症 ARDS 的情况下，容易诱发右心衰竭。

3. 诱发颅内高压或癫痫发作　由于 ARDS 可以是全身系统性炎症反应的结果，所以部分患者常同时存在肺和脑的损伤；危重哮喘患者在气管插管前或插管过程中容易发生严重缺氧，诱发脑损伤；实施 PHC 容易加重脑损伤；若有基础脑疾病，发生脑部并发症的机会增加。

4. 心律失常　有基础心脏疾病和电解质紊乱的情况下容易发生，房性期前收缩常见，无须处理，但房性心动过速、心房纤颤或室性心律失常时应积极处理。

5. 呼吸频率加快和呼吸困难　是呼吸性酸中毒的常见表现，多见于镇静剂和肌松剂用量不足的患者，适当增加药物剂量即可。

6. 头痛和出汗　是呼吸性酸中毒的表现，无须特别处理，必要时加用镇静剂。

7. 降低血红蛋白的携氧功能　是酸中毒的必然结果，由于同时促进氧合血红蛋白在组织释放氧，实际价值不大。

8. 高钾血症　急性呼吸性酸中毒可导致高钾血症。正常机体细胞膜上存在 H^+-Na^+ 交换和 K^+-Na^+ 交换，呼吸性酸中毒使细胞内外 H^+-Na^+ 交换增强，抑制 K^+-Na^+ 交换，血钾浓度升高；在肾小管，H^+-Na^+ 交换增强，也抑制 K^+-Na^+ 交换，血钾排出减少，进一步升高血钾浓度。在急性酸中毒，一般 pH 降低 0.1，血钾浓度升高 0.1 mmol/L。由于离子转运速度较慢，一般在数小时内升高，约 15 h 达高峰，因此一旦发现血钾浓度升高，必须积极处理。增大 VE 可迅速改善呼吸性酸中毒，较快纠正高钾血症。

9. 其他　改变药物的代谢，影响药物的作用，如在明显酸中毒的情况下，解痉剂和糖皮质激素(激素)的作用减弱，因此对顽固性哮喘患者实施 PHC 的过程中常需补充碳酸氢钠，并增加激素的用量。对于合并高钾血症的患者，应使 pH 尽可能升高至≥7.3。

总之，心力衰竭、低血容量、低血压、颅内高压或有脑部疾病、高钾血症的患者应慎用 PHC。合并代谢性酸中毒的患者可导致严重 pH 降低，也应慎用。

五、实施 PHC 时的通气调节和撤机

常规 MV 治疗时，常发生“通气量”超过“实际需求量”，导致撤机困难。应用 PHC 时，通气量显著小于需求量，一旦镇静剂和肌松剂的作用消失，容易发生 RR 增快和呼吸困难，也将导致撤机困难；而镇静剂和肌松剂的应用(特别是联合激素)也可能导致呼吸肌废用性萎缩或重症肌无力，延迟撤机。因此，肺过度充气或肺损伤一旦改善，应尽早增加 VE，降低 $PaCO_2$，并迅速停用肌松剂，逐渐减少镇静剂的用量，待患者恢复至正常通气方式后逐渐撤机。随后的撤机方式与常规通气相似。

总之，PTV 是通气参数调整的一种形式，是通气参数符合呼吸力学的必然选择，从目的上讲，是减少 VALI 的一种策略。PHC 是 PTV 的一种特殊形式，是人为造成的一种状态。高碳酸血症以及过度抑制自主呼吸，可导致或加重一系列不良后果，故 PHC 的指征应严格掌握，一旦呼吸力学改善，应迅速恢复常规通气方式。

六、实施 PHC 的辅助措施

为减少 PHC 的不良反应，可采取下述辅助措施。

1. 俯卧位通气(PV)　PHC 多需镇静剂和肌松剂抑制自主呼吸，在 ARDS 患者中可诱发或加重低位肺区的陷闭。PV 逆转胸腔压力梯度，可改善肺底部和背部水肿液的分布，扩张陷闭肺泡，达到与 PEEP 相似的作用，有助于降低压力和实施 PHC。

2. 氦氧混合气辅助通气　氦气是一种惰性气体，常压下不溶于组织，也不发生化学反应；密度低，仅占空气的 1/8、氧气的 1/7，与空氧混合气或氧气相比，氦氧混合气有助于减少湍流或降低湍流强度，降低 Raw 和改善肺过度充气，降低 $PaCO_2$，可用于危重哮喘患者的辅助治疗。

3. 气管内吹气(TGI)　通过放置于气管或主支气管近端的细导管，连续或定时向气管内吹入新鲜气体，即实施 TGI 技术，可减少 VD，增大 $\dot{V}_A$，降低 $PaCO_2$和升高 PaO_2；提高气管内氧浓度(特别是呼气期)，升高 PaO_2；吸气期 TGI 和呼气期 TGI 还可分别增大 VT 和 PEEP。可用于 ARDS 患者的辅助治疗。

第七节　自主通气模式的应用

控制通气(CV)能较快改善通气和换气,但负效应大;较多学者和临床医生也将“保护性肺通气”等同于小VT通气,后者实质是一种特殊类型的CV,在较多情况下导致更多负效应,因此又出现“保护性膈肌通气、保护性右心通气”等概念(详见第八章第七节、第十节)。尽管存在不恰当之处,但这也说明了在维持适当VE的基础上,如何积极发挥自主呼吸作用的重要性。合理发挥自主呼吸的作用,使MV的负效应降至最低限度或转化为正效应,是MV的重要目标。

一、自主性通气的生理学效应

在定容型或定压型CV、辅助通气(AV)或辅助/控制通气(A/C)模式中,呼吸机发挥主要作用,自主呼吸完全被控制或仅能发挥有限作用,其中CV决定整个呼吸过程,自主呼吸不能发挥作用,否则将人机对抗;AV时,尽管自主吸气动作可持续整个呼吸机送气过程,但呼吸机送气的完成、吸呼气转换和呼气过程完全由呼吸机决定,也容易人机对抗,故这些模式皆称为持续指令通气(CMV)。各种定容型或定压型间歇指令通气(IMV)允许部分自主呼吸,故也称为间歇自主通气,自主呼吸作用的强度取决于IMV的强度。在持续气道正压(CPAP)、PSV、容积支持通气(VSV)、PAV、NAVA等模式中,通气过程完全由自主呼吸决定,无自主呼吸无通气,称为自主通气(S)模式。在BIPAP、适应性支持通气(ASV)、压力放大(PA)等模式中,只要调节合适,也可较好发挥自主呼吸的作用。与CMV比较,合理应用S模式有较多优点。

(一) 生理学优点

1. *改善呼吸肌做功*　大多数MV患者有一定自主呼吸能力,完全采取CV并无必要,AV也不能抑制通气过程中呼吸肌的无效收缩,在人机同步不良的情况下反而导致WOB增加。由于指令通气的Ti固定,流量形态和大小绝对或相对固定(单纯定容型模式固定,部分智能定容型模式和定压型模式允许一定程度的变化),病情明显变化时,将导致预设值不能满足患者对“F、VT、Ti”的需求,必然发生人机对抗和WOB显著增加。因此,在维持适当VE的基础上,不加区分地应用CMV不如应用S模式,即使条件不允许,也应尽量采用部分自主通气。合理应用PSV、VSV、PAV、NAVA等S模式,不仅能有效减少WOB,而且减少WOB的效率超过AV,既能缓解呼吸肌疲劳,又能避免呼吸肌的废用性萎缩。

2. *改善人机配合*　自主呼吸缺乏或微弱的患者,MV完全控制自主呼吸,实现人机配合。多数患者有一定的自主呼吸能力,用AV或A/C仅能在某种程度上完成吸气触发的配合(取决于触发过程的总阻力),吸气过程、吸呼气转换和呼气过程常有不同程度的人机对抗,因此多需增大吸气F、VT或通气压力,抑制自主呼吸,从而导致不同程度的“过度通气”,且可能增加VALI的机会和MV对循环功能的抑制。对于部分自主呼吸能力过强的患者,尚需使用较大剂量的镇静剂和肌松剂,并可能抑制分泌物引流、增加支气管炎和机械通气相关性肺炎(VAP)的发生率,诱发呼吸肌废用性萎缩,延迟撤机,导致低血压。若采用PSV、VSV、PAV、NAVA等S模式,不仅自主吸气触发送气,吸气过程的完成和吸呼气的转换也由自主呼吸决定,因此可明显改善人机配合,能减少或避免“过度通气”,并减少镇静剂和肌松剂的用量。

3. *改善肺泡萎陷*　由于重力作用,气体有向肺尖部、前部,血流有向肺底部、背部分布的倾向,所以低位肺泡趋向陷闭。健康人通过自主呼吸代偿,主要是膈肌功能的代偿,低位肺区通气量增加,对抗重力作用,避免肺泡陷闭。CV时,自主呼吸消失,发生肺泡萎陷的机会显著增加,故过去常有MV导致“肺微不张、肺顺应性减退”的报道。因此,推荐大VT通气以改善肺泡陷闭(与重症ARDS或危重哮喘的小VT通气不矛盾),但较大VT应用不当也可能加重MV对循环功能的抑制。S模式保留自主呼吸的部分代偿作用,降低对吸气F、VT和通气压力的需求。

4. *维持适当通气量*　指令性通气容易保障VE,但也容易发生“通气不足”或“通气过度”,尤其是慢性高碳酸血症患者发生严重碱中毒的机会较大。在S模式中,VT和RR受自主呼吸能力变化的调节,若pH显著上升发生碱血症,将抑制自主呼吸,出现RR减慢;酸血症则自动增大VT、增快RR,因此S模式容易保障适当VE和内环境稳定。

5. *改善气体分布* 总体上,CMV可改善气流阻塞伴严重高碳酸血症患者的气体分布,但效率较低,因为在通气压力和重力的双重作用下,气体较多进入上肺区和RC较短的肺区,而血流较多进入下肺区和RC较长的肺区,导致气体分布不均。S模式通过膈肌的代偿性舒缩,促进下肺区通气,有效改善气体分布。

6. *改善体循环* 适当胸腔负压是体循环静脉血回流的主要动力。采用CMV时,肺泡正压向胸腔传导;膈肌收缩力和张力的显著下降或消失进一步降低胸腔负压。S模式保留自主呼吸的代偿作用,通过胸廓扩张、横膈降低,促进胸腔负压增大和回心血流量增加;对于肺过度充气的患者,该作用尤为重要。急性肺过度充气可限制心脏的活动,促进肺泡内压向胸腔传导和胸腔内压升高,降低回心血流量和心排血量;Raw和PEEPi增大导致气体不能迅速进入肺内,结果自主呼吸代偿性增强,胸腔负压增大或下降幅度降低,静脉血回流量相应增大或相对稳定。一旦自主呼吸消失,肺泡内压将以较高的水平传至胸腔,导致胸腔负压显著下降,甚至逆转为正压,这是危重哮喘患者较少发生低血压,一旦MV则血压迅速降低的主要原因。

7. *改善肺循环* CMV时,通过提高P_AO_2和纠正呼吸性酸中毒,反射性扩张肺血管,降低PVR。但肺泡内压或肺容积增大将压迫肺泡毛细血管,使PVR增大;过大肺泡正压也可向肺泡外毛细血管和肺静脉传导,进一步增大PVR。在高位肺区,由于重力作用,肺泡毛细血管可完全闭塞,即出现Ⅰ区,使肺血流更多进入低位肺区,尤其是血容量不足的情况下。S模式则通过胸腔负压缓冲肺泡内正压的压迫作用,扩张陷闭的肺泡毛细血管;肺泡外毛细血管则可能明显扩张,从总体上降低PVR,改善肺循环。

8. *改善$\dot{V}/\dot{Q}$失调* 对于严重通气不足的肺泡,CV通过改善通气而改善$\dot{V}/\dot{Q}$,但效率较低。如前述,由于气体和血流分布不均,CV多数情况下可能加重$\dot{V}/\dot{Q}$失调,高位肺区和RC短的肺区出现无效腔样通气,低位肺区和RC长的肺区发生分流样效应。S模式则通过改善气体分布和血流分布改善$\dot{V}/\dot{Q}$失调,降低VD/VT,改善低氧血症。一般$\dot{V}/\dot{Q}$失调改善对降低$PaCO_2$作用不大;对于严重肺疾病,常规VE已不能充分降低$PaCO_2$的情况下,自主呼吸通过改善$\dot{V}/\dot{Q}$失调,降低VD和VD/VT,增大$\dot{V}_A$,改善高碳酸血症。

9. *减轻VALI* 在有明显基础肺疾病的患者中,VALI的发生主要取决于跨肺压增大和切变力增大;在较大程度上,驱动压或应力可被认为是跨肺压或切变力综合作用的不规范表达。从总体上讲,与CMV相比,S模式维持适当气体交换所需的VE较小,减轻肺过充气,降低PEEPi;从局部上讲,S模式有助于改善气体分布,减轻局部肺过度扩张;肺均匀扩张,也有助于减小RC不同的肺区之间的切变力;避免或减轻人机对抗导致的高跨肺压和高切变力,从而避免或减轻VALI;PEEPi降低还可改善吸气触发同步和减少WOB。

(二) 缺陷

1. *在某些情况下不能有效完成通气* 自主呼吸太弱或缺乏的患者,不能触发呼吸机送气,不能应用;通气阻力太大,特别是Raw过大、高PEEPi的患者,主要是危重哮喘患者,吸气触发困难,不适合应用;呼吸浅快或深快的重症肺实质疾病,主要是重度ARDS患者,MV不能有效抑制过快的自主呼吸,也不适合应用。这些情况宜选择CMV或IMV,其中第一种情况很容易完成人机配合和有效通气,第二种和第三种情况常需应用镇静剂和肌松剂抑制过强、过快的自主呼吸,还需加强通气模式和参数的调节。

2. *在某些情况下可能加重心力衰竭* 尽管自主呼吸产生的胸腔负压有较多优点,但胸腔负压过大不再增加回心血流量(限流效应),反而显著增大左室跨壁压(后负荷),诱发或加重左心衰竭、肺水肿;也可能因肺间质负压过大而诱发或加重负压性水肿,但临床上容易忽视,因此应注意避免过强自主呼吸,必要时适当应用镇静剂。

3. *应用不当容易导致VALI* 若S模式下自主RR过快或VT过大,将导致较多问题:肺泡扩张或回缩的加速度显著增大,切变力增大;导致RC短的肺区过度扩张和RC长的肺区萎陷,并在不同肺区之间产生高切变力。通气模式选择或参数调节不当,容易发生人机对抗,导致跨肺压和切变力显著增大,容易发生VALI,因此自主呼吸过快、过强需特别加强呼吸机的调节,适当应用镇静剂和肌松剂,但临床上容易忽视。

总体而言,多数呼吸衰竭患者具有一定的自主呼吸能力。与CMV模式相比,S模式改善通气功能、换气功能和呼吸肌疲劳的效率更高，发生负效应机会显著减少。S模式多为定压型模式，在改善人机配合和$\dot{V}/\dot{Q}$失调，以及避免VALI和循环功能抑制方面也有定压型模式的优点。但应用不当也常发生较多问题，且临床上容易忽视。

二、自主通气模式的临床应用

S模式要求患者有一定吸气触发和维持呼吸机送气的能力，否则必须选择CMV或IMV模式，如心肺复苏、镇静剂过量就无法应用S模式；对于Raw显著增大的患者，如危重哮喘，吸气触发和吸气维持皆非常困难，需应用CMV或IMV，并适当应用镇静剂和肌松剂；对于急性重症肺实质疾病，如重度ARDS，过强的自主呼吸常难以抑制，需应用CMV或IMV，并适当应用镇静剂和肌松剂。S模式的应用也取决于呼吸机的性能和功能，如旧式BiPAP呼吸机用于神经-肌肉疾病患者合适，但其通气能力有限，不适合用于轻中度ARDS；旧式Bird 6400呼吸机的反应时间长，可用于COPD，但不适合ARDS；大部分开发时间较短的新式呼吸机性能太差，主要用于手术后的短时间过渡。

1. *中枢性低通气*　患者呼吸肌功能和呼吸力学基本正常，但因中枢神经兴奋性低下，出现周期性低通气（主要是夜间睡眠时），用S模式，尤其是PAV、NAVA不能纠正呼吸异常，需采用间歇自主通气，最好用每分钟指令通气（MMV），但不能通气过度；$PaCO_2$适当升高对维持呼吸中枢兴奋性是必要的。

2. *神经-肌肉疾病*　呼吸肌无力或疲劳是发生呼吸衰竭的直接原因，多需较长时间的通气治疗，甚至终身通气；Raw和Crs基本正常或轻度增大；若应用CMV，容易出现控制通气，导致肺微不张和肺顺应性减退，并加重呼吸肌萎缩，不利于疾病恢复；首选S模式，采用较大的通气压力或VT，从而在维持适当气体交换的基础上，防止肺泡萎陷和肺顺应性减退，防止或减轻呼吸肌的废用性萎缩。

3. *胸部或上腹部手术后患者*　由于麻醉和创伤的影响，患者常出现肺泡陷闭和肺微不张，因此患者一旦清醒，出现自主呼吸，应及早改用S模式，采用较大的通气压力、VT或辅助强度。若S模式不能满足气体交换，可选择SIMV过渡。

前述情况皆宜加用低水平PEEP。

4. OSAHS　发生低氧血症或呼吸衰竭的基础是咽喉部骨骼肌张力下降、顺应性增大，睡眠时软组织塌陷，中枢兴奋性、呼吸肌力量和呼吸力学皆基本正常，用简单S模式，如CPAP或自动持续气道正压（auto－CPAP）即可；少部分患者需采用BiPAP呼吸机、选择PSV＋PEEP模式，但PEEP需较大。

5. COPD　Raw增大、PEEPi、膈肌处于不利的力学状态、$\dot{V}_A$不足及$\dot{V}/\dot{Q}$失调，是发生呼吸衰竭的主要原因，呼吸肌疲劳诱发或加重呼吸衰竭。呼吸衰竭的特点为慢性代偿性或部分代偿性。

（1）CMV的基本特点：可有效改善通气，促进P_AO_2和动脉血pH的恢复，从总体上改善$\dot{V}/\dot{Q}$失调；缺点是VE容易超过通气需求，过度抑制呼吸中枢，出现碱血症，延迟撤机；通气正压和自主呼吸的消失则有加重$\dot{V}/\dot{Q}$失调的倾向，使通气效率降低。

（2）S模式的基本特点：最常用PSV及其衍生模式（VSV），主要通过自主呼吸和支持压力的双重作用完成通气，其优点包括① 从总体上保障适当$\dot{V}_A$，避免过度通气和碱血症；② 在改善呼吸肌疲劳的基础上，维持适当的膈肌张力和收缩力，避免肌肉萎缩，促进撤机；③ 通过通气功能的改善和自主呼吸的调节作用，改善$\dot{V}/\dot{Q}$失调，提高通气效率。

（3）非S模式的选择：对于部分较重的患者，常不能有效完成通气，应改用SIMV、SIMV＋PSV（包括定容和定压）模式或智能化形式。对于一般情况较差、昏迷、严重呼吸肌疲劳的患者，自主或间歇自主通气皆不能维持适当气体交换，则应选择CMV；患者一旦清醒，呼吸肌疲劳改善，出现自主吸气触发或人机对抗时，应及早过渡至S模式。

6. *危重哮喘*　主要特征是严重气道阻塞和肺过度充气，PEEPi显著升高；病情进展快，绝大多数患者有较强自主呼吸能力，甚至由于本体感受器等过度兴奋，自主呼吸显著增强，氧耗量显著增加，胸腔负压增大，故可维持适当的静脉血回流，并使PVR不至于明显升高，缓冲肺过度充气对心脏活动的限制和对肺循环的抑制。

（1）S模式的基本特点：理论上，采用S模式有助于同时发挥MV的治疗作用和自主呼吸的代偿作用，减轻肺过度充气，但大部分患者很难完成，特别是危重患者。

（2）非S模式的选择：由于高Raw和高PEEPi、气道高反应性、患者躁动不安，MV常难以有效完成或发生人机对抗，故宜选择SIMV＋PSV或CMV，同时应用镇静剂和肌松剂；CMV和镇静剂、肌松剂相互作用，容易导致血压下降；两者和激素相互作用也容易发生重症肌无力，因此病情一旦改善应及早停用肌松剂,减少镇静剂,并及早改用S模式或直接撤机。

7. ARDS　主要病理特点为高通透性肺水肿,肺泡陷闭和肺实变,典型病例有重力依赖性,主要病理生理学特点为静动脉血分流和肺弹性阻力增大,伴$\dot{V}/\dot{Q}$失调和弥散功能减退,顽固性低氧血症;患者主要表现为呼吸中枢兴奋性显著增强,RR显著增快和VT增大。

(1) CMV的基本特点:用CMV或SIMV+PSV进行PTV或PHC是主要选择,但PHC有被滥用的趋势,需应用较大剂量的镇静剂和肌松剂抑制自主呼吸,不仅有一般不良反应,还可能加重低位肺区的陷闭和实变。实验和理论皆证实,常规PEEP仅能扩张陷闭肺泡,由于重力、病变重等因素影响,扩张低位肺泡的压力常必须在20 cmH_2O以上,诱发VALI和抑制循环功能的作用可能增强;控制通气、镇静剂和肌松剂的应用也会抑制膈肌张力和收缩力,腹腔脏器靠自身重力上移,压迫低位肺区,并使低位胸腔负压逆转为正压,使低位肺区实变。

(2) S的基本特点:自主呼吸有助于维持低位胸腔负压,降低PEEP,更有效改善低位肺泡陷闭;多不能有效抑制过快、过强的自主呼吸,导致氧耗量增加,胸腔负压显著增大,并导致左室跨壁压(后负荷)增大;还可导致区域性肺萎缩或过度充气以及高切变力,因此多需适当应用镇静剂,且主要用于轻中度患者。

8. *重症肺炎*　重症间质性肺炎(实质是肺内型ARDS)的病理改变及临床表现与感染诱发的ARDS相似,MV方法差别不大。强调在非间质性、单纯大叶性重症肺炎患者中,肺容积增大,肺泡充满水分和实体成分是主要病理改变,$\dot{V}/\dot{Q}$失调和一定程度的静动脉分流是低氧血症的主要原因,呼吸增强不显著,MV的治疗作用有限,大多数患者可选择S模式。

9. *心源性肺水肿*　与ARDS的病理生理特点有一定程度的相似性,但导致低氧血症的主要原因为$\dot{V}/\dot{Q}$失调和一定程度的分流;呼吸驱动增强的幅度较小。

(1) S的基本特点:患者表现为一定程度的呼吸加快、加深,可伴呼吸肌疲劳;比较容易实现人机配合;MV改善气体交换,也能直接改善心功能,作用机制是肺泡正压抑制左室回心血流量和前负荷,更主要是适当降低胸腔负压和左室后负荷。

(2) CMV的特点:与S模式相比,CMV的治疗作用更显著,但也容易明显抑制回心血流量。CMV的突然撤离容易导致部分患者左室的前、后负荷增加,导致心力衰竭再次加重。

以CPAP或PSV为代表的S模式,有助于左心衰竭、肺水肿的逐渐改善和安全撤机,应首选。对于急性危重症患者,可选择CMV,病情改善后逐渐过渡至S模式,然后逐渐降低支持强度,切忌过快撤机。

10. *慢性呼吸功能不全的康复*　目的是在适当改善呼吸肌疲劳和气体交换的基础上,避免呼吸肌的废用性萎缩,故宜首选S模式。

三、机械通气不同阶段与S模式的选择

1. *初始通气*　除非无自主呼吸或自主呼吸很弱,从自主呼吸直接过渡至指令通气,患者多有较大程度的不适感和人机对抗,容易诱发低血压和VALI,临床上倾向使用较大剂量的镇静剂;若采用S模式,从较低水平辅助开始逐渐增加支持强度,则比较容易过渡至MV,可不应用或仅小剂量应用镇静剂;若S模式不能满足气体交换,再过渡至SIMV或CMV,患者也容易接受呼吸机通气。手压简易呼吸器随患者呼吸通气,应是最好的自主通气,但与操作者的熟练程度密切相关。

2. *通气维持*　除非是脑干或神经-肌肉的严重损害,绝大多数患者在接受MV后1～2日内,呼吸肌疲劳恢复或过强的呼吸中枢驱动改善,有相对较好的自主呼吸能力。但由于操作者熟悉程度和习惯性原因,仍继续使用CMV或SIMV模式,只有当符合或接近符合撤机条件时才选择S模式,是呼吸机依赖和延迟撤机的主要原因之一。因此,患者一旦恢复较稳定的自主呼吸能力,即向S模式过渡;不能将通气维持和撤机分割,治疗过程也应是逐渐撤机的过程。

3. *通气撤离*　在早期缺乏S模式时,患者仅能采用CMV,间断停机是最常用的撤机方式。间断停机必然反复导致突然的指令通气和突然的支持丧失,容易导致患者呼吸和心血管功能的不适当改变,撤机过程烦琐,撤机失败率高。选择S模式撤机,逐渐降低支持强度,直至相当于自主呼吸,撤机安全方便,发生呼吸机依赖的机会显著减少。用S模式时也经常间断停机,但比用CMV和IMV时的间断停机要舒适和顺利得多。

四、常用自主通气模式的选择

(一) CPAP 和 auto - CPAP　前者是固定设置，人工调节，后者是智能化自动调节。总体上，CPAP 与 PEEP 为一个装置，调节方法及最终大小相似。

1. *基本特点*　CPAP 是将气道内压建立在一定正压水平上的自主呼吸，故可减轻或避免 CMV、IMV、PSV 等模式的不良反应；缺乏通气支持，故适应证有限，且主要用于 NPPV。

2. *适应证和应用原则*

(1) 上气道阻塞：OSAHS 是 CPAP 的最佳适应证，CPAP 的大小以基本消除呼吸暂停和低通气为原则。auto - CPAP 逐渐取代单纯 CPAP。

(2) 大气道(气管-主支气管)阻塞：多数疾病无效，不适合应用；但复发性多软骨炎等导致呼气相大气道陷闭时，适当应用 CPAP 可能有作用，可试用。

(3) 周围气道阻塞：COPD 轻度呼吸衰竭是较好的适应证，以明显减轻气道陷闭为原则，具体大小为 PEEPi 的 50%～85%；中、重度呼吸衰竭不适合应用。对于重症哮喘患者，3～5 cmH_2O的CPAP有助于扩张气道，但作用有限，且加重肺过度充气，不适合应用。

(4) 肺实质疾病：多数情况下，单纯 CPAP 可用于治疗肺水肿和轻度 ARDS。心源性肺水肿、负压性肺水肿、低蛋白血症性肺水肿是 CPAP 的较好适应证，多数情况下的疗效与 PSV＋PEEP 相似，而依从性可能更好，应首选，常用压力 6～10 cmH_2O。ARDS 可选择 6～10 cmH_2O 的 CPAP，该压力相当于位于 P - V 曲线的 LIP，通过自主呼吸加强 CPAP 的作用(维持足够跨肺压)；中重度患者多不适合。急性间质性肺炎(重症患者实质是肺内型 ARDS)也是 CPAP 的较好适应证，作用机制和调节方法与普通 ARDS 相似。对重症大叶性肺炎、慢性肺间质纤维化的疗效有限，不宜应用。

3. *对呼吸肌做功的影响*　呼吸机通气管路、阀门和连接管路皆有一定阻力；若为气管插管，阻力更高，因此尽管 CPAP 能降低 Raw，但总体效应可能有以下各种情况：呼吸肌做功改善、不变、增加。对于性能较差的呼吸机、通气阻力(特别是 Raw)较大的患者、较细气管插管的患者、神经-肌肉功能损害的患者，应避免单独应用 CPAP。有指征时，应首选 NPPV。

(二) PSV 和 VSV　PSV 是最常用的 S 模式，VSV 则是 PSV 的智能化形式。强调 VSV 的智能化程度有限，也需经常人工调节，设置一个目标 VT 持续应用是错误的。

1. *基本特点和应用指征*　此类模式不仅能充分发挥自主呼吸功能，对自主呼吸也有一定的支持作用。现阶段，对大多数疾病和大多数治疗阶段而言，PSV＋PEEP 是最常用、最安全、有效的 S 模式，主要用于有一定自主呼吸能力、Raw 不是非常高的呼吸衰竭患者，有创、无创皆可。

2. *调节原则*　通过观察呼吸形式和气道压-流量-潮气量波形图、适当检查动脉血气，就可迅速完成支持压力(PS)的调节。在神经-肌肉疾病患者中，最佳呼吸形式应与健康人相似或更深慢；若患者呼吸困难缓解，表现为深慢呼吸，无碱血症，说明 PS 适当；若出现碱血症，提示 PS 过度，应降低 PS。阻塞性肺疾病患者的呼吸形式应为深慢呼吸，限制性疾病应为适度的浅快呼吸。若患者的呼吸形式符合要求，且呼吸困难缓解，无碱血症，说明 PS 适当；若出现碱血症，提示 PS 过度，应降低 PS。因此，与各种形式的 CMV、IMV 相比，PSV 或 VSV 安全有效得多，且显著减少检查动脉血气的次数。

3. *压力调节方法*

(1) PSV 的调节：初始通气时，PS 应较低，使 VT 略小，RR 略快，逐渐适应患者的自主呼吸；然后逐渐增大 PS，使患者的呼吸形式符合疾病的呼吸生理特点，可比较顺利地完成从自主呼吸向 MV 的过渡。MV 过程中，若 RR 加快，VT 变小，说明 PS 不足，需提高 PS；若 VT 显著增大，RR 显著减慢，出现碱血症，说明 PS 过大，需降低 PS。MV 撤离时，PS 逐渐降低，呼吸形式稳定，说明 PS 适当；但若出现明显 RR 增快，VT 减小，尽管动脉血气稳定，也说明 PS 不足，应恢复 PS，待病情好转后再降低 PS。

(2) VSV 的调节：强调初始通气时，目标 VT 和 PS 皆较低；随着病情改善，目标 VT 增大，具体大小随疾病特点和治疗阶段而变化(见前述)；PS 也需相应调节，大体原则与单纯 PSV 相似。若应用得当，可明显减少人工调节。

(3) 注意事项：必须设置好吸气压力坡度、吸呼气转换水平；若不能掌握，则设置为传统模式水平。

(三) PAV 和 NAVA　PAV 是理论上最理想的 S 模式之一，但自动准确监测和调节技术欠完善，辅助强度一般为通气阻力的 60%～80%。NAVA 是理论上较 PAV 更理想的 S 模式，但技术上也欠完善。同 PSV 一样，通过观察呼吸形式和波形图，调节辅助强度。用 PAV、NAVA 通气时,也需根据情况加用 PEEP,PEEP 的调节原则与前述相同。

(四) 间歇或部分自主模式 常有比较突出的特点,简述如下。

1. BIPAP 实质是 PCV 与 CPAP 的结合,若辅助强度足够大,为 PCV。若高、低压力相等,为 CPAP;若高压和低压时间皆足够长,为双水平 CPAP;介于两者之间为 P-SIMV,可加用 PSV。其适应证广泛,可用于各种类型的呼吸衰竭。若需发挥自主呼吸作用,则适当控制高压的水平和时间,适当加用 PSV。

2. ASV 与 BIPAP 有一定程度的相似性,实质是 PCV 和 PSV 的结合,但为智能化调节,自主呼吸能力的发挥取决于辅助强度;若需发挥自主呼吸的功能,则应降低辅助强度,以 PSV 为主。

3. PA PA 实际上是 PSV 和 VAV 的结合。PSV 首先发挥作用,在 PSV 不能完成预设 VT 的情况下,后者发挥作用。因此,若充分发挥自主呼吸功能,必须适度限制 VAV 的作用;PS 的调节与 PSV 相同。

五、呼吸机与患者的连接方式

S 模式可用于气管插管、气管切开和面罩连接等各种正压通气形式。由于人工气道显著增大 Raw,增加呼吸功,延迟自主吸气触发,因此应尽量选择 NPPV。面罩或鼻罩的阻力尽管非常小,但漏气机会较大,应注意密切监测和经常调节。与 CMV 不同,S 模式的吸气触发和维持以及吸呼气转换皆需自主呼吸完成,呼吸机不能识别自主呼吸气流和漏气气流,也不能识别吸气触发压和非吸气触发压,故漏气时不仅影响 VT,也影响人机配合,需注意保障连接管路的密闭性,面罩性能和固定方法也有更高要求。

六、呼吸机的选择

采用 S 模式的关键是必须确保良好的人机配合和减少呼吸功。吸气触发同步是确保整个通气过程同步的关键。与吸气维持、吸呼气转换和呼气相比,患者自主吸气触发受外来因素影响最大,取决于自主呼吸能力、气道-胸肺阻力(包括人工气道或面罩阻力)、呼吸机性能等综合因素,性能好、反应时间短的呼吸机应首选;NPPV 应首选 BiPAP 呼吸机。在自主呼吸过强或通气阻力过大的情况下,发生假触发、自主切换、人机对抗的机会较大,应尽量选择部分自主通气模式,且首选流量触发或压力触发合并持续气流。

第十六章
机械通气的适应证和禁忌证

呼吸机功能不断增多、性能不断改善，呼吸生理理论不断完善，临床应用技术、护理和康复水平不断提高，其他辅助呼吸支持技术的应用日益广泛，机械通气(MV)的临床应用不断增多，其适应证、禁忌证也相应变化。

第一节　机械通气的适应证

MV 的适应证是相对和可变的，应从以下方面考虑：① MV 的基本作用是维持适当通气，改善换气和缓解呼吸肌疲劳。MV 的基本目的是维持生命，为原发病或诱发因素的治疗提供时机和创造条件；在一定条件下可以作为积极的治疗手段，减轻或防治肺损伤，改善心功能；改善呼吸系统的引流，防治肺感染。因此，应首先从 MV 的作用和目的出发选择和应用 MV，不同要求有不同的适应证。② 随着对呼吸生理认识的不断深入，MV 的理论和策略发生了重大变化，其适应证也逐渐变化。比如，既往认为心肌梗死和心源性低血压是禁忌证，现在则是较好的适应证；过去对肺功能储备非常有限的急性呼吸窘迫综合征(ARDS)、危重支气管哮喘(哮喘)束手无策或采用代价昂贵的体外膜氧合(ECMO)、氦氧混合气等手段，而现在则可采用允许性高碳酸血症等策略，用普通呼吸机进行 MV。③ 随着微电子技术的发展，呼吸机的性能和功能日趋完善和提高，可满足更多的通气需求，但也面临更多卡脖子的问题；目前也出现了更多满足特殊需求的呼吸机，因此应根据现有设备决定适应证。④ 呼吸机和患者不同的连接方式，如经面罩无创正压通气(NPPV)和经人工气道 MV 有不同适应证。⑤ 操作者的理论修养、技术水平和经验直接影响适应证的选择；由于前述的多种原因，该项已成为制约呼吸机应用的主要因素。⑥ 选择适应证也应考虑疾病的可逆程度，尽可能减少没有价值的人力、物力、财力的消耗。⑦ 适当考虑经济承受能力。因此，单纯罗列几条适应证标准是不科学和不现实的，应结合具体情况。本节纯粹从理论和技术角度，对 MV 的适应证进行简单分析。

一、机械通气的应用范围

1. *心肺复苏*　各种原因导致急性呼吸心搏骤停，如窒息、电击、溺水、急性心肌梗死、心室颤动或心室扑动，经短时人工呼吸和心脏按压急救后，应根据条件迅速进行 MV。经口气管插管操作迅速、便捷，既能维持稳定通气，又能维持呼吸道通畅，应首选。若短时间内无条件建立人工气道，应迅速用简易呼吸器经面罩通气过渡。

2. *呼吸衰竭*　任何原因导致的呼吸动力不足，如颅内高压、脑干疾病、运动神经元病、重症肌无力；或通气阻力增加，如慢性阻塞性肺疾病(COPD)、哮喘、严重胸廓畸形或胸廓创伤、ARDS、急性肺水肿，皆可导致呼吸衰竭，经保守治疗无效后应及早进行 MV。

(1) 颅内疾病：患者多有明显神志异常，呼吸道分泌物引流困难，故多需建立人工气道；部分慢性疾病，若特发性中枢性低通气，以行为性呼吸调节和 NPPV 为主要手段。

(2) 神经-肌肉疾病或胸廓疾病：患者多神志清醒，有一定的自主呼吸能力和咳痰能力，呼吸阻力基本正常或升高有限，应首选 NPPV 或负压通气；NPPV 不理想或呼吸道分泌物较多时，应及早建立人工气道；部分患者需长期 MV，首选 NPPV，若呼吸道分泌物引流不畅，应及早气管切开。

(3) 药物中毒：对于镇静剂、催眠药过量导致的呼吸衰竭患者，呼吸中枢兴奋剂有较好的疗效，不一定给予无创或有创 MV；但若患者有明显呼吸减弱或突然呼吸骤停,胃内容物误吸,咳嗽无力,应及早建立人工气道。

(4) 上气道阻塞：有明显解剖学异常的患者应手术治疗,MV无效或疗效有限;阻塞性睡眠呼吸暂停低通气综合征(OSAHS)患者,经鼻罩持续气道正压(CPAP)或自动持续气道正压(auto-CPAP)是首选方式。

(5) 喉部病变或大气道阻塞：应首选气管切开或放置支架,抑或手术治疗。

(6) 周围气道阻塞：如COPD、哮喘,原则上轻、中度呼吸衰竭患者应首选NPPV;重症或危重患者应及早气管插管,其中哮喘多进展快、病情重,若治疗适当,恢复也较快,故首选经口气管插管。COPD患者发病缓慢,机体多有较大程度的适应和代偿,病情缓解也较慢,应首选NPPV或经鼻气管插管MV。

(7) 胸廓疾病：总体呼吸衰竭较轻,以氧气疗法(氧疗)和保守治疗为主;慢性严重胸廓畸形可首选NPPV。

(8) 肺实质疾病：ARDS表现为有顽固性、致死性低氧血症,多需及早建立人工气道;部分危重且估计有一定可逆性的患者,及早加用ECMO。急性间质性肺炎,普通氧疗或经鼻高流量氧疗(HFNC)效果不佳时应及早NPPV,严重患者应及早建立人工气道;亚急性或慢性肺间质疾病,如慢性肺间质纤维化,因病变进展相对较慢,MV需时较长、效果差,潜在并发症较多,特别是感染机会较大,且一旦感染对原发病影响较大,应首选氧疗或NPPV,人工气道尽量少用。前述疾病患者,若有明显的免疫功能抑制,应及早NPPV。多数心源性肺水肿患者神志清醒,若治疗适当,恢复迅速。适当MV不仅能改善低氧血症,也可迅速减轻左室后负荷、改善心功能,首选NPPV。随着对呼吸生理认识的不断深入和MV技术的提高,人工气道MV明显增多,NPPV增多更为明显。

(9) 肺血管疾病：大部分患者普通氧疗,选择合适的吸入气氧浓度(FiO_2)即可,或HFNC,无需MV;少部分不仅有严重低氧血症,且合并严重右心衰竭或心源性休克,人工气道MV有生命支持作用,必要时加用ECMO。

3. 特殊目的的机械通气

(1) 预防性MV：呼吸功能减退患者行胸部、心脏或腹部手术,严重感染或创伤,慢性肺功能减退并发急性感染,短时间内发生呼吸衰竭的可能性大,可预防性应用NPPV;若手术后需保证呼吸道引流通畅,则宜建立人工气道。

(2) 康复治疗：应用逐渐增多,多采用NPPV,主要用于COPD等慢性肺功能减退疾病、慢性心力衰竭、慢性神经-肌肉疾病。

(3) 分侧肺通气：多用于手术患者;也可用于双肺病变严重不均、双侧肺呼吸动力学明显不一致的患者;除胸外科手术外,实际价值有限。

二、机械通气适应证的生理学指标

(一) 习惯应用的生理学指标及标准

MV可用于上述多种情况,不同情况下有不同要求,呼吸生理学指标主要针对呼吸衰竭患者,下述标准经常被推荐：① 呼吸频率(RR,f)>35次/min或<6～8次/min;② 潮气量(VT)<5 mL/kg;③ 肺活量(VC)<10～15 mL/kg;④ 呼吸指数(f/VT)>105;⑤ 肺泡动脉血氧分压差[$P_{(A-a)}O_2$]>50 mmHg(FiO_2 = 21%);⑥ [$P_{(A-a)}O_2$]>300 mmHg(FiO_2 = 100%);⑦ 氧合指数(OI = PaO_2/FiO_2)<300 mmHg;⑧ PaO_2<50 mmHg(吸氧时);⑨ $PaCO_2$>50 mmHg,伴pH<7.30;⑩ 生理无效腔与潮气量比值(VD/VT)>0.6;⑪静动脉血分流率($\dot{Q}s/\dot{Q}t$)>15%;⑫ 最大吸气压(MIP)>-25 cmH_2O。

(二) 生理学参数的评价

1. 应用范围　一般用于指导呼吸衰竭患者的MV,且主要是用于经人工气道的治疗;心肺复苏、预防性通气无须考虑上述变化。

2. 呼吸衰竭标准和机械通气标准　呼吸衰竭的诊断依据是病史、症状、体征及实验室检查结果,其中主要是动脉血气指标。呼吸衰竭的诊断标准并不是MV的标准,如PaO_2<60 mmHg或$PaCO_2$>50 mmHg是呼吸衰竭的诊断标准,一般达不到标准无需MV,达标准的多数患者也不需要MV;部分慢性呼吸衰竭,其程度有周期性变化,有时需要MV,有时不需要,因为一次或数次动脉血气结果不一定真实反映疾病的严重程度,如较轻的夜间低通气或OSAHS患者仅在夜间出现低氧血症和呼吸性酸中毒。因此,症状和体征的变化非常重要。若患者出现白天嗜睡、精力下降等情况,则可能存在夜间低通气,应做相应检查,并在此基础上给予睡眠时NPPV。生理学指标的选择也应考虑治疗目的,若MV作为生命支持手段,则应严格限制指标;若作为积极的治疗手段,如夜间低通气治疗、COPD康复、预防性通气等，则宜放松标准，且首选 NPPV，因此任何标准对 MV 的选择仅有相对意义，严格根据指标变化选择 MV 是不科学的。

3. 不同参数的意义和指导机械通气的价值

(1) RR 增快：见于呼吸神经反射的各个环节、调节呼吸中枢的大脑皮质及呼吸器官各个部位的器质性或功能性异常。

1) RR 增快的常见原因：① 感受器兴奋性增强。机械感受器兴奋性增强常见于肺容积显著减小或显著增加、肺水肿、气道阻力(Raw)增大；化学感受器兴奋性增强见于严重低氧血症和代谢性酸中毒。② 呼吸中枢兴奋性原发性增强，常见于颅内疾病。③ 呼吸肌收缩力减弱，见于多种疾病，主要是神经-肌肉疾病，VT 显著减小，反射性 RR 增快。④ 肺实质或胸廓疾病，肺容积缩小，反射性 RR 增快。⑤ 肺容积过度增大，使胸廓和横膈处于显著的"扩张"状态，呼吸肌处于不利的力学状态；或长期通气负荷过重，呼吸肌疲劳，呼吸驱动力不足，代偿性 RR 加快。⑥ 人脑皮质或皮质下中枢兴奋性增强，如焦虑、烦躁、疼痛，常有 RR 增快。⑦ 其他情况，如高热、感染、损伤、心力衰竭等，常有 RR 增快。

因此，RR 增快并不是呼吸衰竭或呼吸肌疲劳的可靠指征，作为 MV 标准时，应结合其他症状和体征，积极查找原发病，评价 RR 增快的可能因素。

2) RR 增快价值的判断：从中枢到呼吸器官疾病皆可发生，简述如下。① 呼吸中枢、颅内疾病或单纯神经精神异常导致的 RR 增快不是 MV 的指征。该类情况不伴随呼吸肌力下降和气体交换障碍。② RR 增快是周围神经-肌肉疾病患者 MV 的可靠指征。脊髓侧索硬化症、膈神经损伤、重症肌无力、周期性麻痹、电解质紊乱，均可导致呼吸肌肌力和(或)耐力下降，VT 降低，RR 增快，达一定程度将发生呼吸泵衰竭，故 RR 增快是判断该类患者是否发生呼吸衰竭和需要 MV 的可靠指征。RR 明显增快应给予 MV，首选 NPPV。③ RR 增快是 COPD 患者呼吸肌疲劳和 MV 的重要指征。COPD 的主要病理生理改变是 Raw 增加，故应表现为深慢呼吸。RR 增快是出现严重肺过度充气和呼吸肌疲劳的指征，部分情况下与低氧血症或焦虑有关。因此，对于 RR 增快的患者，应给予 MV，首选 NPPV。④ RR 增快是危重症哮喘的指征。与 COPD 等周围气道疾病相似，但可靠度更高，首选经口气管插管 MV；一般重症患者表现为深慢呼吸，RR 不增快。⑤ RR 增快不是 ARDS 患者的 MV 指征。在 ARDS 患者中，RR 增快主要是肺容积减小、肺损伤、肺水肿所致，其中牵张反射可能发挥更重要的作用，高热和高代谢状态有加重作用，低氧血症的作用有限，给予充分氧疗不能减慢 RR，常需加用镇静剂和肌松剂，因此 RR 增快不作为 MV 的指征。⑥ RR 增快不是急性肺水肿、其他肺实质疾病或胸廓疾病的 MV 指征。与 ARDS 相似，RR 增快与低氧血症或呼吸肌疲劳关系不大，也不是 MV 的指征。⑦ RR 增快不是肺血管疾病的 MV 指征，该类患者 RR 增快的核心原因是生理无效腔(VD)增大。

(2) RR 明显减慢：是呼吸中枢受损或严重呼吸衰竭的表现，是建立人工气道的指征。

(3) VT 和 VC 是了解目前肺功能状态和指导 MV 的重要参考指标：两者皆反映气道-肺实质的损伤程度，对指导 MV 有重要价值。需强调，MV 前应充分评价疾病的可逆性及肺功能的可能恢复程度。若推测有较大的可逆程度，应积极 MV；若无改善可能，强行 MV，特别是有创正压通气(IPV)，将导致撤机困难，甚至不能撤机，加重个人痛苦和家庭负担，应慎重。

(4) 呼吸指数

1) f/VT 价值的初步判断：反映通气效率，数值越低，通气效率越高；反之，通气效率越低。f/VT 也可大体反映呼吸肌疲劳或无力的严重程度。严重呼吸肌疲劳或无力，f/VT 明显升高，一般认为超过 105 需 MV。影响 RR 和 VT 的因素皆可影响 f/VT，但采用两者比例在某种程度上消除了两者较差的特异性。

2) 周围神经-肌肉疾病：f/VT 与呼吸肌功能直接相关，反映呼吸肌功无力或疲劳的特异性较高，一旦明显升高，应积极 MV，首选 NPPV；若咳痰能力较差，应及早建立人工气道。

3) 阻塞性肺疾病：主要是指周围气道阻塞，典型呼吸方式为深慢呼吸。功能残气量(FRC)增大、Raw 增大、内源性呼气末正压(PEEPi)容易诱发呼吸肌疲劳，导致浅快呼吸，因此 f/VT 升高有重要参考价值，一旦明显升高应积极 MV，其中 COPD 首选 NPPV，哮喘首选人工气道 MV。

4) 肺实质疾病或胸廓疾病：肺容积减小，VT 减小；通过一系列机械性和化学性反射，RR 增快；与呼吸肌疲劳、低氧血症的关系有限，因此 f/VT 升高基本无指导价值。

5) 其他：任何影响呼吸运动的精神因素(与 RR 的影响因素相似)，如焦虑，可导致 f/VT 明显升高，对判断病情和决定是否应用呼吸机无价值。

(5) 换气功能参数对指导 MV 有重要价值：不同 FiO_2 时的 $P_{(A-a)}O_2$、OI、$\dot{Q}s/\dot{Q}t$ 主要反映换气功能的损害程度，其中 OI 是目前最常用的参数。若这些指标显著改变，单纯氧疗效果有限，且普通氧疗装置也很难提供 60%以上的 FiO_2；呼吸机可精确提供 21%～100%的 FiO_2，并能通过呼吸机的机械作用，如呼气末正压(PEEP)和平台压(Pplat)改善换气功能，防止或减轻氧中毒，因此应考虑 MV，可选择人工气道或 NPPV。MV 前应评估病变的可逆性，如 ARDS 患者，发病因素消除后肺功能可完全或大部分恢复，应尽早 MV；肺间质纤维化或晚期肺癌患者，无论采取何种治疗手段都不能改变其进行性进展的特性，且 MV 也基本无治疗作用，应尽量避免人工气道 MV。

上述标准的核心问题是：$P_{(A-a)}O_2$ 升高(吸空气或 FiO_2 100%)或 OI 下降无实际价值，且标准不合适，如 OI＜300 mmHg 相当于吸空气时 PaO_2＜60 mmHg，是呼吸衰竭的标准，不是 MV 的标准；PaO_2＜50 mmHg(吸氧时)太笼统，无具体吸氧流量或 FiO_2，且低于 50 mmHg 是不安全的，因此这些标准皆不合适。

上述参数的核心是 PaO_2，单纯经鼻导管或面罩氧疗，甚至中等强度 HFNC，若 PaO_2＞60 mmHg，且呼吸平稳，无需 MV，因此操作性强的指标及合适的标准需重新建立。夜间低通气或呼吸暂停的患者，睡眠时 PaO_2 下降，白天正常生活时 PaO_2 正常或接近正常，则需睡眠时 NPPV。

(6) $PaCO_2$ 是指导 MV 的重要参数：$PaCO_2$＞50 mmHg，说明存在严重的每分钟通气量(VE)不足或肺泡通气量($\dot{V}_A$)下降，MV 是重要治疗手段，但具体情况需合理分析。

1) 影响 MV 选择的基本因素：必须结合具体动脉血 pH 和基础 $PaCO_2$。因为单纯 $PaCO_2$ 改变对机体的影响较小，主要通过 pH 间接影响机体的代谢和功能。

2) 急性轻度 $PaCO_2$ 升高：pH 轻度改变，通过积极治疗原发病或诱发因素，或者加用呼吸兴奋剂等手段，即可使 $PaCO_2$ 逐渐或较快恢复正常，无需 MV；特殊情况，如危重哮喘发作，需积极 MV。

3) 慢性呼吸衰竭：通过机体的代偿和适应，即使 $PaCO_2$ 升至 70～80 mmHg，pH 也可恢复正常或接近正常，以氧疗或 NPPV 为主；强行人工气道 MV 常有较多负效应，特别是碱血症、损伤呼吸道的防御功能、抑制咳嗽效率。

4) 急性重症呼吸衰竭或更高 $PaCO_2$ 水平的慢性呼吸衰竭：必然伴随 pH 下降，应积极 MV，其中急性重症患者以人工气道 MV 为主，慢性患者以 NPPV 为主。

5) 呼吸性酸中毒合并代谢性酸中毒：$PaCO_2$ 对机体的损伤作用显著增强，即使 $PaCO_2$ 轻度升高，也应积极 MV，以较快改善酸血症，并积极纠正代谢性酸中毒及其诱发因素。

总之，$PaCO_2$ 升高是否需要 MV，应结合原发病和诱发因素、$PaCO_2$ 升高的速度和程度、机体的代偿和适应情况、其他并发症或合并症综合考虑；结合 MV 的作用和目的，衡量 MV 的利弊。急性轻度高碳酸血症患者可首选 NPPV，效果不佳需及早建立人工气道；慢性中重度高碳酸血症和基础 $PaCO_2$ 较高的患者应首选 NPPV。

(7) VD/VT 增大：提示通气效率显著下降，容易发生呼吸肌疲劳，应积极 MV(肺血管病除外)，通气方式需结合具体疾病。VD/VT 的测定不方便，且与 RR、f/VT 密切相关，实用价值相对有限。

(8) 吸气肌收缩力和耐力：呼吸包括吸气和呼气过程，呼气是被动的，即使呼吸运动增强或发生呼吸衰竭，呼气肌被动用时，被动呼气仍起主要作用；吸气过程是主动的，吸气肌收缩力和耐力强弱决定呼吸泵功能，影响呼吸衰竭的发生和进展，是评价 MV 的合适参数。

1) 原发性周围神经-肌肉疾病：呼吸肌力是决定呼吸衰竭的关键，一旦达标准，应积极 MV，首选 NPPV；若患者咳痰困难，需及早建立人工气道。

2) 周围气流阻塞性肺疾病：长期通气负荷增高会导致呼吸肌功能下降和疲劳，后者又促进呼吸衰竭的进展，因此若 MIP 明显下降，伴明显辅助呼吸肌活动，特别是胸锁乳突肌活动及胸腹矛盾运动，应积极 MV，首选 NPPV。

(三) 合理的生理学指标 前述部分标准有一定合理性，部分标准无任何价值，结合呼吸支持技术的发展，总结如下。

1. 指标及标准 ① RR＞35 次/min 或＜6～8 次/min；② VT＜5 mL/kg；③ VC＜10～15 mL/kg；④ f/VT＞105；⑤ 经鼻导管或面罩氧疗或中等强度 HFNC PaO_2＜60 mmHg，或 SaO_2 或经皮血氧饱和度(SpO_2)＜90%，或睡眠时 SpO_2＜90%；⑥ $PaCO_2$＞50 mmHg，伴 pH＜7.30；⑦ VD/VT＞0.6；⑧ MIP＞－25 cmH_2O。

2. 说明　上述标准要结合具体疾病和患者的临床表现。

综上所述，绝大多数生理学指标异常作为 MV 的指征时需结合具体疾病，一旦决定 MV，还应结合患者的病理生理特点选择无创或有创通气。单纯氧疗（包括 HFNC）、无创通气、有创通气之间无绝对的界线，有较大的重叠范围，需结合具体情况、通气技术和护理水平决定。

第二节　机械通气的禁忌证

MV 无绝对禁忌证。一般大咯血不适合 MV；多发性肋骨骨折、气胸、张力性肺大疱，在未经适当处理前，慎用 MV。双肺呼吸动力学参数严重不均者，应尽量双侧肺通气。有低血容量或低血压（心源性除外）的患者，以及脑损伤、颅内高压的患者，在适当处理前，需严格选择 MV 的方式和策略。

1. 大咯血　咳嗽反射是机体的正常反应，若不能有效将血咯出，说明患者的呼吸能力和咳嗽反射皆明显减弱，因此应尽可能保护完善的咳嗽反射，以保障气道内血液较快咳出；一旦建立人工气道，必然限制患者的活动和咳嗽能力；血液容易阻塞大、中气道，若导致肺不张、严重低氧血症或有窒息倾向时，应尽早建立人工气道，充分冲洗和反复进行气道吸引，解除阻塞；在此基础上，可根据情况决定是否 MV。

2. 气胸　MV 高压可能加重气胸，PEEP 阻碍或延缓胸膜破口在呼气末闭合；气胸压缩功能不全的肺，加重呼吸衰竭，故呼吸衰竭患者合并气胸时，应尽早切开或穿刺引流，若呼吸衰竭仍较重，可给予经人工气道 MV。通气时应注意避免可能加重气胸的因素，选择合适的通气方式：① 保持良好的人机配合，必要时应用镇静剂和肌松剂抑制过强的自主呼吸；② 在维持呼吸平稳的基础上，尽可能选择低压力、小 VT；③ 延长呼气时间、选择递减流量波；④ 尽量减小或停用 PEEP，促进胸膜破口在呼气期闭合。需强调，危重哮喘发生气胸有一定特殊性，即患者在肺过度充气的基础上常因烦躁、突然的气道痉挛等诱发。若建立人工气道，通过合适的通气策略和抑制过强的自主呼吸，有助于防止气胸加重；当然，胸腔闭式引流是必要的。

3. 张力性肺大疱　MV 患者容易发生或加重张力性肺大疱或导致其破裂，因此该类患者应尽量避免 MV，但若呼吸衰竭较重而需要 MV 时，也应尽早通气，通气策略与气胸相同（详见第十七章）；并注意随访、检测。

4. 多发性肋骨骨折　破坏胸廓的动力结构，MV 可导致胸廓吸呼气时相的矛盾运动，因此通气前应给予适当固定，而选择双相气道正压或气道压力释放通气有助于避免或减轻胸廓的矛盾运动。

5. 双侧或单侧肺呼吸动力学参数严重不均　MV 容易导致一侧或部分肺区严重通气不足；另一侧或另一部分肺区过度充气，容易诱发机械通气相关性肺损伤和加重 MV 对循环功能的抑制。因此，双侧肺呼吸动力学参数严重不均时，应首选双侧肺通气。但实际上除肺脏手术外，临床需双侧肺通气的机会不多，如肺结核导致一侧毁损肺，或各种原因导致一侧肺不张，患侧肺几乎无通气功能，只需按单肺调整通气参数即可（详见第三十七章）。单侧肺区严重通气分布不均时，选择合适的通气策略也可取得较好的通气效果，如适当 PEEP 可保持小气道和肺泡开放；平缓的吸气流量、适当延长吸气时间，可保障气流进入 Raw 大的肺区；适当平台压可使气流重新分布进入高 Raw 肺区。在上述基础上，选择定压型模式、自主模式和避免高气道压，有助于改善气体分布。

6. 低血压　MV 容易抑制循环功能，可导致低血压，尤其是血容量不足时，因此 MV 前应补充血容量，并在通气过程中继续补充；MV 过程中出现的低血压，应适当调整通气压力和适当补充血容量，并注意查找和处理导致低血压的原因。对于充血性心力衰竭患者，合适 MV 也可能降低心脏的前、后负荷，特别是左室后负荷，改善左心功能，因此合并心源性低血压的严重低氧血症的患者，适当 MV 是合适和可行的。

7. 脑缺血　正常脑血管具有强大自主调节功能，动脉血压和静脉血压变化对脑血流量影响不大。一旦出现脑损伤或明显颅内高压，将导致脑血管的调节功能失常。在此基础上，MV 导致的低血压可引起脑血流量减少，而胸腔内压升高又可导致脑内静脉压升高，颅内高压加重，加重脑缺血。因此，该类患者 MV 时，应严格控制压力和 VT，也要维持动脉血气在理想的水平。

第十七章
肺大疱和低血压患者的机械通气策略

肺大疱和低血压是机械通气(MV)时经常遇到的问题,在第十六章有所阐述,但不足以解决临床医生的困惑。有较多学者或临床医生认为MV容易导致肺大疱破裂,也容易导致回心血流量减少,加重低血压,故常将肺大疱和低血压作为MV的禁忌证。较多临床医生也经常抱怨,既往CT检查未普及时,很难发现肺大疱,MV是安全的;但CT检查却很容易发现,尤其是慢性阻塞性肺疾病(COPD)患者,肺大疱普遍存在,不知道该怎么办。心力衰竭、低血压或心肌梗死低血压,常作为MV的禁忌证;病情明显加重、情况更差时几乎皆用MV,因丧失了时机,预后极差。这些矛盾的理由和处理困扰着临床医生。事实上,有较多理论和处理的误区,故将该两部分内容单独阐述。

第一节　机械通气对肺大疱的影响和通气策略的选择

一般认为MV高压容易导致肺大疱破裂,诱发或加重气胸;而随着CT检查的广泛应用,发现肺大疱(包括张力性大疱)的机会日趋增多,使临床医生的顾虑更趋增大。

(一) 肺大疱破裂的基础　正常肺泡结构完整,相互之间通过肺泡孔相通,压力容易平衡,加之胸廓的保护作用,在高压作用下不容易破裂。与正常肺泡相比,肺大疱结构的完整性遭到破坏,相互之间的肺泡孔明显减少,压力不容易平衡,特别是张力性大疱,故在MV高压下容易破裂,导致气胸和纵隔气肿的发生。

(二) 跨肺压和切变力增大是发生气压伤的直接和主要原因

1. 肺泡高压不是导致肺大疱破裂的直接原因　习惯认为肺泡高压容易导致肺大疱破裂,但事实上并非如此。如第八章第二节所述,跨肺压或切变力过大导致的肺泡过度扩张或变形是气压伤或机械通气相关性肺损伤(VALI)的直接原因。若平缓用力呼吸,肺泡内压(Pal)明显升高,胸腔内压(Ppl)也明显升高,跨肺压不大;吸气或呼气流量变化幅度小,切变力也不大,故不容易发生气压伤,因此肺大疱患者能正常生活,发生气胸的机会极小。

2. 跨肺压和切变力增大是发生气压伤的直接和根本原因　突然用力呼吸,Pal骤然升高,胸腔和肺间质压来不及迅速升高,导致跨肺压增大;肺泡和肺大疱急速扩张和回缩,切变力显著增大;大疱和周围正常肺组织的顺应性不同,呼吸运动使两者之间产生高切变力。跨肺压和切变力共同作用导致气压伤发生,临床上也确实如此,自发性气胸主要发生于突然提重物、咳嗽、屏气等情况下。

3. 高气道压不是导致肺大疱破裂的直接原因　习惯上也认为MV导致的气道压(Paw)升高必然导致肺泡高压,容易发生大疱破裂和气胸,也是误区。Paw首先消耗在气道阻力(Raw)上,进入肺泡内的压力,即吸气末压或平台压不一定明显升高。同样的气道峰压条件下,Raw大者平台压低,如COPD和支气管哮喘(哮喘)患者;肺弹性阻力大者平台压高,如急性呼吸窘迫综合征(ARDS)、肺炎、肺水肿。气道病变的不均匀也影响平台压分布和气压伤发生。

(1) 哮喘:在中央肺区,气道短,自主呼吸或MV时,Pal明显升高,跨肺压大;在周边肺区,气道长,Pal升高的幅度小,跨肺压小,故中央肺大疱容易破裂而发生肺间质和纵隔气肿。

(2) COPD:常存在不均匀的气道病变和肺弹性纤维破坏,一般下肺病变轻、上肺病变重,周边病变重、中心病变轻,在MV高压和重力作用下,容易导致周围肺泡破裂,发生气胸。

(三) 适当机械通气减少呼吸衰竭患者肺大疱破裂和VALI的发生

1. 疾病加重导致跨肺压和切变力增大　气道-

肺实质病变加重导致呼吸衰竭后，患者多有明显的呼吸增强、增快。增强意味着 Ppl 明显下降，跨肺压增大；增快意味着切变力增大。在 COPD 患者中，Raw 增大和呼吸增快必然导致内源性呼气末正压（PEEPi）的形成和增大，从吸气动作出现到克服 PEEPi 和 Raw 产生吸气气流常有较长的时间差。在该段时间内，只有吸气动作而无气流产生，本体感受器兴奋，呼吸显著增强，伴三凹征出现，Ppl 必然明显下降，如下降至 -60～-30 cmH_2O 或以下，即吸气气流产生前的跨肺压可增大至 30～60 cmH_2O 或以上；同时，呼吸增强、增快导致肺泡和肺大疱产生高切变力；肺大疱和周围肺区顺应性明显不同，呼吸运动可使两部分肺区之间产生高切变力。高跨肺压和高切变力共同作用容易导致气压伤。

2. *适当机械通气降低跨肺压和切变力*　适当 MV 使患者呼吸逐渐平稳，肺大疱运动产生的切变力以及肺大疱与周围肺区之间的切变力显著减小；同时胸腔负压和跨肺压也明显降低，若 MV 高压 20 cmH_2O，胸腔负压降至 -7 cmH_2O（可保障良好的静脉血回流），则跨肺压 = 20 cmH_2O -（-7 cmH_2O）= 27 cmH_2O，也将显著低于自主呼吸时的跨肺压。切变力和跨肺压减小将使 VALI 的发生机会显著减少。

（四）机械通气不当是发生气压伤的常见原因

1. *通气压力不足是导致 VALI 的常见原因*　为减少气压伤，临床医生倾向于设置较小潮气量（VT）或较低压力，导致通气压力不足以克服增大的 Raw 和肺弹性阻力；患者呼吸增强、增快不能缓解或加重，必然导致跨肺压和切变力增大，VALI 的发生机会增加。

2. *人机对抗是导致 VALI 的最主要诱发因素*　通气模式选择或参数设置不当，将导致吸气触发困难、患者和呼吸机的吸呼气时相不一致。前者可导致胸腔负压和跨肺压明显增大，后者容易导致吸气时胸腔负压或肺泡正压的骤然升高，必然导致跨肺压的显著增大，同时产生高切变力。对于明显人机对抗的患者，跨肺压的增大更显著，且容易被忽视，是诱发 VALI 的最常见原因。

3. *其他因素*　人工气道、连接管路、滤网堵塞、新型通气模式的不合理选择和应用等，皆导致通气阻力进一步增大，伴跨肺压和切变力增大。

（五）机械通气策略的选择　既然较高的通气压力不宜设置，不能缓解呼吸窘迫的较低压力更不宜设置；气道病变的不均匀容易导致平台压分布的不均匀和高切变力，定容型模式不是理想选择，故有张力性肺大疱的患者应首选定压型或自主通气模式；给予适当通气压力或辅助强度，以缓解呼吸窘迫、避免人机对抗，保持适当自主呼吸为原则；必要时适当应用镇静剂和肌松剂抑制过强的自主呼吸。

第二节　机械通气对低血压的影响和通气策略的选择

较多学者或临床医生习惯认为 MV 必然加重低血压，事实上并非如此。MV 对低血压的影响主要取决于发生低血压的原因、呼吸衰竭的情况和通气策略的选择。

（一）低血压原因是影响机械通气策略的主要因素

1. *血容量不足*　对于低血容量休克或脓毒症休克，血容量不足是低血压的主要原因。MV 高压将导致回心血流量减少和左、右室前负荷降低，加重低血压；通气正压越高，对低血压的影响越显著，故需补液，特别是胶体液的补充；同时，适当控制通气压力或 VT，避免或减少镇静剂的应用。

2. *左心衰竭*　对于左心衰竭、肺水肿患者，特别是急性患者，常有明显呼吸增强和胸腔负压增大。在限流效应作用下，前负荷变化不大，但左室跨壁压（后负荷）明显增大。

（1）适当 MV：可明显降低左室跨壁压，增加心排血量（CO），对前负荷影响不大，从而改善低血压。

（2）过高通气压力：将显著降低回心血流量和前负荷，加重低血压。

（3）通气压力或流量不足：导致患者呼吸过度增强、增快或人机对抗，胸腔负压明显增大，显著增大左室跨壁压和后负荷，加重低血压。

综上所述，MV 以缓解呼吸窘迫和维持适当自主呼吸为原则，MV 过度或不足皆不合适。

3. *血管张力下降*　若镇静剂、肌松剂、麻醉剂应用过量导致低血压，则为血管张力下降所致，MV 将加重血压下降。首选血管收缩剂，适当补充血容量。

(二) 呼吸衰竭的严重程度影响低血压患者机械通气策略 严重低氧血症可导致心肌损伤、心律失常和心肌功能减退,严重呼吸性酸中毒和代谢性酸中毒也可导致心肌功能减退,并导致周围器官组织功能障碍,加重低血压。适当 MV 可迅速纠正低氧血症,改善酸中毒,从而改善心肌功能,纠正心律失常,增加 CO,改善低血压。CO 改善将导致组织器官血供、氧供的改善和内环境紊乱的逐渐纠正,低血压也逐渐改善。适当 MV 还会抑制过强的自主呼吸,降低氧耗量,间接促进心脏氧供的改善,改善低血压。

(三) 机械通气不足或人机对抗是加重低血压的重要原因 MV 比较注意通气压力和 VT 过大对循环系统的抑制。但实际通气不足诱发或加重左心衰竭、肺水肿和发生低血压更常见,且容易被错误解读,主要见于以下情况。

1. *人工气道和连接接头过细、不完全阻塞或呼吸机性能下降* 导致 Raw 显著增大,呼吸肌本体感受器兴奋,呼吸显著增强、增快。

2. *通气压力或 VT 不足* 包括通气压力(定压型模式)、VT(定容型模式)的设置不足和设置不当,前者容易理解,但后者容易被忽视。因为现代呼吸机的调节日趋复杂,设置 VT 或压力往往要通过多个参数才能完成。比如,设置恒定 VT 可能需设置流量波形、流量大小、送气时间、屏气时间(或平台时间)、流量坡度、压力限制,任何一个参数设置不当,都会使设置的一部分 VT 在吸气结束时不能进入气道,导致实际输入 VT 不足。临床常见,但容易被忽视或错误解读。其波形图监测特点是触发压显著降低,压力波形呈三角形或近似三角形(定压型模式)或平台消失(定容型模式);患者呼吸增强、增快。

3. *漏气* 尽管设置的 VT、通气压力合适,但实际进入气道的气流量不足,其监测特点是呼气 VT 显著低于吸气 VT,波形图监测提示漏气存在,导致呼吸加深、加快。

随着 NPPV 应用的日益增多,发生漏气的机会也显著增多;同样,高档呼吸机的连接比较复杂,漏气的机会也相应增多。

4. *初始吸气流量不足* 由于人工气道和触发灵敏度的阻力,使得 MV 患者初始吸气时,不能像健康人一样迅速产生吸气气流,从而导致吸气气流和吸气动作之间存在较长的时间差,类似“窒息样通气”。一般定容型模式的流量波形为方波,不容易满足患者对吸气初期高流量气流的需求,特别是呼吸较快的患者,因此尽管通气量较大,也会导致呼吸加深、加快。若 VT 或流量坡度设置不当,更容易导致吸气初期的流量不足。

5. *其他参数设置不当* 呼吸频率、吸气时间设置不当等导致呼吸机输送气流的形式不符合患者的实际需求,如吸气时间过长、实际反比通气等,也会导致呼吸加深、加快。

6. *呼吸机性能下降或滤网阻塞* 临床常见,但容易被忽视或错误解读。此时,尽管设置的通气压力或 VT 足够大,但呼吸机不能迅速输出充足或匹配的气流量,导致患者呼吸加深、加快。

呼吸加深、加快将导致胸腔负压显著增大,肺间质负压相应增大,严重者发生负压性肺水肿和低氧血症;左室跨壁压增大,后负荷增加,诱发和加重左心衰竭,加重低血压。

(四) 机械通气的策略 为避免上述不良反应,应注意选择合适的人工气道、避免或减少漏气、“常规”更换滤网、评价呼吸机性能,选择合适的通气模式和通气参数,不仅注意避免通气压力和 VT 过大,更应特别注意通气压力和 VT 不足,以及人机对抗。对于呼吸较强的患者,应首选自主模式,若必须选择持续指令或间歇指令通气(包括定容、定压及其智能化模式),应适当使用镇静剂和肌松剂。在所谓“高档呼吸机”中,应特别注意各通气参数的精细调节,防止实际 VT 过低、流量不足和人机对抗。

第十八章
机械通气的应用技术

机械通气(MV)的临床应用不断增多,不仅应用于呼吸衰竭的治疗和外科手术患者的支持,也用于慢性神经-肌肉疾病、慢性心力衰竭和多种慢性呼吸系统疾病的呼吸支持和康复。不同的疾病或同一疾病的不同阶段有不同的通气需求,不同的呼吸机或连接方式也对操作者有不同的要求。涉及呼吸机的选择、上机、通气策略、通气维持、撤离,以及 MV 过程中各种问题的判断和处理。

第一节　呼吸机的选择

性能良好、功能齐全的呼吸机能更好地满足各种通气需求,且发生不良效应和故障的概率较低,应首选;但因经济条件、应用技术等原因的限制,尚有较多所谓性能“较差”的呼吸机,或特制的小型呼吸机、急救用呼吸机、以无创正压通气(NPPV)为主的双水平正压(BiPAP)呼吸机皆在临床应用,因此如何选择是必须面对的问题。

一、呼吸机的发展方向

1. *基本发展方向*　① 一方面向多功能、智能化发展,以尽量满足各种通气需求;另一方面向简易、单一功能发展,如持续气道正压(CPAP)呼吸机、自动持续气道正压(auto - CPAP)呼吸机、BiPAP 呼吸机、急救呼吸机以满足特殊类型疾病、急救、无创通气、家庭应用等需求。② 主机气流的输出装置由风箱、活塞等机械装置向电磁模拟装置发展,部分具有伺服阀功能,反应时间短、性能更可靠、故障发生率更低。③ 触发机制增多,由单一的压力触发发展为流量触发、形态触发、复合触发等形式,而触发感受器的灵敏性和稳定性也不断提高,触发水平也有多种选择,感受器位置更接近自然气道或直接感受膈神经、呼吸肌的电信号,触发时间缩短。④ 出现了较多新型模式或原有通气模式的特点不断变化。一是现代自主通气模式,如成比例通气(PAV)、神经调节辅助通气(NAVA),能更好满足人机配合。二是原有通气模式进一步衍变,实现部分(无法达到全部)自动化调节,如压力支持通气(PSV)的智能模式——容积支持通气(VSV)、压力辅助控制通气(P - A/C)的智能模式——压力调节容积控制通气(PRVCV)、复合型智能模式——适应性支持通气(ASV)等,既有传统定压型模式减少机械通气相关性肺损伤(VALI)和抑制循环功能的优点,又能保障适当的潮气量(VT)或每分钟通气量(VE);定容型模式,如容积辅助控制通气(V - A/C,A/C),或定容型同步间歇指令通气(V - SIMV,SIMV)+自主气流(auto flow),则在保障 VT 和 VE 的同时兼有定压型模式的特点。三是从单一功能向复合功能发展,如双相气道正压(BIPAP)、ASV,可满足从持续指令通气(CMV)、间歇指令通气(IMV)到自主通气(S)的不同需求。四是从呼吸机控制患者向患者控制呼吸机发展,如 PAV、NAVA 等,可以保障更好的人机关系和最佳的通气方式。⑤ 增加流量波形选择、吸气末暂停选择、压力坡度或流量坡度、吸呼气转换的选择等功能。⑥ 其他辅助功能,如加温、加湿功能更加完善。⑦ 监测系统更加完备、实用,不仅能提供气道压(Paw)、呼吸流量(F)、潮气量波形图和相应的数据实时监测,也能提供一段时间内的变化趋势,还能提供动态呼吸系统压力-容积(P - V)、流量-容积(F - V)、压力-流量(P - F)等的波形图,是现代呼吸机的主要进展之一。相应通气模式的名称也有变化,如 PAV+。⑧ 报警系统更完备,能根据监测要求提供不同的报警。⑨ 有更多适用于儿童和成人、有创和无创通气的兼容呼吸机。

2. *现代新式呼吸机的缺陷*　新式多功能呼吸机通气模式的选择和参数的调节更加复杂,缺乏合理的安全设置，监测内容过多；厂家的命名过于随意，错误阐述或解释过多；专业临床医生又不熟悉或理解错误，容易出现多种问题。比如既往设定VT非常简单，仅设定VT一个参数即可，但现代呼吸机则常需要设置流量波形、流量大小、流量坡度、吸气时间(Ti)或更复杂的呼吸周期(Ttot)、呼吸频率(RR)等多个参数才能完成实际输出VT的设置，同时还需兼顾实际呼气时间(Te)、实际RR等。VT的监测内容包括吸气VT和呼气VT。波形图监测有更多选择，包括Paw波形图、F波形图、VT波形图，以及P-V环、F-V环、P-F环等，临床专业人员难以理解、评价和应用。传统通气模式，如PSV不仅要设置公用参数和支持压力，还有吸气压力坡度、呼气压力坡度、流量转换水平等的设置，以及Ti、Te调节等过多辅助参数，应用过于复杂。

二、根据不同场合选择不同呼吸机

急诊或运输应首选简易呼吸机，具有单一的P-A/V或V-A/V模式即可，吸入气氧浓度(FiO_2)的调节无须太精确。家用呼吸机可选择简易电动型BiPAP或CPAP呼吸机，应有较好的同步功能。重症监护病房(ICU)应以多功能、智能化呼吸机为主，同时配备部分小型呼吸机。与外科或急诊科相比，呼吸监护病房(RICU)对呼吸机的性能要求更高。NPPV应选用同步性好、有漏气补偿功能的BiPAP呼吸机。

三、根据疾病特点选择呼吸机

(一) 不同疾病或病理生理特点对呼吸机性能和功能的要求不同

1. 麻醉和手术

(1) 单纯麻醉后复苏过程：通气时间短暂，即使有一定程度的肺功能减退，一般也不超过数小时，用简易定压或定容型呼吸机皆可，无须过度强调呼吸机性能优良和FiO_2精确调节。

(2) 手术后通气：多需数小时，常有心肺功能减退，一般不超过3日，用简易定压型或定容型呼吸机皆可，但需有较好的同步性，最好同时具有SIMV、PSV或新型自主通气模式。

2. 心肺复苏、镇静剂过量　通气简单，选择控制通气(CV)、维持适当pH、$PaCO_2$和氧合即可，无须采用多功能呼吸机。

3. 呼吸中枢和周围神经-肌肉疾病

(1) 中枢性疾病：MV容易调节，用简易呼吸机即可，但应避免通气过度，严格控制呼气末正压(PEEP)。强调单纯中枢性低通气的调节宜维持适度$PaCO_2$升高。

(2) 神经-肌肉疾病：多数通气时间较长，一般需数周或数年，甚至终生，可应用简易呼吸机，但应有良好的湿化功能；也可选择NPPV，对湿化装置要求不高，但为促进部分患者的恢复和良好的配合，首选BiPAP呼吸机，且保障适当的自主吸气触发，否则容易在神经性肌营养不良的基础上合并呼吸肌废用性萎缩，导致撤机困难或失败。

4. 上气道疾病　主要是阻塞性睡眠呼吸暂停低通气综合征(OSAHS)，应首选CPAP呼吸机和auto-CPAP呼吸机，少部分复杂患者需要BiPAP呼吸机。

5. 周围气道疾病

(1) 慢性阻塞性肺疾病(COPD)急性发作期：通气时间长，多需数日至数周，也应根据情况选择有创或无创MV；前者需多功能呼吸机，应有定压、定容及自主通气模式，能精确调节FiO_2和PEEP，有完善的监测功能，后者宜首选BiPAP呼吸机。

(2) 危重支气管哮喘(哮喘)：多需通气数小时至数日，通气阻力非常大，主要是气道阻力(Raw)大和高水平内源性PEEP(PEEPi)，常需较大剂量的镇静剂和肌松剂抑制过强的自主呼吸，故简易或多功能呼吸机皆可，最好选择后者，以便进行完善的监测和随后的调节。

6. 急性肺实质疾病　如急性呼吸窘迫综合征(ARDS)、重症肺炎、急性心源性肺水肿，通气需数日至数周，患者主要表现为神志清醒、快RR和高VE。MV难以抑制过度通气，宜选择多功能呼吸机，且性能要好，同步时间短，PEEP精确，最好能准确监测胸肺顺应性(Crs)或弹性阻力(Ers=1/Crs)，通气模式和参数能有较多选择，常需适当应用镇静剂和肌松剂。若无"高档"呼吸机，则需较大剂量的镇静剂和肌松剂抑制自主呼吸。

(二) 呼吸机的替代　尽管强调根据疾病及其病理生理特点选择不同呼吸机，但多数情况下无须特别强调(NPPV除外)，因为多功能、智能化呼吸机可取代简易呼吸机(应用可能不太方便)；现代简易呼吸机的性能和功能明显改善，多数情况下也可取代多功能呼吸机。

无论呼吸机性能如何，皆需使用者调节，故要求操作者不仅要了解呼吸机的结构、性能和现代通气模式的特点，也应有扎实的基础物理学和呼吸生理学知识；更应充分了解现代呼吸机的设计缺陷。在人机配合不良或治疗反应与预期值不符时，可选择简易呼吸器随患者的呼吸通气。其他呼吸机，如负压通气、高频通气的临床应用不多，有专章叙述。

第二节　通气模式的选择原则

掌握通气模式是临床应用的前提和基础，本节阐述基本原则，详见第七章第十一节至第十三节、第十一章、第十二章第七节至第十节。

（一）定容型和定压型通气模式

1. *基本特点*　V－A/C、V－SIMV 及其衍生模式的基本特点是 VT（或吸气 F）为预设值，Paw 随 Raw 和 Crs 变化，称为定容型通气模式，比较适合阻塞性肺疾病；P－A/C、定压型同步间歇指令通气（P－SIMV）、气道压力释放通气（APRV）、BIPAP 以及 PSV 的基本特性是预设参数为压力，VT 随 Raw 和 Crs 而变化，称为定压型模式，更适合于肺实质疾病。

2. *通气效应特点*　根据 MV 的四大基本效应——改善通气、改善换气、VALI、对循环功能影响等综合比较，定容型通气仅在保障通气上有优点，定压型通气在后三种效应上有更多优势。总体上讲，任何通气模式对改善通气都比较容易，在后三个方面取得较好的效应比较困难，特别是一旦发生 VALI 很容易产生严重后果，因此定压型模式的应用逐渐增多。PRVCV、VSV、压力放大（PA）等，在定压型通气模式的基础上兼有定容型模式的优点，而定容型模式（包括 A/C 和 SIMV）＋autoflow 则在定容型模式的基础上兼有定压型模式的优点，临床应用皆逐渐增多。

（二）持续指令性通气、间歇指令性通气、自主通气模式　V－A/C、P－A/C 及其衍生模式的共同特性为 MV 作用于患者的每一次呼吸，并决定 VT 或通气压力，以及 Ti；自主呼吸不影响通气模式的运转或仅影响通气初期（吸气触发），故称为 CMV，适用于无自主呼吸、自主呼吸较弱或小 VT 通气的患者。V－SIMV、P－SIMV 及其衍生模式，部分由呼吸机完成，同前述 CMV；其余部分则为自主呼吸发挥决定作用，适用于有较稳定自主呼吸能力或准备撤机的患者。PSV、CPAP、PAV、NAVA 或其衍生模式的主要特点是自主呼吸对整个通气过程皆有明显影响或决定通气过程，称为自主通气（S）模式，用于自主呼吸能力较强或准备撤机的患者。SIMV 和 S 常联合应用。

（三）单一型模式和复合型模式　若选择容积控制通气（VCV）、压力控制通气（PCV）、PSV 等模式，呼吸机和被通气者有固定关系，称为单一通气模式。如用 VCV 时，患者 VE 被呼吸机完全控制，故 VCV 仅适合无自主呼吸或自主呼吸非常弱的患者；也可用于小 VT 通气的患者，但需加用镇静剂和肌松剂。自主呼吸能力一旦明显恢复，VCV 难以适应，需改用 SIMV 或 S 模式。在 BIPAP 和 ASV 模式中，通过调整通气参数，可设计出从 PCV 到 P－SIMV、CPAP 或 PSV 的多种模式，称为复合型或闭环模式，可适合各种呼吸衰竭及不同阶段的各种病理生理状态。

（四）通气模式的调节方式　绝大部分传统模式，包括单一型模式和复合型模式，如 VCV、PSV、BIPAP 等，通气参数需操作者设定；若病情变化，VE 不能满足通气需求、发生 VALI 机会增大或出现其他情况时，需操作者进一步调整，称为人为调节型模式。少部分模式，如 VSV、ASV 等通气参数由操作者设定，病情变化时，由电脑自动调节通气参数，直至撤机，称为智能化调节模式。后者是前者的完善和发展，应用逐渐增多；但也有较多新问题，需逐渐完善。

（五）呼吸机控制人和人控制呼吸机　绝大多数模式的共同特点是呼吸机控制人的呼吸，被通气者按预设要求呼吸或仅在特定范围内发挥作用，称为呼吸机控制人，故无论模式和参数的调节如何改善，皆不可能与自主呼吸的特性相同。PAV、NAVA 是自主呼吸调节呼吸机，呼吸机将患者的呼吸能力放大至“正常水平”，称为人控制呼吸机，随着 PAV、NAVA 的逐渐完善，将有更好的人机关系和安全保障，应用逐渐增多，但应用技术和应用经验需逐步积累和提高。

（六）推荐　尽管通气模式丰富，选择余地大，但专业人员总体力学知识和呼吸生理知识水平有限，对通气模式的本质掌握严重不足，推荐应用单纯定容型或定压型 A/C 模式（BiPAP 呼吸机仅有定压模式)和PSV模式。目前几乎所有呼吸机皆有这两类模式,能满足全部临床需求,但必须熟练掌握和应用公用参数、基本参数和辅助参数。在此基础上,逐渐掌握一个呼吸机的全部模式和参数,并能理解和掌握不规范用语的正确含义;然后,逐渐推广至科室内、医院内的全部呼吸机。

第三节　通气参数的调节原则

MV的基本目标是在防止VALI和减轻对循环功能抑制的基础上改善通气和换气,缓解呼吸肌疲劳,并尽可能发挥MV防治气道-肺泡陷闭、改善呼吸系统引流、改善心功能等治疗作用。调节原则详见第十五章,各模式的具体应用详见第十一章和第十二章。本节重点分析和总结人工气道MV时的调节要求;NPPV调节相似,但也有较大特殊性(详见第二十一章和第二十二章)。

一、通气参数的设置

(一) 通气参数之间的关系与设置

1. *各参数之间的关系*　应注意设置参数和实际输出参数可能不同,甚至有较大差异,同时还应考虑下述参数之间的关系:① 吸气VT与RR的乘积为每分钟吸气通气量(inspiratory ventilation per minute, VI),因此设置2个参数,就相当于设置全部3个参数;VI和VE不同,其差异是由吸气和呼气VT决定。② 平均吸气F与送气时间的乘积为吸气VT。③ 60除以Ttot为RR。④ Ti与Te之和为Ttot。⑤ 触发时间(可以不存在)、送气时间和屏气时间(可以不存在)之和为Ti。⑥ Ti∶Te为I∶E。⑦ Te和平均呼气F的乘积为呼气VT。

2. *参数设置的基本要求*　在定容型模式中,VT可直接设置,也可通过设定F和送气时间间接设置(时间转换),或通过VI和RR间接设置(VT=VI/RR)。在定压型模式(包括指令性或自主性)中,通过设置吸气压力间接调节VT。在控制通气(CV)模式中,RR、I∶E由呼吸机设定;在辅助通气(AV)模式中,VT、Ti由呼吸机设定,实际RR、I∶E由自主呼吸调节;在不同自主通气模式中,预设参数差别巨大,VT、RR、I∶E由自主呼吸调节。

(二) 每分钟通气量、潮气量和呼吸频率的设置或显示　前者为直接设置,后者为通过设置通气压力或辅助强度(S模式)等显示。

1. *健康成人自主呼吸*　呼吸肌收缩主要克服Ers和Raw,以前者为主,约占总阻力的2/3,故静息状态表现为深慢呼吸,VT约10 mL/kg(8～12 mL),RR约16次/min(14～18次/min),VE 6～8 L/min;呼气末肺容积(EELV)为正常功能残气量(FRC),表现为主动吸气,Raw最小;被动呼气,Raw稍大,Te较Ti长,I∶E一般为1∶2。小儿肺容积小,VT减小,RR加快,I∶E<1∶2(1∶1.5～1∶2)。健康人静息呼吸时,呼吸平稳,吸气和呼气F皆较低,近似正弦波;呼吸加快时,F增大,近似递减波。无论是CMV的直接设置,还是S模式的辅助强度设置引起的呼吸形式变化,皆以此作为基本参考。

2. *设置或调节原则*　维持动脉血pH稳定,维持适当气体交换;适当缓解呼吸肌疲劳,避免呼吸肌废用性萎缩;尽可能避免VALI,维持适当心功能;尽可能改善呼吸系统的引流。

3. *不同疾病类型的设置要求*

(1) 肺外疾病或心跳呼吸骤停:前者如脑血管意外、神经-肌肉疾病、药物中毒等。气道-肺结构和功能正常或基本正常,一般以深慢呼吸为主,VT、RR分别设置在12～15 mL/kg和12～16次/min,较自然呼吸的VT稍大、RR稍慢,因为该类患者膈肌功能明显减退或消失,低位肺区陷闭,较大VT有助于防止陷闭,改善通气血流比例($\dot{V}/\dot{Q}$),防治机械通气相关性肺炎(VAP)。

(2) 慢性阻塞性肺疾病:最常见COPD,以呼气性气流阻塞为主,Raw明显增大,理论上应用大VT、慢RR(深慢呼吸),但实际呼吸形式随病情特点和病程有所变化。

1) 初始通气:患者呼吸性酸中毒多有一定程度代偿,常规或大VT可纠正$PaCO_2$至正常水平,但将导致严重代谢性碱中毒和碱血症;FRC非常高,伴PEEPi形成,Ers增大,较大VT容易导致过高肺泡内压,因此初始通气时应采用小VT(一般6～8 mL/kg)和适当稍快RR(16～22次/min)。随着FRC下降和碳酸氢根离子浓度([HCO_3^-])降低,逐渐增大VT,直至深慢呼吸。

2）基础 $PaCO_2$ 较高者：常规深慢通气方式将导致 $PaCO_2$ 降至正常水平，表现为“过度通气”，导致撤机困难，应采取较小 VT 和适当略快 RR，使 $PaCO_2$ 降至基础水平即可。

（3）急性阻塞性肺疾病：主要见于哮喘急性发作。Raw 明显增大，肺过度充气，伴高 PEEPi 和 Ers 增大，应采用小 VT（6～8 mL/kg）和更慢 RR（6～12 次/min），加用镇静剂和肌松剂；随着气道阻塞和肺过度充气的改善，逐渐增加 VT 和 RR，从而过渡至深慢呼吸。

（4）单侧肺通气：如一侧肺毁损或一侧肺不张，气道无效腔和生理无效腔（VD）显著减小，一般选择小 VT（6～8 mL/kg）；RR 的选择与健康人相似，为 14～18 次/min，或略快。

（5）严重肺实质疾病：肺容积显著减少，Ers 显著增大，应采用浅快呼吸方式。但若为急性肺损伤或肺水肿患者，一系列的机械性或化学性反射导致 RR 显著增快和 VT 增大。控制通气（保护性肺通气）时，一般设置 VT 和 RR 分别为 6～12 mL/kg（是否小 VT 取决于严重程度）和 20～25 次/min；有自主吸气触发不超过 30 次/min。也有学者根据肺活量（VC）选择 VT，是可行的，但应用经验少。需强调，在急性肺损伤或肺水肿患者中，RR 明显增快和 VT 增大是疾病本身所致，容易导致呼吸性碱中毒、肺切变力损伤和负压性肺水肿，常需使用镇静剂和肌松剂抑制过强的自主呼吸。

（6）其他：皆要求符合呼吸生理。

4. 吸呼气时间比设置　随前述呼吸形式变化，简单总结如下。

（1）基本要求：肺外疾病患者由于 VT 较健康人略大，RR 较健康人略慢，I∶E 应略长，为 1∶2～1∶2.5；阻塞性肺疾病患者的 FRC 增大，RR 减慢，Te 延长，I∶E 一般设置或调节为 1∶2.5～1∶3。限制性肺疾病患者的肺容积显著缩小，RR 加快，Ti 和 Te 皆缩短，其中后者缩短更明显，I∶E 宜设置或调节出 1∶1.5 或更短。

（2）设置方法：CV 模式可直接设定或根据 RR 和 Ti 间接设置；AV 模式可根据实际 RR 与预设 Ti 间接换算，而不是根据预设 RR 间接设置；在 S 模式中，由自主呼吸能力决定，无须设置，也无法设置。

（3）吸气末屏气与设置方法：吸气末屏气是 CMV 和 SIMV 指令部分 Ti 的一部分时间。定容型模式多需专门设置，时间占 Ttot 的 5%～10%，一般不超过 15%，或直接设置为 0.1～0.3 s；若需加强改善换气功能，可适当延长屏气时间。定压型指令模式可直接或间接设置；S 模式不能设置，也不应该设置。

5. 吸气流量　F 应兼顾前述呼吸形式（保障 VT）和病理生理状态。如选择定容模式，使用递减波时，峰流量一般设置在 60～90 L/min，其中在肺外疾病或气流阻塞性疾病中宜较低，在肺实质疾病中宜较高；若应用镇静剂抑制自主呼吸，吸气 F 应较低。若 F 为方波，吸气峰流量（PIF）和平均 F 相同，预设 F 应较低，一般用 40～60 L/min。定压型或自主通气模式的压力或辅助强度设置应满足前述 VT。若设置流量坡度（定容型模式）或吸气压力坡度（定压型模式），则 F 或压力需适当增大。因为 VT 等于平均 F 与送气时间的乘积，故 F 的设置和调节应注意同时保障适当 VT、适当屏气（指令通气）和 I∶E。自主通气模式的 F 类似于定压型模式，具体大小取决于支持或辅助强度。

6. 呼气流量　是潜在通气参数，不能直接设置，在 CMV 或 IMV，Ti 一般是预设和恒定的，Te 随实际 RR（而不是预设 RR）变化，而平均呼气 F 也相应变化；呼气 F 显著受 Raw 影响。在 RR 和 Ti 设定或相对恒定的情况下，若呼气峰流量（PEF）和平均 F 显著下降，Te 延长或呼气 F 不能降至 0，提示气流阻塞和肺过度充气。

（三）公用参数　包括触发灵敏度（S）、FiO_2、PEEP。

1. S　无论是否有自主吸气触发，皆应设置，一般压力触发为 $-2\sim-1\ cmH_2O$，流量触发为 1～2 L/min；根据监测情况调节（详见第七章第一节、第十二章第二节）。

2. FiO_2　原则上，在 $SaO_2 \geqslant 90\%$ 的情况下，应尽可能降低 FiO_2。对于慢性高碳酸血症型呼吸衰竭（如 COPD、中枢性低通气）患者，需严格控制 FiO_2，使 $90\% \leqslant SaO_2 \leqslant 97\%$，防止加重高碳酸血症；对于肺外疾病患者，为防治低位肺泡陷闭，也采取相同选择。其他情况可选择中等或高浓度氧，但应尽量避免长时间应用，SaO_2 的要求相似。在心肺复苏和严重缺氧患者的抢救初期，可短时间内（一般 15～30 min）给予 100% 的 FiO_2；吸痰前，特别是严重低氧血症患者，也应给予数分钟高 FiO_2 吸入，无须额外控制 SaO_2。

3. CPAP/PEEP　以恰好扩张陷闭肺泡、对抗气道陷闭、明显改善肺水肿（取决于疾病类型）为原则，但需从低水平开始，逐渐升高；其他情况可加用

3～5 cmH_2O 或 1～2 cmH_2O 的 PEEP(取决于 VT 大小)。对于血容量不足、颅内高压、肺过度充气、气胸患者,应严格控制 PEEP。

二、通气参数的调节

随着病情改善、明显缓解或加重,必然根据呼吸生理特点适当调节,即使是智能型或闭环通气模式也需要调节,若有较高的理论素养和应用水平,调节次数会明显减少。

1. 调节要求　主要涉及:① 通气作用和目的,包括 MV 的治疗作用;② 通气功能和换气功能障碍的类型;③ 疾病特点是急性还是慢性;④ MV 的负效应;⑤ 基础肺功能;⑥ 通气阶段,即初始、维持、撤机;⑦ 人机关系。

2. 调整目的　维持良好的人机关系、适当动脉血气水平、适度自主吸气触发、较好的通气治疗作用、尽可能少的负效应。若人机对抗、过度通气或没有自主吸气触发,则应随时调节通气参数,使患者逐渐出现稳定的自主吸气触发和合适的动脉血气结果。在通气初期,以缓解呼吸肌疲劳和改善气体交换为原则,自主呼吸可适当出现或完全抑制;通气过程中应尽可能有一定呼吸肌活动,撤机前应充分发挥自主呼吸作用。患者接受通气后,若已稳定通气 30～60 min,应复查动脉血气 1 次;随后数小时复查;病情逐渐稳定后,可 12 h 左右复查 1 次;病情显著波动时,应随时复查;经皮动脉血氧饱和度(SpO_2)持续监测。

3. 具体调节目标　基本要求是呼吸平稳,气道压、流量、潮气量波形图稳定;其次是符合疾病的呼吸生理学特点;再次是动脉血气在适当水平。本节简述基于动脉血气的调整方法,具体模式和具体疾病详见各章节。

(1) 提高 PaO_2 的方法:① 提高 FiO_2。$FiO_2 \leqslant 40\%$ 时,应首选。② 合理应用 PEEP。对换气功能障碍患者,当 $FiO_2 > 60\%$、$PaO_2 < 60$ mmHg,应首选增加 PEEP,特别是急性期患者。在不同疾病中,合适 PEEP 有较大差异,采用开放性肺通气治疗 ARDS 时,可短时间选择高水平 PEEP(>20 cmH_2O);常规保护性肺通气时,大约为 10 cmH_2O。③ 延长 Ti 或屏气时间。采用 CMV 或 SIMV 时,延长 Ti(包括屏气时间)也是改善低氧血症的一种方法,但作用相对较弱、发挥作用的时间较长。当 $FiO_2 > 60\%$,PEEP 使平台压(Pplat)超过 P－V 曲线的 UIP,或 PEEP 达 15～20 cmH_2O,可逐渐延长 Ti,甚至采用短时间的反比通气(IRV)。④ 适当应用镇静剂和肌松剂。在 RR 显著增快、辅助呼吸肌活动时,镇静剂和肌松剂的应用可显著改善人机配合、降低氧耗量、降低静动脉血分流率($\dot{Q}s/\dot{Q}t$)、防止切变力损伤和负压性肺水肿,明显提高 PaO_2。⑤ 酌情增大 VT(定容型模式)或通气压力(定压型或 S 模式)。患者若无明显肺过度充气或相对过度充气,且 VT$<$10 mL/kg,增大 VT 或通气压力可改善肺泡陷闭,增大肺泡通气量($\dot{V}_A$),改善 $\dot{V}/\dot{Q}$ 失调,提高 PaO_2。在强调保护性肺通气和个体化肺通气的今天,大 VT 主要用于肺外疾病患者,如颅脑疾病患者、麻醉和手术后患者。⑥ 体外膜氧合(ECMO)或其他体外呼吸支持技术,可能是改善顽固性低氧血症的主要手段。经过前述多种治疗方法后,若 PaO_2 仍低于 60 mmHg,可结合疾病特点,加用 ECMO 等。

(2) 降低 $PaCO_2$ 的方法:① 增大 $\dot{V}_A$。阻塞性肺疾病以增大 VT 为主,限制性肺疾病以加快 RR 为主。② 适当延长 Te。在阻塞性肺疾病,呼气不足是导致 $\dot{V}_A$ 不足的常见原因,延长 Te 可促进气体呼出,降低 PEEPi,减轻肺过度充气。③ 适当增加定容型模式的屏气时间或改用定压型模式,可改善气体分布和 $\dot{V}/\dot{Q}$ 失调,减少 VD。④ 降低 PEEP。主要适用于急性阻塞性肺疾病患者,如哮喘。⑤ 适当应用镇静剂和肌松剂抑制自主呼吸,减少氧耗量($\dot{V}O_2$)和 CO_2 产生量($\dot{V}CO_2$)。

第四节　初始机械通气

针对不同疾病,应选择合适的呼吸机和合适的连接方式,注意通气模式的选择和通气参数的调节,以患者能较快适应呼吸机通气为原则,不强调 $PaCO_2$ 迅速改善。

(一) 迅速给予高浓度氧疗　无论是经人工气道 MV 还是 NPPV,都会有吸氧暂停,导致一过性低氧血症加重,在换气功能障碍患者中尤为显著;也是部分患者插管过程中心搏骤停的主要原因之一,故上机时应给予高浓度氧疗，特别是严重低氧血症患者。

（二）保持良好的人机配合 是患者能否良好接受 MV 的主要原因，特别是 NPPV 时，必要时用简易呼吸器过渡，避免不加选择地应用镇静剂和肌松剂，具体原则如下。

1. *无呼吸或呼吸微弱* 如心跳呼吸骤停、自主呼吸非常微弱、严重呼吸肌疲劳的患者，可直接应用定容或定压型 CMV。

2. *有一定自主呼吸能力* 应首选 S 模式，如 PSV 或 VSV、NAVA、PAV，通气压力或辅助强度从低水平开始，逐渐增加，使通气压力和呼吸形式符合 P－V 关系（主要反映 Ers）和 F－V 关系（主要反映 Raw）；若出现 RR 明显下降或窒息报警，宜改为 CMV 或 SIMV＋PSV。

3. *简易呼吸器的应用和向呼吸机过渡* 在无条件选择合适的通气模式和参数或用 S 模式仍无法完成良好的人机配合时，应首选简易呼吸器，随患者呼吸通气，开始用较小 VT，观察患者的呼吸动作。若出现胸腹运动、胸锁乳突肌活动，手压气囊；松开后，观察呼气动作，若呼气动作终止或出现吸气动作，抑或单向阀呼气声音消失，开始下一次通气。逐渐增加 VT，直至患者能比较舒适地接受通气，辅助呼吸肌活动消失，RR 减慢，再改用呼吸机通气。

根据手压气囊的幅度、快慢，大体调节呼吸机的 VT、I∶E、RR 等参数。若手压气囊后，患者自主呼吸非常容易被完全抑制，则选择 A/C 等指令模式；不能或不容易被抑制时，宜首选 PSV 等 S 模式；若选择 NPPV，挤压气囊时不宜完全抑制自主呼吸，否则改用呼吸机通气后，容易因 VT 不足诱发呼吸加快。

4. *镇静剂应用* 若合理调节难以使患者取得良好配合或调节能力受限，抑或患者躁动不安，则应用镇静剂。

5. *说明* 万能通气模式可用于各种情况，参数调节极其重要；单一参数调节的智能模式的应用与其基础模式相似，但目标 VT 等设置和调节极其重要。两类模式与操作者的呼吸生理水平和应用技术有更为密切的关系，不建议首选。

（三）不应强求动脉血气迅速恢复正常 以 pH 和 PaO_2 在安全范围为原则，若需抑制患者的自主呼吸，可允许 pH 升至 7.45～7.50。

（四）PEEP 的选择 从低水平开始，根据 P－V 曲线的特点或气道峰压（Ppeak）变化，以及血压、心率变化，逐渐过渡至“适当”或“最佳水平”。

第五节 自主呼吸与机械通气的同步

呼吸同步是呼吸气流的产生、维持、终止与呼吸动作的产生、维持、终止一致，包括时间一致和强度匹配（详见第十二章第一节至第三节）。健康人 Raw 和 Ers 小，自然呼吸可顺利实现呼吸同步；若 Raw 或 Ers 明显增大，吸气动作开始至产生气流将有较长的时间差，呼气气流也可能在呼气动作结束后仍存在，表现为呼吸不同步。

一、机械通气时的同步概况

1. *影响同步的阻力和环节* 除个别通气模式外，感受自主呼吸动作的感受器不在呼吸神经、呼吸肌或胸腔，也不在气道，而是在呼吸机的连接管路上。自主吸气动作出现后必须克服增大的 Ers、PEEPi、增大的 Raw、人工气道阻力（阻力显著增加，面罩阻力小）、呼吸机连接管路的阻力（一般较小，出现管路积水时明显增大）后，才能被呼吸机感知。感受器的信号必须传导至呼吸机内的调节装置，经处理后，才能使吸气阀开放、呼吸机送气，容易导致患者吸气触发和呼吸机送气不同步，而吸气触发不同步又可导致吸气过程、吸呼气转换和呼气过程的延迟。呼吸机预设参数（包括送气时间、屏气时间、流量形态、流量大小）和自主呼吸不一致也会导致人机不同步。因此，对于 MV 患者，不同步是绝对的；只要自主呼吸过程和呼吸机的通气过程无明显差别，患者无明显不适感，即可认为“同步”，故同步是相对的。

2. *不同情况下的同步要求* MV 和自主呼吸的同步，是呼吸机临床应用的重要内容，尤其是对自主呼吸较强或 Raw 较大的患者而言。自主呼吸停止或减弱时，应用呼吸机基本不存在同步问题，因容易实现控制通气，即使有不合理情况，只要适当调整通气参数也容易解决；倘若自主呼吸过强、过快或通气阻力过大，就难以实现 MV 与自主呼吸的同步。

二、机械通气与自主呼吸不同步对患者的影响

MV与自主呼吸不同步简称人机对抗,涉及吸气触发、吸气维持(包括屏气)、吸呼气转换和呼气过程等呼吸周期的各个阶段。对人体的影响主要体现在以下几个方面。

1. 肺泡通气量下降　人机对抗,多表现为人机吸、呼气时相不一致,如患者已经吸气,但呼吸机尚未供气,或供气过早结束,抑或供气F不足;患者呼气时,呼吸机仍在供气,导致吸气VT和呼气VT低于预设值或预计值,使$\dot{V}_A$下降。$\dot{V}_A$下降又使患者代偿性呼吸增强、增快,加重人机对抗。如此周而复始,形成恶性循环,使VT、$\dot{V}_A$出现更严重的下降。

2. 呼吸肌做功显著增加　主要原因:① 吸气时,气流出现明显延迟、初始F不足、平均F或VT不足,相当于"窒息样"吸气;呼气时,气流阻力过大,如严重气道阻塞、呼气阀未充分开放等,相当于"窒息样"呼气。② 代偿性呼吸加快、增强。③ 患者躁动不安。

呼吸肌做功和$\dot{V}O_2$显著增加,需更大$\dot{V}_A$维持合适$PaCO_2$水平,进一步导致呼吸增强、增快;周而复始,形成恶性循环。

3. 呼吸衰竭加重　人机对抗导致$\dot{V}_A$下降、$\dot{V}O_2$增加、$\dot{V}CO_2$增大,必然导致低氧血症和高碳酸血症加重,在严重换气功能障碍患者中容易发生致死性低氧血症。

4. 肺过度充气　人机对抗必然导致呼气不完全和肺过度充气,其后果有VALI、肺循环和体循环功能抑制、高水平PEEPi;高PEEPi可显著延迟吸气触发,导致$\dot{V}O_2$增加。

5. 加重循环系统负担　人机对抗导致的呼吸增强、增快可使胸内压突然增加,体循环静脉血回流突然终止;肺过度充气,增加肺循环和体循环阻力,降低右室、左室舒张末期的顺应性;呼吸功增加,导致反应性心脏做功增加;心率加快、心肌收缩增强,导致心肌氧耗量增加、供血相对不足,甚至诱发急性左心衰竭或低血压。

6. 诱发负压性肺水肿、心源性肺水肿和广泛性肺损伤　人机对抗容易导致胸腔负压和肺间质负压增大,诱发负压性肺水肿;使左室跨壁压增大,诱发或加重心源性肺水肿。肺泡内压或胸腔内压的骤然升高或降低导致跨肺压增大;肺泡快速扩张和回缩产生高切变力;时间常数(RC)不同的肺区之间也产生高切变力。频繁的跨肺压和切变力增大必然导致弥漫性或广泛性肺损伤,也容易发生气胸或纵隔气肿。这些情况称为机械通气相关性肺水肿(VALE)和VALI。

肺损伤和水肿皆容易被误诊为VAP,导致临床医生不断增加抗感染药物的种类和级别,使补液量和补液速度增多、增快,肺水肿加重,最终治疗失败。临床常见,但常被错误解读(详见第十章)。

三、人机同步或不同步的具体环节

涉及吸气触发、吸气过程、吸呼气转换和呼气等呼吸周期的各个环节,以吸气触发最常见,影响最大,简述如下(详见第十二章第二节、第三节)。

(一) 吸气触发

1. 吸气触发的阻力　理论上,理想的吸气触发同步是呼吸机送气与吸气动作同时或几乎同时发生。如前所述,自主吸气动作需经克服Ers、PEEPi、Raw、人工气道(或面罩)阻力、连接接头阻力,并传导至连接管路上的感受器(总称为呼吸阻力),达到触发灵敏度(触发阻力)和使吸气阀开放后(延迟阻力),才能使呼吸机送气;克服三部分阻力对应的时间分别为阻力时间、触发时间和反应时间,三段时间之和称为同步时间。因此,除非控制通气和个别新型自主通气模式,辅助或自主通气模式不可能实现气流输出和吸气触发的"绝对同步"。呼吸阻力、触发水平、呼吸机性能皆是导致吸气触发不同步的主要因素。呼吸机送气时间越接近于自主呼吸动作,同步性越好;同步时间小于100 ms,可满足大部分患者的同步需求。

NAVA以感受膈神经电信号作为触发机制,不需要克服上述多部位阻力,同步性好,但影响气流产生的因素存在,也需根据疾病特点调节出理想的呼吸形式,合理应用PEEP等。

2. 影响吸气触发同步性的相对因素及处理对策　同步性间接与RR、Ti和I∶E相关。若RR慢,对同步时间要求低;RR快,对同步时间要求高。Ti长,对同步时间要求低;反之则要求高。比如,实际RR为20次/min,I∶E为1∶2时,Ti为1 s,同步时间达0.2～0.3 s也可较好满足通气需求;实际RR为40次/min,I∶E仍为1∶2时,Ti将缩短至约0.5 s;若同步时间仍为0.3 s,实际送气时间最多0.2 s,假若设置屏气时间0.1 s,则实际送气时间仅0.1 s,在如此短的时间内,不可能实现人机同步;若延长Ti,将影响吸呼气转换,甚至出现IRV,也不能

保障同步。增大 VT、减慢 RR，或适当应用镇静剂和肌松剂抑制自主呼吸是必要的。

(二) 吸气过程同步 主要是指 VT 大小、吸气流量的形态和大小符合患者的通气需求，以及吸气气流能够在适当时间内进入气道和肺泡。

1. 潮气量 除小 VT 通气的有限适应证外，VT 足够大才能满足患者需求，改善人机同步，防止肺泡陷闭。若 VT 太小，将不能满足患者的吸气需求，导致实际 RR 加快、呼吸肌功增加、呼吸窘迫及大量肺泡陷闭，诱发或加重 VAP。若 VT 太大，特别是存在神经-肌肉损伤或呼吸肌疲劳的情况下，将抑制自主呼吸，导致下一次吸气的驱动力不足和不能触发呼吸机送气，从而出现周期性无触发，不利于神经、肌肉功能的恢复，也容易导致呼吸肌的废用性萎缩和呼吸机依赖。因 VE 已充分满足通气需求，患者无呼吸窘迫的表现。

2. 吸气流量 若 VT 足够大，但吸气 F 不足，特别是吸气初期 F 不足，也将与吸气动作不一致，导致呼吸功增加和呼吸窘迫。若患者自主呼吸平缓，F 较慢，选择 F 方波、递减波皆可，用较低的 PIF 即可满足吸气需求，通气模式的选择也非常容易。若患者呼吸增强、增快，吸气 F 近似递减波，且需要较高的 PIF，若选择定容型模式，应选择递减波，PIF 需达 60～90 L/min；若选择 PAV、NAVA、PSV 模式，则需用较高的辅助强度或通气压力，以产生较高的吸气 F。

若吸气初期 F 过大，也会使患者不适，主要见于预设压力较高的定压型模式和峰压较高的定容型模式，需适当设置吸气压力坡度或流量坡度。

3. 潮气量和吸气流量不稳定 若患者呼吸波动较大，VT 或吸气 F 的变化也相应较大，将明显影响同步性。

(1) 定容型模式：VT 和吸气 F 是预定和恒定的，无论如何调节也难以满足通气需求，应适当加用镇静剂；也可改用定容型模式＋自主气流，在一定范围内，后者的吸气 F 和 VT 随自主呼吸能力变化，同步性改善。

(2) 定压型模式：自主吸气能对 VT、吸气 F 进行一定程度的调整，同步性改善；若电脑对 PCV 模式进行自动化调节则称为 PRVCV，吸气 F、VT 的调节更完善，同步性可能更好。自主通气模式，如 PSV，VT、吸气流量波形和大小随自主呼吸而变化，同步性好；电脑自动调节 PSV 时，称为 VSV，同步性可能进一步改善。BIPAP 模式允许指令过程中出现一定程度的自主呼吸，同步性明显改善。

(3) 完全自主通气模式：理论上，PAV、NAVA 完全符合自主呼吸要求，同步性可能最好。

4. 气体进入肺泡的速度 Raw 增加、PEEPi、气管插管导管或连接管太细等因素，皆可限制气流进入肺内的速度，导致吸气过程不同步，应积极处理，否则必须采取小 VT、应用镇静剂和肌松剂，进行控制通气。

(三) 吸呼气转换同步 通气模式的吸呼气转换方式符合患者自主吸气的终止要求，将有良好的同步性。常用的转换方式有压力转换、容积转换、时间转换、流量转换及自主转换。其中，前三种方式不考虑患者自主吸气的终止与否，达预设要求即终止送气，若自主吸气动作明显终止于呼吸机送气结束前或结束后，将导致人机对抗，见于各种传统定压或定容型模式。

在自主通气模式中，呼吸机吸气时间或吸呼气转换与自主呼吸不一致是导致人机对抗的常见原因，但容易被忽视或错误解读。传统自主通气模式(如 PSV、VSV)为流量转换，具体大小随自主呼吸变化，同步性较 CMV 优越；吸呼气转换水平固定或需人为调节，设置或调节不当也容易发生人机对抗。新型自主通气模式(如 PAV、NAVA)为自主转换，完全随自主呼吸而变化，理论上有最好的同步性。

(四) 呼气过程同步

1. 正常自然呼吸 健康人自然呼吸时，吸气主动，呼气被动，呼气肌应处于良好的舒张状态，不存在同步问题。

2. 机械通气 同样吸气主动，呼气被动，一般不存在同步问题；若呼气期患者出现明显呼气动作，将容易导致人机不同步。呼气期是否出现呼气动作与吸气 F 和吸气动作的终止直接相关。若呼吸机预设 Ti 太短，呼吸机送气结束后患者将仍处于吸气阶段；若预设 Ti 过长，则呼吸机送气或屏气尚未结束，而患者已开始呼气，两种情况皆会导致人机对抗。呼吸机吸呼气转换设置与自主吸气终止不能同步，将出现呼气动作；吸气流量的形态也影响呼气动作，方形流量波表现为吸气结束时 F 突然消失，容易诱发呼气动作；递减波的 F 逐渐下降，且在 F 降为 0 之前终止送气，不容易诱发呼气动作，故定容型模式的递减波、定压型模式、自主通气模式的呼气同步较好。Te 太短，将导致呼气不完全；呼气阻力增大，限制呼气速度，如呼气阀或 PEEP 阀性能太差，有较高的持续气流(如流量触发的流量较大时)，都将导致呼气阻力增大,一方面可诱发呼气肌活动,也可能导致PEEPi形成或增大,使下一次吸气阻力增大,吸气触发困难。

总体上,呼气过程是被动的或以被动为主,同步性好坏与前述三个过程直接相关,单纯呼气时间和呼气阻力也有一定影响。

事实上,自主呼吸和MV的任何一个环节的不同步皆将导致整个通气过程的对抗,一个因素也常会影响其他环节,重点处理首要因素和主要因素就容易实现人机同步。前述环节不仅涉及气道-肺阻力和人工气道阻力,更多涉及通气模式的选择和通气参数的调节。人机对抗不仅表现为患者的呼吸窘迫和其他临床症状的变化,气道压、流量、潮气量波形图变化能提供更多的信息,有助于鉴别人机不同步的原因(详见第七章第十七节、第十一章、第十二章、第二十八章第四节)。

四、影响人机同步的患者、呼吸机和操作者因素

本节从呼吸周期的不同阶段阐述了影响人机同步的具体环节和对策,足以临床应用。由于较多学者和临床医生习惯从患者、呼吸机、操作者三方面分析人机对抗的原因,故本节继续从该方面阐述,但强调合理的生理学分析并修正错误,还强调三方面因素的相互影响,其中患者因素是基础,呼吸机方面因素最顽固,操作者因素最常见和最主要。从呼吸过程的分析可以看出,通气模式和参数调节不当是最常见、最容易被忽视或错误解读的人机对抗原因,该因素的解决也可最大限度地减轻疾病和呼吸机因素对人机同步的影响。

(一)患者方面的因素 该方面的误区或陷阱很多,也经常被过度夸大,简述如下。

1. 缺氧或低氧血症不是人机对抗的常见原因

(1) 习惯说法:缺氧或低氧血症是患者呼吸加快和人机对抗的常见原因。因为低氧血症兴奋颈动脉体和主动脉体的化学感受器,使呼吸加快、加深,达一定程度,与呼吸机的通气过程不匹配,产生人机对抗。

(2) 实际情况:一旦完成MV(包括氧疗),绝大部分患者的$PaO_2 \geqslant 60$ mmHg或$SaO_2 \geqslant 90\%$,基本失去对呼吸中枢的兴奋作用;即使SaO_2达100%,多数患者仍表现为深快呼吸,如ARDS、急性肺水肿、重症肺炎患者。与健康人不同,呼吸疾病患者呼吸增强的主要原因是机械刺激或非呼吸化学刺激,如牵张反射、毛细血管J反射所致;再如COPD急性加重和哮喘急性发作,主要是本体感受器起主要作用,单纯纠正低氧血症并不能缓解呼吸窘迫和改善人机对抗,因此改善或纠正低氧血症是必要的,但改善导致低氧血症的主要病理和病理生理改变是改善人机对抗的根本措施,否则需加用镇静剂和肌松剂。

急性低氧血症可导致呼吸增强、增快,但较短时间(数十分钟)后,呼吸增强就会明显减弱,称为低氧习服。大部分疾病导致的低氧血症有一个相对较长的过程,即使是严重急性呼吸衰竭也常需数小时或数十小时,故低氧血症的刺激作用已明显减弱。“缺氧”导致呼吸窘迫和人机对抗是临床上最常见的错误解释之一。

2. 代谢性酸中毒不是呼吸窘迫和人机对抗的常见原因 代谢性酸中毒能引起深呼吸,称为酸中毒大呼吸,但应用PSV等自主通气模式、BIPAP模式或智能型通气模式,很容易配合患者明显增大的VT,极少发生人机对抗。再者,呼吸危重症患者较少发生代谢性酸中毒,即使发生也容易识别和纠正,因此不是人机对抗的常见或主要因素。

3. 急性左心衰竭或输液过多是较容易纠正的人机对抗原因 左心衰竭可导致肺间质和肺泡水肿,兴奋毛细血管J感受器、牵张感受器和心房的容积感受器,使RR加快、VT增大,即使高浓度氧疗改善低氧血症后也难以抑制RR增快,可能发生人机对抗。肺水肿也可延迟吸气压力的传导,导致触发延迟,加重人机对抗。但适当MV和药物治疗后,低氧血症、肺水肿和心功能不全多容易改善或纠正,人机配合迅速改善。若持续不能改善,则多是通气模式选择和参数调整不当的结果。

4. 严重肺感染或肺损伤是较难纠正的人机对抗原因 肺感染或损伤可通过化学刺激(低氧血症)兴奋化学性感受器,也可通过肺容积减小兴奋J感受器和牵张感受器,与心源性肺水肿相似,但呼吸常更快,是ARDS、重症肺炎患者人机对抗的主要原因,低氧血症仅发挥次要作用。Crs下降也可延迟吸气触发,但由于患者呼吸运动显著增强,压力传导加快,故影响有限。由于肺损伤是人机对抗的根本原因,在疾病明显改善前,除选择性能较好的呼吸机,合理选择通气模式和调节通气参数外,适当应用镇静剂和肌松剂是必要的。

5. 气道阻力显著增加、严重肺过度充气是较难纠正的人机对抗原因 分泌物堵塞、气道水肿或痉挛、人工气道太细,导致Raw显著增加,PEEPi显著

增大，兴奋本体感受器，呼吸增强；气道严重阻塞导致肺过度充气，兴奋牵张反射，使呼吸加快。Raw和PEEPi显著增大导致吸气触发困难和吸气过程不同步；肺容积过度增大兴奋牵张感受器，使RR加快，加重人机对抗。

(1) 气道狭窄或陷闭：临床上主要见于重症或危重哮喘，少部分见于COPD患者。其处理原则是在合理应用糖皮质激素(激素)治疗的基础上，采用低通气量通气和允许性高碳酸血症(PHC)，用小VT、慢RR、长Te，同时应用镇静剂和肌松剂。

(2) 人工气道狭窄：主要分两种情况。一是气管插管导管太细(≤7号)，临床普遍存在，不仅是人机对抗的常见原因，也是引流不畅等多种问题的常见原因，治疗失败率极高，核心是转换思想，经口插管导管的基本选择是8号、8.5号；一旦插管，应进行生理学评估，预计能较快拔管者，合理治疗，尽快撤机、拔管；否则应及时更换合适导管或气管切开后更换合适导管。第二种情况是管理不善导致管腔分泌物黏附，应及时冲洗；部分冲洗效果不佳，需及时更换导管。

6. 气道高反应性是较常见的人机对抗原因　主要见于刚建立人工气道时，呼吸道黏膜损伤，对突然进入的冷空气等敏感；哮喘患者存在气道高反应性，容易诱发咳嗽和RR加快，导致人机对抗。加强湿化、温化，气道内局部应用麻醉剂(如利多卡因)，适当应用镇静剂和肌松剂是即刻处理措施，规范应用激素是根本治疗措施。

7. 中枢性呼吸频率或节律改变是较少见、易处理的人机对抗原因　中枢系统的疾病能直接引起呼吸频率或节律的改变，如癫痫发作或癫痫持续状态、抽搐，具体表现在呼吸节律不规则，如暂停呼吸、潮式呼吸、叹息样呼吸等，也可表现为RR增快或减慢。当由中枢疾病引起的呼吸频率或节律改变使呼吸机(主要是CMV模式)无法适应时，也会出现人机对抗。可选择分钟指令通气、智能型通气模式，给予较大的VT，一般不需要镇静剂和肌松剂。个别情况除外，详见第二十九章第四节。

8. 咳嗽、体位变动是常见的、易处理的人机对抗原因　咳嗽、体位变动可直接或间接引起人机对抗，其中直接对抗是主要原因，间接对抗是Paw升高和通气不足所致，后者可使患者缺氧一过性加重和RR增快。一般直接引起的人机对抗可随着诱发因素消失而迅速好转；倘若是间接因素引起的人机对抗，则需数分钟后随着缺氧和RR的恢复而逐渐缓解。

9. 精神或心理因素是较常见的人机对抗原因　精神因素常引起呼吸频率或节律改变，如RR增快、呼吸不规则，导致人机对抗。常见于初始接受MV、外伤或手术患者，需适当应用镇静剂，并注意加强心理治疗，改善患者的不适感。

10. 发热、抽搐、肌肉痉挛是较容易识别和处理的人机对抗原因　这些因素导致机体代谢率增高、氧耗量增加，使患者RR增快和人机对抗，对症处理即可解决。

(二) 呼吸机方面的因素

1. 呼吸机的同步性　是保障人机同步的重要方面，但实际应用需考虑诸多因素。

(1) 呼吸机的反应时间：通气阀的工艺水平和类型是影响反应时间的主要因素。同步性主要取决于呼吸机的反应时间，而不是触发灵敏度，后者可人为调节。如老式呼吸机或应用时间较久、缺乏合理保养、部分进口呼吸机的关键部件"消费品化"、受"卡脖子"影响较大的呼吸机的反应时间常达200～400 ms，同步性差，而新型、应用时间较短的品牌呼吸机的反应时间多为30～40 ms或更短，同步性显著改善。持续气流较按需阀的同步性好，新式呼吸机的按需阀或伺服阀的性能可达到或超过既往的持续气流的要求。理论上，伺服阀的同步性更好，但也取决于工艺水平。

(2) 呼吸机的整体性能：主要是吸气阀、呼气阀的性能下降，进口、国产新呼吸机皆存在该方面的问题，影响吸气触发、吸气完成、吸呼气转换、呼气等不同阶段或全部阶段。整体性能下降是现在、未来较长的一段时间内都必须面临的问题，临床医生面临巨大挑战。

(3) 通气模式：老式呼吸机或现代简易急救呼吸机多仅有CMV模式，不容易满足患者的自主呼吸需求；现代呼吸机几乎皆有CMV、SIMV、S等多种通气模式，可满足各种通气需求。

(4) 触发方式和触发感受器的位置：流量触发较压力触发敏感度和稳定性高；近端触发也较远端触发的敏感度高，但稳定性差，易受气道分泌物的影响。理论上，膈神经或膈肌电信号触发的敏感度和稳定性最好，但NAVA模式的感受器在胃内，稳定性差。

(5) 其他：呼吸机各部位的故障皆容易导致人机配合不良，因此基本保障性能的前提下，呼吸机的完善保养和维护是必要的，但临床极少重视或无视。

2. 呼吸机动力和气源问题　电控气动或电控电动呼吸机的气源或总体动力不足皆可使呼吸机不能正常工作，尤其是电控电动呼吸机更多见。

(1) 空气滤网堵塞：空气滤网应用时间过长，灰尘堵塞，使进入主机的气流量或压力不足，呼吸机输出气流量达不到预设要求。

1) 临床表现：用简易呼吸器通气后，呼吸困难迅速缓解，改用呼吸机通气后呼吸困难又迅速出现和加重；气道压、流量波形图欠规整，相应报警装置发出声光报警，且声调尖锐、持续。某些简易呼吸机(如临床常用的 BiPAP 呼吸机)缺乏报警装置，则不容易发觉。

2) 处理对策：空气滤网应经常清洗或更换，空气中灰尘较多的情况下更应特别注意。原则上，48 h 检查滤网 1 次，没问题可继续应用，否则需清洗或更换。

(2) 单纯动力问题：与空气滤网问题的表现相似，但需请工程师或厂家维修。

(3) 单一空气或氧气的动力不足：出现空氧混合器报警，容易判断。实际临床应用时可能有较多呼吸机报警装置损坏，但不容易发觉，容易导致严重后果。

1) 常见问题：空气压缩机不能正常运转，呼吸机内气流通路损坏，空氧混合器损坏，氧气减压阀设置过高或过低，氧气输入开关忘记打开或墙式氧气压力不足，后三种情况最常见，也容易被忽略。

2) 临床表现：若空气不能进入，将单纯吸入纯氧，容易发生氧中毒；单纯吸入空气则可能出现严重低氧血症，危及生命。前者的特点为患者病情较稳定，无论如何调节 FiO_2，PaO_2 皆变化不大。后者表现为通气时，患者烦躁，人机对抗，发绀迅速加重，调节 FiO_2 旋钮增加“FiO_2”后，SaO_2 不能改善或继续恶化，呼吸窘迫继续加重；改用简易呼吸器通气时，症状迅速缓解，再用呼吸机通气后又恶化。

3) 处理对策：先用简易呼吸器通气，缓解临床症状或避免问题加重，然后请专业人员处理；若不能维修好呼吸机，则必须淘汰。

3. 安全阀压力

(1) 传统压力

1) 基本特点：实质是工作压力，即呼吸机送气能够达到的最大气道压。气道压达该压力，呼吸机将通过安全阀自动漏气，避免压力进一步升高，送气流量和 VT 也相应降低。安全阀压力容易与高压报警混淆，后者指通气压力达报警值发出声光报警，而不影响气道压升高和气体继续进入肺内；前者则指通气压达预设值后，呼吸机输出气体排入大气。安全阀压力必须适当，一般设置在 55～60 cmH_2O 的水平，设置过高容易导致气压伤和低血压；设置过低则容易导致通气不足，表现为无论如何增大 VT，峰压仍维持在较低水平，患者呼吸困难，人机对抗，RR 增快，$PaCO_2$ 持续不降。因此，使用呼吸机前，应确定安全阀压力。

2) 具体压力的确定：连接模拟肺，用 VCV 模式进行大 VT 通气；或呼吸机送气时，堵塞呼气阀，观察气道压，此时显示的最高气道压即为安全阀压力。安全阀压力一旦设定，不要随意改动。

(2) 部分现代呼吸机：高压报警和工作压力设置为同一压力，即在通过安全阀漏气的同时，发出高压报警，应特别注意区别和调整。

(3) 特殊情况：主要见于德尔格呼吸机，其名称为限制压力。该功能一旦设置，在定容型模式表现为达该压力水平，呼吸机的送气将减慢，VT 在更长的时间内被送入气道；限制过度，则发生漏气，VT、VE 下降。在定压型模式表现为无论是 P－A/C、PSV 还是其衍生模式，其压力设置无法超过该水平，设置过低将导致 VE 不足(详见第七章第一节和第十一章)。

综上所述，呼吸机性能和功能是影响同步性的重要因素，老式呼吸机、现代简易急救呼吸机或保养不良呼吸机的同步性较差；不同新式呼吸机(包括 BiPAP 呼吸机)的性能差别巨大，专业人员的准确评价是关键(见第七章第十七节)。经适当治疗和呼吸机调节后，仍不能满足同步性要求时，应用镇静剂和肌松剂是必然选择。

4. 连接管路　一般连接管路较粗，阻力小；但因扭曲(极其常见)、积水(常见)、漏气(常见)等问题，显著影响同步性。

(1) 连接管路漏气

1) 基本表现：频繁低压报警(报警装置正常运转、设置合理)，患者呼吸困难加重，RR 增快，人机对抗，呼吸机触发困难(压力触发)或频繁假触发(应用 PEEP 时的压力触发，或远端流量触发)，$PaCO_2$ 下降不明显、不下降或升高。

2) 临床判断：判断漏气与检查安全阀的压力相似，选择 VCV，可连接模拟肺通气或者直接堵塞呼气口，若气道压迅速达安全阀压力，说明无明显漏气，否则可能有较明显漏气。

3) 吸、呼气潮气量比较：呼气 VT≤吸气 VT，提示漏气,但不是敏感方法。

4) 波形图判断: VT 波形图、P-V 环、F-V 环出现典型漏气表现,是判断漏气和漏气量最客观、准确的标准。

5) 常见漏气部位和处理: 主要见于各段管路的连接部,特别是湿化器的连接部、接水器。连接管路破损、连接接头不紧密也是常见的漏气原因;部位明确后处理并不困难。

(2) 连接管路积水

1) 基本表现: 管路抖动明显,反复或频繁假触发和自动切换,人机对抗,气道压、流量波形图出现锯齿样改变。

2) 防治原则: 使连接管路顺畅,避免扭曲,接水器在最低部位,避免管路积水;定期清理接水器,避免积水。

(3) 压力感受器和呼气阀的连接管路问题: 除通气管路外,部分呼吸机还有该两条细管路,分别连接近端压力感受器和呼气阀(大部分呼吸机内置),且形态相似,容易接错。

1) 基本表现: 错误的连接将导致呼气阀漏气,气道压不升,连续低压和低 VT 报警,患者呼吸困难,RR 增快,人机对抗。若连接呼气阀的管路积水,将影响呼气阀在吸气期的关闭和呼气期的迅速开放;若压力感受器积水,将导致监测压比实际水平下降,触发压传导速度减慢和吸气触发困难。

2) 处理对策: 注意各种外置管路的清理和正确连接,定期检查呼气阀。

5. *其他问题*

(1) 呼吸机的连接方式: 气管插管,特别是经鼻气管插管显著增加 Raw,延长触发时间,并间接导致送气时间和呼气时间缩短;气管切开患者,Raw 降低;若导管太细(临床常见),无论是气管插管或气管切开,Raw 皆显著增加。经面罩或鼻罩通气几乎不增加 Raw,有利于缩短触发时间、送气时间和呼气时间,改善同步性,但注意避免过多漏气。

(2) 人工气道与连接管路的接头: 因接头管径比人工气道要细得多,故尽管长度有限,但可明显增加 Raw。

(三) 操作者方面的因素

1. *初始通气* 若未采取适当过渡措施而直接上机,使患者从自然呼吸状态突然过渡至强迫式的正压通气状态,容易导致患者的不适应,特别是较多医护人员按计算、估计或习惯用的通气需求“一步到位”,给予患者足够大或太小的 VT 或通气压力,更会导致人机对抗,故强调结合患者的病理生理特点,从自然呼吸向 MV 平稳过渡;必要时应用简易呼吸器过渡。

2. *通气过程中的停机* 患者已接受了呼吸机正压通气,但因吸痰、护理等原因,常需临时停用呼吸机;当再次连接气道与呼吸机时,因自主呼吸的 RR、VT、I∶E 与呼吸机的设置不一致或差距很大,又未采取适当的过渡措施,也容易人机对抗,常见于老式呼吸机。现代呼吸机多有完善的 S 模式,性能好,若应用得当,停机后再次通气多能迅速接受,不一定需要额外的过渡措施。

3. *过渡措施* 主要有下述两种。

(1) 合理调节通气模式和参数: 用最熟悉的 S 模式,如 PSV,从较低支持压力开始过渡至高压力(自主呼吸较强者);或用 A/C 模式(定压型更合适),初始设置较快的 RR,较低 VT 或通气压力以配合患者的呼吸,然后逐渐增加 VT 或通气压力,使患者的自主呼吸有所抑制,然后再过渡至常规 MV 或停机前的工作状态。

(2) 简易呼吸器过渡: 以手捏气囊的方法随患者的自主呼吸通气,并逐渐增加 VT,最终达到一定程度的过度通气,使自主呼吸有所抑制,以便较快与呼吸机的参数设置值相适应,是最有效的过渡方式之一,但多因操作者的技巧欠缺或不熟练,实际效果可能不佳。

4. *S 的设置* S 高,患者自主吸气容易触发呼吸机送气;反之则可能触发不良。但 S 过高,容易导致假触发和人机对抗,假触发受多种因素影响,需加以区别。

5. *通气模式选择不当* 常见于自主呼吸较强、选择 CMV 或 SIMV 模式的患者,容易导致患者呼吸和呼吸机吸气过程或吸呼气转换的不一致。对于自主呼吸较弱、Raw 较大的患者,如有明显呼吸肌疲劳的 COPD 患者,用 PSV 等 S 模式,常导致部分吸气动作不能触发呼吸机送气,但因患者无明显呼吸困难表现,容易被忽视。

6. *通气参数调节不当* 主要有: ① VT 或通气压力过大,超过患者的吸气需求,使患者不适;过小则患者吸气流量不足。② VT 足够大,但吸气初期流量不足,使患者吸气困难,常见于流量为方波时。③ 吸气初期流量过大,也会使患者不适,主要见于预设压力较高的定压型模式或流量较大的定容型模式。④ 预设 RR 过快或过慢,与患者的自主呼吸节律明显不一致,主要见于各种 CMV 模式,在 SIMV

模式也常发生。⑤ I∶E 过长或过短,与自主呼吸不一致,影响吸气过程和吸呼气转换,主要见于各种 CMV 或 SIMV 模式。⑥ 吸气压力坡度或流量坡度、呼气压力坡度、吸呼气转换的设置不合理,见于多种定压或定容模式。

总之,呼吸机性能越好,吸气触发、吸气维持、呼吸气转换方式及呼气过程越容易符合自主呼吸的要求,同步性越好。PSV 及其衍生模式可在较大程度上满足上述要求,同步性较好。适当应用持续气流和 PEEP 可改善同步性,流量触发的同步性较压力触发好。BIPAP 模式、流量适应容积控制通气(A/C+autoflow)或其间歇指令通气(SIMV+autoflow)允许通气过程中出现一定程度的自主呼吸,同步性改善;智能型通气模式也容易实现较好的同步性,但与操作者的应用水平关系更大。理论上,PAV、NAVA 等"完全自主通气模式",在合适的辅助强度下,同步性最好,但实际上有较多问题。患者的呼吸状态,如 RR 过快,也影响同步性能。患者病情的变化,如感染加重、肺水肿、呼吸道水肿和平滑肌痉挛、高热、烦躁,也通过影响通气状态和增大通气阻力影响同步性。其他外来因素,如连接管路积水、人工气道及接头太细,也显著影响同步性。

五、人机对抗的处理

人机对抗的处理策略有多种,可根据上述两种分析方法进行分析和处理,结合临床习惯再介绍一种比较常用的分析和处理策略,具体分三步进行。

(一) 分析和明确引起人机对抗的原因 操作者因素是最常见、最主要的原因,如前所述未采取适当过渡措施、通气参数设置不合适等。精通呼吸生理、有丰富经验的操作者可最大限度地发挥呼吸机的功能和减少患者疾病因素的影响。患者因素是导致人机对抗的基础,如气道分泌物阻塞、PEEPi、肺水肿或炎症、神经-精神因素等。多数情况下,通过操作者合理选择通气模式和调节通气参数显著改善人机关系,少部分需应用镇静剂和肌松剂。最后,当最大限度地改善或排除了操作者和患者因素后,就应考虑呼吸机因素,如呼吸机性能、连接管路、人工气道(与操作者也有密切关系)等。在前述因素中,影响吸气触发的因素最常见,影响吸气过程和吸呼气转换的因素最严重,容易导致跨肺压急剧升高和切变力显著增大,诱发多种并发症,误导临床治疗。因此,人机对抗应首先分析和明确发生原因及影响的具体环节。先从操作者方面尽快解决,然后再寻找患者和呼吸机方面的因素。

(二) 控制人机对抗和祛除引起呼吸机对抗的原因 一旦明确人机对抗的原因,应尽快祛除或控制影响因素,给予适当处理;受专业人员水平影响,经常很难明确具体原因,或多种原因并存,也应有处理人机对抗的策略,具体流程如下。

1. *改善操作方法* 通气技术提高可充分发挥呼吸机的功能,并减弱患者因素对人机同步的影响。在明确具体原因前,可选择简易呼吸器随患者的自主呼吸通气,既可保障适当通气量和吸氧浓度,也可通过"过度通气"抑制自主呼吸,使患者比较容易过渡至呼吸机通气。简易呼吸器可使绝大部分患者(包括哮喘和 ARDS)耐受,这进一步说明了操作者技术水平对改善人机配合的重要性。部分现代呼吸机的性能好,也有非常适合患者需要的自主通气模式,因此可选择新呼吸机或经过良好保养的新式呼吸机,首选 PSV、VSV 等模式,选择较高的 FiO_2,从低压力开始逐渐增大压力,即采取模拟简易呼吸器通气的方式实现人机同步,再查找具体问题,并进行处理。

2. *纠正患者因素* 原则是首先处理容易缓解的因素。

(1) 严重低氧血症:如前述,是较少见、容易纠正的人机对抗原因,应首先纠正。引起低氧血症的原因众多,在具体原因未明确前,均可采用两种简单方法处理。一是暂时性提高 FiO_2,一旦严重低氧血症缓解,立即将 FiO_2 降至合适水平;二是应用简易呼吸器通气。

若严重低氧血症的原因可以预测,应采取相应的预防措施,如吸引气道分泌物造成的暂时性低氧血症,可以在吸引前后,暂时将 FiO_2 提高至100%数分钟。一旦原因消除,低氧血症缓解,再将 FiO_2 恢复至原水平。

(2) 代谢性酸中毒:也是少见和容易纠正的原因,补充碱性药物,如静脉滴注5%碳酸氢钠($NaHCO_3$)。在不能较快纠正的情况下,可暂时给予过度通气,提高 pH。

(3) 气道阻力增加:是较常见且纠正困难的原因。首先是吸痰,清除呼吸道分泌物;若黏结的分泌物已导致导管阻塞,则应反复冲洗;若不能完全解除导管阻塞,应及时更换导管,常用方法是先放入胃管作为引导管,再拔除导管,最后沿引导管放入新导管;若反复阻塞或分泌物过多,需改用气管切开。预防措施是加强湿化引流和吸痰。若存在导管扭曲或过细，需及时调整导管位置或更换导管。

如果是支气管痉挛和黏膜的充血、水肿，则需应用激素、氨茶碱和拟交感神经药物，同时调节通气模式和参数。

(4) 肺过度充气：与气道阻塞直接相关，但多合并通气模式和参数的不合理设置，无论是何种原因所致，皆必须调整通气模式或参数。若严重过度充气不能迅速缓解，应采用 PHC，选择小 VT、慢 RR、长 Te，同时应用镇静剂和肌松剂。

(5) 左心衰竭或输液过多：应控制补液量和速度，应用利尿剂，也可适当应用扩血管药和强心药，并同时提高 FiO_2；合理选择通气模式和调节通气参数可通过降低左室跨壁压和后负荷、适当降低前负荷而更迅速发挥治疗作用。

(6) 肺实质炎症或损伤：应用利尿剂和激素可能有一定效果，但作用的强度和时间有限。首选调整通气策略，适当应用镇静剂和肌松剂。

(7) 疼痛或精神因素：采取止痛、镇静等方法。对于焦虑患者，心理治疗也有重要作用，在 MV 前，应先向患者解释清楚，取得患者的理解和配合。

(8) 发热、抽搐、肌肉痉挛：对症处理，如降温(物理或药物)、镇静、解痉等，必要时采取人工冬眠。

(9) 气道高反应性：可局部应用麻醉药，如适当注入利多卡因，但仅适合短时间使用，以免影响分泌物引流，也可短时间内应用镇静剂；改善呼吸道的湿化、温化。最终解决方法是规范应用激素控制气道炎症。

(10) 中枢性呼吸频率或节律改变：可选择智能通气模式，一般不需要镇静剂和肌松剂；若经常应用镇静或麻醉剂，是理论素养和操作水平不足的表现。

(三) 改善或消除呼吸机方面的因素　呼吸机的一般问题可通过操作者的合理调节改善；对于呼吸机性能缺陷引起的人机对抗，单纯依靠操作者的经验和技术不可能解决，应首选简易呼吸器人工通气过渡后，更换呼吸机，并对原呼吸机进行评价、维修或淘汰；否则必须应用镇静剂和肌松剂，但不宜长时间应用。人工气道或面罩，以及连接管路问题导致的人机对抗容易处理，在具体因素明确或消除前也可给予简易呼吸器通气过渡。

六、人机对抗的药物处理

合理应用可明显改善患者的舒适度，促进病情缓解；但因操作者水平导致的无节制滥用更常见，是延迟撤机或撤机失败的常见原因。详见第十九章，本节简述如下。

(一) 改善人机配合的常用药物　大体分两类：镇静剂(麻醉剂)和肌松剂。

1. *镇静剂(麻醉剂)*　地西泮(安定)、咪唑安定、丙泊酚、吗啡、芬太尼等是最常用的改善人机配合的药物，主要作用是镇静、催眠，减少恐惧和焦虑；降低自主神经的反应；抑制呼吸中枢，改善呼吸窘迫；部分药物有一定的肌松作用；部分有一定的镇痛作用，应注意药物的合理选择和配伍。

2. *肌松剂*　主要有去极化和非去极化药物，通过抑制呼吸肌的张力和收缩力抑制自主呼吸，改善人机配合。应用时需注意：① 纠正水、电解质、酸碱平衡紊乱。内环境紊乱影响肌松剂的作用，容易加重或诱发其不良反应。② 除非患者已有神志不清，在应用肌松剂前应先给予镇静剂，使患者处于一定程度的嗜睡状态，又不完全抑制自主呼吸。③ 避免长时间应用，一般不能超过 72 h；撤机前，应先停用肌松剂，后停用镇静剂，特别是长效肌松剂。

(二) 药物使用指征

1. *操作技术因素所致人机对抗*　原则上是调整通气模式和通气参数即可，无须应用药物。但受理论知识、技术水平和临床经验限制，操作者本人常难以认识或发现自己的错误，而归结为患者或呼吸机方面的因素，以至于长时间应用药物。强调若患者能比较舒适地接受简易呼吸器通气，或暂时停机过程中更舒适，以操作技术因素所致者居多，逐步提高理论修养和技术水平是根本措施。

2. *患者原因所致的人机对抗*

(1) 具体因素已明确，但短期内无法消除：为尽快实现人机协调，阻断人机对抗造成的恶性循环，需暂时借助药物的作用，如危重哮喘的高 Raw、高 PEEPi、高气道反应性导致的人机对抗，只能随着激素和平喘药物发挥作用后逐渐消除；ARDS 的高通气状态导致的人机对抗也只能随着肺损伤减轻而逐渐缓解，在病情明显好转前必须借助镇静剂和肌松剂的作用，否则人机对抗将导致原有病理改变加重和出现新的病变，形成恶性循环。

(2) 具体因素已明确，应用药物促进病情缓解：如急性左心衰竭，在强心、利尿、扩血管药物应用的基础上，静脉应用地西泮或吗啡，可迅速抑制过强的自主呼吸，既能改善人机协调，又能迅速改善患者症状，促进肺水肿缓解。镇静剂和肌松剂对哮喘也有治疗作用。

(3) 具体因素已明确,但无法祛除：主要见于终末期肺病患者。该结论不要轻易做出,否则将导致无节制的药物使用,使部分有可能恢复的患者丧失机会。

3. 呼吸机方面的原因已明确,但无法去除　主要见于呼吸机性能差或仅有CMV和SIMV模式的简易呼吸机,无法满足同步需求,只能短时借助药物的作用,更换呼吸机是必要的。

4. 人机对抗原因短时间内无法明确　为迅速阻断人机对抗的不利影响,应及时应用药物,保障人机协调,并继续查找原因。

(三) 注意事项和问题

1. 可能的问题和顾虑　所用药物皆有呼吸中枢或呼吸肌抑制作用,有相当多临床医生对此有顾虑,担心影响自主呼吸的恢复,在需要用药时犹豫不决,延误治疗时机。

2. 实际情况　接受呼吸机治疗的患者,有通气支持,即使有暂时性的呼吸中枢或呼吸肌抑制,也不会给患者带来危害,一旦药物的作用消失,自主呼吸会自然恢复。况且,合理、及时应用药物,大多能获得满意的临床疗效。部分长时间用药者会延迟恢复,但也多可逆,不能成为拒绝用药的借口。

3. 注意事项　① 患者已存在呼吸中枢、神经-肌肉的原发性病变,应用药物可能会加重病变进展,减慢疾病恢复,需慎用。但该类患者多表现为呼吸中枢兴奋性下降或严重呼吸肌无力,通气阻力基本正常或仅轻度增加,比较容易接受呼吸机通气;呼吸机性能的影响小。一旦出现人机对抗,几乎皆为通气技术方面的原因,及早会诊解决。② COPD等导致的慢性呼吸衰竭,通气模式和参数的合理调节容易实现人机同步;对药物的敏感性增加,应避免长时间或反复应用药物。③ 哮喘患者在大剂量应用激素的情况下,使用镇静剂和肌松剂容易导致呼吸中枢过度抑制、重症肌无力和延迟撤机,应避免大剂量或长时间应用;部分药物有迷走神经样作用或促进组胺释放,应用不当会加重哮喘,故应注意药物的选择。吗啡类药物可直接诱发气道痉挛,应避免应用。④ 有一定降压作用,合并低血压或休克的患者应避免大剂量应用或静脉推注,确需应用时,应适当应用升压药和补充血容量。⑤ 强调无论任何情况,病情改善后及早减量和停药,避免长时间应用;不得不持续应用时,及早请专家会诊。

第六节　机械通气的撤离

详见第二十九章,本节强调以下几点：① 呼吸机的撤离不是独立阶段,而是从上机、维持治疗到撤离的连续过程,从上机前、上机时及其后的整个通气过程中,皆应考虑撤机问题,避免过度通气,为撤机做准备。② 现代大部分呼吸机皆有完善的通气模式,包括多种CMV、IMV和S模式,容易实施从指令通气到自主呼吸的过渡,无须经历像过去那样仅能通过间断停机或T管撤机的复杂过程。③ 智能型或闭环模式可根据通气需求自主调节通气辅助,最终自主撤机,如PAV、ASV、VSV、NAVA等,使撤机更方便,但智能化程度有限,缺乏应用经验。④ 呼吸机通路和连接管路本身皆有一定的阻力,无须也不应该将通气辅助完全降为0后再停机。⑤ 少部分单位仅有一般的定容型或定压型呼吸机,缺乏SIMV或S模式,或呼吸机性能太差,难以满足撤机需要,则需采用间断停机的方式。

第十九章
镇静剂、镇痛剂和肌松剂在重症监护病房的应用

第十八章第六节简述了镇静剂和肌松剂对改善人机配合的必要性和使用要点，本章对此详细阐述，并力求避免对药物及其用量的单纯描述，强调从重症监护病房(ICU)患者，特别是机械通气(MV)患者的特点出发，阐述药物的特点及临床应用。

第一节　镇静剂、镇痛剂和肌松剂的应用概述

目前常用的镇静剂、麻醉剂和麻醉性镇痛剂都有一定镇静、催眠作用，部分有一定呼吸抑制作用，与肌松剂联合应用可明显加强对呼吸的抑制，对ICU患者，特别是MV患者非常适合。临床常用镇静剂主要有苯二氮䓬类的地西泮(安定)和咪达唑仑(咪唑安定)，麻醉剂为普鲁泊福(丙泊酚、异丙酚)，麻醉性镇痛剂主要是吗啡。MV患者的镇静、麻醉主要用于下述两种情况：① 建立人工气道，特别是气管插管前，药物可使患者处于镇静、睡眠状态，抑制患者对插管刺激的过度反应，保障气管插管或气管切开的顺利实施；② 用于MV治疗过程中，抑制过强自主呼吸，改善人机配合，缓解患者不适感。但每一种或每一类药物皆有副作用，并可能对原发病的治疗和恢复产生不利影响，故皆有应用指征和应用要求。

第二节　镇静剂、镇痛剂、肌松剂及其临床评价

焦虑、烦躁、疼痛不仅影响人机配合，也会对机体产生诸多不良影响，需进行合理评价和积极治疗。

一、疼痛的评价

疼痛是一种主观感受，同一患者在不同时间、不同情况下的疼痛感受差异很大。影响疼痛的主观因素很多，促进或妨碍患者表达疼痛的因素也很多，因而很难客观、精确地计量和比较。对意识清楚、可合作的患者，可用下述方法评价。

(一) 常用疼痛评分方法　尽管对疼痛感受的个体差异很大，但患者可以表达为：不痛；痛，但可忍受；疼痛难忍等不同程度，将表达程度用数字表示即可进行半定量评分。

1. *语言评分法*(verbal rating scale，VRS)　从最轻到最重的顺序将疼痛以0分(不痛)至10分(疼痛难忍)区分，由患者自己选择不同分值量化其感受。人工气道患者表达不方便，该方法不合适。

2. *视觉模拟法*(visual analogue scale，VAS)　用一条100 mm的水平直线，两端分别定义为不痛和最痛，由患者在最接近自己疼痛程度的地方画垂线标记，进行量化。

3. *数字评分法*(numeric rating scale，NRS)　选择一个0～10的点状标尺，0和10分别代表不痛和疼痛难忍，由患者选择其中一个数字描述疼痛程度，数字越大，疼痛越重。

4. *面部表情评分法*(faces pain scale，FPS)　由6种不同面部表情及0～10分(或0～5分)描述从不痛到疼痛难忍的不同程度，由患者选择图像或数字来反映最接近其疼痛的程度：不痛→微痛→有些痛→很痛→疼痛剧烈→疼痛难忍。

5. *术后疼痛评分法*(Prince - Henry评分法)　主要用于胸腹部手术后的疼痛评分，0～4分，分5级。0分为咳嗽时无疼痛；1分为咳嗽时有疼痛；2分为安静时无疼痛，深呼吸时有疼痛；3分为安静状

态下有较轻疼痛,可以忍受;4分为安静状态下有剧烈疼痛,难以忍受。对于术后需保留气管插管或进行气管切开、不能说话的患者,可进行术前训练,让患者用5个手指来表达其选择。

(二) 疼痛的其他评价方法 疼痛可以用前述方法评估,但最可靠的是患者主诉,并依赖于患者和医护人员之间的交流能力。当患者不能表达疼痛强度时,其疼痛相关行为(如运动、面部表情和姿势)与生理指标(如心率、血压和呼吸频率)的变化也可反映疼痛程度,需定时观察和评价;受主观因素和其他因素影响较大,需进行合理的生理学分析。

二、常用镇痛药物

主要有麻醉性镇痛药、非甾体抗炎药、局部麻醉药等。ICU患者最常用麻醉性镇痛药,如吗啡、芬太尼、舒芬太尼等。此类药物不仅镇痛,还有良好镇静和呼吸抑制作用。

(一) 麻醉性镇痛药的作用

1. *阿片类药物的止痛特点* 主要与神经系统的阿片受体结合而发挥止痛作用,是治疗术后急性疼痛最常用、最有效的药物;对其他各类疼痛皆有效,但对持续性钝痛的效果优于间歇性锐痛;同时具有镇静和抗焦虑作用,能显著改善患者对疼痛的耐受性和人机配合。

2. *应用原则* 术后疼痛通常为中度到重度疼痛,持续时间相对较短,且随时间推移逐渐减轻,因此应根据疼痛程度,酌情给予足量药物,以缓解疼痛及其引起的不良反应为原则;然后逐渐减量,或转换为其他类型止痛药。不宜长时间应用,以免精神依赖或成瘾。

3. *应用方法* 通常采用肠外途径给药,如静脉用药和肌肉用药;某些中度疼痛患者也可口服或经胃管给予复方制剂,如阿片类药物与非甾体抗炎药的复方制剂,可以在保证止痛效果的同时,减少阿片类药物的不良反应;还可联合局部麻醉药用于术后的椎管内(主要是硬膜外)镇痛,从而保证镇痛效果,又可减少药物不良反应。

4. *不良反应*

(1) 消化系统:主要是恶性、呕吐及便秘。较常见,上消化道症状多在用药1周左右自行缓解,重者需加用甲氧氯普胺(胃复安)等对抗;便秘会长期存在,应鼓励患者进食香蕉、粗纤维食物、蜂蜜等,鼓励早活动和腹部按摩,促进肠道蠕动;也可服用液体石蜡或用开塞露肛塞,或应用其他导泄药;严重者可灌肠治疗。

(2) 呼吸抑制:严重、危险的不良反应,可导致猝死,是术后镇痛需特别注意的问题,尤其是高龄和有慢性呼吸系统疾病的患者。为防止呼吸抑制,首次剂量不宜大,然后逐渐增加剂量,直至满意镇痛;用药期间应密切观察呼吸频率(RR)、节律、深度及经皮动脉血氧饱和度(SpO_2)变化,必要时复查动脉血气。一旦发生明显呼吸抑制,用阿片受体拮抗剂纳洛酮对抗。对MV患者而言,呼吸抑制有助于缓解呼吸窘迫,改善人机对抗。

(3) 成瘾性:对疼痛患者而言,成瘾性非常小,现阶段我国对非癌性疼痛的治疗时间规定为不超过8周,对癌性疼痛则无剂量和时间限制。一旦疼痛好转,成瘾性表现将逐渐明显,应及时减量和停药。

(4) 其他并发症:① 尿潴留,是膀胱括约肌过度收缩所致,联合使用镇静剂或进行腰麻的患者更容易发生,应避免。MV患者常规导尿,不是严重问题,随着药物停用自然缓解。② 瘙痒,一般不严重,可加用抗组胺药等治疗,必要时加用糖皮质激素(激素)。

(二) 常用药物

1. *吗啡* 临床上有口服和注射两类剂型,口服制剂包括即释、缓释和控释剂。围术期镇痛主要使用针剂。作用特点:① 强大的麻醉、镇痛和明显的镇静作用,能消除疼痛及其引起的焦虑、恐惧等情绪反应,显著提高患者对疼痛的耐受力。② 抑制呼吸中枢和咳嗽中枢的活动,有效改善人机配合。③ 常规治疗剂量对心血管和心率(HR)无明显影响,大剂量可引起体位性低血压(BP)和心动过缓。④ 对胃肠道平滑肌有兴奋作用,使其张力提高,蠕动减慢。⑤ 有一定迷走神经兴奋作用和对平滑肌的直接兴奋作用,还有组胺释放作用,容易导致支气管水肿、痉挛,禁用于支气管哮喘(哮喘)、慢性阻塞性肺疾病(COPD)急性发作或迁延期患者。

2. *芬太尼* 药理作用与吗啡相似,但相同剂量的镇痛强度是吗啡的100倍,且起效快,作用时间短。芬太尼还有微弱的拟胆碱样作用,不良反应与吗啡相似,但呼吸抑制作用更强,对心血管系统的影响不明显。

3. *舒芬太尼* 是芬太尼的衍生物,脂溶性提高,极易透过血脑屏障,与阿片受体的亲和力提高,镇痛强度和作用时间分别是芬太尼的5~10倍和2倍。不良反应与芬太尼相似,但对血流动力学的影响更小,安全范围更大。

三、镇静和躁动的评价

避免患者躁动、保持适度镇静是不少手术后患者管理的重要内容，也是 MV 患者经常面临的问题。定时评估镇静程度有利于调整镇静药的种类和剂量。理想的镇静评分系统应使各参数易于计算和记录，有助于准确判断镇静程度和指导治疗。

（一）镇静评分

1. Ramsay 评分　是应用最为广泛的镇静评分标准，分 6 级，分别反映 3 个层次的清醒状态和 3 个层次的睡眠状态（表 19－1）。

表 19－1　Ramsay 量表

清醒	患者焦虑和激动，或烦躁，或兼而有之
	患者合作，具有定向力，且安静
	患者仅对命令有反应
睡眠	轻叩眉间或大声刺激可迅速反应
	轻叩眉间或大声刺激反应迟钝
	轻叩眉间或大声刺激无反应

2. Riker 镇静躁动评分（sedation-agitation scale，SAS）　根据患者 7 项不同行为对其意识和躁动程度进行评分（表 19－2）。

表 19－2　Riker 镇静躁动评分量表

躁动镇静程度	表　现
危险的躁动	拔除气管插管导管或试图拔除导管，攀爬床档，挥打医护人员，左右捶打
非常躁动	多次口头提醒限制仍无法平静，需要物理约束，咬气管插管导管
躁动	焦虑或轻度躁动，试图坐起，口头指导能平静
平静与合作	平静，易于苏醒，遵从指导
镇静	难以唤醒，语言刺激或轻度摇动能苏醒，但再次入睡；遵从简单指导
非常镇静	物理刺激可苏醒，但无法交流或遵从指导，可以不自主活动
无法唤醒	对有害刺激无反应或仅轻微反应，无法交流或遵从指导

注：有害刺激是指吸痰或用力按压眼眶、胸骨或甲床 5 s；后同。

3. 运动活动评分量表（motor activity assessment scale，MAAS）　由 SAS 演化而来，通过 7 项指标来描述患者对刺激的行为反应，对危重病患者有很好的可靠性和安全性（表 19－3）。

表 19－3　运动活动评价量表

分值	程　度	表　现
6 分	危险的躁动	无须外界刺激引起运动，不合作，试图拔除插管导管，左右捶打，挥打医护人员，试图爬出床外，无法按要求平静
5 分	躁动	无须外界刺激引起运动，试图坐起或将肢体移出床外；无法始终遵从医护指导（要求时可躺下，但立即再次试图坐起或将肢体移出床外）
4 分	躁动与合作	无须外界刺激引起运动，拉扯床单或插管，暴露自己，但遵从指导
3 分	平静与合作	无须外界刺激引起运动，有目的地调整床单或衣服，遵从指导
2 分	对触摸或呼喊姓名有反应	触摸或大声呼喊其姓名时睁眼或抬眉，或者将头转向刺激部位或移动肢体
1 分	仅对有害刺激有反应	有害刺激时睁眼或抬眉，或者将头转向刺激部位或移动肢体
0 分	无反应	对有害刺激无反应

（二）镇静要求

1. 基本要求　理想的镇静水平是患者安静入睡又容易被唤醒，能触发呼吸机送气。

2. 基本方法　在镇静开始前就明确所需的镇静水平，定时、系统地进行评估和记录，并随时调整镇静药的类型和剂量，以达到并维持所需的镇静水平。

（三）镇静的客观评价　理论上是更理想的评估方法，但现有方法皆有一定欠缺，如脑电双频指数（bispectral index，BIS）、心率变异系数及食管下段收缩性等，仅作参考。

四、镇 静 药

常用药物有麻醉性镇痛药、苯二氮䓬类镇静药，前者如吗啡，有良好的镇静和镇痛作用，镇痛和镇静可同时评估，见前述；后者如地西泮、咪达唑仑。麻醉药，如丙泊酚；中枢性 α_2 受体兴奋剂，如可乐定、右美托咪定也常用于镇静。巴比妥类的硫喷妥钠等已极少应用。

1. 地西泮

（1）作用特点：良好镇静和抗焦虑作用。有较高的脂溶性，主要通过对边缘系统的海马和杏仁核的选择性抑制而发挥作用；大剂量静脉应用有中枢性肌松作用。常规剂量无呼吸抑制作用；经静脉注射或大剂量静滴时，对呼吸中枢有抑制作用。静脉注射常规剂量的地西泮对循环系统影响轻微,BP可稍下降,但心排血量(CO)无明显变化;较大剂量或较快速度静脉注射可迅速降低BP,对躁动不安伴BP升高的MV患者有利。

(2) 应用方法及特点:首选静脉注射,迅速起效;口服次之;肌内注射最差,不建议应用。

(3) 不良反应:毒性小,但静脉注射速度过快可引起一过性BP降低、呼吸暂停,在血容量不足或老年患者中更容易发生。静脉注射可引起注射部位疼痛、局部静脉炎等。

由于其消除半衰期长达20～40 h,在老年人和肥胖患者中更长,且表观分布容积增大,因此老年或肥胖患者反复使用会发生蓄积作用,对MV撤机不利。

2. 咪达唑仑　水溶性,不含有机溶媒,肌内注射吸收好,静脉注射刺激小。具有抗焦虑、催眠、抗惊厥、中枢性肌松等作用,也可发生顺行性遗忘;与地西泮相比,对苯二氮䓬受体的亲和力为其2倍,效价为1.5～5倍;分布半衰期相当于其1/2,消除半衰期为其1/10。根据剂量不同,可产生自抗焦虑至意识消失等不同程度的效应。该药有一定呼吸中枢抑制作用,其程度与剂量、给药速度相关,也与疾病特点有关,如其对COPD患者的呼吸抑制程度和持续时间较健康人长;对健康人的心血管功能的影响轻微,无组胺释放作用。可以口服、肌内注射、单次静脉推注,也可持续静脉滴注。

3. 丙泊酚

(1) 作用特点:快速、短效的静脉麻醉药,不溶于水。由于其溶剂中含大豆油、甘油和磷脂酰胆碱,故呈乳白色。该药呈高度脂溶性,静脉注射后可迅速通过血脑屏障,产生镇静作用。依据剂量不同,静脉用药11～30 s即可达到麻醉诱导的深度。分布半衰期仅2.5 min,作用消除极快,可长时间持续静脉滴注。丙泊酚停用后患者苏醒完全,醒后无兴奋现象,恢复质量较高。对颅脑外伤后的颅内压增高也有一定程度的降颅压作用。

(2) 不良反应:常规镇静剂量对循环系统影响轻微,但若剂量较大或注药速度较快,可引起心脏舒缩功能抑制、CO下降和BP下降;对BP的影响还可能与扩血管作用有关;可加快HR,但持续时间短暂;合适的剂量与注药速度可避免对循环系统的不良影响。

静脉用药后,患者可有轻度呼吸抑制,呼吸变浅、变慢,有时呼吸暂停,但持续时间很短,一般无须进行处理。呼吸抑制亦与注射剂量和速度有关,若同时使用麻醉性镇痛药,对呼吸的抑制作用加强,对改善人机同步非常有利。

1992年,儿童使用该药物后,发现死亡病例。已明确患者长时间(48 h以上)、大剂量[4 mg/(kg·h)]使用该药,会发生乳酸堆积、酸中毒、心功能衰竭、横纹肌溶解、肾功能衰竭,并进而导致死亡,称为丙泊酚输注综合征。

五、肌 松 药

肌松药广泛应用于手术室的全身麻醉患者,在ICU的应用也明显增多,对改善严重人机对抗有显著作用。脑复苏、破伤风和狂犬病患者出现抽搐时,在建立人工气道的前提下,可用于控制抽搐,降低颅内压。

肌松药作用于乙酰胆碱受体致终板去极化,或与乙酰胆碱竞争乙酰胆碱受体而干扰神经-肌肉的兴奋传递,前者称为去极化肌松药,后者为非去极化肌松药。临床使用较多的去极化肌松药为琥珀胆碱,常用的非去极化肌松药较多,有泮库溴铵、阿曲库铵、顺式阿曲库铵、维库溴铵、罗库溴铵和哌库溴铵等,以维库溴铵和罗库溴铵更为常用。

(一) 常用药物

1. 泮库溴铵　中等时效的肌松药,无组胺释放作用,有抗迷走神经作用,常规临床剂量可引起HR轻度加快、BP轻度升高。心脏外科术后,若患者HR减慢且需使用肌松药时,可首选该药;有支气管哮喘或哮喘发作的高危患者也可首选该药。该药以肾脏排泄为主。

2. 阿曲库铵　中、短时效的肌松药,有轻微组胺释放作用;1/3经霍夫曼途径消除。所谓霍夫曼途径消除是指在人体生理pH、体温下的自然降解,无须依赖肝、肾正常的排泄途径。因此,在肝、肾功能不全的患者中,使用该药不易产生蓄积作用。

3. 维库溴铵　中、短时效的肌松药,常规临床剂量无抗迷走神经作用,亦无组胺释放作用,因此可用于循环不稳定患者或哮喘患者。该药50%以上由肝胆系统排泄,肾功能减退时的排出比例更大,故可用于肾功能不全患者。

4. 哌库溴铵　长效肌松药,常规临床剂量无组胺释放作用,无抗迷走神经作用,对循环系统干扰小,主要通过肾脏排泄,与维库溴铵的应用指征类似。

5. 罗库溴铵　起效快,一般静脉注射60 s就能为插管提供良好条件，与琥珀酰胆碱相似或稍长，比维库溴铵快2倍，因此需快速气管插管时，该药可替代琥珀酰胆碱。比琥珀酰胆碱的作用时间长，至少达30 min(后者不到10 min)，与维库溴铵相似。罗库溴铵的作用存在剂量依赖性，对心血管系统无明显影响，也无组胺释放，未发现反复给药后的明显蓄积作用。

6. *琥珀胆碱*　常在气管插管时使用。药物起效快，作用时间短暂，作用消失快速。首次注射后可出现肌肉的不规则抽搐，若使用时间长，可导致阻滞性质发生改变。有升高血钾浓度和颅内压、腹内压和眼压等不良反应，应注意。

(二) ICU使用肌松药的注意事项　与手术室使用有较大差异，需注意以下情况。

1. *患者总体情况复杂*　ICU患者多病情危重，常合并水、电解质紊乱，酸碱平衡失调，肝、肾功能减退等，进而影响肌松药的药效和药代动力学。比如，肌松药大多以原形通过肾脏、肝胆系统排泄，肾功能不全、肝胆系统疾病可使肌松药排出体外的时间延长；在水潴留患者中，肌松药的表观分布容积增加，故需根据患者的情况和肌松水平进行更精细的调节。

2. *需要应用的时间较长*　可能会产生较多问题，特别是对于有感染的患者，需注意控制时间，强调按需应用。因长时间应用或有严重感染时，患者肌细胞膜上产生大量不成熟受体，且离子通道的开放时间显著延长，肌松药可进入肌细胞引起骨骼肌损害，后期可表现为肌无力或肌肉瘫痪；去极化肌松药可出现高钾血症。

3. *不良反应容易影响病情*　比如，交感神经节阻滞、组胺释放、抗迷走神经样作用等可导致BP、HR改变，哮喘发作等，对疾病的治疗不利。不同肌松药有不同的不良反应，针对不同疾病选择可避免或减少不良反应及其对治疗的影响，特别是哮喘患者或高危患者。

4. *非常规用药*　使用前应使患者充分镇痛、镇静，尽量使用对肝肾功能依赖较小的肌松药；间断停用，以判断有无药物蓄积。

5. *药物相互作用*　对于部分使用氨基糖苷类抗生素的患者，肌松药的药效会加强。

第三节　镇静剂和肌松剂在机械通气患者中的合理选用

目前常用的镇静剂、麻醉剂和麻醉性镇痛剂都有一定的镇静、催眠作用，部分有呼吸抑制作用，与肌松剂联合应用明显加强对呼吸的抑制；还可能有拟交感神经、组胺释放等作用，故在MV患者需慎重选择、合理应用。

一、适 应 证

主要用于建立人工气道，保障气管插管或气管切开的顺利进行；抑制患者过强的自主呼吸，改善MV患者的人机配合，减少MV负效应。

二、不同疾病的应用原则

每一种或每一类药物皆有一定的不良反应，并可能影响原发病的治疗、手术的恢复，故皆有一定的应用指征。本节对常见疾病进行阐述，并提出应用原则、方法。

(一) 阻塞性肺疾病　主要为COPD和哮喘，闭塞性细支气管炎少见，基本特点和用药与哮喘相似。

1. COPD　主要病理和病理生理特点是周围气道阻塞和陷闭，肺过度充气；表现为慢性呼吸衰竭急性加重，患者的焦虑、烦躁和呼吸窘迫较轻，对气管插管刺激的反应较弱，容易适应MV，故原则上可用任何具有镇静、催眠作用的镇静剂和麻醉剂。患者多为老年人，呼吸中枢的兴奋性相对较低，对药物的敏感度高，半衰期常明显延长；常有明显的呼吸肌疲劳，对药物的需求不大；部分合并气道高反应性或哮喘，对药物的需求高。

应尽可能选择对呼吸中枢抑制作用弱、作用时间短的镇静剂，如地西泮、咪达唑仑、丙泊酚，以临时用药为主；吗啡类药物等尽量不用。若个别患者的耐受性较差，需较长时间应用或反复应用，应首选脂溶性低的咪唑安定；一旦人机关系改善、病情好转，需及早停药。地西泮脂溶性高，静脉用药发挥作用快；容易脂肪蓄积，应避免在肥胖、老年患者中长时间应用。若患者有气道高反应性或合并哮喘，不宜使用吗啡。任何情况下，COPD患者长时间应用镇静剂，意味着对呼吸生理理论掌握有限、MV技术水平不足。

2. 哮喘　主要病理和病理生理特点是气道高反应性、气道水肿和平滑肌痉挛，肺过度充气；表现为急性病程，患者常有明显的烦躁不安，故应首选苯二氮䓬类镇静剂，如地西泮或咪唑安定。该类药物不但有镇静和催眠作用，还有一定的中枢性肌松作用，有利于疾病缓解；患者常有呼吸中枢驱动显著增强和严重的呼吸窘迫，人机对抗明显，单纯应用苯二氮䓬类药物很难长时间实现人机配合，常需联合应用肌松剂。由于部分肌松剂可能促进迷走神经兴奋或组胺释放，需注意药物的选择。吗啡不宜应用。通气策略是PHC，小潮气量(VT)、慢RR；必然需要充分镇静、肌松；正确治疗，病情缓解快，应迅速停用肌松剂，减少并逐渐停用镇静剂，尽快过渡至自主通气模式。

(二) 限制性肺疾病　主要是急性呼吸窘迫综合征(ARDS)和急性心源性肺水肿(ACPE)。

1. ARDS　主要病理和病理生理改变是肺实质渗出，肺顺应性下降，静动脉血分流率($\dot{Q}s/\dot{Q}t$)增大、通气血流比例($\dot{V}/\dot{Q}$)失调，呼吸中枢兴奋性显著增强。患者常有明显的呼吸窘迫、烦躁不安，气管插管困难，多需应用较大剂量的镇静或麻醉药，地西泮、咪唑安定、吗啡皆可。插管前常有严重低氧血症，不宜用异丙酚，因为该药较大剂量应用或静脉应用速度较快时可引起心功能抑制、CO下降，并有一定的扩血管作用，故可能会降低动脉血氧运输量(DaO_2)；扩张肺血管，加重$\dot{V}/\dot{Q}$失调和低氧血症。一般而言，病变重的肺区常有明显代偿性肺血管收缩，有助于改善$\dot{V}/\dot{Q}$失调和低氧血症。血管扩张剂对收缩、痉挛的血管有更强的扩张作用；随着异丙酚的应用，病变重的肺区血管扩张，血流从病变较轻的肺区进入病变较重、通气差的肺区，必然加重$\dot{V}/\dot{Q}$失调，加之对心脏的抑制作用，容易加重病情，也是较多患者从经面罩吸氧或无创正压通气(NPPV)改为人工气道MV后，PaO_2明显下降的主要原因之一。地西泮和咪唑安定可以选择；吗啡有一定收缩平滑肌的作用，可能是更好的选择。

若气管插管后，低氧血症明显改善，药物以缓慢静滴为主，对$\dot{V}/\dot{Q}$失调的影响可以忽略，则前述药物皆可以应用，但多需加用肌松剂。由于ARDS的核心通气策略是小VT保护性通气，常需较大剂量的镇静剂和肌松剂，对膈肌、心血管系统影响大，因此一旦病情明确改善，需及早减量或停药，并过渡至自主通气模式。

2. ACPE　主要表现为肺间质和肺泡水肿，肺顺应性下降，$\dot{V}/\dot{Q}$失调，呼吸中枢兴奋性显著增强。患者常有明显的呼吸增强、增快和呼吸窘迫，不但影响人机配合，且导致胸腔负压和肺间质负压增大，加重肺水肿和左心衰竭，形成恶性循环。有呼吸中枢抑制作用的药物是较好的选择，首选吗啡或较大剂量地西泮；若合并哮喘或心源性哮喘，吗啡不宜应用。病情多恢复较快，一般不需加用肌松剂。

(三) 肺外疾病　主要是颅脑疾病和神经-肌肉疾病，前者可能有明显躁动不安，对疾病恢复不利，需适当用药；后者很容易实现人机配合，无须用药。

三、需注意的其他问题

(一) 镇静剂和肌松剂的联合应用　镇静剂(包括麻醉剂和麻醉性镇痛剂)有一定的镇静和催眠作用，能改善患者的焦虑状态，常规剂量对呼吸中枢无抑制作用或非常有限(吗啡除外)，故不容易抑制过强的自主呼吸；较大剂量应用可以抑制呼吸中枢，显著改善人机配合，但对心血管系统的抑制作用也将明显增强，不良反应增加。适当联合应用肌松剂可有效达到镇静和抑制呼吸的双重作用，保持良好的人机配合；并将不同药物的不良反应尽量控制在较轻范围内。

(二) 肌松剂应用的其他注意事项　详见本章第二节，本节强调以下几点。

1. 不宜单独应用　该类药物尽管通过抑制呼吸肌实现控制通气和人机配合，患者不能活动，但神志清醒，非常痛苦，又难以表达；一旦停用肌松剂，患者容易出现明显的对抗反应，故一般不能单独应用，需在适当镇静的基础上应用。若患者有基础颅脑疾病，在进行颅脑手术后，处于嗜睡、昏睡或昏迷状态，可单独应用。

2. 肌无力的防治　肌松剂长时间应用的问题较多，与镇静剂、激素长时间联合应用，更容易导致重症肌无力。因此，一旦病情改善，人机配合好转，应及早减量和停药。

3. 对心肺功能的影响　部分药物有释放组胺、兴奋迷走神经的作用，不适合用于哮喘或其他有气道痉挛的患者；部分药物较大剂量应用有一定的扩血管作用和心脏抑制作用，不适用于心力衰竭患者。镇静剂的临床应用非常广泛，但肌松剂的应用较少，其不良反应容易被忽视，故应用前需详细看说明书。

(三) 麻醉性镇痛剂的应用　可用于气管插管或气管切开操作和MV过程中，但不同疾病的要求不同，需注意其不良反应。多数情况下，该类药物主要用于外伤、手术或其他原因所致的疼痛患者(详见本章第二节)。

四、药物剂量的选择

不同专著经常罗列各种药物的详细用法,包括首剂用量和维持用量,但实际按要求用于 MV 患者的效果多较差,较多患者仍躁动不安、严重人机对抗,以至于出现严重并发症;而病情缓解、准备撤机时,患者又持续昏睡、肌无力,不仅延长撤机时间,且容易反复发生机械通气相关性肺炎(VAP),以至于经常听到医务人员两种不同的感叹:镇静剂、肌松剂都用了,还是按说明书、麻醉科医生的医嘱正规用,患者还是躁动不安、严重人机对抗,气胸也发生了;或者是原发病治好了,多脏器功能衰竭也快治好了,花了很多时间和精力,开始考虑撤机了,患者却"走了",实在可惜!

1. 熟悉人机对抗患者的特点是合理应用的基础

(1) 初始阶段:无论是严重哮喘还是 ARDS,患者呼吸中枢和机体皆处于应激和极度兴奋状态,与外科手术患者明显不同,常规药物剂量难以抑制,需暂时增加用药剂量。比如,地西泮 10 mg,静脉推注(可用于哮喘、ARDS、ACPE);或吗啡 10 mg(用于 ARDS、ACPE),用生理盐水稀释至 10 mL,先静脉推注 1/3,观察数分钟,再分别给予 1/3、1/3,直至患者呼吸窘迫缓解,然后调节维持用量,如此治疗,患者多能迅速缓解,必要时再次临时加用。维持用的镇静剂、肌松剂的剂量也皆较大,以达到人机配合、又有适当的自主吸气触发为原则,比如 ARDS;在暂时难以完全兼顾两者的情况下,可以控制通气,然后逐渐减量,如哮喘。如前述,短时间大剂量用药的主要问题是严重呼吸抑制、BP 下降,在呼吸机支持状态下前者无须进行处理,随着药物减量自然恢复;后者可临时加用升压药,并适当增加补液量;其后,随着病情改善,药物减量而自然恢复。

(2) 控制阶段:随着治疗时间的延长,患者过度的呼吸中枢兴奋逐渐缓解,对镇静剂和肌松剂的需求显著减少,应及早停用肌松剂或暂时停药,显著减少镇静剂用量;可根据患者的神志、机体活动(可参考前述评分方法)、人机关系调整剂量。

(3) 缓解阶段:一旦病情明显改善,患者将逐渐进入应激后的"衰竭"状态,呼吸中枢兴奋性和机体反应将显著下降,发生肌无力、VAP 的机会显著增加。因此,一旦病情明显改善,应及早停用肌松剂,逐渐减量和停用镇静剂。若持续至该阶段才能停药,说明呼吸机的应用技术极差。

(4) 治疗过程中的严重人机对抗:最简单的措施是将静脉滴注药物临时加量,如静脉推注咪唑安定或泮库溴铵稀释溶液 2 mL,观察 2～5 min;若仍有严重人机对抗,再增加 2 mL,直至人机对抗缓解,呼吸平稳。在此基础上,逐渐增加静滴药物浓度或静滴速度,首选增加静滴浓度,增加滴速必然伴随血容量或细胞外液容量增加,使治疗过程中的液体调节余地减小。

2. 根据呼吸状态用药　如前述,首先根据气道、肺实质疾病的特点选择药物;镇静剂和肌松剂的应用以缓解人机对抗和适当自主吸气触发为原则。危重哮喘例外,因气道阻力太大、内源性呼气末正压过高,很难兼顾人机配合与自主吸气触发;治疗恰当,疾病可迅速缓解(个别例外),可暂时完全抑制自主呼吸,但避免肌松剂过量。

3. 根据心血管功能状态用药　根据药物不良反应用药,若 BP 升高,可暂时静脉推注地西泮、咪唑安定或吗啡,使 BP 迅速下降,然后适当应用降压药。若有低血压,首选适当扩容和应用升压药,并注意心血管系统的功能评价(详见第八章第九节、第十节)。

第二十章
机械通气的连接

机械通气(MV)的连接方式是指呼吸机和被通气者的连接方式,主要分为胸腔加压和呼吸道直接加压两种基本类型。前者称为负压通气(negative pressure ventilation, NPV),详见第三十章第一节;后者称为正压通气(positive pressure ventilation, PPV),详见第二十一章和第二十三章。本章简述概况和相关概念。

第一节 机械通气连接概论

NPV是利用负压通气装置围绕着患者的胸腹部,通过间歇负压周期性扩张胸廓和横膈,使肺泡内压低于大气压而产生吸气;然后,通过肺的弹性回缩产生呼气,部分负压呼吸机在呼气时可产生一定正压协助呼气。负压通气符合呼吸生理特点,负效应少;由于设备性能和功能的限制,效果较差,临床应用较少。

PPV是指用呼吸机提供的高于大气压的通气压力进行MV,主要包括经面(鼻)罩无创正压通气(NPPV)和经人工气道MV。前者是指将面罩或鼻罩包绕面部、鼻部或其他非创伤性装置连接呼吸机进行的MV;后者指借助于人工气道连接呼吸机进行MV,也称为有创正压通气或有创通气(invasive positive ventilation, IPV),是最有效的治疗呼吸衰竭方法。正压通气改变了机体的正常生理状况,负效应较大,需进行针对性设置、监测、评价及处理。

第二节 机械通气连接的基本概念

1. 机械通气连接(connection of mechanical ventilation) 各种呼吸机与被通气者的连接方式,主要包括胸廓外连接和呼吸道直接连接两种基本方式,前者的呼吸机为负压呼吸机,后者为正压呼吸机,简称呼吸机。

2. 正压通气 呼吸机提供高于大气压的通气压力进行通气。正压通气改变了机体的正常生理状况,负效应较大,需有针对性监测和处理。

3. 正压通气连接(connection of positive pressure ventilation) 正压呼吸机与被通气者的连接方式,主要包括经罩(如鼻罩、面罩)和经人工气道两种基本方式。

4. 人工气道(artificial airway) 将导管置于手术切开后的气管或经上呼吸道插入气管所建立的气体通道,不仅用于机械通气,也用于单纯气道分泌物引流,主要有气管插管和气管切开两种基本方式。

5. 经人工气道机械通气(mechanical ventilation via artificial airway) 简称人工气道机械通气,又称有创通气,借助于人工气道连接呼吸机进行的机械通气方式。

6. 气管切开(incision of trachea) 颈段气管开放,并放入气管导管的一种状态或手术过程,主要作用是解除喉源性呼吸困难、呼吸道分泌物潴留和进行机械通气。

7. 经气管切开机械通气(mechanical ventilation via incision of trachea) 简称气管切开机械通气。经气管切开导管连接呼吸机进行的通气方式,主要用于需较长时间通气治疗的患者。

8. 气管插管(tracheal cannula) 将特制的气管导管,通过口腔或鼻腔插入气管内的一种状态或操作过程，主要用于机械通气和清除呼吸道分泌物。气管插管也是实施全身麻醉的常用措施。

9. 经气管插管机械通气(mechanical ventilation via tracheal cannula)　简称气管插管机械通气。经气管插管导管连接呼吸机进行的机械通气方式。

10. 经口气管插管(orotracheal cannula)　将特制的气管导管，通过口腔插入气管内的一种状态或操作过程，主要用于急救、急性呼吸衰竭或全身麻醉后的机械通气治疗。

11. 经口气管插管机械通气(mechanical ventilation via orotracheal cannula)　通过经口气管插管导管连接呼吸机进行的机械通气方式，主要用于急救、短时间机械通气和全身麻醉后的机械通气，也常作为气管切开机械通气的过渡阶段。

12. 经鼻气管插管(nasotracheal cannula)　将特制的气管导管，通过鼻腔插入气管内的一种状态或操作过程，主要用于慢性呼吸衰竭患者的机械通气治疗。

13. 经鼻气管插管机械通气(mechanical ventilation via nasotracheal cannula)　经鼻腔气管插管导管连接呼吸机进行的机械通气方式，主要用于慢性呼吸衰竭患者的治疗。

14. 环甲膜穿刺(thyrocricoid puncture)　急性上气道阻塞，来不及做气管切开、又需紧急抢救的患者，可经环甲膜刺入粗针头，缓解阻塞，是暂时性的急救方法。

15. 经皮扩张气管造口术(percutaneous dilational tracheostomy，PDT)　利用成套一次性器材，通过套管针穿刺气管导入特制导引钢丝，再在钢丝导引下扩张开颈前组织、经气管前壁置入气管套管的技术。PDT 是床边操作的开放气道技术，具有创伤小、并发症发生率低和操作简便等特点。

16. 逆行气管插管(retrograde endotracheal intubation)　相对常规气管插管而言，先行环甲膜穿刺，将导丝经环甲膜送入气管，通过喉部，到达口咽部，由口腔或鼻腔引出，再将气管导管沿导丝插入气管的方法，主要用于难度较大的气管插管。

17. 盲法气管插管(blind endotracheal intubation)　在不借助咽喉镜或支气管镜等器械显示会厌和声门的情况下，根据上气道的解剖特点和吸、呼气流特点，操作者直接将气管插管导管放入气管内的操作方法，主要用于经鼻气管插管。

18. 咽喉镜(laryngopharyngoscope)　一种根据口腔和口咽部的解剖特点制作而成的辅助气管插管的设备，主要由光源和电池组成。

19. 操作弯钳(curved forceps)　一种按上呼吸道的走形特点设计的金属弯钳，用于协助进行气管插管。

20. 口咽导气管(oropharyngeal airway)　又称口咽通气管，一种用于经口咽通气的简易通气导管，通常由橡胶或塑料制成，亦可用金属或其他弹性材料制成，主要包括翼缘、牙垫部分和咽弯曲部分。

21. 鼻咽导气管(nasopharyngeal airway)　又称鼻咽通气管，用于解除从鼻至下咽段呼吸道梗阻的导气管。由于其对咽喉部的刺激性较口咽导气管小，因而清醒、半清醒和浅麻醉患者更易耐受。鼻咽通气道常由塑料或硅胶制成，其外形极类似于近端带有翼缘的短鼻气管导管，其鼻端有一翼缘或可移去的圆盘，以防止其意外进入鼻腔内。

22. 气管导管(tracheal tube，tracheal catheter)　简称导管，放置于气管内进行机械通气或呼吸道引流的导管，分为气管插管导管和气管切开导管两种基本类型。

23. 气管插管导管(tracheal intubation catheter)　用于气管插管的导管。远端开口呈 45°，带有可充气的气囊，气囊充气后能阻塞导管与气管壁之间的间隙，保障机械通气的密闭性，根据材料分为橡胶导管、塑料导管和硅胶导管等。

24. 张口器(mouth prop)　简称牙垫，一种结合气管导管的特点制作而成的硬质固定装置。用于固定气管导管，防止其上下移动或被患者咬瘪，其中心是圆柱形通道，方便吸引口腔分泌物。

25. 橡胶气管导管(rubber tracheal catheter)　简称橡胶导管，用医用橡胶制作的气管导管。质地硬，操作方便；可塑性差，易损伤气道；组织相容性差，易刺激黏膜充血、水肿、坏死，适合短期经口插管，已基本被淘汰。

26. 塑料气管导管(plastic tracheal catheter)　简称塑料导管，用医用塑料制作的气管导管。组织相容性好，受热软化后比较容易通过弯曲的上呼吸道，用于经口插管和经鼻插管，临床应用最多。

27. 硅胶气管导管(silica gel tracheal catheter)　简称硅胶导管，用医用硅胶制作的气管导管。较塑料导管的组织相容性更好，可用于经口插管和经鼻插管。硅胶导管可高压消毒，反复应用，价格较贵，临床应用较少。

28. 气管导管气囊(cuff of tracheal catheter，balloon of tracheal catheter)　简称气囊，是位于气管导管远端、与导管紧密贴附的囊性结构，一般为非常薄的塑料气囊,通过细管与大气相通,充气后膨胀,随着充气量的增多而呈圆柱形、椭圆形或球形增大,起封闭气道作用。导管选择适当、充气适当时大体呈圆柱状。

29. 高压低容气囊(low-volume high-pressure cuff) 是气囊弹性回缩力大的气管导管气囊,一般为乳胶气囊,密封气道的充气压力很高,常达到或超过100～150 mmHg,容易发生气道的压迫性损伤,已基本被淘汰。

30. 低压高容气囊(high-volume low-pressure cuff) 是气囊弹性回缩力小的气管导管气囊,一般为塑料气囊,所需充气压力非常低,一般小于25 mmHg,最常用。

31. 无压高容气囊(high-volume zero-pressure cuff) 又称泡沫塑料气囊(foam plastics cuff),是一种含泡沫塑料的气囊,气囊通过细导管与空气相通,泡沫塑料自动扩张充气,阻塞导管和气管壁的空隙。理论上,气囊内压与大气压相等,即为0,但实际上由于连接管细、阻力高,呼吸机的吸呼气转换时间又较短,故机械通气条件下,气囊仍有较低的正压,为10～15 mmHg。

32. 气管导管指示气囊(indicating balloon of tracheal catheter) 简称指示气囊,通过细导管连接气管导管气囊的气囊,间接显示导管气囊内压。机械通气时,一般气囊充盈、张力不高为适当。

33. 气管切开套管(tracheostomy cannula) 又称气管切开导管,简称气管套管、气管导管,通过气管切开放置于气管内的通气导管。因导管内可放置与之匹配的细导管或套管针,故习惯上称为套管,主要有金属套管和塑料套管两类,用于机械通气或呼吸道分泌物引流。

34. 金属套管(metal cannula) 又称金属导管(metal catheter),是金属材质的气管切开导管,由内外套管构成,插管时内套管内需放置套管针,主要用于呼吸道分泌物的引流。部分外套管可附有带单向活瓣的指示气囊,气囊充气后阻塞导管与气管间的间隙,外面通过固定带固定于颈部;拔除内套管后,与呼吸机连接进行机械通气。国内所用套管多为银制和铜制。

35. 内套管(inner cannula) 是套管的内导管,气管切开套管的内套管主要用于气道分泌物的引流,需经常更换。

36. 外套管(external cannula) 是套管的外层导管,气管切开套管的外套管主要起固定作用,部分带有气囊,可用于机械通气。

37. 塑料套管(plastic cannula) 又称塑料导管,是塑料材质的气管切开导管。气囊分组织相容性好的低压高容气囊和自动充气的“无压高容”气囊。插管时需放置套管针,操作完成后,拔除套管针,固定导管,主要用于机械通气。

38. 气管导管大小(size of tracheal catheter) 是气管导管内径(单位 mm)的大小,用“号”表示,绝大多数情况下与外径和导管长度无关。不同个体需要不同粗细的导管,数字表示气管导管内径,如7.5号导管、8号导管分别是指内径为7.5 mm和8 mm的气管导管。

39. 最小闭合容积(minimal occlusive volume, MOV) 是机械通气时,为防止吸气时导管周围漏气所需注入气囊内的最小气体容积。该部分气体注入气管导管气囊后能刚好密闭气道,抽出少量气体后会发生漏气;补充少量气体,不再漏气。

40. 最小漏气技术(minimal leak technique, MLT) 是机械通气时,气管插管或气管切开导管气囊内注入“最小闭合容积”气体后,可使平稳吸气时气囊周围不漏气,但气道压升高时可有少量漏气的技术。该技术有助于保持正常通气和防止气囊压力过高对气道壁的损伤。

41. 带侧孔气管切开套管(tracheostomy cannula with lateral aperture) 是外套管有一侧孔的气管切开导管。取出内套管后,气流可通过声带呼出而发声;停机时或撤离呼吸机后,堵塞套管外口,患者可通过导管周围气道呼吸。

42. 单相阀气管切开套管(tracheostomy cannula with check valve) 是无气囊的圆柱形气管切开套管,其内端紧贴气管内壁,外端为单相阀,吸气时气流通过单相阀进入气管,呼气时气流经声带呼出上呼吸道而发声。

43. 气管切开“钮扣”(tracheostomy button) 是柱形气管切开套管和气管形成的可关闭和开放的治疗装置。柱形的气管切开套管,插入气管切开窦道,其内端紧贴气道内壁,气流可通过套管进入上呼吸道,当套管帽封住套管外口可发声。平时闭塞套管,病情加重时拔去套管帽,可吸痰或调换成带气囊的导管进行机械通气,避免再度气管切开。

44. 气管切开窦道(sinus tract of incision of trachea) 是气管切开置管后形成的由体表通向气管的病理性盲管。一般在切开数日后形成,此时容易更换导管。

45. 面罩(face mask)　能包绕鼻部和口部，然后用固定带或面罩架固定的一种吸氧或通气装置，用于氧疗、机械通气或卫生防御。

46. 通气面罩(ventilating mask)　可用固定带或面罩架固定在面部，包绕鼻部和口部而进行无创通气的一类医疗装置。一般不用于单纯吸氧，其设计要求比吸氧面罩高。

47. 口鼻面罩(oral nasal mask)　可用固定带或面罩架固定在面部，把鼻部和口唇包住而能够进行无创通气的通气面罩。

48. 全面罩(full face mask)　可用固定带或面罩架固定在面部，把鼻、嘴、下巴包住而能够进行无创通气的通气面罩类型。通气面罩一般指口鼻面罩和全面罩。

49. 鼻罩(nasal mask)　可以通过固定带把鼻部严密包住，是主要用于无创正压通气的一种医疗装置。

50. 喉罩(laryngeal mask airway, LMA)　一种特殊型的通气管。在导管的前端衔接用硅橡胶制成的扁长凹形套囊，其大小恰好能覆盖喉头。被用于全麻术中的呼吸道管理，可保留自主呼吸，也可经此进行正压通气和气道管理。

51. 无创正压通气(non-invasive positive pressure ventilation, NPPV)　无须建立人工气道的正压通气方式。一般经鼻罩或面罩连接，少部分经鼻塞、鼻咽管或喉罩连接。

第二十一章

无创正压通气

无创正压通气(NPPV)是指不经过人工气道的机械通气(MV)方式，包括经鼻塞、喉罩等装置通气，但主要是经鼻罩、面罩通气。NPPV 主要用于阻塞性睡眠呼吸暂停低通气综合征(OSAHS)、肥胖低通气综合征、中枢性睡眠呼吸暂停综合征、特发性中枢性低通气、神经-肌肉疾病、慢性阻塞性肺疾病(COPD)、慢性呼吸衰竭或伴急性加重、急慢性左心衰竭，也用于急性呼吸窘迫综合征(ARDS)、急性重症肺炎、慢性肺间质疾病、支气管哮喘(哮喘)、肺囊性纤维化合并呼吸衰竭，以及心、肺功能较差的术后患者。研究显示，NPPV 的成功率达 60%～90%，气管插管率降低，院内感染率显著下降，住院时间缩短，病死率降低，医疗费用下降。近十余年来，除一般总结性文章外，前瞻性、随机对照性研究也明确了 NPPV 的效果，但多选择性较强，某些疾病的应用指征尚有一定争议。NPPV 在国内有滥用趋势，值得注意。

第一节　无创正压通气的基本知识

NPPV 一般用于气道-肺功能损害轻、神志清醒的患者，随着对呼吸生理认识的深入和通气设备的改善，应用经验增多，适应证扩大，现广泛用于多种呼吸衰竭的预防和治疗。

一、经面(鼻)罩无创正压通气的概念

经面罩或鼻罩与呼吸机连接 MV，无直接创伤，称为 NPPV，取得显著进展，临床应用广泛；经人工气道与呼吸机连接的 MV 则需将气管导管置于气道内，称为有创正压通气(IPV)，简称有创通气，故 MV 是有创还是无创取决于操作手段，与呼吸机无直接关系。与传统呼吸机的高动力、低流量相比(图 21－1)，双水平气道正压(BiPAP)呼吸机具有通气动力小、送气流量大等特点(图 21－2)，具有漏气补偿和同步性好等优点，特别适合 NPPV，习惯上也称为无创性呼吸机。

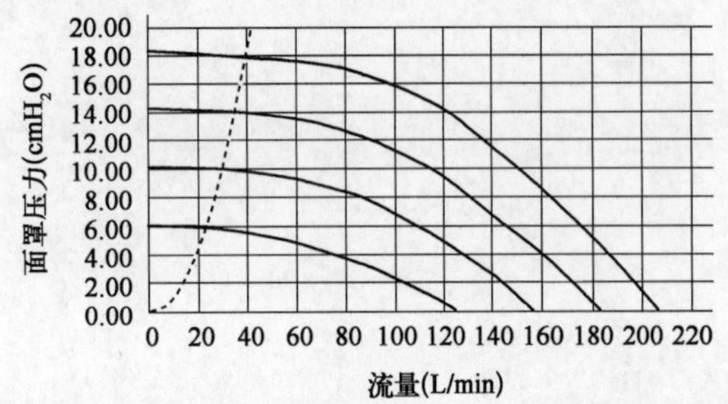

图 21－1　传统呼吸机的吸气气流与压力的关系

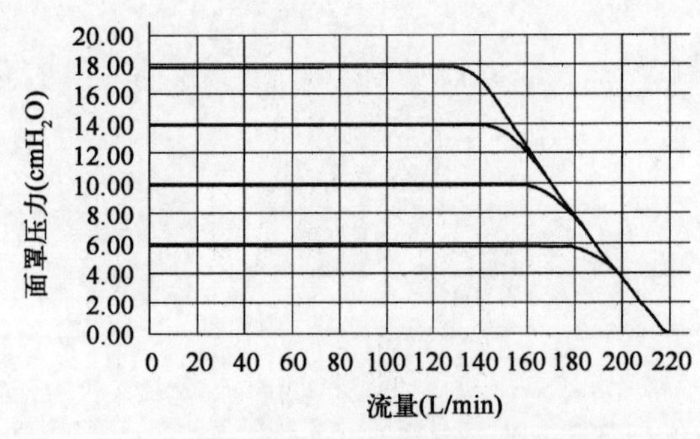

图 21－2　BiPAP 呼吸机的吸气气流与压力的关系

二、NPPV 的理论基础

肺或呼吸系统压力-容积(P－V)曲线是合理 MV 的主要生理学基础。正常 P－V 曲线分为两段一点，即陡直段和高位平坦段，两段交点为高位拐点(UIP)。在陡直段，压力和容积变化呈线性关系，较小压力变化能引起较大潮气量(VT)变化；若在该段进行 NPPV，则面罩的动态无效腔小，漏气少，胃胀气的发生率低。在高位平坦段，较小 VT 变化可导致压力显著升高，继而导致相反的通气效应，故强调高压低于 UIP，因此 NPPV 与经人工气道 MV 的基本理论相似。UIP 的肺容积占肺总量(TLC)的 85%～90%、压力为跨肺压 35～50 cmH_2O，相当于控制通气时平台压(Pplat)35 cmH_2O、有自主吸气

触发时 Pplat 30 cmH_2O 或吸气末肺容积(Vei)等于 20 mL/kg 的水平。与 IPV 相比,NPPV 自主呼吸发挥的作用更强,胸腔内压(Ppl)下降,气道压(Paw)下降;具有更大的不稳定性,故对高压的要求更严格,一般峰压(Ppeak)不应超过 30 cmH_2O。

1. *正常 FRC 肺疾病* 主要见于颅脑疾病和神经-肌肉疾病,主要因自主呼吸能力减弱而发生呼吸衰竭,常有肺底部肺泡萎陷。健康成人功能残气量(FRC)约占 TLC 的 40%,陡直段肺容积大约为 2 400 mL,理论上可用小 VT、常规 VT 或大 VT 通气。通常情况下,由于重力作用,下肺区血流量多,肺泡有陷闭倾向,但自主呼吸时,通过膈肌等的代偿作用,下肺区通气量增加,维持适当通气血流比例($\dot{V}/\dot{Q}$),防止肺泡陷闭。NPPV 时,由于自主呼吸被部分取代,代偿作用减弱,故加重肺泡陷闭,因此对于气道-肺基本正常的呼吸衰竭患者,必须使用较大 VT 和较慢呼吸频率(RR)进行 NPPV;若用常规 VT,应加用 3～5 cmH_2O 的呼气末正压(PEEP)。该类患者需要的通气压力非常低,容易接受 NPPV,除非有明显呼吸道分泌物引流不畅。

2. *阻塞性肺疾病* 主要是 COPD 和哮喘,其 P－V 曲线的特点:FRC 显著增大,出现内源性 PEEP(PEEPi),陡直段显著缩短。

(1) COPD:存在气道动态陷闭,FRC/TLC 增大至 67%以上,陡直段肺容积在 1 000 mL 以下,甚至仅 300～400 mL。因此,初始通气应选择小 VT,适当较快 RR 和较低 PEEP。待患者适应,病情好转,FRC 下降后逐渐增加 VT,采取深慢呼吸,患者容易接受 NPPV;PEEP 占 PEEPi 的 50%～85%(4～6 cmH_2O),可改善人机配合,又不影响呼吸力学(即不增大 Ppeak)和血流动力学。

(2) 哮喘:与 COPD 相比,危重哮喘的主要特点是气道黏膜水肿和平滑肌痉挛,其 P－V 曲线陡直段的肺容积更小,PEEPi 更高。用低水平 PEEP 可扩张气道,对呼气末肺容积(EELV)影响不大,但中、高水平 PEEP 难以使水肿、痉挛的气道明显扩张,反而使 EELV 明显升高,因此 PEEP 应严格控制,一般不超过3～5 cmH_2O。由于气道阻力(Raw)和 PEEPi 特别高,呼吸中枢驱动明显增强,患者较难接受 NPPV,故需及早建立人工气道;少部分轻症患者可试用 NPPV,或经简易呼吸器治疗好转后,再过渡至用呼吸机 NPPV。

3. *限制性肺疾病* 大体分肺实质疾病和胸廓疾病,前者常需 MV,后者需 MV 的机会少,也容易实现 NPPV。

(1) ARDS:典型 ARDS 的 P－V 曲线出现低位平坦段和低位拐点(LIP),且 FRC 和 TLC 显著减小,陡直段容积显著缩短。尽管典型 ARDS 为双肺弥漫性病变,但有重力依赖性,大体分高位相对正常肺区(30%～40%)、低位实变肺区(40%～50%)、中间陷闭肺区(20%～30%)。陷闭肺区导致 LIP 出现,并导致呼气期分流和严重低氧血症,切变力增大和肺损伤,局部肺血管收缩和肺循环阻力(PVR)增加。LIP 大体为陷闭肺泡同时开放点或区间。PEEP 等于 LIP 时,可消除陷闭肺区,使呼气末肺容积增大至 50%以上,从而可大幅度改善氧合、减轻肺损伤和改善肺循环。PEEP 的经验数值为 8～12 cmH_2O,NPPV 时自主呼吸发挥作用较大,容易产生较大跨肺压,PEEP 的经验数值为 6～10 cmH_2O,故与 IPV 相似,NPPV 也强调控制高压和维持适当低压,两者皆宜为 IPV 的低限。从 LIP 至 UIP 的肺容积约为 1 200 mL,重症患者明显减小,故 NPPV 主要用于轻症患者,用常规 VT(8～12 mL/kg);长时间通气的难度较大,必要时适当应用镇静剂。

(2) 其他肺疾病:如肺水肿、慢性间质性肺疾病等,与 ARDS 类似,但需要的通气压力、PEEP 更低,容易接受 NPPV。

4. *肺血管疾病* 基本不影响气道-肺实质,呼吸力学与健康人相似,单纯氧疗即可;严重低氧血症者容易接受 NPPV,但需保障较高吸入气氧浓度(FiO_2)。

三、NPPV 的适应证与禁忌证

NPPV 原则上可用于各种呼吸衰竭的治疗和慢性呼吸衰竭或呼吸肌疲劳的康复,但具体效果或负效应与应用技术和护理水平密切相关。下述情况禁用或慎用:① 心肺复苏(除非来不及建立人工气道的暂时急救);② 一般情况差,呼吸道分泌物多,且引流不畅;③ 神志不清(慢性呼吸衰竭急性加重导致的 CO_2 麻醉除外);④ 严重或高危心律失常、急性心肌梗死;⑤ 咽部保护功能差,容易误吸的患者;⑥ 恶心、呕吐患者、食管或上腹部术后意识状态未完全恢复的患者或高危呕吐、误吸患者;⑦ 面部畸形或与面罩不匹配的患者;⑧ 躁动不安或频繁咳嗽,难以配合 NPPV 的患者;⑨ 需要通气压力高(Ppeak＞30 cmH_2O)或 PEEP＞10 cmH_2O 或 FiO_2＞60%的患者,NPPV 的疗效受限,患者常难以适应;⑩ 中等或大量咯血的患者;⑪ 未建立胸腔闭式引流的气胸患者。

第二节 无创正压通气的同步

同步是保障NPPV能否顺利实施的最主要因素。呼吸机送气及胸肺的扩展和回缩一致，称为同步，包括呼吸周期的各个阶段，其中呼气被动，影响最小。与IPV基本相似，也有一定特点，简述如下(详见第十二章第一节、第二节)。

(一) 吸气触发同步

1. 自主呼吸时的同步

(1) 健康人或正常肺：FRC约占TLC的40%，胸廓和肺处于弹性平衡状态，PEEPi为0，Raw、胸肺弹性阻力(Ers)非常低，一旦有自主吸气动作，肺泡内压(Pal)将迅速降至0以下，并与外界大气产生压力差，气体迅速进入气道和肺泡，即吸气气流和吸气动作几乎同时发生，表现为良好的同步。

(2) 阻塞性肺疾病：Raw显著增大，也出现PEEPi，伴肺过度充气和Ers增大，自主吸气动作发生后，Ppl下降，Pal也相应下降，但仍大于0，不能产生气流，导致呼吸机本体感受器等兴奋，呼吸肌加强收缩，直至Ppl下降使Pal小于0，才会导致气道内压(Paw)“缓慢”下降，最终使接近鼻腔或口腔处的Paw低于0，产生气流，即患者气流产生和吸气动作有一个较长的时间差，表现为不同步；必然出现呼吸困难、三凹征、辅助呼吸肌活动。

(3) 肺实质疾病：肺弹性阻力(E_L)显著增大，黏性阻力和惯性阻力也增大，尤其是急性肺实质疾病患者。但与Raw相比，胸腔或肺间质与肺泡紧密相连，对同步性影响较小。

(4) 肺外疾病：主要影响胸廓弹性阻力，对同步性的影响非常有限。

(5) 肺血管病：与健康人的呼吸阻力基本相同，不影响同步性。

前述时间是呼吸系统病变本身造成的阻力升高，称为阻力时间。

2. 经面(鼻)罩正压通气时的同步

(1) 人工气道MV：患者需克服前述阻力及人工气道阻力后，才能克服触发阻力，即触发灵敏度(S)，使连接管路压力或流量达触发水平，该时间称为触发时间。事实上，呼吸机为机械装置，各部件皆有一定的惯性，特别是呼吸阀，从达触发水平到呼吸机送气仍需一定时间，称为延迟时间或反应时间。故与自主呼吸相比，人工气道MV的同步时间延长。

(2) 面(鼻)罩MV：与人工气道相比，面(鼻)罩的阻力非常低，BiPAP呼吸机的反应时间也非常短，同步性明显改善。

(二) 降低阻力、改善吸气触发同步的措施 上述分析显示：改善NPPV同步性的主要措施是降低呼吸阻力，选择合适的呼吸机。

1. 呼吸阻力 必须通过合理应用药物治疗和通气参数调节使通气阻力(主要是Raw和PEEPi)显著下降后，才能缩短同步时间，改善同步性。

(1) COPD：气流阻塞主要是气道动态陷闭和气道狭窄所致，机体表现为慢性过程和逐渐适应，PEEPi较低，合理通气，如应用压力支持通气(PSV)，用较高的支持压力(PS)可显著减慢RR，降低PEEPi；适当应用PEEP(4～6 cmH_2O)可有效对抗气道陷闭和PEEPi，因此容易达到同步要求，也与上述呼吸力学要求一致。

(2) 哮喘：尽管RR可能不快，但由于存在短时间内无法克服的严重气道阻塞和高水平PEEPi，同步时间显著延长，除非病情较轻，患者不容易接受NPPV，常需建立人工气道和使用镇静剂和肌松剂，也与上述呼吸力学要求一致。

2. S 吸气动作克服胸肺-气道阻力，使感受器的压力下降或流量等达触发水平，才可能使呼吸机送气，因此S的设置要合适。

(1) 压力触发：理论上，触发水平接近于0，同步时间最短，但也容易导致假触发，因此压力触发常设置在-2～-1 cmH_2O。

(2) 流量触发：触发的敏感度和稳定性好，应首选，一般设置1～2 L/min。远端流量触发对漏气敏感，容易假触发；近端触发容易因分泌物阻塞而导致敏感度下降，皆需监测和处理。

(3) 现代BiPAP呼吸机的复合触发：NPPV时，面部连接处经常漏气，用传统多功能呼吸机容易发生假触发，需经常调节；BiPAP呼吸机的运转是以适度漏气为基础，有漏气补偿功能，可显著减少或避免假触发，同步性明显改善，特别适合NPPV。

单纯对吸气触发而言，现代BiPAP呼吸机具有自动跟踪功能(如 auto-track 技术),流量触发不需要直接设置,可随呼吸形式自动调整,同时具有可变的容积和形态等触发方式,触发的敏感性和稳定性提高,是目前 NPPV 时“最优越”的同步触发技术。

3. 延迟阻力和呼吸机性能　新式呼吸机的反应时间显著短于老式呼吸机,同步性显著改善。采用伺服阀或类似于伺服阀的反应时间也短于传统按需阀。BiPAP 呼吸机和现代多数新型多功能呼吸机皆采用伺服技术,延迟阻力非常低,反应时间显著缩短。

(三)吸气过程同步　指吸气流量(F)形态、大小和 VT 符合患者的通气需求,以及吸气气流能够在适当时间内进入气道和肺泡。

1. 吸气流量　VT 应适当大,否则不能满足患者的吸气需求;若 VT 足够大,而吸气初始 F 不足,也将导致呼吸肌功增加和呼吸窘迫。在患者呼吸增强的情况下,F 近似递减波,峰流量较高;若患者呼吸波动较大,VT 或 F 变化也相应较大。若选择定容型模式,如容积辅助/控制通气(V-A/C,A/C)或定容型同步间歇指令通气(V-SIMV,SIMV),宜用递减波,并给予较高的峰流量和较大 VT,且根据病情变化适当调整;若选择定压型模式,如压力辅助/控制通气(P-A/C)、压力控制容积保障通气(PRVCV)或定压型同步间歇指令通气(P-SIMV),应使吸气压力坡度接近 0,并给予较高的通气压力。总体上,定容型模式不容易满足上述需求,定压型模式更优越;自主通气模式,如 PSV、容积支持通气(VSV)、成比例通气(PAV)、神经调节辅助通气(NAVA)等,VT、吸气 F 的波形和大小随自主呼吸变化,同步性更好。

2. 吸气时间(Ti)　传统呼吸机采用按需阀送气,若呼吸机在预设屏气阶段产生自主吸气动作,呼吸机不能送气;在预设 Ti 内产生自主呼气动作,呼吸机也不能呼气,皆将导致严重人机对抗,并使跨肺压显著增大,也容易发生严重漏气和胃胀气。

BiPAP 呼吸机和部分现代新型多功能呼吸机采用伺服阀或类似于伺服阀的装置,可显著改善上述情况,容易适应 NPPV。

(四)吸呼气转换同步　通气模式的吸呼气转换方式符合自主吸气的终止方式,将有良好的同步性。目前常用的转换方式有时间转换(指令通气)、流量转换(PSV 及其衍生模式)和自主转换(PAV、NAVA)。其中,前者不考虑患者自主吸气的终止与否,达预设要求即终止送气,容易导致人机对抗,流量转换与自主呼吸密切相关,自主转换则取决于自主吸气的变化,因此 PSV 的同步性改善,PAV、NAVA 的同步性明显改善。采用 auto-track 技术时,吸呼气转换的流量能自动调节,同时具有形态转换等辅助形式,使 PSV 的吸呼气转换进一步改善。

(五)呼气过程同步　呼气过程为被动或主要为被动过程,主要受前述因素影响,前述过程同步意味着大部分情况下呼气同步,还需注意周围气道阻塞不容易同步,与前述处理相同。BiPAP 呼吸机主要为漏气孔呼气,本身性能对呼气影响要小得多;几乎皆有呼气压力坡度,影响呼气完成,故除非是 OSAHS 患者,则皆宜设在最低水平。

总之,用 BiPAP 呼吸机进行 NPPV,影响同步的因素要比 IPV 少得多,也有一定不同;部分情况下,也可用多功能呼吸机进行 NPPV,更需关注呼吸机性能、通气参数调节和控制漏气。

第三节　影响无创正压通气疗效的因素

如前所述,NPPV 同步过程同样涉及吸气触发、吸气过程、吸呼气转换及呼气过程同步,取决于疾病导致的呼吸阻力增加、呼吸机性能和反应时间、触发的敏感性和稳定性、通气模式选择和参数设置。与人工气道不同,NPPV 还涉及面罩性能、连接方式、管理水平、患者选择等因素,结合本章第二节简述如下。

一、呼吸机的选择和通气调节

(一)呼吸机的性能改善和功能增加

1. 呼吸机反应时间　反应时间越短,同步性越好。目前,大部分品牌多功能呼吸机和 BiPAP 呼吸机的反应时间仅数十毫秒,可适合绝大部分患者;早期中低档呼吸机的反应时间超过 100 ms,非品牌呼吸机可能更长,明显影响同步性。

2. 触发灵敏度　可人为调节或呼吸机固定设置,更多情况下,新型 BiPAP 呼吸机采用多种智能化同步技术,自动跟踪呼吸过程的各个阶段,触发的敏感性和稳定性提高。

3. 现代 BiPAP 呼吸机的综合性能　通气能力和通气压力皆影响同步性,如早期 BiPAP 20 型呼吸机对高每分钟通气量(VE)的 ARDS 和高 Raw 的重症 COPD 患者不合适。与常规"高档"呼吸机相比,用 BiPAP 呼吸机进行 NPPV 有以下特点。① 优点:呼吸机送气、屏气过程中允许患者自主呼吸,容易保障充足的气流供应;通过漏气孔呼气,吸气过程中发生呼气,气流可通过漏气孔呼出,明显改善人机对抗,故吸气过程和吸呼气转换的同步性好;漏气补偿;体积小,应用方便。② 相似点:反应时间短,以流量触发为主。③ 缺点:通气动力小。因此对于气道-肺实质无病变或仅有轻中度病变的患者,应首选 BiPAP 通气。当然,现代 BiPAP 呼吸机的性能改善和功能增加,使适应证明显扩大。

4. 应用 BiPAP 呼吸机容易忽视的问题　BiPAP 呼吸机的漏气补偿仅适用于吸入空气的补偿,对氧气吸入无补偿作用;漏气量大时,伴大量氧气漏出,FiO_2降低,可能导致低氧血症加重,但临床上容易被忽视或错误解读。

5. 有完善空氧混合器的 BiPAP 呼吸机　输出的 FiO_2恒定,基本不受漏气影响;通气动力大;温化、湿化功能好;适应证更广。

6. 多功能呼吸机通气模式的选择　理论上,NAVA 有最好的人机关系;双相气道正压(BIPAP)和适应性支持通气(ASV)等也有各自的自主、指令通气特点,选择、调节得当也可更好地用于 NPPV;但实际问题也较多,除特殊情况,不推荐首选。

(二) 通气模式的选择和通气参数的调节

1. 通气模式的选择　首选以自主通气为主的 PSV 或 VSV,也可选用以指令通气为主的 A/C 或 SIMV 模式,包括定压、定容模式及其衍生模式。

(1) V-A/C:输出气流量多为方波,对面部冲击较大;患者又处于被动吸气状态,易形成湍流或增大湍流强度,致吸气阻力显著增大;气体完全或绝大部分靠被动通气进入气道,故峰压高,漏气机会增多,所需固定带的拉力也相应增加,患者依从性下降,尽量避免应用。

(2) P-A/C:相当于 BiPAP 呼吸机的 T 键,输出气流为递减波,上述情况改善,通气效率增加。

(3) 自主通气模式:如 PSV,除有 P-A/C 模式的优点外,尚有以下特点。患者吸气期始终处于主动吸气状态,肺和气道扩张,阻力减少,气流以相对较多的"层流"成分进入气道,最终靠胸廓的主动扩张和通气正压的双重作用进入肺泡,故产生同等大小 VT 所需的通气压力较低,不仅可减轻气流对面部的冲击,也使面罩及面颈部的扩张程度减轻,动态无效腔减小,肺泡通气量($\dot{V}_A$)增大,故 PSV、VSV 可首选。新型自主通气模式,如 PAV、NAVA,理论上较 PSV 有更好的人机关系,也可选用,但需积累更多经验。

PSV 以一定呼吸中枢敏感性及呼吸肌力量为基础,故对于合并中枢性睡眠呼吸暂停、昏迷或有严重呼吸肌疲劳的患者,经短时间通气后,随着呼吸窘迫减轻,呼吸刺激因素减弱,呼吸中枢驱动水平下降,常出现 RR 缓慢,VE 下降,甚至不能触发呼吸机送气。此时,需改用 P-A/C,BiPAP 呼吸机常规设置在 S/T 键(PSV/PCV 模式),并根据疾病的病理生理特点预设适当 RR、吸呼气时间比(I∶E)或吸气时间占呼吸周期(Ttot)的比值(Ti/Ttot)。

2. 通气参数的设置和调节原则　大体分三个阶段:通气适应、通气维持和治疗、撤离通气。首先是精细设置和调节通气压力(定容型模式为 F、Ti 和 VT),使患者较好地接受面罩通气,高水平医务人员大约 30 min 内即可实现;患者基本适应 MV 后,增大并合理调节通气压力和 PEEP,使病情逐渐改善;最后是逐渐降低辅助强度,使患者顺利撤机或在低水平辅助强度水平长时间维持(详见本章第五节)。

(三) 小结　用 PSV 和 P-A/C 模式可完成绝大部分 NPPV。从呼吸机的性能和功能上讲,现代多功能呼吸机可较好地满足 NPPV,但 BiPAP 呼吸机更优越,常规应用。

二、面罩性能的改善和固定方法的改良

(一) 面罩材料和固定方法

1. 传统面罩类型　主要为口鼻面罩和全面罩,气垫型,包括硬质的塑料主体和周边可充气的塑料气垫或橡胶气垫(后者基本被淘汰)。面罩壳状主体透明,可观察面罩内凝结的水分、分泌物等变化。塑料气垫比橡胶气垫组织相容性好,舒适度高。气垫内压以 20～30 mmHg 为宜,可保证气垫适度充盈;充盈过度将导致气垫与面部接触面积减少和接触面不均匀;充盈不足将导致面罩硬壳对面部的压迫性损伤。

2. 传统连接类型　面罩多通过固定直管或可旋

转弯管与呼吸机连接，后者移动性大，更易为患者所接受，逐渐取代前者。常用两条扣拉式橡胶皮带或粘拉式布带四点固定，前者密闭性好，后者取戴方便。因毛细血管动脉端的压力约为 30 mmHg，故气垫对面部的压力尽量控制在 30 mmHg 以下。鼻罩舒适度高，但也容易大量漏气，影响通气效果，主要用于持续气道正压(CPAP)或自动 CPAP(auto－CPAP)治疗 OSAHS 和心源性肺水肿(CPE)。

3. 现代面罩类型　主要为硅胶面膜型面罩，通过旋转弯管与呼吸机连接，常规采用三点固定，舒适性和密闭性更好(后述)。

4. 面罩的密闭性和舒适性　是影响疗效的主要因素之一。

(1) 早期橡胶面罩：早期(20 世纪 90 年代)，使用组织相容性差的橡胶气垫面罩，垂直直管连接，用扣拉式橡胶皮带四点固定，且重视密闭性，有 27.3% 患者发生鼻梁部和下齿龈部糜烂。

(2) 中期塑料气垫面罩及其改进型：其后(21 世纪初)，逐渐改用塑料气垫面罩，对部分漏气明显的患者加用特制双面胶粘贴，面罩气垫更注意适度充盈，气垫内压 20～30 mmHg 为宜；固定方式也从扣拉式改为粘拉式，固定压力不超过 30 cmH_2O，面部糜烂发生率降至 6.9%。

(3) 后期硅胶面膜型面罩：在前述基础上，又研发出硅胶面膜型面罩，通过旋转弯管连接，采用三点固定，取得了更好的效果，面部糜烂发生率不超过 3%。目前硅胶面膜型面罩大量取代气垫型面罩，患者依从性和通气效果皆不断改善。

(4) 硅胶面膜型和塑料气垫型面罩的区别：应用气垫型面罩，吸气时面罩弹性扩张，容易漏气；呼气时回缩，加重对面部压迫。应用面膜型面罩，吸气时的气压一方面使面罩硬壳弹性扩张，另一方面压迫面膜贴敷，综合效应是面罩密闭性改善；呼气时通气压力消失，面罩对面部压迫减轻。因此，硅胶面膜型面罩有更好的力学特性，且与四点固定相比，三点固定更符合力学原理，即压力分布最均匀，密闭性和舒适性更好。

(二) 面罩无效腔对通气效果的影响　人工气道连接使气道无效腔减小(气管插管)或显著减小(气管切开)，但 Raw 明显增大，显著延缓自主吸气触发；面罩连接的特点不同，但认识或阐述上有较多误区，简述如下。

1. 经面罩通气的无效腔明显增大是严重误导　面罩容积和面罩无效腔是完全不同的概念，前者是指罩内的含气容积，一般为 100～150 mL；后者是面罩固定在面部通气时实际容纳的呼出气容积，比前者小得多，甚至接近 0。由于面部突出的鼻骨、颧骨及其覆盖的软组织，面罩放置在面部后，实际含气容积明显减少；通气过程中，呼气结束后容纳在其中的呼出气形成无效腔，但比面罩容积小得多。用 BiPAP 呼吸机通气时，由于持续气流对呼出气的冲洗，无效腔进一步减少；由于常规在面罩的接管上给予氧气吸入，将产生明显的冲洗作用，若氧气流量适当增大，无效腔将接近 0。因此，将面罩容积定义为无效腔是错误的。

2. 面罩连接的特点　总体上，无效腔有所增大，但有限，且 Raw 基本不增加；面罩对高速呼吸气流有一定的缓冲作用，患者依从性改善，因此总体上对通气无不良影响。

3. 影响面罩无效腔的其他因素　在不同条件下，面罩无效腔是可变的。Paw 增大，面罩动态扩张度增大，无效腔增加；反之减小。应用持续气流或流量触发时，在呼气期和吸气初期，主机气流未产生前，由于辅助气流冲洗，无效腔减小；压力触发，又不存在持续气流时，无效腔增加。应用控制通气模式，缺乏自主呼吸扩张肺和气道的作用，阻力大，无效腔增加；应用自主模式，阻力减小，无效腔减小。阻塞性肺疾病，RR 慢，无效腔通气少；肺实质疾病，RR 较快，无效腔通气增加。对于阻塞性肺疾病，应用流量触发(或持续气流)、选择自主通气模式，无效腔显著减少。

(三) 面罩漏气的影响　面罩容易漏气。由于 BiPAP 呼吸机的特点，轻度漏气不影响患者的依从性和通气效果，但大量漏气将超过呼吸机的代偿能力，延迟气路压力下降，干扰管路的气流量，延长同步时间，导致 FiO_2 下降和低氧血症加重。因此，在维持舒适性的前提下，应尽量保障面罩连接的密闭性，避免大量漏气。若非 BiPAP 呼吸机，更需注意密闭性。

三、患者的选择

1. 基本要求　不同疾病有不同的选择方式(后述)，本节强调对合适患者要及早应用，不要等患者昏迷后才通气，否则将显著增加通气难度；但病情较轻时，患者对呼吸支持的需求不高，更不容易接受 NPPV，首选保守治疗。中等严重程度呼吸衰竭(如 $PaCO_2$ 60～80 mHg)或有明显呼吸肌疲劳的患者，一旦通气，患者的呼吸窘迫将迅速改善，依从性必然提高，是 NPPV 的“最佳”时机。随着操作者应用技术的提高,可逐渐扩大至轻症、重症患者。

2. *发挥头羊效应* 仅一位或两位患者进行NPPV,常因恐惧、顾虑而不愿接受;三位或更多患者同时进行NPPV,相互参照,主动性明显增强,显著改善其依从性,形成良性循环。

四、通气技术的提高

NPPV除应尽可能符合前述要求外,还应符合患者的呼吸生理特点和心理状态。

(一) 不同通气阶段有不同要求

1. *初始通气*

(1) 一般患者:突然从开放的自然呼吸过渡至密闭的正压通气,患者常较难适应,也容易发生不自主吞咽活动及胃胀气,因此通气前应做好解释工作,取得患者的配合,逐步增加支持压力,避免"一步到位"。

首选PSV,从低压力(一般高压为8~12 cmH_2O,PEEP 2~4 cmH_2O)起始,根据VT监测值、呼吸运动幅度、RR,逐渐增加压力,一般每次增加通气压力约2 cmH_2O,5~6 min增加1次,从而使患者比较舒适地过渡至面罩通气;应用熟练后,每次可增加更高的压力,如3~4 cmH_2O,调节时间缩短至2~3 min。PEEP一般每次增加2 cmH_2O。必要时用简易呼吸器过渡,随患者自主呼吸做小VT通气,待患者适应后,逐渐增大VT,随着低氧血症的改善和pH回升,RR减慢,患者自然容易接受NPPV。

(2) 昏迷患者:CO_2麻醉导致的昏迷可以试用NPPV,其他情况不宜应用;强调加强管理,使$PaCO_2$尽快下降,促使患者神志转清;清醒后配合是维持疗效的关键,需补充解释工作。

2. *维持通气* 原则上,模式选择和参数调节要符合呼吸生理,不能强求动脉血气是否正常或改善速度足够快。待患者适应后,逐渐增加通气压力,FRC将逐渐改善,呼吸平稳,RR也逐渐减慢。治疗水平的峰压和PEEP分别为15~25 cmH_2O和4~10 cmH_2O。

3. *撤离通气* 患者病情明显改善,且稳定后应逐渐降低压力,直至初始设置水平,反复锻炼数次,可考虑撤机;若不能撤机,则用低水平压力长期通气。

(二) 不同通气模式的选择与参数调节有不同要求

1. *P-A/C的调节* 与前述PSV的调节相似,主要用于重症高碳酸血症或严重呼吸肌疲劳的患者。一旦患者病情明显改善,在保持稳定呼吸的基础上,降低通气压力,维持较低PEEP,及早改用PSV。

2. *V-A/C的调节* 也与PSV相似,首选较低VT、适当稍快RR,以适应面罩通气;然后逐渐增加VT,以符合患者呼吸生理特点。在目前选择较多的情况下,不宜选择V-A/C模式。

3. *现代PSV、PCV模式的调节* 现代模式出现吸气压力坡度、呼气压力坡度、流量转换水平调节等参数,必须适当设置(详见第十一章)。

4. *智能化模式的调节* 主要是指VSV和PRVCV模式的调节。为达到和维持目标VT或目标$\dot{V}_A$,将人工调节通气压力改为电脑自动调节,理论上既能保障疗效,又能明显简化管理,但事实上并非如此,因智能化程度不足,实际调节有较多问题。

(1) 设定恒定的目标VT(如500 mL)是错误的:在疾病的不同阶段,对VT大小的需求不同。如前述,初始通气的目标VT应该较小,病情明显改善后目标VT应增大,因此设定恒定的目标VT,无论过大还是过小皆是错误的。

(2) 目标VT调节应符合呼吸生理:不仅初始设定要符合呼吸生理,而且在治疗过程中,VT的调节也要符合呼吸生理,比如初始设定VT为6 mL/kg,好转后调节为8 mL/kg,明显好转后改为10~12 mL/kg或更高。基础支持压力水平也应根据疾病的严重程度和病程特点来调节,通气阻力较大者的压力较高,反之则较低;通气阻力下降后,支持压力也应逐渐降低。

(3) 合理评价:目前通气模式的智能化是以健康人为前提设置的,且智能化程度较低。在治疗过程中,通过设定恒定的目标VT,通气压力自动调节完成治疗的观点是错误的;充分掌握疾病的病理生理特点和现阶段智能化的缺陷,恰当应用VSV、PRVCV(BiPAP呼吸机常笼统称为AVAPS、iVAPS或其他名词),可减少人为调节,但现阶段不能取代人工调节。

(三) 基本通气程序

1. *首先经通气面罩氧疗* 适当固定通气面罩,并进行高流量吸氧,比如10 L/min,然后逐渐将氧流量降低至5 L/min,维持$SaO_2 \geq 90\%$,以保障安全的氧合水平。

2. *呼吸机和面罩的准备*

(1) 呼吸机和连接管路的准备:检查呼吸机是否能正常运转。检查滤网,一旦滤网污染,即弃之不用,更换新滤网,否则会导致呼吸机供气不足。检查连接管路的密闭性,避免漏气。

(2) 调整呼吸机:初始通气,首选PSV+PEEP;OSAHS患者首选CPAP或auto-CPAP,轻中度 CPE 首选 CPAP；初始 CPAP/PEEP 2～4 cmH_2O，高压 8～12 cmH_2O。吸气、呼气压力坡度在 0 或最低水平，吸呼气转换水平占峰流量的 25%。

(3) 固定面罩或鼻罩：将面罩或鼻罩合适固定，尽可能不漏气，并使患者感觉舒适，尽可能让患者自己配合调整。

3. 机械通气连接　呼吸机调整和面罩固定结束后，才能将呼吸机通过连接管路与面罩连接。操作程序不规范，尤其是在没有调整好呼吸机和固定好面罩的情况下，给患者通气，是患者依从性差的常见原因。

(四) 通气参数和 FiO_2 调整　与人工气道相同，不赘述。

(五) 通气时间与撤机

1. 通气时间　初始通气时，除日常护理外，应尽可能长时间通气，每日仅用数小时是无效的；患者病情明显改善(呼吸平稳，气体交换明显好转，呼吸肌疲劳恢复)后，先逐渐降低压力，再逐渐缩短通气时间。

2. 间断停机　若通气过程中，因护理、进食等原因而暂停通气，则需先断开呼吸机与面罩之间的连接，然后松开固定带，移走面罩；而不应该先松开固定带，再移去面罩。

上机和停机的规范化操作有助于防止面罩大量漏气，从而避免呼吸机产生过高速气流冲击面部，特别是眼睛。避免大量漏气将显著提高患者的依从性。

3. 撤离面罩通气　大体分下述情况。

(1) 逐渐撤机：是大多数患者的撤机方式。病情明显改善后，先降低通气压力，再逐渐缩短通气时间，而不是先缩短通气时间，后降低通气压力。当高压降至 8～12 cmH_2O(即与上机压力相似)，CPAP/PEEP 降至 2～4 cmH_2O，停机观察；可反复锻炼数次，直至完全撤机。若辅助通气迅速撤离，容易导致病情反复。

(2) 迅速撤机：若为急性呼吸衰竭，治疗后心肺功能迅速恢复，可较快撤机。

(3) 家庭通气：若基础心肺功能较差或有不可逆的神经-肌肉疾病，需长期通气。

(六) NPPV 的终止　若 FiO_2 持续过高(>60%)、VE 或通气阻力过大(RR 持续超过 30 次/min)、需要较高 PEEP(持续超过 10 cmH_2O)、呼吸浅慢(≤6～8 次/min)、应用 2 h 无改善，需及早建立人工气道。

(七) 监测　随访动脉血气或连续 SpO_2 监测，但更要重视临床表现、基本通气波形图监测和影像学资料，特别是临床表现。呼吸增快、心率增快、大汗、张口呼吸、辅助呼吸肌活动、胸腹矛盾运动、三凹征阳性是呼吸阻力太大或通气动力不足的表现，更多情况下是通气参数调节不当所致，是通气失败的主要原因。

(八) 注意事项

1. 避免强求患者闭嘴呼吸　张嘴呼吸是患者在通气阻力增加或通气动力不足时的代偿反应，可显著减少呼吸阻力。强求闭嘴、用鼻腔呼吸必然导致呼吸阻力显著增大和对面罩的不耐受。患者呼吸困难、张口呼吸时，需增加通气压力；一旦通气辅助合适，患者呼吸困难缓解，自然闭嘴呼吸。

2. 避免强求患者根据医生的指令呼吸　现代呼吸机的同步性显著改善，在通气模式和参数皆合适的情况下，呼吸机会根据患者的需求自动、迅速地调节通气；若医务人员不断发出吸、呼气指令，反而容易导致人机对抗和通气失败。

3. 减少漏气　尽管现代 BiPAP 呼吸机有强大的漏气补偿功能，但面罩漏气增多将导致氧气的大量流失，使 FiO_2 下降，反而可能加重低氧血症。

4. 吸气、呼气压力坡度和吸呼气转换水平　要符合疾病特点和目前的呼吸状态，在不能确定的情况下，吸气、呼气压力坡度设置在最低水平。

第四节　无创正压通气的优点、问题和处理对策

与 IPV 相比，NPPV 有较多共性，也容易发生不同问题，其处理对策有一定差异。

一、NPPV 的优点

1. 无创的优点　NPPV 避免了人工气道对呼吸道黏膜的损伤，保护了会厌和声门的防御功能，有助于防止口咽部分泌物吸入，使患者维持较好的自主呼吸能力和咳痰能力，显著减少使用胃管的机会。

2. 通气的优点　由于较多应用 PSV 等自主模式和间断停机，可在保障呼吸肌充分休息的基础上，

防止呼吸肌废用性萎缩,促进疾病恢复,对慢性呼吸衰竭(如COPD)更有利。

3. 总体优点　显著减少医院内交叉感染的机会,缩短MV时间和住院时间,减少医疗费用和护理工作量。

二、NPPV的主要缺陷及处理对策

(一) 主要缺陷　临床应用有更多限制,主要有下述多种情况。

1. 不宜实施NPPV　对于一般情况较差、生命体征不稳定、呼吸微弱、呼吸道分泌物引流较差的患者,NPPV难以有效发挥改善引流和生命支持作用,不宜应用。

2. 难以实施NPPV的情况　生命体征稳定、呼吸较强的患者,有更多难以觉察和避免的缺陷,难以实施NPPV,主要有下述情况,但容易被忽视或错误解读。

(1) 实施"开放性或保护性肺通气"策略:如ARDS的肺开放通气、ARDS和危重哮喘的允许性高碳酸血症(PHC)。前者需要较高压力和较大剂量的镇静剂和肌松剂,后者需要较大剂量的镇静剂和肌松剂。

(2) 有效减轻切变力损伤:肺泡的动态陷闭、呼吸增强增快是产生切变力损伤的主要机制,主要见于ARDS。宜首选较高水平PEEP,也常需要较大剂量的镇静剂和肌松剂。

(3) 有效控制负压性肺水肿:各种气道-肺实质疾病导致的呼吸增强、增快或人机对抗,不仅容易发生切变力损伤,也容易同时或单独发生负压性肺水肿,也需要较大剂量的镇静剂和肌松剂。

(4) 有效控制氧耗量的过度增大:各种肺实质或阻塞性疾病导致的呼吸增强、增快或人机对抗会导致氧耗量显著增加,组织供氧恶化,也需要较大剂量的镇静剂和肌松剂抑制自主呼吸。

上述情况主要是通气压力和(或)PEEP过高,和(或)需要较大剂量的镇静剂、肌松剂,NPPV难以实施;有创通气方便。

3. 不容易有效保障胃肠道营养　呼吸较强的NPPV患者,应用胃管的不适感明显,保障充足的营养困难;人工气道患者容易实施和保障胃肠道营养。

4. 容易丧失建立人工气道的机会　主要见于肺实质疾病,患者的自主呼吸能力强、生命体征稳定、氧合基本能维持,是导致NPPV"无节制"实施的主要原因;一旦准备气管插管时,需要的FiO_2常超过80%,此时建立人工气道,不仅操作过程的风险极大,也可因多种原因导致插管后的氧合功能显著恶化。

(1) 插管时需要较大剂量镇静剂或麻醉剂,而该类药物多具有扩血管作用。肺泡病变越严重,缺氧越显著,肺血管收缩越明显。缺氧性肺血管收缩是一种代偿反应,有助于改善$\dot{V}/\dot{Q}$失调和低氧血症;药物对收缩的肺血管有更强的扩张作用,必然加重$\dot{V}/\dot{Q}$失调和低氧血症。

(2) 插管时导致口咽部和气管内分泌物吸入,使部分小气道阻塞,导致静动脉血分流率($\dot{Q}s/\dot{Q}t$)增加和$\dot{V}/\dot{Q}$失调加重,低氧血症恶化。

较长时间的严重低氧血症,以及镇静剂、肌松剂应用导致的较长时间循环功能恶化,必然导致更差的预后。

(二) 处理对策　对不宜NPPV的患者应及早建立人工气道。对呼吸较强或有明显人机对抗的患者,若短时间(一般不超过2 h)NPPV后仍需要持续超过60%的FiO_2、实际RR持续超过30次/min或有胃胀气等明显负效应者,应及早建立人工气道。若估计通气时间较短,首选气管插管;若估计通气时间较长,应及早气管切开。一旦实施IPV,需加强综合治疗。

三、不宜进行无创和有创通气的疾病状态

在重症肺炎、ARDS或其他严重肺实质疾病的缓解期,患者对MV支持的需求显著降低;肺水肿明显吸收将失去对肺泡壁的支架作用;细胞的修复尚未开始或刚开始,特别容易发生机械通气相关性肺损伤(VALI),故病程进入该阶段,应迅速停机,不应该用NPPV过渡或进行所谓"康复治疗";合并严重呼吸肌功能障碍等情况例外,但需控制通气压力,避免或减少容易导致人机对抗的操作。

四、无创通气的问题及处理对策

1. 面(鼻)罩漏气　面罩或鼻罩的特点决定了漏气是必然的。漏气程度与面罩性能、固定方式、固定程度及峰压直接相关。在保障舒适度的基础上,可适当增加固定带的拉力,选择自主通气模式,降低通气压力。

2. 面部压迫性损伤　主要与面部结构特点、面罩对面部的压力(实质是压强)和面罩材料有关。鼻梁部和齿龈部的基本结构是骨骼,皮下组织少,容易引起压迫性损伤。气垫对面部的压力超过毛细血管

静脉端的压力可引起淤血，表现为皮肤潮红；超过毛细血管动脉端的压力并持续一定时间可引起缺血性坏死，表现为糜烂。强调选择与面部匹配的面罩；气垫以适当充盈为原则，避免张力过高；尽可能选择硅胶面膜型面罩；间断停用呼吸机。

3. 胃胀气　取决于患者状态、通气压力和患者的依从性。食管括约肌是对抗气体咽入和胃胀气的主要结构，其张力大约为 30 mmHg；昏迷、高龄患者的张力下降，容易发生咽气和误吸；气道压过高增加发生咽气的机会，故应尽可能降低压力、改善人机配合，必要时放置胃管。一旦发生胃胀气，应迅速放置胃管，给予负压引流；否则胃内气体进入小肠后，处理将非常困难，并显著影响膈肌功能，降低患者的依从性，形成恶性循环。

4. 吸入性肺感染和刺激性结膜炎　也是常见并发症，前者与胃胀气和患者神志状态有关，后者则因面罩漏气引起；防治措施同前述。

5. 幽闭恐惧症　与应用条件和应用技术直接相关，是被过度夸大了的并发症。笔者数十年的 NPPV 实践，几乎未发现该类患者。

第五节　无创正压通气在慢性阻塞性肺疾病患者中的应用

除应用 CPAP 治疗 OSAHS 外，NPPV 在 COPD 呼吸衰竭的治疗价值最早获得公认，是轻、中症呼吸衰竭患者的一线治疗手段，尽管对重症患者的治疗有争议，但实际临床应用较多，需合理阐述。从 20 世纪 90 年代中期开始，笔者团队首先将 NPPV 系统应用于 COPD 呼吸衰竭，经过不断完善，至 20 世纪末成为 COPD 慢性呼吸衰竭急性加重的标准治疗方法。通过实践证明，NPPV 应用适当，不仅对轻、中症患者疗效良好，对高碳酸血症导致的昏迷患者也有较好的疗效，有效率皆在 80%以上。故将 COPD 单独列出，作为 NPPV 的应用代表详细阐述。

一、COPD 患者的病理生理特点适合 NPPV

COPD 主要表现为慢性呼吸衰竭或慢性呼吸衰竭急性加重，允许患者逐渐适应 NPPV；其病理生理特点也适合 NPPV。

（一）有较充足的时间允许患者接受 NPPV　COPD 患者的病情进展较慢，机体适应和代偿较好，允许患者逐渐接受和适应 NPPV；即使暂时效果不佳，一般也不影响其他措施的实施和患者的预后。

1. 呼吸性酸中毒多在相对安全的范围　根据 $PaCO_2$与 pH 的关系，即：$pH=-\log[H^+]$，$[H^+](nmol/L)=24\times PaCO_2(mmHg)/[HCO_3^-](mmol/L)$可知，轻度或中度高碳酸血症患者的 pH 在较安全范围；若通气功能显著下降导致重度高碳酸血症，如 $PaCO_2$升至 100 mmHg，即使无任何代偿，动脉血 pH 也仅降至 7.0；慢性呼吸衰竭患者，不仅血液和细胞内缓冲系统充分缓冲，肾脏也多明显或充分代偿，故动脉血 pH 多在 7.25 以上，即使 $PaCO_2$进一步升高，pH 也多在 7.1 以上，对机体来说是相对安全的。

2. 对低氧血症的耐受性好　患者长期低氧，机体代偿机制已充分发挥作用，如有效循环血量增加，血流重新分布，红细胞代偿性增多，组织细胞对低氧的耐受能力显著增强；现代条件下较多患者平时接受氧疗，对机体的影响更小。

3. 循环功能较稳定　因 pH 在相对安全范围，对低氧血症的耐受性良好，心血管系统充分代偿，MV 前多已接受氧疗等措施，故较少发生低血压休克，除非是严重急性加重、有严重并发症或合并症的患者。

（二）NPPV 容易发挥治疗效果　只要通气适当，各种程度的呼吸衰竭皆可在较短时间内获得一定程度的改善。

1. 高碳酸血症容易改善　$\dot{V}_A$与 $PaCO_2$的关系成双曲线形（图 21－3）。根据高碳酸血症水平，$\dot{V}_A$与 $PaCO_2$的关系曲线大体分三段：$PaCO_2\leqslant$ 60 mmHg 时，为轻度高碳酸血症，两者的关系曲线较平坦；$PaCO_2>80$ mmHg 时为重度高碳酸血症，两者呈陡直的线性关系；60 mmHg $<PaCO_2\leqslant$ 80 mmHg 为中度高碳酸血症，两者的关系曲线呈一定程度的弯曲。不同特点影响实施 NPPV 的要求。

（1）轻度高碳酸血症：$\dot{V}_A$的轻度增加或降低对 $PaCO_2$的影响较小，故 NPPV 时，尽管需要的通气压力较低，短时间通气后 $PaCO_2$多不能明显改善，但只要呼吸肌疲劳改善，呼吸衰竭将会逐渐改善，

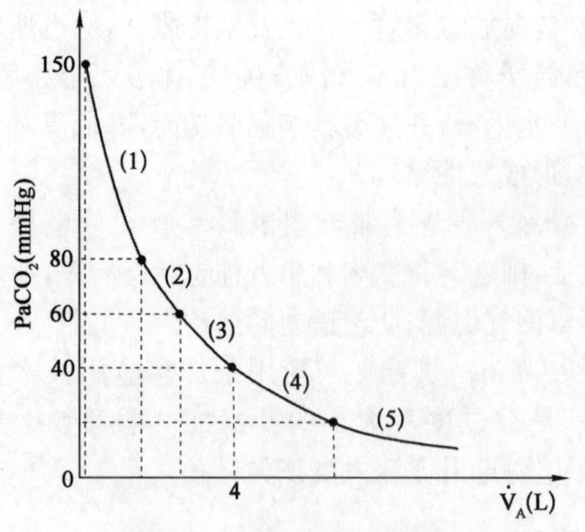

图21-3　PaO_2与$\dot{V}_A$的关系

(1) 重度高碳酸血症：$PaCO_2$与$\dot{V}_A$呈陡直的线性关系；(2) 中度高碳酸血症：$PaCO_2$与$\dot{V}_A$呈弯曲的曲线关系；(3) 轻度高碳酸血症：$PaCO_2$与$\dot{V}_A$呈较平直的曲线关系；(4) 正常$PaCO_2$；(5) 低碳酸血症：$PaCO_2$与$\dot{V}_A$呈非常平坦的曲线关系

NPPV容易满足该需求，因此可作为轻度患者的首选通气方式。

(2) 重度高碳酸血症：VE轻度增加即可显著改善重度高碳酸血症，使pH恢复至较安全的范围。重度呼吸衰竭患者多存在较高PEEPi，FRC增大至占TLC的67%以上，从FRC至P-V曲线UIP的肺容积在1 000 mL以下，大多仅有300～400 mL。因此，选择较小VT(意味着较低的峰压)即可保障较好的人机关系，也可使$PaCO_2$迅速下降。

(3) 中度高碳酸血症：兼顾缓解呼吸肌疲劳和保障适当VE，也不需要较大VT，也适合NPPV。因$\dot{V}_A$与$PaCO_2$表现为较弯曲的曲线关系，VE适当增大，$PaCO_2$即下降至相对平坦段，其后改善速度减慢；VE轻度减小，$PaCO_2$即上升至陡直段，其后升高速度明显加快，因此该部分患者需特别加强监护。即使$PaCO_2$升高，也不意味着NPPV失败；只要适当增加VT、避免不必要漏气，$PaCO_2$较快下降，但临床医生常错误解读；若$PaCO_2$反复升高，需建立人工气道。

2. *低氧血症容易纠正*　$\dot{V}_A$-肺泡气氧分压(P_AO_2)的关系也呈双曲线，但与$\dot{V}_A$-$PaCO_2$关系曲线的变化方向相反(图4-1)。轻度高碳酸血症患者，P_AO_2下降不明显，FiO_2轻度升高即有效提高P_AO_2；重度高碳酸血症患者，由于VE非常小，FiO_2轻度增加也会使P_AO_2明显升高。

除$\dot{V}_A$下降外，低氧血症的主要原因还包括$\dot{V}/\dot{Q}$失调，只要P_AO_2适度升高，PaO_2就可维持在适当范围，经鼻导管吸氧多可满足；在VE显著下降的情况下，正确应用NPPV，即使$PaCO_2$无改善，也可基本保障PaO_2明显升高。

总之，从理论上讲，应用NPPV治疗COPD呼吸衰竭是可行的，即使效果不好再采取气管插管也是可以接受的；实践结果也与此一致。

二、适应证和禁忌证

1. *适应证*　原则上可用于各种程度的呼吸衰竭患者，高碳酸血症导致的昏迷不是禁忌证，但昏迷患者发生并发症的机会大，护理难度高，也不应过分追求。

2. *禁忌证*　单纯COPD极少有禁忌证，但合并其他问题的情况较多，详见本章第一节。

三、影响疗效的因素

与前述基本相似，但该类患者的病理生理特点也决定了其有不同的影响因素。

(一) 面罩性能的改进和固定方法的改良　COPD呼吸衰竭患者的通气时间长，对面罩性能的要求高。面罩的选择经过了一系列的改进过程，其密闭性、舒适性和患者的依从性明显提高(详见本章第三节)。

(二) 呼吸机的选择　绝大多数患者有明显呼吸肌疲劳、一定PEEPi和一定自主呼吸能力，因此选择有良好同步功能的呼吸机是必要的，而符合呼吸生理的自主通气模式则更能适合患者的通气需要。由于RR较慢，对呼吸机总体性能的要求相对较低，绝大部分中低档呼吸机即可满足通气需求。新式BiPAP呼吸机由于性能优良，可用于轻中度呼吸衰竭和大部分重度呼吸衰竭患者。

(三) 通气模式的选择　首选以自主呼吸为主的PSV或VSV模式；有明显呼吸肌疲劳或明显$PaCO_2$升高的患者首选以指令通气为主的P-A/C模式(详见本章第三节)。

(四) 通气参数的调节　也分三个阶段：通气适应、通气维持和撤离机械通气。因有其自身特点，阐述如下。

1. *基本调节方法*　详见本章第三节、第四节。

2. *基本通气要求*　主要取决于患者的病情特点和呼吸衰竭的严重程度。

(1) 轻、中度呼吸衰竭患者：首选BiPAP呼吸机经面罩NPPV；若患者无明显呼吸肌疲劳，且仅有轻度高碳酸血症，对通气辅助的需求低，不容易接受NPPV，应首选保守治疗，包括经鼻高流量氧疗(HFNC)。重度患者首选新型 BiPAP 呼吸机 NPPV。

(2) 高碳酸血症导致的昏迷患者：若感染不明显或一般情况较好时，可首选经 NPPV；若分泌物较多或一般情况较差时，应及早建立人工气道。

(3) 基础高碳酸血症患者：提示肺功能储备有限或合并中枢性低通气，建立人工气道后易发生呼吸机依赖，首选 NPPV。

(4) 单纯慢性呼吸衰竭或缓解期患者：间断应用 BiPAP 呼吸机 NPPV，可预防呼吸肌疲劳，提高生命质量，减少急性呼吸衰竭次数，并为急性加重时的治疗创造条件；NPPV 更适合于静息状态下有呼吸困难和呼吸肌疲劳的患者；若患者仅有单纯低氧血症或伴轻度高碳酸血症，呼吸困难不明显，则首选单纯氧疗。

四、其他问题及处理对策

除上述影响疗效的设备和技术因素外，尚有 COPD 本身的特点值得重视，主要是分泌物的引流。

COPD 以老年人为主，基础通气功能明显下降，咳痰能力弱；分泌物多，引流差。

1. 基本特点评价　神志清醒、一般情况尚可的患者能有效咳嗽；高碳酸血症导致的神志不清，只要合理 MV，多能在 30～60 min 内清醒，并较快改善呼吸肌疲劳，从而恢复比较完善的咳痰能力；MV 的高速气流振荡也可促进纤毛运动和痰液排出，对昏迷患者有较大价值，但必须加强监护。

一般情况较差、咳痰力量弱或非高碳酸血症(如低钠血症)导致的昏迷患者应及早建立人工气道。

2. 处理措施

(1) 常规措施：加强翻身、拍背，雾化、湿化，应用祛痰药。

(2) 其他措施：教会患者深慢呼吸和深呼吸锻炼，正确掌握咳嗽动作；间断给予较高压力通气；适当应用 β_2 受体兴奋剂和血管紧张素转换酶抑制剂(如开博通)促进支气管纤毛运动和咳嗽反射。

五、有创-无创“序贯通气”

曾被过度强调，简述如下。

1. 患者的选择

(1) 明显躁动不安或昏迷患者：首选气管插管，明显好转后改用 NPPV。

(2) 明显感染患者：经气管插管 MV 治疗后，若感染明显改善或其他诱发因素改善，患者自主呼吸能力尚不足以克服通气阻力，也可改用 NPPV。

2. 注意问题　① 部分患者从经人工气道 MV 改为 NPPV 后可能出现新的不适应。② 刚脱离人工气道的 24～72 h 内，由于声门损伤，部分患者难以完成有效咳嗽，容易导致窒息或感染加重，导致再次插管，应慎重选择。③ 若无特殊情况，强调 48 h 左右作为有创、无创通气的切换点，因为此时呼吸道分泌物多充分清除，呼吸肌疲劳恢复，感染或其他诱发因素改善，而声门无明显损伤，从而既能达到有创通气迅速改善呼吸衰竭和改善引流的目的，又能充分发挥无创通气的优点，维持疗效，促进病情改善，减少人工气道相关并发症。④ NPPV 几乎可成功用于各种程度的呼吸衰竭患者，除非特殊情况，否则应直接选择 NPPV，避免过度序贯通气。

第六节　其他常见疾病的无创正压通气

NPPV 在上气道疾病(主要是 OSAHS)、周围气道疾病(主要是哮喘)、肺实质疾病(主要是急性或慢性 CPE、重症肺炎、轻度 ARDS 等)的治疗中也取得了较好的效果，尽管在某些疾病或某些病理生理状态下还有一定争议。

一、OSAHS

OSAHS 是 NPPV 的最佳适应证；进行非咽喉部手术的 OSAHS 患者，麻醉和手术前后更应加强 NPPV，否则容易导致严重并发症。

1. 轻中症患者　选择 CPAP 呼吸机和鼻罩，睡眠时通气，一般 CPAP 为 4～8 cmH_2O；auto-CPAP 呼吸机可自动调整 CPAP 压力，其舒适性和依从性更好。

2. 复杂型或重症患者　如若出现高碳酸血症、慢性肺心病，严重肥胖(通气阻力显著增加)时，单纯 CPAP 是不足的，宜首选 BiPAP 呼吸机的 S/T 键，呼气相压力(EPAP)多需增加至 6～10 cmH_2O，吸气相压力(IPAP)12～16 cmH_2O，除睡眠时持续应用外，非睡眠时也可间断使用。

3. 注意事项

(1) 压力坡度：用BiPAP治疗复杂型紊乱时，适当应用呼气压力坡度(不宜超过0.3 s)有助于防止呼气相压力迅速下降所诱发的上气道塌陷。因患者呼吸平稳，也应适当设置0.2～0.3 s的吸气压力坡度(大体相当于2或3)。

(2) 目标压力：随着睡眠加深，上气道阻塞明显加重，需要的CPAP可显著增大至10 cmH_2O以上；患者不容易耐受如此高的压力，容易觉醒；一旦清醒，即使是自动调节，压力也不可能迅速下降，更容易出现明显不适感，应给予较低的目标压力，使患者在最初阶段先获得部分改善，而不是全部；待患者适应后，再增大目标压力，并逐渐过渡至"完全改善"。

(3) 目标压力的调节：经过一段时间的治疗后，患者肺功能和动脉血气皆会显著改善，生活质量显著提高，需要的压力下降，可适当降低压力(CPAP或BiPAP)或自动降低压力(auto-CPAP)。

(4) EPAP的自动调节：呼气初期EPAP较低，以保障较大通气压力和充分呼气，呼气后期恢复至较高的预设EPAP，防止上气道陷闭，习惯上称为三水平气道正压(详见第二十二章)。

(5) 综合治疗：控制体重，适当运动；避免加重上气道阻塞的因素，如戒烟酒，特别是睡眠前；睡眠时，将枕头置于颈下(而不是头部)，适当抬高颈部，有助于保持上气道开放，降低对呼吸机和压力的需求。部分患者可选择手术治疗或咳舌肌电刺激治疗。

二、中枢性低通气、中枢性睡眠呼吸暂停综合征或肥胖低通气综合征

应首选P-A/C模式(对应BiPAP呼吸机的T键或设置合适的S/T键)，给予适当较低的预设RR，用较低的IPAP和EPAP即可，避免$PaCO_2$波动幅度过大或过度下降，且维持在较高水平(比如45 mmHg或50 mmHg)，以维持适当的呼吸中枢驱动。若患者因颅脑疾病或电解质紊乱等导致神志不清，不宜应用NPPV，应及早建立人工气道。

三、神经-肌肉疾病

1. NPPV的选择和应用方法　理论上，该部分患者神志清醒，Raw和Crs正常或仅有轻度异常，用简易的BiPAP呼吸机，选用PSV(对应BiPAP的S键)，用较低PS，维持$PaCO_2$和pH正常即可；呼吸驱动较弱的患者应首选PSV/PCV(对应S/T键)。可用鼻罩，漏气较多或张口呼吸时应选择面罩。NPPV是该类疾病的首选通气方式，多数患者需长期通气。

2. 人工气道的建立和呼吸机的调节　多数神经-肌肉疾病，如重症肌无力、急性脊髓炎、多发性神经炎、运动神经元病的晚期阶段，患者会丧失有效的咳痰反应或咳痰能力显著下降，呼吸道分泌物引流不畅，需气管切开。

3. 注意事项　若为急性神经病变，应避免控制通气，保留一定的自主吸气触发，否则容易同时发生呼吸肌神经营养不良性萎缩和废用性萎缩，导致病变不可逆；适当大VT通气，有助于防止低位肺区陷闭，防治医院获得性肺炎(HAP)。

四、阻塞性肺疾病

除COPD外，阻塞性肺疾病主要是哮喘，闭塞性细支气管炎等气道疾病也逐渐增多。

(一) 支气管哮喘

1. 疾病特点　多因无法及时气管插管或气管插管的过程中死亡；一旦建立人工气道，只要合理MV和合理用药，病死率极低。死亡的直接原因多为通气量迅速下降导致的严重缺氧和呼吸性酸中毒。

2. NPPV的选择和通气参数的调节　由于Raw、PEEPi显著增大和肺过度充气，面罩通气安全性和耐受性皆较差，故原则上应及早气管插管；但部分轻症患者或速发型过敏反应患者可首选NPPV，NPPV也常作为建立人工气道的过渡措施。无论何种情况，皆可首选简易呼吸器过渡，并加强综合治疗(详见第三十三章)。

(二) 其他　最常见闭塞性细支气管炎，较哮喘治疗困难，难以短时间内缓解，故除非较轻的患者，宜及早建立人工气道。

五、限制性肺疾病

大体分肺实质疾病和胸廓疾病，前者以ARDS、CPE或重症肺炎患者多见，常需MV；后者较轻，多单纯氧疗即可，部分较重的患者首选NPPV，且通气压力不高，容易耐受和调节。

(一) ARDS

1. 疾病特点　患者神志清醒，表现为顽固性呼吸窘迫、高VE、顽固性低氧血症和呼吸性碱中毒，应及早建立人工气道。

2. 无创通气的选择和调节　少部分患者可选择NPPV，选用新型BiPAP呼吸机或新型多功能、

反应时间短的呼吸机。S应较低，避免假触发。首选PSV或者其他以自主呼吸为主或人机关系较好的智能模式，PEEP逐渐增至6～10 cmH_2O；更高压力容易漏气（加重低氧血症）和胃胀气，患者耐受性差；过低压力则难以有效扩张陷闭肺泡，改善低氧血症。

（1）非感染性ARDS：如手术、骨折等致病因素多为一次性，短时间通气后可迅速改善低氧血症，并较快撤机，可首选经鼻罩或面罩NPPV。

（2）感染性ARDS：感染因素诱发者多病情重，需连续较长时间通气，并发症多，应及早建立人工气道。

笔者团队早期用鼻罩通气治疗16例ARDS患者，非感染因素诱发者的有效率高达88.9%，感染因素诱发者的有效率仅为24.5%。

（3）轻度ARDS：氧合指数（OI）是评价ARDS严重度的指标，有一定预后评价价值，但因显著受FiO_2和PEEP影响，作为选择NPPV的标准的准确性较差，一般推荐轻度ARDS或静默性低氧血症患者（感染因素诱发者）可试用NPPV，若需PEEP不高，患者耐受性好，病情改善较快，可持续应用，直至撤机，否则需及早建立人工气道。

（二）急、慢性间质性肺炎　急性重症患者是典型的肺内型ARDS，可选择NPPV，其中免疫抑制患者可首选，具体应用方法与ARDS相似；慢性患者或相对轻症患者对通气需求相对较低，应避免通气压力和PEEP过高；反之容易导致FiO_2下降（BiPAP呼吸机不能补充漏出的氧气）和低氧血症加重。

（三）急性心源性肺水肿

1. *患者特点*　肺水肿导致急性低氧血症；反射性呼吸增快增强，胸腔负压明显增大，左室跨壁压（后负荷）增大，心排血量（CO）下降；前负荷多在过高水平，基本不影响CO。

2. *MV的作用特点*　MV不仅能改善低氧血症，通过降低左室后负荷直接改善心功能。左室后负荷可用左室跨壁压，即心室内压－Ppl（详见第八章第九节、第十节）表示。患者呼吸增强、增快，Ppl可显著下降，如由－5 cmH_2O下降至－30 cmH_2O，则左室跨壁压升高25 cmH_2O；若CPAP/PEEP使Ppl由－30 cmH_2O升至－10 cmH_2O，则左室跨壁压下降20 cmH_2O，并维持适当前负荷，CO增大；心肌张力下降，冠状动脉供血改善，因此MV可用于一般左心衰竭，也可用于有低血压或心肌梗死的患者。

3. *通气模式选择和参数调节*　患者神志清醒，自主呼吸能力强，通气时间短，首选NPPV。通气模式首选CPAP或PSV＋PEEP；推荐：CPAP/PEEP 6～10 cmH_2O、PS 8～15 cmH_2O；过低不能有效发挥治疗作用，甚至加重病情，过高则抑制心功能。若低氧血症和临床症状明显改善（后者主要是指呼吸窘迫缓解、心率减慢、血压稳定），说明肺水肿和心功能明显好转，Ppl升高；应降低CPAP/PEEP和PS，否则压力将更多地传导至胸腔，压迫心房和腔静脉，降低前负荷，而改善后负荷的作用显著减弱，并加重MV对心功能的抑制。

（四）慢性心源性肺水肿　Ppl下降幅度较小，后负荷增加有限，MV的改善作用也较弱，但可降低过高的前负荷，以及改善合并的阻塞性或中枢性睡眠呼吸紊乱，是NPPV的良好适应证。

（五）心功能不全患者的撤机　对于基础心功能较好的患者，如前负荷增加导致的CPE，可较快撤机，但对于急性心肌梗死、心脏手术、慢性心力衰竭的患者，基础心功能较差，应逐渐撤机，否则容易导致Ppl下降，后负荷再次明显增加，心力衰竭再次加重，以及呼吸衰竭的再次发生，形成恶性循环，应逐渐降低PS、逐渐撤机。

（六）重症肺炎　与ARDS、CPE的病理和病理生理改变有一定相似性，若病情相对较轻，可用相似的方法NPPV，否则应及早建立人工气道。

六、肺血管疾病

较少需要MV，部分重症肺栓塞需要MV的机会较多。肺栓塞的主要病理生理改变是生理无效腔（VD）明显增大，肺循环和支气管循环吻合支开放，$\dot{Q}s/\dot{Q}t$增加。MV正压本身无治疗作用，反而可能导致或加重肺动脉高压，但可以缓解症状，故当有明显低氧血症且有明显气急症状时，可选择NPPV；血流动力学不稳定的患者应及早气管插管。

七、外科手术后的呼吸功能支持

1. *基本要求*　胸部或上腹部手术的患者，若有明显呼吸功能损害、高龄或肥胖、有OSAHS或高危的患者，手术前可应用BiPAP呼吸机NPPV做适应性通气，术后做支持性通气，可预防呼吸衰竭的发生，避免或减少气管插管。

2. *并发症的治疗*　对术后发生不同肺部并发

症的患者,应根据不同情况进行针对性治疗。

3. 注意事项　除常规术后护理外,应加强深呼吸锻炼和维持有效咳嗽;食管-胃手术或有呕吐的患者慎用 NPPV,注意呕吐和吸入性肺炎的防治。

八、特殊人群疾病

1. 免疫抑制患者　常被不加分析地作为 NPPV 的首选适应证,是常见的临床错误。免疫抑制患者可以是单纯重症肺炎或合并 ARDS 等多种情况而需要 MV,与常规治疗相似;不同点是发生呼吸衰竭后,若首选人工气道 MV,容易继发 VAP,预后较差,故在病情不是太重的情况下应及早 NPPV;病情较重的患者宜及早建立人工气道,若仍追求 NPPV,则容易延误病情,治疗失败的机会反而增加。

2. 大器官移植　是一种特殊类型的免疫抑制患者,发生呼吸衰竭的机会较大,可参考上述免疫抑制患者,但应重视区别病因,进行针对性治疗。

在术后短时间内发生的呼吸衰竭多为急性肺水肿,但容易误诊,宜首选 NPPV。围术期发生急性细菌和真菌感染的机会较大,表现为支气管肺炎或大叶性肺炎;由于大量应用免疫抑制剂,并发 ARDS 的机会较小。此类情况普通氧疗或 HFNC 更合适。移植后 1～3 个月发生病毒性肺炎的机会大,特别是巨细胞病毒感染,表现为急性间质性肺炎(重症患者是典型肺内型 ARDS),宜尽早 NPPV;若 NPPV 效果不佳,应尽早气管插管。

第七节　无创正压通气应用的扩展

NPPV 是 MV 的一种形式,较无辅助装置的人工呼吸有巨大进步,应用得当,在某些特殊情况,甚至对于某些有禁忌证的患者,也会取得较好或更好的效果。

(一) 急救　在紧急情况下,若不具备建立人工气道的条件,可通过简易呼吸器、BiPAP 呼吸机或其他各种类型的呼吸机迅速给予 NPPV,部分患者可直接获救,也可为建立人工气道创造条件。

(二) 分泌物潴留导致大气道阻塞　详见本章第八节。

(三) 拒绝建立人工气道的患者　符合建立人工气道指征,但拒绝气管插管或气管切开的患者并不少见,见于各种呼吸衰竭,但更多见于老年人或有基础呼吸系统疾病的患者,可选择 NPPV,但需注意下述问题。

1. 尽量鼓励建立人工气道的情况　若为急性疾病,有较大可逆性;或尽管有慢性气道-肺疾病,但基础肺功能尚可,估计诱发因素控制后肺功能明显改善,则尽可能动员患者及家属尽早建立人工气道,以免耽误治疗的时机。

2. 主动无创通气　有创通气和无创通气无绝对差别,两者之间有很大重叠(图 21-4),即使在所谓的有创和引流方面,最终效果与应用技术有更直接的关系,尽管患者符合气管插管指征,但只要医务人员合理、正确应用 NPPV 也可以达到相似或更佳结果。强调不要因为患者或家属拒绝,而把 NPPV 作为"安慰"性治疗措施,否则容易导致通气失败。

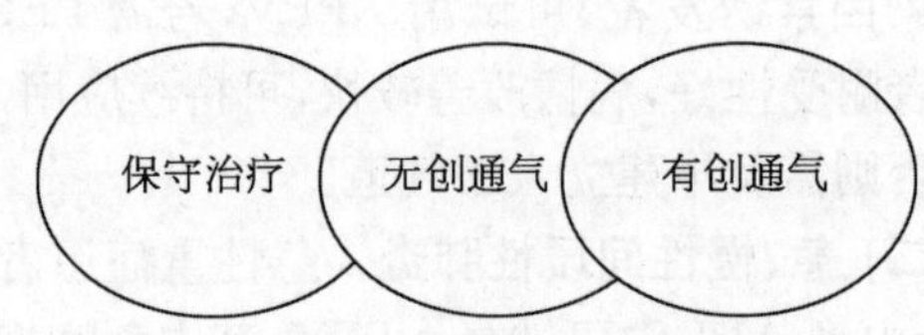

图 21-4　保守治疗、无创通气和有创通气的关系示意图

3. 根据基础肺功能评价通气　符合建立人工气道指征,但若患者基础肺功能较差或有中枢神经系统疾病,抑或是高龄老人,即使诱发因素解除,撤机的可能性也很小,也不应把患者作为"拒绝气管插管者",而应积极 NPPV 治疗;病情缓解后也应把 NPPV 作为康复手段和防治再次急性加重的手段。

4. 加强综合治疗和不同呼吸支持方式之间的选择

(1) 综合治疗:根据患者的病理生理特点,注意综合治疗,比如左心衰竭、严重肺水肿,无论是有创还是无创通气治疗,皆应合理应用镇静剂;分泌液较多的患者则应加强被动吸痰,促进主动咳痰能力的恢复;各种患者都应把维持内环境稳定作为核心之一。

(2) 不同呼吸支持方式的合理选择:无创通气、有创通气和保守治疗之间有较大的重叠性,在一定条件下可以互相取代,避免一味寻找无创通气效果不好的借口,比如"家属不用呼吸机""家属拒绝插管",等等。

第八节 无创正压通气改善气道引流的理论与实践

"不能改善引流"常作为NPPV与IPV的主要区别之一是相对的，在某些情况下取决于操作者的呼吸生理水平和呼吸机应用技术。

一、基本现状与基本理论

1. 基本情况 人工气道建立使吸痰极为方便，故称为改善引流；但也同时损伤和破坏呼吸系统的防御功能，加之呼吸机的应用水平不足，导致引流不畅，增加肺不张或肺感染的发生率，也使肺感染控制困难。NPPV无法提供吸痰的便利，但不损伤呼吸系统的防御功能，适当应用呼吸机自然可改善引流。

2. 基本理论 呼吸机稳定通气有助于改善人机配合与气体交换，是MV的基本要求，对IPV和NPPV皆是适用的。但理论和实践容易忽视防御功能的有效发挥，对MV患者而言，间断高流量通气有助于改善气道引流，其中高速气流刺激气管和主支气管黏膜，诱发咳嗽和咳痰；刺激支气管，促进纤毛运动和分泌液向气管移动；高流量产生的大VT促进低位肺区陷闭肺泡的开放和肺泡引流。这对NPPV和IPV是同样适用的，但NPPV更容易实施。

二、NPPV改善引流的实践

(一) 病例分析

1. 病情介绍 男，67岁，全麻条件下用腹腔镜行胆石症手术，术后约3 h突然出现气急，左胸呼吸音消失。X线胸片显示，纵隔向左侧移位，左侧横膈抬高，左肺透光度降低，符合左肺膨胀不全，结合病史考虑为分泌物阻塞左支气管。经面罩高流量吸氧条件下，SaO_2约70%。

2. 治疗问题 应首选经口气管插管或气管镜吸痰。但该操作常需撤掉面罩供氧或操作过程使吸氧浓度下降，容易发生严重低氧血症；若插管不顺利，风险更大，麻醉科医生和家属的顾虑皆非常大。改请耳鼻喉科医生行气管切开，但患者肥胖，颈部粗短；呼吸用力，吸气时喉结缩至胸腔内，操作更困难。选择NPPV，又担心阻塞加重。可能的治疗方法皆处于困境。

3. NPPV的选择、具体方法和效果评价

(1) 面罩、呼吸机准备和通气方式：选择通气面罩、固定好，继续给予高流量氧疗；连接多功能呼吸机（该患者用PB840）NPPV；将FiO_2调至100%，选择PSV，PS设置为30 cmH_2O，PEEP为0，吸气压力坡度为0。

(2) 通气效果：通气数次后，患者即咳嗽、咳痰，低氧血症迅速改善，左肺呼吸音较快恢复。

(3) 作用机制：① 将FiO_2设置在100%的最高水平，更容易改善低氧血症。② 直接设置高PS，将PEEP设置为0，产生高通气压力和高速吸气气流，在气管和主支气管内产生两个可能的结果。一是刺激患者咳痰，迅速解除阻塞，因为气管、主支气管的咳嗽感受器特别丰富，气管隆突最丰富；二是较大的痰块被打碎而进入中、小支气管，低氧血症也会明显改善，其后分泌物通过纤毛运动而逐渐进入气管被咳出，病情也能较快缓解。③ 患者气道-肺结构正常，峰压30 cmH_2O是安全压力。因此，在缺乏建立人工气道条件时，可及早NPPV。

(二) 应用指征和方法 气管镜、人工气道吸引等有创手段是改善引流的基本措施，但任何情况下皆应充分发挥MV的引流作用。

1. 适应证 ① 来不及或无条件建立人工气道；② MV过程中有发生分泌物引流不畅或阻塞的高危因素，或者发生肺底部淤血、坠积性肺炎或有高危因素；③ 除必须保护性肺通气的任何MV状态。

2. 禁忌证 有建立人工气道的技术和条件，且有下述情况之一者：① 严重颅脑疾病或昏迷，患者咳嗽反射显著减弱，排出分泌物困难，或口咽部保护功能显著减弱，反复误吸；② 一般情况差、严重神经-肌肉疾病或严重呼吸肌疲劳，咳嗽能力显著减弱；③ 分泌物多，难以短时间清除；④ 有严重气道阻塞或肺实质疾病，需应用镇静剂和肌松剂抑制自主呼吸；⑤ 心跳呼吸骤停。

3. 具体方法 在呼吸稳定的情况下，间断高压力通气，首选PSV，PS 30 cmH_2O，PEEP 0；若自主呼吸较弱，首选P－A/C，通气压力30 cmH_2O，PEEP 0；吸气压力坡度皆设置为0或最低。每次通气1～2 min，每日4～6次；必要时增加操作的次数。详见第四十二章。

第二十二章
双水平气道正压呼吸机

与传统呼吸机相比，双水平气道正压（BiPAP）呼吸机的结构、功能、应用方法有较大差异，而BiPAP呼吸机又是无创正压通气（NPPV）的主要设备，因此单列一章进一步总结。

第一节 双水平气道正压呼吸机的特点

BiPAP呼吸机的性能不断提高，功能明显增多，临床应用不断扩展，但也出现更多问题。

一、结构和功能特点

（一）基本结构和功能特点

1. 基本特点　现代BiPAP呼吸机主要以涡轮为动力，电动、电控调节，总体通气动力较小，但送气流量较传统呼吸机大得多（图21-1，图21-2），且主要是涡轮转速决定吸气和呼气，吸气阀协助完成吸气，漏气孔协助完成呼气；具有漏气补偿，同步性好等优点，特别适合NPPV。

2. 基本通气参数　主要为压力参数，包括吸气相正压（IPAP）、呼气相正压（EPAP）；还有呼吸频率（RR）、吸气时间占呼吸周期比值（Ti/Ttot）；触发多为固定或自动设置。

3. 通气模式　持续气道正压（CPAP）、压力支持通气（PSV）（对应S键）、压力控制通气（PCV）（对应T键）及PSV/PCV（对应S/T键）。由于皆有同步功能，PCV实质是压力辅助/控制通气（P-A/C），即PCV和P-A/C有相同含义。

4. 漏气补偿特点　漏气补偿能力强大，但有一定限度，超过该限度必然出现通气压力下降，吸气流量（F）不足和潮气量（VT）下降，伴每分钟通气量（VE）下降。

（1）漏气补偿能力与压力的关系：IPAP、EPAP或CPAP的压力越大，补偿能力越小，故压力高时应尽量避免或减少额外漏气。

（2）不能补偿氧气：漏气补偿是指通过呼吸机的反馈机制代偿性增加涡轮的转速，补充漏失的空气量，维持通气压力和VT的稳定；吸氧管连接在面罩上，不能补偿漏失的氧气，漏气越多意味着氧气漏出越多，吸入气氧浓度（FiO_2）下降，导致低氧血症不能改善或加重。

（二）现代BiPAP呼吸机的发展

1. 基本特点　涡轮功能更强大，具有强大的漏气补偿功能，也有较完善的呼吸自动跟踪技术，同步性更好；漏气量大意味着FiO_2下降更明显。

2. 功能变化　皆有吸气压力坡度、呼气压力坡度，且用1、2、3、4、5等相对数表示，一般越小，提示坡度越陡。多数呼吸机类型有相应智能化模式或成比例辅助通气（PAV），PSV的智能化模式为容积支持通气（VSV），PCV的智能化模式压力调节容积保障通气（PRVCV）。部分有吸呼气流量转换的调节。少部分呼吸机有针对浅快呼吸的吸气时间（Ti）、呼气时间（Te）调节。调节参数明显增多，且不同呼吸机的表达有较大差异，容易导致临床应用的混乱。

3. 压力上升时间（Ramp）　若单纯设置IPAP，则吸气触发后压力迅速上升至预设值，F迅速升至较高水平，对面部冲击大，容易导致患者不适，即使有吸气压力坡度，改善作用也有限；为此又设计Ramp，使压力在一定时间内逐渐上升至预设水平，应用恰当，可减少工作量，提高患者的依从性。

4. FiO_2设置　少部分呼吸机功能强大，空气与氧气混合后形成稳定的FiO_2，范围为21%～100%，应用范围更广。

5. 安全设置　PSV、VSV、PAV模式的吸呼气转换分别为流量转换和自主转换，容易因漏气过多导致送气结束困难，故皆设置时间转换、压力转换等方式作为保障，即送气达一定时间或压力水平，吸气自动结束而转换为呼气，以保障通气的安全性和舒适性。

二、BiPAP 呼吸机的调节

1. 模式的调节　除部分呼吸机有 PAV 外，各种呼吸机皆有多个模式调节键，即 S、S/T 和 T 键，S 和 T 的智能调节键或扩充键（不同呼吸机中的名称不同）。调节键和通气模式经常混用，导致一系列混乱。

一般 IPAP 或 EPAP 键不仅可调节压力，也皆可调节出 CPAP，或通过 CPAP 键直接设置 CPAP，S 键调节出 PSV，T 键为 PCV；S/T 键为 PSV/PCV，实际 RR 超过预设 RR 为 PSV，等于预设 RR 为 PCV；PSV、PCV 的智能化模式分别为 VSV、PRVCV。即使有所不同，差别也不大，但在不同呼吸机中有不同名称，两者同时调节的名称多为 AVAPS 或 iVAPS，前者多以 VT 为预设值，后者多以估测的肺泡通气量（$\dot{V}_A$）为预设值。

2. 参数的调节　基本参数是 IPAP、EPAP、RR、Ti/Ttot 或 Ti，其中后两者在 S/T 键、T 键或其智能化调节键中发挥作用。吸气和呼气压力坡度为 1、2、3、4、5 等相对值，一般 1 为最陡直，压力上升或下降迅速；反之，压力上升或下降较慢，几乎在各模式中皆发挥作用，但容易被忽视或错误应用。吸呼气转换一般为固定设置，少部分呼吸机可调节，但更容易被忽视或错误应用；Ti 和 Te 调节是德国万曼呼吸机的一种调节方式，俗称 SX 和 SXX，应用误区更多，新式呼吸机已不再设置。IPAP 和 EPAP 之差为通气压力，EPAP 实质是 PEEP。智能化模式还需设置目标 VT 和压力变化范围等。

三、BiPAP 的优点与缺点

详见第十二章第七节。

四、通气压力调节

1. 传统定压模式　高压（峰压）随低压（PEEP）的升高而等值升高，预设通气压力不变。

2. BiPAP 呼吸机　高压和低压的调节互不影响，即 IPAP 恒定的情况下，EPAP 升高意味着通气压力等值下降，调节不当容易导致 VE 或 $\dot{V}_A$ 下降。因此，若有效改善通气或缓解呼吸肌疲劳，在增加 EPAP 的情况下，多需同步增加 IPAP，以保障通气压力恒定。

第二节　双水平气道正压呼吸机的使用要求

尽管 NPPV 的临床应用显著增多，但与有创正压通气（IPV）相比仍有相当大的差距，主要与机械通气（MV）的整体应用水平不高有关，临床上更多通过过度使用镇静剂和肌松剂来实现 IPV 的人机配合，而不是基于呼吸生理的调节，导致大量人力、物力、财力的浪费，危重患者的临床救治更多是低水平重复。

（一）BiPAP 呼吸机的日常维护与准备　要求每一位患者应用结束后，皆进行管道、阀门、滤网等的消毒、维修、更换；长时间应用后需对呼吸机进行保养，一般要求应用 4 000 h 保养一次，以保障呼吸机处于良好工作状态。

（二）基于呼吸生理指导的 NPPV 应用技术　符合基本要求，详见第二十一章，本节仅简述针对性术语和问题。

1. 模式的选择和参数的初始设置　初始通气，一般应将模式设定在 S 键（PSV）或 S/T 键（PSV/PCV）；部分疾病可直接选择 CPAP，其中阻塞性睡眠呼吸暂停低通气综合征（OSAHS）患者首选 CPAP 或 auto - CPAP，轻中度急性肺水肿首选 CPAP。对于参数的调节，EPAP 或 CPAP 在最低位置（一般为 2～4 cmH_2O），IPAP 10～14 cmH_2O，避免 IPAP - EPAP≤4 cmH_2O，否则应改为 CPAP。备用 RR 10～14 次/min，Ti/Ttot 约为 33%；吸气、呼气压力坡度皆设置在陡直的位置，一般为 1，前者在呼吸平缓的患者可设置 2 或 3，后者主要用于复杂 OSAHS 患者，一般也不宜超过 3。

2. 连接接头的选择　有三种基本类型，以漏气孔和平台漏气阀最常用，性能虽有所不同，但功能相似，连接时应避免方向颠倒，更不能同时应用两种或两种以上的接头，不宜使用“单向阀”。对 BiPAP 呼吸机而言，呼气口适当漏气是必要的。

3. 选择合适的最低压力　既要避免 IPAP、EPAP 不足，更要避免压力过大，否则任何压力过高皆会导致漏气量增加和 FiO_2 下降。

4. 吸气时间和呼气时间调节　常规 PSV 的 Ti 随自主呼吸变化，不能人工直接设置或调节；少部分呼吸机有一定的 Ti 调节功能，可通过呼吸机的反馈通路逐渐延长 Ti,增大 VT,改善浅快呼吸;对单纯调节 Ti 不佳的患者,加用 Te 调节改善浅快呼吸。

5. 氧流量或氧浓度的设置与调节　初始设置要高,保障氧合;根据监测的 SaO_2 或 PaO_2 调节,达90%以上或60 mmHg以上即可,理想范围是 $90\% \leqslant SaO_2 \leqslant 97\%$。除疾病因素和其他意外因素外,$SaO_2$ 不能改善主要见于漏气量过大或预设压力高的患者。

(三) 重视解决呼吸衰竭不能改善的医源性因素

1. 低氧血症　主要是单纯低氧血症患者。

(1) 面罩或鼻罩漏气过多:必然导致 FiO_2 下降,低氧血症不能改善,甚至恶化。处理原则是减少或尽可能避免面罩或鼻罩漏气。

(2) IPAP 或 EPAP 过高:常见于慢性或亚急性肺实质疾病。MV 高压改善换气的作用非常有限或不存在;压力过高导致氧气漏出量增多,FiO_2 下降。处理原则是适当降低压力。

(3) 供氧故障:并不罕见,但容易被忽视。

2. 高碳酸血症　主要见于慢性Ⅱ型呼吸衰竭患者。

(1) 氧流量或 FiO_2 过高:使生理无效腔(VD)增大,VE 不变;少部分患者呼吸中枢受抑制,VE 下降,皆可导致 $PaCO_2$ 升高。处理原则是严格控制氧流量,维持 $90\% \leqslant SaO_2 \leqslant 97\%$。

(2) 呼吸中枢兴奋性降低:较多患者合并中枢性低通气;更多患者病情改善后,呼吸刺激因素减弱,中枢兴奋性下降,VE 下降。处理原则是适当增加预设 RR,或加用呼吸兴奋剂。

第三节　单水平、双水平与三水平气道正压

无创 CPAP 或 auto-CPAP 是治疗 OSAHS 的主要措施,部分复杂患者,如合并肥胖低通气综合征或中枢性低通气患者,$PaCO_2$ 升高,需应用 BiPAP,从而保障 EPAP 对抗上气道陷闭,IPAP 与 EPAP 之差(预设通气压力)改善通气。由于患者的核心或重要问题是上气道顺应性下降导致的 OSAHS,压力从较高的 IPAP 降至较低的 EPAP,在惯性作用下,必然出现上气道陷闭和 OSAHS 加重,继而影响通气功能,所以给予合适的调节是必要的。

(一) 呼气压力坡度　将延缓气道压下降,减轻上气道的反应性陷闭,是基本治疗手段,一般设置在第3档。由于该参数是人工调节或固定设置,而患者入睡前、清醒时或深睡时,需要的坡度不同,清醒时无气道陷闭,呼气坡度是阻力,容易引起患者不适,不宜设置;深睡眠时,上气道顺应性显著下降,需要较大的坡度;浅睡眠时需要较小的坡度。目前的呼吸机皆不能根据需要自动调节坡度,故需合理设置,以患者基本舒适、不影响睡眠为原则;在此基础上,尽可能给予较大的坡度。

(二) EPAP 的智能化调节与三水平正压

1. 基本原则　给予较高的 EPAP 和 IPAP,既能保障治疗上气道陷闭,也能保障适当 VE;高压力容易导致或加重患者的不适。在呼气初始阶段,肺泡和气道内压较高,上气道处于扩张状态,不需要 EPAP 或仅需要低水平 EPAP,充分呼气是核心;随着呼气逐渐结束,肺泡和气道内压显著下降,容易诱发上气道陷闭,此时应给予较高 EPAP,从而既能保障改善病情,也能提高患者的依从性。

2. 智能化调节　将自动单水平(auto-CPAP)和双水平(BiLevel)有机结合,进行自动化监测,根据监测结果,自动在呼气初始阶段给予低水平 EPAP。达一定时间后,EPAP 升至预设水平,即 EPAP 有两个水平,与 IPAP 组合,称为三水平(TriLevel)正压。由于 EPAP 是智能化自动调节,故也称为自动三水平(auto-TriLevel)正压。

3. 三水平的缺陷　尽管 EPAP 自动调节,但仅为有限的两次调节,不能随上气道陷闭情况连续调节,与 auto-CPAP 有本质不同。因此,能用 auto-CPAP 的 OSAHS 患者,不宜应用双水平或三水平正压。随着技术不断进步,更高智能化的 BiPAP 出现是大概率事件。

第二十三章
人工气道的建立和管理

人工气道是指将气管导管(导管)通过切口放入气管或经上呼吸道插入气管所建立的气体通道,不仅用于连接呼吸机机械通气(MV),也可单纯用于气道分泌物的引流。人工气道的建立和管理有完善、成熟的程序,但实际应用中有较多问题。

第一节 人工气道的类型

人工气道主要有气管插管和气管切开两种基本方式,其适应证和建立方法有一定的相似性,也有明显的不同。

一、气管插管

气管插管是指将特制的气管导管,通过口腔或鼻腔插入气管内的一种病理状态或操作过程,主要用于 MV 和清除呼吸道分泌物。气管插管也是实施麻醉的常用措施。

(一) 气管插管导管 一略弯的导管,远端开口呈 45°斜面,带有可充气的气囊,气囊充气后阻塞导管与气管壁之间的间隙,保障 MV 的密闭性。

1. 导管的类型 根据材料导管可分为橡胶导管、塑料导管和硅胶导管等。

(1) 橡胶导管: 质地硬,可塑性差,组织相容性差,易刺激黏膜充血、水肿、坏死。适合经口插管,短期应用,但总体上接近被淘汰。

(2) 塑料导管: 组织相容性好,受热软化后比较容易通过弯曲的上呼吸道,既可用于经口插管,也可用于经鼻插管,是目前最常用的导管。

(3) 硅胶导管: 组织相容性更好,可高压消毒,但价格较贵,应用较少。

2. 导管的气囊 根据气囊特点分高压低容、低压高容和无压高容三种类型(图 23-1)。

(1) 高压低容气囊: 为乳胶气囊,充气后呈偏心的球形,弹性回缩力大,密封气道的充气压力高,常超过 100 mmHg。

(2) 低压高容气囊: 弹性回缩力小,充气后呈均匀柱状,所需充气压力低得多,一般小于 25 mmHg。

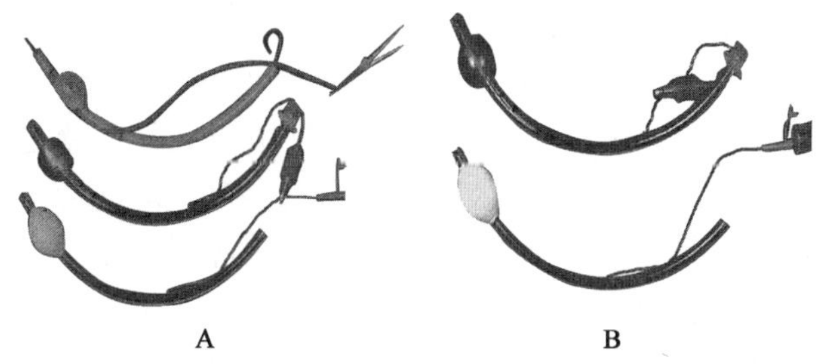

图 23-1 气管插管的导管类型

A: 气囊充气 10 mL 的状态,自上而下依次为橡胶导管、高压低容气囊,塑料导管、低压高容气囊,塑料导管、无压高容气囊;B: 气囊充气 20 mL 的状态

(3) 无压高容气囊: 含泡沫塑料的气囊,气囊与大气相通,泡沫塑料自动扩张呈均匀柱状,封闭导管和气管壁之间的空隙。理论上,气囊内压与大气压相等(0),但连接气囊的道管很细,阻力很高,呼吸机吸呼气转换的时间短,气囊仍有较低的内压,为 10～15 mmHg。

3. 指示气囊 一种通过细导管连接气管导管气囊的囊性结构,可显示气囊内压(图 23-1 塑料导管)。

4. 导管的型号与选择

(1) 导管: 常用导管的长度为 28～32 cm,内径有 7.0 mm、7.5 mm、8.0 mm、8.5 mm、9.0 mm 等,相应称为 7 号、7.5 号、8 号、8.5 号、9 号,导管壁厚多为 1～2 mm,外径相应增加 2～4 mm。内径越小,经过鼻腔和声门越容易,但气流通过导管的阻力显著增大,分泌物引流困难。以 7 号导管为例,其内径仅为气管的 1/3,在同样长度下,理论上阻力增加达 81 倍(层流)或 243 倍(湍流)。内径越大,阻力越小,分泌物也容易引流,但通过后鼻道、声门相对困难。

(2) 导管的选择：需参考患者身高、性别、气管移位或变异等因素。经鼻气管插管时，男性一般用7.5～8号，女性用7～7.5号，身材高大者需用内径更大的导管；经口插管或气管切开需用较粗的导管，男性一般用8～9号，女性用7.5～8.5号。

(二) 气管黏膜损伤的原因

1. *基本原因* 主要与导管材料和压力相关，早期橡胶导管和乳胶气囊的组织相容性差，加之气囊充盈不均匀，容易发生气道黏膜损伤，甚至气管食管瘘。随着导管及气囊的组织相容性提高，气管黏膜的损伤主要源于气囊对气管壁的压力。气管黏膜毛细血管动脉端、静脉端和淋巴管的静水压分别为30～35 mmHg、18～20 mmHg、5～8 mmHg。超过淋巴管的压力可能会引起水肿，超过静脉端压力容易引起淤血、水肿，超过动脉端的压力并持续一定时间可引起缺血性坏死。

2. *气囊内压与气囊对气管壁的压力* 气囊扩张受两部分压力的影响，即弹性回缩压和气管壁对气囊的压力。气管壁对气囊的压力与气囊对气管壁的压力互为作用力和反作用力，大小相等，方向相反，可同等对待。临床实际测定的气囊内压为上述两部分压力的总和，并不是气囊对气管壁的压力，且较后者小，其具体数值应为气囊充气量相同时，插管后与插管前的压力差。实际临床工作中，将气囊内压和气囊对气管壁的压力混淆是常见问题。

3. *气囊特点与气道损伤* 气囊性能决定气囊与气管壁的接触面积及均匀度，从而决定密封气道所需的气囊内压和气囊对气管壁的压力。

(1) 高压低容气囊：充气后呈不规则球形，接触面积非常小，气囊内压在气管黏膜上的分布不均匀，容易漏气，势必增加充气量和气囊内压，必然增大气囊对气管黏膜的压力，容易导致气管损伤。

(2) 低压高容气囊：适度充气后呈规则的圆柱形，接触面积大，压力分布均匀，较少发生漏气，因此充气量适当时较少发生损伤。

(3) 无压高容气囊：接触面积大，充气量随呼吸变化自动调节，气囊内压更小，对气管黏膜的损伤更轻微。

4. *导管的不合理应用与气道损伤* 临床工作中经常有类似说法：用高容低压气囊，为什么发生了气道狭窄或气管软骨软化？为什么会发生气管食管瘘？其核心原因是将导管特性和具体应用方法混为一谈。导管材料和气囊性能的改进显著改善了密封性，明显减少了发生严重气道损伤和气管食管瘘的机会。笔者自从“七五”期间改用高容无压气囊和高容低压气囊后，所管理患者未再发生过气管食管瘘或明显气管狭窄，但不少单位仍有病例发生，主要原因是应用不当。比如，气囊注气过多，对气管壁的压力过高；或导管过细，与气管不匹配，为密封气道必须明显增加气囊注气量，使气囊特性接近于“高压低容气囊”，效能显著减退(图23-1B)。因此，必须选择与气管匹配的导管，气囊充气以刚好密封气管为原则。

(三) 气管插管的指征及手术前的准备

1. *插管问题和时机* 过去曾认为神志清、烦躁不安的患者，气管插管的难度大，且容易引起神经反射性心搏骤停，故对该类患者插管有顾虑，倾向于神志不清、保守治疗或无创正压通气(NPPV)治疗难以改善严重低氧血症后再插管。插管时机过晚仍是目前的常见问题。实际上患者发生严重缺氧和呼吸性酸中毒后，导致发生心搏骤停等严重并发症的机会更大，容易发生脑的不可逆损伤，特别是插管不顺利时，所以经内科保守治疗无效、NPPV短时间无效、不适合NPPV又具备气管插管指征的患者，应及早插管。

2. *插管前准备* 插管前应尽可能给予高浓度吸氧，持续经皮动脉血氧饱和度(SpO_2)监测，静脉应用地塞米松5 mg或甲泼尼龙40 mg，有酸血症、高度可疑酸血症或心跳呼吸骤停的患者静脉应用5%碳酸氢钠50～100 mL；用2%利多卡因或联合应用0.3%麻黄素的混合溶液喷入或注入鼻腔和口咽部，充分麻醉黏膜和收缩血管，并做好心电监测和心脏复苏准备。

3. *麻醉剂的选择和用量* 在临床应用上，强调“控制麻醉药的剂量，避免麻醉药中毒”，对操作者有明显误导。实际目前用局部麻醉药只有丁卡因容易导致中毒，且已基本被淘汰；最常用的利多卡因安全性极高，局部应用几乎无毒性，较大剂量的局部应用(10～20 mL直接注入鼻腔和咽部)即可充分麻醉，保障操作顺利，又可预防心律失常。

(四) 气管插管的适应证及方法 鼻腔、会厌、声门是上呼吸道最狭窄、导管最难通过的部位，经口插管要通过后两者；经鼻插管要经过三者，因此其适应证和要求有一定不同。

1. *经口气管插管*

(1) 适应证：用于心肺复苏、急救、严重呼吸衰竭、全麻手术及手术后的MV，也可作为气管切开或经鼻气管插管的过渡措施。

(2) 准备：选择合适的喉镜、导管及导引钢丝，准备好操作弯钳。将气囊浸泡于生理盐水中，检查有无漏气，清除口腔分泌物、异物，取出假牙。

(3) 患者体位：取平卧位，头颈部与躯干保持直线；头充分后仰，颈部过伸，使咽腔与声门保持水平线，利于导管进入气管(图 23-2)。

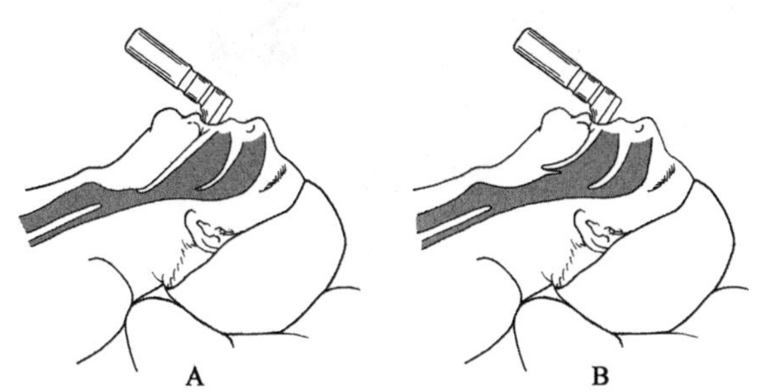

图 23-2　经口气管插管的体位与喉镜的应用

A：喉镜操作合适，会厌被抬起；B：喉镜操作不当，喉镜叶片插入会厌上

(4) 操作过程：气管导管内放入导引钢丝，外涂石蜡油，用喉镜提起会咽，暴露声带(图 23-2A)，于吸气期(声门开放)将导管插入；若不能暴露声带，可将导管通过会厌后上抬，也容易插入。插管完成后，给气囊充气，充气量以恰好不漏气为原则(通过听诊器听诊颈部呼吸音判断)，最后拔出导引钢丝，撤出喉镜，塞进牙垫，接简易呼吸器手压通气。

对于操作困难的患者，可用操作弯钳协助插入(图 23-3)。对大部分神志清醒或躁动肺患者而言，静脉应用镇静剂或麻醉剂，待患者进入睡眠状态后再插管是必要的，也可经支气管镜引导插管。绝大部分患者通过喉镜或联合操作弯钳完成插管，否则提示插管水平有待提高。

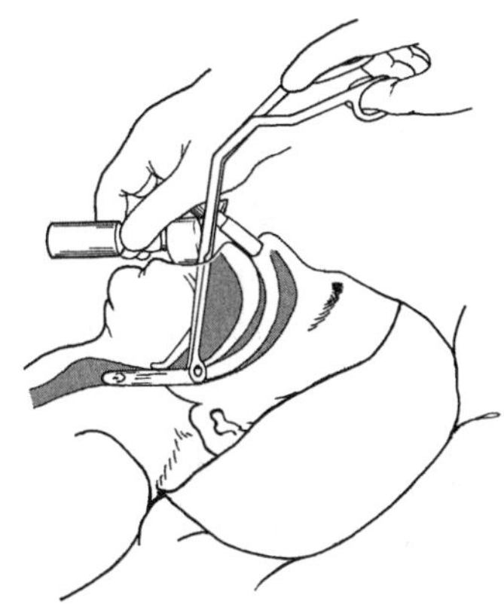

图 23-3　操作弯钳协助喉镜气管插管操作模式图

持续 SpO_2 监测，给气囊充气，用简易呼吸器通气，观察双肺呼吸动度，听诊双肺呼吸音和上腹部是否有气过水声，确定导管是否在气管内及是否插管过深？一般导管尖端在隆突上 2～3 cm。

用纱条将导管和牙垫紧密固定后，再通过耳郭上部固定，接呼吸机通气，必要时摄胸片了解导管的位置。若导管气囊为含泡沫塑料的高容无压气囊，插管时应将气体充分抽出，插入导管后放开气囊导管，气囊即自动充气，密封气道。

(5) 困难气道：① 声门上气道通气困难；② 声门上气道导管置入困难，即在无气道病变条件下，声门上气道导管置入需多次尝试；③ 喉镜暴露困难，指在常规喉镜暴露下无法看到声门的任何部分；④ 气管插管困难，即无气道病变，气管插管需多次尝试；⑤ 气管插管失败，即经过正规训练的麻醉医生或重症监护病房(ICU)医生使用常规喉镜正确进行气管插管，经多次尝试，气管内置管仍不能成功。口咽部结构异常是导致喉镜显露困难和气管插管困难的最主要原因。

(6) 口咽部结构分级：根据舌根部对咽部结构的遮盖程度，可分为四级。Ⅰ级，可见腭垂、腭弓和软腭；Ⅱ级，可见腭弓和软腭；Ⅲ级，仅可见软腭；Ⅳ级，软腭被舌体完全遮住，仅可见硬腭。Ⅲ级、Ⅳ级是困难气道的常见情况。

2. 经鼻气管插管

(1) 适应证：用于需建立人工气道，且又允许一定时间操作的患者；或需较长时间 MV 的患者；或经口插管短期内不能拔管或预计短时间内不能拔管的患者。

(2) 准备和患者体位：与经口插管相似，但不能用导引钢丝，且最好采取半卧位，以防止胃内容物反流入气管。导管外涂石蜡油，用无菌塑料带包裹后，放入约 80℃的水中软化。

(3) 盲插法的操作过程：导管经过鼻腔时，操作要轻柔，且忌粗暴。通过鼻腔后，调整导管方向，使其曲度向上，导管进入大约 10 cm 后，用耳听呼气音。若能听到清晰的呼气音，说明导管已对准声门，在吸气期或咳嗽后深吸气时迅速插入。若出现刺激性咳嗽、声音嘶哑、导管内大量气体呼出，说明导管已插入气道。

(4) 盲导气管插管法的操作过程：用较细的硬度适中的塑料引导管先行插入，然后将引导管穿入气管插管导管，顺引导管方向插入。优点是损伤小，操作方便。操作要点是将引导管在矢状面保持一定曲度，在冠状面无任何弯曲；经过鼻腔要轻柔，通过后要快速插入气管，否则导管在鼻腔内软化后，容易滑入食管。操作数次仍不成功时，可顺引导管插入气管插管导管,经过鼻腔后,拔出引导管,直接完成气管插管,如此操作有助于防止鼻腔损伤。

若 2～4 次盲插失败,可用喉镜及操作弯钳协助插入。若操作熟练,绝大部分患者通过上述方法可完成气管插管,极少数患者需要支气管镜引导插入。

3. 经口和经鼻气管插管的优缺点

(1) 经口气管插管: 操作简单、方便,急救时常用;导管内径可较大,阻力小,便于通气和吸痰;患者清醒后常难以忍受;刺激口腔黏膜,分泌物增多;口腔护理困难;导管易脱出口腔;保留时间一般不超过 1 周。

(2) 经鼻气管插管: 患者较易耐受;便于固定和口腔护理;导管多较细,阻力大,引流不方便;压迫鼻窦,影响分泌物引流,并可能导致感染。目前多用组织相容性好的高容低压气囊,保留时间较长,可达数周或数月,原则上 4 周换管 1 次。

二、气 管 切 开

气管切开是指颈段气管开放,并放入气管导管的一种病理状态或手术过程。其主要作用是解除喉源性呼吸困难、气道分泌物潴留和进行 MV。

(一) 气管切开套管 也称为气管切开导管,简称气管套管或气管导管,是通过气管切开"孔道"放置于气管内的通气导管,因导管内有与之匹配的细导管或套管针,故习惯上称为套管。

1. 导管分类和作用 根据材料主要分为金属套管和塑料套管;根据导管功能也分两类,一类由内外套管构成,用于气道分泌物引流;另一类外套管附有气囊,气囊充气后阻塞导管与气管间的间隙,通过固定带固定于颈部,与呼吸机连接,进行 MV 和分泌物的引流(图 23-4)。

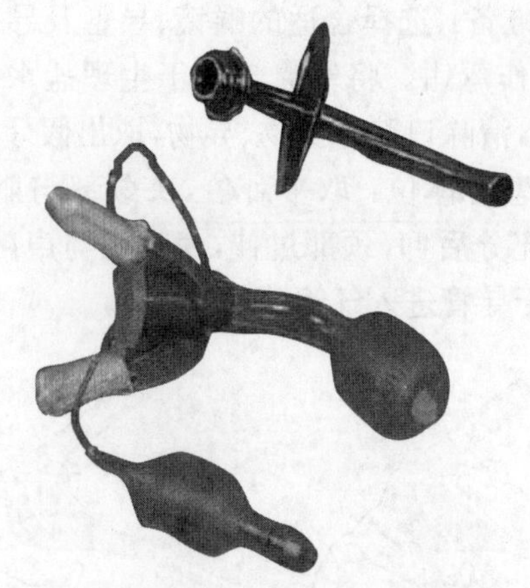

图 23-4 气管切开导管

分别为金属导管和带气囊的塑料导管

2. 金属导管 种类较多,国内多用银制和铜制,基本单纯用于引流。

3. 塑料导管 与气管插管导管相似,无内套管,只有单一导管;气囊分组织相容性好的低压高容气囊和自动充气的无压高容气囊,主要用于 MV。

(二) 气管切开的适应证及操作方法

1. 适应证 需较长时间保留人工气道的患者;或鼻腔、口腔疾病,不宜气管插管的患者;气道分泌物较多,引流不畅的患者。

2. 切开部位 一般选择第 2、3、4 气管软骨环。

3. 切开程序 常规消毒及局部麻醉后切开皮肤,钝性分离皮下组织至软骨,切断软骨环,做 T 形造口。然后逐渐切除软骨片,使切口呈规整的圆形,最后插入气管切开导管。

4. 特点 气管切开导管容易固定,便于吸痰,患者能较好耐受,也能自己进食,停机时经过适当操作也可说话。气管切开会导致气管狭窄,不能反复操作,第 2 次切开或气管插管的难度皆较大,多用于病情好转后需长期保留人工气道的患者;或一般仅需一次建立人工气道的患者,如急性呼吸窘迫综合征(ARDS)。

5. 特殊类型的导管 详见第二十章第二节。

三、其他替代措施

对于困难气道,可采用逆行气管插管,即先行环甲膜穿刺,将导丝经环甲膜送入气管,通过喉部,到达口咽部,由口腔或鼻腔引出,再将气管导管沿导丝插入气管;为减少气管切开损伤,也可利用成套的一次性器材,通过套管针穿刺气管导入特制导引钢丝,再在钢丝导引下扩张开颈前组织、经气管前壁置入气管套管。还有其他操作方法,也可根据实际情况进行选用。

第二节 人工气道的管理

人工气道的管理有比较成熟的要求和程序,但实际应用时有较多问题,且容易被忽视,是导致 MV 失败的常见原因。

一、人工气道的护理

1. 呼吸道湿化　人工气道的建立必然伴随鼻腔加温湿化功能的丧失；每分钟通气量(VE)增加时，水分丢失增多，气道分泌物干结，纤毛活动减弱，容易引发导管或气道分泌物阻塞，导致阻塞性肺膨胀不全、肺不张或肺感染。MV 时的湿化方法主要有蒸汽发生器、雾化器雾化，或人工气道内滴注湿化液或定期注入湿化液。每日湿化液的需要量为 350～500 mL。

(1) 蒸汽发生器：金属电极对水加温，产生水蒸气和加温湿化。气道温度以 35～37℃较合适，此时电极局部水温达 50～70℃，有一定消毒作用。湿化效果与湿化温度、湿化面积、气流量有关，温度高、面积大、气流量小时，湿化效果好；反之，湿化效果差。气体通过湿化器的方式有并联式和串联式，前者气体和水仅在交界面接触，故阻力低，湿化效果差；后者则为气体穿过湿化液，阻力大，湿化效果好。大部分呼吸机采用并联式，为改善湿化效果，湿化器内装置用金属导体做成的螺旋状薄片，内覆滤纸片，可增加导热速度和湿化面积，提高湿化效果(图 7－2)。

(2) 雾化器：在连接管道的吸入气端连接射流或超声雾化器定期雾化，可单用生理盐水，也可加入药物。

2. 痰液的引流

(1) 基本要求：原则是有痰即吸，痰量不多时可 2～3 h 吸痰 1 次。加强翻身拍背，有利于痰液的震动排出；体位引流也是常用方法。

(2) 并发症或问题：吸痰可刺激交感神经，引起反射性心跳加快或心律失常；若迷走神经兴奋则可引起反射性心跳减慢或心搏骤停。吸痰时停止氧气供应，并因局部负压，加重低氧，影响心律，并可能导致一过性肺动脉高压。

(3) 吸痰操作方法：先吸高浓度氧或纯氧数分钟，吸痰管插入时阻断负压，并超过导管远端，刺激气道黏膜，使患者将痰咳至气管，释放负压；然后将吸痰管左右旋转，并逐渐拔出，吸痰时观察患者的面色、心律和 SpO_2。每次吸痰时间以不超过 15 s 为宜；必要时连接呼吸机通气数分钟，再次吸痰。

3. 口腔和导管的护理　口腔病原微生物多，气管插管患者会咽的保护功能丧失，分泌物易流入气道，诱发感染，故应加强口腔护理。气管切开导管的内外套管和气管插管的导管应定期更换。呼吸管路约 48 h 更换 1 次，并定期做细菌培养。

4. 气囊的管理　注入气囊的气量以不漏气为原则。气囊周围是否漏气与导管粗细和气道峰压直接相关。气囊间歇性放气有助于气囊上、下分泌物的排出，并可能有利于局部血液循环的恢复；间断高流量加压通气或鼓励患者咳痰也有助于气囊上、下分泌物排出。高容无压气囊一般不需注气或放气。某些气囊带有分泌物吸引装置，定期吸引可能有助于防治机械通气相关性肺炎(VAP)。

二、容易忽视的几个问题

(一) 人工气道导管与气管不匹配

1. 导管和气管匹配　指导管的长度、粗细与气管一致，主要是指导管内外径合适，气囊适当充气后呈柱状，与气管壁广泛贴附，密封性好，对气管壁的压迫轻。临床常用 7～9 号(指内径，单位 mm)的导管，但 7 号导管仅适合部分经鼻气管插管的女性或身高低或较短时间(≤3 日)气管插管的患者。一般而言，需要较长时间保留人工气道的患者，若选择≤7 号的导管，撤机失败率显著升高。

2. 细导管的主要问题

(1) 显著增大气道阻力(Raw)：粗管道的呼吸气流以层流为主，层流的阻力小，大小与管道半径的 4 次方呈正比；细管道的气流为湍流或以湍流为主，Raw 与半径的 5 次方呈反比，与流量的平方呈正比(图 2－4)，故导管内径 1～2 mm 减小可导致 Raw 显著升高，如流量为 30 L/min 时，6 号、8.5 号导管的 Raw 分别为 1.18 kPa・s/L 和 0.29 kPa・s/L。

(2) 容易导致双上肺肺炎或肺不张：双下肺叶支气管是双侧主支气管的自然延伸，与人工气道的夹角小，通气和引流好；双上肺叶支气管与双侧主支气管的主干接近垂直，通气和引流差。若选择内径≤7 mm 的导管或与患者气管内径明显不匹配的导管，在射流效应作用下，双上肺支气管的通气和引流进一步变差。由于右上叶支气管在距离隆突大约仅 1 cm 的部位垂直发出，对通气和引流的影响更大，故临床上最常发生双上肺肺炎或不张，其次是右上肺肺炎或不张，再次是左上肺肺炎或不张(图 10－1至图 10－3，图 10－8，图 10－9)。

(3) 密封性差：必然导致气囊与气管之间的缝隙大，密封困难，容易漏气。

(4) 容易出现气管的压迫性损伤：细导管的密封性差必然导致气囊的注气量增多，使气囊由近似柱状变为接近球状，与气管的接触面积显著减小，局部压力显著增大，发生压迫性损伤的机会显著增多，最常发生气管软骨环软化。

(5) 容易导致气囊上、下分泌物的集聚和反复吸入：由于气囊呈球状，与气管之间有较大的“盲端”，故气囊上、下容易引起分泌物集聚；加之密封性差，在人机对抗、咳嗽、深吸气更容易发生口咽部及气囊上方的分泌物吸入。

(6) 显著削弱患者的咳痰能力：Raw 显著增大，咳嗽时的吸气流量减小，呼气时肺泡内压显著降低，呼气流量显著减慢，咳痰效率显著降低。

因此，细导管是呼吸衰竭治疗困难、VAP 反复加重、人机对抗、撤机困难的主要原因之一。当然，若仅需短时间插管过渡，如多数外科全麻手术患者，可以用较细的导管。

(二) 导管位置不当

1. 导管过深　即导管管口距气管隆突小于 2 cmH_2O，不仅是导管进入一侧主支气管。根据上述气管支气管树的解剖特点，距离过短，在呼吸增强、增快的情况下，大量气体进入右下肺，其引流也通畅；进入左下肺、双上肺的气流量显著减少，分泌物的引流也显著变差。

2. 导管移位　气管切开导管较插管更容易移位，在气管内的前后移位容易被忽视。床旁胸片容易发现导管左、右移位，但较难发现前、后移位，可根据导管的长度和在胸片上显示的长度来估测。移位，特别是导管口与气管贴壁将导致分泌物引流极其困难，肺感染难以控制，撤机失败的机会显著增加。主要防治措施：保障气管切口圆滑，固定良好。

3. 导管选择　成人导管长度与管径无关，即 7 号导管和 9 号导管的长度相同；金属导管比塑料导管短，可根据需要进行选择。

(三) 停机时气囊不放气　MV 时气囊必须充气，充气量应以刚好不漏气为原则。气囊间歇性放气有助于气囊上分泌物的排出，并可能有利于局部血液循环的改善。间断进行高流量加压通气、鼓励患者咳痰，也有助于气囊上、下分泌物的排出。在停机观察过程中，必须充分抽出气囊内气体，以改善引流。为预防食管或口咽部反流，临床医生习惯在停机时给气囊充气、封闭气道，是导致一系列问题的错误操作。简述如下，详见第二十九章第六节。

1. 气囊充气削弱咳嗽能力　咳嗽反射主要是呼气运动，声门完整性是产生肺内高压、提高咳嗽效率的重要因素，停机过程中充分抽出气囊内气体，咳嗽时声门必然包绕人工气道关闭，气流一部分经导管呼出，一部分冲击声门，形成局部高压，有助于分泌物咳出；反之，气流直接经导管呼出，咳嗽能力显著下降。

2. 气囊充气不能有效阻挡反流　防止反流的措施见第十章。气囊充气对防止吸入无效，最多可阻断呛咳时的大块食物吸入。气囊充气可一过性阻断反流，但在气囊上部容易形成“分泌物或反流物团”，在患者翻身、躁动不安、咳嗽时，气囊周围常出现一过性开放，导致吸入；若深呼吸，更容易吸入。多数临床试验也证实了该点，因此除非特殊需求，停机时必须充分抽出气囊内气体。

3. 气囊充气显著削弱咳嗽的敏感性　气囊充气封闭气道，局部分泌物流动性受限，不能有效刺激咳嗽感受器；容易在气囊上、下形成分泌物蓄积。临床上常观察到患者翻身或抽出气囊内气体后，患者咳痰频繁，实质上是分泌物流动性增加，对咳嗽感受器的刺激增强。

三、人工气道的并发症及防治

1. 建立人工气道时的并发症及其防治

(1) 经口插管：喉镜应用不当，技术不熟练，可导致口、舌、咽、喉部损伤或牙齿松动、脱落，多见于难度大的紧急气管插管。提高操作技术，合理应用操作弯钳等辅助设备是关键。

(2) 经鼻插管：损伤鼻腔黏膜，导致疼痛、出血等。插管前适当应用麻黄素等血管收缩剂局部喷入或滴注，塑料导管用热水软化，外涂石蜡油，或用引导管、支气管镜引导插管。

(3) 导管插入过深：达隆突上容易引起刺激性咳嗽、左肺通气不良和引流不畅；进入右侧主支气管或进入食管也时有发生。主要防止措施：操作时正规听诊，按压简易呼吸器或连接呼吸机通气时，注意听诊上腹部有无气过水声及双肺部呼吸音是否对称，必要时摄 X 线胸片或用支气管镜检查。

2. 留置导管期间的并发症

(1) 气道损伤：经鼻气管插管压迫或反复与鼻前庭黏膜摩擦，可引起鼻黏膜损伤。局部明显疼痛时，可用疤痕康或凡士林涂擦。组织相容性差的导管及高压低容气囊导管，或尽管用高容低压气囊导管，但与气管不匹配，气囊压过高，皆可引起鼻、会咽、声带、气管黏膜的糜烂、溃疡、出血、软骨软化或肉芽组织形成，甚至气管食管瘘。防治措施是选择合适的导管，加强气道管理。

(2) 局部器官开口阻塞：导管阻塞副鼻窦开口，可引起副鼻窦炎；阻塞咽鼓管口可影响听力，发生率不高，但容易被忽视。

3. 人工气道阻塞　常见于湿化不良或吸痰不及时引起的分泌物干结，也可由导管远端斜面与隆突或气管壁紧贴引起。防治措施：加强湿化吸痰，采用性能优良的导管。

4. 拔管及拔管后的并发症

(1) 声音嘶哑：拔管后常有不同程度的咽喉疼痛和声音嘶哑，一般数日至1个月内消失，与留置导管期间声门和喉返神经损伤有关，无须特别处理。

(2) 喉水肿：拔管后偶发生，可引起严重呼吸困难，需紧急处理。

(3) 气道严重损伤：拔管后数日，声门或声门下坏死组织可形成喉气管膜，覆盖于声带或声门下管腔，导致气管阻塞，总体少见；吸入腐蚀性气体或烧伤可引起气道坏死，拔管时脱落引起窒息；拔管后气管局部瘢痕收缩或肉芽增生，造成气管狭窄，主要见于气管切开或应用过细的导管。

上述并发症与气管导管材料、导管粗细及使用方法有直接关系。由于目前导管性能显著提高，并发症的发生主要取决于导管与气管的匹配程度和气囊压力。

第三节　撤机和拔管

撤机和拔管是密切联系又完全不同的概念，有不同要求。

(一) 撤机指征

1. 一般情况稳定　原发病或诱发因素显著改善，生命体征和内环境稳定，血红蛋白浓度≥75 g/L，血白蛋白浓度≥30 g/L。

2. 有适当的呼吸系统功能

(1) 基本评价标准：① 有适当的中枢兴奋性，即0.1 s口腔闭合压($P_{0.1}$)不宜过高或过低，一般要求2～4 cmH_2O；② 吸气肌力量足以克服气道阻力和胸肺弹性阻力，如最大吸气压(MIP)≤-25 cmH_2O；③ 有一定的肺功能储备，如潮气量(VT)>5 mL/kg，肺活量(VC)>15 mL/min。有多种撤机评价方法，常用自主呼吸试验(详见第二十九章第三节)。

(2) 简易评价标准：经鼻导管或人工气道低流量吸氧，动脉血pH>7.3，PaO_2>60 mmHg，且能持续2 h。该标准尽管简单，但可反映一般情况和呼吸系统的整体功能，是呼吸中枢、呼吸肌、肺功能储备的综合反应。

(3) 序贯通气：随着NPPV技术和护理技术的不断提高，NPPV的应用范围不断扩大，部分患者可提前拔管，进行有创-无创序贯通气。

(二) 拔管指征

1. 符合撤机指征或已撤机

2. 能有效咳痰　详见第二十四章第二节。

3. 能有效吞咽　避免口咽部分泌物和痰液堵塞气道口。

4. 导管气囊充分抽气后，用无菌纱布堵塞导管口，无呼吸困难，能发声

(三) 导管的拔出

1. 拔管前准备　应做好患者的解释工作；拔管前0.5～1 h静脉应用地塞米松5 mg或甲基泼尼松龙20～40 mg；拔管前充分清除口咽部和气管内的分泌物。

2. 拔管及注意事项　先高浓度氧疗数分钟，在吸气期拔出导管。导管拔出时可放置吸痰管(选择组织相容性好的吸痰管或胃管替代)以便拔管后吸痰，或急救时顺吸痰管引导气管导管重新插入。吸痰管的放置时间一般不超过24 h；患者能发声，会厌功能基本恢复即拔出。气管切开导管拔出后，局部可用蝶形胶布固定，无须缝合，数日后创口多自发愈合。

第二十四章
气道分泌物和机体引流能力的评价

撤机后影响拔管的主要因素是患者能否有效咳嗽，若分泌物多，但不能有效咳出，拔管后发生窒息或肺感染的机会非常高，因此有必要单独阐述。

第一节　气道的分泌功能和分泌物的评价

从气管开始，气道不断分支至细支气管，气管-支气管黏膜为假复层柱状纤毛上皮，散在杯状细胞，黏膜下有黏液腺和浆液腺，其中气管的杯状细胞和腺体最丰富，越向周边越少，至细支气管消失。患者能停机，提示病情控制或明显改善，肺功能维持在相对较好的水平，大中气道分泌物的有效管理必然成为影响拔管的主要因素。

（一）分泌液的基本功能　杯状细胞和腺体分泌黏液和浆液，形成稳定和动态平衡的黏液毯，将吸入气中的灰尘和病原微生物等黏附；纤毛不停向喉口方向摆动，将黏液及其吸附物推向气管和喉腔。纤毛功能和黏液层的完整性是决定黏膜纤毛清除率(mucocillary clearance, MC)的最重要因素；气管黏膜的咳嗽感受器丰富、敏感，受刺激将反射性地引起咳嗽，排出分泌物，称为咳痰。

中等气道内径小，容易发生黏液阻塞；气管和声门显著影响咳嗽能力，是气道分黏液管理的核心部位。

（二）痰液分泌量和性质的评估

1. *痰量*　根据多少程度分为轻度、中度和重度咳痰。轻度咳痰指一日痰量小于 10 mL，中度指一日痰量在 10～150 mL 之间，重度指一日痰量大于 150 mL。收集和保留 24 h 痰样本，应避免混合唾液、鼻咽分泌物或漱口水。

2. *痰液黏稠度*　分三度。1 度痰液，为白色清痰或泡沫样痰，较易咳出。2 度痰液，呈白色或黄色，较黏稠，可咳出，痰液有拉丝现象，吸痰时玻璃接头内壁有痰液滞留，较易被水冲干净；3 度痰液，呈黄色黏稠状，不易咳出。

第二节　痰液清除能力的评价

痰液清除能力主要包括 MC 和咳嗽能力，两者基本一致，前者较难评价，后者评价方便，且有客观或相对客观的标准，简述如下。

（一）咳嗽的基本特点和评价要求　咳嗽是非条件反射，但主观性强，故咳嗽达一定标准要求才能有效评价。

1. *咳嗽基本要求*　模拟健康人的咳嗽过程，吸足气，相当于达肺总量(TLC)的 85%～90%或更高；短暂屏气(大约持续 0.2 s)后，快速用力呼气。如此产生胸腔内压和肺泡内压最高，咳嗽速度最快，咳嗽力量最大。

2. *咳嗽次数和质量控制(质控)要求*　无统一要求，但咳嗽与通气功能测定高度一致，故参考通气功能测定要求提出如下标准。

完成一次咳嗽后，休息 1～2 min，再进行下一次测定；连续测定 3 次，要求至少 2 次测定符合质控要求；若不符合要求，休息 1～2 min 再次测定，最多不超过 8 次；若没有 2 次符合质控要求，则选择最佳值，并注明。

（二）咳嗽评分

1. *半定量咳嗽强度评分(semiquantitative cough strength score, SCSS)*　观察患者的日常咳嗽情

况，需连续观察，选择最强的咳嗽，将咳嗽强度从弱到强采用 0～5 分的分级。0 分是没有咳嗽；1 分是没有咳嗽，但可以听见口腔里的气流声；2 分是弱(勉强可听到)咳嗽；3 分为清楚可听到的咳嗽；4 分为较强的咳嗽；5 分为连续强咳。将 0～2 分归为咳嗽力度弱，3～5 分归为咳嗽力度强。

2. 峰值咳嗽流量(peak cough flow, PCF)和吸气肺活量(inspiratory vital capacity, VCi) 后者大体反映肺弹性功能和潜在的咳嗽能力，前者大体反映咳嗽的效率；两者可综合反映呼吸肌、气道、肺、声门等效应器的功能，其中 PCF 是有效咳嗽肺容积(VCi)和咳嗽效率的综合反映，故可单纯用 PCF 反映咳嗽的能力和效率。

(1) PCF 的测定：取坐位，口鼻罩/咬口器连接管连接至气动描记器或峰值流量计，指导受检者按上述要求咳嗽，至少连续测定 3 次，至少 2 次 PEF 的变异率＜5%，取最大值报告为 PCF(L/min)；若变异率≥5%，取最大值，并注明。

(2) 人工气道患者 PCF 的测定：卧位，床头抬高 30°～45°；若患者耐受好，则取坐位，指导患者完成正确咳嗽动作，随后将峰流量测量仪连接至人工气道末端，嘱患者用力咳嗽，咳嗽方法和质控要求与自主呼吸相同。

(3) PCF 的正常值和临床意义：报道有差异，健康成人的正常值为 470～600 L/min(7.8～10 L/s)，一般认为 PCF＞160 L/min(2.67 L/s)为神经肌肉疾病患者有效清除气道分泌物、预测拔管成功的条件；PCF≥270 L/min(4.5 L/s)为有效咳出痰液的最低标准，否则多为无效咳嗽。

3. 呼气峰流量(peak expiratory flow, PEF) 是肺功能测定的常规参数，且操作简单、方便，与 PCF 接近，故临床上也常选择 PEF 取代 PCF 作为评价参数，参考值相同；为保持连续性和方便应用，推荐 PEF≥3 L/g 可有效咳嗽，否则为无效咳嗽。

4. 最大呼气压(maximal expiratory pressure, MEP) 与 PCF 有密切关系，常与最大吸气压(maximal inspiratory pressure, MIP)联合测定。MEP 是吸足气(即达肺总量位)，阻断气道，用最大力量、最快速度呼气所能产生的口腔闭合压；MIP 为充分呼气(残气容积位)或平静呼气末(功能残气位)阻断气道，用最大力量、最快速度吸气所产生的口腔闭合压(图 28－22)。MEP 和 MIP 是最常用的直接评价呼吸肌功能的参数，前者主要反映吸气肌功能，后者主要反映呼气肌功能和咳嗽能力，且测定简单、方便，重复性好。主要用于 MV 患者的床旁测定，详见朱蕾主编的《临床肺功能》第三版。

MEP 和 MIP 缺乏公认的预计值公式。一般认为在健康成人中，女性 MEP≥80 cmH_2O，男性≥100 cmH_2O 为正常，低于该数值提示 MEP 降低，但缺乏评价有效咳嗽的界值。

5. 白卡试验(white card test) 通过白色卡片是否潮湿判断人工气道患者的咳嗽力度。在准备气管导管拔管前，于气管导管末端 1～2 cm 处放置 1 张白色卡片，要求患者进行 3～4 次规范的咳嗽，然后观察白色卡片上是否潮湿。如果卡片上出现潮湿，即为阳性，说明患者的咳嗽力度尚可，可以拔管；不能将卡片打湿，即为阴性，拔管失败的可能性大。

6. 其他 如气管插管气囊压力变化(endotracheal tube cuff pressure, ΔPcuff)和膈肌活动度测定等，也可用于咳嗽力度评估，但皆缺乏正常值和具体界值，应用不多。

各种咳嗽力度测评工具利弊不同，其中 PCF/PEF 测定最成熟，且测定简单、方便，重复性好；白卡试验最简单、方便，是临床上评估咳嗽力度的主要方法。

第二十五章
人工气道机械通气的临床应用

人工气道破坏了气道的防御功能，显著影响患者的活动和生理功能，因此掌握临床应用要求是必要的，具体的理论基础和应用技术见相关章节。

（一）心肺复苏

1. *紧急气管插管* 严重心脏问题，包括各种原因导致的心跳呼吸骤停或心跳呼吸微弱，或呼吸微弱，需迅速经口气管插管机械通气（MV）。

2. *气管插管的替代措施* 在来不及插管或不具备插管的条件下，使患者平卧、颈部后仰、下颌前拉，迅速清除口腔和咽部的分泌物和异物，给予简易呼吸器经面罩正压通气（NPPV）和胸外心脏按压，也可给予其他可能的心肺复苏措施，并迅速建立输液通路。

（二）肺外疾病 脑血管意外，药物中毒，神经-肌肉疾病等导致的呼吸衰竭，气道、肺结构和呼吸力学基本正常或仅有轻度异常，可首选 NPPV；但神志不清、严重呼吸中枢抑制、咳痰能力较差的患者需及早建立人工气道。

（三）周围气道阻塞性疾病

1. *慢性阻塞性肺疾病* 轻度呼吸衰患者首选内科保守治疗，中度呼吸衰竭患者首选 NPPV。重度呼吸衰竭患者多需人工气道 MV，也可先应用 NPPV，如果正确使用 1～2 h，PaO_2、$PaCO_2$ 和 pH 或严重呼吸窘迫无改善，应及早改用经鼻或经口气管插管。

2. *危重支气管哮喘* 病情危重、进展快、难以配合 NPPV，需及早进行气管插管。由于抢救不及时，气管插管滞后、操作不顺利是哮喘患者死亡的主要原因，故对发展迅速的患者应首选简易呼吸器 NPPV；同时给予适当麻醉，为气管插管赢得时间，并提高插管的安全性。

（四）急性肺实质疾病

1. *急性呼吸窘迫综合征（ARDS）* 原则上应及早建立人工气道、进行 MV，且选择性能较好的呼吸机。非感染因素诱发者，如手术、创伤等致病因素多为一次性，短时通气后可迅速改善低氧血症，缓解呼吸窘迫，可选择无创或有创通气。感染因素诱发者，无论是否是免疫抑制患者，病情多较重，需要较长时间 MV，并发症多，宜建立人工气道，并适当应用镇静剂和肌松剂；病情较轻或静默低氧血症的患者可先选择 NPPV。

2. *急性肺间质肺炎* 重症患者实质是肺内型 ARDS，NPPV 的效果相对较好，可首选；若患者呼吸过强、需要较高呼气末正压，应建立人工气道，并适当应用镇静剂和肌松剂。

3. *重症大叶性肺炎* MV 的治疗作用有限，选择合适抗生素是主要治疗手段，严重患者需及早建立人工气道，并适当应用镇静剂和肌松剂。

4. *急性心源性肺水肿* 首选 NPPV，若出现下述情况应建立人工气道：① 心电活动严重不稳定，如急性心肌梗死伴严重心律失常；② 心脏手术后呼吸衰竭；③ 严重或顽固性低氧血症；④ 出现高碳酸血症；⑤ 有严重合并症，如严重创伤、大手术；⑥ 需应用较大剂量的镇静剂和肌松剂；⑦ 呼吸道分泌物引流不畅；⑧ NPPV 治疗 1～2 h 效果不佳。

（五）肺栓塞 MV 的治疗作用有限，但可以缓解症状，故当有明显低氧血症且患者气急明显时，可首选 NPPV；严重低氧血症患者（常合并血流动力学不稳定）需及早建立人工气道。

（六）外科手术 胸部或上腹部手术患者，若有明显呼吸功能损害、高龄或肥胖、有阻塞性睡眠呼吸暂停低通气综合征、中枢性低通气或高危因素，可术后应用 NPPV 或延迟拔管 24～72 h，待麻醉、损伤对呼吸的抑制作用明显减轻后，停用呼吸机，拔出气管插管。

（七）呼吸道分泌物引流不畅 需及早建立人工气道，是否 MV 取决于患者的自主呼吸能力。若单纯分泌物或食物等导致的窒息，气管插管应该是短暂的，尽可能在 24 h 内拔管；否则一旦时间延长，容易出现声门损伤，削弱咳嗽反射而致拔管失败，最终久拖不愈或不得不气管切开、长期维持，带来诸多问题。临床上常见，但容易被忽视。气管插管期间和拔管后必须注意防治导致窒息的因素。

第二十六章
有创无创"序贯"机械通气

有创无创"序贯"机械通气(MV)简称序贯通气,是随着无创正压通气(NPPV)发展而出现的通气方式,指气管插管机械通气(ETMV)患者,在未满足拔管和撤机的条件下,提前拔管,改用 NPPV,然后逐渐撤机的通气方式。符合撤机和拔管条件后进行 NPPV 不能称为序贯通气,只能称为 NPPV 后的康复治疗;符合条件后拔管的患者,若再次加重后给予 NPPV,则称为无创通气的补救治疗,也不能称为序贯通气。若为气管切开患者,则应充分发挥气道引流好、容易康复锻炼、方便实施间断 MV 的特点,逐渐锻炼,直到患者符合拔管条件,不适合、也不应该实施序贯通气。

一、有创与无创正压通气

正确理解和掌握不同通气方式是实施序贯通气的基础和关键。

1. ETMV　是治疗重症呼吸衰竭的主要方式。主要优点是容易维持适当的通气和换气,保障呼吸道的有效引流,以及镇静剂和肌松剂的应用,管理方便;主要缺点是创伤大,长时间应用容易损伤声门,影响拔管后的引流,特别是有严重基础肺功能损害的患者;破坏会厌和声带的防御作用,容易发生误吸;患者不适感明显,容易过度应用镇静剂,导致较多并发症。

2. NPPV　主要用于轻中度的呼吸衰竭患者,重症患者的疗效可能较差;具有无创和并发症少等优点,但不容易保障气道的有效引流和维持稳定的通气。

3. *序贯通气*　为尽量避免上述两种通气方式的缺点,兼顾两者的优点,有学者希望在重症呼吸衰竭患者的初始阶段,建立人工气道,维持稳定的通气和有效的引流;在病情明显改善,但未满足撤机和拔管条件的情况下,提前拔管,改用 NPPV,维持治疗,使呼吸道的"轻微"创伤迅速恢复,减少并发症的发生。

二、序贯通气的应用与合理评价

序贯通气主要用于慢性呼吸衰竭,包括呼吸、心血管和神经肌肉疾病,实际上绝大多数是慢性阻塞性肺疾病(COPD)呼吸衰竭;急性危重病,如急性呼吸窘迫综合征(ARDS)、急性肺水肿,若人工气道 MV 后患者病情明显好转,就不存在呼吸肌功能低下等难以纠正的因素(过度镇静、肌松导致的肌病或废用性萎缩除外),可迅速撤机、拔管,无必要、不应该序贯通气。

(一) 有创转换为无创的时机　有创-无创序贯通气是较少用的通气方式,尽管有前瞻性随机对照研究结果支持,但缺乏合理的生理学分析。

1. *习惯标准*　大体可分为两类,一是强调感染的控制,如北京朝阳医院提出的"肺部感染控制窗"的概念;二是强调通气时间,Nava S 和 Girault C 等人采用前瞻性的随机对照方法进行了更客观的研究,方法是 ETMV 2～6 日后,进行 T 管撤机观察,撤机失败的患者进行 ETMV 和 NPPV 比较,发现后者的通气时间缩短,院内感染发生率降低,生存率提高或不变。以后更多的研究证实两种方法皆有效,尽管还存在一定争议。

总体上,上述研究的选择性比较强,许多重要情况并未考虑,如一般情况、其他脏器功能等。为更好地掌握序贯通气指征,需全面考虑传统 ETMV 的撤机原则和 NPPV 的使用指征。

2. *有创通气的撤机原则*　进行 ETMV 的 COPD 患者或其他患者的常规撤机和拔管原则:① 感染控制;② 一般情况好,生命体征稳定;③ 足够的咳痰能力;④ 适当的呼吸驱动水平;⑤ 足够的呼吸肌力量和耐力;⑥ 适当的肺功能储备。

3. *无创通气和有创通气的异同*　在撤机条件不具备的情况下,NPPV 可基本取代④、⑤、⑥,对①、②、③没有直接的影响,因此只要后者的条件具备即可拔管,改用 NPPV。

部分 COPD 患者或其他患者一般情况较差,咳痰反射较弱,尽管感染控制或通气时间较长,也必须待一般情况改善后,才能拔管;甚至需气管切开,长期置管,而不能改用 NPPV。同样部分患者存在并发症或生命体征不稳定,也不应过早拔管。还有部分患者,不容易接受NPPV,如牙齿脱落,面型与面罩的配合差,则必须符合撤机条件后拔管。COPD患者以老年人为主,常合并中枢性或阻塞性睡眠呼吸紊乱而发生严重高碳酸血症,而无明显感染;或合并冠心病、高血压病,可能因心脏负荷加重或心功能不全诱发呼吸衰竭,也无明显感染,应首选NPPV;若已气管插管,则分析明确后及早拔管改用NPPV,不可能有"肺部感染控制窗",也无须按通气时间决定。

4. 有创、无创转换的合理标准　以重症COPD呼吸衰竭患者为例,采用有创、无创序贯通气的转换标准大体分三类:第一类是感染为主要诱发因素者,引流明显好转,呼吸肌疲劳恢复,肺部感染尽管未控制,但气道损伤不明显,可提前拔管改用NPPV,如Nava S的方法,而不要等感染明显好转出现所谓的"肺部感染控制窗";若达该要求,多需3~5日,此时常出现明显的气道损伤,失败的机会反而增加。第二类是非感染因素为主诱发者,可在诱发因素明确后尽早改用NPPV。第三类是因各种因素导致的一般情况较差或生命体征不稳定的患者,特别是长期气管插管的患者,则应在感染控制且一般情况明显改善的情况下,才能改用NPPV。当然在前两种情况下应尽早实施,如第一类ETMV后不宜超过48~72 h,第二类尽可能在24~48 h内。若为痰堵窒息导致的气管插管,生命体征稳定,一般情况可,则尽可能在24 h内拔管。

(二) 序贯通气需注意的问题

1. 气道管理　气管插管必然导致声门损伤,继而降低咳嗽能力和效率,因此拔管后的数日内,无论是否应用NPPV,皆容易发生气道分泌物引流不畅,因此有条件拔管的患者应尽早拔管,改用NPPV;否则应延迟拔管,达标准后直接实施撤机和拔管,而不是序贯通气。

2. NPPV技术　有创、无创序贯通气实质是ETMV和NPPV的结合,因此应先掌握NPPV,包括对病理生理的认识、通气模式的选择和参数的调节等,否则实施序贯通气容易失败。

3. 不应过分追求序贯通气　与ETMV相比,NPPV的"所谓"缺点不是绝对的。实际上,任何通气形式(包括NPPV)的高速气流,皆可刺激咳痰;NPPV时,声门的完整性也有利于咳痰;正常气道的防御功能也有利于避免感染加重和痰液增多;通气的稳定性与操作水平有直接关系,因此若患者气道引流尚可,操作者又能熟练掌握MV技术,应直接选择NPPV,避免序贯通气。事实上,笔者已正规应用NPPV多年,20世纪末收治的COPD患者极少气管插管,更谈不上序贯通气。若一个单位需要的序贯通气多,说明无创通气和有创通气的水平以及危重病的综合治疗水平皆有较大的提高空间。

第二十七章
救治力量受限条件下的呼吸支持技术选择

数年的新型冠状病毒(新冠病毒)感染,无论是大流行状态还是常态化管理时期,由于阶段性感染人群基数巨大,重症患者众多,对无创和有创机械通气(MV)需求巨大,尤其是有创通气(IPV)。但无论是医疗专业人员的数量、水平,还是设备数量、性能、管理,都面临巨大挑战,更多气管插管、气管切开MV或联合体外膜氧合(ECMO)的患者面临巨大代价和过高的病死率。在今后相当长的一段时间内,类似状况的反复出现是大概率事件,因此在救治条件受限条件下,减少MV,特别是IPV和ECMO,加强各种呼吸支持技术的合理评价、应用是根本措施。

一、区分疾病状态是合理应用呼吸支持技术的基础

自2003年传染性非典型肺炎(萨斯)以来,历次较大规模疫情主要为重症肺炎,今后态势仍大体如此,故以目前的新冠病毒(奥密克戎)为例进行阐述。需要呼吸支持的重症患者并非仅仅是重症肺炎,大体分为以下四种情况:重症肺炎,以低氧血症为主要表现,实质是肺内型急性呼吸窘迫综合征(ARDS);病毒感染诱发基础呼吸系统疾病,主要是慢性阻塞性肺疾病(COPD)、支气管哮喘(哮喘)、慢性肺间质病等急性加重或发作;心脑血管病等急性发作或加重等导致中枢呼吸功能下降或肺水肿;与病毒感染无关的其他疾病。两种或数种情况并存常见,不同疾病和病理状态需要的呼吸支持有较大差异。

二、呼吸支持技术的分类

既然是面临巨大压力,根据实施难度进行分类是必要的,如此可分两类:氧气疗法(氧疗)和呼吸机支持通气,前者指正常大气压条件下提高吸入气氧浓度(FiO_2)的措施,后者指无创正压通气(NPPV)和IPV,也包括加用俯卧位通气(PV)、一氧化氮(NO)吸入、ECMO、血液净化等辅助技术,其中MV是对专业人员呼吸生理知识和应用水平要求最高的呼吸支持技术。

(一) 氧气疗法

1. 理想的氧疗 FiO_2稳定、可调节范围大,能较好湿化、温化,应用简单、方便,不影响进食、咳痰,患者依从性好。目前能基本达该要求的是经鼻高流量氧疗(HFNC)。

2. 实际应用 鉴于HFNC获取有一定难度,价格昂贵,氧气浪费巨大;鼻导管(或鼻塞)或面罩的获取和应用极其方便、简单、价格低廉,患者依从性好,故首选鼻导管或鼻塞,其次是面罩(可以是多种类型),最后是HFNC。三者最主要区别是最高FiO_2差别较大,并在较大程度上决定氧疗方法的升级、降级应用策略,以及糖皮质激素(激素)等药物治疗的应用指征和效果评价等。

(1) 经鼻导管或鼻塞氧疗:最高FiO_2为40%,最高氧流量为5 L/min;更高氧流量刺激鼻黏膜,且大量漏失,不能进一步提高FiO_2,故应用指征列为最低的一级。

(2) 经面罩氧疗:最高FiO_2为60%,最高氧流量为10 L/min;进一步提高氧流量不能明显提高FiO_2,故为氧疗的第二级。当然不同类型面罩的最高FiO_2有一定差异;额外人为干预的情况下,FiO_2可达80%以上或100%,可作为短时间的过渡救治措施,学会如何实施和操作是基本要求。

1) 面罩的选择与固定:用通气面罩取代吸氧面罩,宽松固定在面部,而不比像NPPV那样充分固定,询问患者的感受,以无不适感或明显不适感为原则,如此长时间应用也不会出现面部压迫性损伤。

2) 吸氧导管的放置和吸氧流量:不宜连接在面罩上,而是经面罩连接管放置于罩内,用胶布固定,将吸氧流量开大至10 L/min或更大,如此可对罩内呼出气充分清洗,FiO_2可达80%以上。

3) 用储氧袋取代吸氧导管,连接在面罩连接管上,将吸氧导管连接在储氧袋上,开大氧流量,至储氧袋适度充盈,避免过度充盈或被患者吸瘪;如此操作,FiO_2达100%。

因此,宽松固定通气面罩后的两种氧疗方法皆可用于重症低氧血症患者,即能维持适当氧合,又不增

加患者的不适感,直至条件合适时过渡至MV;也可在病情改善后,降低吸氧流量或增加空气吸入量,逐渐降低FiO_2至安全水平,维持疗效,直至撤离氧疗。

(3) HFNC:最高FiO_2为100%,调节方便,简单培训即可应用,故为氧疗的第三级(后述)。强调由于为开放性供氧,HFNC的预设FiO_2并非真正吸入气道的氧浓度,而是较后者低,具体大小取决于漏气程度和流量大小。

(二) HFNC与NPPV 绝大多数国内诊治新冠肺炎的指南将两者并列应用,是原则性错误。HFNC是完善的氧疗装置或技术。尽管其有一定的持续气道正压(CPAP)效应和通气效应,但非常有限,对重症肺炎或ARDS的所谓治疗作用可以忽略;对较轻的心源性肺水肿或阻塞性睡眠呼吸暂停低通气综合征(OSAHS)仅有较弱的治疗作用。但两者皆有更简便、有效的治疗措施,即无创CPAP。NPPV是有完善治疗作用的通气技术,需要较高水平的专业人员实施;对病情相对稳定的慢性轻症患者容易实施,便于家庭应用。较高强度的HFNC达不到有效治疗效果时应及早改用NPPV,而不是HFNC或NPPV达不到治疗效果及早改用IPV。

(三) NPPV与IPV及其他辅助措施 强调需要MV的患者首选双水平气道正压(BiPAP)呼吸机进行NPPV,不建议应用其他呼吸机;严格控制IPV的应用。与IPV相比,NPPV是对呼吸生理知识和应用水平要求更高的呼吸支持技术,前者可在较大范围内"随意"应用镇静剂、肌松剂,弥补呼吸机性能下降和应用水平不足,后者则难以实施。推荐及早应用NPPV、控制IPV,是因为在"真正专业医生或专业技术人员"严重不足的情况下,若人机配合不良,患者或护工可随时容易断开面罩与呼吸机的连接,而能继续保持高浓度氧疗,安全性高。BiPAP呼吸机体积小,绝大多数不需要额外的高压氧,配置、调节方便,显著降低对人力的需求。

1. NPPV

(1) 指征与要求:经面罩氧疗或HFNC,未达合适氧合水平($90\% \leqslant SaO_2 \leqslant 97\%$);或出现明显呼吸肌疲劳的表现;或$PaCO_2$升高(多为基础病、并发症或呼吸肌疲劳所致),及早正规应用NPPV,治疗1~2 h,达到上述氧合水平,呼吸肌疲劳明显改善,动脉血PH≥7.3,说明治疗有效;达不到要求需根据实际情况应用IPV。

(2) BiPAP呼吸机的合理设置

1) 原则:平时全部完成安全设置,要求调节简单、方便,有一定治疗作用,患者依从性好,并备好面罩。

2) 具体设置:① 开机检查,呼吸机运转良好;② 置于S/T键,即压力支持通气(PSV)/压力控制通气(PCV)模式,避免其他复杂设置,尤其是避免智能化设置;③ 呼气相正压(EPAP)设置在2~4 cmH_2O,吸气相正压(IPAP)10~16 cmH_2O;呼吸频率(RR)12~16次/min,吸气时间占呼吸周期的比值(Ti/Ttot)为33%;④ 吸气压力坡度、呼气压力坡度皆设置在第1档,若有吸呼气转换调节则设置为占峰流量的25%,若有其他设置皆关闭。

3) 具体应用时的检查与连接:① 开机,检查和确认上述设置,呼吸机运转良好;② 选择通气面罩及固定带,必须与患者面型匹配;③ 固定好面罩,让患者参与,保障面罩贴服的密闭性和舒适性;④ 面罩固定的同时,将吸氧流量调节至5~10 L/min;⑤ 最后连接面罩与呼吸机。

(3) 通气参数的调节:达不到氧合要求,首选增大吸入气氧流量;若SaO_2仍低、呼吸肌疲劳无明显改善或$PaCO_2$不下降,提示需增加EPAP和IPAP或请有足够专业能力的医务人员进行调节。

1) 低氧血症不能有效改善:提示换气障碍,首选开大氧流量,一般达10~15 L/min即可;更高的氧流量或两路供氧是常见错误。如此操作后,FiO_2可达80%以上,若氧合不能改善或改善有限,提示病情非常严重,容易错失救治时机,且干扰呼吸机运转,故两路供氧仅能作为短时间的救治手段。若氧合无改善或改善不明显,需确认是否为急性肺实质疾病所致;若是,则逐渐增大EPAP,每次增加2 cmH_2O,最大至10 cmH_2O,并同步增大IPAP;若不是,需积极查找原因。呼气末气道正压(PEEP)仅对急性肺损伤和肺水肿有改善氧合的作用;更高EPAP(等于PEEP),患者常难以耐受;且高水平的IPAP和EPAP导致漏气增大和FiO_2下降,不利于低氧血症改善(详见第二十二章)。

2) 高碳酸血症或呼吸肌疲劳不能有效改善:提示通气压力不足,需逐渐增大IPAP,每次增加2 cmH_2O,5~6 min增加一次,直至出现较平稳呼吸和SaO_2升高,并保障患者有较好的耐受性。SaO_2监测极其方便,氧合改善提示有效通气量增大和(或)呼吸肌疲劳改善。

2. IPV 目前各种多功能呼吸机足以满足IPV,但性能差别较大,呼吸机性能明显下降不能满足通气需求是常见问题,包括部分新呼吸机(常见),

应用一定时间后无保养或缺乏有效保养的呼吸机（常见），需提前维修，并有专业人员评价；基于呼吸生理指导的 MV 是另一关键。

呼吸机性能较差或显著下降，但被主要三甲医院应用于 ICU 是普遍现象，必然导致成倍应用镇静剂和肌松剂，明显增加应用技术含量较低、代价巨大的 ECMO。而一旦降低镇静强度，必然导致严重的人机对抗，患者预后极差，故建议应用团队至少一人，尤其是指导“专家”，能清楚说明呼吸机性能的评价方法和评价标准，并能演示；反之慎用 IPV。

（1）指征：达不到 NPPV 有效的要求，是 IPV 的指征，但需结合患者总体情况和家属意见尽快决定是否实施 IPV。

（2）人工气道的选择：一旦决定 IPV，需及早经口气管插管，不推荐经鼻气管插管。导管内径一般为 8 号或 8.5 号；除非特殊需求，避免≤7 号，否则将显著增加呼吸气流的湍流强度，大幅度增加通气阻力，明显增大镇静、肌松强度和引流难度，并导致长期预后明显变差。预计插管时间明显超过一周或已超过一周，应气管切开。

（3）有评价呼吸机性能的能力：要求每个单位或互助单位至少 1 人有较好的评价能力（具体评价见第七章第十七节）。

（4）MV 的基本要求：气道压、呼吸流量、潮气量的波形图规整；达上述氧合要求；动脉血 pH≥7.3；平台压≤30 cmH_2O。

把波形图规整放在第一条，就不会出现太差的 MV，在此基础上提出动脉血气和压力控制的标准才有价值。避免加用驱动压标准或应力、应变等概念，仅提出控制平台压的标准，即符合要求（有 PEEP 标准），又操作简便。

（5）具体通气要求：以呼吸生理学指导 MV 是基本原则，首选区分是阻塞性还是限制性肺疾病，前者慢呼吸为主，即实际 RR 8～16 次/min，实际吸气时间（Ti）与呼气时间（Te）的比例（I∶E）＝1∶2.5 左右；后者以适当快呼吸为主，即实际 RR 20～30 次/min，实际 I∶E＝1∶1.5 左右。大部分患者选择常规 VT（8～12 mL/kg），重症患者小 VT（6～8 mL/kg）。大部分情况下，急性肺实质疾病，PEEP 8～12 cmH_2O 是合适的，阻塞性肺疾病 4～6 cmH_2O 是合适的。肺外疾病或混合性通气障碍介于两者之间。随着病情改善，阻塞性肺疾病逐渐转为深慢呼吸为主，限制性肺疾病逐渐转为正常呼吸形式。由于总体应用呼吸机的能力不强，强调用平时自己最能熟悉的模式，定容模式或定压模式皆可；再者已提出应用和评价的基本要求，只要达要求，就不会太差。若应用水平较高，更合理的要求是选择传统定压型模式，主要是压力辅助/控制通气（P－A/C）或定压型同步间歇指令通气（P－SIMV）加 PSV，主要取决于自主呼吸强度，不推荐智能型模式（保护性通气原则下，保障最低及恒定 VT 是不合适的）；随着病情改善，逐渐改为 PSV。过强、过快的呼吸加重病情，需适当应用镇静剂或加用肌松剂。

（6）掌控人员：少部分单位有“真正”专业人员，再配备 2～3 位思路清晰、有一定专业水平的助手，作为医院的掌控或协调力量，进行合理分类和指导，对重点患者进行调节。该部分人员不多，但为决定救治成功率的关键。

（四）俯卧位通气　包括肺炎轻或不太严重时的清醒患者和充分镇静、肌松进行控制通气的患者。由于新冠肺炎患者的清醒俯卧位被错误阐述或夸大，导致许多问题，故本章单列阐述。从 2003 年的萨斯开始，历次疫情主要表现为急性间质性肺炎，重症患者实质是肺内型 ARDS，没有重力依赖性，PV 没有治疗作用，也不能防重症，反而导致多数患者的严重不适或出现并发症，尤其是老年患者，故不提倡。控制通气必然有重力依赖性肺泡陷闭，适当 PV 是可行的。无论何种疾病或病理状态，只要没有禁忌证，定期更换体位是改善引流、防治压疮等的必要措施。

（五）抑制过快、过强的呼吸　该内容在 IPV 仅简单涉及，单独阐述是必要的。对损伤肺而言，过强、过快的呼吸意味着跨肺压、切变力的显著增大，必然伴随应力增大，加重肺损伤；肺间质负压显著增大，诱发负压性肺水肿；胸腔负压显著增大，左室跨壁压（后负荷）显著增大，诱发或加重心源性肺水肿，故无论是普通氧疗还是不同形式的 MV，此类患者皆需适度镇静，控制过快、过强的呼吸。对 IPV 患者而言，应用的基本原则是呼吸平稳，胸腹式呼吸协调，RR 不超过 25～30 次/min，可以控制通气，也可以有自主吸气触发；一旦病情明显改善，尽早停用肌松剂，减量镇静剂，并过渡至 PSV，这对改善膈肌功能和循环功能、改善引流、改善通气血流比例失调等有重要意义。无论何种疾病，充分镇静的主要问题是血压下降，需适当加用升压药，首选去甲肾上腺素；根据病情适当补充胶体液或晶体液。

(六) 体外膜氧合等体外辅助技术 人力、物力的消耗过大,多数情况下实际效果并不比 IPV 突出,应严格控制应用。提高呼吸生理水平和呼吸机应用技术,必然导致 ECMO 等应用的显著减少。

总之,在重症患者众多,呼吸支持能力严重受限的情况下,优化组织、协调能力,充分扩大简易呼吸支持技术是必由之路。需要 MV 的患者首选 NPPV,并提前固定好模式和参数设置;在此基础上,严格控制 IPV,特别是控制 ECMO 应用将可能显著改善患者预后,并大幅度降低医疗成本。

第二十八章
重症患者和机械通气患者的监测

机械通气(MV)患者多为危重患者,常存在原发性或继发性呼吸功能损害,以及循环功能障碍或多脏器功能障碍综合征(MODS)。还有部分患者尽管病情不太严重,未进行 MV,但有发生呼吸衰竭的较高风险,也需严密监测,主要包括:① 严重创伤、感染;② 胸部和腹部手术,特别是上腹部手术;③ 脑血管意外或脑部手术;④ 创伤较大的肢体手术,特别是输血量或输液量较大时;⑤ 全麻条件下实施的胆囊、前列腺等"小手术",特别是高龄、肥胖、高血压、冠心病、有基础呼吸系统疾病的患者。上述情况容易发生肺水肿、肺感染、急性肺损伤、窒息、阻塞性肺不张、吸入性肺炎、反应性胸膜炎、胸腔积液等并发症。

第一节　危重症监测概论

自 20 世纪 70 年代以来,随着电子监测设备和计算机技术的发展,医院纷纷成立重症监护病房(ICU),将住院的重症患者集中在具有特殊设备的病房,由经过专门训练的医护、技术人员对患者的多种生理指标,如循环、呼吸、神经、肾、肝功能等进行连续、密切监测和评价,及时发现病情变化并给予相应的紧急处置,挽救了许多重症患者的生命。但人力、物力的消耗十分突出,侵入性监测手段有时带来较多合并症,非侵入性监测手段广泛推广。在 ICU 工作中,监测手段和评价水平是关键问题。

(一) 监测目标　主要达到以下目标。

1. *合理诊治*　通过连续测定关键参数、变化影像或波形图等,加强对基础病理和病理生理变化的了解,达到及时诊断、准确评价、及时处理的目的。

2. *加强报警*　当病情发生某些重要变化时,及时向医护人员报警,便于及时评价和处理。

3. *判断预后*　提供数据反映治疗效果,并帮助判断预后。

(二) ICU 监测系统的理想要求　为达到上述目标,一个或一套理想的监测系统应满足下列要求。

1. *监测价值高*　监测所得数据、图形能够有效指导诊断、评价、治疗。

2. *监测的准确度高*　所使用的监测仪器能获得准确可靠的数据,即数据的准确性高。

3. *监测的敏感性高*　能检测出病情的微细或早期变化。

4. *监测的重复性好*　即监测结果的重复性好,变异范围小。

5. *监测简单*　操作简便易行,不影响、干扰日常的治疗和护理工作。

6. *监测的安全度高*　即监测手段安全,不增加患者的风险。

7. *监测经济*　监测的费用不高或可承受。

目前的监测工作皆未能全面达到以上要求,呼吸监测更是如此。

(三) 呼吸功能监测

1. *呼吸功能监测的基本特点*　肺功能检查常需要患者的主动努力和良好配合,当病情危重、无力配合、MV 无法配合或意识不清时常难以进行。实际工作中,肺功能的床边监测远不如循环功能方便、准确;但呼吸功能状态常决定病情的整体严重程度和治疗成败,尤其是依赖 MV 的患者。因此,重症患者的肺功能监测是需要特别重视的课题。肺功能监测项目很多,包括气体交换功能、呼吸力学、呼吸中枢功能和呼吸形式、呼吸肌功能等方面,其中 MV 患者的监测有一定的特殊性,也是危重患者最主要的监测部分,本章重点叙述。

2. *机械通气效应*　MV 的主要目的是改善通气及换气功能,缓解呼吸肌疲劳;应用不当也可对循环功能、呼吸力学产生不良影响,容易诱发机械通气相关性肺损伤(VALI)、机械通气相关性肺炎

(VAP)、机械通气相关性肺水肿(VALE)、膈肌功能障碍等。因此,监测重点是通气模式和参数是否符合呼吸生理,能否最大限度改善或纠正内环境紊乱、改善组织供氧;使MV负效应限制在最低限度;尽可能发挥改善呼吸系统引流、改善心功能等治疗作用。

3. 机械通气监测内容　临床表现、通气模式和参数、基本的呼吸波形图和呼吸环、呼出气CO_2分压(浓度)与图形、无创氧合指标、动脉血气、循环功能参数、动脉血氧运输量、组织氧代谢参数、病原体和影像学改变等内容。患者的饮食、行为方式、精神状态也影响治疗效果,并成为影响患者能否及早撤机的重要因素,也必须监测(详见相关章节)。

第二节　生命体征和呼吸形式的监测

生命体征始终是MV患者基本和重要的监测内容,监测要求与非MV患者有一定差异,完善、可靠的监测可有效反映病情变化,指导治疗。无论实施何种通气策略,患者的呼吸变化始终是监测的基本和重要内容。

(一) 神志及精神状态　经MV和综合措施治疗后,患者神志转清、精神状态趋向稳定,说明MV模式和参数调节合适,治疗适当。若精神状态恶化,人机配合不良或精神好转后又恶化,则可能是病情加重、通气不足或通气过度,或出现系统性气栓塞(较少见,且容易被忽视),应复查动脉血气,检查各通气环节,调整通气参数。若病情明显改善,停用镇静剂后,患者出现明显精神症状,需注意可能是药物的副作用,应加强心理治疗和药物调整。

(二) 血压和心率(心律)　是反映病情变化的敏感指标。治疗后血压(BP)趋向正常、波动小,窦性心律,心率(HR)正常或稳定,说明病情明显改善。心、肺功能异常皆可出现BP和HR变化,BP升高、HR增快常常是病情加重的早期信号;BP异常升高伴HR异常加快是心力衰竭的早期信号。HB下降、HR增快是原发性和继发性循环功能明显恶化的指征,若出现心动过缓或未出现反应性HR增快是病情危重的信号。总体上,HR增快受较多因素的影响,特异性较差。观察动态变化和综合变化更有价值。

(三) 呼吸频率　是反映病情变化的敏感指标。呼吸动力不足、通气阻力增大皆可导致呼吸频率(RR)加快;通气模式选择或通气参数调节不当更容易导致RR增快。若病情好转,呼吸阻力下降或通气模式、参数适当,则RR减慢。若呼吸中枢受抑制,则RR明显减慢,是病情危重的征象。

(四) 潮气量　与RR的变化有一定的相关性。一般病情加重,RR加快,潮气量(VT)变小;反之则VT增大,RR减慢。若VT增大和RR加快并存,则提示肺损伤或水肿加重;VT加大,RR不快,即深慢呼吸,则提示周边气道阻力(Raw)增大,但趋向好转。MV时应根据不同疾病及不同阶段的病理生理特点选择VT和RR。比如,对于危重支气管哮喘(哮喘)和重度急性呼吸窘迫综合征(ARDS),应选择小VT,同时前者RR应较慢,后者RR应较快;还需镇静剂和肌松剂抑制自主呼吸,病情明显好转后,则减少并逐渐停用药物,同时逐渐增大VT。肺外疾病或慢性阻塞性肺疾病(COPD)导致的呼吸衰竭应选择大VT、慢RR,即深慢呼吸。

(五) 呼吸形式　不仅涉及VT和RR,MV患者还有更丰富的内容。

1. 基本评价

(1) 呼吸稳定:呼吸平稳,胸腹式呼吸协调是病情好转、通气模式设置适当或充分镇静的结果,应注意区分不同情况。若为病情好转,宜用自主通气(S)模式,并逐渐降低支持强度。充分镇静、肌松的患者应减少药物剂量。通气模式设置合适的患者,应注意监测值变化,如定压型模式的VT增大、RR明显减慢,提示病情改善,需降低支持强度;若VT无变化,则继续维持治疗。

(2) 呼吸增强或人机对抗:主要表现为呼吸增快、胸腹运动不协调或胸腹矛盾运动、辅助呼吸肌活动、三凹征、张口呼吸,提示病情加重和(或)通气模式、参数设置不当或镇静剂、肌松剂用量不充分,也需鉴别,并进行针对性处理。

(3) 呼吸减弱:主要表现为呼吸减慢或呼吸节律不规整,但无呼吸窘迫表现,提示呼吸中枢兴奋性下降或调节紊乱。约33%的老年人和12%的青年人可出现类似陈-施呼吸(Cheyne - Stokes respiration, CSR)的潮式呼吸(tidal breathing);而中重度高碳酸血症患者,CSR的发生率更高。

2. 综合评价　主要是气道压(Paw,P)、呼吸流量(F)、潮气量波形图的综合评价。详见各相关章节,主要是第七章和第十一章。

呼吸形式和波形图的综合评价是MV最基本、最重要的监测,而不是动脉血气和呼吸力学具体结果的监测,但临床忽视或错误解读过多,需逐渐纠正和提高。

第三节　通气模式和参数的基本监测

基本监测内容主要包括通气参数和呼吸力学变化,核心是通气模式的选择和参数的调节是否符合要求。详见第七章和第十一章,本节简述、概括如下。

一、呼吸机的基本监测内容

呼吸机的监测装置主要监测基本通气参数和呼吸力学,基本参数分三类,即Paw、F、VT,常规显示数据,也可用波形图和动态趋势图显示。现代呼吸机的通气参数监测值一般来源于波形图换算,故与数据相比,波形图反映的信息更多,除反映一般通气功能和呼吸力学变化外,还可反映漏气、假触发、人机同步、呼吸机性能等多种信息。而趋势图可较好反映一段时间的动态变化,但因条件所限,应用较少。

(一) 压力监测　实质是Paw监测,但通过一系列操作、换算可反映吸气末肺泡内压(Pal)、呼气末Pal变化。压力感受器一般在呼吸机连接管路(气路)的近端(Y形管附近)、呼气端(呼气阀附近)、吸气端(连接管路进气端或呼吸机内),详见第七章第五节。

1. 气道峰压　简称峰压(Ppeak),指压力感受器显示的最大压力,在通气模式和参数恒定的情况下,反映总通气阻力的变化。

2. 吸气末正压　达峰压后,维持肺泡充盈的压力,气流可能消失(屏气),称为平台压(Pplat),主要见于持续指令性(CMV)或间歇指令性通气(IMV)模式,以容积辅助/控制通气(V - A/C,A/C)或定容型同步间歇指令通气(V - SIMV,SIMV)最典型;也可能存在,主要见于各种S模式,如压力支持通气(PSV)及其衍生模式——容积支持通气(VSV)、成比例通气(PAV)、神经调节辅助通气(NAVA)等,自主呼吸改善气体分布,无法设置也不需要设置屏气。正常情况下,吸气末正压是通气过程中肺泡承受的最大压力。

(1) 平台压:是在吸气末屏气情况下,压力感受器显示的气道压。在屏气阶段,肺、气道、连接管路、呼吸机成为“密闭容器”;根据物理学定律,在密闭容器内,压力向各个方向传递,大小相等,故压力感受器显示的压力是吸气末Pal。

(2) 平台压分布的不均匀性:由于气道或肺实质病变分布的不均匀性和重力作用,Ppeak克服Raw后,Pal分布不一致,Pplat实质是吸气期末的平均Pal(Pplatmean);时间常数(RC)最短肺区Pplat最高,称为最高平台压(Pplatmax),接近Ppeak;RC最长肺区Pplat最低,称为最低的平台压(Pplatmin),接近呼气末正压(详见第八章第三节)。

3. 呼气末正压　有多个名词,需准确区别。

(1) 呼气末正压(PEEP):通过呼吸机预设。

(2) 内源性PEEP(PEEPi):PEEP为0时的呼气末Pal,一般为PEEP=0、呼气末堵塞呼气管口(可人工测定或自动测定)显示的气道压。

(3) 实际呼气末肺泡正压(PEEPtot, PEEPel):呼气末堵塞呼气口显示的气道压,而不考虑PEEP和PEEPi的具体数值,是PEEP和PEEPi的综合反映,其大小一般小于两者之和。

(二) 流量监测　指吸气和呼气过程中F形态和大小的变化,包括数据和波形图。流量感受器多装置在Y形管与人工气道之间(近段)、呼气端和吸气端(皆称为远端)(详见第七章第六节)。

(三) 潮气量监测　VT是呼吸F对时间的积分,现代呼吸机多通过F计算容积,包括呼气VT、吸气VT、预设VT等多种概念(详见第七章第六节)。

(四) 其他基本监测　包括与压力、流量、潮气量密切相关的多种参数。

1. RR　每分钟通气次数,有预设RR、自主RR、总RR等多种概念(详见第七章第八节)。

2. 呼吸时间与呼吸周期　基本概念有吸气时间(Ti)、呼气时间(Te)、吸呼气时间比(I∶E)、呼吸周期(Ttot)等,也有多种容易混淆的概念,比如吸气时间有触发时间、送气时间、屏气时间等,其中I∶E有预设值、实际值等(详见第七章第七节)。

3. 每分钟通气量　一般指每分钟呼出的气体容积,英文简称VE,是VT与RR的乘积;也有每分钟吸气通气量(VI)等概念。

(五) 气道压、呼吸流量、潮气量波形图监测　是最基本的波形图监测,除简易呼吸机(主要是急救呼吸机和大部分BiPAP呼吸机)外都有该监测功能。三者可单一在主机屏幕显示,也可同时显示。掌握评价方法和意义,呼吸机应用水平必然显著提高。本书多数章节有显示,系统阐述见第七章第十七节、第十一章和本章第四节。

二、胸肺顺应性监测

无论性能如何,多数高档呼吸机都有呼吸力学数据和图形显示,但与上述基本监测相比,该部分内容的动态监测,无论是数据还是波形图的价值皆有限,需特殊设计操作才能准确反映胸肺的力学变化,以评价病情和治疗效果,故多作为科研资料用于数据收集和论文撰写。

1. 肺顺应性(C_L)　反映肺弹性扩张或回缩的能力,准确测定较复杂,需放置胃管测定食管内压(Pes)反映胸腔内压(Ppl)。

2. 呼吸系统顺应性(Crs)　也称为胸肺顺应性,测定方便,间接反映C_L。MV测定动态顺应性(Cdyn),有两种情况,即动态瞬时测定的顺应性和人工严格控制测定的顺应性,后者常称为准静态顺应性,常能够较好反映静态顺应性(Cst)。

(1) 测定方法:大体分以下三种。

1) 动态顺应性的瞬时测定:同时显示呼吸系统压力-容积环(P-V环)和数据,其基本计算公式为Crs=VT/(Pplat-PEEP)。其中,VT为吸气或呼气潮气量,Pplat为吸气末、实际也是呼气初始的Pal,PEEP用于反映呼气末Pal,故吸气、呼气的顺应性皆可显示。除合理设置A/C模式外,多数无法准确显示吸气末屏气平台,故通过软件估算Pplat或用Ppeak取代Pplat(如PSV),测定结果不能真实反映Crs,但可显示较多其他方面的信息,详见本章第七节。

2) 准静态顺应性测定:选择V-A/C模式,完全抑制自主呼吸,流量为方波,有足够长的屏气时间(以出现明显、稳定的平台为原则),RR 4～6次/min,吸入气氧浓度(FiO_2)提高至100%(图11-7B)。可保障出现稳定的屏气平台和Pplat,避免自主吸气对Pplat的影响,避免肺黏性阻力、呼气不足、流量不稳定、低氧血症对测定结果的影响;同时完成呼吸阻力(Rrs)的测定。动态随访时也应保持相同的通气模式和参数。定容模式也可选择递减波,或选择压力辅助/控制通气(P-A/C),要求相同,准确度可能稍差。

3) 静态顺应性测定:选择V-A/C,充分抑制自主呼吸,流量为方波,RR极慢,在吸气末按屏气(hold)键,至出现稳定的平台;可同时准确测定Rrs(图7-23)。也可选择定容模式的递减波或P-A/C模式,要求相同,准确度可能稍差。

(2) 正常值:正常静态呼吸系统顺应性(Crsst)为60～100 mL/cmH_2O,动态呼吸系统顺应性(Crsdyn)较静态低10%～20%,为50～80 mL/cmH_2O,故Crsdyn可较好反映Crsst。

(3) 临床意义:绝大多数情况下,胸廓顺应性(Ccw)比较固定;若Raw正常、增加不明显或能充分呼气,规范测定的Crs可较好反映C_L。

(4) 不同方法的基本评价:无论何种方法,达下述要求可比较准确地测定Crs。① 无自主呼吸,② 吸气末出现稳定平台,③ 充分呼气,呼气末F降至0。符合这三条,必然出现稳定或基本稳定的VT、Pplat(能准确反映吸气末Pal)、PEEP(能准确反映呼气末Pal)。准静态顺应性的准确度高,且测定简单、方便,可准确反映实际Crs;但在严重阻塞性肺疾病中,PEEP不能准确反映PEEPtot,价值有限;静态顺应性准确度高,但要求高,测定不方便。部分呼吸机缺乏屏气装置,测定困难。

(5) 影响准静态顺应性测定的因素及处理对策:准静态顺应性是临床上最常用的准确或相对准确的测定方法,上述影响呼气VT、吸气末和呼气末Pal的因素皆可影响测定结果,其中主要是Raw;如何处理以保障测定的准确性是核心问题。

1) 限制性肺疾病或肺外疾病:Raw正常或接近正常,在控制测定条件的情况下,Pplat可准确反映吸气末Pal,PEEP可准确反映呼气末Pal,故Crsdyn可较准确地反映Crsst或C_L。

2) 阻塞性肺疾病:Raw明显增大,伴PEEPi,可明显影响吸气末Pal和呼气末Pal的准确测定,甚至VT的准确测定,故Crsdyn不能准确反映C_L。但若合适处理,VCV模式条件下,多数也可出现稳定 Pplat 和 PEEP，呼气末 F 降至 0，此时可较准确测定。重症患者，无论如何调节，也难以完全消除 PEEPi，需呼气末按屏气（hold）键测定 PEEPtot；Crsst＝VT/（Pplat－PEEPtot）。

3）自主吸气触发：自主吸气使 Ppl 下降，Pplat 相应降低，Crsdyn 测定结果增大；Ppl 越小，Pplat 降低越明显，Crsdyn 的测定值越大，实际价值越小。

三、气道阻力和呼吸阻力的测定

气道阻力和呼吸阻力基本与顺应性同步测定，因此测定方法和评价与顺应性相似。

（一）相关概念

1. 气道阻力（Raw）　是气体流经气道时，气体分子之间和气体与气道壁之间的摩擦阻力，是呼吸系统的主要黏性阻力。

2. 肺黏性阻力（Rlt）　是呼吸时肺组织相对位移所发生的摩擦阻力。健康人自然呼吸时 Rlt 非常小，约占总黏性阻力的 10%～20%，可忽略不计；在急性肺实质疾病中明显增加。

3. 肺阻力（R_L）　是气道阻力和肺黏性阻力之和。

4. 胸廓黏性阻力　是呼吸时胸廓组织相对位移所产生的摩擦阻力。正常可忽略不计，肥胖、严重水肿患者常明显增加。

5. 呼吸系统黏性阻力（Rrs）　简称呼吸阻力。呼吸时，气体流经气道时气体分子间相互摩擦、气体分子与气道壁之间摩擦、肺和胸廓组织之间相对位移所发生的摩擦阻力，是肺阻力与胸廓黏性阻力之和。

6. 说明　MV 实际测定的 Rrs 也包括气道、肺实质、胸廓的惯性阻力，健康人非常小，可忽略不计；急性肺实变、肥胖等惯性阻力增加，但总体有限，也可忽略不计。

（二）临床测定和评价

1. 基本测定与评价　实际常规测定 Rrs。多数情况下，由于肺、胸廓的黏性阻力不大，间接反映 Raw；出现上述影响肺黏性阻力或胸廓黏性阻力的因素时，两者可能有较大差异。

2. 气道压波形图评价　若气道压陡直降至平台，提示肺和胸廓的黏性阻力非常小，Rrs 可较好反映 Raw；反之，两者差异较大，需通过测定 P_1 测定 Raw（图 11－7B）。

（三）呼吸阻力的测定

1. 测定方法　MV 时可测定吸气和呼气两个时相的呼吸阻力，若无特别说明则指吸气相阻力。测定公式如下：吸气阻力（Ri）＝（Ppeak－Pplat）/PIF；呼气阻力（Re）＝（Pplat－PEEPtot）/PEF，其中 PIF、PEF 分别为吸气和呼气峰流量（图 11－7B）。

（1）动态瞬时测定：与顺应性瞬时测定相同。

（2）合理动态测定：与准静态顺应性测定相同。

（3）静态测定：与静态顺应性测定相似。

2. 现代呼吸机的测定　现代呼吸机的软件功能强大，任何情况下皆可测定，但准确性有差异。若准确测定 Rrs，需符合下述条件：V－A/C 模式，完全抑制自主呼吸，流量为方波，较短且稳定的屏气时间（0.1～0.2 s）。动态随访也用相同的通气模式和参数。

现代新式呼吸机借助计算机技术可根据波形图自动换算出相应参数，自动计算 Crs 和 Rrs，故在 PCV、PSV 等 Ppeak 和 Pplat 相同或没有 Pplat 的模式中也可显示结果，但准确度差。

3. Raw 的测定　如上述，一般用 Rrs 代替 Raw，但急性肺实质疾病，如 ARDS 和重症肺炎患者，肺黏性阻力显著增大，Rrs 与 Raw 有较大差异，Raw 需单独计算，即 Raw＝（Ppeak－P_1）/PIF。

4. Raw 的正常值　2～3 $cmH_2O/(L \cdot s^{-1})$。

5. 临床意义　正常肺和胸廓的黏性阻力皆非常小，可忽略不计，Rrs 可反映 Raw；COPD、哮喘等阻塞性肺疾病或肺外疾病，Rrs 可反映 Raw。在限制性肺疾病，特别是急性肺实质疾病，肺黏性阻力增大，Rrs 能较准确反映 R_L，但常明显高于 Raw；该类患者 Raw 多变化不大，故主要反映肺黏性阻力，动态随访可了解病变严重程度的变化。但若患者同时存在气道阻塞和肺实质病变，则需综合分析。

四、顺应性和气道阻力测定的核心区别

为测定准确或有可比性，Crs 和 Raw 的测定要求基本相同，但容易忽视两者的本质差别。顺应性是肺的静态特性，只要达要求，与呼吸气流无直接关系，故临床上容易准确测定。Raw 是动态特性，与呼吸气流速率有直接关系，气流量较大时，以湍流为主，Raw 明显增大，气流量较小时，以层流为主，Raw 明显下降，因此呼吸运动形式直接影响通气阻力和通气效果。由此可见，Crs 的稳定测定有较高价值，Raw 稳定测定价值相对较小，呼吸流量波形图更有价值。

五、通气模式选择和参数调节是否合适的评价

通气模式的选择和参数的调节是MV的最基本要求,也是监测的最基本内容。

(一)通气模式的选择原则 呼吸机的通气模式众多,不同类型有不同的适应证,如CMV,包括V-A/C、P-A/C及其衍生模式,更适合自主呼吸较弱、没有自主呼吸或强制性小VT的患者。若患者自主呼吸能力比较强,则宜改用自主或间歇指令通气模式,最常用PSV、SIMV+PSV、定压型同步间歇指令通气(P-SIMV)、P-SIMV+PSV,而NAVA等新型自主通气模式的应用也逐渐增多。若在自主呼吸较强的患者中仍用CMV,则需根据临床表现和压力、流量、潮气量波形图监测精确调节通气参数,实现人机同步和稳定呼吸。SIMV或P-SIMV的调节也有相同要求,较多情况下需要应用镇静剂、肌松剂。若需较精确测定呼吸力学则应选择A/C模式,并充分抑制自主呼吸。若有肺水肿、大量肺泡陷闭或气道陷闭,则应加用PEEP,病情较轻时可选择持续气道正压(CPAP),并根据氧合情况、呼吸力学和循环功能变化调整(详见第十一章)。

(二)通气参数、监测和报警的设置 除公用参数触发灵敏度(S)、FiO_2、PEEP外,不同通气模式对应的通气参数有较大不同,其监测和报警变量也常有较大差别。

1. *参数设置和监测、报警的关系* 通气模式决定参数设置,设置参数为自变量,随通气阻力和呼吸形式而变化的为因变量,参数监测主要是因变量,报警设置主要随监测参数变化。如A/C模式需设定VT、RR、吸气时间(Ti)或吸呼气时间比(I∶E)抑或呼吸周期(Ttot)。VT可直接设置,也可通过设置流量和送气时间(VT=平均F×送气时间)或VI和RR(VT=VI÷RR)间接设置,部分呼吸机需设置流量坡度或自主气流(autoflow),其监测重点是各种Paw、I∶E和人机配合程度,包括临床表现和波形图,特别是Paw和F的波形图,注意实际RR和I∶E与预设值的差异,是否符合患者的呼吸生理特点。报警设置与监测变量数据的变化密切相关(下同,不赘述)。P-A/C模式则主要设置通气压力、RR、Ti、I∶E或Ttot,部分需设置吸气压力坡度、呼气压力坡度、压力限制等参数,主要监测VT、F和人机配合,包括F、VT波形图和实际Paw波形图。PSV则必须设置支持压力(PS),部分需设置吸、呼气压力坡度和吸呼气转换水平,监测的重点是VT和呼吸形式,包括F、VT和Paw波形图。因此,明确模式及其对应的参数是进行合理、准确监测的基础。新型智能型模式或万能通气模式的要求更复杂(详见第十二章)。

2. *疾病类型与监测的关系* 不同疾病类型的监测重点也有差异,如阻塞性肺疾病患者的主要监测指标是Ppeak与Pplat的差值、Rrs、PEEPi、吸气末肺容积(Vei)、动脉血pH和$PaCO_2$;限制性肺疾病患者的主要监测指标是Pplat、Crs或C_L、PaO_2、SaO_2、氧合指数(PaO_2/FiO_2)、静动脉血分流率($\dot{Q}s/\dot{Q}t$);肺血管疾病主要监测换气功能参数。三者皆需重视生理无效腔(VD)、VD/VT的监测。

3. *治疗策略与监测的关系* 在特定情况下,如危重哮喘或重度ARDS需实施小VT策略,强调自变量设置和因变量变化皆应在安全范围,监测的重点是Ppalt、PEEP、驱动压(DP)、RR、人机关系及组织供氧情况。对于肺外疾病,如神经-肌肉疾病、药物中毒、外科手术等导致的呼吸衰竭患者,容易发生小气道-肺泡陷闭,故强调较大VT、慢RR通气,监测重点是VT、RR、胸部CT变化。COPD患者常发生慢性高碳酸血症型呼吸衰竭,肾功能有一定代偿,需注意避免通气过度,还需重点监测动脉血pH和碳酸氢根离子浓度($[HCO_3^-]$)。

第四节 呼吸波形图的监测

呼吸机主机荧光屏直接显示呼吸波形图,提供的信息量巨大,与临床表现结合,成为MV患者最主要的监测内容,详见有关章节,主要是第七章和第十一章;该节进一步归纳总结和适当补充。呼吸波形图监测大体分为两个层次,一是气道压、呼吸流量、潮气量随时间变化的曲线;二是气道压、潮气量、流量相互之间的关系。前者简单、清晰,最常用;后者比较复杂,判断较困难。

气道压、呼吸流量、潮气量波形图变化是MV的最基本变化,现代多功能呼吸机皆可显示,部分简易

呼吸机也能显示，但专业临床医务人员（包括医生和呼吸治疗师）不会或不能正确评价的情况普遍存在。不同通气模式的波形图有较大差别，特别是新型智能模式日趋复杂，评价难度更大。新型模式多在基本通气模式的基础上发展而来，理解和评价传统模式的波形图变化是基础，是本节阐述和补充的重点。

一、气道压、呼吸流量、潮气量的波形图监测

（一）气道压波形图

1. 基本气道压

（1）间歇正压通气（IPPV）：是吸气期正压、呼气期压力降为0的压力变化形式，是通气模式的基本压力变化。

（2）吸气末正压：是吸气达Ppeak后维持肺泡充盈的压力，有屏气时称为Pplat。

（3）PEEP：与IPPV组成持续正压通气（CPPV）。CPAP是指在整个呼吸周期中提供恒定压力，通气过程完全由自主呼吸完成。

2. 定容型模式的压力波形图　现代定容型模式的气道压呈典型的四相变化：陡直的升支（吸气开始，可以有触发压）、尖峰（形成Ppeak）、平坦段（Pplat）、下降支（呼气过程）（图11-1）（详见第十一章）。新型定容型模式，如A/C模式或SIMV模式＋自动气流（autoflow），则尖峰消失，形成升支、平坦段（Ppeak和Pplat相等）、下降支三段（图7-12）；将autoflow关闭，仍表现为典型的四段。尽管autoflow有一定的自动调节功能，但有限，在基本参数设置明显不合适的条件下，开通autoflow无法满足患者的通气需求。若设置流量坡度，仍为上述四相变化，但陡直的升支变为倾斜的升支；形态必须正常（图11-5），若不正常则多为该参数设置不合适（图11-6）。

3. 定压型模式的压力波形图　现代典型定压型模式的压力波形为方波，有陡直升支、平台、陡直下降支三部分构成，Ppeak和Pplat一致（图11-14）。双水平或双相气道正压（BiPAP or BIPAP）的压力变化与典型定压型模式相同，区别是：前者的高压与低压的变化无关，若低压升高，高压不变，两者的差值即预设通气压力下降；后者高压随低压升高而同步升高，若调节低压升高5 cmH_2O，则高压也升高5 cmH_2O，预设通气压力不变（图7-8）。

4. 常见气道压异常波形图

（1）压力和阻力的关系：Ppeak与Pplat之差主要反映Rrs（包括人工气道和连接管路的阻力），接近Raw，差值越大，阻力越大（图11-8，图11-9）。Pplat与PEEP之差主要反映Crs或Ers，主要是E_L，差值越大，阻力越大（图11-10）。峰压下降至平台压的坡度和持续时间反映胸肺黏性阻力，主要是肺黏性阻力，坡度持续时间越长，肺黏性阻力越大（图11-7）。

（2）异常压力波形图的原因和表现：① 吸气阻力太大或呼吸机性能差，通气模式的选择和参数的调节不合适，呼吸机不能满足患者的吸气需求。表现为吸气触发压增大，上升支坡度变小，典型的峰压波形消失（图28-1，第十一章图）。若患者自主呼吸与呼吸机预设Ti不一致，如屏气阶段出现吸气动作或整个吸气过程出现呼气动作，也会出现相应变化。前者表现为平坦段压力突降，形成尖峰，后者表现为吸气期压力突然升高（图28-1，第十一章图）。② 漏气。若漏气量较大，表现为各段压力全面下降；典型表现为PEEP不能维持在设定水平，而是逐渐下降；吸气压力波形丧失正常形态，可以出现假触发（图28-2）。若出现连接管路少量积水，则压力波形出现锯齿样改变，伴流量波形图的锯齿样改变，容易出现假触发；若出现吸气末Paw升高，则是连接管路顺应性过大的指征，主要见于管壁较薄的一次性塑料管道，常伴吸气压和流量的上升速度减慢，也容易发生假触发（图28-3）。

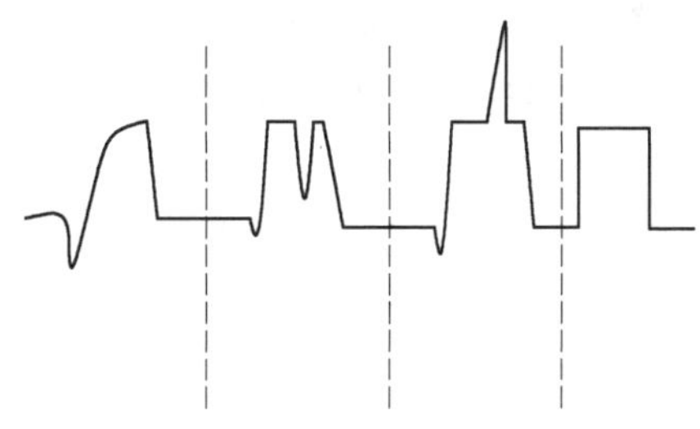

图28-1　人机不同步的几种气道压变化

P-A/C模式，左侧图吸气触发压显著增大，伴上升支倾斜上升，提示通气压力不足、吸气压力坡度过大或通气阻力过大；右侧图为正常PCV；中间两图分别为屏气期出现吸气导致压力骤降和吸气期出现呼气动作导致压力骤升，皆为PAV

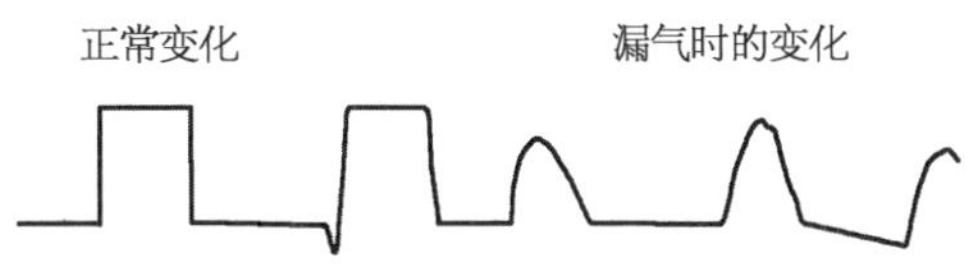

图28-2　较大量漏气时的气道压变化

（二）流量波形图

1. 吸气流量波形图　正常定容型模式的预设

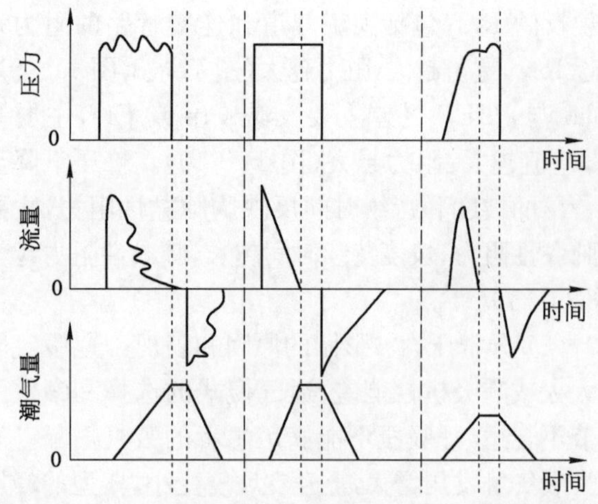

图 28-3　管路少量积水和管路顺应性太大的波形图变化

中间为正常 PCV,左图和右图分别为管路少量积水和管路顺应性太大的波形图

吸气流量主要有方波、递减波,可设置流量坡度。定压型模式基本为递减波。新型自主性模式(如 PAV、NAVA)的流量波形图随自主呼吸能力而变化,若自主呼吸能力强,接近递减波;若自主呼吸能力弱,则更接近正弦波。随着各种定容型、定压型和自主型通气模式的调节日趋复杂,流量波形图也出现一定变化,但形态规整(第十一章图)是不变的;将流量坡度、吸气压力坡度等辅助参数取消后,将出现前述正常典型波形图,否则将出现通气参数设置不合适的表现。

2. 呼气流量波形图　呼气流量波形与通气模式的关系相对较小,主要取决于 Raw 和呼气阀性能。

流量波形图提供的信息最多,除评价是否有呼气阻塞外,可判断气道阻塞的程度及气道扩张剂的疗效,鉴别气道阻塞和气道陷闭、呼气阀异常;还可用于判断 PSV、VSV 的吸呼气转换水平,P-A/C 或 V-A/C 及其衍生模式的 Ti 是否合适,有无屏气时间等(详见第七章和第十一章)。本节将部分内容进行综合,并给出必要说明,以加深认识水平(图 28-4 至图 28-9)。

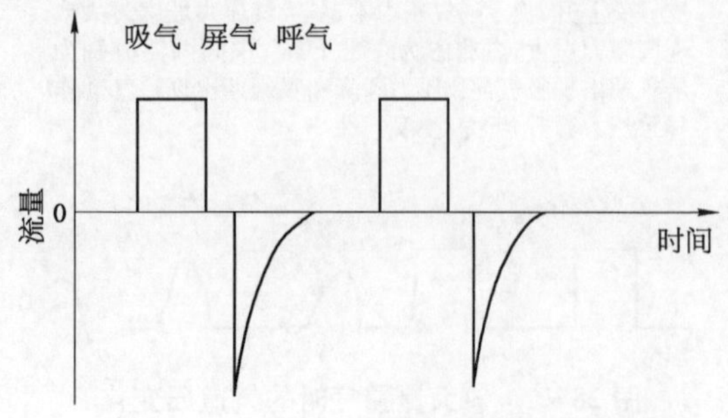

图 28-4　正常 V-A/C 模式的流量波形图

I∶E 约为 1∶2.5,吸气为方波,有短暂屏气;呼气为递减波,迅速降至 0

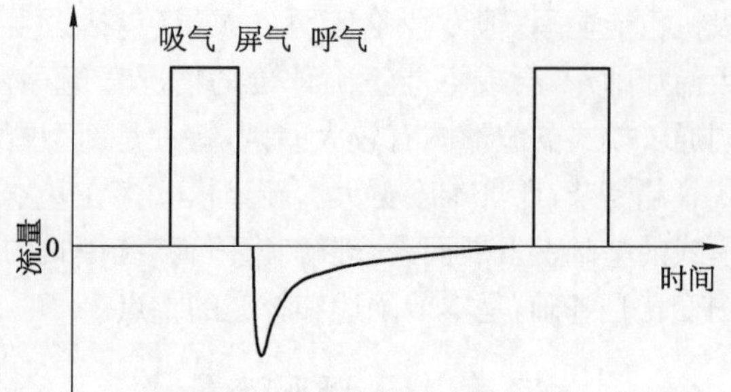

图 28-5　轻度气道阻塞的流量波形图

V-A/C 模式,I∶E 约为 1∶2.5,PEF 下降,呼气缓慢,至下次吸气前降至 0

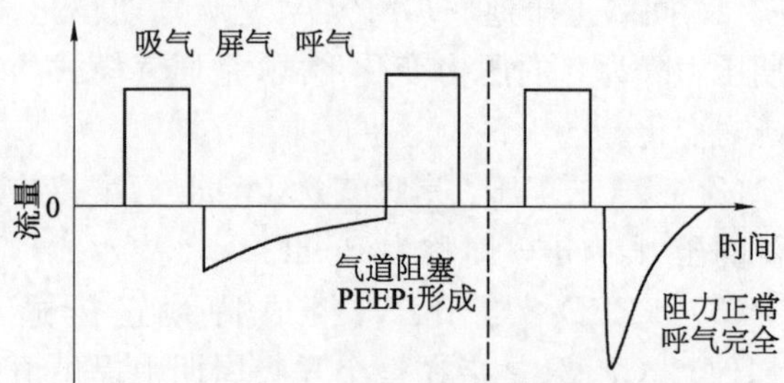

图 28-6　严重气道阻塞的流量波形图

V-A/C 模式,左图 PEF 显著下降,呼气缓慢,至下次吸气前未降至 0,PEEPi 形成;右图为激素和气道扩张剂治疗病情缓解,PEF 明显增大,呼气流量迅速降至 0

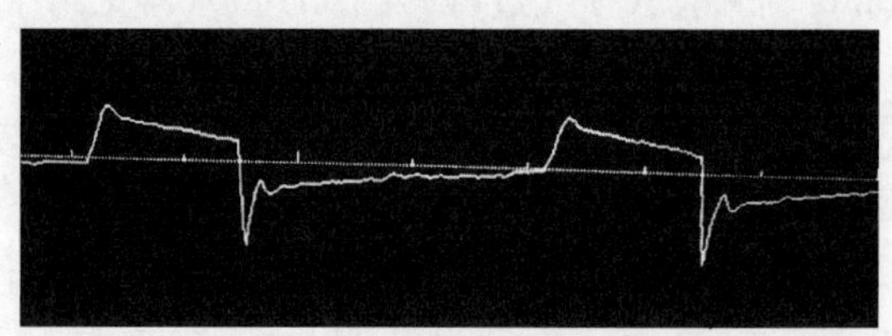

图 28-7　气道陷闭的流量波形图

V-A/C 模式,设置吸气流量坡度,I∶E 约为 1∶2.5。吸气流量呈递减波,上升支斜形,与设置一致;流量降至峰流量的约 2/3 转换为呼气,提示预设流量太低,Ti 不足。呼气流量下降支陡直,上升支显著凹陷,流量迅速下降至接近 0,但吸气前未降至 0,提示明显气道陷闭,伴气道阻塞;RR 还需减慢,有应用或增加 PEEP 的指征。呼气下降支起始部分小波动提示呼气阀性能可能有所下降

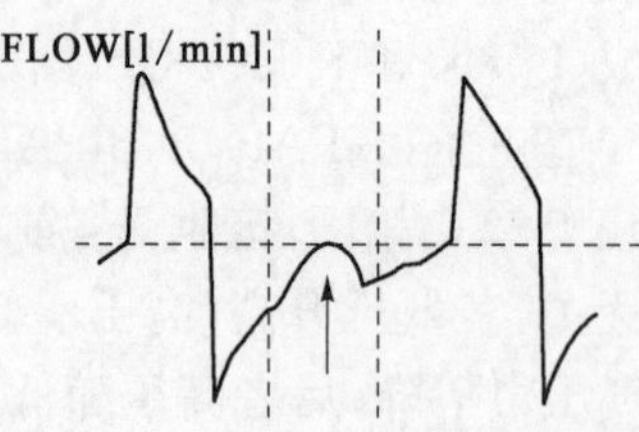

图 28-8　气道阻塞伴无效吸气触发的流量波形图

吸气为典型递减波,流量约降至峰流量的 25%而转为呼气。呼气为递减波,至下次吸气前未降至 0;期间出现凹陷,最大流量变化降至 0,提示有自主吸气,但不足以触发呼吸机送气。最符合 PSV 模式;P-A/C 模式也可出现同样变化,提示 Ti 设置不足

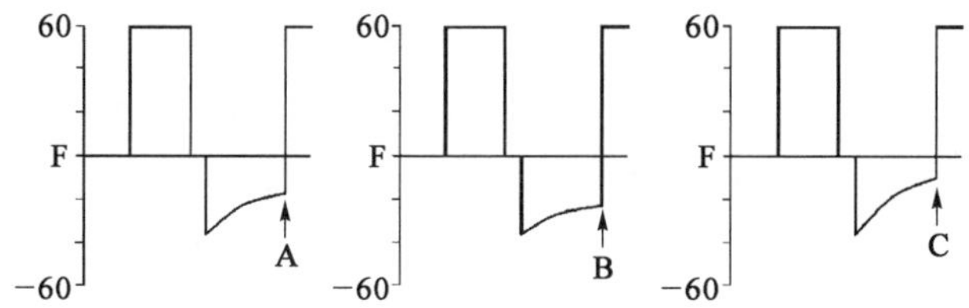

图 28－9　严重气道阻塞和呼气时间过短的流量波形图

吸气为方波，为 V－A/C；PEF 下降，呼气流量未降至 0，提示气道阻塞、PEEPi 形成；Te 过短，I∶E 约等于 1，加重 PEEPi；C、A、B 的 PEEPi 逐渐升高。皆需延长 I∶E，减慢 RR

（三）潮气量波形图

1. 基本含义　正常 VT 波形图大体分两类：绝大多数指令通气或间歇指令通气模式的指令通气部分，分吸气支、屏气部分和呼气支三段；自主通气模式或间歇指令通气模式的自主通气部分，分吸气支和呼气支两段（图 28－10）。健康人静息呼气阻力稍大，且被动完成，呼气支较吸气支略长；若呼气支明显延长（图 28－11A），提示 Raw 增大；若呼气支不能降至基线（图 28－11B），提示连接管路漏气。总体 VT 波形图提供的信息较少。

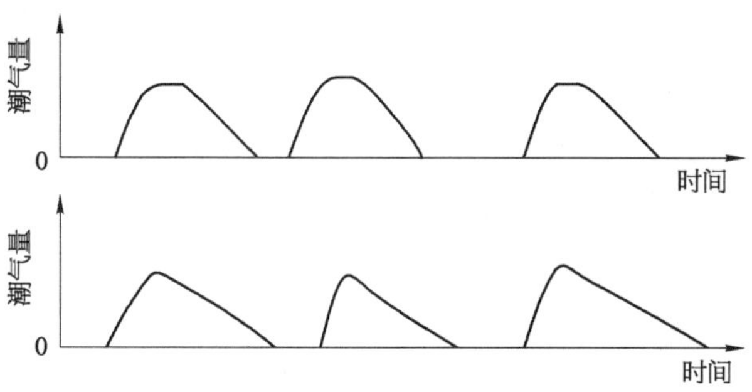

图 28－10　正常潮气量波形图

上图为正常指令通气模式，分吸气支、屏气和呼气支三段；下图为自主通气模式，分吸气支和呼气支两段。呼气支皆较吸气支稍长

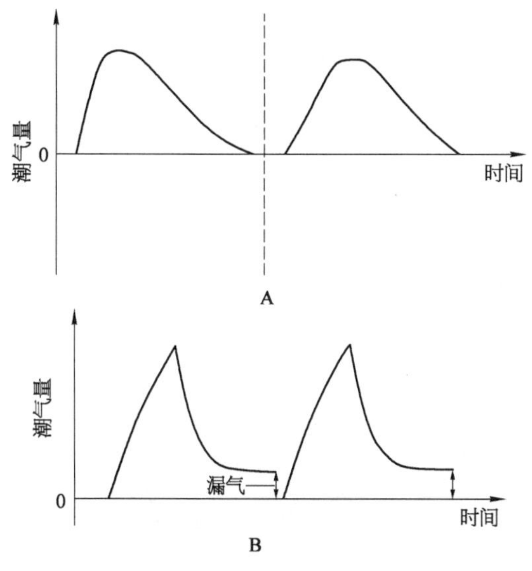

图 28－11　异常潮气量波形图

A：右图为气道-肺功能正常的波形图，呼气支较吸气支稍长；左图为 Raw 增大的波形图，呼气支明显倾斜、延长。B：漏气的 VT 波形图，呼气支未回归基线

2. VT 波形图明显受 RR 的影响　主要影响周围气道阻塞的评价。患者有哮喘发作，频繁咳嗽。PS 合适，表现为深慢呼吸，呼气 VT 下降支明显延长，提示 Raw 增大，较呼气 F 变化更明显（图 28－12A）。咳嗽后浅快呼吸，呼气快速完成，VT 波形图正常，但呼气流量波形图显示 Raw 增大，F 未降至 0。VT 波形图与 F 波形图相互对照更有价值。

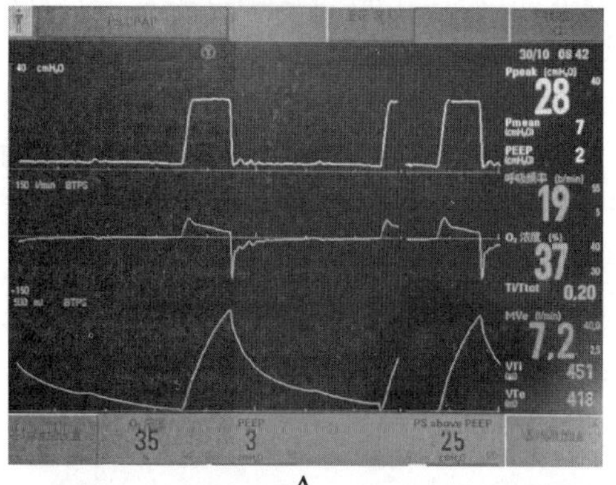

A

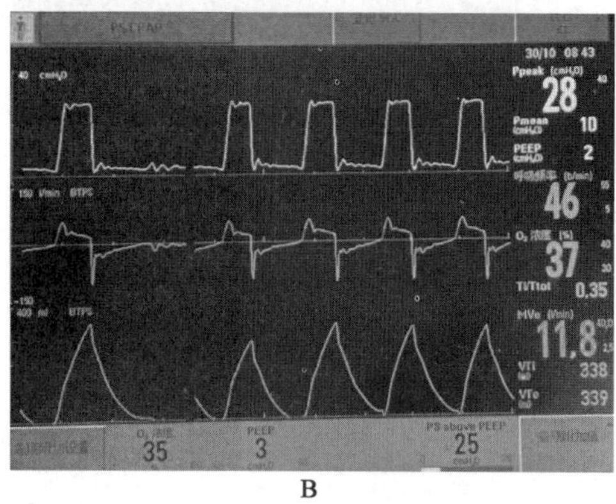

B

图 28－12　呼吸形式对周围气道阻塞潮气量波形图的影响

同一例患者咳嗽前后的变化。A：深慢呼吸，VT 呼气支明显倾斜、延长，伴呼气 F 下降，能降至 0。B：浅快呼吸，呼气 F 不能降至 0，在增大的 Raw 和惯性作用下，吸气 F 波形图丧失正常形态，VT 下降支快速陡直完成

二、气道压、潮气量、流量相互之间关系曲线的监测

三者相互关联形成三条曲线，并且吸气、呼气相连呈环状，故常规显示压力-容积（P－V）环和流量-容积（F－V）环；也可显示压力-流量（P－F）环。

（一）掌握不同模式环的变化是评价的基础

基本波形图与模式相关，但总体关系相对较弱；三个环首先体现模式变化，不同模式差别巨大，不掌握通气模式的变化特点，基本无评价价值；动态 P－V 环

与静态或准静态 P－V 曲线相比也有明显不同。

1. 实例分析 1　从分析实际模式开始，结合基本波形图分析三个环的变化。

（1）通气模式和参数设置：表面显示通气模式为 V－SIMV＋autoflow 与 PSV 的组合，其中公用参数设置为 FiO_2 100%，PEEP 0（屏幕不能显示 S）；V－SIMV 设置为 VT 480 mL，Ti 1.3 s，RR 18 次/min，autoflow 开放（右上角）；PSV 设置为 PS 18 cmH_2O（两个模式的部分参数，包括辅助参数皆不能显示，但波形图可判断和评价设置是否合适）。

（2）实际通气模式：气道压波形图无吸气触发，实际 RR 等于预设 RR，故 PSV 未发挥作用，实际模式为 V－A/C＋autoflow；气道压为方波，与 autoflow 开放一致。进一步分析，无自主吸气触发，故实际通气模式为 VCV＋autoflow（图 28－13A）。

（3）评价：气道压、流量、潮气量波形图规整，形态正常；气道压为方波，是 autoflow 开放所致；流量波形显示有短暂屏气，因此参数设置是基本合适的；呼气流量快速完成，无气道阻塞（图 28－13A）。

VCV 出现平台的条件下，Crs 测定是基本可靠的，仅 28 mL/mbar，提示肺实质疾病，Crs 下降；FiO_2 100%，VT 约 500 mL，Ppeak 仅 17 cmH_2O，未加用 PEEP 是错误的；需了解疾病情况和未设置的原因，并提出对策。

（4）环的分析

1）P－V 环：在第一象限，横坐标为 Paw，纵坐标为 V。从坐标 0 点起始，Paw 快速上升至峰值，伴吸气容积增加，形成接近直线第 1 条曲线；保持 Paw 基本恒定，吸气容积迅速达峰值，产生吸气 VT，形成接近直线的第 2 条曲线。Paw 快速下降至接近 0，肺泡气来不及呼出，形成陡直的第 3 条曲线；Paw 快速降至 0，无 Raw 升高，加之 Crs 明显下降，肺泡气快速呼出，产生呼气 VT，形成陡直的第 4 条曲线，回归坐标 0 点，形成闭合的环（图 28－13B 下图和左上图）。波形图规整，与 Paw、VT 波形图一致。P－V 环有一定价值。

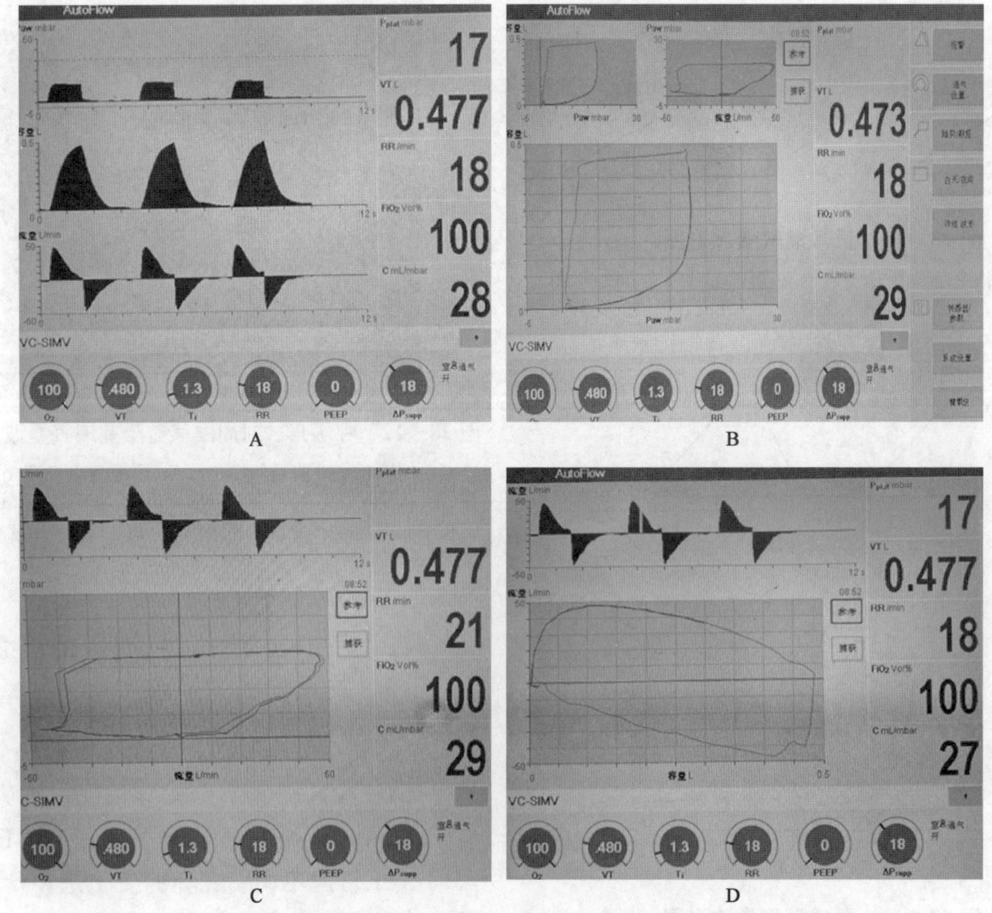

图 28－13　实测 P－V 环、F－V 环、P－V 的变化与通气模式、基本波形图的关系

A：基本波形图变化；B：P－V 环、P－F 环变化；C：P－F 环变化，有短暂自主吸气触发，RR 增加至21 次/min，但很快消失，两次测定重复性好，数据显示稳定；D：F－V 环

2）P－F环：在第一、第二象限，横坐标为F，纵坐标为V。同样从坐标0点起始，Paw迅速上升达峰值，巨大的压力差使吸气F同步快速上升达峰值，形成陡直的第1条曲线，与Paw、吸气F波形图的上升支一致；Paw保持不变，吸气F降至0，并进入第二象限，形成第2条直线；Paw不变，但不应该有呼气F，并达峰值，是环的缺陷显示，目前无法解决，但合理分析是可行的。Paw快速下降至接近0，同步呼气流量峰值迅速下降至0，回归坐标0点，形成皆基本陡直的第3和4条曲线（图28－13B右上图和C）；两者与Paw、呼气F波形图的呼气相一致。P－F环问题多，价值小。

3）F－V环：横坐标为V，纵坐标为F，在第一（吸气）和第四象限（呼气）。吸气F迅速上升至峰值，伴吸入气容积增大，形成第1条稍弯曲的曲线；吸气F快速下降至0，伴吸入气容积增大至峰值，产生吸气VT，形成第2条稍弯曲、饱满的曲线。呼气F迅速增大至峰值，伴呼出气容积增加，形成第3条陡直的曲线；呼气F迅速下降至0，伴呼出气容积迅速增加，产生呼气VT，回归坐标0点，形成陡直的第4条曲线（图28－13D）。与F、VT波形图一致，也与本图显示的F波形图一致。F－V环的价值最高。

（5）说明：尽管模式设置复杂，但绝大多数情况下实际是VCV＋autoflow；其余是多余的，应简化模式设置。患者无吸气、呼气动作，基本不产生额外气流；有平台出现，故不同时间点测定的Crs、呼气VT基本一致，稳定性非常好。FiO_2 100％，Crs下降，Ppeak非常低的情况下，无PEEP设置是原则性错误，需合理调整。单纯三个环的监测仅能确定是控制通气，呼吸机运转良好，无气流阻塞，不能提供更多有价值的信息。

2. 实例分析2　对照分析不同模式的变化特点。与病例1的呼吸机不同，仅显示第一、第二象限。

（1）PSV模式：公用参数FiO_2 40％，PEEP 4 cmH_2O；PS 20 mmH_2O，其他未直接显示；从气道压波形图可判断已设置吸气压力坡度，且是合适的；在Raw显著增大的情况下（后述），触发压下降幅度稍大，可大体估计S设置基本是合适的；吸呼气F转换水平大约为PIF 1/4，也是合适的。

1）气道压、呼吸流量、潮气量波形图：欠规整，异常程度有限；RR 21次/min、吸气VT和呼气VT皆超过900 mL的情况下，吸气F上升迅速，缓慢下降（提示吸气阻力增大），呼气F迅速达峰值，但缓慢下降，至下一次吸气前未降至0，伴吸气触发压下降，提示Raw增大，伴PEEPi，Crs无明显异常（否则VT不会如此大）。因此，可判断该患者的核心变化是气道阻塞。PEEP缓慢下降，可能是Raw增大或呼气阀功能有所下降所致。VT波形图基本正常，但呼气时相反而缩短，与气道阻塞似乎不一致，与RR过快，导致呼气不充分一致。因此需进一步提高PS，降低PEEP，以充分减慢RR、延长Te，至出现深慢呼吸，且容易实现；加强糖皮质激素（激素）和气道扩张剂的正规应用；波形图基本规整、RR不快，暂时无应用镇静剂和肌松剂的指征。

2）P－V环：在第一象限，横坐标为Paw，纵坐标为V。因PEEP大于0，且吸气触发压未降至0，故压力未从坐标0点起始，但快速上升至峰值，伴吸气容积增加，形成第1条陡直的曲线，反映吸气压迅速达预设水平；Paw稳定，吸入气容积增大和吸气VT完成，形成第2条基本陡直的曲线，反映吸气过程。Paw快速下降至PEEP，伴呼气容积增加，形成第3条陡直的曲线，反映PS迅速下降过程；完成呼气VT，形成一陡直降至PEEP的曲线，未体现呼气容积完成过程（图28－14A左上图）。曲线中也未体现PEEP的缓慢下降。

3）F－V环：横坐标为V，纵坐标为F，在第一（吸气）和第二象限（呼气）。从坐标0点起始，吸气F倾斜上升至峰值，伴吸入气容积增大，形成第1条基本陡直的曲线，反映吸气压力迅速增大和PIF快速产生；吸气F缓慢下降至预设值，伴吸入气容积增大和吸气VT完成，形成第2条基本陡直的曲线，反映吸气过程。吸气F迅速降至0，并进入第二象限迅速产生PEF，伴呼出气容积略增大，形成第3条基本陡直的曲线，反映呼气开始；呼气F缓慢下降至较低水平，未回归坐标0点（提示呼气阻力增大，PEEPi形成），伴呼出气容积增大，产生呼气VT，形成第4条线（图28－14A左下图）。

（2）V－A/C模式：公用参数同前；预设VT 680 mL，预设RR 12次/min；其他未显示。从F波形图可判断为方波，设置流量坡度，且是合适的；有一定平台，预设Ti是基本合适的，但有调整的空间。在Raw显著增大的情况下（后述），触发压下降幅度稍大，可大体估计S设置基本是合适的。

1）气道压、呼吸流量、潮气量波形图：欠规整，部分变化幅度较大，尤其是呼气F波形图明显不规整。RR 19/min，实际吸气VT与预设VT基本相等,呼气 VT 较吸气 VT 稍大,符合热胀冷缩特点。呼气 F 缓慢下降,至下一步吸气前未降至 0,伴吸气触发压下降,提示 Raw 增大,伴 PEEPi 形成;期间出现短暂流量快速下降至 0,伴 PEEP 短暂波动和呼气 VT 终止下降(出现平台),提示吸气有触发,但未达 S 水平,未触发呼吸机送气;下一次吸气前呼气 F 较高,推测 PEEPi 较高,与 Pplat 和 PEEP 的差值升高一致。Ppeak 仅 23 cmH_2O,且直线下降至 Pplat,提示胸肺黏性阻力不高;结合 PSV 模式的变化,主要病理生理变化为单纯周围气道阻塞。Ppeak 和 Pplat 之差明显低于 Pplat 和 PEEP 之差,与 Paw 增大似乎不一致;但与 PSV 模式患者人机配合尚可,A/C 模式配合明显变差,导致呼气明显不充分,PEEPi 过高有关。需降低 PEEP、缩短 Ti(出现平台即可),进一步减慢 RR、延长 Te,适当应用镇静剂和肌松剂,加强激素和气道扩张剂的正规应用。

2) P-V 环:在第一象限,横坐标为 Paw,纵坐标为 V。因 PEEP 大于 0,且吸气触发压未降至 0,故压力未从坐标 0 点起始,缓慢上升至峰值,伴吸气容积增加和吸气 VT 完成,形成第 1 条基本陡直的曲线。Paw 快速下降至平台,处于屏气阶段,容积无变化,形成第 2 条基本陡直的曲线,与基本波形图的屏气阶段一致。Paw 快速下降至 PEEP 水平,较吸气触发压大,与第 1 条直线交叉;不能反映呼气 VT 的变化(图 28-14B 左上图)。

3) F-V 环:横坐标为 V,纵坐标为 F,在第一(吸气)和第二象限(呼气)。从坐标 0 点起始,吸气 F 倾斜上升至预设峰值,伴吸入气容积增大,形成第 1 条基本陡直的直线,反映吸气流量坡度;吸气 F 不变(为预设值),呈平台状,伴吸入气容积增大至峰值,产生吸气 VT,形成第 2 条陡直的曲线。F 迅速降至 0(不能反映屏气),并继续下降至第二象限,呼气 F 迅速增大至峰值,伴呼出气容积略增大,形成第 3 条基本陡直的曲线;呼气 F 缓慢下降至较低水平,但未回归坐标 0 点(提示呼气阻力增大和 PEEPi),伴呼出气容积增大,产生呼气 VT,形成第 4 条线(图 28-14B 左下图);其间出现短暂流量快速下降,形成尖峰。与流量、潮气量波形图的无效吸气触发一致。

(3) 说明:尽管与前例相比,该例的 P-V 环、F-V 环提供的信息较多,但仍有较多不合理的方面,显示的准确度较差,提供的信息远少于基本气道压、流量、潮气量波形图。

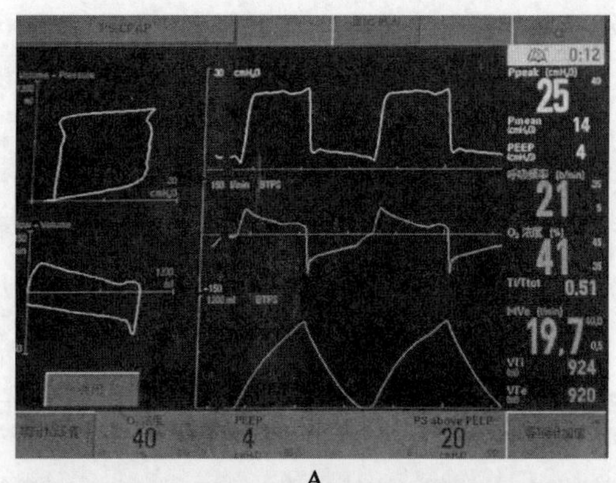

A

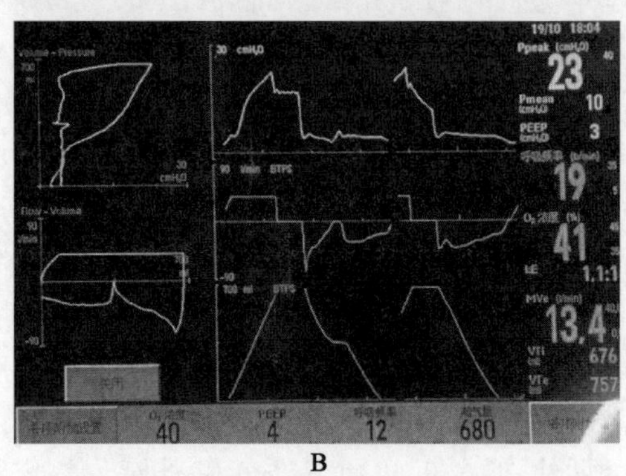

B

图 28-14 同一患者不同通气模式的 P-V 环、F-V 环

A:PSV 模式,基本波形图和 P-V 环、F-V 环变化;
B:A/C 模式,基本波形图和 P-V 环、F-V 环变化

(二) P-V 环 除人工严格控制的 P-V 曲线可较准确评价顺应性和各拐点外(见第十五章第三节),常规通气状态下的动态监测对评价顺应性的价值有限,但能提供更丰富的其他信息,简述如下。

1. 评价通气阻力和通气参数设置 与常规测定不同,动态监测在通气模式基础上完成,与模式有密切关系,本处简单进行理想化阐述,不涉及模式,便于理解。若吸气支向呼气支普遍凹陷(图 28-15A),提示吸气 F 不足,应适当增大吸气 F 或通气压力;若吸气支出现短暂凹陷(图 28-15B),提示呼吸机送气过程中自主呼吸出现,是 VT 不足和人机对抗的表现,应适当增大吸气 F 或通气压力,或适当应用镇静剂和肌松剂。若 P-V 环呈"8"字样,在第四象限出现额外的环状变化,提示自主吸气触发;若该环明显增大(图 28-16),提示吸气过度用力等,需评价和查找原因,给予相应处理;在暂时不能明确原因的情况下,应适当应用镇静剂和肌松剂。

2. 大体判断 Crs 或 Rrs 从吸气起点至吸气支终点的连接线称为斜率,若斜率向纵轴偏移,说明 Crs 增大,向横轴偏移则说明 Crs 下降(图 28-17)。

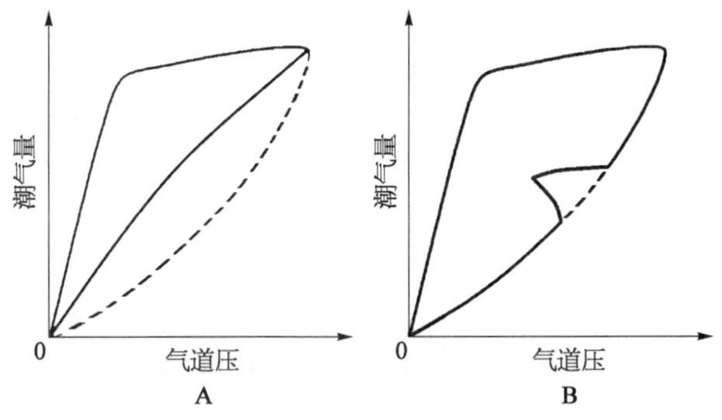

图 28－15　吸气流量的 P－V 环

A：吸气支向呼气支普遍凹陷，提示吸气 F 不足。B：吸气支出现短暂凹陷，提示送气过程中出现吸气动作。虚线为理想曲线，曲线饱满。皆在第一象限，为控制通气，下同

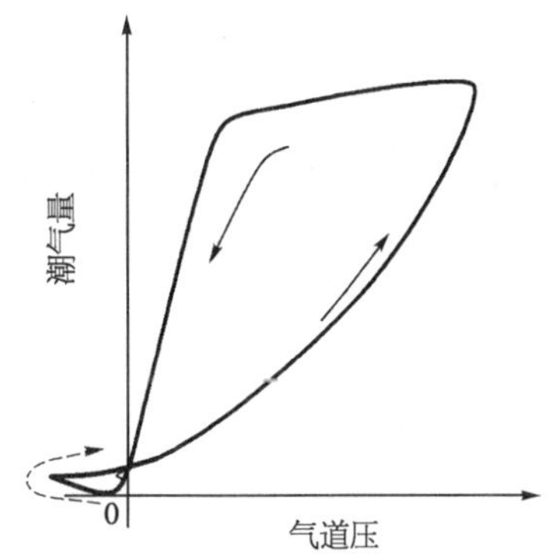

图 28－16　自主吸气触发的 P－V 环

曲线呈"8"字形，且明显向左侧突出，提示吸气触发压过大

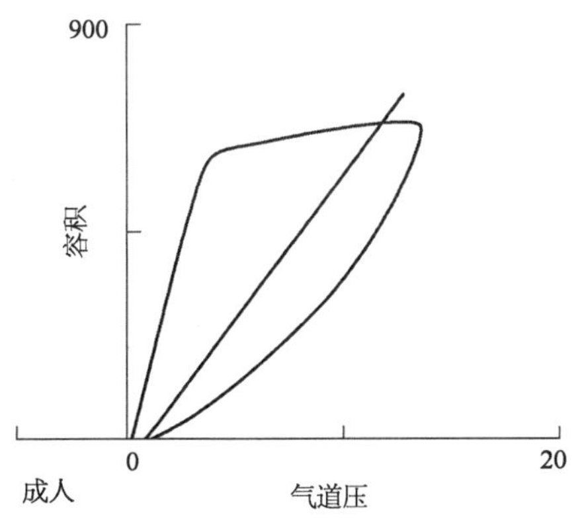

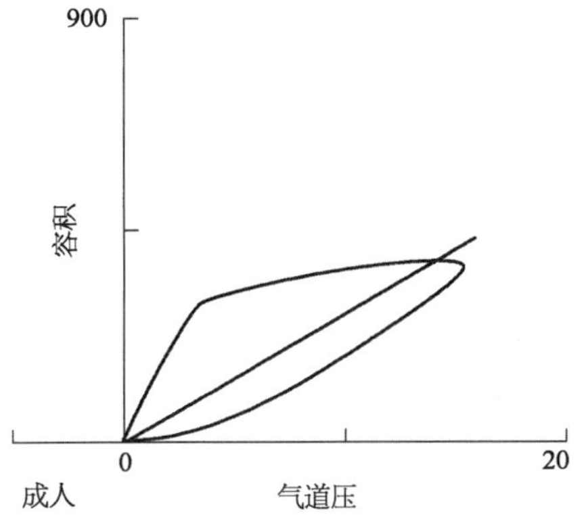

图 28－17　根据 P－V 环的斜率判断顺应性

在呼吸机设置不变的情况下，可根据 P－V 环吸气支斜率了解 Crs 变化。若 P－V 环向横轴倾斜(图 28－18A 实线)，增加了平坦部分，说明 Crs 降低；向纵轴偏斜(图 28－18A 虚线)，减少了平坦部分，说明 Crs 增加，因为后者的容积未变，压力降低。

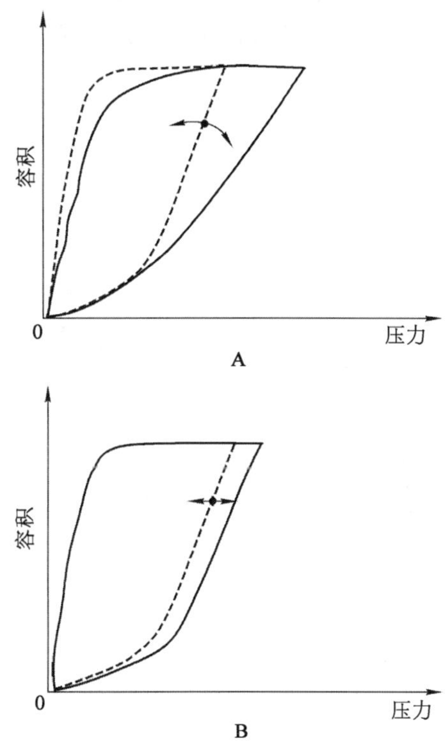

图 28－18　Crs 与 Rrs 变化的 P－V 环

A：Crs 变化的 P－V 环；B：Rrs 变化的 P－V 环

动态 P－V 环还可大体鉴别 Ers 和 Raw(或 Rrs)的变化，前者表现为斜率变化；后者表现为斜率不变，但出现左右移位，向右移位，Raw 或 Rrs 增大；反之则下降(图 28－18B)。

3. 其他　可准确判断漏气(图 28－19)。若呼气支不能回复 0 位与吸气支闭合，出现缺口，提示漏气；缺口越大，漏气量越多；结合纵坐标的标示可准确判断漏气量。

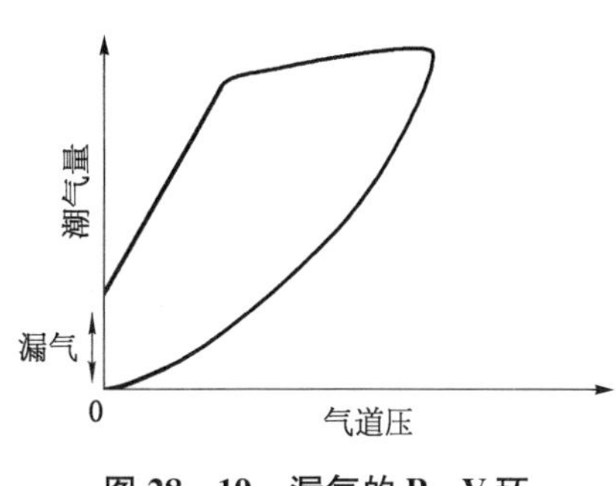

图 28－19　漏气的 P－V 环

(三) F-V环 详见第十五章第五节,本节针对MV时的动态监测简述如下。与自主呼吸的波形图不同,MV时F-V环的形态,特别是吸气相形态与通气模式直接相关,呼气相形态主要与Raw或呼气阀性能密切相关;不同程度的周围气道阻塞或陷闭表现出不同的变化(图15-9)。F-V环也能判断漏气存在和评估漏气程度(图28-20)。与其他波形图相似,呼气支不能回复至0点与吸气支闭合,出现缺口,提示漏气存在;缺口越大,漏气量越大。

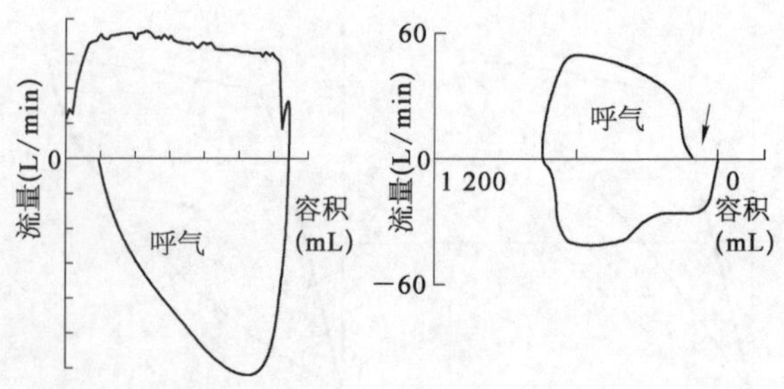

图28-20 存在漏气的F-V环

左图吸气支为方波,提示为A/C模式;右图吸气支不规整,无法判断通气模式

第五节 循环功能的监测

MV的目的不是单纯改善氧合,而是改善组织的氧供,循环功能在其中发挥核心作用;MV及基础疾病、并发症导致的循环功能障碍是影响预后的重要因素。循环状态的监测包括基础测定和完善测定,前者有BP、HR、心律、脉搏、皮肤弹性、尿量等;后者涉及普通导管监测、常规心脏超声测定、漂浮导管测定、脉搏指示连续心排血量(PiCCO)测定、右心超声测定,具体参数包括CVP、心排血量(CO)、中心静脉跨壁压(CVTP)、肺动脉楔压(PAWP)、PVR等基本指标和每搏输出量(SV)、脉压变异率(PPV)、收缩压变异率(SPV)、每搏输出量变异率(SVV)、下腔静脉宽度(IVCD)等特殊监测。本章重点阐述MV对循环功能的影响和基本监测,完善监测详见第八章第九节、第十节。

(一) 机械通气对循环功能的影响 需重点考虑两方面问题:MV对循环功能的影响特点;不同监测指标的价值和综合评价。

MV对循环功能的影响是多变的,并不单纯是抑制作用,不同情况下的特点不同,详见第十七章第二节、第三十六章,本节简述如下。

1. MV适当基本不影响循环功能 理论上,通气正压必然会压迫肺泡毛细血管、胸腔内静脉,减少回心血流量,从而降低CO和BP。但MV适当,且患者的心功能、前负荷、后负荷皆正常或基本正常,机体可通过一系列神经-内分泌调节和肺血管的自身调节机制维持回心血流量、PVR、CO和BP的稳定。患者的基本特点是Ppl稳定在正常范围,如-7~-5 mmHg;CVP基本不变或略高,如7~13 cmH_2O;临床表现为呼吸平稳,HR、BP稳定,尿量正常或减少不明显,周围循环功能良好。

2. MV明显抑制循环功能 临床过度强调,但主要见于应用对循环功能影响较大的通气方式和通气参数时,前者如控制通气或过度应用镇静剂和肌松剂、实事反比通气,后者如高水平PEEP、较长时间的Pplat、较高的Ppeak、较大VT等,皆可明显降低回心血流量、增大PVR,使CO降低;若合并血容量不足,CO和BP将明显下降。患者的基本特点是Ppl明显升高,甚至转为正压,如-3~2 mmHg;CVP升高,如从6~12 cmH_2O升至10~16 cmH_2O;临床表现为自主呼吸平稳或无自主呼吸,HR增快,BP降低或脉压差减小,尿量减少,皮肤苍白、弹性差。严重气道阻塞或通气不当导致的肺过度充气也可抑制循环功能,应注意鉴别。

3. MV适当改善循环功能 常被错误解读或忽视。MV可通过改善低氧血症、纠正呼吸性酸中毒、降低呼吸功来间接改善心功能。在心源性肺水肿患者中,直接发挥改善作用,适当通气正压降低左室跨壁压(后负荷),左室前负荷适度下降并维持在适当水平,使CO增加,HR减慢,BP改善。基本生理学特点:治疗后Ppl明显改善,但仍在偏低水平,如从-30~-20 mmHg逐渐升至-10~-5 mmHg;CVP逐渐升高至正常,如从-1~5 cmH_2O逐渐升高至6~10 cmH_2O;临床表现是深快呼吸逐渐转为平稳呼吸,HR减慢,BP趋向稳定,尿量增多,皮肤弹性改善。

4. MV不足抑制循环功能 理论和临床上皆比较重视避免压力和VT过大或镇静剂过度应用对循环功能的抑制作用,但忽视或错误解读通气不足或镇静剂不足的作用。通气不足不仅增加氧耗量、诱发呼吸肌疲劳、加重呼吸衰竭,还可直接诱发或加重肺水肿和左心衰竭。主要机制：人工气道过细、气道阻塞或呼吸机应用不当，导致通气阻力过大、通气动力不足、人机对抗，引起患者反射性呼吸增强、增快，氧耗量明显增大，加重呼吸肌疲劳和低氧血症；胸腔负压和肺间质负压显著增大，诱发负压性肺水肿；左室跨壁压（后负荷）增大，诱发或加重左心衰竭，并加重肺水肿，形成恶性循环。有基础心肺疾病，如冠心病、高血压、急性间质性肺炎、急性肺损伤的患者，心肺的防护功能下降，更容易发生上述问题。其他不适当的操作，如气管镜检查时间过长、吸痰时间过长、胸腔穿刺抽液过多等也容易导致上述异常。基本生理学特点：Ppl 明显下降，如下降至 -30～-20 mmHg；CVP 明显下降，如降至 2～8 cmH_2O或更低；临床表现为呼吸增强、增快或明显人机对抗，HR 增快，BP 升高或下降，尿量减少，皮肤苍白。

（二）循环功能基本指标的监测与综合评价　与气道-肺结构正常的健康人不同，呼吸衰竭患者 MV 时，反映循环功能的指标不仅受心功能和血容量的影响，也显著受肺部原发病、呼吸功能、MV、镇静剂和肌松剂应用、并发症和合并症的影响，从而表现出不同的特点。

1. *尿量*

（1）基本意义：是判断循环功能的基本指标。循环血容量不足的患者，通过机体代偿，肾、肠道、皮肤等器官、组织的循环流量首先减少，肾皮质血流减少，肾髓质血流相对增多，肾脏重吸收钠水增加，尿量减少。通气过度导致回心血流量减少和 CO 下降；通气不足导致左室后负荷增大和 CO 下降，最终皆可引起肾血流量减少和尿量减少，所以在无肾脏损害或明显损害的情况下，尿量是判断血容量是否充足和 MV 是否合适的较可靠标准。

（2）合适尿量的判断及处理对策：健康机体需 500 mL/24 h 尿液才能有效排出机体的代谢产物，故将 500 mL/24 h 作为少尿标准，1 500 mL/24 h 左右的尿量比较合适，低于 1 000 mL/24 h 多意味着细胞外液量减少、右心衰竭、MV 过度或不足。

（3）特殊情况下尿量的判断

1）应激反应：在重症创伤或感染初期，机体发生应激反应，肾脏重吸收钠、水的能力显著增强，尿量在 1 000 mL/24 h 也不一定有血容量不足，可能有细胞外液增加；分解代谢显著增强，代谢产物明显增多，排出代谢产物需要的尿量增加，故尿量在 500 mL/24 h 以上也可能发生肾前性氮质血症，适当应用利尿剂是必要的，而不是调整 MV。

2）渗透性利尿：在有或无糖尿病的患者中，应激反应导致反应性高血糖，出现高渗性利尿，尿量达 1 500 mL/24 h 也常有血容量不足，MV 对心功能的抑制作用显著增强，需适当补液和调整 MV。

3）高龄：肾脏的浓缩稀释功能减退，需要更多尿量排出代谢产物，因此尿量 1 000 mL/24 h 也可能存在血容量不足，MV 的抑制作用增强。

（4）尿量的计量时间：在急危重症患者中，无论是否 MV，血容量皆可在数小时内出现显著变化，故分别以 1 h 和 24 h 为单位计量尿量是必要的，单纯 24 h 计量不利于病情的判断。

2. *血压*　BP 下降也常作为判断血容量不足、通气过度或不足的标准，但临床上常忽视 BP 下降或升高的实际意义。

（1）血压降低的原因：原因众多，如失血或失液、心力衰竭、酸中毒、血管张力下降、MV 过度或不足，其中绝大多数为有效循环血容量不足，可能是疾病本身所致，也与 MV 过度或不足有直接关系，多伴尿量明显减少。

（2）低血压治疗及其问题：临床上习惯用升压药治疗，并降低通气压力或 VT；在效果不好的情况下，加大升压药的剂量和补液速度；病情恶化，继而出现肢体水肿，因此又一边升压、利尿，一边继续降低通气压力或 VT，病情进一步恶化。

（3）血压下降、血容量不足、水肿及处理对策：尽管存在水肿，但仅意味着组织间液增多。随着水肿加重，组织间液静水压升高，对毛细血管的压迫增强，毛细血管的血流阻力增大；毛细血管与组织细胞间氧的扩散距离增大；而通气压力、F、VT 不足进一步导致心功能减退和组织供血、供氧的恶化，形成恶性循环。因此，主要处理不是升压、利尿和降低通气压力，而是严格控制钠、水入量；补充胶体扩充血容量，用白蛋白、血浆或血浆代用品皆可；适当升高通气压力，降低左室后负荷。补充胶体后可小剂量应用利尿剂。

（4）利尿剂应用：在血容量不足的情况下，肾小球滤过率显著下降，利尿是无效的；若利尿有效，则降低有效血容量，加重 MV 对循环功能的抑制。

（5）血压升高：早期、轻度血容量不足或 MV 不当，应激反应增强，特别是交感神经-儿茶酚胺兴奋，BP 升高，伴 HR 增快。

3. *皮肤改变*

（1）颜色改变：无明显贫血的情况下，皮肤苍白意味着有效血容量不足,尤其是青壮年和无皮肤病变的患者;对老年人价值较低,因为老年人皮肤多苍老、皱缩。若出现皮肤花斑样改变,多意味着严重周围循环障碍。

(2) 饱满度和弹性:皮肤比较饱满、发亮,出现凹陷性水肿,是细胞外液增多的指征,但有效血容量可能仍不足。水肿明显的患者多存在血容量不足,少部分血容量增多,与心功能、血浆胶体渗透压直接相关。皮肤皱缩则是细胞外液和血容量不足的表现。检查臀部、背部等低垂部位更有价值。

(3) 慢性水中毒:在长时间住院的老年或危重患者中容易发生,以细胞内水肿为主,主要特点为皮肤饱满、发亮;上腔静脉引流的面部、颈部软组织和下垂部位(如背部、臀部等)的软组织明显增厚;皮肤的压迫性凹陷可不明显。下肢血液回流好,常无水肿。水中毒可以是血容量不足或增多,主要取决于血浆白蛋白水平和心功能状态。

(4) 皮肤温度:对循环状态的判断比较可靠,四肢末梢温暖提示循环血量充足,四肢发凉提示循环功能不良。

(5) 手背部静脉:如果手下垂4～5 s,手背静脉不充盈,提示循环血容量不足;相反,若举手4～5 s手背静脉不排空,提示循环血容量过多。

4. 脉搏　循环血容量不足出现脉搏细弱、增快,但单纯脉搏增快受多种因素影响,对判断血容量不足价值不大。

5. 经皮动脉血氧饱和度(SpO_2)　SpO_2主要反映末梢循环功能和氧合状态,血流量充足时,SpO_2随SaO_2变化;肺气体交换较好时,SpO_2随血流量变化,且数分钟即可出现明显变化,如CO下降导致外周血灌注不足时,SpO_2在2 min内即可出现变化。必要时查动脉血气。

6. 中心静脉压　CVP是反映循环血容量和右心功能的综合指标,但实际应用时有较多问题,静脉壁非常薄,不仅受血容量和右心功能影响,也显著受Ppl等影响,其测定结果的评价更复杂(详见本章第六节)。

7. 心排血量和每搏输出量　普通心脏超声检查容易判断。低血容量休克、肺动脉高压、MV过度或不足抑制心功能时,CO与SV均降低。

8. 小结　单一指标、一次检查的意义有限,多指标综合、连续、动态监测有助于判断循环功能、危重症患者液体复苏效果、MV对循环功能的影响,如MV过度导致回心血流量不足,反之MV不足则导致左室后负荷增大,两者都可导致CO降低、HR增快、末梢循环恶化等表现,但前者为控制通气或以控制通气为主,呼吸平稳,BP下降,CVP升高;后者呼吸增强,人机对抗,BP升高,CVP下降。前者需减少或停用镇静剂,降低通气支持强度,适当补充血容量;后者则需增强通气支持强度,适当应用镇静剂等。

即使对基本指标综合评价,仍有不足,复杂患者需增加新的监测手段和指标(详见第八章第九节、第十节)。

第六节　中心静脉压评价的误区与对策

CVP是胸腔内大静脉压强与大气压的差值,主要反映右心前负荷和右心功能,正常值为6～12 cmH_2O,临床应用较多,但有较多误区,部分章节有涉及,本节系统阐述。

一、传 统 认 识

一般认为CVP升高提示右心前负荷过高或右心衰竭,CVP下降提示容量负荷不足。在右心功能正常的情况下,CVP对判断血容量非常可靠;CVP下降,血容量不足;反之血容量增加。对于已知或怀疑存在心力衰竭的休克患者,CVP监测有助于防止液体复苏过度。

二、认 识 误 区

(一) 胸腔内压的影响　与动脉不同,静脉壁非薄,CVP不仅与血容量、心功能、血管活性药物等有关,更与Ppl变化显著相关,如MV压力较高、胸腹部手术局部束带固定或大量腹水患者,Ppl显著升高,CVP明显升高;MV压力或流量不足、急性左心衰竭、急性肺实质疾病、大气道阻塞等原因导致呼吸增强、增快时,Ppl显著下降,CVP下降。因此CVP显著受Ppl影响,CVP下降不一定有血容量不足,上升也不一定有血容量过多或右心衰竭。

(二) 其他影响因素　心包积液、三尖瓣反流、大剂量应用血管收缩剂也可引起CVP升高，容易判断。

（三）特别容易被忽视的影响因素

1. Ppl下降降低CVP　急性肺水肿或肺损伤、MV压力或流量不足、严重人机对抗的患者，由于呼吸运动代偿性增强，CVP多下降。

2. PEEP与CVP的关系不恒定　MV患者，PEEP对CVP的影响不确定，随肺实质和胸廓（包括横膈）顺应性等因素变化，用中心静脉导管的实测压力减去PEEP表示CVP是错误的。

（1）正常肺：由于肺实质阻力（主要是弹性阻力）的影响，PEEP在向胸腔传导的过程中会逐渐降低，而PEEP导致的肺容积增大则使胸廓的限制和压迫作用增强，两者共同影响Ppl和CVP变化。中低水平PEEP向胸腔传导以及胸廓的限制作用有限，CVP变化不大，即CVP的变化幅度显著小于PEEP；高水平PEEP使肺容积明显增大，胸廓的限制作用增强，CVP明显增大，即CVP变化的幅度逐渐接近于PEEP。

（2）肺实质疾病：如感染、水肿、损伤、增生，肺弹性阻力明显增大，黏性阻力和惯性阻力也明显增大，并对呼吸运动产生影响。PEEP主要消耗在克服肺的弹性、黏性和惯性阻力上，传导至胸腔的压力显著减少，CVP的变化幅度也明显减小。

（3）阻塞性肺疾病：导致肺容积显著增大，PEEP对CVP的影响增大，但在不同疾病状态有较大差异。COPD患者主要表现为气道陷闭和PEEPi，中低水平的PEEP可有效对抗PEEPi，不会加重肺容积增大，不影响CVP；哮喘患者主要表现为气道阻塞和高水平PEEPi，PEEP常导致肺泡内压和CVP升高。

（4）胸膜和胸廓疾病：多导致Ccw下降，伴黏性或惯性阻力增加，胸廓的限制作用增强，CVP的变化幅度增大。

进行MV的危重症患者存在上述各种情况的机会较大，故CVP的变异范围大，与血容量和右心功能的相关性显著减弱。

（四）中心静脉压的替代指标　中心静脉跨壁压（CVTP）是CVP与Ppl之差。由于排除了Ppl的影响，是反映循环血容量和右心功能的较可靠指标。但该指标的测定较麻烦，需同时测定CVP和Ppl（或Pes），故主要用于理解心肺疾病的生理学特点和进行试验研究。

第七节　动脉和静脉血气的监测

临床上常用动脉血气监测评价肺气体交换情况以及通气模式和参数设置的合理性。非常规动脉血气指标监测、静脉血气和局部器官血气监测也逐渐增多。

一、常规动脉血气

常用参数为PaO_2、SaO_2、$PaCO_2$、pH、实际碳酸氢盐（$[HCO_3^-]$、AB）、标准碳酸氢盐（SB）、实际碱剩余（ABE）、血液标准碱剩余（BEb）、细胞外液标准碱剩余（BEecf）；一般动脉穿刺抽血主要选择桡动脉、肱动脉、股动脉，也可动脉内保留导管监测。目前，血气分析仪自动化程度高，设置好要求，即可按要求自动定标，用试剂包测定，多同时测定电解质离子的浓度。

1. 动脉血气分析结果的合理评价　动脉血气合适不一定是各指标皆正常，而是常允许更大的范围，部分情况下超出正常值范围。

（1）氧合与氧疗的特点：① 氧离曲线呈S形，$PaO_2 \geq 60$ mmHg可保障适当氧合（$SaO_2 \geq 90\%$）；PaO_2明显升高，SaO_2增加有限；$PaO_2 < 60$ mmHg时，两者的变化接近线性关系，随着PaO_2降低，SaO_2显著下降。② 在COPD、中枢性低通气等慢性呼吸系统疾病患者中，FiO_2升高可诱发或加重$PaCO_2$升高；长期卧床、麻醉、控制通气或自主呼吸较弱的患者，FiO_2升高容易发生重力依赖性肺泡萎陷、坠积性肺炎；$FiO_2 > 60\%$容易发生氧中毒，诱发或加重肺损伤或肺感染。

（2）酸碱特点与处理原则：$PaCO_2$、$[HCO_3^-]$主要通过pH影响机体代谢；无论两者水平如何，碱血症使氧离曲线左移，抑制氧合血红蛋白释放氧，诱发或加重组织缺氧，机体对碱血症的耐受程度远低于酸血症。

（3）基本治疗目标：绝大部分情况下，PaO_2 60～80 mmHg、SaO_2 90%～97%、pH 7.3～7.45是合适的；$PaCO_2$不作为主要疗效评价指标，只要pH在合适范围，$PaCO_2$正常或高于正常（一般＜70～

80 mmHg)或低于正常(一般≥30 mmHg)皆是可以接受的。

(4) 诊断和评价标准：与治疗目标差别巨大，强调 $PaCO_2$ 反映通气功能，无论是否充分代偿或合并代谢性酸碱紊乱，$PaCO_2$ 升高提示通气不足，多数是肺通气功能减退所致，少部分是代谢性碱中毒代偿，两者的病情特点和临床处理有巨大差别。$PaCO_2$ 下降提示通气过度，多数是肺内或肺外疾病刺激呼吸增强或 MV 过度导致的呼吸性碱中毒；少部分是代谢性酸中毒代偿，不同疾病或病情特点不同，临床处理也有巨大差异。不赘述，见第三章。

2. 特殊情况下动脉血气分析结果的评价　若存在严重、持续的换气功能障碍，需持续高压力和高 FiO_2 时，为降低 VALI 的发生率，SaO_2 在 85%～90%是可以接受的，但要保障血红蛋白浓度(Hb)≥90 g/L，CO 正常；同样需降低通气压力，允许 $PaCO_2$ 适当升高，pH≥7.2～7.25。若存在颅内高压或需抑制自主呼吸以改善人机配合时，也可使 $PaCO_2$ 适当下降，允许 7.45<pH≤7.50。

3. 动脉血气的动态观察　是判断病情总体变化、治疗效果和调整 MV 的重要依据。动态观察时，PaO_2 较 SaO_2 敏感，但 PaO_2<60 mmHg 时，两者有较高的相关性，敏感性相似。

二、组织氧合功能的监测

1. 基本参数　主要有混合静脉血氧分压(partial pressure of oxygen in mixed venous blood，$P\bar{v}O_2$)和饱和度(oxygen saturation in mixed venous blood，$S\bar{v}O_2$)。PaO_2 和 SaO_2 是反映肺氧合功能的参数；$P\bar{v}O_2$ 和 $S\bar{v}O_2$ 是反映肺氧合功能、循环功能、组织利用氧能力的综合参数；两者综合分析对判断组织缺氧的环节和原因有重要价值。PO_2<60 mmHg 时，$P\bar{v}O_2$ 与 $S\bar{v}O_2$ 有良好的线性关系，故实际应用时可单用一个参数。与组织氧合功能有关的参数还有氧耗量($\dot{V}O_2$)、心排血量($\dot{Q}t$，CO)、动脉血氧含量(CaO_2)、混合静脉血氧含量(oxygen content in mixed venous blood，$C\bar{v}O_2$)，以及血乳酸浓度(blood lactate concentration，Lac)、血乳酸清除率等。根据公式：$\dot{V}O_2=\dot{Q}t(CaO_2-C\bar{v}O_2)$，则有 $C\bar{v}O_2=CaO_2-\dot{V}O_2/Qt$；$C\bar{v}O_2=S\bar{v}O_2\times Hb$。故 $C\bar{v}O_2$ 受 $\dot{V}O_2$、Qt、CaO_2 等影响。

2. 正常值　$P\bar{v}O_2$、$S\bar{v}O_2$ 分别为 36～40 mmHg 和 73%～83%，$CaO_2-C\bar{v}O_2$ 为 50～55 mL/L。

3. 临床意义　$PaO_2(SaO_2)$ 和 $P\bar{v}O_2(S\bar{v}O_2)$ 同时下降，$CaO_2-C\bar{v}O_2$ 正常，为单纯肺氧合功能障碍。$PaO_2(SaO_2)$ 基本正常，$P\bar{v}O_2(S\bar{v}O_2)$ 下降，$CaO_2-C\bar{v}O_2$ 增大，为周围循环障碍或组织代谢增强。$PaO_2(SaO_2)$ 和 $P\bar{v}O_2(S\bar{v}O_2)$ 同时下降，$CaO_2-C\bar{v}O_2$ 增大，为肺氧合功能障碍伴心力衰竭或周围循环障碍，应注意 MV 对循环功能的抑制作用。$PaO_2(SaO_2)$ 升高，$P\bar{v}O_2(S\bar{v}O_2)$ 基本不变，$CaO_2-C\bar{v}O_2$ 不变，说明氧疗、MV 或液体复苏等措施使肺氧合功能明显改善。$PaO_2(SaO_2)$ 稳定，$P\bar{v}O_2(S\bar{v}O_2)$ 增大，$CaO_2-C\bar{v}O_2$ 下降，提示组织氧耗量降低，比如降温治疗、应用镇静剂和肌松断剂；或存在肺外分流。

三、气体交换障碍的监测和原因评价

1. 氧合指数　PaO_2 随 FiO_2 增加而增大，故用 PaO_2 评价氧合功能的敏感性和特异性皆较差，氧合指数($OI=PaO_2/FiO_2$)降低了 FiO_2 对 PaO_2 的影响，使变化范围减小，特异性和敏感性升高。OI 正常值为 430～560 mmHg，理论上的最大值为 660 mmHg。由于 OI 的测定和计算简便易行，已成为衡量换气功能的最常用参数，也是 ARDS 诊断和分级的主要参数。

2. 静动脉血分流率($\dot{Q}s/\dot{Q}t$)　FiO_2 100%时测定，最大限度地排除了弥散功能和 $\dot{V}/\dot{Q}$ 失调对 PaO_2 的影响，故可近似反映肺内分流量；可用心导管准确测定，也可用经验公式换算。

$$\dot{Q}s/\dot{Q}t=\frac{P_{(A\text{-}a)}O_2\times 0.003\,1(1.0)}{5+P_{(A\text{-}a)}O_2\times 0.003\,1(1.0)}$$

其中 1.0 表示 FiO_2 为 100%，吸纯氧 20 min 后测定。$P_{(A\text{-}a)}O_2$ 是肺泡气氧分压(P_AO_2)与 PaO_2 的差值。5 为正常静息状态下动脉-混合静脉血氧含量差，随机体代谢率和 PaO_2 变化；患者习惯用 3.5，对代谢率低的 COPD 等慢性呼吸衰竭患者和控制通气患者是合适的；多数情况下，需要测定 $\dot{Q}s/\dot{Q}t$ 患者的代谢率升高，如 ARDS，仍以 5 更合适。MV 时测定 $\dot{Q}s/\dot{Q}t$ 要简单得多，将 FiO_2 调至 100%，20 min 后测定动脉血气，将 PaO_2 和换算出的 P_AO_2 代入公式即可。

(1) $\dot{Q}s/\dot{Q}t$ 的简易计算：以 700 mmHg 作为吸空气时 PaO_2 的近似最高值，$\dot{Q}s/\dot{Q}t\approx 0$；$PaO_2$ 降低 100 mmHg，$\dot{Q}s/\dot{Q}t$ 大约增加 5%。

(2) 正常值：健康人 $\dot{Q}s/\dot{Q}t$ 为 2%～3%，不超过 5%；主要是心内分流。

3. 肺泡动脉血氧分压差

(1) 计算：$P_AO_2=(PB-P_AH_2O)FiO_2-P_ACO_2/R$。$P_AO_2$ 吸空气时正常值约为 104 mmHg；PB 为大气压，正常值为 760 mmHg；P_AH_2O 为肺泡气饱和水蒸气压，正常值为 47 mmHg；P_ACO_2 为肺泡气 CO_2 分压，一般等于 $PaCO_2$；R 为呼吸气体交换率，一般为 0.85。

(2) 正常值：健康人有低水平分流，故 FiO_2 越高，$P_{(A-a)}O_2$ 越大；随着年龄增大，$P_{(A-a)}O_2$ 增大。FiO_2 21%时，为 15～20 mmHg，≤30 mmHg；FiO_2 100%时，为 22～75 mmHg。

4. PaO_2/P_AO_2　较上述参数更恒定，范围为 0.90～0.93，一般>0.78 即为正常；测定不方便，限制了其临床应用。

5. 生理无效腔与潮气量比值(VD/VT)　需测定混合呼出气 CO_2 分压(partial pressure of carbon dioxide in mixed expired gas，P_ECO_2)和 $PaCO_2$。根据波尔方程：$VD/VT=(PaCO_2-P_ECO_2)/PaCO_2$。正常值 0.35～0.45。常用于评价气体交换效率，也可作为撤机指标，VD/VT>0.6 提示肺功能非常差，撤机困难。

6. 简单判断　弥散功能减退、$\dot{V}/\dot{Q}$ 失调和静动脉血分流对氧合功能的影响不同。在单纯分流或以分流为主的患者中，给予低浓度或高浓度氧疗，PaO_2 变化皆不大；若提高 FiO_2 后，PaO_2 明显升高，说明低氧血症主要是 $\dot{V}/\dot{Q}$ 失调所致；单纯弥散功能障碍导致低氧血症罕见，主要见于肺毛细血管扩张症。

7. 小结　OI、$\dot{Q}s/\dot{Q}t$ 和 VD/VT 测定方便，能综合反映肺气体交换功能变化和 MV 效率，是最常用的评价参数，对指导 MV 有较大价值。

第八节　组织氧代谢的评价

如上节所述，动脉血气和静脉血气联合监测对重症 MV 患者更有价值，实际涉及周围组织氧合和代谢情况，即组织氧代谢，有必要完善阐述。

氧代谢概念改变了休克的评估方式，使休克复苏由狭义的血流动力学调整向细胞氧代谢调控转变。传统的临床监测指标往往不能对组织氧合改变做出敏感反应，经过治疗后的 HR、BP 等指标也可在组织灌注与氧代谢未改善前趋于稳定。因此，同时监测和评估全身血流灌注指标和局部组织灌注指标更有价值。前者如动脉血氧运输量(DaO_2)、$\dot{V}O_2$、Lac、$S\bar{v}O_2$ 或中心静脉血氧饱和度($ScvO_2$)；后者如胃黏膜内 pH(gastric intramucosal pH，pHi)和 CO_2 分压(gastric mucosal partial pressure of carbon dioxide，$PgCO_2$)等。

1. DaO_2 和 $S\bar{v}O_2$　可以作为休克早期复苏效果评价的良好指标，动态监测价值更大。目前比较公认的液体复苏的终点为 $S\bar{v}O_2$>70%。由于测定较困难，DaO_2、$S\bar{v}O_2$ 用于指导液体复苏或 MV 缺少有力的循证医学证据。

2. 动脉血乳酸浓度　Lac 升高是反映组织缺氧的高度敏感标准，且检测简单、方便，在重症感染或休克患者的监测中有重要价值。正常值≤1 mmol/L，危重患者≤2 mmol/L。

任何原因(包括基础病、并发症和 MV)的休克和低灌注都将导致有氧代谢障碍，无氧代谢增强，血乳酸堆积，形成高乳酸血症。血乳酸浓度升高常先于休克的其他征象；持续动态监测对休克的早期诊断、评价组织缺氧、指导液体复苏及预后评估皆有重要意义。以乳酸清除率的正常化作为复苏终点比传统的 BP、尿量、DaO_2 更有优势。

研究结果显示，高乳酸血症迅速恢复正常(<12～24 h)提示预后良好；持续(>48 h)高水平(>4 mmol/L)提示预后不良。

高乳酸血症也可见于应激状态、肝功能不全、碱血症等情况，因此结合临床表现、其他检查结果，进行综合和动态监测才更有意义。非缺氧所致的高乳酸血症，一般<3 mmol/L，乳酸/丙酮酸≤10∶1；且缓冲系统正常发挥作用，pH 正常；缺氧所致的高乳酸血症则较严重，且常伴酸血症。

3. 血乳酸清除率(clearance of lactic acid)　初始动脉血乳酸浓度和观察点动脉血乳酸浓度的差值与初始结果的比值，较单纯血乳酸浓度能更好地反映患者预后。

4. pHi 和 $PgCO_2$　是反映胃血流灌注和病理损害的指标，也能够反映全身氧合与代谢状态，对评价治疗效果有一定的价值。

5. 客观评价　尽管血流动力学指标较氧代谢指标的变化有一定的滞后性和不一致性，但多数情况下两者变化是一致的,故常规仍采用一般情况和血流动力学指标评价循环功能,同时结合部分测定较方便的氧代谢指标,主要是静脉血氧合指标和血乳酸浓度。

第九节 无创动脉血气的监测

随着监测技术的不断发展和完善,经皮测定动脉血氧饱和度、氧分压、CO_2分压测定等成功应用于临床,但广泛应用、可靠度高的是 SpO_2,其次是呼气末 CO_2 分压(partial pressure of end-tidal carbon dioxide, $PetCO_2$),其他总体应用少,在MV患者中的价值更低,故本节阐述前两者。

一、经皮血氧饱和度测定

测定装置是脉氧仪(pulse oximeter),是一种无创性监测脉搏和毛细血管血氧饱和度的仪器,能根据不同组织吸收光线的波长差异,对每次随心搏进入手指、耳垂或其他血管丰富组织内的搏动性血流进行监测,包括对血红蛋白进行光量和容积测定。基本方法有两种:分光度测定法和容积记录测定法。可无创、连续监测氧饱和度和脉搏,测得的血氧饱和度称为经皮动脉血氧饱和度(percutaneous arterial oxygen saturation),实际是毛细血管的血氧饱和度,简写为 SpO_2,以示与抽动脉血气 SaO_2的区别。SpO_2与 SaO_2 的相关性非常好,数值也非常接近。

(一) 基本特点 脉氧仪使用方便,不需定标,可随时使用或连续监测,同时显示脉搏,已常规用于重症患者的呼吸和循环功能监测。

(二) 测定方法

1. *准备* 首先根据年龄、体重、不同的测定部位选择合适的探头。

2. *具体应用方法* 测定前根据成人、儿童分别调定 SpO_2、脉率的上下限和报警响度。测定时将探头固定在毛细血管丰富的部位,如手指、足趾、耳垂、足背等,数秒后会显示脉率和 SpO_2。手指探头最常用,其次是耳探头,对于寒冷所致低灌注患者,手指探头优于耳探头;用脉搏信号强度可确定具有强搏动信号的手指,一般置于较大手指,使光线从指甲透过。

3. *注意事项* 避免与测量血压的袖带或动脉穿刺装置在同一肢体,以免影响测定结果。当探头放置于静脉输液部位和有血管收缩的肢端时,测定结果可能下降;肢体颤抖及人为摆动也会引起误差。尽管脉氧仪的总体稳定性好,但出现稳定性下降或损坏并不少见,应用时先评价,确定准确后应用;在应用过程中,若测定结果高度可疑时,也需要评价,必要时更换。

(三) 临床应用 相对于 SaO_2,SpO_2 应用更广泛。

1. *指导氧疗和MV* 监测 SpO_2能及时发现低氧血症及程度;合理氧疗,通过调节 FiO_2及给氧方式可迅速改善低氧血症;SpO_2还可代替 SaO_2指导进行MV的时机;SpO_2监测与其他监测方法结合,对选择通气模式、调整通气参数,并为撤机和拔除气管导管提供参考。

2. *用于有创检查或治疗(高危)患者* 在血液透析、支气管镜检查、心律失常电复律等诊疗操作时,监测 SpO_2可提高操作的安全性。

3. *睡眠时氧合功能监测* 结合其他监测方法可对不同类型的睡眠呼吸紊乱进行诊断和分级,并为临床治疗提供依据。

4. *外科手术和麻醉中的应用*

(1) 术前监测:术前 SpO_2结合肺通气功能检查,可评价慢性呼吸系统疾病、神经-肌肉疾病、肥胖和高龄患者等特殊人群对麻醉和手术的耐受性。

(2) 麻醉和手术监测:当全身麻醉(全麻)气管插管时,氧疗或通气暂停,监测 SpO_2可及时了解低氧血症的情况。插管成功后,监测 SpO_2有助于了解导管位置是否正确。全麻过程中,SpO_2下降常见于气管导管滑出、气管导管扭曲、导管回路漏气或吸入一氧化氮浓度过高等;少见病因有肺空气或血栓栓塞、脂肪栓塞、气胸等。高龄患者麻醉时,特别是高位硬膜外阻滞时,即使低浓度麻醉药,仍可发生低氧血症,SpO_2常下降至 87%～95%,氧疗是必要的。坐位手术时连续监测 SpO_2有助于预测气栓塞。

(3) 术后早期监测:可判断患者是否需要氧疗、何时能转出ICU。术后患者在转运途中,低氧血症(SpO_2<90%)的发生率为 24%～61%,因此术后转运常规氧疗。

5. 围产医学的应用　与成人和儿童相比，新生儿相对处于低氧状态，PaO_2常处于氧解离曲线的陡直段。SpO_2可评价新生儿气道管理和呼吸复苏的效果。新生儿娩出后屏气、喉痉挛时SpO_2下降；面罩吸氧或气管插管MV后可使SpO_2迅速上升。新生儿ARDS治疗时，为避免氧中毒，可利用SpO_2的高限报警调节FiO_2。

6. 循环功能监测　主要用于评价末梢循环功能，$PaO_2 \geqslant 60$ mmHg、$SaO_2 \geqslant 90\%$，$SpO_2 < 90\%$或波动幅度大，提示末梢循环功能障碍；也可监测和评价局部侧支循环血流量是否充足、移植组织的主要动脉是否开放、肠管的存活能力等。

7. 其他　癫痫发作时，SpO_2平均降低14.5%，故可评价癫痫发作时的缺氧程度及可能对机体的影响；综合分析SpO_2和波形可监测心肺复苏措施的效果；以外周血流增加为指征，可评价交感神经阻滞的效果。

（四）影响SpO_2监测结果的因素

1. 脉搏强弱　脉氧仪根据动脉搏动产生的吸光度变化测定，故换能器必须放于有搏动性血流通过的部位。任何使搏动性血流减弱的因素，如寒冷、交感神经过度兴奋、动脉硬化都会减低监测效能。体外循环停跳期和心脏骤停的患者无法监测。静脉血流搏动是病理性干扰，常发生在右心衰竭、三尖瓣关闭不全和CVP升高的患者，将患者手抬高过头可得到正确读数。

2. 血红蛋白的质和量　贫血、血液过度稀释会影响测定的精确性。成人血液主要是氧合血红蛋白（HbO_2）和去氧血红蛋白（HHb），有微量高铁血红蛋白（MetHb）和碳氧血红蛋白（COHb）。MetHb吸收红光多于HbO_2，且在波长940 nm时的光吸收最强；随着MetHb浓度升高，SpO_2与SaO_2相关性逐渐变弱，SpO_2读数偏低；COHb使SpO_2读数偏高。

3. 探头放置部位　在FiO_2迅速变化的情况下，将探头放在耳垂、鼻部、面颊等靠近心脏的中心部位可更快反映SpO_2变化；放置在手指、足趾等远离心脏部位则反应较慢。

4. 皮肤和指甲的情况　脉氧仪对不同肤色人种的精确性相似。高胆红素血症时COHb增高，可能造成测定结果偏高。指甲对光的吸收是非波动性的，理论上指甲光泽不影响SpO_2读数；但实际监测显示指甲光泽度能影响SpO_2的精确性，蓝、绿、黑色指甲能使SpO_2读数偏低。指甲过长、指甲真菌感染也会影响读数。

二、呼出气二氧化碳分压测定

$PetCO_2$测定方便，可较好反映$PaCO_2$，但影响因素众多，合理评价更重要；呼出气PCO_2波形图价值更大；总体而言，对MV患者的价值有限，且多有更好的替代方法。

（一）测定原理及方法　二氧化碳测量计（capnometer）是根据不同原理测定呼出气或其他气体中CO_2浓度或分压的仪器，包括红外线分析仪、质谱仪、拉曼散射分析仪、声光分光镜和化学CO_2指示器等，临床上最常用红外线分析仪。

1. 红外线分析仪测定PCO_2的基本原理　当呼吸气流经红外线传感器时，红外线光源的光束透过气体样本，由红外线检测器测定红外线的光束量。因CO_2能吸收特殊波长的红外线，光束量衰减，故可通过电子测量系统和微机测量换算出$PetCO_2$和PCO_2波形图。红外线CO_2分析仪还配有光限制器、游离CO_2参考室及温度补偿电路等，保障读数稳定。

2. 测定PCO_2的基本方法　CO_2分析仪分为旁流型和主流型两种，后者的测定腔（管）直接置于气道上，前者则通过非常细的导管将气道内气体抽吸到测定腔内。有些装置（如比色法CO_2分析仪）只能用于主流监测，有些装置（如质谱仪和拉曼散射分析仪）只能用于旁流监测；红外线分析仪可主流或旁流监测。

（1）主流型：优点是几乎立即产生PCO_2曲线图。缺点是在处理过程中容易受损伤；额外增加人工气道重量，增加气道移位的可能性；增加机械无效腔；水蒸气可冷凝在样品腔，使测定结果不准确，故使用过程中需常规加热传感器。不能用于自主呼吸患者。

（2）旁流型：优点是解决了主流型传感器的不足，但从气道内抽吸气体也会产生相应问题。比如取样管路容易被分泌物或冷凝水阻塞，从气道取样至测定腔需要一定时间，测定结果显示会延迟。延迟时间长短与取样管路的长度、内径和抽吸速率有关。如果抽吸速率过低或管路过长，会使PCO_2波形图失真。还要注意将取样部分置于合适位置，以避免室内空气或新鲜气流对采样的污染。

3. 测定要求　使用前应常规将采样管与大气同时调0，使基线位于0点；定期用标准浓度的CO_2气体进行定标，以保证测定的准确性。还需注意防止水蒸气、分泌物、治疗用气雾液等积聚、阻塞采样管。有些仪器可定期自动清洗以保持采样管的通畅,但不能完全避免。若水分进入分析室污染传感器会使仪器失灵,因此应将采样管置于高于患者气道的位置,减少液体流入导管的机会。导管被水汽阻塞时,应及时清洗或更换。

(二) $PetCO_2$测定的临床意义 评价$PetCO_2$和PCO_2波形图的价值主要涉及三个问题:① 在呼吸和循环功能正常或基本正常的患者中,动脉血-肺泡气CO_2分压差,即$P_{(a-A)}CO_2$非常小,肺泡气CO_2分压(P_ACO_2)可较准确反映$PaCO_2$,$PetCO_2$等于P_ACO_2,故$PetCO_2=PaCO_2$。② 通过体外循环进行心内直视手术后,$P_{(a-A)}CO_2$增大,$PetCO_2$不等于$PaCO_2$,应同时监测$PetCO_2$和$PaCO_2$。③ 对于心肺血流变化较大或肺功能较差的患者,$P_{(a-A)}CO_2$较大,不能用$PetCO_2$估测$PaCO_2$,只能作为粗略参考。

1. 影响呼出气PCO_2测量结果的因素

(1) $PetCO_2$与$PaCO_2$的关系:细胞代谢产生CO_2,通过体循环到达肺循环,弥散至肺泡,随呼气排出。正常细胞内PCO_2最高,为82~100 mmHg,混合静脉血或肺动脉血的$PCO_2<60$ mmHg(平均46 mmHg),肺毛细血管血与肺泡气平衡后,P_ACO_2降至约40 mmHg。

CO_2产生量($\dot{V}CO_2$)、肺泡通气量($\dot{V}$)和肺血流量($\dot{Q}$)是影响$PaCO_2$的基本因素,若$\dot{V}CO_2$不变,则$\dot{V}$和$\dot{Q}$是主要影响因素。血流少、通气多的肺区P_ACO_2低,反之升高。$PaCO_2$反映有血流灌注肺泡PCO_2的平均值(包括解剖分流部分)。$P_{(a-A)}CO_2$受VD/VT、$\dot{V}/\dot{Q}$、$\dot{Q}s/\dot{Q}t$等影响,由于CO_2弥散速度快,$P_{(a-A)}CO_2$极小,故P_ACO_2和$PaCO_2$几乎相等。

$PetCO_2$反映有通气肺泡PCO_2的平均值,易受无效腔气稀释。健康人肺泡无效腔可忽略不计,$PetCO_2$和P_ACO_2几乎相等,故$PetCO_2=P_ACO_2=PaCO_2$。

(2) 病理生理状态下的$PetCO_2$

1) 呼吸因素:VD/VT和$\dot{Q}s/\dot{Q}t$明显增大时显著影响$PetCO_2$,见于支气管-肺疾病,也见于呼吸机调节不当或呼吸机故障。前者如COPD、哮喘、肺不张、ARDS、肺水肿,后者如Paw过高、RR过快、VT太小、I∶E过短,以及呼吸机故障或回路新鲜气流不足造成CO_2重复吸入。以上皆可导致$PetCO_2$减小,CO_2重复吸入容易造成$PetCO_2$增大。

2) 循环因素:血容量减少、肺血流分布不均或肺血管栓塞时,肺血流量减少,通气量正常或相对过度,$PaCO_2$多正常或降低;受无效腔气稀释,$PetCO_2$下降。体循环改变对$PetCO_2$的影响较小,但严重低血压时$PetCO_2$降低。右向左分流的先天性心脏病患者与健康人的无效腔相似,故$PetCO_2$基本正常。

3) 年龄:随年龄增大,肺泡无效腔增大,$PetCO_2$降低,$P_{(a-A)}CO_2$增大。

4) 碳酸酐酶抑制剂:如乙酰唑胺使肺泡上皮细胞和血液的HCO_3^-变成CO_2延迟,$PetCO_2$降低,$PaCO_2$升高,$P_{(a-A)}CO_2$增大。

5) 体位:侧卧位可导致双侧肺呼气同步性变差,$P_{(a-A)}CO_2$增大。因此,疾病状态下,除非呼吸、循环功能基本正常,$PetCO_2$、P_ACO_2、$PaCO_2$三者不相等。

正确理解前述情况是评价$PetCO_2$监测意义的基础。

2. 代谢功能评价 监测$PetCO_2$可评估机体的代谢率。

(1) 正常自主呼吸:对于肺功能正常或较好的自主呼吸患者,代谢增加时,$\dot{V}_A$相应增大,$PetCO_2$不升高,$PetCO_2$对评估代谢率没有价值。

(2) MV:$PetCO_2$监测价值较大,有时$PetCO_2$升高可能是代谢增加的唯一准确标准。$PetCO_2$升高的代谢因素包括体温升高、寒战、抽搐、儿茶酚胺产生增加、输血、输入HCO_3^-过多过快、动脉阻断或止血带的释放、静脉高营养等。恶性高热时,$\dot{V}CO_2$增加,$PetCO_2$可突然升高3~4倍;经有效治疗后,$PetCO_2$首先下降,因此$PetCO_2$对恶性高热的诊断与疗效评价有特殊价值。

3. 循环功能评价

(1) 肺血流降低时的变化:若通气功能稳定,$PetCO_2$降低见于CO减少;若CO持续降低,$PetCO_2$升高。因为随着组织和静脉血PCO_2升高,转运至肺泡毛细血管的PCO_2升高,$PetCO_2$自然升高。心脏或胸腔血管手术操作、肺动脉导管嵌入和肺栓塞等皆可降低肺血流量;由于手术和麻醉抑制,严重肺栓塞导致的肺血流量减少更显著,VE、$\dot{V}_A$不增加或降低,CO_2排出减少,$PaCO_2$升高,但受无血流肺区无效腔气(其PCO_2接近0)稀释,$PetCO_2$多下降。若$\dot{V}_A$正常或反射性增大,则在血流量正常的肺区,CO_2排出增多,$PetCO_2$和$PaCO_2$皆下降;由于受无血流肺区无效腔气稀释,$PetCO_2$下降更显著。

(2) 心肺复苏时的变化:呼吸心跳停止,$PetCO_2$随呼吸和肺血流的停止而急剧降至0;心肺复苏后，随着肺血流和呼吸的出现而逐渐回升，若 $PetCO_2$＞10 mmHg，则复苏成功率高。在心肺复苏过程中，用 $PetCO_2$ 确定循环功能的恢复较心电图、脉搏和血压更敏感。

4. 呼吸功能评价　$PetCO_2$ 和 PCO_2 波形图能持续监测 CO_2 排出情况，也能提供 RR 和 VT 的有关情况。

（1）指导麻醉和 MV：在自主呼吸患者中，$PetCO_2$ 有助于评估麻醉深度。呼吸机控制或辅助通气中，监测 $PetCO_2$ 可减少动脉血气分析的次数。

（2）指导气管插管：在有自主呼吸的患者中，PCO_2 测定能协助盲法经鼻或经口气管插管。气管导管达咽部后，可根据 CO_2 波形图和（或）PCO_2 峰值引导气管插管导管进入声门。PCO_2 测定也用于确定双腔气管导管的位置。

（3）监测气道情况：气管导管误入食管、呼吸暂停、导管滑脱、呼吸机功能障碍或采样管阻塞等，分析仪不能显示 PCO_2。气管导管部分阻塞、上气道梗阻、导管气囊漏气或部分连接脱落等，均可使 PCO_2 测定值降低。PCO_2 监测是确定气管导管情况的有效方式。

（4）反映通气功能和指导 MV：心肺功能正常或基本正常的患者，只要呼吸管理恰当，没有明显 VD 增大，血流动力学稳定，$PetCO_2$ 能准确反映 $PaCO_2$。在使用呼吸机或麻醉机时，先调节好 VE，并观察 $PetCO_2$ 变化，可迅速反映患者的通气情况；治疗过程中若 $PetCO_2$ 发生变化，可随时调节 VT 和 RR，从而保证适当 VE，避免通气过度或通气不足。

（5）指导撤机：连续监测 $PetCO_2$，可评价撤机过程中患者能否持续维持适当 $\dot{V}_A$，与脉氧仪同时应用可显著减少采集动脉血的次数。对于外科术后患者，撤机过程中的 $PetCO_2$ 与 $PaCO_2$ 有良好的相关性；但术后撤机通常不复杂，对监测的需求度低，故实际价值不高。高碳酸血症患者多存在明显的肺内气体分布不均，$PetCO_2$ 常明显低于 $PaCO_2$，且缺乏规律，对撤机无指导价值；反之，若为单纯低氧血症，两者的相关性好，$PetCO_2$ 对指导撤机有一定帮助。

（6）监测呼吸肌疲劳：随着呼吸肌疲劳加重，必然逐渐出现 $\dot{V}_A$ 下降和 $PaCO_2$ 升高，伴 $PetCO_2$ 升高；在 $\dot{V}_A$ 下降前，患者多已出现胸腹矛盾运动、三凹征、张口呼吸等临床表现。因此，$PetCO_2$ 升高是呼吸肌疲劳的晚期表现，敏感性和特异性皆较低。

（三）呼出气 PCO_2 波形图的监测及临床意义

1. 正常呼吸的 PCO_2 波形图　呈矩形，一般分为四段（图 28－21），包括Ⅰ相、Ⅱ相、Ⅲ相和Ⅳ相。

（1）Ⅰ相：相当于 A、B 段，代表吸气停止，呼气开始，呼出气是来自气管、气道导管和支气管的新鲜无效腔气，PCO_2 为 0。

（2）Ⅱ相：相当于 B、C 段，曲线呈 S 形上升，代表气道无效腔气和肺泡气的混合过程。由于重力作用，一般上肺区肺泡先呼气，下肺区仍呼出无效腔气，两者混合使 PCO_2 快速升高。

（3）Ⅲ相：相当于 C、D 段，出现平台，代表各个肺区含高 PCO_2 的肺泡气同时持续呼出，直至全部肺区呼气结束。末尾最高点（D 点）的数据为 $PetCO_2$。正常 $PetCO_2$ 为 35～40 mmHg。

（4）Ⅳ相：相当于 D、E 段，代表呼气结束、吸气开始，PCO_2 迅速降至 0。

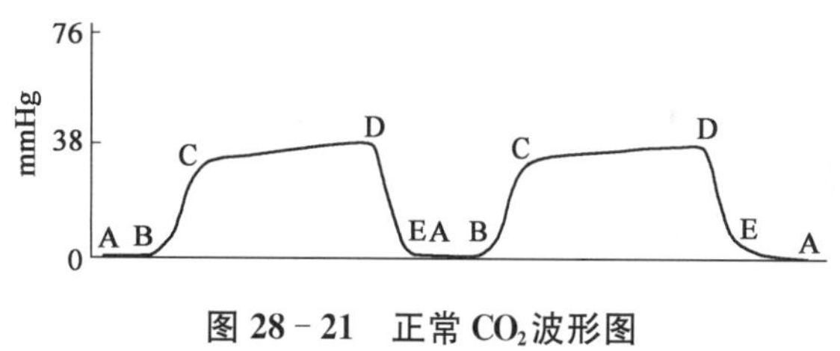

图 28－21　正常 CO_2 波形图

2. PCO_2 波形图分析　包括：① 图形高度代表 $PetCO_2$；② 变化频率等于 RR；③ 变化节律反映呼吸中枢功能；④ 基线代表呼气开始前的气道 PCO_2；⑤ 不同波形改变具有不同意义。详见朱蕾主编的《临床呼吸生理学》第二版。

第十节　呼吸中枢功能的评价

脑干呼吸中枢严格调控呼吸运动，从而维持气体交换的稳定；呼吸驱动（respiratory drive）是呼吸中枢发出冲动的强度，决定呼吸的强度或呼吸努力，并引起一系列生理变化。因此，呼吸驱动难以直接测定，但可方便通过生理反应间接评价。过低呼吸驱动或伴不稳定呼吸驱动延长 MV 时间，容易导致呼吸肌废用性萎缩，延迟撤机；过强的呼吸驱动容易导致人机对抗、膈肌损伤、患者自发性肺损伤（P－

SILI)或VALI,因此合理评价是必要的。

对自主呼吸患者而言,呼吸驱动评价方法较多,且准确度相对较高(详见朱蕾主编的《临床呼吸生理学》第二版)。在MV患者中,虽然可通过测定膈肌电活动、膈肌收缩强度、食管内压(Pes)变化等进行评价,但影响因素多,特异性差,缺乏临床应用价值,0.1 s口腔闭合压($P_{0.1}$)几乎是唯一客观、准确的评价参数;对临床医生而言,基于呼吸生理的临床评价更为重要。

一、简易评价

(一)低水平辅助通气法

1. 方法　在稳定、适当的FiO_2(维持90≤SpO_2≤97%),低水平PSV(如PS 8~12 cmH_2O)或其他低水平辅助的自主通气条件下,监测呼吸形式、SpO_2、HR、BP,定期复查动脉血气。

2. 评价　呼吸平稳,SpO_2或SaO_2持续稳定或仅轻度变化,持续4~6 h,复查动脉血pH>7.3,$PaCO_2$稳定或仅轻度变化,提示呼吸中枢驱动正常,可考虑撤机。若呼吸减慢、减弱,SpO_2下降≥4%,提示呼吸驱动减弱,复查动脉血气后,调整通气模式为SIMV或P-SIMV+PSV等,并查找原因,给出处理对策。若呼吸明显增强,胸腹式呼吸不协调,辅助呼吸肌活动,RR增快,人机对抗,SpO_2下降,HR增快,BP升高;不仅PaO_2或OI明显下降,也逐渐出现$PaCO_2$升高,提示呼吸驱动增强。这常常是通气阻力增大、呼吸机性能下降或通气参数设置不当等原因,而部分患者可能是紧张、焦虑所致,或两种及更多种情况并存,应进行合适评价和处理。

呼吸中枢调节不稳定并不少见,主要特点是低水平PS时,RR增快,胸腹式呼吸协调,$PaCO_2$不升高或下降;适当升高PS,RR明显减慢。多见于镇静剂和肌松剂应用时间过长或有颅脑疾病,特别是脑干疾病患者。临床调节困难,需给予规范化调节策略(见第二十九章第四节)。

3. 说明　① 氧离曲线呈S形,90%≤SpO_2≤97%是安全的氧合水平,基本不增强呼吸驱动;接近陡直段,无论VE下降还是人机对抗,SpO_2都会迅速下降,容易评价;若设置在更高水平,特别100%,意味PaO_2在较高水平,处于平坦段,轻度VE下降或$\dot{V}CO_2$增大不会引起SpO_2明显变化,监测价值太低。② 人工气道增加Raw,容易刺激呼吸中枢驱动增强,低水平PS辅助是合适的。③ 观察4~6 h是合适的,若在更短的时间内出现明显呼吸减弱或增强,应及时终止观察,给予合适处理。

(二)睡眠时低水平辅助通气法　较多患者出现睡眠时中枢性低通气,特别是老年、有颅脑或呼吸中枢疾病、COPD患者或较长时间应用镇静剂和肌松剂的患者,清醒时检查无法发现(包括$P_{0.1}$检查),一旦撤机、拔管,睡眠时出现异常呼吸事件的机会明显增加。

(三)停机观察法　经充分气道管理且呼吸稳定的情况下,充分抽出气囊内气体,将吸氧导管放置于气管导管内,同样要求90≤SpO_2≤97%;评价方法同前。

二、0.1 s口腔闭合压

(一)基本概念与评价

1. 概念　平静呼气末,迅速关闭吸气管道,在第二次吸气开始后0.1 s所产生的口腔内压,称为0.1 s口腔闭合压(0.1 second oral closing pressure, $P_{0.1}$)。此时口腔、气道、肺泡形成"密闭容器",测定的口腔内压等于Pal。

2. 基本特点　优点:施加短暂、间隔不规律的气道阻断不会产生明显不适感,不会导致患者无意识反应;操作本身基本不受呼吸力学变化(主要是Raw增大、Ers增大、呼吸肌力)影响,其机制为① 测定从功能残气量(FRC)开始计算,肺弹性回缩力和胸廓弹性扩张力处于平衡状态,意味着Paw下降基本与肺或胸廓的弹性无关;② 测定时无气流产生,不受Raw影响;③ 阻断过程中基本不发生肺容积变化(压力降低导致的轻微肺容积变化可忽略不计),故测定压力不受迷走-肺容积相关反射或呼吸肌本体感受器反射的影响;④ 测定时间短暂,呼吸肌力下降基本不影响测定结果。

3. 可能的影响因素　① PEEPi。延迟口腔闭合压下降,可能影响口腔、肺泡压的平衡,但阻断开始时,口腔和PEEPi已开始平衡,故影响有限;实验结果也证实PEEPi基本无影响。② 严重呼吸肌无力或疲劳,无测定必要;一旦肌力有所改善,完成0.1 s的吸气是容易的。

4. 小结　$P_{0.1}$基本不受呼吸力学因素变化的影响,是评估呼吸驱动的客观指标。

(二)参考值和具体计算

1. 健康人　静息呼吸时,$P_{0.1}$在2~4 cmH_2O之间,但变异率较大,同一受检者可达50%,故推荐测定3次,取平均值。

2. 疾病状态　稳定、非插管的COPD患者的$P_{0.1}$为2.4~5 cmH_2O,MV的ARDS患者为3~

6 cmH_2O。对 MV 患者而言，$P_{0.1}$的合理范围是 2～4 cmH_2O；太高，呼吸驱动过强，容易发生人机对抗和呼吸肌疲劳；太低，容易发生通气不足。

（三）局限性

1. *具体测定方法*　在现代呼吸机中，$P_{0.1}$测定简便易行，但不同呼吸机计算 $P_{0.1}$的程序不同，部分手动操作，部分能够通过呼吸机的吸气触发相持续监测；部分能给出连续数次呼吸测定的平均值。不同测定方法的精确性需进一步评价。

2. *呼气肌的影响*　呼气肌收缩使呼气末肺容积（EELV）减小，即低于 FRC，在下一次吸气时，口腔闭合压下降不仅反映吸气肌收缩，也包括呼气肌舒张和胸廓的弹性回缩，故解读需慎重；建议呼吸机调整后，无呼气动作时测定。

3. *通气支持强度*　长时间支持强度大，必然反射性引起呼吸驱动水平降低；反之则反射性引起呼吸驱动增强，故通气的标准化非常重要。

（四）临床意义　呼吸中枢驱动减弱时，可导致通气不足和高碳酸血症，如中枢性低通气或镇静过度；呼吸中枢驱动过强，提示呼吸肌的有效工作不能持久，容易发生呼吸肌疲劳、呼吸衰竭或撤机失败。对于区别撤机成功或失败的 $P_{0.1}$临界值，不同研究有一定差异，一般为＜4～6 cmH_2O，但仅作为参考标准，且主要针对呼吸驱动增强的患者。

第十一节　肺容积和通气功能的测定

与前述测定相比，该部分不是呼吸机或基本检测仪测定的内容，实际测定也不方便，但对理解呼吸生理和提高 MV 水平有重要意义，简述如下。

一、肺活量和通气功能的测定

用于患者肺储备功能评价，也常用于呼吸肌功能和撤机评价。

（一）肺活量、潮气量和每分钟通气量　一般用于病情明显好转，进入撤机阶段的患者。

测定方法：可用呼吸机的监测功能直接测定，也可连接肺功能仪测定，一般用简易肺功能仪，若测定 FRC，需用标准肺功能仪。

1. *呼吸机测定法*

（1）准备：仍继续连接呼吸机，充分封闭导管气囊，用 PSV，PS 设置为 8～12 cmH_2O，PEEP 为 0，辅助参数皆合理设置，保持患者呼吸平稳至少 30 min。除气管切开外，人工气道相当于额外增加通气阻力，加用低水平 PS 是合适的。

（2）进入测定程序：将 PS 降至 0，则相当于人工气道条件下自主呼吸。人工气道存在，患者有明显不适感，不宜长时间测定，也不宜像标准肺功能检查那样最高可测定 8 次；与肺功能测定程序相同。

（3）VT 和 VE 测定：指导患者平稳呼吸，建议稳定呼吸至少 1 min，VT 取稳定呼吸 1 min 的平均值，RR 取 1 min 的次数，VE＝VT×RR（L/min）。

（4）VC 测定：① 将 PS 再次调整为 8～12 cmH_2O，通气 3～5 min。② 呼吸稳定后，将 PS 降至 0，仍相当于自主呼吸。③ 指导患者深呼气，然后充分深吸气，稍屏气后，充分用力呼气，该呼气容积即为 VC，如此完成 1 次测定。④ 然后适当休息，再次测定，连续测定 3 次。⑤ 建议质量控制（质控）要求为至少 2 次 VC 测定值的差异≤5%，取最大值；若未达质控标准，取最大值且需注明。

VC、VT 测定必然完成补呼气容积（ERV）、补吸气容积（IEV）、深吸气量（IC）测定。

（5）说明：该测定值是实测值，与肺功能仪的检查结果相比有一定误差；查校正值换算为标准状态即符合标准肺功能测定要求，详见朱蕾主编的《临床肺功能》第三版。

2. *肺功能仪测定法*　同上，用 PSV 稳定后，连接简易或标准肺功能仪。因无法显示 1 min 的稳定呼吸，取 3 次稳定呼吸，VT 取 3 次的平均值，RR 取稳定呼吸 1 min 的次数，VE＝VT×RR（L/min）。VC 测定同上。

（二）用力肺活量（FVC）曲线测定　因需爆发力呼吸，呼吸机无法显示，需连接简易肺功能仪或标准肺功能仪测定。现代肺功能仪皆同步测定最大呼气流量容积曲线，能提供更多信息。

1. *准备*　① 测定 VT 和 VC 后测定 FVC 曲线；② 充分封闭导管气囊，用 PSV，PS 设置为 8～12 cmH_2O，PEEP 为 0，辅助参数皆合理设置，保持患者平稳呼吸至少 30 min。

2. *测定*　令受检者平静呼吸 3 次后用力深吸气，短暂屏气；然后做最大力量、最快速度的呼气，直至呼尽。具体包括下述步骤：① 静息潮气呼吸；② 从功能残气位快速深吸气至肺总量位；③ 吸气末短暂屏气；④ 爆发性用力呼气至残气位；⑤ 深吸气；⑥ 恢复平静呼吸，测定完毕。

3. 再次测定　恢复原PSV，休息1～2 min进行再次测定，连续测定3次。

4. 质量控制　建议至少2次FVC、第一秒用力呼气容积(FEV_1)测定值的差异≤5%，取最大值；若未达质控标准，取最大值且需注明。FVC曲线及同步测定的最大呼气流量容积曲线较VC测定的难度大得多，质控要求更高，详见朱蕾主编的《临床肺功能》第三版。

(三) 正常值　标准评价用肺功能参数的正常预计值，详见朱蕾主编《临床肺功能》第三版；本节部分指标建议采用简易标准(下同)，即VC或FVC为65～75 mL/kg，TV 10 mL/kg(500～600 mL)，VE 6～10 L/min。

(四) 临床意义　① VC＞10～15 mL/kg，TV＞5 mL/kg，VE＜10 mL/min，最大自主通气量(MVV)(用FEV_1换算)超过静息VE的一倍，说明患者存在一定的有效肺容积和通气储备，可考虑停用呼吸机。② VC＜10 mL/kg，TV＜5 mL/kg，说明患者肺功能较差，需MV治疗；VE＞15 mL/min，提示$\dot{V}CO_2$增加、VD增大或呼吸驱动显著增强，不易停机成功。COPD患者的VC进行性下降，提示呼吸肌疲劳，反之则说明呼吸肌疲劳改善。

二、功能残气量测定

1. 概况　与VC、FVC相比，FRC测定烦琐，变异度大，需用体容积描记法(体描法)或气体分析法测定，鉴于MV患者体描法测定困难，推荐气体分析法测定，需用标准肺功能仪，且用重复呼吸法测定。准备和连接要求与VC、FVC测定相同；同样因MV的特殊性，推荐测定3次。具体测定要求和质控要求详见朱蕾主编的《临床肺功能》第三版。

VT、VC、FRC测定完成可换算出肺总量(TLC)、残气容积(RV)，以及残气容积肺总量百分比(RV/TLC)、功能残气量肺总量百分比(FRC/TLC)。

2. 应用　主要用于动物实验和临床试验研究，如评价支气管哮喘的过度充气和治疗效果，评价ARDS的肺容积减少程度，指导PEEP设置和评价其效果。

第十二节　呼吸肌功能的测定

呼吸肌收缩、舒张是自主呼吸时肺通气的源动力，也是呼吸系统防御功能，主要是咳嗽反射的源动力；若呼吸肌功能下降至一定程度，需MV；反之，MV治疗后，呼吸肌维持或达到一定水平才能撤机、拔管。尽管在较大程度上，呼吸机参数和波形图变化能反映呼吸肌功能，但特异性差，且不能定量，呼吸肌功能的直接或间接测定是必要的。

一、基 本 概 念

1. 口腔闭合压(mouth occlusion pressure，MOP)　是在受检者预先不知道的情况下突然阻断气道所测定的口腔内压。在多种情况下应用，如$P_{0.1}$、MIP、MEP等测定。

2. 最大吸气压(maximal inspiratory pressure，MIP)　是用力呼气后(残气位)或静息呼吸(功能残气位)时阻断气道，用最大力量、最快速度吸气所产生的口腔闭合压。反映吸气肌的收缩能力，是评价呼吸神经-肌肉(包括膈肌、肋间外肌、辅助吸气肌)功能、指导上机和撤机、呼吸康复锻炼的常用参数。

3. 最大呼气压(maximal expiratory pressure，MEP)　是吸足气后(肺总量位)阻断气道，用最大力量、最快速度呼气所产生的口腔闭合压。主要是呼气肌功能和胸肺弹性的反映，主要用于评价呼吸神经-肌肉(包括腹肌)疾病患者的功能，评价患者的咳痰能力。

4. 跨膈压(transdiaphragmatic pressure，Pdi)　是静息吸气末横膈两侧的压力差，即腹腔内压和胸腔内压之差，是判断膈肌功能的常用参数。

5. 最大跨膈压(maximum transdiaphragmatic pressure，Pdimax)　是静息呼气末，关闭吸气管道，用最大力量、最快速度吸气所产生的跨膈压，是反映膈肌力量的可靠参数。

二、测 定 方 法

(一) 用于简易膈肌功能评价的鼓腹　用于清醒患者，自主呼吸、MV皆可。鼓腹主要是膈肌收缩引起横膈下移的表现，故鼓腹的变化范围或强度能够反映膈肌收缩力和耐力。

1. *准备*　MV患者，调节至自主呼吸，即CPAP=0；FiO_2调节至$SpO_2 \geq 98\%$，避免人机对抗，保障测定过程的安全性，指导患者平稳呼吸。

2. *测定和评价*　平稳呼气末，指导患者用力吸足气，然后尽可能屏气。腹部鼓起的幅度反映膈肌收缩力；屏气时间反映膈肌收缩的耐力。有经验的操作者可用手压脐部，指导患者在呼气末持续用力吸气，通过感知对抗的强度和时间，评估膈肌的收缩力和耐力。

（二）MIP和MEP的测定与临床应用　MIP和MEP测定简单、方便，但变异度大，要求有规范的测定方法和质控要求，本节简述概况，详见朱蕾主编的《临床肺功能》第三版。

1. *测定仪器*　常用压力换能器和记录仪、压力表、U型测压计，其中压力换能器的电信号转换至记录仪或电脑荧光屏上，显示压力的线迹和大小，直接读取MIP或MEP（图28-22）。压力表测定最简单、方便，要求读取屏气约1 s时的压力，直接读取最高压力是错误的。

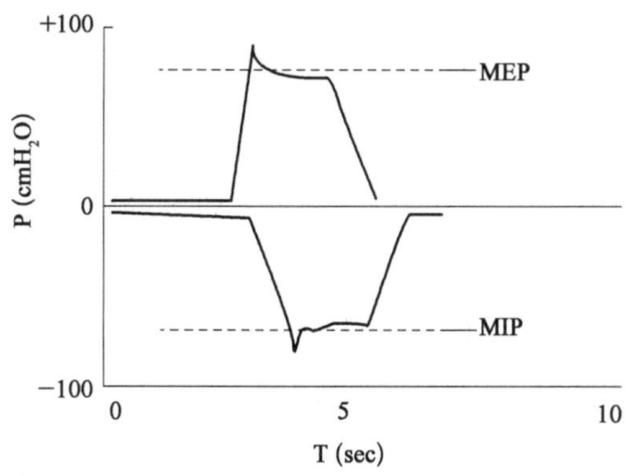

图28-22　MIP和MEP结果的读取

2. *测定次数*　至少有3次用力测定，且至少2次最大测定结果的差值≤20%。

3. *结果的选择*　取最大测定值；若测定结果差值>20%，取最大测定值，并注明。

4. *正常值与临床意义*

（1）正常值：国内外皆缺乏公认的预计值公式，习惯取界值。一般认为在健康成人中，男性MIP≤-75 cmH_2O，女性≤-50 cmH_2O；男性MEP≥100 cmH_2O，女性MEP≥80 cmH_2O为正常。

（2）临床意义：MIP超过上述界限值，提示呼吸机疲劳或无力，容易发生呼吸衰竭；MIP≤-25 cmH_2O，提示可以撤机。MEP低于界限值，提示呼气能力和咳痰能力下降。若MIP和MEP皆合适，提示人工气道MV患者不仅可以撤机，也可以拔管。

（三）跨隔压的测定和临床应用　理论上，Pdi和Pdimax是判断膈肌功能的最理想参数，但变异度皆较大，一般认为：男性Pdimax≥96 cmH_2O，女性≥68.6 cmH_2O为正常。膈肌疲劳或无力时，Pdi和Pdimax均明显降低，后者降低更明显，故Pai/Pdimax升高；Pai/Pdimax>0.4时，提示呼吸肌疲劳或无力。详见朱蕾主编的《临床肺功能》第三版。

（四）膈肌肌电图（diaphragmatic electromyogram, EMGdi）　在MV患者中的价值非常有限，主要用于神经-肌肉疾病的评价（详见朱蕾主编的《临床肺功能》第三版）。

（五）横膈运动幅度　膈肌是最主要的呼吸肌，测定横膈运动幅度是评价膈肌肌力的简单有效的标准。膈肌上、下运动的幅度可用叩诊法诊断，也可在X线透视或B超下观察，指导患者尽力吸气和尽力呼气即可，其中床旁超声逐渐已成为ICU的常规检查，且能获得更多信息，另述。用力呼吸时，正常横膈活动可使肺界移动至少达三个肋间隙。出现呼吸肌疲劳时，横膈运动幅度显著下降。

（六）小结　总体而言，膈肌功能的直接测定比较麻烦，变异度较大，缺乏公认的正常值标准，主要用于科研和神经-肌肉疾病的辅助诊断。MIP和MEP尽管不是直接反映呼吸肌功能的参数，但能够整体反映受检者的吸气肌和呼气肌功能，前者主要反映吸气肌的收缩能力，后者主要反映呼气肌的收缩能力和咳痰能力。整体测定简单、方便，变异度相对较小，是目前呼吸肌功能监测的主要参数，用于床旁测定。床旁横膈超声检查获取信息更多，已成为ICU的标准检查。

三、呼吸功测定

克服通气阻力（主要是Raw和Ers）所做的功称为呼吸功。

1. *呼吸功的基本计算方法*　因为吸气主动，呼气被动（或以被动为主），故呼吸功一般是指吸气功。一般用胸腔内压变化与容积变化的乘积或P-V曲线的面积来表示，单位是焦耳（J）。但若存在较高的通气阻力，尤其是较高PEEPi和Raw的情况下，呼吸肌收缩和气流产生存在较长的时间差，即吸气初期存在呼吸肌做功（“无用功”），但无肺容积变化，用上述公式容易低估实际做功量,该类患者用压力-时间乘积表示更合适。

2. 氧耗量　呼吸功也可用氧耗量表示,健康人呼吸氧耗量占总氧耗量的 1%~3%;剧烈运动时,呼吸氧耗量显著增加,但占总氧耗量的比值基本不变。各种情况导致呼吸阻力增加皆可导致呼吸功显著增大,如 COPD 或 ARDS 患者的氧耗量可达总氧耗量的 1/3~1/2。

3. MV 时呼吸功的计算　无自主呼吸的 MV 患者,机械呼吸功=平均经肺压×VT;若有自主呼吸存在,最好能将呼吸机做功和呼吸肌做功分别测定。

第十三节　肺超声检查

传统肺部超声检查有显著局限性,除胸腔积液、胸膜或紧贴胸膜的肺实质性病灶检查外,用途极为有限。肺是含气器官,其间散在少量水分和实质组织,而超声波在气体中急速衰减,造成肺内与周围实质组织间的回声失落,因此肺实质难以直接成像。受益于超声机体积缩小及图像清晰度改善,对伪影评价技术增强,床旁肺超声(pulmonary ultrasound)的临床应用日益广泛。

(一) 肺超声检查的理论基础　正常充气的肺,唯一能被检测到的组织是胸膜,显示为一条高回声水平线,称胸膜线;该线是肺泡气与胸壁软组织之间的反射影假象还是实时胸膜影像存在争议。胸膜线随呼吸同步运动,称为肺滑动。高回声水平线从胸膜线出现,称 A 线,代表肺泡充气正常或过度充气。当肺泡空气含量降低时,如炎症、水肿等,使肺密度增加,肺与周围组织之间的回声失落效应减少,超声便能反映更深区域的影像,产生一些垂直混合回声,称 B 线。B 线是从胸膜线出现延伸至屏幕底部的离散垂直伪影,不发生失落,与肺滑行同步运动;大量 B 线影是肺间质病变(弥漫性渗出、实变或增生)的征象;局限性 B 线出现是大叶性肺炎(局限性叶段渗出、实变)的表现;肺含气量显著降低,肺实质化,是多种疾病进展的必然结果。

这些表现可以通过半定量或定量而实现较客观的肺部超声诊断,可如下评分:0 分为肺含气量正常(正常肺);1 分为肺含气量中度减少,具体标准为"存在肺间质综合征,即多条孤立存在的 B 线",或"局灶性肺水肿,即垂直扫描时融合 B 线<扫查肋间隙的 50%",或"存在胸膜下肺实变";2 分为肺含气量重度减少,提示存在肺泡水肿或萎陷,即弥漫存在的融合 B 线,占据全部肋间隙;3 分为肺含气量完全消失,提示存在肺实变,即肺肝样变伴或不伴支气管充气征。如此评价,超声在含气器官诊断的局限性又是其优势所在。1992 年,法国医生 Daniel A. Lichtenstein 出版了第一部肺超声专著,根据"气/水"比例,总结出 10 个肺超声影像学特征,逐渐应用于临床。

(二) 肺超声检查的特点与临床应用　与常规超声以实性组织显像不同,肺超声是伪影和显像综合评价的技术。随着理论和技术的不断成熟、发展,肺超声已成为诊断异常胸膜和肺实质病变的成熟成像技术,也可用于气道、肺血管病评价,不仅能够定性诊断,还可定量诊断,将肺超声征象进行量化评分,称为肺超声评分(lung ultrasound score, LUS),用于评估病情的严重程度。其突出价值是用于重症弥漫性肺实质疾病的床旁检查,对肺通气和血管外肺水进行定性和定量评价,指导临床诊断、评估和治疗。经过系统培训后,可随时进行床旁检查,已成为 ICU 的常规检查。

(三) LUS 的临床意义

1. 对肺通气的评估　肺超声评分的全称是肺超声通气评分,是对肺内通气状态的一种半定量评分。肺水越少,肺泡通气状态越好,评分越低;肺水越多,肺泡失去通气的区域越多,评分越高。因此,LUS 可用来评估肺通气状态。

2. 对血管外肺水的评估　研究证实,LUS 和脉波指示剂连续心排血量监测(PiCCO)(有创血流动力学监测,为金标准)测量的血管外肺水指标有显著相关性;可避免有创操作的风险,临床应用快速、便捷。

3. 评估氧合情况　氧合指数(OI)是目前评价氧合状况的最常用、最客观的参数,LUS 与 OI 存在负相关性,提示 LUS 越高,氧合功能越差。

(四) 肺部超声图像的解读

1. 基本解读　由于已有规范的定性和半定量

标准，正规培训后的解读难度不大，但强调主要是评价肺部病理改变的基本性质和严重度，特异性不高，比如肺超声图像示无肺滑行、弥漫性B线或肺实变并不足以建立特异性诊断，更多用于诊断明确患者的动态随访。事实上，这种特异性上的局限性是常规诊断工具的普遍特点，比如心电图、胸片、胸部CT检查等都有局限性，但肺超声的局限性更明显。

2. 深化解读　充分结合临床，如病史、症状、体征、合并症、治疗情况等，特异性会显著增加。例如，在系统性硬化病、左心功能正常的患者中，大量B线存在提示肺间质纤维化，而不是血管外肺水肿；在双侧弥漫性B线影的左心衰竭患者，提示血管外肺水肿而非肺间质纤维化。患者的临床情况能帮助解释肺超声图像结果并影响治疗。急性心源性肺水肿的B线通常是双侧性的，有向心性和重力依赖性，以肺门和肺低垂部位更明显，然后逐步扩散；但在亚急性或慢性患者中，由于机体代偿，反射性下肺血管收缩，上肺部常出现更明显变化。肺外型ARDS呈重力依赖性变化，但无向心性变化；肺内型ARDS呈双肺弥漫性或广泛性肺水肿，也无向心性变化。特发性肺间质纤维化的B线更多以下肺基底部为主，通常伴随着不规则胸膜线和胸膜下肺实变。对于这些变化，CT检查的诊断和鉴别诊断价值更大，但需转运至CT室，对重症患者非常不方便，且风险较大。床旁X线胸片检查方便得多，但鉴别诊断的效率不高；即使如此，也较肺超声的鉴别价值大，但不可能像后者那样随时检查，除非特殊情况，每日一次或每日数次X线胸片检查是不可想象的。无论何种情况，充分呼吸生理分析是必要的。

3. 必要说明　肺超声影像是伪影和显影的组合，可用于各种气道-肺-血管疾病的检查和诊断，同时意味着对任何疾病评价的特异性都不强。气道疾病、肺实质疾病、肺血管疾病都有相对特异性的检查，肺超声检查的必要性有限，其中对肺血管病的价值更低；但其无创、简易、方便、无放射性、实时的特点，决定了其可广泛用于存在搬动困难的ICU患者或MV患者的床旁监测。该类患者的呼吸机波形图显示(需扎实的呼吸生理学知识解读)和气管镜检查(对气道评价价值大，对肺实质病变能有效采样，但难以评价严重度)简单、方便，并能提供更多准确的信息，故尽管肺超声主要用于急性肺实质疾病的检查、评估，但其特点决定了其无法鉴别ARDS、心源性肺水肿、负压性肺水肿、肺间质纤维化等。鉴于MV患者的复杂性和检查的困难性，专业医务人员严重缺乏正确的呼吸生理知识；肺超声有简单的程序化标准，反而容易培训和推广应用。

(五) 小结　肺超声检查为无创性、实时、非放射性、标准程序化检查，可对各种肺疾病进行评估，但主要对ARDS、心源性或非心源性肺水肿、其他急性弥漫性肺实质疾病进行床旁评估。其鉴别诊断价值非常有限，必须结合胸片或CT片，心脏超声包括右心超声，以及下腔静脉超声等检查。临床主要用于MV患者和其他搬动困难的重症患者的床旁评估，基于正确的呼吸生理学分析可显著提高肺超声检查的评价价值。

第十四节　膈肌超声检查

膈肌是维持呼吸功能的主要呼吸肌，膈肌麻痹或功能障碍可导致吸气功能明显减退。跨膈压测定是评价膈肌功能的最客观、价值最高的方法，但临床应用不方便；MIP和MEP测定较方便，能弥补某些不足，但特异性差，通过床旁膈肌超声(diaphragrnatic ultrasound)监测逐渐成为ICU或MV患者的常规评价方法。床旁膈肌超声通过测量膈肌厚度、膈肌活动度等评估膈肌功能，可以对膈肌麻痹、膈肌萎缩、膈肌发育不全等病理状态进行快速识别，动态评估从膈肌功能障碍到膈肌功能恢复的演变过程，指导呼吸衰竭患者的上机、撤机，以及对治疗效果提供实时反馈。

一、膈肌评估指标的基本特点

对同一个体而言，不同部位的膈肌厚度和移动幅度不同，甚至差别较大；不同个体的差异更大，首先是人种差异；对同种族而言，不仅有男女差异、年龄差异，身高的影响更大，如身材高大者，膈肌厚度大，变化范围大，且强体力劳动者更大。与呼吸肌力测定相似，膈肌超声也缺乏公认的正常值范围，更多是采用界值，导致实际诊断价值不高，主要用于危重症患者、MV患者或慢性膈肌功能障碍患者的动态随访,本节采用2021年欧洲指南的标准。

二、评估内容和标准

(一) 膈肌厚度和增厚率 膈肌厚度测量采用浅表探头或血管探头(床旁机条件),将探头置于腋中线,可测量肋膈角处的膈肌厚度;将探头置于右侧第8～10肋间隙,可测量右侧膈顶处的膈肌厚度。

1. *膈肌厚度* 随吸呼气时相变化,呼气时舒张、变薄;吸气时收缩、变厚,故膈肌厚度反映膈肌肌纤维的主动收缩功能和收缩力。正常膈肌很薄,呼气末厚度≥2 mm,低于<2 mm提示膈肌萎缩。

2. *膈肌增厚率* 是吸气末厚度与呼气末厚度之差与呼气末厚度的比值,正常为28%～96%,显示了巨大的个体差异;膈肌瘫痪时,舒缩变化范围变小,甚至因收缩能力显著下降,在肋间外肌、辅助吸气肌作用下,横膈随胸腔负压增大而向上移位,厚度反而变薄,变化率为-35%～5%。厚度变化<20%提示膈肌瘫痪(膈肌功能障碍),<26%是撤机失败的预测值。

(二) 膈肌移动度(diaphragmatic excursion, diaphragmatic displacement) 是指膈肌在吸气收缩时发生的位移,等于吸气末与呼气末的变化距离。适用探头是相控阵探头或凸阵探头;测量的位点不同,有腋中线、腋前线、锁骨中线等。膈肌移动越大,肺容积扩展越多,吸入肺内气体就越多,因此是评估吸入气体容积的参数,代表肺通气能力。

平静呼吸时的膈肌移动度:男性(1.8±0.3)cm,女性(1.3±0.3)cm;用力深吸气可达7 cm左右,其中男性(7±0.6)cm,女性(5.7±1.0)cm。低于1 cm提示膈肌功能障碍。

三、膈肌超声在MV的应用价值

研究众多,其中在*NEJM*和*Critical Care*期刊上发表的两项研究显示:接受MV 18～69 h,可导致膈肌厚度下降超过50%,MV前72 h内膈肌萎缩最明显,厚度平均每日减少10.9%。一旦接受MV,尤其控制通气,膈肌在48 h内发生萎缩,且萎缩速度是普通骨骼肌的8倍左右。接受MV患者,每日给予膈肌超声动态评估是筛查膈肌功能的良好方法。该结果也提示重症ARDS和危重症哮喘的小VT通气是必要的,但合理时间限制(除非病情太重,好转缓慢)也是必要的。一旦明显改善,及早停用肌松剂,降低镇静剂用量,诱发自主吸气触发,其他情况或疾病多数无必要应用镇静剂和肌松剂。过分强调各种通气策略是缺乏正确呼吸生理知识的必然结果。

四、膈肌超声的基本评价

1. *基本特点* 相较于CT和X线检查(或跨膈压检查),膈肌超声主要特点是动态评估,直观感受膈肌的运动状态,且简单方便,可床旁测定。

2. *推荐* 膈肌移动度是价值较高的监测标准,尤其是准备撤机的MV患者(弱推荐);膈肌厚度变化率无法形成推荐意见。

第十五节 电阻抗断层扫描的肺监测

全肺、局部通气和血流灌注匹配是有效气体交换的基础,多种惰性气体法是测定$\dot{V}/\dot{Q}$,包括无效腔通气和肺内$\dot{Q}s/\dot{Q}t$的最精确方法(详见朱蕾主编的《临床肺功能》第三版),但临床实施非常困难,用于MV患者难度更大。其他多种评价气体交换方法皆为间接测定,反映的内容有限,特异性差,且皆无法对通气血流灌注的匹配情况进行准确评价。近年来,电阻抗断层扫描(electrical impedance tomography, EIT)作为新型的便携性、非侵入性、无辐射、功能性、床旁成像方式,能够较好反映$\dot{V}/\dot{Q}$,逐渐受到重视。

一、EIT的原理

呼吸时,气体进出肺部和血流经肺部产生电阻抗,EIT利用气体不导电的原理,以16个或32个电极围绕胸壁贴一圈,一般位于第4或第5肋间,根据应用需求适当调整,通过一对电极注入身体不能感知的安全电流,其他电极测量相应的体表电压。注入电流的电极对和测量电压的电极对按预设的顺序交替测得一组电流,利用有限元分析方法,重建测量平面内电阻抗的变化,并实时成像,进而反映气体分布和血流分布;也可通过高渗盐水增强造影EIT肺灌注成像,有助于获得更多信息。因为电流在体内不是直线流动,所以测量区域也不限于电极平面,而是中间宽、外周窄的橄榄形,重建出有所扭曲变形的肺部图像,不能像 CT 成像那样直观显示肺部解剖结构,因此解读方法也有较大差异。EIT 的时间分辨率很高,显示图像的速度快。

人体内的不同组织,在不同生理、病理状态下具有不同的电阻/电导率,给人体施加小的安全驱动电流/电压,通过驱动电流或电压在人体测量响应信息,重建人体内部的电阻率分布或其变化的图像,能够对疾病性质和严重程度进行评估。

二、临 床 应 用

由测定原理可知,EIT 可获取肺通气和肺血流的信息,故可评估从气道疾病、肺实质疾病到肺血管疾病等多种呼吸系统疾病,重点是评估肺实质疾病的病理特点和严重程度,指导临床治疗和评估治疗效果。

(一) 慢性气道疾病

1. *急性加重期 MV 患者的床旁评估*　部分 COPD 患者急性加重(AECOPD)需要 IPV,人工气道太细、通气参数设置不当会加重气体陷闭,PEEPi 增加,导致人机对抗。根据呼吸机监测调节是基本方法,但需要丰富的呼吸生理知识和坚实的呼吸机应用技术基础,而相关知识和技术缺乏是普遍现象。EIT 技术可视化监测能较好显示严重气流受限区域的分布,指导临床医生或呼吸治疗师调节呼吸机模式和参数。有研究显示,根据 EIT 监测对调节 PEEP 有较好作用。Sun 等的 EIT 监测结果显示:相较于 PSV,NAVA 可更好改善 AECOPD 患者背侧区域的通气分布和减小 VD。对于 NPPV 患者,EIT 也能提供更多的直接信息。

呼吸机波形图监测是基本和主要手段,但测定呼吸机管道终端的压力、流量等变化,能否准确反映肺内变化受多种因素影响;EIT 能直接监测肺内气体变化,可能为评价和处理人机对抗提供更多直接数据。

2. *气体陷闭、肺大疱等区域的血流灌注评估*　长期缺乏有效床旁监测手段。通过在中心静脉注入高渗盐水(一般浓度为 5%～10%),右心和肺血管内液体的阻抗会依次明显下降,EIT 可准确计算出肺血流灌注的分布情况。因此,EIT 作为目前唯一的床旁无辐射血流灌注成像工具,可有效解决临床上评价通气血流匹配的盲点。

3. *稳定期患者的应用价值*　COPD 的主要病理生理改变是小气道阻塞和陷闭,导致呼气受限和气体陷闭。肺功能检查是诊断和评价严重程度的基本和主要手段,但主要是获得患者整体状态的数据,且疾病异质性大,简单肺功能数据有较大欠缺,临床医生和技术员普遍缺乏完整信息的解读能力。CT 检查可以在形态学上反映患者的病灶分布(如肺气肿、肺大疱等),推测患者的功能变化,但无法直接反映功能学状态。EIT 技术可直接反映肺气体陷闭,指导临床评估、治疗和康复锻炼的效果。目前 EIT 提供的区域肺功能信息是独一无二的,尽管准确度有限,但简单、直观,能有效弥补专业人员能力的不足;缺乏共识,也难以获得共识。

(二) 肺实质疾病　EIT 的主要研究结果来源于 ARDS。

1. ARDS　是治疗难度大、病死率高的急性呼吸衰竭类型,其基本病理特点是弥漫性肺泡毛细血管膜损伤,伴高通透性肺水肿、大量肺泡萎陷和透明膜形成。典型肺外型 ARDS 呈重力依赖性,肺内型则表现为双肺弥漫性。主要病理生理学变化为部分肺区通气不足或无通气,$\dot{Q}s/\dot{Q}t$ 明显升高;部分肺通气正常或升高,血流不足,VD 增大,总体或局部 $\dot{V}/\dot{Q}$失调。选择合适的通气参数是 ARDS 治疗的关键环节,而适当 PEEP 是保护性肺通气的基础。Spinelli 等人使用 EIT 监测 ARDS 患者的肺通气和血流灌注,发现较高 PEEP 可能对缺氧较严重的患者有益,而对顺应性较高的患者有害,分别表现为通气灌注匹配的增高和降低,不仅显示了 PEEP 反应的广泛变异性,也强调了 EIT 可以实时监测通气灌注匹配的变化,协助 PEEP 设置、调节和评价治疗反应。该研究还发现,$\dot{V}/\dot{Q}$不匹配肺单位的百分比是 ARDS 患者病死率的独立预测因子,不匹配单位的截断值为 27%,预测病死率为 77%,特异度为 87%。俯卧位是常用改善氧合的方法,并可能改善预后。Zarantonello 等人使用 EIT 评估显示,俯卧位后 ARDS 患者背侧肺区的通气增加,通气和灌注的不均一指数下降,即俯卧位可以改善通气和血流灌注的均匀性,其他研究也显示了类似的结果。有研究显示,EIT 也可较好评价肺复张期间的效果。

2. *重症新型冠状病毒肺炎(新冠肺炎)*　部分有深静脉血栓引起的急性肺栓塞(PE)和广泛的肺血管病,后者与原位血栓性微血管病和失控炎症反应有关。有研究选择新冠肺炎导致的 ARDS 患者,并排除急性 PE,用 EIT 发现通气灌注不匹配升高,尤其是 VD/VT 升高，提示炎症性弥漫性微血栓形成可能是一种特定的病理特征。有研究应用 EIT 床边监测新冠肺炎患者，早期发现了血流灌注缺失和无效腔通气，并通过肺动脉 CT 造影证实 PE，随后启动抗凝治疗；在后续治疗过程中，使用 EIT 连续监测，发现肺血流灌注逐渐变均匀，肺动脉 CT 造影确认的肺动脉充盈缺损消失。以上研究表明，EIT 成像中微血栓与 PE 均主要表现为肺血流灌注减少和 VD/VT 升高。

（三）肺血管病

1. 肺栓塞　He 等人对急性呼吸衰竭（ARF）患者进行 EIT 检查，发现与非 PE 组相比，PE 组的 VD/VT 显著升高，截断值为 30.37，PE 诊断的敏感度为 90.9%，特异度为 98.6%。多篇病例报告显示，疑似 PE 患者的 EIT 与肺动脉造影结果高度一致，显示 EIT 可以在床旁诊断 PE，指导抗凝治疗，并对治疗效果进行连续监测。

2. 肺动脉高压（PH）　Proença 等人使用基于搏动的 EIT 与超声心动图对受检者的肺动脉压同步测量，发现两种方法存在良好的一致性，证实了 EIT 对 PH 患者长期无创评估的可行性。

（四）鉴别诊断　既然 EIT 能评价气体分布和血流分布，必然能够在气道病、肺实质病、肺血管病的鉴别诊断方面发挥作用。有研究使用 EIT 对 ARF 患者进行区域通气和灌注评估，分别计算通气和灌注缺损，显示可以确定 PE 相关疾病、弥漫性肺疾病、局灶性肺疾病等三种常见 ARF 病因的 $\dot{V}/\dot{Q}$ 图像特征和 EIT 的相关参数。因此，EIT 床边监测可对 ARF 患者的病因进行初步评估，反映不同疾病的 $\dot{V}/\dot{Q}$ 特点，比如 PE 主要表现是出现高 $\dot{V}/\dot{Q}$ 肺区。

三、问题与展望

目前，国内仅有一款进口商用 EIT 机器供临床使用，价格昂贵；EIT 获得的阻抗数据是相对阻抗，难以准确定量。EIT 重建后的图像是功能成像，不仅与传统的 X 线胸片、CT 片获得的结构性成像差别较大，也与呼吸功能检查获取的 $P_{(A-a)}O_2$、VD/VT、$\dot{Q}s/\dot{Q}t$ 差别巨大，与两种情况的关系很难准确比较，从而影响临床医生对 EIT 数据的认知和解读。希望通过对技术原理的普及，对算法和软件的升级，使 EIT 影像和功能信息的客观性提高，与传统检查结果具有可比性，操作更简单。

总之，EIT 是一种新型功能影像技术，临床上主要用于 ARDS 的床旁无创评估，是现有常用胸部影像技术和功能测定的有效补充。正确理解和应用需要专业临床工作者不断积累经验，多思考，多分析，从而回归呼吸危重症的核心，即如何提高呼吸生理理论知识和呼吸机应用水平。

第十六节　血管外肺水的测定

急性肺实质疾病，尤其是 ARDS、急性心源性肺水肿或其他类型肺水肿，肺间质液体增多是突出表现，特别是在 ARDS 的诊治进展中，出现了诸多概念，血管外肺水（extravascular lung water，EVLW）或血管外肺水指数（EVLWI，EVLI）是其中之一，促进了 ARDS 以及其他急性呼吸危重症的诊治进展，也导致了临床评价和诊治的混乱，因此有必要客观阐述和评价。

一、血管外肺水的生理学

EVLW 并非新问题，自从现代医学形成就存在，是指肺血管腔以外的肺组织含水量，包括肺组织间液、细胞内液及肺泡内液。对于健康人，肺泡相对“干燥”，含水量极少；细胞成分少，含水量稳定，主要是肺组织间液；对于肺水肿、肺损伤或肺炎患者，细胞数量增加，但总体含水量仍相对稳定，主要是组织间液和肺泡内液增多。为突出该存在及其影响，将之称为血管外肺水，能够反映广义的肺水肿。

生理状态下，肺微血管的静水压使一定量的液体转移至组织间隙，通过静脉回流和淋巴系统引流，维持肺组织间液的稳定和正常肺气体交换功能。生理情况下，EVLW 必须存在，但量少，正常值为 3～7 mL/kg。

二、血管外肺水的病理生理学

液体可以从肺微血管渗漏到肺间质，根据 Starling 定律，液体在血管与间质之间流动的动力主要为肺毛细血管静水压、组织胶体渗透压与血浆胶体渗透压、组织静水压之差，以及肺泡毛细血管膜屏障的滤过系数。

当肺微血管的静水压上升、胶体渗透压下降、肺毛细血管通透性增加、组织间液胶体渗透压升高、淋巴回流障碍或几种因素并存，如左心衰竭、ARDS、肺淋巴管肿瘤转移时；进入组织间隙的液体量升高，静脉回流和淋巴引流量相对或绝对不足，肺组织间液增多，称为肺间质水肿；随着病情加重，肺泡内液增多，称为肺泡水肿。无论何种情况，皆意味着EVLW增多。主要有下述两种情况。

1. 心源性肺水肿　左心衰竭患者的肺静脉和肺毛细血管静水压升高，先后导致肺组织间液和肺泡内液体增多，称为高压性肺水肿。

2. 高通透性肺水肿　即滤过系数改变所致，主要是肺泡毛细血管膜损伤，包括肺内型ARDS和肺外型ARDS。

一般胸腔负压增大、组织间液胶体渗透压升高或淋巴回流障碍加重肺水肿，使EVLW增多，但也可单独发生肺水肿。EVLW是ARDS患者病死率升高的独立危险因素，改善EVLW可能改善ARDS的临床结局。

三、测定方法及原理

临床上对肺水肿的诊断通常基于临床表现、胸部X线检查，但专业人员知识储备和能力有限，在主要依赖器械检查的当下，病因诊断相对复杂，敏感性相对较差，也难以定量诊断。

(一) 无创监测法　胸部CT诊断和严重度评价的可靠性高，但检查不方便，不能床边监测，更难以重复监测。X线胸片可以床旁检查，但射线量大，不宜短时间内重复检查，评价效率显著低于胸部CT检查。单频电阻抗法和双频电阻抗法可无创床旁监测，但效果差；随着新型床旁监测技术的发展，已极少应用。

1. 肺超声技术　本节主要针对肺水肿简述如下，详见本章第十三节。

(1) 评估价值：B线首先由Ziskin等人在一腹部枪击伤患者中观察到。当物质之间的声阻抗差异显著时可明确显示，局限或弥散于前胸壁。Lichtenstein等人研究发现，与胸部X线胸片相比，超声B线对肺泡-间质综合征的诊断具有高敏感度(93.4%)和特异度(93%)。2005年Agricola等人分别采用PiCCO与肺超声检查比较心脏术后肺水肿，显示肺超声诊断有良好的敏感度(90%)和特异度(89%)，能够评估EVLW。

(2) 优缺点

1) 基本优点：方便、实时、动态观察病情变化，与传统放射学检查相比，得到信息的时间短、费用低、无放射线暴露，尤其适合不宜搬动的危重患者、MV患者及儿童、孕妇等。

2) 基本缺点：多为非超声专业的临床医生操作，结果判读需要长时间训练；核心是B线的显示和解读，B线在其他肺间质疾病中也可显示，如肺间质纤维化，增加鉴别诊断难度。

总体上，肺超声对诊断明确的心源性肺水肿或急性期ARDS的评估价值高；对亚急性或慢性期ARDS，则难以鉴别水肿和增生，指导价值明显下降。

(3) 展望：未来研究重点是量化B线和提高水肿性质的鉴别诊断，如2016年Corradi等人采用电脑进行半定量肺超声检测MV条件下心脏手术的肺水肿，显示了一定前景。

2. 电阻抗成像技术　详见本章第十五节，本节仅简述有关肺水肿的内容。EIT能够床旁对危重症患者完成可视化通气、血流灌注监测，对高密度的水肿部分的评估更准确、方便；可选择某个病变部位进行测量，特异性高。1999年最早使用EIT评估肺水肿，2016年Trepte等人的研究显示，对肺损伤猪模型，用EIT评估EVLW，并与肺水肿评估的金标准——称重法比较，两者差异无统计学意义。

(二) 有创监测法　Chinard等人最先提出有创监测法，通过置入中心静脉导管和热探头动脉导管，采用温度-染料双指示稀释法(double-indicator technique)，计算胸腔液体容积(intrathoracic thermal volume，ITTV)与胸腔血容积(intrathoracic blood volume，ITBV)之差得出EVLW，较无创监测更为准确，敏感性和特异性皆提高。随后，1982年Elings等人提出只用温度作为单一指示剂，即单指示稀释法(single-indicator technique)测量EVLW，通过漂浮导管同时描记肺动脉和主动脉两条热稀释曲线，计算两者指数衰减时间之差得出EVLW。PiCCO可监测出EVLW和肺血管通透性指数(PVPI)，是目前临床检查最准确和唯一具有鉴别诊断的技术。由于需要静脉置入中心导管和放置动脉导管，临床应用受限。

四、临 床 应 用

(一) 辅助指导ARDS的治疗与预后评价

1. 指导液体管理　ARDS的基本病理特征是

急性弥漫性肺部炎症,肺微血管通透性增加,广泛或弥漫性肺间质和肺泡水肿、透明膜形成,EVLW明显增加。尽管最新柏林定义并未提及EVLW和PVPI监测,但仍要求有效的液体管理。2006年发表于*NEJM*的一项大型随机临床研究,比较了宽松的液体管理与严格的液体管理的效果,显示后者能减少ARDS患者的ICU留治时间,没有增加肺外器官损伤。许多研究显示,应用EVLW指导液体管理能够缩短MV时间,减少ICU留治时间。鉴于多数ARDS会造成右心功能损伤,约25%的ARDS患者出现急性肺源性心脏病,监测EVLW有助于平衡液体复苏与肺水肿之间的矛盾,改善右心功能。

2. 评价俯卧位通气(PV)的效果　有研究显示,俯卧位后18 h出现EVLWI显著下降,但10 min～6 h未观察到EVLWI的改善,提示PV时间的重要性;也有研究未显示PV有效,提示ARDS患者个体化治疗的必要性。

3. 其他　EVLW可能有助于预测ARDS患者的临床结局。Sakka等人发现EVLWI高的患者病死率明显升高。一个小型前瞻性研究显示,采用理想体重计算EVLWI时,EVLWI＞16 mL/kg预测病死率的敏感性为100%、特异性为86%,但无多中心大型研究支持。

(二) 脓毒症休克的液体管理　脓毒症休克主要是高阻力休克;也可表现为血管阻力下降、心脏充盈度降低,伴CO增加(高排低阻型)。无论何种情况,皆有微血管通透性明显增加,有效循环血容量不足,提倡早期液体复苏。早期复苏目标可以用基本临床指标以及CVP、MAP、$S\bar{v}O_2$等客观血流动力学和代谢指标监测,用EVLW协助可能提供更佳的指导。一项回顾性研究发现,早期液体复苏后适合采用EVLW指导液体管理,并发现高水平EVLW增加患者病死率,是28天病死率的独立预测因子。Boussat等人发现对脓毒症患者监测EVLW能够指导液体管理,改善肺水肿,缩短MV时间和ICU停留时间;脓毒症容易诱发ARDS,监测EVLW并进行严格液体管理可能更有价值。

(三) 围术期监测　胸部手术中,开胸手术操作、肺叶切除、MV、输血、补液等因素均可增加术后肺水肿的发生率,心外科手术、肺移植或肝移植手术的发生率更高,定期监测EVLW能减少术后肺部并发症的发生,改善患者预后。

(四) 指导撤机　撤机使得正压通气变为负压通气,增加心脏的前、后负荷,心力衰竭患者或高危患者能够引起撤机相关性肺水肿(weaning-induced pulmonary edema, WIPE),导致撤机失败。Jozwiak等人研究T管撤机实验,显示撤机结束时EVLWI较开始时增加超过14%能够诊断WIPD,敏感度67%,特异度100%。因此,针对撤机困难的患者可以在自主呼吸实验时,观察EVLWI的变化,评估撤机时机,减少撤机失败和二次插管风险。

综上所述,在危重症或MV患者中,监测EVLW能够指导液体管理,对ARDS、脓毒症休克、围术期管理、撤机均有临床意义,但皆为辅助措施。目前监测EVLW手段分为有创监测法和无创监测法,PiCCO有创监测更有价值,且提供更准确、客观的血流动力学参数,但问题较多;无创床旁肺超声和EIT技术简单方便,并能提供更多信息,弥补专业人员能力的不足,已在ICU常规应用。

第十七节　食管内压的监测

食管内压(esophageal pressure, Pes)监测用于间接估测Ppl,可准确监测吸呼气时相的变化,是准确评价自主呼吸和MV时肺力学变化的基础,也是评价MV自主吸气触发和自主呼吸强度的可靠方法。

一、测定方法

1. 器械　主要有:① 一条末端带乳胶气囊的聚乙烯塑料导管。导管的外径为2.0～2.5 mm,内径为1.5～2.0 mm,乳胶气囊长5～6 cm,充气后周长3.5 cm,气囊通过多个小孔与导管相连通,可以是单纯的食管测压导管,也可以是完善的测量跨隔压的带食管气囊、胃气囊的导管(图28-23)。② 压力传感器。③ 放大器。④ 显示和记录装置常采用示波器和记录仪。示波器显示压力波形,操作者根据波形形态判断气囊的位置,亦可协助判断Pes测定时受检者的努力程度或作为反馈信号指导受检者掌握吸气的方法。现代测定仪多用微电脑直接显示出

Pes 的压力曲线和数值。⑤ Y 形三通阻断阀。一端通大气或肺功能仪，另一端用于通道阻断。

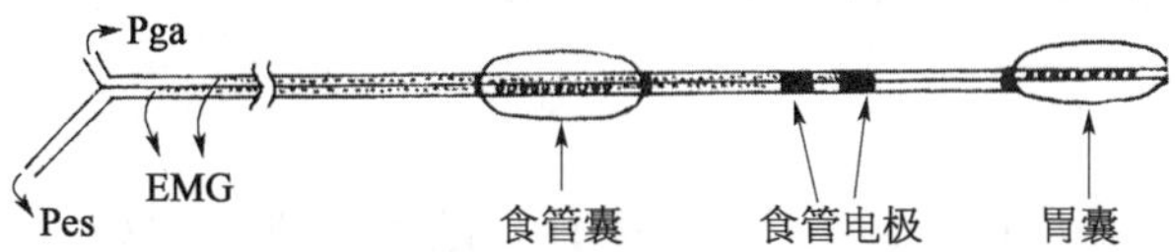

图 28－23　食管压、胃压测定导管模式图

2. 准备　主要有：① 确定气囊不漏气，然后将气囊抽空，并将导管及气囊外涂无菌石蜡油；② 用 2%的利多卡因对鼻腔和咽部充分麻醉；③ 将前述仪器进行定标和校正，使其处于适当的工作状态。

3. 操作　受检者取坐位，经鼻孔插入导管。指导受检者一边吞咽，一边下送导管，使气囊进至食管的下、中段，然后向导管注入 6 mL 气体，使气囊保留约 0.2 mL。根据示波器显示的压力波形判断导管的位置并进行调整。正常情况下，当气囊位置合适时，Pes 为负压，并随呼吸波动。

4. 正常值　Pes 约等于 Ppl，健康人平静自主呼吸时约在－10～－3 cmH_2O 之间波动。

二、影响 Pes 测定值的客观因素

1. 体位　仰卧位时受周围器官的影响最小，Pes 最高；立位时最低，坐位及左、右侧卧位时居中，故 Pes 测定时应在相同体位记录各时间点的数值。

2. 气囊位置　测压气囊位于食管中段，为导管远端距鼻孔 35～45 cm，测得的 Pes 最低且较稳定，与 Ppl 相近，是测定的合适位置。若气囊位于食管上段(＜32 cm)，压力升高且不稳定。因为头颈部活动可引起周围组织对上段食管的牵拉或压迫，导致 Pes 测定值上升，容易引起恶心和吞咽反射，使 Pes 测定值不稳定。若气囊位于食管下段，气囊移动会对 Pes 测定值产生明显影响，个体差异亦较大。

3. 气囊充气量　充气后囊内压接近于 0 时，测压气囊显示的 Pes 才接近于实际 Ppl。若将测压气囊抽空，则气囊陷闭，使测量值发生负压偏离；若增加充气量，则气囊扩张压迫食管壁及周围组织，气囊内压随之升高，测量值发生正压偏离，故建议气囊充气量约 0.2 mL。该条件下测定的 Pes 可较准确地反映 Ppl。

4. 心动周期　Pes 的测定值与心动周期有一定关系。心脏收缩时，心脏内血液量最少，且向左下运动，远离食管，对食管气囊的压力影响减少，Pes 负值增大；舒张期则相反。卧位时，由于重力作用，心动周期对 Pes 的影响比坐位大。

三、Pes 监测的临床意义

Pes 是反映呼吸力学的参数，用于较多呼吸生理学参数的准确计算，故测定其大小、监测其动态变化有重要临床意义。

1. Pes 近似 Ppl　监测 Pes 的变化值(ΔPes)可用来反映自主呼吸强弱和患者的用力程度；协助临床医生判断危重症患者的呼吸状况，客观评估 CVP 的价值(可计算中心静脉跨壁压)，协助 OSAHS 的诊断和严重程度评估等。在 MV 患者中，ΔPes 可以帮助区分 MV 和自主呼吸，确定 MV 是控制通气还是辅助通气，判断呼吸支持的强度。

2. 用于跨膈压和最大跨膈压的计算　测定 Pes 的同时测定胃内压(intragastric pressure, Pga)，可计算跨膈压(胃内压反映腹腔内压)，即 Pdi＝Pes－Pga。Pdi，特别是 Pdimax 是判断膈肌功能、膈肌疲劳及其程度的客观指标和“金标准”。由于膈肌疲劳在呼吸衰竭的发生、发展中有重要作用，Pdimax 可用于呼吸衰竭患者的监护，对 COPD 患者膈肌功能和神经-肌肉疾病患者膈肌功能的评估价值更大。

3. 反映呼吸中枢驱动水平　$P_{0.1}$ 是反映呼吸中枢驱动水平的客观参数，也可用吸气开始 100 ms 的 ΔPes 表示。ΔPes 或 $P_{0.1}$ 降低反映呼吸中枢驱动水平降低；升高则表示呼吸中枢水平增高，提示通气阻力增大、有发生呼吸肌疲劳的趋势或已发生呼吸肌疲劳。

4. 用于 C_L 和 Raw 计算　Pes 代替 Ppl 用于计算平静呼吸时的 C_L 和 Raw，可更全面、准确评价气道-肺疾病患者的呼吸力学变化。

5. 反映 PEEPi　从吸气动作开始，Pes 下降，至吸气气流出现前的 Pes 变化幅度是吸气努力克服 E_L、PEEPi、Raw 的结果，但主要是对抗 PEEPi 的结果，故 ΔPes 能大体反映 PEEPi，称为动态 PEEPi；以与气流阻断法测定的 PEEPi 相鉴别，后者称为静态 PEEPi，习惯称为 PEEPi。

第十八节　机械通气患者监测的综合与动态评价

MV 治疗意味着患者是呼吸危重症或与呼吸有关的危重症,有部分患者病情较轻;重症患者好转阶段或撤机过程与急性期表现出不同的特征,总体上可分为患者适应呼吸机通气、维持通气和逐步撤机三个阶段。不同阶段的通气要求不同,因此应重视病情的动态变化,并能给出准确的客观评价;注意参数的可比性,如同样通气模式和参数条件下监测;监测要全面,更要有所侧重,病程的不同阶段有不同要求,本章罗列或没有提及的内容要有所取舍。

(一) 基础监测　是各种 MV 患者、高危患者或撤机后患者都必须有的内容,包括生命体征和呼吸形式,后者是最重要的监测项目,但容易被忽视或错误解读。

(二) 呼吸参数监测和波形图监测　是 MV 患者最重要的监测内容,掌握气道压、呼吸流量、潮气量波形图的特点、含义和临床意义是提高 MV 理论基础和实际操作水平的重要方面。在此基础上,掌握压力-容积环、流量-容积环的监测和临床意义评价将显著提高 MV 水平。呼吸力学参数的准确测定和正确评价有助于疾病状态的准确评价,指导 MV。

(三) 动脉血气和无创动脉血气监测　是 MV 患者的基本监测,但必须与前述监测结合才更有价值。

(四) 血流动力学监测　是危重症患者评价手段进展最大的方面,包括右心漂浮导管和 PiCCO,尤其是后者的发展、完善,有里程碑意义。对 MV 患者而言,正确掌握参数的内容和意义,特别是基本血流动力学参数的正确解读和合理评价仍是基础和根本。

(五) 呼吸驱动和呼吸肌功能评价　应贯穿于前述监测之中,掌握具体监测有助于提高诊治水平。

(六) 微循环和内环境　是重症感染或创伤患者救治的核心之一,但专业医务人员欠缺太多,如何提高合理评价水平有一个长期学习和不断总结的过程。

(七) 组织代谢监测　MV 的根本目的是改善组织的代谢,掌握反映组织代谢的项目和意义是必要的,与动脉血气综合评价更有价值。

(八) 疾病和病情的基本监测　主要是 X 线胸片、胸部 CT、病原微生物检查等,仍是 MV 患者的基本监测手段。

(九) 现代床旁监测手段　床旁重症超声、电阻抗断层扫描等,能够无创、实时、无辐射床旁监测肺通气分布、血流分布、膈肌功能、肺水等,但必须掌握其局限性,并与呼吸力学、胸部 CT 检查等结合。

任何检查或监测方法都有明显局限性,尤其是 MV 患者;基于呼吸生理以及心肺关系的分析,对监测方法和结果进行评价更有意义,并有助于不断提高诊治水平。

第二十九章
机械通气的撤离技术

现代呼吸支持技术的应用和发展救治了许危重症患者的生命，但气管插管和机械通气（MV）也不可避免地带来了诸多并发症，因此在生命支持作用的基础上，如何充分发挥呼吸机的治疗作用，及早改善病情，改善或维护肺功能，恢复和增强自主呼吸，直至完全脱离呼吸机，是MV开始、维持、撤离的全过程中皆必须思考的问题。医务人员习惯上把各种终止MV的技术和方法都归于MV撤离；严格讲，MV撤离（简称撤机）是指逐渐减少呼吸支持强度和时间，逐渐恢复和增强自主呼吸，直至完全撤离MV的过程。

对于无基础呼吸系统疾病或疾病轻微，短时MV后病情就明显缓解的患者，撤机较为简单，也容易成功；对于存在慢性基础疾病，如慢性中枢性低通气、阻塞性睡眠呼吸暂停低通气综合征（OSAHS）、慢性阻塞性肺疾病（COPD）、神经-肌肉疾病、慢性心力衰竭（chronic heart failure，CHF）、高龄、严重营养不良或重度肥胖的患者，撤机是一个较困难、复杂、易于反复的过程。

第一节　影响机械通气撤机的因素

绝大部分人工气道MV患者是危重病患者，不仅有呼吸功能异常，还常合并其他脏器功能损伤、营养不良、内环境紊乱等情况。影响撤机的基础因素是原发病或诱发因素，呼吸中枢驱动水平、感染控制情况、基础肺功能或能保留的肺功能、全身状况，而操作者对呼吸生理的理解程度以及通气技术和综合诊治能力、护理和康复水平是能否顺利撤机的主要因素。

一、呼吸衰竭的病因或诱发因素

呼吸衰竭主要涉及呼吸中枢、传出神经（主要是膈神经）、效应器（呼吸肌、胸廓、气道、肺、肺血管）等多个环节。按部位大体分呼吸器官和呼吸调节系统，前者主要为阻塞性和限制性肺疾病，还有肺血管疾病，后者主要是呼吸中枢、神经-肌肉疾病和内环境紊乱。

（一）呼吸器官疾病

1. *上气道疾病*　以OSAHS为主要代表，其基本特点上气道顺应性下降和睡眠时塌陷，表现为慢性低氧血症；下气道-肺结构、呼吸肌功能和呼吸中枢功能正常。较少急性加重，部分饮酒或麻醉手术诱发，容易缓解和撤机。撤机后睡眠时，常规无创持续气道正压（CPAP）或自动CPAP（auto-CPAP）治疗。强调OSAHS是容易被忽视的影响其他疾病撤机的因素。

2. *下气道疾病*　主要表现为阻塞性通气功能障碍，伴一定程度的换气功能异常。常见疾病为COPD、支气管哮喘（哮喘）。

（1）COPD：基础肺功能较差，常有慢性呼吸衰竭，膈肌和下位肋间外肌处于不利的力学状态；导致呼吸衰竭发生和加重的因素主要有感染、理化刺激、电解质紊乱，多因素常共同起作用，处理难度较大。即使完全控制诱发因素，肺功能也多不能恢复至基础水平，容易发生呼吸机依赖和撤机困难。

（2）哮喘：诱发因素主要为过敏、理化刺激、感染，且单一因素多，容易解除或控制，肺功能可恢复正常或显著改善，容易撤机。

3. *肺实质疾病*　主要表现为限制性通气功能障碍和明显换气功能障碍，气道功能基本正常，以低氧血症为主要表现，急性者常伴呼吸性碱中毒，主要见于急性呼吸窘迫综合征（ARDS）、心源性肺水肿（CPE）、重症肺炎及非感染因素所致肺实质疾病；适当治疗后肺功能多显著改善或恢复正常，容易撤机；部分患者因过度镇静、肌松或控制通气（CV）时间过长，导致膈肌功能障碍和撤机困难，即影响撤机的核心因素是治疗问题。

4. 胸廓疾病　与肺实质疾病相似,但呼吸衰竭多较轻,单纯氧气疗法(氧疗)或无创正压通气(NPPV)为主;即使人工气道MV,也容易撤机。

5. 肺血管疾病　以低氧血症为主要表现,气道-肺结构基本正常或伴较轻的肺实质损伤,单纯氧疗为主,急性重症肺栓塞(PE)患者,常伴急性肺源性心脏病(肺心病)和休克,人工气道MV多为单纯生命支持手段,容易撤机。

(二) 呼吸调节系统　呼吸中枢的兴奋性或呼吸动力异常主要表现为高碳酸血症和低氧血症,常见于中枢神经系统受抑制或神经-肌肉功能异常,如使用镇静剂、麻醉剂过量,脑出血,周期性高钾性或低钾性麻痹,运动神经元病,多发性神经炎,多发性肌炎,各种继发性呼吸肌疾病。药物、电解质紊乱所致者属一过性异常,适当处理后多迅速改善,也比较容易撤机。原发性呼吸中枢或神经-肌肉疾病所致者多恢复较慢或不能恢复,MV不当(主要是CV)加重呼吸中枢功能紊乱或低下,以及呼吸肌萎缩,常延缓疾病的恢复甚至使其不可逆,故在疾病早期就应兼顾治疗原发病和合理MV。长时间CV可导致正常呼吸肌的废用性萎缩,对基础疾病的影响更显著,多需气管切开,长期MV维持。因此,区分病因,给予保护膈肌功能的MV策略是关键。

二、影响撤机的呼吸系统病理和病理生理因素

呼吸运动是反射活动,包括感受器、传入神经、呼吸中枢、传出神经、效应器五个方面。其中呼吸中枢驱动异常、神经-肌肉功能障碍、气道-肺功能减退在撤机过程中发挥核心作用。

(一) 呼吸中枢驱动异常　主要有呼吸中枢抑制、紊乱或驱动过度增强。

1. 基本类型

(1) 呼吸中枢抑制:诸多因素可抑制呼吸中枢功能,如原发性神经结构和功能损害、镇静剂过量、严重代谢性碱中毒。呼吸中枢兴奋性下降导致每分钟通气量(VE)减小,发生呼吸性酸中毒和低氧血症。

(2) 呼吸中枢功能紊乱:表现为压力支持通气(PSV)、低水平支持压力(PS)条件下,呼吸增快、增强,适当增加PS,呼吸明显减慢、减弱。多见于中枢神经疾病,也与镇静剂应用不当密切相关。容易被错误解读或忽视,是"顽固性撤机困难"的常见因素。

(3) 呼吸驱动过度增强:使呼吸肌始终处于高强度工作状态,导致耐力减退,特别是有基础神经-肌肉疾病或严重肺气肿的患者,最终会因呼吸肌疲劳而撤机失败。

2. 机械通气影响　MV本身通过多个环节影响呼吸中枢功能,① MV后病情明显改善,呼吸感受器冲动发放明显减弱,呼吸中枢兴奋性下降,属于正常治疗反应,容易恢复;② MV过度,发生呼吸性碱中毒,抑制化学感受器,呼吸中枢兴奋性下降;③ MV不当,导致气道阻力(Raw)增大,肺过度充气,胸肺弹性阻力(Ers)增大,刺激肺牵张感受器和呼吸肌的本体感受器,使呼吸中枢兴奋性增强。后两者与欠缺呼吸生理理论和MV技术密切相关。

3. 呼吸中枢驱动评价　主要是临床综合评价和0.1 s口腔闭合压($P_{0.1}$)测定(详见第二十八章第十节)。

(二) 膈神经损害　膈肌是最主要的吸气肌,呼吸中枢主要通过膈神经调节膈肌,从而影响通气功能。膈神经从C_3～C_6发出,颈髓和膈神经损伤皆可导致膈肌功能减退。

1. 颈髓损伤　主要见于颈髓外伤或手术损伤。

2. 膈神经损伤　主要有运动神经元病和电解质紊乱,特别是高钾血症、低钾血症和严重低钠血症。原发性膈肌麻痹(右侧多见),应用镇静剂和肌松剂的剂量过大、时间过长,应用影响神经功能和神经肌接头功能的药物,如氨基糖苷类抗生素;胸部放射治疗;胸部手术,如肺部分切除术、食管癌根治术、心脏手术、心肺脏移植术;颈部手术也容易损伤膈神经。

(1) 手术损伤膈神经:术中切断、强力牵拉、压迫时间过长、供应膈神经的血流受阻,术中低温对膈神经的损伤作用、麻醉剂的直接抑制作用也需重视。颈部、胸部手术后撤机困难要怀疑膈神经损伤的可能,还要分析可逆性;一旦考虑存在可逆性,应及早控制相关因素,应用糖皮质激素(激素)和改善膈神经供血及代谢的药物,必要时重新处理手术部位,减轻局部血肿、水肿对膈神经的压迫。

(2) 内环境因素和药物因素:临床容易被忽视,但多可逆,合理治疗是必要的。

(三) 呼吸肌功能减退　呼吸肌收缩和舒张是实现肺通气的源动力,呼吸肌功能减退或呼吸肌疲劳将导致呼吸肌收缩力、耐力、张力下降,诱发或加重呼吸衰竭。呼吸衰竭患者,随着呼吸肌疲劳改善和收缩力恢复,呼吸衰竭也会逐渐改善;反之则会加重。

1. *膈肌收缩的基本特点*　膈肌是最主要的吸气肌，膈肌运动产生潮气量(VT)占总 VT 的 60%～80%。与其他骨骼肌相同，膈肌运动遵循初长度-张力关系、力量-速度关系和刺激频率-力量关系。膈肌收缩力与其形态、长度有关，若横膈向上弯曲，曲率半径小，膈肌初长度长，收缩力强；横膈平坦，如肺气肿或肺过度充气，收缩力减弱，肋间外肌和辅助吸气代偿性收缩增强，吸气期胸腔内压(Ppl)下降，横膈上移、胸廓下缘肋间内陷，发生胸腹矛盾运动。

2. *呼吸肌的氧耗量*　呼吸肌运动主要是克服 Ers 和 Raw 而实现通气，产生呼吸功(WOB)。健康人静息 WOB 低，约占总耗氧量($\dot{V}O_2$)的 2%～3%，运动时的比例相似；呼吸疾病导致严重呼吸困难，可占总$\dot{V}O_2$ 的 30%～50%。

3. *影响膈肌功能的因素*　膈肌结构的完整性、初长度、电活动、代谢等起决定作用，膈肌初长度越短，收缩力越差，耗能越大，主要见于严重 COPD 和危重哮喘发作。低钾、高钾、低钠、低磷、低钙、低镁血症和低蛋白血症、甲状腺功能亢进或低下、肾上腺皮质功能低下、较长时间应用激素或镇静剂和肌松剂、低氧血症、高碳酸血症等，均可抑制膈肌的代谢和功能。呼吸驱动异常、膈神经损伤、手术刺激直接影响膈肌功能。通气阻力显著增加、生理无效腔(VD)增大、代谢率显著增高也可加重膈肌负荷，容易诱发呼吸肌疲劳。简述如下。

(1) 胸部手术和上腹部手术：膈肌功能下降与麻醉类型、疼痛关系不大，主要归因于手术对膈肌的刺激、手术后反应性胸膜炎对横膈的抑制作用。胸腹部手术后固定带对呼吸功能的暂时性抑制作用，随固定带的撤离而恢复正常。一般术后 12～24 h 膈肌功能下降最明显，3 日后明显改善，1 周后基本正常，因此术后 3 日内肺功能的暂时性减退最明显，是发生呼吸衰竭、分泌物堵塞最多的时期，故有慢性心肺功能减退的患者可延长通气时间 1～3 日或术后即刻拔管给予 NPPV 过渡；加强一般和针对性康复锻炼也是必要的。

(2) 肺过度充气：气道阻塞、陷闭加重或过细的人工气道，导致呼气时间(Te)缩短，呼气末肺容积(EELV)和 Ers 增大。肺过度充气引起横膈低平，膈肌初长度缩短，收缩力下降；肋骨水平走向使呼吸肌牵拉胸廓运动更为困难，皆容易发生呼吸肌疲劳。因此，MV 患者应注意降低气道和人工气道阻力，改善呼吸形式(浅慢或深慢呼吸)，促进功能残气量(FRC)或 EELV 下降。对慢性过度充气患者及早进行腹式呼吸锻炼。

(3) 营养不良：主要包括能量供应不足和蛋白质供应不足、贫血、低蛋白血症、电解质紊乱和碱血症(详见后述)、微量元素和水溶性维生素缺乏。营养不良降低呼吸中枢对低氧血症的通气反应，减少呼吸肌群的厚度、收缩力和耐力；损害机体免疫功能，容易发生医院获得性肺炎(HAP)和机械通气相关性肺炎(VAP)，加重呼吸负荷。改善营养和加强呼吸肌锻炼，有助于呼吸肌力量和耐力的恢复。

(4) 氧供不足或氧利用障碍：组织氧供取决于动脉血氧运输量(DaO_2)、微循环和内环境状态。DaO_2取决于适当的氧合($PaO_2 \geqslant 60\%$ 或 $SaO_2 \geqslant 90\%$)、适当血红蛋白浓度(Hb 90～140 g/L，不低于 75 g/L)、适当血浆白蛋白浓度(A≥30 g/L)、适当心排血量(CO)(包括基础心功能和 MV 对心功能的影响)。内环境状态主要影响氧在组织中的释放和利用，尤其是影响氧离曲线和细胞代谢。这些因素对机体的影响是多方面的，必须纠正；但错误解读过多，是 MV 失败的核心因素之一，因此 MV 时必须有效解决影响氧供和细胞代谢的因素才能促进疾病恢复、呼吸肌功能改善和撤机成功。强调注意 MV 在改善氧合的同时避免对氧供的不利影响，尤其是对心功能的影响。

MV 通过心功能对撤机的不良影响主要体现在两个方面：① 通气过度抑制心功能，如 Hurford 使用^{201}T 研究了 15 例呼吸机依赖患者的心肌灌注，显示 93%的患者 MV 时发生心肌充盈缺损，提示潜在冠状动脉供血不足；停机自主呼吸 10 min 后，47%的患者心肌充盈缺损明显改善。② 有 CHF 的患者，撤机过快，正压通气迅速过渡至自主负压呼吸，左室前、后负荷增大，左心衰竭再次发生或加重，甚至发生撤机相关性肺水肿(WALI)，导致撤机失败。

(5) 电解质紊乱：危重患者普遍存在，无论是急性应激期还是缓解期，主要表现为血磷、钾、钙、镁的浓度降低或含量低下，血钠浓度升高。磷为能量代谢的底物，钠、钾是钠-钾 ATP 酶的基本成分，镁为钠-钾 ATP 酶的辅酶，钾、钠还分别是产生神经-肌肉静息单位和动作电位的主要离子，钙直接影响肌肉收缩力和心脏电活动。这些因素常与酸碱紊乱、能量供应、水溶性维生素相互作用，不仅降低呼吸肌功能，对机体各脏器功能都有重要影响，合理预防和纠正应贯穿于治疗全过程。

(6) 酸碱紊乱

1) 酸血症：健康人的 $PaCO_2$急性升高至 56 mmHg

可降低膈肌的收缩力和耐力,乳酸性酸中毒(pH=7.07)对膈肌功能无明显影响,但可引起转移性高钾血症。急性呼吸性酸中毒可通过适当MV而恢复,对撤机影响不大;若通气过度,一旦撤机,自主呼吸不能维持正常$PaCO_2$水平,将发生呼吸肌疲劳。

2) 碱血症:主要通过影响氧的释放而抑制呼吸肌功能,应尽可能避免碱血症或维持pH≤7.5。

(7) 不适当药物治疗:许多药物影响呼吸肌功能,特别是肌松剂,如泮库溴胺或琥珀酰胆碱;亦见于药物的不良反应,主要是氨基糖苷类抗生素、奎尼丁、普萘洛尔等可诱发或加重重症肌无力。药物对呼吸肌的抑制最常见于外科手术时的全身麻醉和MV过程中使用镇静剂、肌松剂,部分患者停药后仍可出现长时间肌无力。

(8) 呼吸肌萎缩:多见于长期MV患者。短时间CV即可发生呼吸肌萎缩,影响其形态学和功能,包括肌纤维数量、直径、收缩能力;还可影响酶系统,出现糖酵解酶减少,线粒体氧化能力降低。呼吸肌萎缩也见于运动神经元病、周围神经炎、多发性肌炎,其中运动神经元病患者的肌肉萎缩多不能恢复,需长期MV。

(9) 呼吸肌疲劳:MV替代呼吸肌是缓解呼吸肌疲劳的最有效方法,但呼吸肌休息是一把"双刃剑",过度休息易出现呼吸肌萎缩,停机后更容易发生呼吸肌疲劳,导致撤机失败。因此在通气过程中,一旦病情明显改善就应及早减量或停用肌松剂、镇静剂,及早诱发自主吸气触发,改用自主通气模式,并逐渐降低支持强度。

(10) 其他因素

1) 慢性肾功能不全:患者常有乏力、肌痛、呼吸肌力量和耐力降低。

2) 内分泌紊乱:甲状腺功能紊乱可损害呼吸肌功能;皮质醇分泌增多可使呼吸肌发生病理性肌病,影响撤机过程。

4. 呼吸肌系负荷增大　导致吸气肌持续、过度收缩,供血相对不足,容易发生疲劳。

(1) 通气需求增加:如CO_2产生量($\dot{V}CO_2$)增加、无效腔通气量增大、呼吸驱动过度增强。对于严重呼吸功能减退的患者,$\dot{V}CO_2$过多容易诱发和加重CO_2潴留,见于不合理营养支持,如糖补充过多,也见于发热、躁动、感染等导致的代谢率升高。正常VD/VT为0.25～0.35;若VD/VT>0.40,需增大VE以防止肺泡通气量($\dot{V}_A$)不足;若VD/VT>0.6,常意味着撤机失败。

(2) 呼吸中枢驱动增强:呼吸中枢驱动降低常引起VE降低和呼吸性酸中毒;呼吸中枢驱动的不适当增强则容易诱发呼吸肌疲劳。呼吸驱动增强的主要原因:人机对抗,Raw增大,人工气道导管太细,内源性呼气末正压(PEEPi),急性肺水肿或损伤,精神过度刺激等,兴奋机械性和化学性感受器,也可能直接兴奋呼吸中枢,导致WOB增加。

5. 精神因素　可明显影响部分患者的撤机过程。呼吸肌依赖常是呼吸肌废用性萎缩和精神依赖共同作用的结果,后者主要表现为不安全感、焦急、害怕、恐慌、濒死感等。

第二节　机械通气的撤离方法

撤机是逐渐减少呼吸支持的强度和时间,逐渐恢复自主呼吸能力,直至患者完全脱离呼吸机的过程。本节重点讲述终止MV的指征和撤机方法。

一、预测撤机成功的标准

(一) 概述　精通呼吸生理知识、经验丰富的专业医生能通过简单方法来预测患者能否成功撤机,并选择合适的撤机方法,但大多数专业人员还是希望有客观预测标准指导撤机,减少对呼吸生理知识和临床经验的依赖,提高撤机成功率,避免或减少通气时间延长和呼吸机依赖。

(二) 常用的预测撤机标准

1. 基本情况　原发病和诱发因素明显改善,生命体征稳定;Hb≥75 g/L,A≥30 g/L,内环境稳定。

2. 动脉血气达适当水平

(1) 氧合标准:吸入气氧浓度(FiO_2)≤40%,呼气末正压(PEEP)≤5 mmHg时,PaO_2≥60 mmHg。或肺泡气动脉血氧分压差[$P_{(A-a)}O_2$]<350 mmHg(FiO_2=100%);或氧合指数(OI=PaO_2/FiO_2)>200 mmHg,皆伴PEEP≤5 mmHg。主要用于肺实质疾病和CPE的撤机预测。

(2) 酸碱标准:自主呼吸或相当于自主呼吸时,pH>7.3,不需要严格考虑$PaCO_2$的水平。单纯

$PaCO_2$升高不是影响撤机的重要标准，主要针对阻塞性肺疾病。

3. 0.1 s 口腔闭合压($P_{0.1}$) 主要反映呼吸中枢的驱动水平，预测撤机成功的标准为＜4～6 cmH_2O(呼吸中枢疾病除外)。$P_{0.1}$过高反映呼吸中枢驱动过强，提示通气负荷过大，不宜撤机，尤其是阻塞性肺疾病。

4. 最大吸气压(MIP) 间接反映吸气肌功能。MIP＜－25 mmHg 可较好预测成功撤机，主要用于神经-肌肉疾病和 COPD 慢性呼吸衰竭的评价；长期 MV 降低 MIP 标准的预测能力，因为常有呼吸肌的废用性萎缩，即使肌力足够，但耐力下降，容易撤机失败。测量配合不佳导致 MIP 降低，常低估其预测价值。

5. 肺活量(VC) VC 可反映肺功能储备水平，预测撤机成功的标准为 VC＞10～15 mL/kg。早期 Black 等人以 VC＞10 mL/kg 为撤机标准，假阳性率为 18%，假阴性率为 50%。主要用于阻塞性肺疾病和肺实质疾病。

6. 每分通气量和最大自主通气量(MVV) VE 反映静息通气水平，在呼吸中枢功能健全及代谢功能稳定的情况下，VE 可间接反映通气阻力的大小，其正常值约为 6 L/min。在气道-肺实质疾病导致的呼吸衰竭患者中，VE 明显增加，经过治疗后病情改善，VE 下降；当 VE＜10 L/min 时，可预测成功撤机。主要用于非呼吸中枢疾病患者的撤机。

MVV 综合反映气道-肺实质阻力和呼吸肌力量，VE 与 MVV 的关系可反映呼吸储备。早期 Lakshiminaryan 等人的研究发现，VE＜10 L/min，MVV＞2VE 时可 100%预测撤机成功；相反，预测撤机的失败率为 71%。Tahvanainen 等人发现，以 VE＜10 L/min 为撤机标准，假阳性率为 11%，假阴性率为 25%；以 MVV＞2VE 为撤机标准，假阳性率为 14%，假阴性率为 76%。两种指标皆不适合长期 MV 患者，因为后者常有呼吸肌的废用性萎缩和耐力下降。

7. 呼吸指数(f/VT) RR 增快是反映呼吸功能减退的灵敏标准，但特异性差。首先，呼吸急促与疾病类型和 VT 下降有关，如肺实质疾病以浅快呼吸为主，RR 预测撤机的价值极小；阻塞性肺疾病以深慢呼吸为主，若出现浅快呼吸，预测撤机失败的价值较高；较多肺外因素(如发热、焦虑、紧张等)也可导致 RR 增快。f/VT(f 是 RR 的别称，VT 的单位取 L)在一定程度上排除了前述多种因素的影响，预测价值较高，f/VT＜80 提示易于撤机；f/VT 为 80～105，需谨慎撤机；f/VT＞105，提示难以撤机。该参数的优点：① 易于测量；② 不需患者的特别配合，能稳定自主呼吸即可；③ 能较精确地评价患者的自主呼吸能力；④ 与疾病特点有关，如肺实质疾病以浅快呼吸为主，价值较低，而阻塞性肺疾病以深慢呼吸为主，价值较高。

8. 其他 还有多种主观或客观评价指标，包括单一参数和综合性参数，临床价值有限，应用极少，不赘述。

9. 小结 应用适当，前述单一指标都有较高的预测成功率，也有不同的预测失败率，不同学者报道的结果差异较大。事实上，不同疾病的呼吸生理特点有明显差异，合理的生理学分析和适当综合评价是必要的。

10. 撤机的简单评价

(1) 基本原则：原发病或诱发因素明显改善(无须控制)，生命体征和内环境稳定，Hb≥75%，A≥25 g/L；有适当中枢兴奋性和一定肺功能储备；有一定的呼吸肌力量和耐力；低浓度氧疗(FiO_2≤40%或鼻导管吸氧≤5 L/min)和低呼吸支持条件下维持适当动脉血气水平，即 PaO_2≥60 mmHg，pH＞7.3。

(2) 简单标准：停机，导管气囊充分抽气，低浓度氧疗条件下，患者能稳定自主呼吸 2 h，动脉血气基本稳定，说明患者呼吸反射各个环节的功能和机体营养状态皆足以维持稳定自主呼吸，可撤机。

二、撤机原则

1. 不同情况的撤机原则 大体包括三种情况：① 短时间麻醉、手术，手术结束，患者苏醒，直接撤机；② 急性危重症，如大部分危重哮喘，部分重症肺炎、ARDS 等，治疗后迅速好转，若达到相当于自主呼吸鼻导管吸氧的条件，如 PSV，PS 5 cmH_2O，FiO_2≤40%，可直接撤机；③ 有基础肺功能减退或长时间通气的患者，多需要复杂的撤机过程，一般所说的撤机即指该类患者，若无特殊说明，本节的撤机指该类情况。

2. 基本撤机原则 在一定呼吸中枢驱动范围内，撤机是 MV 的逐渐撤离过程，也是呼吸肌力量和耐力的锻炼过程。由于呼吸是持续的呼吸肌运动过程，故撤机过程中，为达到上述鼻导管吸氧的条件，应有适当的呼吸肌训练计划。为达到最佳效果，呼吸肌训练应有训练种类、强度、时间等规范安排。

呼吸中枢功能低下或紊乱有不同要求,见本章第四节。

(1) 呼吸肌锻炼的基本要求:首先使患者恢复正常呼吸形式,然后在适当的呼吸负荷基础上呼吸,出现疲劳感时即终止呼吸肌锻炼;通过增加呼吸负荷或增加停机时间,逐渐增大呼吸肌训练的强度;每次呼吸肌训练的效果是短暂的,应保持渐进性训练过程,以维持呼吸肌训练效果。

(2) 呼吸中枢调节的基本要求:在维持适当平稳呼吸的基础上,逐渐降低支持强度,加强行为性呼吸调节的作用。其中,呼吸中枢疾病缺乏具体标准,需要更强的呼吸生理知识支撑。

(3) 撤机过程中的检测和处理:密切观察病情和通气条件的变化,患者呼吸稳定后方可停机和移走呼吸机。若患者出现呼吸肌疲劳或呼吸中枢驱动增强的表现,如呼吸困难或呼吸增快、辅助呼吸肌活动、胸腹矛盾运动、心率(HR)增快、血压(BP)升高或降低、出汗、SaO_2下降、呼吸性酸中毒或碱中毒;或虽无呼吸窘迫表现,但出现呼吸减弱、减慢,意识模糊,$PaCO_2$升高等,则必须给予足够的呼吸支持;待病情稳定后再降低呼吸支持。无论何种情况下,心理治疗、呼吸康复锻炼和全身康复锻炼皆是必要的。

三、常用撤机方法

经典撤机方法主要有:直接撤机法、T管撤机法、T管联合持续气道正压(CPAP)撤机法、间断停机法、同步间歇指令通气(SIMV)撤机法、压力支持通气(PSV)撤机法、SIMV+PSV撤机法。目前比较推荐自主呼吸试验。新型智能模式、自主通气模式和万能模式(或闭环通气),如容积支持通气(VSV)、压力调节容积控制通气(PRVCV)、成比例通气(PAV)、神经调节辅助通气(NAVA)、适应性支持通气(ASV)、双相气道正压通气(BIPAP)也更多地用于撤机。相对容易撤机的患者多应用一种撤机方法,撤机难度较大的多需联合或序贯应用2种或数种撤机方法。

不同疾病、疾病的不同阶段的通气要求不同,每一种撤机方法也有其特点;医务人员的呼吸生理水平、临床判断和处理能力不同,对不同模式的掌握程度也有差异,故对撤机方法的要求必然有差异。经典撤机法是新型撤机法的基础,是本章介绍的重点;自主呼吸试验有一定特点,单独阐述。

(一) 直接撤机法 顾名思义为不经过任何器械或辅助撤机方法完成撤机过程。仅需要短期(不超过24 h)MV的患者,特别是外科术后患者,非常容易成功撤机和拔管,甚至接受大型外科手术(如冠状动脉搭桥术)的患者也能成功完成早期撤机和拔管。Quasha等人发现,冠状动脉搭桥术后2 h拔管与术后18 h拔管的心、肺并发症发生率无差异。对于MV时间不需要超过24 h的患者,如补液过多、过快或短时间BP明显升高导致的CPE、速发型支气管哮喘、某些药物过量、痰堵和咯血窒息的患者,因病因迅速祛除,患者的自主呼吸能力迅速恢复或呼吸阻力迅速降低,也应直接停机。

(二) T管撤机法 气管插管或气管切开患者经T形塑料管呼吸湿化、温化的空氧混合气,自主呼吸稳定后的撤机方法。与其他撤机技术(如SIMV法、PSV法)比较,T管撤机属于完全自主呼吸,撤机后不容易发生心、肺功能紊乱。

1. *基本要求* ① 规范吸痰和口腔护理后,充分抽出导管气囊内气体,停用呼吸机,连接T管,充分开大送气流量。强调应从辅助通气(AV)开始,而不是从CV开始,以免引起患者的不适应。② 若出现呼吸肌疲劳的表现就应停止试验,而不应该根据"预先设定的训练时间长短"终止。③ 如果撤机失败,在随后的24 h内无须尝试其他撤机方法。

2. *替代方法* 目前,许多呼吸机有持续气流或相当于持续气流的功能,如流量触发,将通气模式设置在CPAP,且CPAP为0,显著增大流量触发气流,充分抽光导管气囊内气体,患者通过原连接管路进行自主呼吸,实质等同于T管撤机。

3. *T管联合CPAP撤机法* 不管是否存在基础疾病,T管联合CPAP撤机更符合人体的呼吸生理特点。原因在于:T管撤机时,气管插管的气囊充分抽气导致声门开放,使上气道的气流阻力骤然降低,短时间内呼气迅速增多,容易导致EELV减少,使用5 cmH_2O的CPAP可防止发生;对于气道陷闭导致的气流阻塞(如COPD或合并OSAHS)患者,CPAP能通过对抗气道陷闭和PEEPi;对于CHF患者,其有助于心功能持续、稳定改善。

直接使用呼吸机T管撤机时,通过调节CPAP/PEEP旋钮或触摸键可迅速实现T管联合CPAP撤机。

4. *T管撤机的操作流程*

(1) 准备和注意事项

1) 患者心理准备:病情明显改善且趋于稳定,逐渐符合撤机指征时,告知患者做好撤机准备、大约何时撤机、撤机的理由及目的。允许患者随时表达任何想法和担心，给予恰当的解释，以减轻患者的顾虑、恐惧等不良感受。

2）监测：试验前检测患者的临床表现，如 RR、HR、BP、呼吸运动形式；气体交换参数，如经皮动脉血氧饱和度（SpO_2）、PaO_2、pH、$PaCO_2$、OI 等；心电图等。

3）注意事项：① 有医务人员陪伴或关注，给予安慰及关心，为患者提供良好的撤机环境；② 尽量避免使用镇静剂，以保障患者能最大努力地配合撤机锻炼；③ 如有可能，让患者尽可能坐于病床上或床旁椅子上完成撤机过程。

（2）操作流程：① 停机时将气囊内气体充分抽光。② 通过 T 管（或呼吸机的 Y 形连接管）呼吸加热、湿化的空氧混合气，要求 FiO_2 高于 MV 时的 10%以上或 93%≤SaO_2≤99%；经过 T 管的气体流量 3 倍于患者的自主通气量，以保障吸气峰流量小于最大供气流量。③ 维持撤机试验，直至达 2 h 或患者刚开始出现呼吸肌疲劳或临床情况恶化的征象，如 HR 增加＞30 次/min、出现心律失常、平均动脉压（MAP）升高＞15 mmHg，RR＞35 次/min 或 SaO_2＜90%持续 5 min 以上，终止试验。④ 终止试验后，继续使用撤机前的通气模式和参数，使呼吸肌充分休息。依据第一次情况调节第二次 T 管撤机的停机时间。

（3）撤机标准：对于长期 MV 患者，特别是 COPD 呼吸衰竭、出现呼吸肌废用性萎缩或发生重症肌无力的患者，应遵循比较严格、循序渐进的撤机原则；患者能稳定自主呼吸 2 h 可考虑撤机，能否拔管需另行评价。对于无或无严重基础心肺疾病，短期接受 MV 患者（＜1 周），患者稳定呼吸 30 min～1 h 即可考虑撤机、拔管。

（三）SIMV 撤机法

1. 基本特点　逐渐减少通气次数和增加自主呼吸次数，指令通气与自主呼吸相互交替，有助于通过呼吸肌休息和锻炼呼吸肌，逐渐完成撤机过程。

2. 操作流程

（1）准备和注意事项：与 T 管撤机法相同。

（2）通气模式和参数的调整：将通气模式改为 SIMV；若原为 SIMV，则减少指令通气的次数（f_{IMV}）。可以是定容型（V－SIMV，SIMV）或定压型（P－SIMV）。

（3）常规操作流程：① 对于基础心肺功能明显减退或长期 MV 的患者，f_{IMV}调至 8～10 次/min，VT 或通气压力不变，增加 FiO_2 10%或维持 93%≤SpO_2≤99%（较治疗要求高，防止刺激呼吸中枢或病情波动时明显下降，但避免持续达 100%，后同），吸气压力坡度或流量坡度≤0.2 s 或者设置为最低值，Ti 设置需调节出现短暂屏气，呼气压力坡度设置为 0 或最低值；每小时减少 f_{IMV} 2 次/min，直至达 4～6 h 或临床提示出现呼吸肌疲劳或病情恶化。后者说明患者的自主呼吸能力不足以克服通气阻力，故需增加 f_{IMV}至原水平，直至患者呼吸稳定，待呼吸肌充分休息后再次进行。② 若 f_{IMV}为 4 次/min，患者稳定呼吸达 4～6 h，说明其自主呼吸稳定，且足以克服通气阻力，可考虑撤机。③ f_{IMV}无须也不应该降至更低或降至 0，因为人工气道和呼吸机（包括阀门、连接管路、触发灵敏度）本身皆有一定阻力，f_{IMV}在低水平或 0 水平持续时间过长容易导致呼吸肌疲劳。

（4）简单操作流程：对于无明显基础心肺功能减退且短期 MV 的患者（＜1 周），可每隔 30 min 减少 f_{IMV}为 2 次/min。若 f_{IMV}为 4 次/min，患者呼吸稳定 30 min～1 h，并维持良好的气体交换水平，可撤机、拔管。

（四）PSV 撤机法　PSV 为自主通气模式，PS 能对抗气管插管和呼吸管路所增加的阻力，补充导管阻力增大所致的自主呼吸不足，可保障适当呼吸肌休息的基础上锻炼呼吸肌，提高患者的依从性和撤机成功率。

1. PSV 对抗人工气道的阻力

（1）人工气道增加 Raw：气管内插管增加的阻力主要取决于导管内径和气流形态（湍流为主还是层流为主），也与导管长度（在成人，取决于气管插管和气管切开）有一定关系。

（2）PSV 对抗阻力的判断：每个患者所使用的气管导管型号、扭曲或变形程度不同，管壁内黏附的分泌物有差异，对抗导管阻力的 PS 值有差别。比如，Brochard 等人比较拔管前、后的 WOB，发现拔管后 WOB 有不同幅度的减少，继续 NPPV 可使 PS 减少 3～14 cmH_2O。可根据一定的方法预测克服阻力所需的 PS 水平。

1）Nathan 计算方法：补偿 PS 水平＝PIF×R。其中 PIF 为 CPAP＝0 时呼吸机给予患者的吸气峰流量，R＝（峰压－平台压）/平均吸气流量。

2）简单换算：7～9 号导管需要的 PS 为 9～7 cmH_2O，为兼顾科学性及实用性的基本方法。

若 PS 降至 5～7 cmH_2O，维持 4～6 h，说明

患者的自主呼吸能力足以克服通气阻力，可考虑撤机。

2. 操作流程

(1) 准备和注意事项：与T管撤机法相同。

(2) 通气模式和参数的调节：转为PSV；如已用PSV，则降低PS水平。

(3) 常规撤机流程：对于严重肺功能减退或长期MV的患者，调节PS至20 cmH_2O左右，PEEP 0～5 cmH_2O，提高FiO_2 10%或维持93%≤SpO_2≤99%；吸气压力坡度≤0.2 s或最低水平，呼气压力坡度0或最低水平，吸呼气转换水平设置为流量占吸气峰流量的25%(需自主设定者)。每小时降低PS 2～4 cmH_2O，直至5～7 cmH_2O，或者开始出现呼吸肌疲劳或病情恶化的征象，增加PS至降低前的水平。当PS维持在5～7 cmH_2O，稳定呼吸4～6 h，可考虑撤机。

(4) 简单撤机流程：无严重基础心肺疾病且短期MV(<1周)的患者，可每隔30 min降低PS 2～4 cmH_2O；如果PS降至5～7 cmH_2O，患者稳定呼吸30 min～1 h，可撤机、拔管。

(五) SIMV＋PSV撤机法　可用于各种适合SIMV或PSV的患者，但主要用于取代单纯SIMV或单纯PSV通气时有一定呼吸肌疲劳的患者。调节原则：初始通气时以SIMV为主，随着患者自主呼吸能力增强，逐渐降低f_{IMV}，直至过渡至单纯PSV；然后再降低PS至达到PSV的撤机条件。SIMV＋PSV撤机流程如下。

1. 准备和注意事项　同T管撤机法。

2. 通气模式和参数的调节　通气模式转为SIMV＋PSV；如已采用SIMV＋PSV，则降低f_{IMV}。

3. 常规撤机流程　对于严重肺功能减退或长期MV的患者，调节PEEP 0～5 cmH_2O，增加FiO_2 10%或维持93%≤SpO_2≤99%；将PSV的参数调节至PS 20 cmH_2O左右；SIMV的f_{IMV} 8～10次/min，VT或通气压力不变，每小时减少f_{IMV} 2次/min，直至4次/min；然后每小时降低PS 2～4 cmH_2O，直至PS约15 cmH_2O。若患者呼吸稳定，降低f_{IMV}至0；若患者呼吸持续稳定，继续降低PS，直至5～7 cmH_2O；若出现呼吸肌疲劳或病情恶化的征象，增加PS至本次降低前的水平。当PS降低至5～7 cmH_2O，患者稳定呼吸4～6 h可考虑撤机。

4. 简单撤机流程　对于无严重基础心肺疾病且短期MV(<1周)的患者，可每隔30 min降低f_{IMV}，直至为0，然后每隔30 min降低PS水平1次，每次降低2～5 cmH_2O；如果PS在5～7 cmH_2O水平，患者稳定呼吸30 min～1 h，可考虑撤机。

(六) 新型通气模式的撤机　如VSV、PRVCV、ASV、BIPAP、PAV、NAVA，皆属于"闭环模式"，理论上用于撤机过程更简单，但缺乏明确标准，与呼吸生理知识的掌握和应用经验有更密切的关系。例如，VSV实质是PSV的自动化调节，如何预设和调节目标VT和基础PS是关键。若应用熟练则更快捷、方便；反之，则更烦琐。

(七) 间断停机法　早期呼吸机无PSV或SIMV等可以允许自主呼吸的模式，故几乎皆采用间断停机法。目前呼吸机的性能和功能皆明显改善，可采用的撤机方法非常多，但间断停机法仍具有独特优势——简单、方便、可靠，仍是常用的撤机方法或联合撤机方法。操作流程如下。

1. 准备和注意事项　同T管撤机法。

2. 调节　停机过前充分抽出气囊内气体，给予适当氧疗和充分湿化。

3. 常规撤机流程

(1) 基本方法：在开始阶段，白天间断停机，夜间通气；初始停机时间较短，10～15 min，避免患者出现明显呼吸困难和情绪紧张，否则需及早恢复MV；然后逐渐延长停机时间；待患者能稳定自主呼吸2 h，且动脉血气稳定，可考虑撤机。

(2) 注意事项：必须充分抽光气囊内的气体，否则Raw太大；停机时间不宜超过2 h，否则容易导致分泌物干结和阻塞；若患者基础肺功能较差、通气时间较长、可能或已经有呼吸机依赖时，撤机把握不大，则应给气囊充气，继续给予MV，再进行第二次、第三次的停机流程；最后完全停机。

4. 简单撤机流程　对于无严重基础心肺疾病或短期MV(<1周)的患者，可直接停机30 min～1 h，若患者能持续稳定自主呼吸，可撤机。

5. 复杂撤机流程　对于长期MV、多次撤机失败、有较强呼吸机依赖的患者，也可采用下述间断停机方法。若患者一次停机45 min就出现明显气急，则每次的停机时间缩短，比如30 min。每次停机后给予MV 3 h，然后再停机30 min。其后，MV时间逐渐缩短至30 min，即通气30 min，停机30 min，然后彻底撤机。

(八) 简易撤机法　临床医生有一定经验后，可将常规撤机方法简化，只要SIMV撤机法、PSV撤机法等各种带机撤机方法达标准，患者稳定呼吸

4～6 h；或间断停机能稳定自主呼吸 2 h，且动脉血气稳定，说明患者的呼吸中枢、神经-肌肉、气道-肺功能皆能维持适当水平，即可考虑撤机。若咳痰能力良好，说明患者呼吸和防御功能皆较好，可考虑拔管。

若患者基础心肺功能较差、通气时间较长、可能有呼吸机依赖时，临床医生对撤机的把握不大，则应给予充分的通气辅助，然后实施第二次、第三次的停机观察。若持续稳定呼吸，可撤机；否则，需再次给予适当的通气辅助，然后停机观察。

四、非常规撤机方法

如吸气肌阻力锻炼法、生物反馈法等；应用经验不多，可操作性较差，极少临床应用。

1. *吸气肌阻力锻炼法* 对于长期接受 MV 的患者可能有较大价值。患者使用吸气肌阻力调节器进行自主呼吸或进行简单缩唇吸气，可达到锻炼呼吸肌耐力的目的。

2. *生物反馈法* 将某些患者不能感知或不注意的生物信息反馈传送至患者，达到帮助患者撤机的目的。例如，借助床边显示器显示患者的 VC、VT 等参数，并鼓励患者积极参与撤机过程，以锻炼呼吸功能，增强撤机信心。

五、小　　结

对于通气模式撤机，无论是 PSV 还是 SIMV＋PSV 撤机法，多数采用本书前几版标准，但增加了辅助参数和 PEEP。与现代通气模式的特点一致，强调吸气压力坡度≤0.2 s 或最低，因为撤机前辅助压力非常低，较大设置意味着吸气初期的流量不足，与治疗阶段的常规设置有较大差异。前几版的初始 PSV 压力 20～25 cmH_2O，一般治疗作用的 PEEP 为 3～5 cmH_2O，若皆以高限设置，则峰压达 30 cmH_2O，是较高 PS 设置，也是保护性肺通气的压力高限，不宜进入撤机进程，故本章去掉 PS 高限。PEEP 给予 0～5 cmH_2O 的稍大范围，高限与 T 管加 CPAP 撤机法相同，较高 PEEP 适合 COPD 等气道陷闭为主的疾病，更低水平或不设置则适合无气道陷闭的疾病。用通气模式撤机，人工气道增加阻力的变异范围大，但有充分湿化、温化保障，故时间标准为 4～6 h；间断停机法撤机，Raw 显著降低且稳定，湿化、温化差，故时间标准为 2 h。两者都有试验支持。无论何种方法，以呼吸生理支撑进行合理评估将显著简化撤机程序，缩短 MV 时间，显著提高撤机成功率。

第三节　自主呼吸试验

自主呼吸试验（spontaneous breathing trial，SBT）是指在人工气道 MV 撤离前，让患者通过 T 管自主呼吸或在低 PS 下呼吸，通过短时间（一般为 30～120 min）的密切观察，判断自主呼吸能力的恢复程度，帮助医务人员决定是否撤机的一种方法。

一、SBT 的概况

SBT 是一项简单、实用、预测准确度较高的综合性试验。该技术有 20 余年的发展历史，广泛应用于 COPD 急性加重、ARDS、心力衰竭、重症肺炎、创伤等疾病导致的呼吸衰竭患者。虽然称“自主呼吸试验”，但并非正常的自主呼吸，因为试验时患者需经过人工气道呼吸，并且常加用低强度的通气辅助。2001 年美国胸科医师学会（ACCP）、美国呼吸治疗学会（AARC）和美国危重病医学会（ACCM）发表的“撤机指南”，2007 年由欧洲呼吸学会（ERS）、美国胸科学会（ATS）、欧洲重症医学学会（ESICM）、危重病医学会（SCCM）、法语系国家危重病医学会（SRLF）等 5 个学会的“推荐意见”，都推荐 SBT 作为判断能否成功撤机的重要方法，广泛应用于临床。

二、SBT 的技术原理

1. *呼吸泵和呼吸阻力* 从呼吸力学角度而言，人工气道 MV 的主要原因是呼吸泵功能绝对或相对削弱，需要克服的呼吸负荷绝对或相对增加，给予通气辅助才能使呼吸泵功能和呼吸负荷之间达到新的平衡。随着导致呼吸衰竭的原发病或诱发因素逐渐被纠正，全身状况逐渐改善，制约呼吸泵功能和增加呼吸负荷的各种因素被逐步消除或明显改善，患者的呼吸能力又足以克服呼吸阻力，独立完成自主呼吸，不再需要通气辅助，就应尽早撤机，但识别和判断呼吸泵功能是否恢复至足以对抗呼吸负荷需要进行相关的试验判断。

2. *SBT 对呼吸泵和呼吸阻力的评价* 通过降

低通气辅助水平,使患者模拟自主呼吸状态,通过对试验过程中通气、氧合及循环功能等客观指标和相关临床表现进行动态评价,进而判断患者是否通过试验,即判断患者呼吸泵功能是否足以克服呼吸阻力。

三、SBT的临床应用

1. SBT的应用指征和时机

(1) 应用指征评价:① 人工气道MV不需要24 h的患者,如外科术后、急性心源性肺水肿、部分哮喘、某些药物过量、痰堵窒息,由于病因迅速逆转,患者自主呼吸能力迅速恢复或呼吸阻力迅速降低,无须进行SBT。② MV超过24 h后,应每日进行一次评估,以判断是否具备一定的撤机条件,若条件具备者可考虑进行SBT。③ 长期MV(一般指21日以上),患者常存在呼吸肌废用性萎缩(或肌无力)和呼吸机依赖,呼吸肌耐力下降更为显著,即使通过SBT,撤机后维持自主呼吸的时间也可能较短,通过SBT判断能否撤机的准确度差。间断停机或PSV结合间断停机,强化呼吸肌肌力和耐力锻炼更有价值。

(2) SBT的时机:判断患者是否适合进行SBT,不仅要主观评估,更要有客观标准(表29-1)。

表29-1 进行SBT前需要达到的标准

临床表现
适当的咳嗽能力
没有过多的气道分泌物
导致患者气管插管的急性期病情已经缓解或明显改善
适当的意识状态
未用或应用镇静剂情况下,有适当的意识水平或神经系统功能稳定
客观测定
适当的肺功能状态
RR<35次/min,MIP≤-25~-20 cmH_2O,VT>5 mL/kg,VC>10 mL/kg,f/VT≤105次/($min \cdot L^{-1}$),没有明显呼吸性酸中毒和酸血症(pH≥7.30)
心血管功能稳定
HR<140次/min,收缩压90~160 mmHg,已停用或仅少量应用血管活性药物
适当的氧合水平
FiO_2≤0.4、SaO_2≥90%或PaO_2/FiO_2≥150 mmHg,PEEP≤8 cmH_2O
代谢功能稳定

(3) 短时间SBT:普遍认为SBT失败大多发生在试验刚开始的时间段内,故试验早期应密切观察患者的病情变化。在真正SBT前,一般先进行短时间(1~5 min)SBT,试验方法与SBT相同,主要观察指标为VT和RR。在该段时间内,患者如果持续满足VT>5 mL/kg、RR<35次/min,即可进行SBT。

2. 试验方法 有三种基本方法:T管试验法、低水平CPAP(5 cmH_2O)法、低水平PSV(5~7 cmH_2O)法。

(1) T管试验法:将T管与气管插管或气管切开的导管相连,利用加温湿化装置加温、加湿吸入气,保持FiO_2不变,使患者处于自主呼吸状态。该方法无额外正压辅助,人工气道的存在还会使呼吸阻力增大,因此若患者能通过该试验,则撤机后失败的机会非常小;容易发生呼吸困难、呼吸肌疲劳,使试验的成功率下降,因此试验时必须充分抽出气囊内气体。

(2) 低水平CPAP法:将原通气模式改为CPAP,调整至5 cmH_2O,FiO_2维持不变。一般认为COPD和左心衰竭患者更适合该方法,因为低水平CPAP有助于维持COPD患者陷闭小气道的开放,对抗PEEPi引起的呼吸功增加;降低左心衰竭患者的左室跨壁压和后负荷,适当降低前负荷,改善心功能,间接降低呼吸功,使试验更安全,成功率更高,但拔管后有呼吸功增加或心力衰竭复发的风险。

(3) 低水平PSV法:将通气模式改为PSV或继续应用PSV,PS 5~7 cmH_2O,具体大小应根据人工气道内径、长度(主要是内径)调节;FiO_2维持不变;吸气压力坡度设置为0或≤0.2 s,呼气压力坡度设置为0或最小。适当PS,可对抗人工气道阻力,能更准确地评价患者是否具备克服自身通气阻力而进行自主呼吸的能力;改善患者的依从性;撤机后失败风险可能较大。

该方法和低水平CPAP法皆属于带机试验。若需终止试验,可迅速返回试验前的通气模式,给予适当的通气支持,安全性高;T管试验法则需要较长时间,安全性稍差。带机试验无须断开呼吸机,直接调节通气模式和通气参数即可,操作简单、方便,而T管试验法则稍烦琐。不适当的压力选择容易导致试验失败。

3. 试验持续时间 不同学者的报道有差异,大多选择30~120 min。Esteban等人和Perren等人分别研究了T管试验法和低水平PSV法的试验时间,皆对30 min与120 min进行随机对照研究,研究对象包括COPD急性加重、肺炎、心力衰竭、神经-肌肉疾病等导致的呼吸衰竭患者，结果发现两组SBT的试验成功率、试验成功者48 h的重新插管率、ICU病死率、院内病死率、住ICU时间和住院时间的差异均无统计学意义。鉴于不同疾病的病理生理学特点不同，结合疾病选择试验时间更有价值，举例如下。

(1) COPD：可逆程度小，膈肌和下位肋间外肌处于不利的力学状态，通气时间多较长，常合并呼吸肌废用性萎缩，若SBT时间短，仅能评价呼吸肌收缩力而不能准确评价耐力，试验时间需较长，宜选择1～2 h；其中T管试验法可1 h，低水平CPAP法或PSV法宜2 h。

(2) 急性肺水肿或损伤：心力衰竭、ARDS和重症肺炎的治疗时间多较短，可逆性大，可完全或大部分恢复正常，对呼吸肌功能影响小，SBT时间宜缩短，可选择30 min；CHF或心肌损伤患者的SBT时间过长容易诱发心力衰竭，宜选择1～2 h，必要时休息24 h再次试验。

(3) 长期通气患者：常有明显呼吸肌萎缩(或肌无力)和呼吸机依赖，120 min不足以判断呼吸肌耐力，必须通过呼吸肌锻炼，经复杂撤机方法撤机，联合间断停机法常是必要的。

四、SBT的标准和结果评价

由于上述较多问题，进行SBT时需对患者病情进行综合评价。

1. 评价标准　SBT成功标准分客观和主观两方面(表29-2)；ERS、ATS等五学会提出的SBT失败也包括两方面(表29-3)，与ACCP、ACCM、AARC有所不同，但差别不大，主要是前者的标准更具体，某些阈值也略有改变，如PEEP、$PaCO_2$、pH及收缩压等。

表29-2　患者耐受SBT的标准

标准
客观标准
$SaO_2 \geqslant 90\%$或$PaO_2 \geqslant 60$ mmHg($FiO_2 \leqslant 0.40 \sim 0.50$)，或$PaO_2/FiO_2 \geqslant 150$ mmHg
$PaCO_2$升高$\leqslant 10$ mmHg或pH降低$\leqslant 0.10$
RR$\leqslant 35$次/min
HR$\leqslant 140$次/min或较基础值增加$\leqslant 20\%$
90 mmHg$\leqslant$收缩压$\leqslant$160 mmHg或较基础值的改变率$\leqslant 20\%$
主观标准
未出现呼吸功增加的体征，如胸腹矛盾运动、辅助呼吸肌过度活动
未出现其他呼吸窘迫的体征，如大汗、焦虑、烦躁

表29-3　SBT失败的标准

标准
主观标准
激动不安、焦虑，或精神抑郁
大汗
发绀
呼吸过度用力的表现
辅助呼吸肌活动幅度增大或胸腹矛盾运动
呼吸窘迫的面部体征(张口呼吸等)
呼吸困难
客观测定标准
$FiO_2 \geqslant 0.5$，$PaO_2 \leqslant 50 \sim 60$ mmHg或$SaO_2 < 90\%$
$PaCO_2 > 50$ mmHg或$PaCO_2$升高>8 mmHg
pH<7.30或pH降低>0.07
f/VT>105次/(min·L^{-1})
RR>35/min或增加幅度$>50\%$
HR>140次/min或增加幅度$>20\%$
收缩压>180 mmHg或增高幅度$>20\%$
收缩压<90 mmHg
新发心律失常或原心律失常加重

2. 不同指标的合理评价　虽然前述标准有较好的适用性，但理想阈值并未确定，也很难确定，因为不同疾病和不同病理生理阶段可以有较大不同。一些指标也缺乏特异性，例如RR增快和心动过速皆可因紧张、躁动、恐惧、发热而出现，而不是对撤机不耐受。即使是肺部疾病导致的RR增快也有较大差异，肺实质疾病的Ers增大，RR应该增快，RR变化作为评价标准的价值较小，判断的阈值宜较大；阻塞性肺疾病的Raw明显增大，患者的理想状态应该是深慢呼吸，RR增快是呼吸肌疲劳的指征，其阈值宜较小，如25次/min。虽然血气指标是客观的，但目前的阈值标准难以适用COPD慢性呼吸衰竭患者，因为在SBT期间，$PaCO_2$增加>8 mmHg和pH下降幅度>0.07很容易出现，主要见于肺功能储备有限，基础$PaCO_2$高于正常的患者；故成功和失败的标准有小部分重叠。部分慢性肺部疾病、慢性心脏病、神经-肌肉疾病需要长期无创或有创通气治疗，上述标准完全不适合。与传统方法相似，SBT未关注呼吸中枢疾病。

五、SBT指导撤机的原则及处理对策

在预定的试验时间内，若未达终止试验标准，表示SBT成功，可考虑撤机；若SBT失败，应立即终止试验，给予充分、稳定的呼吸支持，保障呼吸肌充分休息，并积极寻找失败原因。一旦原因被解除或明显改善，并能通过短时间SBT，则可继续进行

SBT。原则上,SBT只需每日进行一次,每日多次SBT容易导致呼吸肌疲劳和患者依从性下降,增加医护人员的工作量,对缩短MV时间和提高撤机成功率并无优势。

六、SBT的临床意义

多项研究结果显示,对SBT成功者进行撤机,平均失败率约为13%,说明用SBT指导撤机具有较高的可靠性。Ely等人的研究发现,与每日对患者进行病情观察以决定是否拔管的撤机相比,依据SBT可明显缩短撤机时间及MV时间,显著降低相关并发症和医疗费用。

也有少数学者提出根据SBT指导撤机并不能改善撤机结果,比如临床上患者不符合撤机指征,但自主拔管成功并不少见;反之亦如此。不同单位进行SBT的操作流程和评价指标可能存在差异,具体时间可能不同,不同操作者对试验失败或终止标准的把握也有差别,特别是不同疾病的不同病理生理特点差别较大,皆可能对SBT的科学性和SBT结果的判断产生影响,并最终影响撤机成功率。撤机水平与本单位的医疗水平、医护人员和床位的数量配比、临床医生对呼吸生理的掌握程度、医护人员的工作态度等皆有关系,其中呼吸生理水平和呼吸机应用技术是决定性因素。

七、小　结

SBT作为客观评价方法能较准确地反映患者自主呼吸能力,较客观地指导临床医生和呼吸治疗师对患者撤机前的病情进行全面评价,提高撤机的成功率。但要避免不加区别地过于相信试验结果,应将试验结果与不同疾病和同一疾病的不同病理生理状态综合考虑,以决定是否撤机。在撤机前还应充分评估原发病或诱发因素是否明显改善(不要求完全缓解),其他影响撤机的因素是否解除,呼吸中枢驱动是否稳定,患者上气道是否通畅,咳痰和吞咽功能是否明显恢复。在此基础上,临床医生也必须充分了解、合理评估、科学应用其他撤机方法。

第四节　呼吸中枢功能低下或紊乱患者的撤机

呼吸中枢在呼吸衰竭发生、MV上机和撤机中的作用受到重视,但各研究或指南几乎仅限于呼吸驱动增强,对呼吸驱动未增强的重视度较低,在撤机中基本被无视,有必要单独阐述。

一、呼吸驱动变化与撤机

1. *正常呼吸中枢调节*　呼吸是自主节律性运动,基本呼吸中枢在延髓,脑桥呼吸调整中枢和呼吸化学性调节($PaCO_2$、pH、PaO_2)使呼吸更加完善;疾病状态下,非呼吸化学性调节和物理性调节发挥更重要的作用,如肺牵张反射、呼吸肌本体感受器反射等。正常静息呼吸时,0.1 s口腔闭合压($P_{0.1}$)维持在2～4 cmH_2O之间的较小范围内;睡眠后,代谢率降低,呼吸刺激减弱,$P_{0.1}$下降,VE降低,动脉血气正常;运动时,机体代谢率增大,呼吸刺激因素兴奋,$P_{0.1}$增大,VE增大,动脉血气仍正常。

2. *呼吸驱动增强与撤机*　以$P_{0.1}$表示,健康人静息呼吸时,$P_{0.1}$在2～4 cmH_2O的小范围内波动;呼吸器官疾病导致呼吸阻力增大,必然反射性引起呼吸驱动增强,如COPD患者,$P_{0.1}$ 2.4～5 cmH_2O,急性加重者进一步升高;MV的ARDS患者,$P_{0.1}$ 3～6 cmH_2O,人机对抗者更高;周围神经-肌肉疾病,$P_{0.1}$也明显升高。MV治疗后疾病好转的过程实质也是兴奋呼吸中枢的物理、化学因素减弱的过程,$P_{0.1}$必然下降,降至一定水平可顺利撤机;反之,则意味着撤机失败。具体内容详见第二十八章第十节。

3. *呼吸驱动减弱或紊乱*　呼吸中枢疾病或功能障碍,少部分表现为呼吸驱动增强,大部分减弱或紊乱。前者表现为$P_{0.1}$下降,比如$P_{0.1}$在0.5～1.5 cmH_2O之间,主要表现为VE下降,$PaCO_2$升高,伴PaO_2下降,静息时无呼吸窘迫表现;后者表现为$P_{0.1}$的范围扩大,如在0.5～3.5 cmH_2O之间,以低驱动和正常驱动为主或有时出现高驱动,VE波动大,但总体不下降,$PaCO_2$不升高或下降。低呼吸支持,比如用PSV,给予PS 10 cmH_2O,以浅快呼吸为主,RR持续达到或超过30～35次/min,但胸腹式呼吸运动协调;适当增大支持强度,比如PS增大至16～18 cmH_2O,将较快出现深慢呼吸;若持续给予低呼吸支持,RR过快,也会出现呼吸肌疲劳和$PaCO_2$升高。

二、呼吸中枢驱动下降或紊乱的原因与特点

（一）呼吸中枢驱动下降

1. 常见疾病与高危因素　主要有肥胖低通气综合征、中枢性睡眠呼吸低通气综合征、特发性中枢性低通气；COPD、高龄、缺乏锻炼、垂体或下丘脑疾病、脑卒中患者，呼吸中枢驱动下降的发生率明显升高，中枢性呼吸暂停也不罕见。MV 时应用镇静剂的患者，停用药物后，呼吸中枢兴奋性多迅速恢复，少部分持续低下，尤其是应用时间过长者。

2. 基本特点　无论是否为睡眠相关疾病，睡眠时普遍存在呼吸中枢兴奋性下降，夜间 $PaCO_2$ 升高，甚至发生 CO_2 麻醉，个别患者睡眠呼吸监测时发生严重呼吸衰竭。

（二）呼吸中枢驱动紊乱　与呼吸中枢驱动下降的原因有相似性，但主要见于颅脑疾病、右心衰竭、镇静剂过度应用；以浅快呼吸为主，可有陈-施呼吸等不规则呼吸形式。

三、呼吸中枢功能低下或紊乱的机械通气治疗和撤机策略

（一）呼吸中枢驱动下降

1. 原则　患者容易配合 MV，避免通气绝对或相对过度，除非特殊需求，如急性脑出血伴颅内高压急性期，避免 CV 或长时间 CV；尽量保持自主呼吸或自主吸气触发。规律刺激，充分发挥行为性呼吸调节的作用。

2. 通气模式选择和通气参数调节　首选 PSV 或 SIMV＋PSV，其他自主或间歇指令模式也可应用，皆应给予较低的支持强度，保障自主吸气触发；睡眠后部分患者 $PaCO_2$ 升高明显，自主通气模式不能有效运转，可应用 SIMV 或 SIMV＋PSV，但切忌增加通气辅助强度，维持 $PaCO_2$ 适当升高、pH≥7.25～7.30 是合适的；随着病情改善和行为性呼吸调节逐渐发挥作用，$PaCO_2$ 必然逐渐下降。个别严重脑干疾病或损伤的患者，维持自主呼吸是困难的，必须 CV；病情稳定后，尽可能促进自主吸气触发，为撤机或长期低辅助通气创造条件。

3. 行为性呼吸调节　制订锻炼规划，促进患者规范化四肢运动或其他可能的运动方式，兴奋大脑皮层，促进呼吸中枢兴奋性改善；若患者自主运动困难，给予规律性被动运动。

4. 中枢兴奋剂的应用　缺乏作用时间长、效果确切的口服药物。主要是静脉用药，如尼可刹米，可用于急性药物中毒或麻醉苏醒过程。

5. 撤机程序

（1）基本过程：首选 PSV，维持稳定呼吸的基础上，逐渐发挥和增强自主呼吸的作用；每小时降低 PS 2～4 cmH_2O，若 $PaCO_2$ 升高导致 pH＜7.3，需再次升高 PS 2～4 cmH_2O，并终止撤机过程，次日再降低 PS；若经常出现呼吸暂停，则加用 SIMV，预设 RR 4 次/min。联合间断停机效果更佳。

若为 SIMV＋PSV，首先降低预设 RR，每小时减少 2 次，降至 4 次/min；若能有稳定自主吸气触发，改用 PSV，转入 PSV 撤机；若经常出现呼吸暂停，则继续维持预设 RR 4 次/min。

若 PS 降至 5～7 cmH_2O，稳定呼吸 4～6 h 时，pH≥7.3 可考虑撤机、拔管；拔管后尽可能给予 NPPV，尤其是睡眠时，但仍需避免通气绝对或相对过度。若能稳定呼吸 4～6 h，但 $PaCO_2$ 升高伴 pH＜7.3，需再次升高 PS，次日进入撤机程序。

VSV 是 PS 的智能化调节，理论上撤机更方便，但需真正掌握，熟练应用，合理预设目标 VT 和基础压力，并能定期合理调节。

以 PSV 为基础分钟指令通气（MMV）是较好的撤机模式，可预设 VE，容易评价，但缺乏合适的 VE 评价标准，仍以 PaO_2 和 pH 为标准。

（2）监测要求：除一般撤机要求外，该类患者呼吸平稳，尽管容易发现 VT、RR、VE 下降，但 $PaCO_2$ 下降、pH 降低不易发现；过多动脉血气监测并不合适，可选择呼气末二氧化碳分压（$PetCO_2$）监测或经皮 $PaCO_2$ 监测，建议升高幅度＞8 mmHg，增大 PS 至原水平；或调节 FiO_2，使 SpO_2 维持在 95%～98%，SpO_2 下降必然伴 $PaCO_2$ 升高，推荐 SpO_2 下降＞4%，增大 PS 至原水平。反之，维持原压力通气。

（二）呼吸中枢驱动紊乱

1. 通气原则　避免 CV 或给予较大 PS；在维持相对稳定呼吸的基础上逐渐降低 PS；充分发挥行为性呼吸调节的作用。

2. 通气模式选择和通气参数调节　首选 PSV，PS 以维持适当偏快的呼吸为主，建议 20 次/min≤RR≤30～35 次/min，胸腹式呼吸运动协调；若能稳定呼吸 2 h，需降低 PS，每次降低 2 cmH_2O；若 RR 明显增快、出现呼吸肌疲劳或 HR 明显增快、BP 明显升高，需增加 PS 至原水平，直至呼吸平稳。初始建议上午、下午操作各一次，若能稳定呼吸 2 h，则增加调节次数，建议间隔 2 h 操作 1 次，从早上 6 时开

始至夜间10时,其后不再操作,保障患者充分睡眠。由于呼吸波动大,可根据RR变化,额外增加或降低PS 2~4 cmH_2O。联合间断停机效果更佳。PS 5~7 cmH_2O,若能稳定呼吸4~6 h,pH≥7.3可停机。VSV是PS的智能化调节,调节方法同前。

3. 行为性呼吸调节　同前。

第五节　撤离呼吸机的问题、失败原因及处理对策

本章第二节至第四节对撤机方法进行了阐述,但临床上难以达到撤机要求、达撤机要求拔管失败或达不到要求自主拔管成功的情况并不少见,说明许多问题尚待解决。

一、撤离呼吸机的准备工作

1. 心理准备　使患者充分了解撤机的必要性和可能性,以及长期MV的危害性,树立患者的信心,争取患者最大程度的配合,特别是呼吸机依赖者。

2. 体力准备　撤机前保证患者有足够的睡眠和营养,保障适当Hb、白蛋白浓度和内环境稳定;进行合理的呼吸锻炼和全身锻炼,必要时可小剂量应用镇静剂。

3. 呼吸机调节　根据撤机方法,适当降低呼吸机的辅助强度,使$PaCO_2$、碳酸氢根离子浓度($[HCO_3^-]$)达到或接近患者缓解期水平。

4. FiO_2调节　逐渐降低FiO_2,保障90%≤SaO_2≤97%,避免更高,尤其100%,特别是有慢性高碳酸血症、长时间卧床、长时间CV的患者。

5. 医务人员参与　撤机前、撤机过程中和撤机后的一段时间内,保障医务人员在病房或床边,一方面起到安慰及鼓励患者的作用,另一方面可密切监测患者的呼吸、循环、中枢神经系统及呼吸肌功能的变化,并给予合理的评估和处理。

二、正确分析和处理撤机失败的原因

正确认识和处理影响撤机的因素可最大限度避免撤机失败或延迟撤机,除上述因素外,还需注意以下问题。

(一) 共性问题　营养和内环境问题见后述。

1. 撤机基本条件　原发病或诱发因素明显改善,生命体征稳定,有适当中枢兴奋性,有一定肺功能储备,有一定呼吸肌收缩力和耐力,低浓度吸氧条件下动脉血气基本稳定。

2. 撤机困难的基本情况　有慢性呼吸、心脏、呼吸中枢或周围神经-肌肉疾病的患者,长时间MV或长时间应用镇静剂、肌松剂的患者。

3. 常规撤机方法失败的共同问题　人工气道显著增加Raw,尤其是呼吸气流为湍流或以湍流为主时。低辅助条件下长时间通气,比如SIMV的RR<4次/min或PS<5 cmH_2O,通气时间超过4~6 h;经T管撤机或停机超过2 h;经T管撤机或间断停机时气囊不放气或抽气不充分,使患者在高阻力条件下长时间通气,容易导致呼吸肌疲劳,并继发多种问题。

(二) 撤机方式的特性问题、评价与对策

1. SIMV撤机法

(1) V-SIMV的基本特点:现代模式的吸气流量(F)的形态和大小恒定,Ti恒定,VT恒定,还需设置流量坡度。自主呼吸不能调节Ti和吸气F,故应用不当容易导致通气不足、通气过度、人机对抗,皆容易导致撤机失败(详见第十一章)。

总体而言,递减波较方波的人机关系好,不超过0.3 s的流量坡度是合适的。

(2) SIMV不足:包括VT不足,吸气初始F、最大F、平均F不足,RR不足,Ti太短或过长,导致患者反射性实际RR增快、WOB增加,并最终导致呼吸肌疲劳和撤机失败。

(3) SIMV过度:包括绝对过度和相对过度。前者有RR过快,VT过大;后者多见于老年人和基础$PaCO_2$较高的患者,主要是各种类型的中枢性低通气和COPD慢性呼吸衰竭患者,表现为睡眠或静息时代谢率明显降低,自主呼吸减弱,临床医生担心“夜间出问题”习惯增加夜间SIMV的RR,导致通气过度,故名义上是SIMV,但实际上是CV,次日清晨复查动脉血气也多表现为呼吸性碱中毒,为临床常见误区。长时间夜间过度通气容易导致呼吸肌废用性萎缩;一旦撤机,容易发生呼吸肌疲劳和撤机失败。

(4) SIMV适当:可充分缓解呼吸肌疲劳,又适

当锻炼呼吸肌。若 RR 4 次/min，持续 4～6 h，患者呼吸基本平稳，可考虑撤机；若为撤机困难的患者，则应增加 RR 至 6～8 次/min，通气一段时间后再将 RR 降至 4 次/min，通气 4～6 h；如此反复数次，有助于提高部分撤机困难患者的撤机成功率。

(5) SIMV 的应用原则：用于自主呼吸较稳定的患者；若自主呼吸明显恢复，应改用自主通气模式，如 PSV、VSV、NAVA、PAV 等。

2. PSV 撤机法　包括传统 PSV 撤机法和 SBT 的低水平 PSV 法。

(1) 基本问题：主要是在低辅助的条件下长时间通气导致呼吸肌疲劳；若 PS 过大导致过度通气，使 $PaCO_2$ 下降过度，也不利于撤机。故 PS 5～7 cmH_2O，稳定通气 4～6 h 后撤机是合适的；SBT 的低水平 PS，由于前期准备和评价更充分，针对不同疾病的更短时间撤机也是合适的。若为撤机困难的患者，则应增加 PS 至 10～15 cmH_2O；如此反复数次，有助于提高撤机的成功率。

(2) 吸气和呼气压力坡度：吸气压力坡度可使吸气流量上升速度平缓，减轻对气道的刺激；与治疗阶段较高的 PS 不同，撤机前的 PS 低，同样坡度意味着吸气初期 F 不足，故坡度应≤0.2 s 或降至 0。除 OSAHS 外，呼气压力坡度不宜使用。

3. 间断停机法

(1) 基本问题：主要有停机准备不充分，单次停机时间过长，湿化不良，导致导管内分泌物黏附；气囊不充分放气(常见，且容易被忽视)，呼吸阻力明显增大等。

(2) 处理措施：充分气道湿化和温化；合理调节停机时间，单次停机时间逐渐延长，对撤机困难者可采取单次通气时间逐渐缩短的策略。停机时必须充分抽光气囊内气体。

4. T 管撤机法　包括传统 T 管撤机法和 SBT 的 T 管撤机法。

(1) 基本问题：送气 F 不足，导致呼吸费力；FiO_2 过高，加重 CO_2 潴留。

(2) 处理措施：给予较大送气 F，每分钟送气量超过患者实际 VE 的 2 倍；控制 FiO_2，一般不超过 40%，保障 90%≤SaO_2≤97%，避免更高水平。

5. SBT 的低水平 CPAP 法　一方面是缺乏呼吸支持，与 T 管相似，不赘述；一方面对抗 COPD 的气道陷闭，降低 CHF 患者的前、后负荷，撤机后容易导致病情反复，必要时可实施二次或更多次 SBT，或撤机后，及早给予 NPPV，CHF 患者也需加强药物治疗。

(三) 容易忽视或错误解读的疾病或病理特点

1. "隐匿性"心力衰竭

(1) 基本特点：COPD 等慢性呼吸衰竭患者多见于老年人，也常合并冠心病、高血压病，容易合并潜在性心力衰竭，特别是左室或右室舒张功能不全，床旁超声诊断困难，容易被忽视。合适 MV 可降低左室跨壁压(后负荷)，维持适当回心血流量和前负荷，改善心功能。若突然撤机，容易导致胸腔负压增大，左室后负荷增大、回心血流量增多和 CPE，导致撤机失败。

(2) 处理原则：对老年呼吸衰竭患者应客观评价心功能情况，包括舒张功能和右心功能，逐渐撤机，适当加用改善心功能的药物。

2. 合并中枢性低通气或睡眠低通气

(1) 基本特点：老年人大约有 1/3 发生睡眠时低通气，COPD 患者约有 2/3 发生，而慢性高碳酸血症型呼吸衰竭患者几乎 100%发生；CHF 患者容易合并中枢性低通气，高 FiO_2 时更容易发生。因此，该部分患者在撤机后容易发生夜间呼吸衰竭，也常因 FiO_2 或 SaO_2 明显升高而导致呼吸衰竭加重，使撤机失败。

(2) 处理措施：强调学会识别和评价；主要疾病或基础疾病明显改善后必须及早转入中枢性低通气的治疗。

3. OSAHS　COPD 或 CHF 患者容易合并 OSAHS，部分患者以 OSAHS 为主，但临床上容易被忽视或错误解读，因此也必须学会识别和评价，一旦撤机，需及早转入 OSAHS 治疗，给予适当 CPAP/PEEP，一般不低于 6～8 cmH_2O；严重肥胖或并发肺心病的患者通气阻力显著增大，撤机后给予 NPPV，且选择 S 键(PSV)或 S/T 键(PSV/PCV)，给予较高的通气压力，一般高压(吸气相压力)为 15～20 cmH_2O。

4. 气道内分泌物过多或气道缺乏湿化、咳嗽能力不足　咳嗽是反射活动，完成有效咳嗽的基本条件为咳嗽感受器的敏感性、咳嗽中枢的兴奋性、声门的完整性、呼吸肌收缩力。

(1) 基本问题：拔管后 1～2 日内，患者多不能恢复完善的湿化、温化功能和自主咳痰能力，容易发生分泌物阻塞气道。

(2) 处理措施：掌握拔管的时机，一般状况较差的患者不宜过早拔管；加强翻身拍背，加强湿化和温化；适当调节呼吸机容易实现人机配合，尽量避免应用镇静剂;指导患者加强主动活动;给予祛痰剂;适当应用血管紧张素转换酶抑制剂,如卡托普利 6.25 mg,2 次/日;间断高流量通气、适当应用β受体兴奋剂,可改善咳嗽感受器的敏感性和咳嗽中枢的兴奋性,也可改善气道黏膜的纤毛运动。必要时加用糖皮质激素(激素)。最后特别强调,让患者学会咳嗽,包括咳嗽频率和咳嗽动作,提高咳痰的效率(详见第四十一章)。

5. 气道阻力过大

(1) 基本特点:常见于气道分泌物引流差,气道痉挛或水肿,气管导管太细或导管有痰痂,连接接头过细。

(2) 处理措施:尽可能选择内径较粗的气管导管,选择合适的连接接头,加强湿化引流,防治导管内痰痂形成;一旦痰痂形成应及早拔管或更换导管。对于气道陷闭导致的 PEEPi 应适当应用 PEEP 对抗。对气道痉挛、水肿导致的 Raw 增大和 PEEPi,应给予气道扩张剂、吸入激素等,必要时短时间内口服或静脉应用激素。需强调,在部分 MV 患者中,哮鸣音对判断气道痉挛、水肿并不可靠,特别是在明显肺过度充气或应用较小 VT 的情况下。适当增大 VT 后听诊或在颈部气管旁听诊有助于识别哮鸣音,也可根据流量波形图判断气道阻塞,并与气道陷闭鉴别。经适当治疗后,不仅气道阻塞的症状、体征明显改善,而且还伴随流量波形图的改善和 PEEPi 的明显降低。

6. 呼吸形式不符合呼吸力学要求

(1) 基本特点:胸式呼吸为主、胸腹矛盾运动、明显辅助呼吸肌活动、三凹征、张口呼吸等,多见于基础肺功能较差的患者,是 MV 不合理、横膈低平、呼吸肌疲劳或通气阻力过大的表现。

(2) 处理原则:除积极查找原因并进行适当处理之外,在 MV 过程中就应进行腹式呼吸和胸腹式呼吸同步的锻炼。

7. 镇静剂和肌松剂的剂量过大、时间过长

(1) 基本问题:常见于危重 ARDS 和哮喘患者,在老年人和肥胖患者中出现负效应的机会更大。老年患者的药物半衰期延长,半效期可能更长;药物在脂肪中的蓄积时间较长,故肥胖患者排除时间延长,特别是地西泮等脂溶性药物。激素和肌松剂联合应用容易发生重症肌无力。

(2) 处理措施:严格控制药物应用的时间和剂量,强调肌松剂按需应用,在老年人和肥胖患者中更应重视,其核心是提高 MV 水平。

8. 通气后 $PaCO_2$ 明显低于患者的基础水平

(1) 基本问题:较多慢性呼吸衰竭患者,基础 $PaCO_2$ 升高,而人工气道 MV 时习惯纠正至正常范围,必然导致呼吸中枢受抑制;撤机后,为维持正常 $PaCO_2$ 水平,患者必将持续、超负荷动用呼吸肌,导致呼吸肌疲劳和呼吸衰竭加重。

(2) 处理措施:为防治"过度通气",MV 过程中,特别是撤机前应确保患者有适当的自主呼吸或自主吸气触发,首选 PSV、PAV、NAVA 等自主模式,且强度适当,使 $PaCO_2$ 接近基础水平。

9. FiO_2 过高

(1) 基本问题:对于慢性高碳酸血症型呼吸衰竭患者,强调持续低 FiO_2 氧疗,否则容易导致 $PaCO_2$ 升高。一旦 MV,容易忽视对 FiO_2 的控制,如临床上经常见到 SaO_2 100%。该类患者 MV 过程中,FiO_2 升高同样升高 $PaCO_2$,为降低 $PaCO_2$,必然增大 VE;一旦撤机,同样需要更大 VE 才能维持 $PaCO_2$ 稳定,患者势必持续用力呼吸,导致呼吸肌做功增加。简言之,PaO_2 在 60～80 mmHg 之间,患者能舒适呼吸;在 80～150 mmHg 之间,必须更加用力呼吸,容易发生呼吸肌疲劳。

(2) 处理措施:撤机前将 FiO_2 尽可能降低,维持 $90\% \leqslant SaO_2 \leqslant 97\%$,更高氧合水平是不合适的;ICU 普遍存在 SaO_2 100%,是系统性错误。

10. 通气时间过长

(1) 基本问题:容易发生呼吸肌废用性萎缩和呼吸机依赖,故在撤机后的短时间内,呼吸肌收缩力适当,能维持稳定呼吸;耐力不足,加之患者心理依赖强,撤机后容易紧张、焦虑,氧耗量增大,24～48 h 容易再次呼吸衰竭。

(2) 处理原则:反复停机锻炼,或撤机后给予 NPPV 过渡。

11. 营养不良与内环境紊乱　如贫血、低蛋白血症、电解质紊乱、碱中毒及高血糖。MV 时,维持组织氧供的基本条件包括适当氧合($90\% \leqslant SaO_2 \leqslant 97\%$)、适当 Hb 浓度(≥75 g/L)、适当胶体渗透压(白蛋白≥30 g/L)、适当的 CO、适当内环境状态。由于临床评估和处理能力严重退化,内环境紊乱高发、纠正缓慢或"无法纠正"是撤机困难的主要因素之一,常见问题有代谢性碱中毒、高血糖、缺钾、缺镁和低钠血症,以及钠、钾离子浓度的不匹配。详见朱蕾主编的《体液代谢的平衡与紊乱》第二版。

12. 饮食结构　对撤机困难和基础 $PaCO_2$ 升高

的患而言，应避免能量摄入过多或糖摄入过多，否则会导致 CO_2 产生量增加，通气需求增加。

三、其 他 问 题

1. 不能撤机的情况　主要见于无自主呼吸或自主呼吸微弱的患者、不能恢复的神经-肌肉病变或基础肺功能太差的患者。不能强求撤机，可气管切开 MV 或拔管后 NPPV。

2. 不能拔管的情况　除上述不能撤机的情况之外，还包括自主呼吸能力稳定、咳嗽能力太差，或反复发生气道内吸入，或吞咽功能太差，或出现气管明显狭窄的患者。

第六节　停机时导管气囊的管理

MV 过程中需经常停机，短暂停机不一定需要气囊放气，比如吸痰时。更多情况下需要放气，因医务人员顾虑口咽部分泌物或食物反流而不放气，导致多种问题，但容易被忽视或错误解读。

（一）气囊充分放气有助于显著改善呼吸道分泌物引流和防治呼吸机相关性肺炎　咳嗽是反射活动，包括感受器、传入神经、神经中枢、传出神经、效应器五部分。气囊充分放气后可通过提高感受器的敏感性和效应器的功能，从而提高咳嗽反射的能力和效率。

1. 提高感受器的敏感性

（1）咳嗽感受器的基本特点：感受器分布于气道-肺实质的各个部位，甚至肺外组织，但最敏感的部位是气管及其分杈处，这与咳嗽反射的功能相适应。因为咳嗽反射主要是清除气管内的分泌物；随着气管内分泌物的清除，主支气管内的分泌物将通过纤毛运动更快地进入气管，使咳嗽反复发生，直至整个气道内的分泌物被有效清除。

（2）气囊充气、抽气后的咳嗽感受器特点：由于充气气囊的阻挡作用，气囊上、下就成了分泌物聚集的主要部位。因气囊阻挡的分泌物处于相对“静止”状态，对感受器的刺激作用弱，传入神经的冲动少，咳嗽中枢发放的冲动也相应减少，排痰作用自然减弱。若充分抽光气囊内气体，则气囊的阻挡作用自然消除，在翻身、拍背、重力等作用下，分泌物的流动性显著增强；加之气囊抽气瞬间对气道的刺激，使分泌物对感受器的刺激作用显著增强，咳嗽频率显著增多。

（3）临床表现：患者平时咳嗽不多；抽气后的短时间内频繁咳嗽，且咳嗽力量明显增大（与声门有关，后述），将分泌物咳出或喷出气道；其后 30～60 min内，仍频繁咳嗽，直至将分泌物有效咳出。因频繁咳嗽，患者比较痛苦；随后进入平稳期，临床情况明显改善。

2. 改善声门功能

（1）咳嗽的主要特点：是爆发性呼气运动，咳嗽动作的基本过程是深吸气至肺总量（TLC）的 85%～90%（相当于压力-容积曲线的高位拐点）或以上，或 VC 的 70%～80%，声门紧闭，一般持续 0.2 s；同时呼气肌收缩，形成肺内高压；然后声门开放，高速气流快速呼出，故具有强大的清除异物和分泌物的作用。在该过程中，声门发挥核心作用，声门关闭是产生肺内高压的主要基础，声门开放则是分泌物排出的核心通路。

（2）人工气道的建立和气囊充气后的特点：声门作用消失。在咳嗽的初始阶段，气流顺人工气道呼出，难以形成有效肺泡高压，咳嗽力量显著减弱；在排痰阶段，人工气道阻力太大，排痰速度明显减慢，故咳嗽效率显著减弱，甚至变为无效咳嗽，需反复人工吸痰。

（3）充气气囊放气后的特点：气流一部分通过人工气道呼出，一部分撞击声门，形成瞬间局部高压，使咳嗽力量明显增强；分泌物同时经人工气道和人工气道周围的气管排出，阻力显著降低，使无效咳嗽变为有效咳嗽，或提高有效咳嗽的效率。

3. 显著改善与气管不匹配人工气道的清除功能　由于多种原因，临床上习惯采用较细的气管导管，不仅使前述问题更为突出；还导致气囊充气后接近球形，分泌物的积聚更显著，并因射流效应导致双上肺充气不良、不张或感染。处理原则是及早更换内径较大、与气管匹配的导管，适当控制过强、过快的呼吸。在暂时不能更换导管的情况下，需反复抽光气囊内的气体，将明显改善咳嗽的能力和效率。

（二）气囊充分放气显著改善呼吸功能　在气囊充气、封闭气道的情况下，气道内径大约为气管的 1/3，呼吸气流为湍流或以湍流为主，阻力与导管半径的5次方呈反比，与流量呈正比，故 Raw 显著增大。若气囊充分放气，则可经过人工气道及其周围气管呼吸，湍流强度显著减弱，Raw 明显降低，呼吸显著改善。

(三) 气囊充气不能有效防止口咽部分泌物和食物的吸入 气囊充气，大量分泌物或反流的食物被阻挡在气囊上方，暂时不能吸入。但患者一旦出现人机对抗、翻身、咳嗽，将导致深吸气，分泌物和食物被大量吸入；加之咳嗽能力显著减弱，更容易发生吸入性肺炎。

(四) 防止吸入性肺炎的措施容易实施 为防止吸入或吸入性肺炎，强调避免长时间经口插管(一般不超过1周)，加强口腔护理；强调规律性进食，避免吸痰前30 min内进食；进食后抬高床垫，维持30°～45°的体位；必要时应用十二指肠管或空肠管，适当应用胃肠动力药，控制镇静剂和肌松剂的应用。

(五) 机械通气过程中定时、间断气囊放气可能有较多益处 定时气囊放气(病情允许)可能有助于减轻气管黏膜损伤和改善引流，一般每隔3～4 h将导管气囊内的气体放掉，持续3～5 min，以改善导管气囊对气管黏膜的压迫；放气后人工气道周围的气管通畅，在通气高压作用下，大量气流经气囊周围呼出，同时将分泌物充分排出。

(六) 气囊放气的要求 气囊放气前应先将导管和气管内的分泌物充分吸出，再将口腔和咽喉部的分泌物清除。气囊放气必须充分抽光，可通过指示气囊观察。再次 MV 时，气囊重新充气，宜采用最小漏气技术，即以充气后不产生导管周围明显漏气而又使气管能承受的压力最小为原则，充气量应做好记录。

(七) 特殊情况下适当充气可能有一定的益处 若患者一般情况较差、会厌功能显著减弱，口咽部分泌物和反流食物发生吸入的机会较大，气囊充气对减少吸入可能有一定价值，但必须加强口腔、进食管理和气囊周围的吸引。即使这样，也需要间断放气。

第七节 拔管及拔管后的管理

临床上拔管失败并不少见，主要原因与对呼吸生理和疾病的认识不足、拔管指征的掌握不足、拔管后的管理欠缺等有关。

(一) 拔管指征 不同学者的报道并不完全相同，下列标准供参考：① 达撤机标准或已撤机(序贯通气除外)。② 神志清楚，痰液稀薄，咳嗽有力，达有效咳嗽的评估标准；或神志异常，但咳嗽敏感性好，咳嗽有力。③ 能有效吞咽，避免口咽部分泌物和痰液堵塞气道口；也能明显减少或避免分泌物吸入气道。④ 导管气囊充分抽气后，用无菌纱布堵塞导管口，无呼吸困难，能发声，提示气道通畅，无气管狭窄或明显狭窄。

(二) 拔管前准备

(1) 尽量上午拔管，以利于观察和处理相关问题。

(2) 拔管前30～60 min静脉注射地塞米松5 mg或甲泼尼龙40 mg。

(3) 准备好各种抢救设备和药物(ICU常规备用抢救车)。

(4) 充分吸出导管和气管内的分泌物，再充分吸出口腔内的分泌物，最后充分抽出导管气囊内气体；必要时再给气囊充气，通气数分钟，使患者适当休息。

(5) 适当增加 FiO_2，使 $SpO_2 \geqslant 98\%$。

(6) 接受经鼻气管插管的患者，沿气管插管的管外壁滴入无菌石蜡油，放松气囊，上下松动插管，防止鼻黏膜损伤或撕脱。

(三) 拔管程序

(1) 首先评估肺功能情况。若肺功能储备较差，或气道分泌物较多，可经气管插管导管插入长约60 cm的吸痰管或胃管，保证其远端超过气管插管远端内口；否则无须放置。

(2) 嘱患者深呼气，然后深吸气，于吸气期拔出导管。若有吸痰管，则保留于气道内，以供注入生理盐水吸痰和气管内供氧用；必要时，引导气管插管。吸痰管应在24 h内拔除。

(3) 拔管后医务人员应床边观察一段时间，注意可能的并发症；同时安慰、鼓励患者。

(4) 拔管后患者尽可能取坐位或半坐位，减少腹腔脏器对横膈的压迫，有利于膈肌运动；也有利于医务人员对患者拍背、理疗等，促进痰液咳出。

(四) 拔管后的观察和处理

1. 保障基本监测　生命体征和呼吸形式监测，

并合理评价。

2. 气道阻塞的评价与处理　观察呼吸形式，常规听诊，如颈部有无喘鸣音、双肺有无哮鸣音。若出现明显呼吸困难和颈部喘鸣音，喉水肿或喉痉挛可能性大，应避免刺激性操作，包括雾化吸入；迅速静脉应用激素，首选甲泼尼龙 40 mg；密切观察患者的症状和体征，必要时再次气管插管或气管切开。若出现呼吸困难和哮鸣音，提示哮喘发作或哮喘样发作，迅速静脉应用激素，首选甲泼尼龙 40 mg；缓解或病情稳定后，给予雾化吸入激素2～3 日。

3. 声带损伤的评价与处理　评价有无声音嘶哑及程度，必要时用喉镜观察。声音嘶哑是常见表现，无须特别处理；若严重，则口服激素，如泼尼松(5 mg)、泼尼松龙(5 mg)或甲泼尼龙(4 mg)，建议每次 2 片，每日 3 次，连用 3～5 日。不建议雾化吸入激素，否则容易因理化刺激诱发声门痉挛。

4. 呼吸肌疲劳的评价与处理　容易识别，重点早期评价，及早给予 NPPV；基础肺功能较差的患者也应及早 NPPV。否则，若再次发生呼吸衰竭或急性加重，则治疗难度明显增大，效果显著变差。

5. 低氧血症或循环功能障碍的识别与处理　常规观察口唇黏膜、肢端的发绀情况，以及 SpO_2 监测，对高危患者及早进行针对性检查，早期正确评价与处理。

6. 痰液及清除能力的评价与处理　详见第二十四章。强调痰液黏稠者应加强护理，必要时可经环甲膜穿刺留置导管，每日滴入生理盐水约 250 mL。

7. 食管反流的评价与处理　拔管后继续鼻饲24～48 h，试饮水，无呛咳后可拔除鼻饲管，半流质饮食，逐渐过渡至正常进食。

8. 其他　患者若无明显异常，可于拔管后 2～4 h和 24 h 复查动脉血气；若病情波动，需密切观察和随访 VT、RR、VE、VD/VT、VC、MIP，并增加随访动脉血气的次数。

(五) 拔管和拔管后的其他问题及处理对策

1. 延迟拔管　多数撤机患者可以顺利拔出气管导管，恢复自然呼吸，但部分患者尽管已恢复了自主呼吸，但常需延迟拔管时间，主要原因：① 气道保护功能尚未恢复，误吸风险高；② 损伤的上气道尚未明显恢复，发生气道阻塞的可能性较大；③ 咳嗽反射较差，发生分泌物阻塞的风险高；④ 呼吸机依赖。主要是常规护理的基础上，加强针对性治疗和康复锻炼。

2. 拔管失败　是指拔管后 7 日内需要重新气管插管的情况。Demliny 等人调查发现 700 例 MV 的外科住院患者，拔管失败率为 4%；烧伤引起的吸入性气道损伤患者，拔管失败率为 13%。强调有早期插管指征者应及早气管插管，反之预后不良。

3. 误吸　喉部、会厌的保护功能低下，误吸是拔管后的常见并发症。Burge 等人观察了 64 例患者，结果显示拔管 30 min 后，有 33%的患者发生误吸；而 20%、5%的患者分别于拔管后 4 h、8 h 发生误吸。处理方法详见第十章。

第三十章
非常规呼吸支持技术

呼吸衰竭是临床常见急危重症，常规机械通气(MV)作为主要救治手段在临床广泛应用，但也存在一定局限性，从而导致非常规呼吸支持技术的发展和完善。针对非常规技术的特殊性，本节重点基于病理和病理生理的基础上进行分析和评价，具体应用方法见相关专著。

第一节 负压通气

负压呼吸机是通过胸廓外加压完成通气的机械设备，最早形式是铁肺。最初的铁肺原型由 Dalziel 于 1843 年设计，临床使用的第一台铁肺于 1928 年由 Drinker 设计，此后负压通气成为短期和长期呼吸支持的主要手段，尤其是 20 世纪 50 至 60 年代脊髓灰质炎流行期间，铁肺得到广泛应用。其后，因技术条件限制和应用方法的局限性，特别是正压呼吸机的迅速发展，逐渐被正压通气(PPV)取代。近年来，随着负压呼吸机的改进和对无创通气重视程度的提高，负压通气又获得一定程度的应用。

一、基本概念

1. 负压通气(negative pressure ventilation, NPV) 是利用负压呼吸机的筒状或壳状外壳围绕胸腹部，通过负压周期性扩大而进行的通气形式。其特点是吸气期胸腔内压(Ppl)下降，扩张胸廓和横膈，使肺泡内压(Pal)低于大气压而产生吸气；外壳的被动回缩及外壳内正压产生呼气。

2. 间歇负压通气(intermittent negative pressure ventilation, INPV) 是吸气期胸廓外负压增大产生吸气，呼气期负压下降或压力升至 0 的压力变化形式，是 NPV 的基本作用机制。

3. 呼气末负压(negative end expiratory pressure, NEEP) 是 NPV 时，呼气末胸廓外仍存在负压的一种状态，与 PEEP 的作用类似。

4. 持续负压通气(continuous negative pressure ventilation, CNPV) 是在间歇负压通气过程中，给予呼气末胸廓外负压的通气形式，即 INPV+NEEP 为 CNPV。

5. 胸廓外持续负压(continuous negative external pressure, CNEP) 负压呼吸机在整个呼吸周期中提供一恒定压力，通气过程由自主呼吸完成。实质是以 0 压为基线的自主呼吸基线下移，其基本特性和作用相当于持续气道正压(CPAP)。

二、NPV 的原理及负压呼吸机的种类

NPV 是利用负压通气装置围绕着患者的胸腹部，通过间歇负压周期性地扩张胸壁和横膈，使 Pal 低于大气压而产生吸气，然后通过肺的弹性回缩产生呼气。部分负压呼吸机在呼气时产生一定水平的正压协助呼气。

1. 铁肺(iron lung) 又称箱式通气机(tank ventilator)，是负压呼吸机的最早形式，由巨大圆筒状金属箱体和气体驱动装置组成。将被通气者的躯体置于密闭箱内，头部置于箱外，箱内压力呈周期性负压变化，作用于胸腹部而实现通气。铁肺具有通气效果可靠、基本不受胸廓畸形影响等优点，但体积庞大、笨重，可能影响血液循环，临床应用受到限制。

2. 便携肺(portable lung, portalung) 是在铁肺基础上改进而成的简易负压呼吸机，由特制的圆筒状箱体和气体驱动装置组成。将被通气者的躯体置于密闭箱内，头部置于箱外，容器内压力呈周期性负压变化，作用于胸腹部而实现通气。体积较铁肺明显减小，便于搬动，仍保留负压作用面积大、通气效果可靠的优点。

3. 胸甲型呼吸机(cuirass or chest shell respirator) 是由可包绕胸廓的胸甲和驱动装置组成的负压呼吸

机。早期胸甲较坚硬，目前较松软，患者依从性好。将胸甲密闭包绕患者胸部，驱动装置抽出胸甲内气体，形成负压，胸廓扩张，产生吸气；反之则产生呼气。该装置体积小，装卸方便，通气效率较铁肺差。患者可以取坐位，呼气相可以加用正压，比较适合有气管切开的患者。由于局部压迫，应用过程中可产生皮肤损伤及肋骨酸痛。

4. *夹克式(jacket，Nu-Mo suit)* 曾称包裹式(wrap)、雨披式(poncho or rain coat)等。它是由硬质塑料或金属胸件支撑的不透气尼龙布制成的轻便型负压呼吸机，作用于胸部和腹部而实现通气。通气效果介于铁肺和胸甲型之间，应用方便，也适合胸廓畸形患者；但有患者穿脱困难，存在呼气相不能加用正压等缺点。

三、NPV的应用

NPV的适应证有限，尤其是成人，主要用于下述情况。

(一) 临床应用

1. *神经-肌肉疾病或胸廓脊柱畸形所致呼吸衰竭* 该类患者的基本特点是气道-肺阻力基本正常、呼吸肌功能减退，NPV可取代部分呼吸肌的功能。是NPV的主要适应证，可用于自然呼吸或气管切开患者，还可与PPV联合应用；不适合痰液多、分泌物引流不畅的患者。

2. *慢性阻塞性肺疾病(COPD)所致呼吸衰竭* 主要作用机制是改善呼吸肌疲劳，可用于急性发作期、慢性迁延期或稳定期。无创正压通气(NPPV)优势明显，NPV实际应用不多。

3. *急性呼吸窘迫综合征(ARDS)* 早在20世纪70年代就有关于NPV治疗新生儿及儿童ARDS的报道。其中，5例4～11岁儿童，因肺孢子菌肺炎导致ARDS，应用CNEP治疗，24 h内肺内静脉血分流率($\dot{Q}s/\dot{Q}t$)下降，PaO_2提高，3例治疗成功。Morris等人报道1例19岁女性患者，入院时PaO_2 43 mmHg(FiO_2 100%)，予CNEP治疗第2日，FiO_2降至50%，PaO_2维持在90 mmHg左右；数日后鼻导管吸氧3 L/min，PaO_2为51 mmHg。Borelli等人比较了CNEP和PEEP对ARDS的疗效，同时监测了血流动力学，结果显示在取得相同疗效时，CNEP对心功能及血流动力学无不良影响。总体上，由于保护性肺通气策略的进展，体外膜氧合(ECMO)广泛应用，NPV在ARDS中的应用极其有限，尤其是成人患者。

4. *连枷胸所致的呼吸窘迫* Hartke等人报道CNEP治疗1例外科手术后连枷胸导致的呼吸障碍患者，观察到CNEP能够消除胸壁矛盾运动，明显改善肺功能，应用前用力肺活量(FVC)为300 mL，潮气量(VT)为170 mL；应用CNEP后，FVC和VT分别增加至1 500 mL和775 mL。

(二) 家庭应用 NPV家庭应用治疗慢性呼吸衰竭，对合适的患者有安全、经济、有效等优点，可提高患者的生命质量。

四、NPV的并发症

1. *上气道阻塞* 研究显示，健康受检者或患者行NPV时，可发生上气道阻塞。Sanna等人的研究认为，阻塞可发生于声门上水平或声门水平。发生于声门上水平时，表现为吸气流量(F)下降，声门上压力(supraglottic pressure)升高；若发生声门狭窄或关闭，气流和声门上压力均明显下降或降至0。上气道阻塞在快动眼睡眠阶段容易发生。据此，Sanna等人认为呼吸中枢调节功能减弱或丧失、上气道肌肉活动与膈肌活动之间的关系失调可能是上气道阻塞的原因。健康人主动吸气时，会引起上气道扩张肌的反射性活动增强，以保持上气道开放；许多因素可抑制此活动，如快动眼睡眠。对于NPV可能发生的上气道阻塞，应注意高危患者评价，采取有效措施预防或治疗，如在清醒状态下或气管切开时应用NPV，经鼻罩加用CPAP等。

2. *胃内容物反流和反流性食管炎* 有散在报道。Marino等人研究了发生机制，测定了16例健康受检者NPV前后及NPV期间食管、胃和食管下端括约肌的压力变化，同时测定食管内pH，结果显示NPV时食管下端括约肌张力明显降低，胃内压无增加，因此认为胃内容物反流和反流性食管炎的发生并不是由吞咽空气使胃内压增加所致，而是由食管下端括约肌功能失调引起，应用甲氧氯普胺(胃复安)等有一定防治作用。

总之，NPV是一既老又新的通气方式，在合适患者中有一定应用空间。

第二节 高频通气

高频通气(high frequency ventilation, HFV)是指呼吸频率(RR)高于正常4倍以上,而潮气量接近或低于解剖无效腔的通气方式。主要有高频正压通气(high frequency positive pressure ventilation, HFPPV)、高频喷射通气(high frequency jet ventilation, HFJV)、高频振荡通气(high frequency oscillation ventilation, HFOV)及高频胸壁振荡(high frequency chest wall oscillation, HFCWO)。

一、高频的概念和单位

正常呼吸或常规MV的RR不超过60次,称为常频;RR≤6次/min称为呼吸过慢;RR≥60次/min则称为高频呼吸,单位为赫兹(Hz)。1 Hz=60次/min。

二、高频呼吸机

一种特殊类型的呼吸机,其特点是每次输出的气体容积低于常规VT的低限,而工作频率高于正常RR的上限。

三、高频通气的基本类型

1. 高频正压通气　使用常规正压呼吸机进行的高频通气方式。VT接近解剖无效腔(约150 mL),RR达正常RR(20次/min)4倍以上,如成人60~120次/min(1~2 Hz),婴幼儿更高,本质与常规正压通气相似。

2. 高频喷射通气　根据高速喷射气流所产生的卷吸原理,通过小口径导管,将氧气或空氧混合气从高压气源中有控制、间断、高速向气道内喷射,并将周围空气带入气道内的通气方式。吸气主动,呼气被动。一般RR为1~5 Hz,VT 50~300 mL/min。

(1) 气管内喷射:将通气导管放置于气管内进行HFJV。

(2) 气管外喷射:将通气导管放置于气管外,如鼻前庭或鼻咽部进行HFJV。

若无特殊说明,一般指气管内喷射。

3. 高频振荡通气　是利用活塞泵或其他机械装置的往返活动以推动气体振荡,将气体送入和"吹"出气道的通气方式。RR为5~50 Hz;VT为解剖无效腔的20%~80%,即30~100 mL。吸气和呼气都是主动的。

(1) 振动量(stroke volume, SV):是HFOV时,每次振荡引起的气体容积变化。一般小儿的初期设定值为3~5 mL/kg,然后根据胸廓起伏程度和动脉血气结果调节,有条件者可选择无创性经皮$PaCO_2$和PaO_2监测。由于HFOV为开放回路,活塞泵的往返运动会产生漏气,故SV>VT。

(2) 振幅(amplitude, AMP):物体振动离开平衡位置的最大距离,在数值上等于最大位移。本节指通过调节振动量而得到的回路内压的幅度,能在一定程度上反映肺内气体的振动情况。

4. 高频胸壁振荡　是使用高频胸壁振荡呼吸机进行的HFV方式。使用时将呼吸机的密闭气囊包绕下胸部,呼气时充入气体,保持一定的胸壁压力,同时在气囊中叠加5~50 Hz的活塞泵振动,通过胸壁传导,促成肺内气体振荡,也可能继发横膈振荡。HFCWO一般在有自主呼吸时进行,短期(15~30 min)、间断和反复应用。

四、高频通气的机制

(一) 实现通气的机制　与常规MV"容积运动"不同,HFV通过多种机制实现气体交换。

1. 容积运动(bulk flow)　指气体以一定容积向气道内流动,是常规MV的送气方式,也是HFV时,输出气体进入大气道的主要方式,大气道附近的肺泡也可通过容积运动完成通气。

2. 整体对流(bulk convection)　气体在管道内流动时,中央部分或管壁一侧部分的气体将运动至起始点前面,而管壁附近部分或另一侧部分将同步退至起始点之后,即新鲜气体向远端气道运动,呼出气向近端气道运动。这种连续、重复的往返对流运动可以完成气体在气道内的运动,是实现HFV的机制之一。

整体对流的前提是湍流,高速气流产生湍流,气管、支气管分叉部位也产生湍流。流量越大,湍流越强,对流越快,通气效率越高。

3. 对流性扩散(convective dispersion)　也称为对流性流动(convective streaming),由于吸气与呼

气的气流方向和形状不同，气体在管道内会产生双向性的对流，由此产生气体移动。该作用在 HFOV 中有重要地位，因为呼气通过“抽吸”主动完成，故呼气不仅有被动气流，也主动产生气流。HFJV 不存在主动呼气，故该通气方式在 HFJV 无作用。

4. *泰勒扩散*（Taylor dispersion）　气体在管道内的扩散速率由分子扩散系数决定，但在气体流动时，是指气流的中心部分向前流动并同时向周围扩散，导致气体的扩散容积（称为表观扩散容积）比单纯分子扩散大得多的现象。HFV 的喷射或振动气流必然实现促进气体在气道内的流动。

5. *摆动性对流搅拌作用*（mixing high frequency pendelluft）　不同肺区之间的气体流动方式，是实现 HFV 的机制之一。由于不同肺区的时间常数（RC）有差异，而 HFV 的呼气、吸气时间极短，故相邻的两个肺单位之间，存在气体“摆动样”的运动形式，从而导致气道内气体进入肺泡。

（二）改善换气的机制

1. *气体弥散*　HFV 必然导致气体分压差的改变，实现换气，这与自然呼吸和常规 MV 相同。

2. *气道内高压*　尽管 HFV 为开放性通气，但由于转换频率非常快，故射流、喷射、振荡等形式皆可形成气道内持续高压，并伴随肺泡内高压，从而达到类似呼气末正压（PEEP）扩张陷闭肺泡、改善肺水肿、提高 PaO_2 的作用。

（三）基本特点　① 通过多种气体流动方式完成通气和气体交换。② 在非密闭气路条件下工作，低 VT、低气道压（Paw），可能有助于减轻肺损伤；通气效果欠稳定，通气过程较难控制。③ 低胸腔内压，对循环功能影响小。④ 反射性抑制自主呼吸。

五、高频通气的临床应用

HFJV 在国外和我国某些医院中应用，在一定范围内能取得接近或等同于常规 MV 的效果。HFOV 主要应用于新生儿和婴幼儿 ARDS，且发生严重并发症（如气胸、支气管肺发育不良和心室出血等）的概率较小；HFOV 应用于成人 ARDS 也有一定效果，尤其是对于出现气胸的患者；对支气管胸膜瘘或新生儿膈疝伴呼吸衰竭患者进行手术修复时，使用 HFOV 也是较好的选择，不仅手术视野较大，且局部较为安静。由于 HFOV 呼吸机结构较复杂，价格较贵，同样需要气管插管，故国际上推荐的使用指征也仅限于常规 MV 无效或有禁忌证的呼吸衰竭患者。HFOV 在国内的应用经验较少。

HFCWO 是一种特殊的 HFV 方式，其主要优点是无创，对呼吸道无损伤，无并发感染等缺点，还能促进排痰；主要缺点为紧缚胸腹，使胸壁和肺的顺应性下降，呼气末肺容积（EELV）减少，可能增加气道阻力（Raw）。

六、高频通气的禁忌证

与常规 MV 相似，无绝对禁忌证，但在下述情况不宜使用或需谨慎使用：① 上呼吸道阻塞及 Raw 显著增加的呼吸系统疾病。② 未做闭式引流的气胸患者。③ 吸入气无加湿和加温措施、又需要长期呼吸支持的患者。④ 严重 CO_2 潴留患者。⑤ 痰液引流困难或气道黏膜损伤的患者。其他影响常规 MV 的因素，如肺大疱、大咯血、皮下气肿等，尽管对 HFV 的不良反应相对较小，也应适当注意。

第三节　气管内吹气

气管内吹气（intratracheal gas insufflation，TGI）是指通过放置于气管或主支气管内的细导管连续或定时（吸气或呼气时相）向气管内吹入新鲜气体的方法，可达到通气或辅助通气的作用。根据纠正低氧血症的需求，吹入气可以是氧气、空氧混合气或空气。

一、作用机制

1. *改善通气*　TGI 改善通气的某些作用机制与 HFV 相似，在中心气道和周边肺区，有不同的方式，一般用两室模型解释（图 30－1），即中间的Ⅰ区和周边的Ⅱ区。在Ⅰ区，气体以湍流和对流性运动为主，在Ⅱ区则以分子弥散为主，Ⅰ区又分为邻近导管的Ⅰa 区和远离导管的Ⅰb 区。在Ⅰa 区，高速喷射气体的前端形成湍流向下游流动；下游呼出气反方向进入周边部分，向上游流动，形成通气。在Ⅰb 区，喷射的新鲜气流已均匀分布于整个气道，湍流明显减弱；越向周边，气道横截面积增加越明显，湍流强度和速度衰减越显著,泰勒(Taylor)效应发挥作用,气流的混合作用和弥散加快,新鲜气体向周围“流动”,呼出气体向中心气道流动。在Ⅱ区,即小气道与肺泡交界区域,气流变为层流,流量显著下降或基本停止,以分子弥散(由气道和肺泡的分压差决定)为主,并受心脏震动的影响,即心跳的振荡可促进小气道和肺泡内气体的混合。

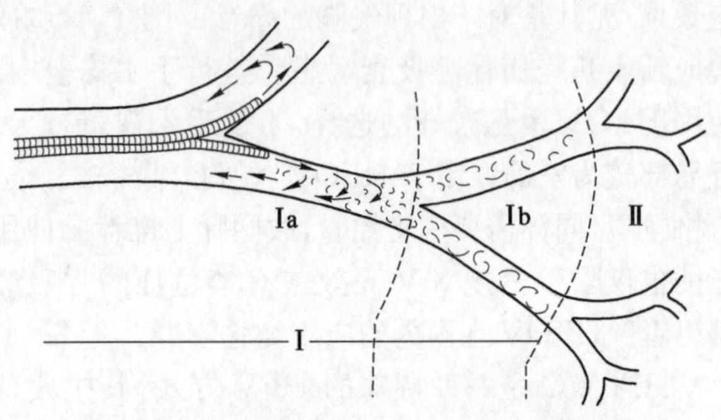

图 30-1　气管内吹气改善通气的二室模型

在Ⅰ区,湍流导致气体流动;在Ⅰa 区,高速湍流导致明显的双向气流;在Ⅰb 区,较弱湍流导致对流。在Ⅱ区,分子扩散导致气体交换,心脏震动促进气体交换

2. *减少解剖无效腔*　持续或定时 TGI 皆可使解剖无效腔减少,肺泡通气量($\dot{V}_A$)增加。

3. *直接提高吸入气氧浓度(FiO_2)*　TGI 的射入气流,无论是氧气还是空气,因避开了高位气道的解剖无效腔,使气道内氧浓度升高。新鲜气流在呼气期进入气道,冲洗呼出气,还有一定的氧气储存作用。

4. *其他*　吸气期 TGI 可增大 VT,呼气期 TGI 可增大 PEEP。

二、临 床 应 用

常规 MV 患者采取允许性高碳酸血症(PHC)治疗 ARDS 时,配合实施 TGI 可降低 $PaCO_2$ 或减缓 $PaCO_2$ 的上升速度;较低的吹气流量对气道压及血流动力学无明显影响,因此对不能耐受高碳酸血症的患者,如颅脑外伤或其他颅内疾病所致的颅内高压,心、肾疾病或严重电解质紊乱等,使用 TGI 可保持 $PaCO_2$ 在较低范围内,而 Paw 明显减低。

三、注 意 事 项

TGI 有较大局限性,主要是安全问题:① 当气道发生机械阻塞时,如何防止肺过度充气和避免肺泡内压的骤然升高;② 如何有效实现气体充分湿化和温化;③ 长期应用 TGI 时对气管黏膜的损伤等。皆缺乏很好的解决办法。

临床上需要实施 TGI 的患者不多,不能耐受 PHC 的更少,因此 TGI 作为一种辅助通气技术不能盲目扩大适应证,仅限于部分 ARDS 患者实施 PHC 时的辅助治疗。

第四节　外源性肺表面活性物质的临床应用

1959 年,Avery 和 Mead 首次发现婴儿呼吸窘迫综合征(infant respiratory distress syndrome, NRDS)主要原因是肺内肺表面活性物质(PS)缺乏。1980 年,日本学者 Fujiwara 首先报道了采用牛肺提取的 PS 治疗 NRDS 获得成功。其后,世界范围内掀起了研制 PS 制剂,并用于临床治疗的热潮。通过大量多中心前瞻性随机临床试验(RCT)已确认外源性 PS 在预防和治疗 NRDS 方面的有效性和安全性,并获得广泛应用;ARDS(尤其是成人或大龄儿童)的治疗效果受限,且争议较大。

一、表面活性物质的组成、作用和代谢

(一) PS 的组成　PS 是由脂质和蛋白质组成的复合物。成年哺乳动物肺泡内 PS 的含量为 10～15 mg/kg,约占肺内 PS 总量的 1/5～1/4,其余储存在Ⅱ型肺泡细胞的板层小体内。成人肺内 PS 总量与成年动物相当,但肺泡腔内仅约 4 mg/kg。天然 PS 约有 80%的磷脂、10%的中性脂肪(主要是胆固醇)和 8%～10%的特异性蛋白质。磷脂中,约 50%是饱和磷脂酰胆碱,是降低肺泡表面张力的主要成分;17%是不饱和磷脂酰胆碱,7%是磷脂酰甘油,其余是磷脂酰乙醇胺和磷脂酰肌醇等。PS 特异性蛋白(pulmonary surfactant proteins, SP)有 A、B、C、D 四种,SP-A 和 SP-D 是亲水性大分子,主要与 PS 其他成分的合成、分泌、代谢密切相关;SP-B 和 SP-C 是疏水性小分子,主要调节 PS 单分子磷脂膜的形成,是 PS 发挥生理作用的基本成分。

(二) PS 的合成与代谢　PS 主要是由Ⅱ型肺泡上皮细胞的滑面内质网合成,经高尔基体组装

后储存在板层小体内。小体成熟后分泌至肺泡腔，该过程需 SP－A 参与，最终 SP－A 与 SP－B、SP－C 共同促进 PS 扩展到肺泡液体层表面形成单分子磷脂膜。

肺泡 PS 的合成和代谢受多种因素的调节，从而使其含量和作用维持在适当水平。糖皮质激素(激素)、肾上腺素、环磷酸腺苷、雌激素、甲状腺素、深吸气等均能刺激 PS 的合成和释放；β 受体阻滞剂、胰岛素、肿瘤坏死因子等抑制 PS 的合成。Ⅱ型细胞还能通过释放 SP－A 调节 PS 其他组分的合成、释放和回收利用。

正常肺泡腔内 PS 半衰期为 15～30 h，50％被Ⅱ型细胞以原形回收利用，其余大部分被Ⅱ型细胞和肺泡巨噬细胞摄取分解后，成为合成新 PS 的原料，少量由纤毛黏液系统从气道排出。

(三) PS 的功能　主要是降低肺泡表面张力(surface tension，ST)，继而发挥系列改善通气和换气的作用。

1. *降低肺泡表面张力*　肺泡回缩力主要有肺弹性回缩力和肺泡气液交界面的 ST。PS 最主要的生物物理学特性是降低 ST，维持肺泡的稳定性和防止肺泡在呼气相萎陷。

2. *保持肺泡相对“干燥”*　PS 降低肺泡 ST，使肺间质静水压升高，降低跨毛细血管壁的静水压梯度，最终使肺泡毛细血管的平均滤过压小于 0，保持肺泡“干燥”，防止肺泡水肿。PS 还可促使肺泡内液体经间质向血管、淋巴管转移，改善肺水肿。灭活 PS 后，肺含水量增加，血浆渗透压和毛细血管静水压均无明显变化，称为高肺泡张力性肺水肿。PS 还是肺泡毛细血管膜(ACM)通透性的限速剂，PS 破坏后，血浆蛋白质进入肺泡，诱发高通透性肺水肿。

3. *保持肺泡稳定*　PS 降低 ST 的能力随肺泡内径变化。根据 LaPlace 定律，球形气液界面的压力差(肺泡内压，P)与 ST 成正比，与球的半径(r)呈反比，即 $P=2ST/r$。若 ST 恒定，肺泡越小，r 越小，P 越大，即小肺泡内的压力大于大肺泡，压力差使小肺泡内气体进入与之相连的大肺泡而萎陷，而大肺泡则过度膨胀。实际情况为小肺泡的 PS 薄膜压缩，浓度较高，降低 ST 的作用较强；当肺泡半径增大时，PS 浓度变低，降低 ST 的作用较弱，从而使不同半径肺泡的弹性回缩力相等，充气相对均匀。

(四) PS 的作用特点

1. *快速扩散和吸附*　内源性 PS 在Ⅱ型细胞的板层小体分泌后，能迅速扩散并吸附在肺泡内的气液界面，形成单分子层而发挥作用。

2. *重分布现象*　是 PS 随呼吸周期改变而发生重分布的现象。呼气末期，肺泡压缩使部分 PS 逸出单分子层；吸气时，PS 又可随肺泡扩张而重新进入单分子层而发挥作用。

上述特点保障健康人在多种情况下，如静息呼吸、运动、用力吸气、用力呼气，都能保障 PS 迅速发挥作用，维持通气和换气的稳定。

(五) 其他　PS 可抑制活化的巨噬细胞和中性粒细胞等产生活性氧；抑制内毒素激活巨噬细胞释放炎症因子；抑制有丝分裂素刺激 T、B 淋巴细胞的增生和分化，调节局部免疫和炎症反应。PS 还能够减轻弹性蛋白酶所致的肺损伤和稳定周围小气道，防止其塌陷和腔内黏液栓形成。

二、外源性 PS 替代疗法

外源性 PS 已成功用于 NRDS、ARDS 的试验研究和临床治疗，且一般在 MV 的基础上实施。治疗效果与多种因素有关，包括：① 制剂的类型；② 剂量；③ 给药时间；④ 给药途径；⑤ 通气模式、参数和人机配合。

(一) PS 制剂的分类和特点　按来源和制备方法主要分 4 类。

1. *天然 PS*　由人或动物的肺组织(肺匀浆)、肺灌洗液或羊水直接离心获取，含有磷脂和全部 SP，是最理想的制剂；制备难度大，来源少，难以广泛应用。

2. *改良的天然 PS*　将肺匀浆或灌洗液经有机溶剂提取，再加入一些磷脂成分或去掉一些无效 PS 成分而制得，如 Survanta、Exosurf、Infasurf，临床应用广泛，疗效较差。

3. *人工合成 PS*　将磷脂酰胆碱、磷脂酰甘油等与乳化剂、溶解剂按比例配制而成，不含 SP，疗效差。

4. *重组 PS*　利用基因工程重组技术合成人类 SP，然后在体外重组为天然 PS，其结构和功能近似于天然 PS，是目前最有前途的制剂。

(二) 应用剂量　首先要有足够的 PS 持续应用，并达肺泡液气界面；与健康人不同，ARDS 患者或其他疾病肺泡液中的蛋白质等对 PS 有抑制作用，可能存在较高的浓度阈值。其次是给药方式，影响到达肺泡的药物剂量。

(三) 给药途径　可概述为三种基本方法。

1. *滴注法* 主要用于MV患者。以注射器将PS用生理盐水配制成混悬液,保暖至室温。患者取仰卧、头正中位,在不中断MV的情况下,通过气管插管与呼吸机管道之间特殊连接器上的侧孔滴入1/2药量(1～2 min);改右侧位通气30 s,恢复仰卧位;再以同样方法滴入另1/2,改左侧位通气30 s;然后恢复仰卧位。该方法有助于保障药液在肺内的均匀分布。

滴注法也可在中断MV的情况下给药。具体方法是先将人工气道与呼吸机管道脱离,然后将合适导管(如胃管)缓慢插入人工气道,根据事先预估的人工气道长度,使导管顶端达人工气道末端开口,然后分别在仰卧正中位、右侧卧位、左侧卧位、仰卧正中位给药,每次1/4药量,缓慢滴入。每次滴药后均保持原体位,并连续MV 30 s,使之均匀分布。

经支气管镜滴注法也是常用方法,即利用支气管镜将药物直接滴入支气管内,与上述滴注方法相比,该法直接作用于病肺,用药量少,有利于提高疗效;操作难度较大。

2. *雾化吸入法* 将PS混悬液置于超声雾化装置,利用超声波将PS液粉碎为直径为1.6～3.0 μm的微粒,通过呼吸机上的三通连接管吸入肺内。效率高,药量少,在肺内分布较均匀。

3. *支气管肺泡灌洗法* 通过支气管肺泡灌洗将稀释的PS用于肺内的方式。优点是可去除小气道和肺泡内的炎性物质,并可逐步给药;缺点是操作较烦琐,费时较长,常导致多量液体潴留于肺内,短时间内会影响MV的效果。

总体而言,在有经验的单位,有成熟或比较方便的用药方法,可根据情况选用。

(四) 给药时机 出现ARDS后应尽早给药,新生儿或早产儿可预防用药;若已发病3～5日,常出现大量肺实变,PS不能有效进入病变肺泡;肺泡腔内也含有大量血浆渗出物,抑制PS作用或促进PS分解,效果甚微。

(五) 通气方式 如前所述,多数ICU应用MV水平有限,更多依靠过度镇静、肌松实现人机配合和改善气体交换,必然导致外源性PS效果下降;如何让PS均匀分布至病变部位是核心,如ARDS患者开放性肺通气后,大量陷闭和“实变肺泡”开放,有助于改善分布;肺外型ARDS有明显的重力依赖性,俯卧位给药可能更佳;肺内型ARDS的病变无重力依赖性,更换体位用药可能更有价值。高FiO_2肺损伤是常见问题,也破坏PS的作用,因此治疗时需控制FiO_2。由于ARDS患者的MV治疗存在较多的混乱和误区,外源性PS的应用也必然会出现较多问题,强调在合理MV的基础上应用外源性PS。

(六) 临床应用 原则上,外源性PS补充疗法可用于各种导致PS缺乏的疾病,但临床上主要用于NRDS、各种成人或儿童的ARDS的治疗。

1. NRDS NRDS发生和发展主要是PS的原发性缺乏,因此外源性PS补充治疗有对因、对症治疗的双重功效,无论是预防还是治疗皆有较好的疗效。新生儿肺比成人小得多,对MV的要求非常高,模式的选择和参数的调节都需特别精细;对PS需求量非常小,成本较低,是PS疗法的最佳适应证,预防效果更佳。强调有指征时尽早应用,否则肺泡大量实变,肺泡腔内出现大量抑制性物质,PS的作用必然显著受限。

2. *成人ARDS* 与新生儿不同,ARDS主要是多种病因导致的弥漫性ACM损伤和高通透性肺水肿,PS改变是继发的,是肺损伤的结果,不仅有总量的下降,也有成分改变、代谢异常和活性下降;PS丢失和作用减弱是ARDS发展和加重的一个环节,理论上补充PS可减轻恶性循环,延缓ARDS进展,但只要原发病和诱发因素不能去除,失控炎症反应持续存在,内源性、外源性PS的破坏和失活就会持续进行,因此外源性补充PS的功效显著下降,且作用时间短暂,需要短时间反复补充,成本非常昂贵;肺容积大,需要的PS量明显增多。早期用药的效果相对较好,但难以实施,常规MV则实施方便,效果佳。实施时机过晚,肺实变显著,PS难以有效到达病变肺泡,疗效差,特别是对于重症或晚期患者;实施PHC等策略或加用ECMO要方便得多,且有肯定的改善氧合、防治机械通气相关性肺损伤(VALI)的作用。上述特点决定了外源性PS补充疗法在ARDS有一定作用,但总体疗效欠佳,且应用不方便,仅作为较次要的辅助治疗措施。

3. *儿童ARDS* 较大儿童ARDS的发病机制和环节与成人相同,而肺容积比成人小得多,也容易早期实施,疗效和成本介于新生儿和成人之间,有条件者可及早实施。

总之,PS在动物实验、新生儿、小儿疗效肯定,而在成人疗效中有限,应用不方便,成本巨大。总体应用前景不仅取决于合成PS性能的提高和价格的大幅度回落,也取决于如何保障PS均匀地分布于病变肺区、能较长时间发挥作用的技术进展。

第五节　一氧化氮吸入疗法

一氧化氮(carbon monoxide, NO)吸入疗法是指通过NO气体吸入装置或某些特殊设置的呼吸机回路吸入NO至肺内,从而改善低氧血症、肺动脉高压(PH)或气道痉挛的治疗方法。

一、NO 概 述

NO是带有不成对电子的气体,化学性质不稳定,半衰期仅有几秒钟,易形成硝酸盐和亚硝酸盐。NO以L-精氨酸为底物,在NO合成酶(carbon monoxide synthase, NOS)的催化下生成。作为一种低分子量的脂溶性分子,NO产生后以扩散形式作用于其周围组织和细胞,其"受体"是一些酶或其他分子中的二价铁离子(Fe^{2+})。当NO与鸟苷酸环化酶(guanylate cyclase, GC)的Fe^{2+}结合后,GC被激活,产生广泛的生物学效应,在呼吸系统主要表现为血管平滑肌、气道平滑肌舒张和免疫调节作用,有临床应用价值,但其化学特点也决定了临床应用的难度较大。

二、NO吸入疗法的临床应用与评价

1. *ARDS的辅助治疗*　吸入NO的主要作用机制:适当吸入NO选择性进入通气尚好的肺泡,弥散至肺泡毛细血管,使肺血管扩张,降低肺循环阻力(PVR)和肺动脉压(PAP),增加有通气肺区的血流;病变较重肺区的血流量相应减少,从而改善通气血流比例($\dot{V}/\dot{Q}$)失调,提高PaO_2;进入血液中的NO很快与血红蛋白(Hb)结合而灭活,对体循环基本无影响;NO还可抑制中性粒细胞等炎症细胞的活性而发挥抗炎作用。ARDS的主要病理和病理生理变化是大量肺泡陷闭、实变和$\dot{Q}s/\dot{Q}t$升高,NO难以进入这些肺区,故效果有限,特别是对于重症患者。

2. *缺氧性肺血管收缩(hypoxic pulmonary vasoconstriction, HPV)的辅助治疗*　HPV的发病机制可能与内源性NO合成、分泌减少有一定的关系;COPD慢性缺氧所致的肺动脉内皮受损也与NO合成酶的活性降低有关,因此吸入NO可以抑制肺血管收缩而不影响体循环阻力和心排血量(CO)。HPV是对缺氧的代偿性反应,有助于改善$\dot{V}/\dot{Q}$失调和提高PaO_2。NO吸入后,缺氧性肺血管收缩改善必然伴$\dot{V}/\dot{Q}$失调加重和PaO_2下降,因此不是合适的治疗方法。氧气疗法(氧疗)可方便、有效地改善低氧血症,必然伴PAP下降。MV(包括无创和有创)可有效改善通气、$\dot{V}/\dot{Q}$失调和提高PaO_2,必然伴收缩的肺血管舒张;应用得当,通气正压对肺循环的直接抑制作用有限,最终效果是肺血管扩张,PAP下降。尽管需要较强的呼吸生理知识和呼吸机应用技术支撑,但总体上比吸入NO方便、有效得多。因此对于HPV患者,NO吸入疗法并非合适的方法。

3. *新生儿持续性PH(persistent pulmonary hypertension of the new born, PPHN)的治疗*　常规治疗方法很难取得理想效果。1991年,Roberts等人首次报道吸入NO治疗PPHN患者,随后较多报道陆续出现,且疗效良好,当然对不可逆PPHN患者无效。

4. *其他类型PH的治疗*　NO吸入疗法还可治疗诸如先天性横膈膜疝等PVR明显增高的肺动脉疾病、右向左分流的先天性心脏血管病、心脏手术后PH等,且取得一定效果。由于常规治疗方法效果不佳,NO吸入疗法是一种较合适的选择。

5. *支气管哮喘的治疗*　Putensen等人报道乙酰甲胆碱诱发猪气道痉挛后,吸入NO可明显松弛支气管,伴PVR降低、$\dot{V}/\dot{Q}$失调改善和PaO_2升高;吸入β_2受体激动剂——特布他林仅有扩张气管的作用,NO吸入疗法受到重视。但总体上,哮喘的常规药物治疗或危重症患者的MV治疗皆方便、成熟,疗效肯定;NO吸入疗法并非合适的治疗方法。

第六节　液 体 通 气

液体通气(liquid ventilation, LV)是以液性氟碳化合物作为通气介质的新技术,曾掀起一股治疗

ARDS 的热潮。液体通气分全液体通气(LV)和部分液体通气(partial liquid ventilation, PLV)。前者指液性氟碳化合物的注入量等于肺总量(TLC),后者的注入量等于功能残气量(FRC)。

(一) 作用机制 主要有:① 提高氧和 CO_2 的溶解度;② 降低肺泡表面张力;③ 使病变肺泡复张,明显改善或恢复至正常 FRC;④ 调节肺内血流分布;⑤ 局部抗炎作用;⑥ 促进分泌物排出。

(二) 研究结果 1995 年,Hischl RB 等人首先报道了 PLV 在成人 ARDS 中的应用,目前临床应用也均为 PLV。大量实验研究表明,采用全氟碳(perfluorocarbon, PFC)进行 LV/PLV 对急性呼吸衰竭有多种治疗作用,主要表现为:① 改善气体交换,改善低氧血症和高碳酸血症;② 肺内 $\dot{Q}s/\dot{Q}t$ 降低;③ 肺动态和静态顺应性显著升高,气道峰压和平台压降低,VALI 发生率下降;④ 病理学检查提示局部炎症程度明显减轻。

(三) 并发症 动物实验结果均未发现 LV/PLV 有明显并发症;临床研究均缺乏系统对照,其中可能与 LV 的并发症有气胸、痰栓阻塞等有关。长期应用的并发症需进一步探讨。

(四) 作用特点和注意事项 与常规 MV 相比,LV/PLV 的技术手段复杂得多,疗效也并非特别突出。首先,采用何种方法保证 PFC 分布至两侧肺,并更均匀地分布于损伤肺区,如何掌握 PFC 的剂量及呼吸机参数的调节等皆未有效解决。其次,虽然 LV/PLV 可替代肺的部分通气功能,但 PFC 仅能作用于有通气和换气功能的肺泡;对完全实变或出现增生病变的肺区,以及血液循环不良的肺区无效,因此需应用于疾病早期阶段。由于现代通气策略的进步使得常规 MV 能方便、安全、有效地治疗该类患者,PLV 的临床应用必然受限。

第七节　氦氧混合气辅助机械通气

1934 年 Barach 首次报道用氦氧混合气治疗支气管哮喘(哮喘),但实际临床应用并不多,国内仅在个别单位开展,且主要限于危重哮喘患者。

(一) 氦气的特性和作用机制 氦气(He)是低密度惰性气体,分子量为 2;氧气(O_2)为 16×2=32;空气大体由 21%氧气和 79%的氮气(N_2)组成,相当于分子量为 32×0.21+28×0.79≈29。若 21%的氧气与 79%的氦气组成氦氧混合气,则相当于分子量为 32×0.21+2×0.79≈8,其密度较空气或氧气皆低得多,从而显著降低阻塞气道的湍流强度,甚至将湍流变为层流,显著降低 Raw。Raw 下降必然伴 FRC 降低、过度充气减轻和 PEEPi 降低,以及呼吸功降低,人机配合相改善。Raw 降低、氦气与氧及 CO_2 共同弥散性的增强,还可以改善肺内气体分布,改善 $\dot{V}/\dot{Q}$ 失调,增加气体弥散量,升高 PaO_2,降低 $PaCO_2$。

(二) 临床应用 原则上可用于各种呼吸衰竭患者的治疗,既可以作为单独的治疗方法,也可作为常规 MV 的辅助手段,但临床上仅用于部分危重哮喘患者,目前应用更少。由于氦氧混合气仅通过单纯物理作用降低 Raw,但不能解决气道阻塞;氦、氧配比烦琐,医疗成本高;氦气的循环再利用有较多问题;长期吸入对机体的影响难以确定。哮喘患者气道阻塞的可逆性高,且有高效的治疗药物;现代 MV 策略变化,如 PHC 等,使常规 MV 更方便、安全、高效。因此,氦氧混合气吸入可以作为危重哮喘的治疗手段,但难以广泛应用。

第八节　体外膜氧合疗法与体外二氧化碳清除术

体外氧合器于 20 世纪 30 年代末期被应用于临床,但效果差,并发症多,其后氧合器的形式逐渐改进,至 50 年代出现体外膜氧合(extracorporeal membrane oxygenation, ECMO)后,临床应用逐渐取得进展。

一、体外膜氧合的基础知识

1. 体外膜氧合　ECMO 由人工心肺机衍化而来，与呼吸机等体内呼吸支持技术不同，ECMO 是体外支持，核心是体外血液气体交换装置及控制系统，主要组件是离心泵、氧合器及控制系统，离心泵是动力源，相当于心脏，主要功能是连续抽取患者的静脉血，利用离心力将血液泵入体外循环管道；离心泵对红细胞、血小板等血液有形成分的破坏轻，长时间正规应用是安全的；控制系统通过流量传感器等控制离心泵的转速，实现闭环控制血流量（相当于控制肺血流量）的目的。氧合器相当于肺，目前采用中空纤维膜式氧合器，类似于肺毛细血管，纤维管内气体流动，纤维管外血液流动，气体和血液在膜两侧通过扩散进行氧与 CO_2 交换，然后再输回人体（图 30－2）。ECMO 分两种基本模式：静脉－静脉（V－V）转流和静脉－动脉（V－A）转流。V－V ECMO 是将静脉血引出，进行气体交换后，再泵入机体的另一静脉，故适合单纯肺功能受损、心功能正常的患者；V－A ECMO 是将静脉血引出，进行气体交换后，再泵入动脉，可同时代替心肺功能，故即可用于单纯呼吸衰竭患者，也可用于心肺功能同时衰竭的患者。由于是体外支持技术，可使严重受损的肺、心得到休息，故在某些情况下有独特优势。

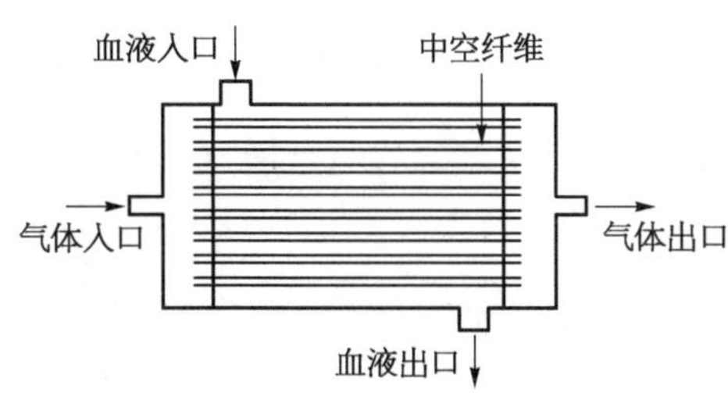

图 30－2　ECMO 工作模式图

2. 体外二氧化碳清除（extracorporeal CO_2 removal，$ECCO_2R$）　相当于简化版 ECMO，近似只有氧合器（人工肺），没有离心泵，临床应用要简单方便得多。健康人 CO_2 排出量（$\dot{V}CO_2$）与氧耗量（$\dot{V}O_2$）之间的关系遵循呼吸气体交换率（R）或呼吸商（RQ），即 $R=\dot{V}CO_2/\dot{V}O_2$，R 在 0.7～1 之间；人工肺的干预可以使 $\dot{V}CO_2$ 与 $\dot{V}O_2$ 的依从关系分离。由于高溶解性，CO_2 通过人工肺和自然肺排出，低溶解性的氧大部分通过自然肺输送；反之亦然。具体变化取决于体外灌注血流、气体流量的设置和呼吸机的设置。

二、临 床 应 用

ECMO 可简单理解为在高体外血流量状态下提供氧气和清除 CO_2 的技术，$ECCO_2R$ 是在低体外血流量下清除 CO_2 的技术，临床应用指征有较大差异。

（一）ECMO　与氧相比，CO_2 溶解度非常高，常规 MV 相对容易排出，故 ECMO 基本用于换气障碍导致的严重低氧血症患者，作为人工气道 MV 的辅助手段。

1. 严重肺实质疾病　主要是 ARDS，尽管对成人患者效果的争议较大，但在预防 VALI 等方面效果肯定，可为疾病的深入研究和治疗创造条件；若有充分呼吸生理知识和呼吸机应用技术，比较容易解决 VALI，对 ECMO 的需求低，更多情况下是用于补充专业人员水平的不足（合并急性肺心病除外）。

2. 严重急性肺血管疾病　如危重症肺栓塞，低氧血症主要是由支气管循环、肺循环吻合支开放或伴卵圆孔开放导致的 $\dot{Q}s/\dot{Q}t$ 增大所致，MV 的治疗作用有限，加用 ECMO 常是必然选择。

3. 合并心力衰竭的治疗　V－A ECMO 有一定心脏替代作用，是治疗心脏手术后严重低氧血症或合并心力衰竭等的重要手段。

4. 小儿及新生儿的应用　主要用于 ARDS、先天性膈疝、胎粪吸入症候群、PPHN、心脏手术后 PH 等疾病。ECMO 在新生儿和小儿 ARDS 患者中有更好的效果，使患儿的存活率显著提高。总体而言，新生儿或小儿的常规 MV 难度大，但 ECMO 或外源性 PS 补充疗法的效果好，可根据本单位的实际情况进行选择。

（二）$ECCO_2R$　主要用于阻塞性通气障碍导致的高碳酸血症，如 COPD 和危重哮喘，但事实上前者很容易纠正，后者采用 PHC 是安全的，对 $ECCO_2R$ 的需求极其有限，更多情况下用于补充专业人员水平的不足。

三、注 意 事 项

ECMO 不是治疗手段，但可降低呼吸机的支持强度，有助于减轻 VALI，而 V－A ECMO 还有心脏支持功能，可延长患者的生存时间，为原发病和并发症的治疗创造条件。因此，若呼吸机支持条件持续过高或伴循环功能障碍，应及早给予 ECMO；心脏手术后严重低氧血症多为急性 PH 所致，且常伴血流动力学障碍，是 V－A ECMO 的最佳适应证；若呼吸机设置或监测为安全的支持强度,则不宜应用 ECMO;若估计病变不可逆,也不宜应用 ECMO。

ECMO 仅能对一部分血液进行气体交换,即仅能取代部分心、肺功能,必须与人工气道 MV 同时应用,不宜单独应用或与 NPPV 同时应用。

ECMO 的血流量必须足够,才能保障有效的气体交换,降低过度的呼吸支持强度。

对重症 ARDS 为代表的肺实质疾病而言,MV 参数的选择以不增加 VALI 为原则,PEEP 的选择与常规 MV 相似,一般为 8～12 cmH_2O;平台压的控制则更严格,应小于 30 cmH_2O;高、低压力的控制自然限制驱动压(DP)或 VT 在适当水平,没有必要、也不应该将多个参数同时强调;RR 为 12～18 次/min 或更快(根据 $PaCO_2$ 和呼气流量决定)。对限制性肺疾病患者而言,没有必要、也不应该限制为更慢 RR,否则意味着镇静剂和肌松剂的过度应用,以及更多膈肌损伤或并发症发生。可联合应用 HFJV 或 HFOV。

ECMO 属于容易掌握的高技术治疗手段,但成本巨大,应逐渐学会基于呼吸生理学的评估;安全发挥 ECMO 的治疗效应需一定的经验积累;一旦病情明显改善(不是控制),应及早撤离 ECMO,改用常规 MV 过渡后撤机。

ECMO 是心外科手术后严重低氧血症或血流动力学不稳定的有效治疗手段,但在呼吸衰竭中的应用更多的是为了补充专业人员水平的不足。

第九节　俯卧位通气与清醒俯卧位通气

1976 年 Piehl 等人首次报道了俯卧位通气(prone ventilation, PV)在呼吸衰竭患者中的疗效。此后不断有动物实验及临床试验方面的报道。尽管有一定争议,但总体结果显示,在 50%～70%的 ARDS 患者中,PV 可以明显改善氧合,使 FiO_2 和 PEEP 降低,可以作为 ARDS 患者保护性肺通气的辅助手段。

一、作 用 机 制

典型 ARDS 呈重力依赖性(图 30 - 3A)。俯卧位时胸腔压力梯度"逆转",引起陷闭肺泡开放,肺内气体重新分布,血流量无明显变化,最终使 $\dot{Q}s/\dot{Q}t$ 降低,$\dot{V}/\dot{Q}$ 失调改善,是 PV 的主要作用机制,也就是说重力依赖性是实施 PV 的基本要求;其他机制也可能参与氧合的改善,如分泌物引流改善。由于 ARDS 的基本通气方式是小 VT 通气,肺内型 ARDS 也必然出现重力依赖性病灶加重,也可根据情况实施(图 30 - 3B)。

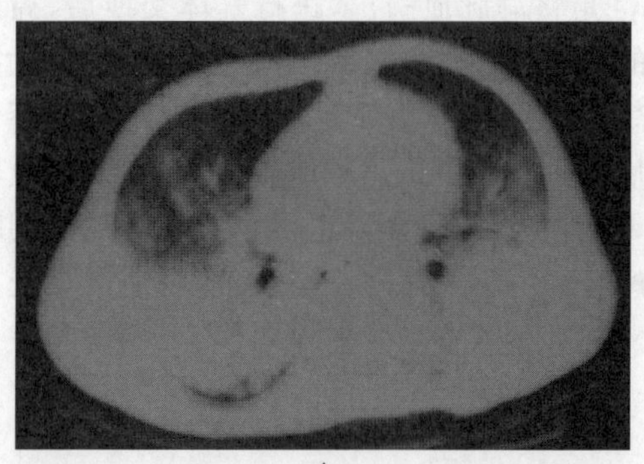

A

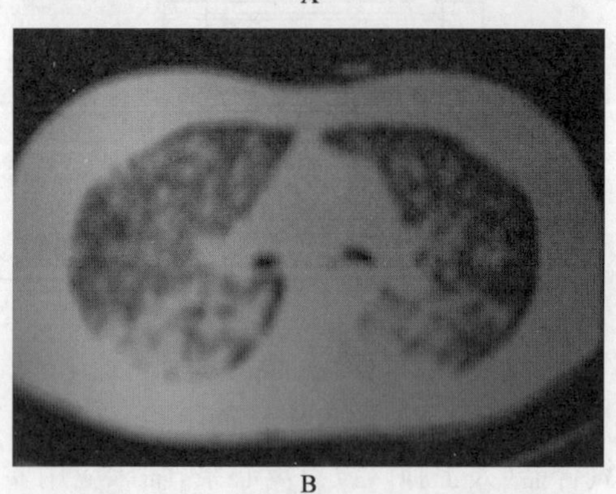

B

图 30 - 3　ARDSD 的基本病变类型

A:典型 ARDS,病变呈重力依赖性;B:肺内型 ARDS,与重力无关

二、临 床 应 用

1. 临床试验效果　在重度 ARDS 患者的治疗中,俯卧位与其他治疗手段结合,可发挥协同或叠加效应。Stocker 等人在 25 例重度 ARDS 患者中,将小 VT 通气与俯卧位联合,患者的病死率明显下降。Jolliet 等人亦证实,在重度 ARDS 患者中,联合应用 PV,对氧合改善可以发挥协同作用,且没有明显不良反应。RCT 也显示俯卧位在小 VT 的 ARDS 患者中有辅助作用。当然也有众多试验显示 PV 无效,并给患者带来较多不适。

2. 实施指征及要求　① 既然实施效果主要与重力依赖性有关,故首选各种通气方式(包括 NPPV)的肺外型 ARDS,或进行小 VT 保护性肺通气的各种

ARDS 患者；② 单纯重力发挥作用缓慢，实施效果与时间密切有关，短时间基本无效，推荐每日俯卧位时间≥12 h；在清醒患者中，长期俯卧位有明显不适感，容易引起压迫性损伤，故应有相应的处理预案。

三、清醒俯卧位通气

尽管早已提出多年，但绝大多数患者很难长时间耐受。国内外调查显示，患者能耐受的时间短暂，为 2～4 h；加之，未对 ARDS 的类型和呼吸生理学特点进行分析、评估，未取得理想效果。新型冠状病毒肺炎（新冠肺炎）后期，国内掀起一股清醒 PV 的热潮。2022 年底、2023 年初，无论新冠肺炎轻重，几乎均大力推荐清醒 PV，并制作视频广泛宣传，作为居家“救命”手段和住院患者的重要救治措施，因此有必要结合新冠肺炎的特点进行分析与评价。

1. *病理特点*　单纯重症新冠肺炎（以明显低氧血症为基本特征）是弥漫性或广泛性肺间质性炎症，临床可诊断为急性重症间质性肺炎，或急性间质性肺炎、ARDS，且为肺内型 ARDS，无重力依赖性（图 30－4），无需人工气道 MV 者基本皆为轻度 ARDS 或单纯间质性肺炎；与传统典型肺外型 ARDS（图 30－3A）明显不同。轻症肺炎（图 30－5）也无重力依赖性。

2. *清醒俯卧位*　既然无论轻症或重症，皆为弥漫或散在间质性炎症，无重力依赖性，故绝大多数情况下，无论是否 MV，清醒 PV 皆是无效的。事实上，运动式实施 PV 带来了沉重的医疗负担和患者的严重不适感，大多数患者仅能每日坚持 2～3 h 或更短，几乎没有患者能达到 12 h。

由于不同患者的病变分布有差异，部分患者肺下部或底部病变明显，PV 可能有助于改善低氧血症；部分患者肺前部、上部病变重，正常仰卧位通气可能更合理，因此合理的生理学分析是必要的。无论是清醒氧疗患者还是充分镇静的 MV 患者，定期更换体位对改善引流、防治压疮皆是有益的。

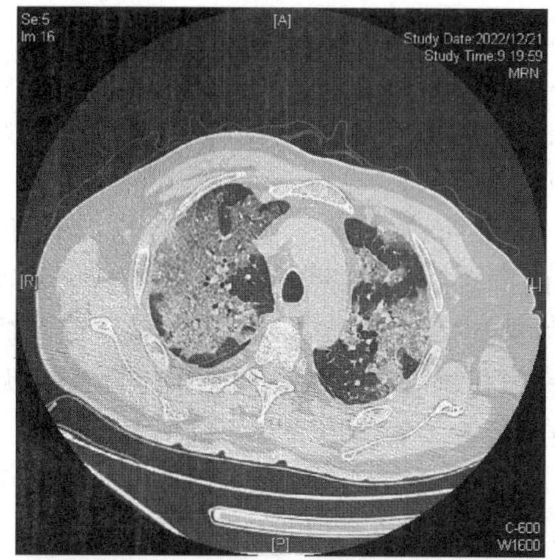

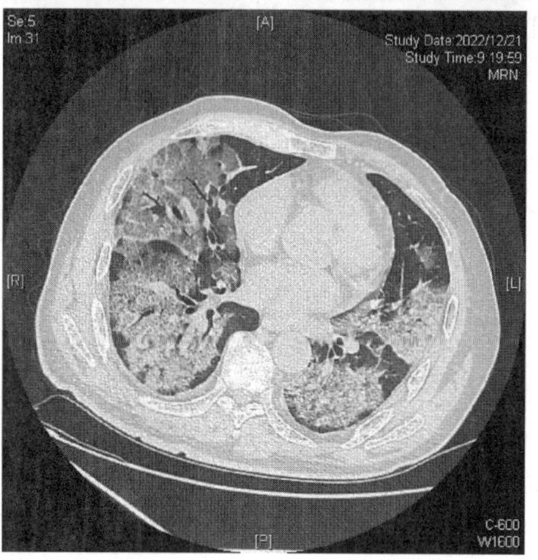

图 30－4　典型重症新冠肺炎

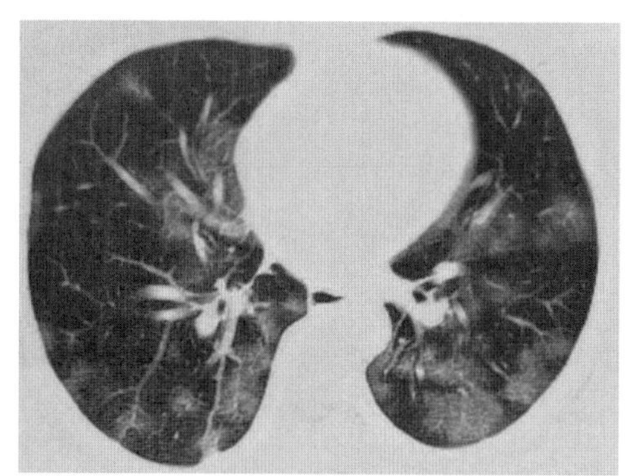

图 30－5　典型轻症新冠肺炎

第十节　不同呼吸支持技术的联合应用

为了能够更有效、安全地治疗呼吸衰竭患者，临床上更倾向于联合应用不同呼吸支持技术，包括主要呼吸支持技术的交替应用和主要呼吸支持技术与辅助呼吸支持技术的联合应用。前者如 COPD 患者慢性呼吸衰竭急性加重，NPPV 为主较快改善呼吸肌疲劳和气体交换，交替应用经鼻高流量氧疗（HFNC）便于防治 NPPV 的压迫性损伤，便于患者咳痰、进食、活动，促进康复，维持疗效；后者主要用于严重患者和治疗困难的患者,简述如下。

基于呼吸器官和呼吸调节系统的特点,治疗难度较大的疾病主要是严重周围气道疾病、肺实质疾病和肺血管疾病。

1. 周围气道疾病　主要是哮喘。由于发生VALI的风险高,人机配合困难,规范治疗后病情缓解快,故单独选择PHC即可;极少部分患者缓解缓慢,联合氦氧混合气吸入疗法有助于降低过大呼吸机支持强度和激素应用诱发的副作用。

2. 肺实质疾病　主要是ARDS和心源性水肿(CPE),下述情况宜加用非常规治疗手段。

(1) ARDS: 采用PHC,若$PaCO_2$过高,pH明显下降,或者有明显神经-精神异常或有循环功能障碍,宜联合应用PV、TGI、PLV或ECMO,或者联合两种,如PV和ECMO,但不宜联合更多,否则将明显增加管理难度,增大风险。如何联合,首选应用经验,最好基于呼吸生理指导。

(2) CPE: MV容易改善氧合和心功能;心肌梗死或爆发性心肌炎等心肌损伤导致循环功能障碍者,宜及早加用V-A ECMO。

(3) 急性PH: 如重症肺栓塞、心外科手术后,合并循环功能障碍,MV的治疗作用有限,反而容易抑制右心功能,加重左室功能障碍,宜及早加用V-A ECMO。

第三篇

机械通气在不同疾病中的应用

第三十一章 颅脑及神经-肌肉疾病患者的机械通气治疗

颅脑疾病直接或间接影响呼吸中枢，与单纯呼吸中枢疾病有较大相似性，与周围神经-肌肉疾病的病理生理和临床特点有明显不同，机械通气(MV)要求也有较大差异。

第一节　中枢神经疾病

呼吸中枢位于脑干，主要包括延髓的基本呼吸中枢、脑桥的呼吸调整中枢，任何原因导致的脑干直接损害或间接损害皆可发生呼吸衰竭。

一、常见原因

直接损害有功能性和器质性，前者如镇静剂、麻醉剂过量，农药中毒，肥胖低通气综合征，中枢性睡眠呼吸暂停低通气综合征，特发性中枢性低通气；后者如脑干外伤、出血。更常见的是间接损害，有脑出血、蛛网膜下腔出血、外伤、肿瘤等导致的颅内压升高，压迫呼吸中枢，导致呼吸调节紊乱。

二、基本特点

1. *基本临床和呼吸特点*　大体分三种情况：① 呼吸中枢受抑制，表现为呼吸运动减慢、减弱，或伴不规则，出现呼吸性酸中毒和低氧血症，是大部分患者的表现，呼吸支持是主要治疗手段；② 呼吸中枢调节紊乱，主要见于脑干疾病，以浅快呼吸为主，胸腹式呼吸协调，可有潮式呼吸，无呼吸性酸中毒，长时间持续呼吸也会发生呼吸肌疲劳和呼吸衰竭，需要呼吸支持，但调节复杂，撤机困难；③ 呼吸中枢受刺激，以深慢呼吸为主，常有呼吸性碱中毒，多见于急性脑卒中导致的颅内高压，无需呼吸支持，但常需建立人工气道。

本部分主要阐述呼吸中枢受抑制的患者，初始发病时气道-肺结构和功能基本正常，故吸空气时，肺泡气 PCO_2(P_ACO_2)升高程度和 PO_2(P_AO_2)下降程度接近，两者之和与正常状态相似，理论上大约为 104＋40＝144(mmHg)；受生理分流影响，$PaCO_2$ 和 PaO_2 之和稍低于 144 mmHg，在年轻成人患者中约为 140 mmHg；若长时间不缓解，低位或背部肺区萎陷，大量低通气血流比例($\dot{V}/\dot{Q}$)肺区出现，PaO_2 降低，$PaCO_2$ 和 PaO_2 之和低于 140 mmHg。

2. *常见问题*　部分患者，常伴有呼吸道分泌物增加和(或)误吸，加之神志障碍，咳嗽反射减弱，分泌物排出困难，导致气道阻力(Raw)升高，或周围小气道阻塞导致微不张或肺感染，将出现 PaO_2 明显下降，$PaCO_2$ 和 PaO_2 之和远低于 140 mmHg。

三、神经源性肺水肿

神经源性肺水肿是指基础心肺功能正常，发生中枢神经损害后突然发生的肺水肿，临床常见，主要见于颅内高压患者，也称为脑源性肺水肿。

1. *主要依据*　① 颅脑外伤死亡患者，尸检几乎皆有肺水肿；② 动物实验也证实脑部创伤导致全肺肺水肿。

2. *发病机制*　尚不完全清楚，一般认为通过以下两种机制发挥作用。① 颅内压升高或脑组织缺氧等使交感神经兴奋，儿茶酚胺释放。由于体循环血管有丰富平滑肌和儿茶酚胺受体，故血管收缩，阻力增加，血压升高(血压明显升高是颅内高压的标志性反应)。而肺血管系统对交感神经-儿茶酚胺的缩血管反应不敏感，导致血液从阻力较高的体循环涌向阻力较低的肺循环，肺毛细血管压力突然升高，发生肺水肿。体循环血管收缩，血压升高，左室后负荷和左房充盈压增加，进一步影响肺静脉回流。② 大量神经介质等诱发肺毛细血管损伤，通透性增加，事实上水肿液的蛋白含量较高。

3. *临床特点*　常有呼吸增强、增快，低氧血症程度超过高碳酸血症，甚至仅有低氧血症，可伴呼吸性碱中毒；影像学符合心源性肺水肿表现；疾病的最初 2～3 日，出现低氧血症或 PaO_2进行性下降。

四、治　　疗

(一) 基本治疗　除常规治疗外，应合理选择 MV，若发现患者呼吸减弱或停止，应迅速清除上呼吸道分泌物，使头部后仰，下颌前伸，保持呼吸道通畅；给予高流量氧疗；及时心肺复苏，迅速给予经口气管插管，无须等待动脉血气结果，首选简易呼吸器通气，待呼吸机准备好后接呼吸机通气。MV 要点如下。

1. *呼吸机的选择和通气模式的选择*　因气道-肺阻力基本正常或升高不明显，患者呼吸能力差，各种定压型、定容型呼吸机皆可，急救时以轻便简易呼吸机为主，可以不同步。治疗过程中，为促进患者的康复，应选择有同步功能的呼吸机。因自主呼吸较弱，以指令性通气(定容型或定压型皆可，最好同步)为主，有条件者也可选择指令分钟通气(MMV)。若病情改善，应及早改用定压型同步间歇指令通气(P－SIMV)、定容型同步间歇指令通气(V－SIMV，SIMV)或自主通气(S)模式，首选压力支持通气(PSV)或 P－SIMV＋PSV。

2. *通气参数的设置和调节*

(1) 基本原则：保障脑组织适当的血供和氧供，尽可能降低颅内高压。① 选择较高吸入气氧浓度(FiO_2)，保障 $SaO_2\geqslant97\%$，避免因缺氧导致脑损伤加重。② 大潮气量(VT)、低呼吸频率(RR)通气，尽量避免或降低呼气末正压(PEEP)(建议≤3 cmH_2O)。既可充分预防和开放陷闭肺泡，防止肺顺应性减退和坠积性肺炎，又可使通气正压对颅内压的影响限制在最低程度。③ 动脉血 pH 和 $PaCO_2$维持在正常水平，避免脑血量增加和颅内压升高，又不至于减少脑血流量和抑制氧在脑的释放。

(2) 具体设置和调节：① FiO_2初始设置，保障 $SaO_2\geqslant97\%$；治疗过程中应维持中、低水平的 FiO_2，保障 $SaO_2\geqslant97\%$。因气体交换基本正常，低氧血症容易纠正，无须特别强调氧中毒。若脑损伤恢复或病情稳定，应控制 FiO_2，使 $90\%\leqslant SaO_2\leqslant97\%$，以维持较高肺泡氮浓度，预防肺泡萎陷。② 若选择容积辅助/控制通气(V－A/C，A/C)，VT 设置 12～15 mL/kg，且保障屏气平台出现，方型流量波或递减波皆可，适当应用流量坡度，但不超过 0.3 s；RR 10～16 次/min，具体数值以维持 pH 和 $PaCO_2$正常为原则，避免明显碱血症(pH≤7.5)或 $PaCO_2$明显下降($PaCO_2\geqslant30$ mmHg)；吸呼气时间比(I∶E)为 1∶2～2.5 或更长。若选择压力辅助/控制(P－A/C)，一般选择通气压力 15～20 cmH_2O，适当加用吸气压力坡度(≤0.3 s)。若选择 PSV，支持压力(PS)比 P－A/C 的通气压力略低，吸气压力坡度要求相同，达到与 V－A/C 类似的深慢呼吸形式和动脉血气稳定。其他智能化或非智能化模式的要求相似。

在上述基础上，应经常进行高压力或大 VT 通气；也可加用叹气样通气，改善气管、支气管、肺泡的引流，防治机械通气相关性肺炎(VAP)。

(3) 通气方式选择的理论基础：① 患者的呼吸能力微弱，又必须持续卧床，容易发生低位肺淤血、肺泡陷闭、肺微不张及肺感染，需增大 VT 或用较高的通气压力；间断叹气或高压力通气有助于陷闭肺泡的充分开放。② 在气道-肺实质结构和功能基本正常的情况下，平均气道压(Pmean)是反映胸腔内压(Ppl)和静脉血回流的简单、合理的参数，建议≤7 cmH_2O，Pmean 明显升高将影响颅内静脉回流，升高颅内压。与短时间增大 VT 相比，PEEP 持续整个呼吸周期，增加 Pmean 的作用更显著，因此改善肺泡陷闭应以增大 VT 为主，避免增大 PEEP。③ 为维持适当肺泡通气量($\dot{V}_A$)、合适的 pH 和 $PaCO_2$水平，增大 VT 的同时必须减慢 RR。④ RR 减慢和 I∶E 延长可有效降低 Pmean。⑤ 与递减波相比，方波流量可缩短吸气时间(Ti)，Pmean 有所降低(尽管幅度有限)，可首选。⑥ 高碳酸血症和酸血症可增加脑血流量和颅内压，适当增大每分钟通气量(VE)使 $PaCO_2$降低，将 pH 维持在正常高限水平，有助于适当降低脑血流量和颅内压；但必须避免呼吸性碱中毒和碱血症，否则将导致脑血流量显著减少，抑制氧的释放，加重脑缺氧性损伤。⑦ 患者呼吸多较慢或较弱，适当加用吸气压力坡度或流量坡度，有助于改善人机配合。

(4) 注意事项和通气参数的调节：① 稳定通气 20 min 左右、1～2 h 皆需复查动脉血气，并且在最初的 1～2 日内，应比较频繁复查动脉血气，根据动脉血气结果调节通气参数。因为昏迷患者的代谢率明显下降，部分患者还采用物理和药物降温，使代谢率进一步下降，体温每下降 1℃，CO_2 产生量($\dot{V}CO_2$)下降 10%～15%，按常规方法计算 VE 容易导致呼吸性碱中毒；刚建立人工气道后，由于呼吸道分泌物较多，生理无效腔(VD)较大，随着分泌物引流改善，VD 减小，$\dot{V}_A$可能会逐渐增大，容易导致或加重呼吸性碱中毒，因此疾病初期需多次复查动脉血气。② 通气不足时,以增加 VT 为主,以提高通气效率、预防肺泡陷闭;通气过度时,以降低 RR 为主,以利于快速降低 $\dot{V}_A$,并保障通气需求。③ 加强湿化、温化和吸痰。④ 类似于健康人叹气样呼吸,间断采用高支持压力或控制压力(25～30 cmH_2O)产生更大 VT(>15 mL/kg),以保障陷闭肺泡的充分开放,每次持续 1～2 min,每日 4～6 次(详见第四十一章)。

3. 撤机　患者 Raw 和胸肺弹性阻力(Ers)基本正常或升高不明显,呼吸肌功能健全;咳痰能力较差,容易合并感染,因此只要患者神志清醒,有较完善的咳痰能力即可停机、拔管,无须强求控制原发病。若患者长时间昏迷或咳嗽反射微弱,应尽早气管切开。

(二) 神经源性肺水肿的评价与治疗

1. 评价　除积极处理原发病和降低颅内压外,一旦出现 PaO_2 明显下降或需要的 FiO_2 明显升高,应考虑肺水肿的可能,需摄胸部 X 线片或 CT 片进一步判断。

2. 糖皮质激素(激素)的应用　一旦诊断或高度怀疑,应及早应用。一般选择地塞米松 5～10 mg 静推或静滴,q 12 h;也可选择甲泼尼龙 40～80 mg,q 8 h。激素不仅能改善肺水肿,也可改善脑水肿和降低颅内压,与颅脑疾病的治疗一致。

3. 机械通气　通气模式和参数的选择需考虑对肺水肿的治疗作用,但不宜采用较高水平的 PEEP。高水平 PEEP 可有效改善肺水肿和氧合,但也可能使 Ppl 增大,颅内静脉回流受阻,升高颅内压,因此 PEEP 能维持适当的氧合即可。若需较高水平 PEEP,应适当抬高头部。

(三) 慢性呼吸中枢功能低下的处理　常见于各种情况的中枢性低通气,患者神志清醒,呼吸平稳,首选呼吸锻炼,充分发挥行为性呼吸调节的作用;明显影响生活质量时应给予经鼻罩或面罩无创正压通气(NPPV),以家庭应用为主,尤其是睡眠时应用,但必须有指令通气保障,如选择双水平正压(BiPAP)呼吸机的 PSV/PCV(S/T 键)或传统 SIMV,RR 6～8 次/min,避免过度通气。详见第二十九章第四节。

(四) 呼吸调节紊乱　多见于人工气道 MV 患者,与脑干疾病及过度应用镇静剂密切相关,MV 治疗方便,但常规撤机方法多无效,需给予针对性撤机策略(见第二十九章第四节)。

(五) 急性脑卒中或颅脑手术后颅内高压　呼吸中枢受刺激,以深慢呼吸为主,无呼吸衰竭或伴呼吸性碱中毒,不需要呼吸支持;多神志不清,需建立人工气道,以经口气管插管为主。Raw 明显增大,刺激呼吸肌本体感受器,而临床习惯用 PSV,给予较低 PS,如 5 cmH_2O,不足以克服增大的 Raw,VT、VE 进一步增大,呼吸性碱中毒加重,容易加重缺氧性脑损伤。因此,合适的通气要求是首选 PSV,PS 足以对抗人工气道增加的阻力,一般选择 PS 8～12 cmH_2O,或继续应用 5 cmH_2O PS,加用自动导管补偿(ATC),必要时适当应用镇静剂,维持 $PaCO_2$ 和动脉血 pH 正常和相对稳定。一般度过 3～5 日的脑水肿高峰期,必然恢复至正常呼吸,意识状态明显改善,容易撤机、拔管;若仍神志不清或气道分泌物过多,且持续≥1 周,宜气管切开引流,但不需要 MV。

第二节　周围神经疾病或肌肉疾病

脊髓、运动神经、神经-肌肉接头或呼吸肌疾病,皆可导致呼吸肌收缩力、耐力下降,VE 不足,最终出现 $PaCO_2$ 升高和 PaO_2 下降。

一、病因和发病机制

1. 脊髓、运动神经元或周围神经疾病　如脊髓灰质炎、吉兰-巴雷综合征、运动神经元病、多发性神经根炎、脊髓侧索硬化症。基本病理生理是运动神经不能有效产生或传导神经冲动,导致骨骼肌收缩力下降;病程较长者可导致神经性肌肉营养不良和肌肉萎缩;若影响呼吸肌或相应的神经,将导致呼吸肌收缩力、耐力下降和肌肉萎缩,发生呼吸衰竭。

2. 神经-肌肉接头疾病　如抗胆碱酯酶的毒物(有机磷农药)或药物(新斯的明、氨基糖苷类抗生素)中毒、重症肌无力、肌松剂使用不当或中毒或肌病,皆可使神经冲动不能有效传导至呼吸肌,导致呼吸肌收缩力下降或呼吸肌萎缩,发生呼吸衰竭。

3. 肌肉疾病　如进行性肌营养不良,多发性肌炎或皮肌炎。导致呼吸肌收缩力、耐力下降,慢性者皆伴呼吸肌萎缩,发生呼吸衰竭。

4. 电解质紊乱　主要见于急、慢性低钾血症，也见于慢性低钠血症、低镁血症、低磷血症，以及急性高钾血症。电解质紊乱主要影响神经-肌肉的静息或动作单位，导致呼吸肌无力和呼吸衰竭。

二、临床表现和呼吸衰竭的特点

1. 基本特点　由于呼吸肌收缩力和耐力下降，患者常感明显呼吸困难，表现为呼吸运动幅度减弱，VT 降低，RR 增快；随着疾病加重，出现辅助呼吸肌活动、胸腹矛盾运动、三凹征，张口呼吸。轻症或早期患者可保持$\dot{V}_A$正常而不发生呼吸衰竭，但因活动少，肺底部和背部淤血，肺泡萎陷，容易出现低氧血症；重症或晚期患者多发生呼吸性酸中毒和严重低氧血症。

2. 呼吸衰竭特点　与中枢神经系统疾病相似，病初患者气道-肺实质的结构和功能基本正常，吸空气时，$PaCO_2$升高幅度和 PaO_2下降幅度基本相同，两者之和不变，接近 140 mmHg。因呼吸浅快，容易发生低位肺淤血、肺微不张和感染；常合并口咽部肌肉的麻痹和咳嗽反射减弱，容易发生误吸、阻塞性肺不张和肺感染。因此，随着病情的加重或 MV 时间延长，PaO_2的下降幅度常超过 $PaCO_2$上升幅度。患者也常因分泌物阻塞或肺炎而突然诱发急性呼吸衰竭，因此应密切观察呼吸肌功能和通气功能的变化，以及呛咳和咳嗽强度的变化。

三、治　　疗

1. 治疗原则　积极治疗原发病、诱发因素或合并症，对于慢性患者，早期应加强呼吸形式锻炼，如腹式呼吸、深慢呼吸，间断尽力深呼吸；还应锻炼咳嗽和吞咽，尽可能延长自主呼吸时间，改善生命质量；达指征应合理 MV，首选 NPPV；急性重症患者应建立人工气道。

2. MV 指征　① RR＞30～40 次/min；② VT＜5 mL/kg；③ 肺活量(VC)＜15 mL/kg；④ 最大吸气压(MIP)＞- 25 cmH_2O；⑤ 发生中、重度高碳酸血症，伴 pH＜7.25，或鼻导管吸氧条件下存在中、重度低氧血症(PaO_2＜60 mmHg)；⑥ 出现分泌物阻塞，如阻塞性肺不张、阻塞性肺炎或窒息等。

由于 NPPV 对神经-肌肉疾病患者的依从性好，效果佳，所以有明显呼吸肌疲劳或无力征象时应及早 NPPV；上述参数主要作为人工气道 MV 的指征，且标准应更严格。

3. 机械通气的连接　急性期患者应首选经鼻(面)罩 NPPV，也可选择经鼻气管插管 MV；对慢性期或需终身治疗的患者应首选经鼻罩 NPPV，漏气多时选择面罩；若分泌物较多、咳痰困难或反复吸入，应及早气管切开。

4. 通气模式、参数的选择与调节　与一般中枢神经疾病患者的通气相似，但强调以下几点：① 患者呼吸肌收缩力显著减弱，气道-肺实质的阻力接近正常，故非常容易配合呼吸机通气，不需要应用镇静剂和肌松剂；否则是 MV 应用不当的表现，容易加重疾病。② 一旦出现人机对抗，应积极查找原因，必要时用简易呼吸器通气过渡，在排除气道或连接管路阻塞、呼吸机应用不当的情况下，人机对抗是呼吸肌功能恢复的征象；应通过处理相关因素、调节通气模式和通气参数缓解人机对抗，避免应用镇静剂和肌松剂。③ 该类疾病常合并肌肉的神经营养不良性或废用性萎缩，控制通气将加重呼吸肌结构和功能的减退；若病情改善，应及早改用辅助通气或自主通气模式(主要是 PSV 及其衍生模式)，避免较长时间控制通气，除非是终末期患者。④ BiPAP 呼吸机宜作为经鼻罩或面罩通气的首选呼吸机。⑤ 部分患者需长期家庭通气。若痰液不多或无明显吸入，以 NPPV 为主；反之，需及早气管切开。

第三十二章
慢性阻塞性肺疾病患者的机械通气治疗

慢性阻塞性肺疾病(COPD或慢阻肺)以不完全可逆气流受限为特征,并呈进行性发展,与肺部对香烟烟雾等有害气体或有害颗粒的异常炎症反应有关。主要累及肺脏,也可引起全身(或称肺外)的不良效应。

第一节　慢性阻塞性肺疾病呼吸衰竭的基本特点和治疗原则

COPD是发生慢性呼吸衰竭或慢性呼吸衰竭急性加重的最常见疾病,呼吸衰竭可以是单纯低氧血症型或高碳酸血症型。前者主要因通气血流比例($\dot{V}/\dot{Q}$)失调所致,多见于病情较轻的急性发作期患者,主要是呼吸肌本体感受器等兴奋,呼吸增强和肺泡通气量($\dot{V}_A$)增大的结果;后者是重症患者的必然结果,主要由$\dot{V}_A$不足引起,$\dot{V}/\dot{Q}$失调也有重要作用。呼吸肌做功增加和呼吸肌疲劳对两类呼吸衰竭的发展和加重皆有重要影响。弥散对运动性低氧血症有一定作用,对静息低氧血症影响不大;静动脉血分流率($\dot{Q}s/\dot{Q}t$)基本正常,一旦升高说明病情严重或发生严重并发症。

COPD基本病理改变的不可逆性决定了处理诱发因素和选择通气方式的重要性。COPD发生呼吸衰竭的主要诱发因素为感染。传统治疗方法是抗感染、应用糖皮质激素(激素)、对症治疗、氧气疗法(氧疗)、应用呼吸兴奋剂或无创正压通气(NPPV),重症患者需建立人工气道机械通气(MV)。临床上也有部分患者无感染或明显感染的征象,主要诱发因素为理化或生物刺激,导致气道痉挛、水肿,短时通气负荷突然增加,需给予以激素为主的综合治疗;还有较高比例患者是呼吸中枢兴奋性下降或合并阻塞性睡眠呼吸暂停低通气综合征(OSAHS),夜间饮酒、应用镇静剂或高浓度氧疗容易诱发,给予NPPV即可迅速缓解,无需抗菌药物或激素治疗。诱发因素也影响呼吸衰竭的进展和患者的转归,合理控制和治疗诱发因素比单纯MV更重要。

第二节　慢性阻塞性肺疾病患者的基本呼吸生理变化与呼吸衰竭

COPD的呼吸生理改变主要包括基本肺功能、运动肺功能和呼吸调节等方面,重点是基本肺功能的变化,包括气流受限、肺容积增大和换气功能障碍,其中气流受限是最基本的变化。

一、病 理 改 变

COPD累及气道、肺实质、肺血管,还可引起全身变化,但主要累及周围气道和肺实质。慢性炎症导致周围气道壁损伤和修复反复发生,引起气道狭窄和阻塞;引起肺实质破坏,表现为小叶中央型肺气肿,呼吸性细支气管、肺泡的扩张和破坏;伴肺毛细血管床减少。此为基本病理改变,是引起一系列生理和病理生理改变的基础。COPD早期可引起肺血管改变,以血管壁增厚为特征,出现平滑肌增加和血管壁炎症细胞浸润;但主要是低氧血症所致,故重症或晚期患者多出现慢性肺动脉高压(PH)和慢性肺源性心脏病(肺心病)。

二、COPD的发生和发展中的呼气流量变化

气流受限是疾病前期(主要是小气道病变、肺气肿或高危患者)逐渐发生、加重的过程,尽管有明显的个体差异(或称为异质性),但基本规律相同(详见朱蕾主编的《临床呼吸生理学》第二版),本节阐述其

典型变化和呼吸衰竭发生后的变化。

1. 肺功能变化与Ⅰ型呼吸衰竭

(1) 基本肺功能变化：气道结构明显破坏或阻塞，肺弹力明显下降，在肺总量(TLC)位，多数气道即处于一定程度的阻塞状态；随着用力呼气，肺容积下降，周围气道内径缩小，大量气道在等压点陷闭，气道阻力(Raw)显著增加，气体呼出不完全，最大呼气流量-容积(MEFV)曲线形态上表现为尖峰下降，并迅速变为明显凹陷的曲线；在数值上表现为峰值呼气流量(PEF)下降、用力呼出25%肺活量呼气流量(forced expiratory flow at 25% FVC exhaled, FEF_{25})明显下降，用力呼出50%肺活量呼气流量(FEF_{50})和用力呼出75%肺活量呼气流量(FEF_{75})显著下降。一秒率(FEV_1/FVC)、第1秒用力呼气容积(FEV_1)、最大自主通气量(MVV)等通气参数出现中、重度下降，用力肺活量(FVC)下降。为克服显著增大的Raw，患者采取深慢呼吸，但不足以充分呼气，呼气肺容积，包括残气容积(RV)、功能残气量(FRC)等升高；肺容积增大，必然伴随气道扩张，缓解Raw增大；若仍不能充分呼气，内源性呼气末正压(PEEPi)形成。因此，深慢呼吸和呼气容积增大即是疾病发展的必然结果，也是机体的代偿反应，对指导呼吸康复锻炼和MV有重要指导意义。由于肺弹力纤维严重破坏，TLC有所增大或在正常高限，相应RV/TLC、FRC/TLC显著升高，肺活量(VC)基本正常或轻度下降。$\dot{V}/\dot{Q}$离散度增大，生理无效腔(VD)增大，有效气体交换面积显著减小，一氧化碳弥散量(D_LCO)和每升肺泡容积的一氧化碳弥散量(D_LCO/V_A)降低，但静息气体交换可基本完成，动脉血气基本正常或仅出现PaO_2轻度下降。中等或重度体力劳动时可出现明显呼吸困难，开始以呼气困难为主，逐渐发生吸气困难，出现代偿性前弓体位、“哼哼”呼气、张口呼吸、辅助呼吸肌活动等。

(2) Ⅰ型呼吸衰竭：前述情况尚可保持适当$\dot{V}_A$，故$PaCO_2$正常；若发生急性加重，呼吸肌本体感受器等兴奋，$\dot{V}_A$代偿性增大，$PaCO_2$正常或下降；$\dot{V}/\dot{Q}$失调加重，出现低氧血症；是COPD最常见的呼吸衰竭类型，给予保守治疗和经鼻导管氧疗即可。

2. 慢性呼吸衰竭与Ⅱ型呼吸衰竭的呼吸生理变化　随着周围气道结构、肺实质破坏或阻塞加重，在TLC位气道即处于非常明显的阻塞状态；随着肺容积下降，将迅速出现大量气道陷闭，因此MEFV曲线形态上表现为短促上升，并迅速变为较平坦的曲线，在数值上表现为极小的PEF，FEF_{25}、FEF_{50}和FEF_{75}皆接近于0。FEV_1、MVV重度下降，FVC显著下降，FEV_1/FVC可能有所回升。RV、FRC和RV/TLC显著升高，FRC/TLC超过67%，肺弹性阻力显著增加，胸廓超过弹性零位，对吸气也表现为弹性阻力，PEEPi升高。由于平静呼吸时即存在气道阻塞或陷闭，故深吸气量(IC)、VC多明显下降。患者的呼吸力量常不能有效克服Raw、PEEPi和胸肺弹性阻力(Ers)，呼吸变浅，每分钟通气量(VE)、$\dot{V}_A$下降和$PaCO_2$上升；$\dot{V}/\dot{Q}$失调加重，需经鼻高流量氧疗(HFNC)或NPPV。

三、动态肺过度充气、PEEPi及其临床意义

1. 发生机制和特点　Raw增加、肺弹性回缩力下降，呼气期气道陷闭，使呼气缓慢且不完全，形成动态肺过度充气(DH)和PEEPi。重症COPD患者的缓解期与发作期均存在PEEPi，其范围大致在1～19 cmH_2O。其中，缓解期主要为静态肺过度充气(SH)，PEEPi低；急性发作期的DH因素增加，PEEPi升高。理论上，将呼气时间(Te)充分延长，肺泡内压(Pal)将逐渐降至0，此时的容积称为“动态平衡容积”，反映SH，该容积与FRC的差值反映气体陷闭容积。导致DH的因素主要是气道陷闭，即周围气道结构及其弹力纤维支架的破坏，吸气期Ppl降低，气道可较充分开放，气体可较充分吸入；呼气期，Ppl显著增大，气道陷闭，呼气严重受限。气道黏膜水肿、平滑肌痉挛或管腔分泌物潴留、用力呼气，皆可导致或加重DH。

2. 临床意义　呼气严重受限，VE下降，$PaCO_2$升高，PaO_2下降。Raw显著增大、高PEEPi、Ers增大等导致吸气阻力显著增大，呼吸功显著增加；胸廓扩大，横膈低平，膈肌和下位肋间外肌处于不利力学状态，肌纤维初长度缩短，收缩力下降，诱发或加重呼吸衰竭。

3. 处理原则　核心是降低Raw，对抗气道陷闭。

(1) 适当延长Te：通过减慢RR、延长吸呼气时间比(I∶E)实现；呼气充分，必然伴随过度充气减轻，PEEPi下降。

(2) 适当降低VT：较小吸气VT需要较短的Te呼出；伴吸气流量(F)下降，湍流强度减轻，Raw下降，必然减轻气道阻塞所致的肺过度充气。

(3) 适当应用PEEP：PEEP可对抗气道陷闭及其产生的PEEPi，对阻塞气道的作用有限。

MV时,吸气肌收缩的压力首先克服Ers、抵消PEEPi,才能在肺泡-气道内形成负压,触发呼吸机送气;PEEP通过对抗PEEPi有助于维持小气道开放,降低呼气末肺泡-气道的压差,显著降低患者吸气初期的做功量,缩短同步时间,改善人机同步,改善气体分布。若PEEP恰好对抗气道陷闭(为PEEPi的50%~85%),则不会引起气道压(Paw)升高和肺容积增大;若超过该水平,则呼气末肺容积(EELV)和吸气末肺容积(Vei)增大,Paw升高,对呼吸力学和血流动力学会产生不利影响。

第三节　慢性阻塞性肺疾病患者的基本治疗

主要分急性发作期和缓解期治疗,包括药物治疗和以呼吸支持为主的非药物治疗,后者更重要,但容易被忽视或错误解读,特别是在药物临床试验的过度推动下。

(一) 急性发作期的抗感染治疗　首先判断是否是非感染因素诱发,若无法确定是非感染因素所致,则无论是否有明显感染征象,皆应积极抗感染治疗。需注意以下几点:① 感染部位一般在小气道,故支气管镜检查时,大气道炎症并不明显,但管腔内可见到分泌物。② 在肺功能储备有限的情况下,轻微的气道炎症即可导致通气负荷显著增加、$\dot{V}/\dot{Q}$失调加重和$\dot{V}_A$下降。③ 小气道有明显炎症或黏液栓时常伴肺微不张和一定程度的静动脉血分流,药物治疗和氧疗的效果皆较差;小气道炎症较轻,药物治疗和氧疗的效果好,预后佳。④ 早期感染常为病毒、细菌或非典型病原体,后期多并发细菌感染,其次是真菌感染,需要及早经验性治疗,且尽可能针对性强。

(二) 呼吸形式锻炼和呼吸肌锻炼

1.呼吸形式锻炼　如本章第一节和第二节所述,深慢呼吸、腹式呼吸、缩唇呼气可显著降低Raw,提高通气效率,改善气体分布和$\dot{V}/\dot{Q}$失调,改善低氧血症,降低VD,形成良性循环,是中症和重症患者最基本和最主要的治疗手段,也是最基本的康复手段,应贯穿COPD患者急性发作期和缓解期的始终。除MV时不适合缩唇呼气之外,停机时就应锻炼缩唇呼气。

2. 吸气肌锻炼　无呼吸肌疲劳、呼吸肌疲劳缓解或明显改善后,就应进行吸气肌力和耐力的锻炼。

3. 全身体力或运动锻炼　也是自主呼吸患者的基本康复手段。MV时,若患者不方便活动,应给予规律的被动运动。若能自主活动,就应锻炼全部肌肉,活动关节等于运动肌肉,活动全部关节则为锻炼全部肌肉。尽管COPD的基本病理改变不可逆,但全身状况的改善,必然改善呼吸-循环-运动系统的偶联,明显提高活动能力和生命质量。

(三) 气道扩张剂和糖皮质激素应用

1. 急性加重期　以短期全身应用或射流雾化吸入为主,β_2受体兴奋剂或M受体阻断剂首选雾化吸入,茶碱类药物口服(或鼻饲)或静脉应用;激素首选口服或胃管内应用,建议泼尼松或泼尼松龙30 mg/日,或者甲泼尼龙24 mg/日,分三次应用,连用3~5日。

2. 缓解期　在呼吸锻炼的基础上应用。没有合适的呼吸锻炼或呼吸形式,吸入气道扩张剂和激素基本是无效的。

(四) 氧气疗法　一定时间和一定程度的$PaCO_2$上升不会对机体造成危害或明显危害;严重低氧血症是发生一系列病理生理改变的主要原因,需积极纠正;强调维持60 mmHg≤PaO_2≤80 mmHg或90%≤SaO_2≤97%,持续低浓度氧疗;更高的PaO_2或SaO_2是不合适的,容易导致$PaCO_2$上升或其他问题。详见第六章第一节。

若患者需要高中、高水的FiO_2,是病情严重或出现并发症的表现,需尽早建立人工气道,并积极查找原因,常见原因主要有:周围气道严重水肿和痉挛、分泌物阻塞、重症感染、并发气胸、慢性肺心病急性加重伴肺循环-支气管循环吻合支开放,$\dot{Q}s/\dot{Q}t$升高。也常是合并其他疾病的表现,如OSAHS、肺栓塞(PE)。

(五) 呼吸兴奋剂的使用　临床上对呼吸兴奋剂的疗效一直存在争议。呼吸兴奋剂一方面兴奋呼吸中枢,增加VE和$\dot{V}_A$,一方面又增加呼吸肌氧耗量,故总体效应可能是PaO_2上升,$PaCO_2$下降;也可能是PaO_2下降,$PaCO_2$上升;还可能是基本无变化,因此需综合两者的整体情况评价。

1. 呼吸兴奋剂的选择　不能用于单纯低氧血症患者,仅能用于高碳酸血症患者,且疗效取决于上述两种作用的比例。强调在保持呼吸道通畅，解除或改善气道水肿和痉挛，使 Raw 降低的情况下使用。基层医院呼吸机使用不普遍的情况下，呼吸兴奋剂有一定价值。

2. *呼吸兴奋剂的其他作用* 主要是苏醒作用。一旦患者神志转清应立即鼓励其咳嗽、排痰，保持呼吸道通畅。

3. *药物的应用* 常用尼可刹米，其作用是能刺激呼吸中枢，增加 VE，并有一定的苏醒作用。常规用量为 0.375～0.75 g 静脉缓慢推注，随即以 3～3.75 g 加入 500 mL 液体，按 25～30 滴/min 静滴，也可用微泵缓慢静注。密切观察患者神志、睫毛反应，以及呼吸频率、幅度和节律，随访动脉血气。若出现皮肤瘙痒、烦躁等不良反应，需减慢滴速；若治疗 4～12 h 未见效，或出现肌肉抽搐严重等不良作用，应停用。一旦建立人工气道，则无须继续应用。

（六）慢性肺心脏病（失代偿）的治疗 COPD 呼吸衰竭合并水肿或右心衰竭的机会较大，但氧疗或 MV 后，随着低氧血症和高碳酸血症的纠正，肺动脉高压迅速下降，产生自发性利尿，水肿会迅速减轻，即使合并左心衰竭，也会随着 MV 作用的发挥而迅速改善，一般无需利尿剂或强心剂。严重水肿者、呼吸衰竭改善后右心功能改善不明显的患者，或合并左心衰竭者，可小剂量应用利尿剂、强心剂。

第四节 慢性阻塞性肺疾病患者的机械通气治疗

MV 是改善呼吸衰竭或呼吸肌疲劳的最有效治疗手段，是本章的重点。本节主要针对 COPD 的基本变化，但 COPD 合并问题较多，在基本变化不能解释的情况下，需进一步生理学分析和鉴别诊断，进行针对性治疗（详见本章第一节）。

一、与机械通气有关的基本生理和病理生理学变化

（一）通气功能下降和呼吸驱动增强

1. *呼气受限* Raw 增大和气道陷闭限制呼气完成。

2. *呼吸负荷显著增加* 主要有：① Raw（包括人工气道阻力）增加。② 呼气受限导致 FRC 显著增大、气体陷闭和 PEEPi 形成。PEEPi 是额外增加的吸气阻力。③ 严重过度充气使胸肺顺应性（Crs）明显下降，因为 FRC 超过 TLC 的 67%后，胸廓对吸气不再是动力，而是阻力；FRC＋VT 超过 TLC 85%～90%，将超过呼吸系统或肺压力-容积（P-V）曲线的高位拐点（UIP），Ers 显著增加。呼吸负荷增大导致呼吸驱动增强。

3. *呼吸能力和效率显著下降* 横膈低平使吸气肌，主要是膈肌和低位肋间外肌，处于不利力学状态，肌纤维和肌节的初长度显著缩短，膈肌供血相对不足。

（二）换气功能下降 主要表现为严重气体分布不均和 $\dot{V}/\dot{Q}$ 失调。

通气和换气功能下降导致 PaO_2 下降，$PaCO_2$ 上升，PaO_2 的下降幅度超过 $PaCO_2$ 的上升幅度；尽管有急性诱发因素，但总体通气和换气功能缓慢下降，PaO_2 和 $PaCO_2$ 缓慢变化，机体有较好的适应和代偿，呼吸窘迫和代谢紊乱较轻，对脏器功能的影响也较轻。

（三）循环功能和重要脏器功能相对稳定 多为慢性呼吸衰竭或慢性呼吸衰竭急性加重，机体有较好的代偿和适应，特别是心血管功能的代偿和适应。

二、机械通气的临床应用

1. *符合 MV 的基本原则* ① 在尽量避免或减轻机械通气相关性肺损伤（VALI）和 MV 抑制循环功能的基础上，改善气体交换，维持生命。② 发挥 MV 的治疗作用。③ 为诱发因素的治疗提供时间。

2. *符合 COPD 患者的基本要求* ① 使疲劳的呼吸肌得到充分休息。② 维持适当 VE，避免“过度通气”，使动脉血 pH 维持在正常范围或 pH≤7.50。③ 初始通气，尽量选择自主通气模式和较小 VT，以取得较好的人机配合；随着肺过度充气减轻，使 VT 和 RR 逐渐符合深慢呼吸的特点。④ 控制 FiO_2，避免因 $PaCO_2$ 升高导致的通气负荷增加。⑤ COPD 患者比较容易接受 MV，一旦人机对抗，应积极查找原因，避免不加区别地长时间应用镇静剂。⑥ 尽量避免气道的污染和感染。

三、体外负压通气

主要用于缓解呼吸肌疲劳和轻度高碳酸血症。

总体效果不佳，应用不多(详见第三十章第一节)。

四、BiPAP呼吸机经面罩无创正压通气

BiPAP呼吸机经面罩NPPV是轻中度患者的一线治疗手段，对缓解呼吸肌疲劳、改善通气和气体分布有肯定效果；应用得当，在重度患者中也有较好的效果。在人工气道MV患者撤机后，可用BiPAP呼吸机NPPV过渡、康复治疗或家庭支持治疗。重症COPD患者麻醉和手术前可用NPPV适应，术后辅助支持治疗。具体详见第二十一章和第二十二章。

五、人工气道机械通气

随着无创通气设备、通气技术、管理的不断完善和简化，人工气道MV的应用显著减少。

(一) 人工气道指征

1. *分泌物引流困难* 如患者一般较差，咳痰能力显著减弱，或分泌物较多，不利于感染控制，发生窒息的可能性大，应及早建立人工气道。

2. *$PaCO_2$重度升高($PaCO_2$＞80 mmHg)* $PaCO_2$＜80 mmHg可通过机体的代偿恢复正常或接近正常的pH水平，一旦超过该水平不可能完全代偿。$\dot{V}_A$与P_ACO_2的关系曲线在$PaCO_2$≤60 mmHg时比较平坦，VE轻度变化对$PaCO_2$的影响不明显，用保守治疗或NPPV皆可。随着诱发因素的控制和呼吸肌疲劳的改善，病情会逐渐改善；即使出现病情波动，也容易纠正。$PaCO_2$＞80 mmHg时，两者呈陡直的线性关系，VE的轻微下降即可导致$PaCO_2$的显著升高，若呼吸管理有欠缺应及早建立人工气道。

需强调对COPD患者而言，$PaCO_2$重度升高不是人工气道MV的主要标准。若$PaCO_2$重度升高，但pH＞7.25，患者神志尚清，宜NPPV治疗。若$PaCO_2$重度升高引起患者嗜睡，NPPV治疗2～4 h多明显改善，继续NPPV；若无效，pH＜7.2，是建立人工气道的指征。

3. *$PaCO_2$中度升高(60 mmHg＜$PaCO_2$≤80 mmHg)，且有进行性升高的趋势* 60 mmHg＜$PaCO_2$≤80 mmHg时，$PaCO_2$与$\dot{V}_A$表现为一定程度的曲线关系，病情轻度加重将进入陡直段，导致$PaCO_2$明显上升和pH下降；病情轻度改善也会进入安全的平坦段，因此该类患者需特别注意加强管理，并及早给予NPPV，若NPPV无效或病情恶化时，应考虑人工气道。

4. *顽固性低氧血症* ① 低浓度氧疗(FiO_2≤40%)或经鼻导管低流量氧疗(≤5 L/min)，PaO_2＜50 mmHg；② 用高FiO_2，$PaCO_2$明显上升而pH下降至7.2以下者。

若中、高浓度氧疗，PaO_2上升不明显，是出现严重并发症或合并症的表现，应在合理呼吸生理学分析的基础上，给予针对性检查；若短时间内不能明确诊断，有较高风险时，应建立人工气道，通过MV和高FiO_2使患者度过危险期，并继续积极检查、治疗合并症或并发症。

5. *呼吸微弱* 自主呼吸能力显著减弱，RR明显减慢(RR＜6～8次/min)是病情危重的征象，应迅速建立人工气道。

(二) 对建立人工气道指征的合理评价

1. *强烈指征* 上述标准中以分泌物引流困难、出现明显神志障碍、呼吸微弱、严重低氧血症、pH显著下降和$PaCO_2$进行性上升等，使用人工气道MV的指征最强。

2. *患者的基本特点* 因COPD患者长期低氧血症，对低氧的耐受性和代偿性良好，故选择MV的紧迫性远较一般急性呼吸衰竭患者低得多。与低氧血症相比，高碳酸血症对机体的影响更小，且慢性患者的代偿和适应良好，故$PaCO_2$的绝对值水平仅有较低的参考价值，需结合基础$PaCO_2$水平、动脉血pH、临床表现等决定。

3. *撤机评估* 在建立人工气道前对撤机的可能性做出较明确的估计是困难的，主要取决于患者的基础状况、操作者水平和团队管理能力。单纯对基础状况而言，一般平时即卧床、不能从事轻体力劳动或基础$PaCO_2$水平较高者，撤机较困难；该类患者对NPPV的耐受性和依从性良好，正确使用多有较好效果，故应尽可能避免建立人工气道。社会经济因素对临床决策也有重要影响。

4. *气管插管时机的评价* 国内普遍存在气管插管时机过晚的问题，在患者出现昏迷、窒息、NPPV数日无改善时才使用。此时，多有肺外脏器严重受累，严重内环境紊乱，即使插管也难以改善预后，因此强调早期使用。只要NPPV或呼吸兴奋剂短时间治疗无效，就应建立人工气道；若存在发展为严重呼吸衰竭或痰液窒息的趋势，也应尽早建立人工气道。

随着NPPV在COPD中的广泛应用，人工气道的需求明显降低，应根据患者的具体情况、本单位的

条件、NPPV或人工气道MV的熟练程度，适当选择治疗方式。强调避免在有指征的情况下建立人工气道过晚或应用NPPV时间过长。

（三）人工气道的选择

1. 经口气管插管　操作方便、快捷，可采用较大内径的导管（一般8号或8.5号，个别9号，不宜≤7号），主要用于窒息、严重呼吸衰竭的急救，也可作为气管切开或经鼻气管插管的过渡措施。一般塑料导管或硅胶导管保留1周。

2. 经鼻气管插管　用于需建立人工气道且又允许一定时间操作的患者，或经口插管短期内不能拔管的患者。大部分COPD呼吸衰竭的发病相对较慢，而患者通气时间较长，故适合经鼻气管插管。目前基本采用塑料导管和高容低压气囊，气管插管的时间可延长2～4周，部分可维持数月，原则上4周换管1次。

3. 气管切开　需要的机会非常少，仅用于下述情况：① 肺功能损害严重，咳痰困难或容易误吸，反复发生严重呼吸衰竭的患者；② 鼻腔疾病，不宜气管插管，而又需长时间保留人工气道的患者；③ 呼吸道分泌物引流困难的气管插管患者。因气管切开后常发生一定程度的气管狭窄，再次实施气管插管或气管切开皆比较困难，而重症COPD患者又容易反复发生呼吸衰竭，故一旦气管切开，多需长期保留，不仅增加感染的机会，也会给患者生活带来一系列不便，因此应严格掌握指征。

（四）通气模式的选择与调节

1. 基本要求　主要取决于患者的自主呼吸能力，选择余地非常大。对于无自主呼吸、自主呼吸较弱或严重呼吸肌疲劳的患者，首选指令通气模式，如容积辅助/控制通气（V-A/C，A/C）、压力辅助/控制通气（P-A/C），或其智能化衍生模式，如流量适应容积辅助/控制通气（A/C+autoflow）、压力调节容积控制通气（PRVCV）；病情改善后需及早改用自主通气模式。对于自主呼吸能力较强的患者，首选自主通气模式，最常用压力支持通气（PSV）和容积支持通气（VSV）；神经调节辅助通气（NAVA）、成比例辅助通气（PAV）更合适，但多数专业人员应用熟练度不足。介于两者之间的同步间歇指令通气（SIMV），如定容型同步间歇指令通气（V-SIMV，SIMV）、定压型同步间歇指令通气（P-SIMV）、SIMV+PSV、P-SIMV+PSV或其衍生模式皆可选择，但强调自主呼吸弱或严重呼吸肌疲劳者，以指令部分为主，反之则以自主呼吸部分为主。无论何种情况，皆应保留自主吸气触发，病情改善后，及早改用自主通气模式。“万能”通气模式，如双水平气道正压（BIPAP）、适应性支持通气（ASV）应用更方便，强调以初始指令通气为主，病情好转后及早降低支持强度，过渡至自主通气（详见第十一章、第十二章）。

2. 实际应用　绝大多数COPD呼吸衰竭患者有一定自主呼吸能力，首选PSV、VSV、NAVA等自主通气模式，能较快缓解呼吸肌疲劳、改善呼吸衰竭。

3. 部分支持通气的“陷阱”　主要包括SIMV、P-SIMV或加PSV。

（1）通气过度：SIMV或P-SIMV调节适当可有效缓解呼吸肌疲劳，又能锻炼呼吸肌，有利于呼吸衰竭的较快改善和康复；若预设RR过快、VT或通气压力过大，自主呼吸基本不能发挥作用，则名义上为SIMV或P-SIMV，实际上是持续指令通气（CMV）或控制通气（CV）。

（2）夜间通气过度：患者白天代谢率高，RR较快，自主呼吸和指令通气皆发挥作用；夜间睡眠后，代谢率显著降低，中枢兴奋性低下，自主呼吸消失，转为CV。

由于COPD特点，上述情况容易发生，且容易导致呼吸肌萎缩和撤机困难，尤其是老年人。

（3）通气不足：SIMV和P-SIMV的另一常见问题是F、VT或通气压力设置不足，吸气时间（Ti）过长或过短，吸气压力坡度设置过度，临床上更容易忽视。因此，一旦患者病情改善，自主呼吸能力明显恢复，应及早改用PSV、VSV等自主通气模式，并设置好辅助参数。

（五）通气参数的具体设置、调节和监测

1. 基本要求　与呼吸力学变化特点一致。

（1）初始通气：患者有严重气道阻塞和气道陷闭，伴明显的肺过度充气和PEEPi，FRC显著增大；P-V曲线陡直段容积明显缩小，甚至潮气呼吸就超过UIP水平，故初始通气时，应给予较小的VT，如6～8 mL/kg或较低的支持压力（PS），如10～15 cmH_2O；RR可略快，如20次/min，不宜太快，否则需应用镇静剂；I∶E一般为1∶2～1∶2.5。待患者适应后，随着肺过度充气逐渐减轻，陡直段容积增大，进一步调节。

（2）明显改善：深慢呼吸的Raw显著下降，人机关系好，呼吸功低，故VT宜较大，一般为12～15 mL/kg；RR 12～16次/min；I∶E一般为

1∶2.5～1∶3.0。Te过短，将导致呼气不足；继续延长Te多不能继续增大VE，相反Ti过度缩短，反而容易导致VT和$\dot{V}_A$下降。适当加用PEEP，一般为PEEPi的50%～85%或4～6 cmH$_2$O，对抗气道陷闭。

(3) 说明：① 呼吸形式可以是设置(V-A/C)或压力(P-A/C或PSV)引起的变化；② 深慢呼吸的主要价值是降低湍流强度，明显降低Raw，继而显著降低通气压力，减少呼吸功，但临床上容易被忽视。

2. 适当pH和PaCO$_2$水平　必须符合以慢性呼吸衰竭为主的特点。

(1) pH水平：VE或$\dot{V}_A$是否合适，主要不是根据PaCO$_2$是否正常评价，而应根据pH是否合适判断。COPD呼吸衰竭患者常有肾功能代偿，一旦PaCO$_2$迅速下降至正常，将导致代谢性碱中毒或碱血症；更重要的是，CO_2可迅速通过血脑屏障，碳酸氢根离子(HCO_3^-)通过非常缓慢；脑脊液严重缺乏缓冲物质，一旦PaCO$_2$迅速下降和发生碱血症，脑脊液碱中毒的程度将更严重。因此，在呼吸性酸中毒明显代偿或合并碱中毒的患者中，应逐渐增加VE，使PaCO$_2$逐渐下降，pH维持在正常或略高于正常的水平(pH≤7.5)。

(2) 基础PaCO$_2$水平：MV的主要治疗目标不一定是PaCO$_2$正常，而是达到或接近本次发病前的水平。多数COPD患者基础PaCO$_2$正常；部分高于正常，若通气过程中，强行使PaCO$_2$正常，将导致VE超过通气需求，抑制自主呼吸，也容易发生呼吸肌废用性萎缩。一旦停机将导致患者用力呼吸，发生呼吸肌疲劳，PaCO$_2$上升。与碱中毒相反，此时脑脊液酸中毒更明显，导致呼吸驱动增强和呼吸困难，容易发生撤机困难和呼吸机依赖。

3. 公用参数的设置　符合基本要求，但体现COPD患者的特点。

(1) 触发灵敏度(S)：患者的自主呼吸能力多较弱，需要的通气压力较低；压力或流量触发的S皆应较敏感，一般要求压力触发为-1.5～-0.5 cmH$_2$O，流量触发为0.5～1.5 L/min；避免持续气流过大，注意防止假触发。

(2) FiO$_2$：与鼻导管氧疗相同，原则上维持90%≤SaO$_2$≤97%，尽可能降低FiO$_2$，避免SaO$_2$>97%。在此原则上，FiO$_2$多保持在30%以下，少部分在40%以下；更高FiO$_2$明显加重$\dot{V}/\dot{Q}$失调和升高PaCO$_2$，增加通气需求，需更大VT和VE。若FiO$_2$在40%以上，PaO$_2$<60 mmHg，说明$\dot{Q}s/\dot{Q}t$可能在15%以上，应考虑合并严重肺感染、黏液栓阻塞或者合并PE、OSAHS、重度PH或气胸，需进行相应检查和治疗。

(3) PEEP：20世纪90年代前多认为PEEP不能用于COPD患者，理由是COPD处于过度充气状态，加用PEEP会导致肺过度充气加重。

1) 认识的深入：近30年的研究发现，PEEP用于COPD是有效和安全的，因为COPD的气流阻塞主要是气道陷闭所致(图13-1)，部分为气道阻塞，若PEEP恰好抵消气道陷闭，将不会增加肺过度充气，反而通过对抗PEEPi降低吸气阻力，缩短同步时间，改善人机配合，并可能降低峰压(Ppeak)和平台压(Pplat)，明显降低跨肺压，减少发生VALI的机会。是PEEP应用历史上的重大进步。

2) PEEP的具体应用：① 基本方法：临床上一般直接测量PEEPi，通常以其50%～85%作为PEEP的选择标准或直接选择4～6 cmH$_2$O，对大部分患者是合适的，应用方便；但没有兼顾个体差异，部分可能过低，达不到有效治疗效果，部分可能过高，导致肺过度充气。② 最佳方法：在定容型模式且通气稳定的情况下，逐渐增加PEEP，每次1～2 cmH$_2$O，Ppeak和Pplat不变或略有降低，达一定水平后开始升高，则升高前的PEEP为最佳PEEP；在定压型模式中，开始VT稳定或有所增加，达一定水平后开始减小，则VT减小前的PEEP为最佳PEEP。该方法最合理，病情波动或好转需再次测定。

4. 不同通气模式的参数选择、调节与监测　涉及具体基本参数和辅助参数，详见第十一章和第十二章；强调皆需达到呼吸稳定，气道压、流量、潮气量波形图规整，以及前述COPD的具体要求。还需注意下述几点。

(1) 气道高压：主要是Ppeak和Pplat，在定容型模式中为监测值，在定压型模式中为预设值。在呼吸形式和PEEP符合要求的情况下，气道高压、通气压力将在合适的水平，无须特别强调；但也有例外，限制高压的目的是防止VALI，原则上以Pplat不超过UIP、控制通气时不超过35 cmH$_2$O或平稳辅助通气不超过30 cmH$_2$O为原则。Ppeak包括克服Raw和Ers的压力，不能准确反映肺充气状态，但影响Pplat在不同时间常数(RC)肺区的分布，最高平台压可能接近Ppeak，伴局部肺过度充气，一般要求Ppeak≤50 cmH$_2$O。

(2) 驱动压(DP)：与急性呼吸窘迫综合征

(ARDS)相比，COPD 的合适 PEEP 低得多；加之 PEEPi 存在，以自主吸气触发为主，DP 难以准确测定，也无实际价值。

(3) 人机关系：由于跨肺压、切变力是引起 VALI 的直接原因，应力则是跨肺压和切变力综合作用的结果，峰压或平台压并非直接诱发 VALI，因此应避免患者自主呼吸过强和人机对抗。合适 MV 不增加或减少严重 COPD、肺大疱患者的跨肺压和切变力。

(4) 送气时间和屏气时间：对持续或间歇指令的定容、定压模式而言，应有平台时间，一般占呼吸周期时间(Ttot)的 5%～10%，有助于保障送气和改善气体分布。

(5) 送气流量：以保障合适的 VT 和 I∶E 为原则。因 COPD 患者深慢呼吸为主，方波或递减波皆可；RR 较快时，初始吸气 F 较大，即使 VT 较大，方波也不容易满足吸气需求，宜首选递减波。一般要求方波 F 为 40～60 L/min，递减波为 60～90 L/min；特别注意避免 F 过低。定容型模式为方波和递减波，定压型模式为递减波，自主通气模式近似递减波。流量坡度或吸气压力坡度需根据自主呼吸强弱进行选择，自主呼吸较强时宜较快，反之宜较慢，但皆不宜超过 0.3 s。

(六) 镇静剂的应用 COPD 患者比较容易配合 MV；呼吸肌处于不利的力学状态，也有一定程度的营养不良，收缩力弱，故除非气管插管时或插管初期，无须且不应该应用镇静剂。因此，一旦出现人机对抗，应积极查找原因，在不能明确原因或患者躁动不安时，可给予手压简易呼吸器通气，最后才考虑短时间应用镇静剂，再查找原因。

第五节 慢性阻塞性肺疾病机械通气患者的撤机

总体上，COPD 患者的撤机难度大，主要是因为患者存在不可逆性气流阻塞，长期高负荷做功；FRC 过度增加，呼吸肌(主要是膈肌)处于不利的力学状态；营养不良；MV 时间多较长，容易导致呼吸肌废用性萎缩和呼吸机依赖，使患者在度过了急性阶段后，仍面临着气道阻塞和呼吸驱动障碍等问题，容易发生呼吸肌依赖。加之，NPPV 对大部分呼吸衰竭或呼吸肌疲劳患者有较好效果，因此在建立人工气道前即应考虑其必要性和撤机的可能性。一旦上机，应积极地为撤机创造条件，并在呼吸肌疲劳改善后(而不是在诱发因素完全缓解后)及时地调节通气模式和参数，逐渐增加自主呼吸的强度，从而保障上机、治疗和撤机过程的连续实施，避免分阶段考虑，以尽早建立起呼吸负荷与自主呼吸能力之间的平衡(尽管可能是一种较为脆弱的平衡)，最终使患者平稳进入缓解状态。强调一旦符合条件，应尽早撤机。

一、撤机条件

具体撤机条件符合一般要求，也体现 COPD 特点。

1. 诱发因素明显改善或控制

2. 通气和换气功能障碍明显改善

(1) 适当的通气功能：MIP＜－25 cmH_2O，自主 RR＜25 次/min，FEV_1＞10 mL/kg，VE＜10 L/min，MVV≥VE×2。

(2) 有一定有效肺容积：VT＞5 mL/kg，VC＞15 mL/min，呼吸指数(f/VT)＜80。

(3) 适当的气体交换功能：经鼻导管氧疗，吸氧流量＜4 L/min，PaO_2≥60 mmHg，pH≥7.30，$PaCO_2$恢复至正常或缓解期水平。

(4) 有适当呼吸中枢驱动水平：0.1 s 口腔闭合压($P_{0.1}$)＜4～6 cmH_2O。

3. 脏器功能损害或内环境紊乱均明显改善，内环境稳定 血红蛋白浓度≥75 g/L，血白蛋白浓度≥30 g/L。

二、撤机方法

撤机方法详见第二十九章，鉴于 COPD 特点强调以下几点。

1. 常见合并症的判断和处理

(1) 中枢性低通气：表现为白天达撤机要求；夜间出现中枢性低通气或中枢性睡眠呼吸暂停(相当常见)，$PaCO_2$明显升高，动脉血 pH＜7.3，特别是高龄患者。若患者仍有可逆的通气负荷增加，如感染未控制或气道充血、水肿，则容易发生夜间呼吸衰竭加重和撤机失败。

(2) OSAHS：同样容易发生夜间呼吸衰竭加重和撤机失败。

(3) 左心衰竭：撤机后因胸腔负压增大，容易发生左室后负荷增大和前负荷增加,再次诱发或加重心力衰竭和呼吸衰竭。

在COPD患者中,上述情况常见,但临床上容易被忽视或难以确诊,常将失败的原因归咎于COPD本身。为避免撤机失败,学会生理学分析或针对性检查是必要的,并在撤机前即转入中枢性低通气、OSAHS、心力衰竭的治疗,而拔管后NPPV过渡则是简易手段。

2. 撤机困难的常见因素

(1) COPD本身的因素:① 撤离通气前有哮鸣音,说明仍有气道痉挛和水肿,容易导致气道阻塞反复加重,因此在感染好转的基础上应适当应用支气管扩张剂和激素,使可逆气道阻塞尽快缓解,并处于稳定状态,减少撤机难度。② 气道内分泌物过多或气道损伤明显,一旦撤机,患者很难在1~2日恢复完善的湿化、温化功能和自主咳痰能力,导致气道阻塞加重,该类患者需延迟撤机。

(2) 治疗方面的因素:① 人工气道内径太小或人工气道内痰痂形成,导致Raw显著增加,一旦怀疑或发现必须及时处理或更换导管。② 镇静剂过多,药物作用未除,呼吸处于抑制状态。在缓解期,药物的抑制时间常远超过其半衰期,特别是老年人和肥胖患者。③ $PaCO_2$低于缓解期水平,导致呼吸中枢抑制。④ 较高FiO_2升高$PaCO_2$水平,增大通气负荷,始终维持$90\% \leqslant SaO_2 \leqslant 97\%$是必要的,也是容易的。⑤ 通气时间较长(可以是各种通气模式),特别是SIMV的"假性自主通气"导致呼吸肌废用性萎缩或呼吸机依赖。

(3) 通气参数设置不当:包括定容型模式的流量不足、流量坡度过大、送气时间不足或过度等,以及定压型模式的通气压力不足或过度、压力坡度时间过长等。因专业人员水平受限,这些问题常存在于治疗、撤机的各个阶段。

(4) 营养问题:主要是低蛋白血症和贫血,有时因碳水化合物补充过多,导致内生CO_2明显增多,使通气需求增大,适当增加脂肪乳剂有利于撤机成功。电解质紊乱,包括低镁、低钠、低钙、低钾、低磷血症及代谢性碱中毒,都会干扰呼吸肌的正常代谢和功能,导致呼吸肌收缩力和耐力下降。是老年患者的常见问题,尤其是平时气喘明显、活动少、骨骼肌缺乏者,机体常严重缺钾、缺镁。

(5) 合并症漏诊或处理不当:见前述。

(6) 心理依赖:主要见于通气时间较长或经常应用镇静剂的患者,基本特点是患者呼吸稍感费力即恐慌或畏惧,或伴心率突然增快、多汗,因此MV过程中至停机的各个阶段皆需有针对性的心理干预。

第六节 慢性阻塞性肺疾病患者的营养支持与康复治疗

COPD患者的基础肺功能显著减退,持续处于高通气负荷和低呼吸效率状态,加之部分患者的全身慢性炎症反应和焦虑状态,导致呼吸能量消耗显著增加,约60%的患者合并营养不良;发生呼吸衰竭后处于高分解状态,对营养的需求更高,能量增加20%~30%,尿氮排出明显增加;痰液丢失蛋白也增加,一般MV患者每日吸出痰液中的蛋白质含量约4 g,因此患者常存在能量不足和严重负氮平衡,因此合理康复治疗和营养支持是必要的。

(一) 康复治疗 包括呼吸效率的提高、吸气肌力量锻炼和全身功能锻炼(见本章第三节,详见第四十章)。

(二) 营养支持

1. 一般要求 基础能量增加约30%,蛋白质增加20%~50%,同时增加钾、镁、磷和水溶性维生素的补充。

2. 能量供给 以碳水化合物为主,但避免过多摄入;适当增加脂肪的比重,特别是撤机过程中,以免CO_2产生量显著增加,增加通气负荷。若静脉输入高能量的脂肪乳剂有困难,则经胃管给予牛奶等也是较为理想的方法。

3. 能量和蛋白的组成 糖类50%~60%,蛋白质15%~20%,脂肪20%~30%;相当于脂肪1.5 g/标准kg,蛋白质1.2~1.5 g/标准kg。蛋白补充还有其他作用,因为MV时,蛋白输入使呼吸中枢对CO_2的通气反应增强,有利于患者恢复。病情好转后以支链氨基酸的补充为主,同时加强肌肉训练,有助于呼吸肌功能的恢复(详见第三十九章)。

第三十三章
支气管哮喘患者的机械通气治疗

支气管哮喘(哮喘)是一种以嗜酸性粒细胞浸润为主要特征的慢性气道炎症性疾病,以气道高反应性为特征,临床表现为发作性呼吸困难伴哮鸣音。重症哮喘表现为气喘、咳嗽、胸闷突然加重或原有症状进行性加重,患者被迫采取前弓位,辅助呼吸肌活动,三凹征,双肺满布响亮哮鸣音,心率(HR)>120次/min,血压(BP)升高。患者只能说字词,烦躁、大汗,$PaCO_2$>45 mmHg,PaO_2<60 mmHg,SaO_2<90%。危重哮喘表现为不能讲话,嗜睡或意识模糊,呼吸浅快,胸腹矛盾运动,三凹征,呼吸音减弱,心动徐缓,动脉血气呈严重低氧血症和呼吸性酸中毒,患者可于数分钟内死亡。重症或危重哮喘大体分两种情况:一是突然发作或加重,可于短时间内死亡,以速发性炎症反应为主,病理改变主要为严重气道痉挛;二是进行性加重,以迟发性炎症反应为主,主要表现为气道黏膜的水肿、肥厚和平滑肌痉挛。

第一节　支气管哮喘患者的呼吸生理变化

哮喘的基本病理改变是气道黏膜炎症导致的充血、水肿,平滑肌痉挛,且呈发作性加重和缓解,肺实质结构和功能基本正常,因此其基本肺功能改变是阻塞性通气功能障碍,肺总量(TLC)正常;气道阻塞有较大程度可逆性或完全可逆性,换气功能相对完善。若出现气道重塑,则可逆程度降低;随着不可逆阻塞程度加重,也会出现肺泡结构破坏和弥散功能障碍,但总体仍较慢性阻塞性肺疾病(COPD)轻得多。气道阻塞呈不均匀性,导致气体分布不均;气道阻力(Raw)增大导致呼吸肌本体感受器兴奋,呼吸中枢驱动增强,其他多种因素也兴奋呼吸中枢,使呼吸深慢,潮气量(VT)和每分钟通气量(VE)增大,呼吸频率(RR)不增快或减慢,相应肺血流量代偿性增加,通气血流比例($\dot{V}/\dot{Q}$)失调,以低$\dot{V}/\dot{Q}$为主,故动脉血气表现为低氧血症、呼吸性碱中毒。以糖皮质激素(激素)为核心的正规药物治疗多能迅速缓解。

随着气道阻塞加重,深慢呼吸时不能充分呼气,功能残气量(FRC)、残气容积(RV)升高,以减轻增大的Raw;肺容积增大至一定程度,肺弹性阻力明显增大,限制深呼吸,VT有所降低,RR有所增快;FRC/TLC超过67%,胸廓弹性也表现为吸气阻力,胸肺弹性阻力(Ers)明显增大,呼吸困难明显加重,VT和VE减小,$PaCO_2$升高,并逐渐恢复至正常范围;呼气不充分,内源性呼气末正压(PEEPi)形成。因此,与COPD不同,$PaCO_2$恢复正常,特别是处于正常高限时是病情危重的信号,必须积极处理,并做好建立人工气道的准备。$\dot{V}/\dot{Q}$失调加重,PaO_2继续下降。

危重哮喘主要表现为严重气道阻塞和严重肺过度充气,高PEEPi,横膈低平,膈肌和下位肋间肌处于不利的力学状态,肌力下降,不能有效克服Raw、PEEPi和Ers,呼吸变浅快,RR常在30次/min以上,出现通气不足和高碳酸血症。$\dot{V}/\dot{Q}$失调明显加重,PaO_2显著降低(详见朱蕾主编的《临床呼吸生理学》第二版)。

第二节　危重支气管哮喘患者的机械通气选择

危重哮喘患者病死率高,机械通气(MV)是主要救治措施,应用得当可使病死率几乎降至0,但应用不当也会出现较多问题。

一、人工气道机械通气的适应证

在保守治疗效果不佳的情况下,气管插管常是必然的救治手段。但因气管插管和MV的并发症较多,因此应严格掌握指征。

1. 紧急适应证　意识不清,精神错乱,心率、呼吸减慢或骤停,严重呼吸衰竭,常见于速发型哮喘反应的患者。MV可挽救生命。

2. 一般适应证　经积极药物治疗,病情无好转或呈进行性加重,呼吸、心率加快,一般情况恶化,呼吸衰竭加重,多见于迟发型哮喘反应患者。MV的主要目的是改善呼吸衰竭,缓解呼吸肌疲劳,为药物治疗提供时机。

二、建立人工气道的方式

1. 经口气管插管　适当药物治疗后,哮喘多迅速恢复,故首选经口插管。

2. 经鼻气管插管　一般不需要,也不合适。若镇静剂、肌松剂和激素联合用药导致重症肌无力和撤机困难,或者其他原因使患者不能在1周内撤机时,可选择经鼻气管插管。

3. 气管切开　因哮喘患者再次危重发作的可能性较大,而气管切开必然导致气管狭窄,使急救时再次气管插管的难度明显增大,故即使在撤机困难的情况下,也应尽量避免。

气管插管延迟或操作不顺利是危重哮喘患者的主要病死原因,因此必须采取合适的呼吸支持技术(详见本章第五节)。

三、病理生理特点与机械通气的关系

1. 主要病理生理特点

(1) 严重气流阻塞:气道黏膜充血、水肿,气道平滑肌痉挛,黏液栓的形成,导致气道阻塞,主要是周围气道阻塞;用力呼气,气道阻塞加重,并引起小气道陷闭。其特点是吸气期严重阻塞,呼气期阻塞更严重,Raw明显增大。

(2) 高水平PEEPi:严重气道阻塞、陷闭,使呼气不充分,测得的最高PEEPi为22 cmH_2O。

(3) 肺过度充气:FRC/TLC超过67%,接近呼吸系统或肺压力-容积(P-V)曲线的高位拐点(UIP),即FRC与UIP的肺容积的差异非常小,常仅有200~300 mL或更小,$PaCO_2$可明显升高,伴pH下降。

(4) 换气功能相对完善:以$\dot{V}/\dot{Q}$失调为主,低氧血症容易纠正。

(5) 气道高反应性:整个气道,包括咽喉部的敏感性显著增高,外来刺激(如气管插管和MV气流)容易导致严重的喉痉挛和气道痉挛。

(6) 气道阻塞进展迅速:特别是频繁咳嗽或人机对抗时,可迅速发生严重低VE,导致致死性低氧血症和严重呼吸性酸中度,也容易产生瞬间的高跨肺压和高切变力,导致机械通气相关性肺损伤(VALI)。

(7) 循环功能相对稳定:过度充气使肺循环阻力(PVR)显著增加,胸腔负压下降、回心血流量减少,心脏活动受限;代偿性呼吸加深增加胸腔和肺间质负压,从而减轻或对抗肺容积增大的影响,维持肺循环和体循环的相对稳定。

2. 机械通气与病理生理的关系　原则上采用低通气和允许性高碳酸血症(PHC)。核心要求:① 严重气道阻塞、肺过度充气和高PEEPi,必须采取低VT、慢RR、长吸呼气时间比(I:E),必然伴$PaCO_2$升高和pH下降。② 一定程度的$PaCO_2$逐渐升高和pH下降对机体是相对安全的。③ 换气功能相对完善,给予中低水平的吸入气氧浓度(FiO_2)容易纠正低氧血症。④ 理论上,呼气末正压(PEEP)可扩张陷闭气道和扩大气道内径,降低Raw;但扩张阻塞气道的作用有限,容易加重肺过度充气,因此PEEP不宜高,一般≤3~5 cmH_2O;若需增大PEEP,需严格限制峰压(Ppeak)和平台压(Pplat),驱动压(DP)难以准确测定和评价,应用价值不大。⑤ 因高PEEPi和高Raw,横膈低平,膈肌收缩力下降,呼吸肌收缩引起的胸腔负压增大不容易传导至连接管路和触发呼吸机送气,人机同步差;气体进入肺内的速度严重受限,故需镇静剂和肌松剂抑制自主呼吸,以保障控制通气(CV)。⑥ CV将抑制患者自主呼吸的代偿作用,容易导致血压下降,必须注意补足血容量,在此基础上适当应用升压药。⑦ 对于进展迅速的患者,为缓解严重气道阻塞及其导致的致死性低氧血症和严重酸中毒,应迅速给予肾上腺素治疗,并给予较高FiO_2,静脉应用碱性药物。

四、机械通气负效应

一旦建立人工气道和进行MV,影响预后的主要因素为VALI和循环功能的过度受抑制,MV意外也是重要的影响因素。

(一) VALI的形式及原因　纵隔气肿发生的机

会较高；气胸也有一定发生率，且一旦发生多为张力性，需积极处理。少部分表现为系统性肺栓塞，弥漫性肺损伤可忽略。

1. 基本原因　肺过度充气是 VALI 的基础原因，吸气末肺泡内压(Pal)或 Pplat 是肺泡承受的最大压力，是 VALI 的重要原因。

2. 峰压的作用　Ppeak 主要克服 Raw 和 Ers。哮喘患者的 Raw 显著增高，故尽管 Ppeak 很高，但主要消耗在气道内，不是 VALI 的重要原因；可通过影响气体分布导致时间常数(RC)短的肺区通气增多，加重过度充气；RC 长的肺区通气较少，承受较低压力，即 Ppeak 通过影响吸气末气体分布或 Pplat 分布间接影响 VALI。

3. 人机对抗　气道高反应性、高 Raw、PEEPi 及呼吸窘迫常使人机配合不良；咳嗽或吸气时的呼气动作、屏气时的吸气动作，会导致跨肺压和高切变力的显著升高，而跨肺压升高是发生 VALI 的主要原因，Pplat 和 Ppeak 主要通过增大跨肺压影响 VALI 的发生。

(二) 低血压或休克　主要原因是肺过度充气和高 PEEPi。严重过度充气显著增加 PVR；类似于急性心包填塞，可降低心排血量(CO)；代偿呼吸增强可维持胸腔负压和肺间质负压，缓冲肺过度充气的影响，维持肺循环和体循环的稳定。用镇静剂和肌松剂抑制自主呼吸后，胸腔负压将显著下降或逆转为正压，静脉回心血流量显著减少，PVR 显著升高，诱发低血压。较大 VT 或较短呼气时间(Te)可加重肺过度充气，也容易诱发或加重低血压。

(三) 呼吸机意外　是影响患者预后的主要原因之一。危重哮喘患者对 MV 的依赖程度高；气道阻塞、连接管路脱离都可能导致 VE 迅速下降或 VALI 发生，使患者猝死。

第三节　机械通气时肺过度充气的判断与鉴别

肺过度充气是危重哮喘的核心病理生理表现，既是气道阻塞的结果，也与 PEEPi 密切相关，是降低 VE、诱发 VALI 和循环功能抑制的基础原因，也是决定 MV 策略的主要因素；又容易与气胸、血容量不足和心力衰竭混淆，因此正确识别是治疗的关键因素。

(一) 肺过度充气程度的判断

1. 动态观察胸廓饱满度和听诊呼吸音　是最简单的判断方法。如果胸廓日趋饱满，胸廓活动度逐渐减小，呼吸音逐渐减弱，提示严重过度充气。

2. 吸气末压(平台压)　CV 时可较准确地反映吸气末肺容积。由于受自主呼吸能力、VT、吸气时间(Ti)及 I∶E 的综合影响，吸气末正压的个体差异较大，判断过度充气的误差较大。若用于动态随访，则有较高的准确性；若控制通气模式和参数相同，Ppeak 升高，Pplat 超过 35 cmH_2O，提示肺过度充气；Pplat 越高，过度充气越严重。

3. 峰压　用定容型模式时评价，Ppeak 大部分消耗在气道，不能反映肺容积变化，也与呼吸形式相关，影响因素较多。但肺过度充气和 PEEPi 必然使 Ppeak 升高，伴 Pplat 升高，故 Ppeak 显著升高对判断肺过度充气有参考价值。

4. PEEPi　是反映过度充气比较可靠的参数，但 PEEPi 也与呼吸形式有显著关系，故仅作为重要参考指标。若完全抑制患者的自主呼吸，且 VT、I∶E、RR 设置合理、稳定，则可充分排除呼吸形式对 PEEPi 的影响，能较准确反映呼气末的肺充气程度。PEEPi 不能反映吸气末肺容积，后者与气压伤和低血压的关系更大。

5. 吸气末肺容积(Vei)　Vei＝20 mL/kg 时，肺容积大约相当于 P－V 曲线的 UIP 水平。低于该数值时，约有 80％患者的肺容积处于 UIP 以下。Vei 是目前判断过度充气的最精确指标。

6. 食管内压(Pes)、中心静脉压(CVP)和血压(BP)　"窒息试验"时，若出现明显的 Pes 和 CVP 下降、BP 上升，提示存在严重肺过度充气。

(二) 窒息试验　控制通气、使用镇静剂和肌松剂完全抑制自主呼吸，吸纯氧 3～4 min，于吸气末开始呼气，Te 延长至 30～60 s(图 13－3)，称为窒息试验。是判断肺过度充气、气体陷闭容积的较可靠方法(详见第十三章第四节)。

(三) 低血压原因的识别

1. 过度充气　是导致低血压的主要原因，因此一旦出现 BP 明显下降或低血压，需首先判断是否为肺过度充气所致。"窒息试验"是可靠的判断方法，若 1～2 min 出现 CVP 显著下降和 BP 显著回升,说明低血压是过度充气所致,需调节通气参数,减少镇静剂和肌松剂用量,适当应用升压药,逐渐恢复自主吸气触发;若仅有轻度改善或无改善,则为其他因素所致。

2. 其他原因

(1) 镇静剂和肌松剂用量过大:为第二大常见原因,应减少用药剂量,适当加用升压药。

(2) 气胸:为第三大常见原因,需给予胸腔闭式引流为主的综合处理。

(3) 左心衰竭或低血容量:较少见原因,且主要见于老年患者,需调节通气参数并给予相应药物治疗。

(4) 急性肺心病:是非常少见的原因,常伴顽固性低氧血症。持续严重过度充气不能改善,导致右室壁舒张期顺应性下降,舒张末期压力升高,室间隔向左侧移位,左室舒张末期容积减小,CO 和 BP 下降。需加强缓解肺过度充气的治疗。在非过度充气诱发的低血压中,过度充气也有加重作用,也应适当调节通气参数。

(四) 气胸的识别 单纯从体征上很难鉴别气胸与肺过度充气,一旦怀疑有气胸时,特别是合并纵隔及皮下气肿时,应及早 X 线胸片或 CT 检查,并立刻调节通气参数。确诊后及早穿刺和切开引流。由于存在肺过度充气,强调切开钝性分离和使用钝头引流管。

第四节 危重哮喘患者的机械通气治疗

由于 Raw 显著增大,伴严重肺过度充气和高水平 PEEPi,故需采用低通气量通气策略,并注意上述问题的鉴别与处理。

一、通气参数的调节

1. *低通气量通气* 也是保护性肺通气形式,强调符合患者呼吸力学的通气条件,即小 VT(6~8 mL/kg)、慢 RR(一般 8~12 次/min 或更慢)、长 I∶E(一般 1∶2.5~1∶3)。具体操作时注意实际参数(不是预设参数)达上述要求,还可适当增大吸气流量,如定容型模式选择方波,将流量坡度降至 0 或最低,在定压型模式下将吸气压力坡度降至 0 或最低。可应用低水平 PEEP(≤3~5 cmH_2O),严格检测和限制肺容积增大,使 Vei<20 mL/kg 或 Pplat<35 cmH_2O。

2. *允许性高碳酸血症* 是危重症患者低 VE 的必然结果。在维持正常动脉血气与限制肺过度充气不能兼顾时,需进一步控制通气强度,允许 $PaCO_2$ 逐渐升高,pH 适度下降(≥7.20~7.25)。慎用于高颅内压、其他颅内疾病和重度心力衰竭的患者。酸血症可降低激素及解痉药物的敏感性,因此尽管轻度酸中毒对机体代谢的影响不大,但若药物治疗效果欠佳,可适当补充碱性药物,维持 pH≥7.3。

二、通气模式的选择

自主通气模式,如压力支持通气(PSV)或成比例辅助通气(PAV),仅能用于相对较轻的患者或病情好转的患者。容积辅助/控制通气(V-A/C,A/C)或压力辅助/控制通气(P-A/C),用镇静剂和肌松剂充分抑制自主呼吸,可用于初始通气的危重患者;若有自主吸气触发或自主吸气动作时,容易导致人机对抗,应尽量少用。定容型同步间歇指令通气(V-SIMV,SIMV)+PSV 或定压型同步间歇指令通气(P-SIMV)+PSV 既能保障适当 VE,又能在患者出现自主呼吸时,进行适当辅助通气,减少人机对抗,避免肺过度充气加重,宜首选。前述模式的智能化形式,不容易实现保护性通气,不适合选择,除非有较强的呼吸生理知识、MV 技术和临床经验,详见第十一章第四节病例分析。双相气道正压(BIPAP)、适应性支持通气(ASV)能较好兼顾自主呼吸和辅助通气,实现闭环通气,也是首选通气模式。

三、机械通气的撤离

由于疾病的高度可逆性和神经-肌肉功能的完整性,原则上 CO_2 潴留纠正即可停机、拔管,无需哮鸣音消失、感染或其他诱发因素控制。保留人工气道,不仅容易诱发感染,而且各种非特异性刺激(如吸痰、导管移位、冷空气等)反而容易诱发气道痉挛加重。简单而言,哮喘恢复至轻、中度水平后可撤机、拔管,不需要严格撤机试验。

部分患者出现重症肌无力,则需合理评价;撤机是较缓慢的过程,应进行撤机试验。其他严重并发症或合并症也应进行撤机试验。

四、镇静剂和肌松剂的应用

镇静剂和肌松剂基本是必用药物，详见第十九章，本节简述如下。

(一) 药物作用

1. *降低气道高反应性*　局部麻醉可降低咽喉部和气道的敏感性，全身用药可抑制中枢神经系统对刺激的反应性。

2. *扩张支气管*　① 降低气道高反应性，防止平滑肌收缩，间接扩张气道；② 直接扩张气道，如氯胺酮有明显拟交感作用，还可直接扩张气道平滑肌。

3. *缓解呼吸窘迫，降低氧耗量*　① 上述作用的结果；② 抑制呼吸中枢，减轻呼吸困难；③ 抑制呼吸肌收缩。

4. *有助于顺利完成气管插管*　① 气道反应性降低；② 患者安静，依从性提高；③ 缓解咽喉部骨骼肌的收缩和痉挛，有利于声门的充分开放。

5. *提高人机配合程度*　全面抑制从中枢至气道的反应，完全或显著抑制自主呼吸。

6. *提高吸痰的安全性*　气道反应性降低，对各种理化刺激的敏感性减弱，便于吸痰。

(二) 药物选择　插管时首选镇静剂、全身麻醉剂和局部麻醉药。MV 时首选镇静剂，按需加用肌松剂，也可短期选用麻醉药。注意三种药物之间有交叉作用，如地西泮(安定)是镇静剂，静脉快速滴注也有较强的中枢性肌松作用。

(三) 常用药物及特点

1. *镇静剂*　主要是苯二氮䓬类，地西泮是最常用的药物之一，有较强的镇静作用和一定的中枢性肌松作用，对呼吸中枢抑制作用弱，副作用小；作用迅速，持续时间短；脂溶性强，容易储藏于脂肪，并缓慢释放。故静脉应用能迅速、安全发挥作用，实现人机配合。若用量大、持续时间长，容易导致呼吸肌无力和撤机困难，特别是对于肥胖及老年患者。若应用时间较长或剂量较大时，应选择水溶性药物，主要是咪达唑仑(咪唑安定)。

2. *麻醉剂*　利多卡局部麻醉，起效快，安全性高，可首选；静脉首选丙泊酚、氯胺酮。

3. *肌松剂*　短时用药可用万可松或琥珀胆碱；较长时间用药首选长效制剂，也可用短效制剂持续静脉点滴。

(四) 注意事项　① 用量适度，避免咳嗽反射消失，尽可能保留一定程度的自主吸气触发；② 避免长时间应用，以免发生呼吸肌无力和撤机困难；③ 注意对循环功能的影响，因容易导致低血压，故需适当补充液体和电解质，适当应用升压药；④ 加强监测，注意防止呼吸机故障和参数调节不当；⑤ 避免应用可能诱发气道平滑肌收缩的药物，主要是吗啡和部分肌松剂。

第五节　经面罩无创正压通气的合理应用

危重哮喘患者主要表现为 VE 的严重降低和 $\dot{V}/\dot{Q}$失调，发生严重低氧血症和呼吸性酸中毒，气管插管 MV 是主要治疗手段，但气管插管滞后或插管时间过长是导致急诊或住院患者死亡的主要原因。插管困难主要与患者气道高反应有关。患者一旦建立人工气道，影响预后的主要因素为 VALI 和循环功能的过度抑制，因此强调低通气量通气。前述措施的实施确实使 MV 的并发症显著减少，住院患者的病死率下降，但总体病死率并未明显减少，与患者的病死原因密切相关。

一、死亡原因分析

1. *死亡情况统计*　曾统计 1999 年 1 月—2001 年 12 月因哮喘急性发作收住院的患者，最终死亡 20 例。回顾性分析结果：急诊死亡 18 例，占 90%，其中入急诊时呼吸心搏骤停 10 例(50%)；入急诊时神志不清，但有呼吸、心跳，药物抢救过程中死亡 1 例(5%)；入急诊 2 h 内呼吸心搏骤停 2 例(10%)，皆因哮喘突然加重数小时入院，吸氧情况下，动脉血气表现为严重混合性酸中毒，治疗过程中突发心搏骤停，给予心脏复苏和气管插管 MV 后无效死亡；入急诊 2～24 h 内心搏骤停死亡 4 例(20%)；1 例 10 日后死亡(5%)。收住呼吸监护病房(RICU)后 2 例死亡(10%)，占 MV 患者(17 例)的 11.8%，且该 2 例分别死于急性左心衰竭、肺水肿和重症肺炎，因此 VALI 不是主要的死亡原因。

2. *主要死亡原因分析*　本组病例中，50%在转运途中死亡，因此缺乏基本的急救措施是最主要的死亡原因,根据临床经验判断,直接死因可能是严重缺氧和酸中毒,部分可能为心源性因素所致。15%入急诊室后短时间死亡的患者存在严重酸中毒,药物治疗无效,病情迅速加重,因各种原因(包括家属对气管插管的顾虑)未及时给予MV治疗。入急诊后有20%在2~24 h内死亡,其中2例尽管入院时一般情况和动脉血气结果皆较好,但保守治疗无效,病情逐渐加重,未及时气管插管MV(也包括家属原因)死亡;1例入院时病情较重,用BiPAP呼吸机无创正压通气(NPPV)治疗后效果不佳,未及时改用人工气道死亡;1例给予人工气道MV后动脉血气明显好转,但最终因室性自主性心律死亡,因此该4例患者中75%是未及时人工气道MV死亡。收治RICU的患者死亡年龄较大,有多种合并症,转入时机过晚。

二、急救措施

(一)院前急救 本组患者转运过程中和急诊治疗不合理死亡者占80%,因此普及哮喘的急救知识和急诊处理知识仍是降低病死率的最根本措施。根据笔者经验,发病后和转运过程中,除应反复吸入支气管扩张剂之外,应尽快口服激素,首选中效活性制剂,如泼尼松龙30 mg或甲基泼尼松龙24 mg,顿服;若有条件迅速建立静脉通路,可给予甲泼尼龙或氢化可的松;不宜首选地塞米松等,后者起效慢(后同)。进展快者,为速发型哮喘反应,应给予肾上腺素1 mg,皮下注射,首剂1/3;观察数分钟,效果不佳,再注射1/3;避免静脉用药或肌肉注射,除非心跳呼吸骤停或接近心跳呼吸骤停。还应强调高流量氧疗和人工呼吸。

(二)急诊急救 主要措施是在高浓度氧疗、静脉应用激素的基础上合理使用简易呼吸器NPPV和及时建立人工气道,必要时应用肾上腺素。

1. 简易呼吸器NPPV 应首选;若应用熟练,也可用呼吸机进行NPPV。

(1) 主要依据:① 操作迅速、简便;② 严重呼吸性或混合性酸中毒可较快改善,在MV基础上,可迅速静脉应用碱性药物,改善酸血症;③ 可迅速提供高FiO_2或纯氧,从而迅速改善致死性低氧血症;④ 可同时应用镇静剂和肌松剂,降低氧耗量,改善患者的精神状态,降低气道高反应性和气道痉挛;⑤ 可同时雾化应用气道扩张剂;⑥ 效果不佳,也方便应用肾上腺素(同前)。

(2) 后续措施:若迅速缓解,给予药物治疗即可;若患者情况好转,但未明显缓解,应尽快经口气管插管。

2. NPPV的主要价值 尽管支气管哮喘的病理基础相似,但有较大个体差异,部分为速发型过敏反应,以气道痉挛为主,发病迅速;用NPPV,并配合吸入气道扩张剂和静脉应用激素,皮下应用肾上腺素,可迅速缓解,避免气管插管。部分患者病情进展相对缓慢,气流阻塞短时间内也难以良好控制,气道炎症、水肿起主要作用。应用镇静剂、局部麻醉配合NPPV可迅速缓解患者的躁动不安状态,降低气道高反应性,提高气管插管的安全性。

3. NPPV的指征 无条件迅速气管插管或气管插管困难的患者;病情迅速恶化的患者。

4. NPPV的注意事项 患者常有严重呼吸困难和躁动不安,NPPV依从性差,需做好以下工作:① 准备好气管插管导管,NPPV不能迅速改善病情时,择机插管;② 应用镇静剂;③ 同时雾化应用气道解痉剂;④ 不建议射流雾化用药,因为在药物发挥作用前容易因理化刺激诱发哮喘加重。

5. NPPV方法 首先采用简易呼吸器,随患者呼吸运动按压气囊,与患者自主呼吸同步;用浅而略快的呼吸形式配合患者目前的呼吸形式;而后逐渐增大VT,减慢RR,降低湍流强度,使FRC逐渐下降。用呼吸机时,首选PSV+PEEP。

第六节 氦氧混合气通气

氦气是低密度惰性气体,常压下不容于组织;与氮氧混合气体(包括空气)或氧气相比,氦氧混合气密度非常低,在气道流动时可明显减轻湍流强度,降低Raw,改善肺过度充气和PEEPi;降低呼吸功,缓解呼吸肌疲劳,可用于顽固性重度哮喘的治疗。缺点是缺乏标准化来源的气体,应用不方便;随着PHC的广泛实施和推广,其实际临床价值明显下降。

第七节　危重哮喘患者的综合治疗

MV是重症或危重哮喘患者的主要生命支持手段，基本无治疗作用，因此应尽快实施以激素为主的综合治疗，促进哮喘缓解。

1. *补液*　无论何种情况，皆强调补充水分和适量电解质。哮喘急性发作时，经呼吸道丢失的水分增多，加之呼吸窘迫，多汗，丢失更多；呼吸道湿化、温化功能下降，需增加补液。由于哮喘发作时胸腔负压显著增大，肺血流量增加，补液过多、过快有发生肺水肿的可能，故应控制滴速。建立人工气道后，MV将显著削弱自主呼吸的代偿作用，在过度充气、镇静剂和肌松剂的作用下，容易发生低血压，应增加补液的量和速度。由于肺过度充气或呼吸过度增强，CVP和肺动脉楔压并不能准确反映前负荷，CVP价值更低，因此对HR、BP的监测更重要，床旁心超的价值相对有限。在血容量较充足的情况下，若BP仍较低，可适当应用升压药。

2. *纠正或减轻酸中毒*　虽然强调PHC减轻或避免VALI，但酸中毒会降低平喘药的疗效，容易诱发低血压；在明显低血压或药物效果不佳的情况下，适当补充碱性药物，使pH≥7.30。

3. *糖皮质激素*

(1) 用药原则：重症发作患者，特别是合并酸中毒时，机体对药物的敏感性下降；即使是轻中度发作，较大部分患者也表现为持续失控炎症反应，故强调大剂量、短疗程应用，保障一次用药充分起效，24 h内也能维持疗效。初次用药时，首选起效快的制剂，维持用药时可选择各种类型的激素。结合患者情况选择维持用药，如有高血压、高钠血症、低钾血症或水肿，宜选择水钠潴留作用弱的地塞米松；若有低钠血症，则宜选择储钠作用强的氢化可的松。避免一日单次用药或持续低剂量静滴用药，更不能作为平喘药物临时加用。

(2) 具体用药：首选起效快的甲泼尼龙，每日剂量120～360 mg；一般过大剂量并不增加疗效，反而使副作用显著增加；每8 h给药一次，首剂加倍。若选择地塞米松，12 h用药一次；若选择氢化强的松，则宜4～6 h用药一次。

(3) 注意问题：因哮喘患者的用药时间短，故主要副作用是高血糖，胃酸分泌过多；若用药3～5日，则可能发生水钠潴留、低血钾；一般不会出现免疫功能减退和骨质疏松，除非个别需要长时间应用的患者。若同时应用大剂量镇静剂和肌松剂，患者容易发生重症肌无力，延迟撤机，故应严格控制时间；一旦明显好转，应迅速减量和停药，改用雾化制剂维持疗效。

4. *茶碱*　MV患者首选静脉制剂，且24 h内均匀应用；避免大剂量、快速用药。避免口服和静脉同时应用，以免高峰时间重叠导致血药浓度显著升高和副作用增加。目前应用最多的是氨茶碱，重症患者可用至0.75～1.0/日，也可选择相当剂量的多索茶碱或喘定等。

5. *β_2受体激动剂和抗胆碱药物*　在MV患者中，可通过呼吸机连接管路用射流雾化器反复雾化吸入，也可用定量气雾剂通过连接管路雾化吸入。注意以下问题：① 连接雾化器的管路应非常短，否则药物不能有效进入气道；② 雾化液的浓度应接近等渗液，雾化温度接近气道温度，否则容易诱发或加重哮喘；③ 用多种雾化药物时，宜分开应用；④ 射流雾化的气流量要足够，要观察到有明显的气雾喷出，一般需要氧流量或空气流量6～10 L/min；⑤ 射流雾化器要垂直放置，否则会显著削弱雾化效果。

6. *其他药物*　可常规加用孟鲁司特等抗炎药物；在顽固性哮喘患者中，适当应用硫酸镁、钙离子阻滞剂也可能有效；但MV容易发生低血压，应严格控制剂量和滴速，加强监测。

7. *抗菌药物*　细菌感染是诱发危重哮喘发作的主要原因之一；一旦建立人工气道，感染机会将显著增加，因此强调早期应用抗菌药物；病情缓解，应及早停药。

第八节 临床病例分析

哮喘的治疗涉及病情判断、急救、NPPV、人工气道MV、通气模式选择和参数调节、药物治疗等多个方面,为提高应用水平,本节举例说明。

一、压力调节容积控制通气(PRVCV)的应用

见第十一章第四节的病例分析。

二、A/C模式的参数调节

见第十一章第一节"九、临床病例分析(二)病例二"。

三、综合急救措施的应用

【基本情况】 男,45岁,哮喘病史30余年,加重1日。查体:神志清,BP150/80 mmHg,端坐呼吸,RR 25次/min,HR 132次/min,双肺满布哮鸣音,大汗。虽经药物积极治疗,但病情加重,HR加快,呼吸音逐渐减弱,神志逐渐恍惚,咳嗽时发生窒息现象,动脉血气:pH 7.186,$PaCO_2$ 92.4 mmHg,PaO_2 56 mmHg(经鼻导管吸氧流量6 L/min)。给予简易呼吸器NPPV。病情稍稳定后经口气管插管,但导管触及声门即严重喉痉挛,无法进入;又改用经面罩NPPV,同时静脉注射氯胺酮,症状逐渐改善,顺利完成经口气管插管。经甲泼尼龙为主等综合治疗,2日后拔管,4日后出院。

【评价】 ① 哮喘患者的换气功能相对较好,在重度$PaCO_2$升高的情况下,经鼻导管氧疗即可明显改善低氧血症;② 经面罩NPPV的主要价值是为建立人工气道提供时机;③ 充分局部麻醉,并适当静脉应用镇静剂或麻醉剂,有助于迅速、安全地建立人工气道。

四、简易呼吸器的应用

【基本情况】 女,53岁,哮喘病史20余年,气喘发作3 h。查体:神志不清,BP 135/110 mmHg,RR 35次/min,HR 146次/min,双肺呼吸音低,颈部可闻及哮鸣音,呕吐咖啡色胃内容物。经口气管插管数次未成功,改用经面罩NPPV,并通过气囊交替吸入溴化异丙托品、沙丁胺醇气雾剂;静脉应用甲泼尼龙,2 h后缓解。

【评价】 患者表现为速发性变态反应,病情进展迅速,用简易呼吸器经面罩NPPV配合雾化治疗,同时正规静脉应用激素,可迅速缓解哮喘。

五、合并气胸的处理

【基本情况】 男,62岁,反复咳嗽、气喘20余年,加重2日,诊断:支气管哮喘(急性发作期),在外院治疗1日,仍进行性加重。查体:神志清醒,BP 150/70 mmHg,端坐呼吸,RR 32次/min,HR 132次/min,双肺满布哮鸣音,大汗。X线胸片显示肺过度充气,左侧气胸,肺压缩10%,动脉血气:pH 7.267,$PaCO_2$ 83.5 mmHg,PaO_2 64 mmHg(经鼻导管吸氧5 L/min)。因顾虑MV导致气胸加重,仅给予药物治疗,其中甲泼尼龙每次120 mg,每12 h一次,并反复雾化平喘药物,病情未改善。不得已给予NPPV,静脉应用地西泮,病情有所好转,$PaCO_2$降至76.8 mmHg;仍顾虑MV的副作用,很快停用NPPV;30 min后,患者昏迷,不得已给予经口气管插管,因操作困难,大约5 min后插入,其间BP进行性下降,心跳减慢,抢救30 min死亡。

【评价】 ① 气胸是MV的相对禁忌证,对NPPV和人工气道MV同样适用,但若患者有严重呼吸窘迫,跨肺压和切变力皆显著增大,气胸加重的机会必然增加;若给予合适MV,并合理应用镇静剂和肌松剂,使患者的呼吸窘迫缓解,避免人机对抗,则跨肺压、切变力皆显著降低,VALI的机会反而减少(详见第十七章第一节)。② 该患者NPPV时,气胸未加重;若及早改用人工气道MV,加用镇静剂和肌松剂抑制过强自主呼吸,跨肺压、切变力将显著降低,气胸加重的机会可能更少;即使气胸加重,也容易处理。③ 保守治疗无效时及早气管插管、胸腔闭式引流是首选的治疗手段。④ 插管困难的情况下,再用简易呼吸器经面罩NPPV过渡,充分麻醉后再插管是合适的治疗措施。

六、气管插管失败的危重症患者救治

【基本情况】 男性,23岁,哮喘病史20余年,

再次发作 1 日，突然加重 20 min，伴神志不清，动脉血气：pH 6.856，$PaCO_2$ 120.5 mmHg，PaO_2 87 mmHg，BE－9.8 mmol/L（经面罩吸氧）。经口气管插管数次未成功，呼吸心跳停止，用简易呼吸器经面罩 NPPV，并给予心脏复苏，心跳迅速恢复。继续静脉滴注碳酸氢钠，间断阻塞气囊空气入口，使 FiO_2 最高可达 100%；溴化异丙托品、沙丁胺醇气雾剂交替雾化吸入，15 min 后 pH 7.232，$PaCO_2$ 85.5 mmHg，PaO_2 234 mmHg，BE 5.3 mmol/L。然后改用 Newport E 200 呼吸机经面罩 NPPV，选择 PSV（15 mmH_2O）＋PEEP（5 cmH_2O），FiO_2 30%；1 h 后 pH 7.352，$PaCO_2$ 52.8 mmHg，PaO_2 112 mmHg，BE 3.4 mmol/L；24 h 后撤机；经鼻导管吸氧流量 1 L/min 时，pH 7.498，$PaCO_2$ 37.9 mmHg，PaO_2 96 mmHg，BE 6.8 mmL/L。

【评价】 ① 危重哮喘患者，有严重呼吸性酸中毒时，应首选简易呼吸器经面罩 NPPV 过渡，同时适当应用碱性药物，待病情改善后气管插管有助于提高安全性。② 换气功能相对完善，低氧血症容易纠正，不是主要影响因素。③ 通过简易呼吸器雾化用药是治疗严重气道痉挛患者的有效手段。④ 病情明显改善后，用 PSV 等自主通气模式，可较好实现人机配合。⑤ NPPV 应为速发性过敏反应患者的主要治疗手段之一。⑥ 不超过 5 cmH_2O 的 PEEP 有助于改善气道阻塞和人机配合，且负效应不大。

七、顽固性危重患者的救治

【基本情况】 女性，49 岁，反复哮喘发作 20 余年，再次发作 2 日，给予激素、气道扩张剂为主的综合治疗，仍呈进行性加重，并逐渐出现躁动不安，神志恍惚，咳痰无力。查体：生命体征稳定，颈静脉充盈，胸廓饱满，胸廓活动度减小，双下肺呼吸音减弱。动脉血气：pH 7.164，$PaCO_2$ 83.7 mmHg，PaO_2 66 mmHg，BE 0.2 mmol/L（吸氧时）。给予简易呼吸器经面罩 NPPV，同时静脉应用碳酸氢钠和地西泮，利多卡因反复咽喉部注入，10 min 后患者安静，顺利完成气管插管。用简易呼吸器过渡后改用国产 SC－V 型呼吸机通气，选择 A/C 模式，通气参数设置：VT 350 mL、RR 10 次/min、I∶E 为 1∶3；Ppeak 持续超过安全阀压力（60 cmH_2O），患者躁动不安；4 h 后动脉血气：pH 7.285，$PaCO_2$ 70.2 mmHg，PaO_2 80 mmHg，BE 4.3 mmol/L。给予甲泼尼松龙 640 mg/日，每 6 h 用药一次，反复雾化吸入溴化异丙托品和沙丁胺醇溶液，静脉滴注大剂量地西泮和琥珀酰胆碱；因 BP 下降，又加用多巴胺，但 Ppeak 持续超过 45 cmH_2O，PEEPi 10～18 cmH_2O，$PaCO_2$＞50 mmHg，6 日后 Ppeak 明显下降。因地西泮（停用 4 日后血浓度为 4 192 nmol/L）、激素、肌松剂的综合作用导致呼吸中枢兴奋性低下、呼吸肌无力，8 日后拔管。又经 NPPV 3 日过渡后撤机，病情缓解，动脉血气恢复正常。

【评价】 ① 充分麻醉和经面罩 NPPV 可保障气管插管的安全、顺利完成。② 肺过度充气和高 PEEPi 是危重哮喘的主要表现，必须采用小 VT、慢 RR、长 I∶E 通气，允许 $PaCO_2$ 适度升高。③ 尽管通气阻力大，也可用一般呼吸机和简单的 A/C 模式，但需充分镇静、肌松，实现人机配合。④ 在控制通气条件下可不加用 PEEP，以降低 Ppeak 和 Pplat。⑤ 采用定容型模式控制通气时确保安全阀压力设置在合适的水平。⑥ 大剂量应用镇静剂、肌松剂和激素，容易导致重症肌无力，应注意合理评价。⑦ 即使是非常危重和顽固的哮喘患者，合理 MV 和药物治疗也会取得较好的效果。

八、突发危重哮喘的急救（不能忽视肾上腺素的应用）

【基本情况】 女，42 岁，哮喘病史 20 余年，反复气喘发作 10 余日。查体：神志清，呼吸平稳，可自由走动，双肺闻及散在哮鸣音。除常规吸入激素和口服长效茶碱外，又在门诊接受溴化异丙托品和沙丁胺醇溶液雾化治疗。雾化过程中，突然哮喘发作，并摔倒，不能讲话，HR 明显增快。立即使患者平躺于地面，颈部抬高；抽取肾上腺素 1 支（1 mg），先皮下注射 1/3，同时密切听诊心脏和呼吸音，测 BP；与此同时，迅速建立静脉通路，准备气管插管；在前述准备过程中，出现 HR 减慢，BP 下降，神志恍惚。治疗约 2 min 后，患者情况有所改善，HR 恢复，又给予肾上腺素 1/3 皮下注射，约 5 min 后病情明显改善，神志转清，BP 升高，HR 增快，双肺呼吸音明显增强，可闻及响亮哮鸣音。通过静脉通路给予甲泼尼松龙 80 mg，大约 30 min 又将剩余的肾上腺素 1/3 皮下注射，约 1 h 后患者基本恢复正常，观察 2 h，病情稳定。

【评价】 该患者的哮喘发作是典型的Ⅰ型变态反应，发生和进展特别迅速，是导致患者猝死的主要原因之一，必须迅速采取积极、有效的救治措施。

1. 肾上腺素　是首选的救治药物。

（1）作用特点：① 起效非常迅速，可同时兴奋气道(包括平滑肌、血管)和心血管的受体,包括 β_1、β_2和 α 受体;② 同时兴奋气道平滑肌的 β_2受体和气管壁血管的 α 受体,迅速缓解气道痉挛和黏膜的充血、水肿,从而迅速缓解哮喘;③ 同时兴奋心脏的 β_1受体和血管的 α 受体,迅速改善 HR 和 BP。

(2) 注意事项:① 在有呼吸和心跳的情况下,肾上腺素以皮下注射为宜,剂量不宜大,更不宜静脉或肌肉注射,否则病情缓解后容易出现严重高血压和异常 HR 增快,也容易出现严重心律失常;② 迅速建立静脉通路和准备好其他急救措施。

2. 雾化平喘药　有时是哮喘加重的重要诱发因素,但在临床上容易被忽视。

(1) 雾化平喘药诱发哮喘的可能机制:① 雾化液温度太低;② 雾化液药物浓度太低或太高,与正常体液渗透压差别过大;③ 初始雾化量过大,患者不适应。

(2) 处理对策:① 用药前将雾化的生理盐水和药物放置室温一段时间,使温度升高;或用手等进行适当保温处理;避免将冰箱内药物取出后立即使用。② 用 2 mL 生理盐水稀释大约 1 mL 的药物,保障渗透压相对稳定,除非药物制剂是等渗压。③ 避免同时应用多种药物,以免渗透压变化过大。④ 逐渐增大雾化量,避免开始就将雾化的氧流量或空气流量开足。

第三十四章
急性呼吸窘迫综合征患者的机械通气治疗

急性呼吸窘迫综合征(ARDS)是指心源性以外的肺内外致病因素导致的急性、进行性低氧性血症性呼吸衰竭。发病原因可以是感染或非感染因素，但两者多非直接致病，而是通过一系列炎症介质和炎症细胞的作用间接致病。ARDS的主要病理改变为肺泡毛细血管膜的(ACM)的通透性增强，肺间质和肺泡水肿，肺泡陷闭和透明膜形成。典型病例的病变分布有一定的重力依赖性，即下肺区和背侧肺区病变重，上肺区和前侧肺区病变轻微；从肺前部到背部可分为相对正常、陷闭和实变三部分，三者比例分别为30%、20%～30%、40%～50%。ARDS的主要病理生理改变是肺内静动脉分流率($\dot{Q}s/\dot{Q}t$)明显增大，一定程度的通气血流比例($\dot{V}/\dot{Q}$)失调和弥散功能减退，肺顺应性显著减退；呼吸中枢驱动增强；通气功能相对完善。临床表现为进行性呼吸窘迫和顽固性低氧血症。目前的诊断标准有两个，一是1994年欧美联席会议(ACCP)的标准：① 急性发病，② X线胸片表现为双肺弥漫性渗出性改变，③ 氧合指数(OI=PaO_2/FiO_2)<300 mmHg[无论是否使用呼气末正压(PEEP)治疗]，④ 肺动脉楔压(PAWP)≤18 mmHg或无左房高压的证据，达上述标准为急性肺损伤(ALI)，OI<200 mmHg为ARDS；二是2012年的柏林定义，是指短时间(1周内)发生严重感染、休克、创伤及烧伤等疾病过程中，由于肺毛细血管内皮细胞和肺泡上皮细胞损伤，引起弥漫性肺间质及肺泡水肿，以进行性低氧血症、呼吸窘迫为特征的临床综合征，满足4项条件：① 明确诱因下出现的急性或进展性呼吸困难，即突然发生呼吸窘迫或新发呼吸症状加重在1周之内；② 胸部X线平片/胸部CT检查显示双肺浸润影，不能完全用胸腔积液、肺叶/全肺不张和结节影解释；③ 呼吸衰竭不能完全用心力衰竭和液体负荷过重解释，如果临床没有危险因素，需要用客观检查(如超声心动图)评价，PAWP≤18 mmHg或临床上排除心源性肺水肿(CPE)；④ 低氧血症，根据氧合指数确立诊断。总体差别不大，主要特点是去掉ALI的概念，对时间和评价要求进行限定后，OI<300 mmHg为ARDS，以200 mmHg、100 mmHg为界，分为轻度、中度、重度。其后概念不断修改，但核心因素未变，不赘述。本章采用柏林定义，统一用ARDS，不再使用ALI。

第一节　急性呼吸窘迫综合征临床诊断的缺陷

ARDS本质上是病理诊断，即弥漫性ACM的损伤或弥漫性肺泡损伤(diffuse alveolar damage, DAD)伴高通透性肺水肿。无论是ACCP标准还是柏林定义，皆是临床和病理生理诊断，与病理诊断可能有巨大差别。来自台湾长庚医院的一项研究有提示意义，该研究涉及15年收集的101例ARDS患者，皆有开胸肺活检的病理结果，显示57例(56.4%)的患者存在DAD，其余无DAD，认为是不同ARDS亚型，但实际上很大一部分患者并非真正ARDS，而是其他疾病，如单纯重症大叶性肺炎(无DAD)；病理无DAD就不是ARDS。研究结果还显示，有、无DAD的患者病死率分别为71.9%、45.5%(P=0.007)。因此，跳出单纯的ARDS临床诊断标准，进行合理的生理学分析更有价值(详见第三十五章)。

第二节　急性呼吸窘迫综合征的病因、发病机制和病理特点

ARDS的病因多种多样，其发病机制有明显的共性，也有一定程度的个体差异，并与临床治疗和患者预后密切相关。

一、病　　因

ARDS的可能原因众多，以感染和创伤为主(表34-1)。

表34-1　ARDS的原因

感染	细菌性肺炎、病毒性肺炎、非典型病原体肺炎、耶氏肺孢子菌肺炎、血流感染、肠道感染、腹膜炎、肝脓肿等
创伤	肺灼伤、肺挫伤、非胸廓的广泛性创伤或手术、头部创伤或手术等
误吸胃内容物	酸度较高的胃液(pH<2.5)、酒精、食物等
吸入有毒气体	高浓度氧、氨气、氯气、光气、烟等
淹溺	淡水、海水、消毒水等
药物过量	海洛因、美散痛、秋水仙碱、水杨酸类药物等
代谢性紊乱	尿毒症、糖尿病酮症酸中毒等
肺栓塞	脂肪栓塞、羊水栓塞等
其他	急性重症胰腺炎、弥漫性血管内凝血、体外循环等

感染是发生ARDS的最常见原因。有报道临床ARDS患者中，40%与感染或脓毒症有关，30%与胃内容物误吸继发感染有关，也有部分患者与肠道屏障功能障碍导致的肠源性感染有关。多发性创伤和手术是发生ARDS的另一主要原因。尽管ARDS的发病原因有较大差别，但发病机制类似，其共同的基础是ACM的急性损伤，可归纳为以下直接和间接两个致病途径。

二、发 病 机 制

(一) 肺泡毛细血管膜的直接损伤

1. *吸入性损伤*　胃内容物误吸或反流入呼吸道，刺激性气体或烟雾吸入呼吸道，都可直接损伤肺泡上皮细胞(alveolar epithelial cell, AEC)及微血管壁，使ACM的通透性增强，肺泡萎陷，血浆渗漏入间质和肺泡腔。吸入胃液的pH<2.5，可使肺泡Ⅰ型细胞坏死、脱落，并延及肺泡毛细血管的内皮细胞(pulmonary alveolar capillary endothelial cell, PCEC)。理化物质及渗漏至肺泡的血浆成分等可直接灭活肺泡表面活性物质(PS)，增加肺泡表面张力，导致肺微不张，加重肺水肿。

2. *氧中毒*　长期吸入气氧浓度(FiO_2)过高诱发ARDS并不少见。氧主要是通过氧自由基(OR)和过氧化氢(H_2O_2)介导肺损伤。一般中低浓度的氧吸入，机体可借过氧化歧化酶等使OR代谢，保护肺实质免于损伤。动物试验显示，FiO_2>50%，时间超过14 h，肺超微结构可出现改变，2～6日后出现肺水肿，伴Ⅰ型上皮细胞脱落和肺泡内透明膜形成，超过10日可见肺间质纤维化。一般机械通气(MV)患者与动物实验结果有差异，FiO_2≤60%是安全的。

3. *急性间质性肺炎*　病毒和非典型性病原体是主要病原体，以肺泡内致病为主，主要通过病原体直接损伤诱发炎症反应。轻症患者可自愈或适当治疗后好转；重症患者表现为双肺弥漫性或广泛性病变，不仅病原体直接致病，更主要是出现失控的炎症反应，是一种典型的肺内型ARDS。

(二) 肺毛细血管膜的间接损伤　是多数ARDS的发病机制，主要涉及以下方面。

1. *参与反应的细胞*

(1) 多形核粒细胞(polymorphonuclear leukocyte, PMN)：正常PMN在肺内仅占1.6%，在ARDS发病早期，内毒素、肿瘤坏死因子(TNF)-α、活化的补体C5a等均能激活PMN，并导致其在肺毛细血管内被扣押、聚集。PMN包括中性、嗜酸性和嗜碱性粒细胞，中性粒细胞(N)起主要作用。PMN被激活后，可直接损伤组织，但更主要是通过释放OR、蛋白溶解酶(proteolyticenzyme, PE)、花生四烯酸代谢产物(arachidonic acid metabolitts, AAM)等损伤PCEC。PMN还可通过诱导释放炎症介质激活补体、凝血和纤溶系统，产生瀑布级联(cascade)反应。在ARDS的发展过程中，N发挥核心作用。

(2) 单核-巨噬细胞(macrophages, M)：主要是肺巨噬细胞，包括肺泡巨噬细胞、肺间质和肺血管巨噬细胞。M被激活后，也可产生多种炎症介质，直接参与ARDS的发生过程；但更主要是释放白介

素(ILs)、TNF-α等炎症细胞因子,强烈趋化N在肺内聚集,刺激N和PCEC产生炎症介质。在ARDS的后期,M参与损伤肺的修复。

(3) 上皮细胞和内皮细胞：有害气体或液体吸入首先损伤AEC;创伤或感染等产生的有害物质进入血液循环后首先损伤PCEC。内皮和上皮细胞自身也可产生炎症介质。

2. *参与反应的炎症介质、细胞因子和相关因子* 主要有OR、PE、AAM、ILs、TNF-α、补体系统、凝血和纤溶系统、血小板活化因子等,可直接或间接通过吸引、活化炎症细胞引起肺损伤。

3. *肺表面活性物质*　在原发或继发性肺疾病,Ⅱ型细胞损伤和缺氧,PS合成减少;炎症细胞和介质、血浆渗出物使PS消耗过多、活性降低。PS的缺乏和功能异常可导致大量肺泡萎陷;促进血浆渗入肺间质和肺泡,以及透明膜形成。

4. *神经因素*　创伤、休克都可能通过兴奋自主神经而收缩肺静脉,导致肺毛细血管充血和通透性增强。颅脑外伤伴发神经性肺水肿并不少见。动物实验显示,使用α肾上腺能阻断剂可防止颅外伤导致的肺水肿,提示交感神经兴奋参与ARDS发病。

(三) 机械力的直接和间接损伤　可见于自然呼吸和MV。呼吸增强增快、人机对抗导致跨肺压、切变力显著增大,直接和通过释放炎症介质间接导致弥漫性肺损伤。

肺炎症、水肿、损伤、感染等因素刺激呼吸增强、增快,使肺泡运动产生的切变力(或剪切力)显著增大;陷闭肺泡的周期性开放产生高切变力;陷闭肺区与相对正常肺区或实变肺区之间的顺应性不同,扩张或回缩的幅度不同,也产生高切变力。高切变力及其导致的炎症介质释放是ARDS发展的重要因素,控制过强、过快的呼吸是必要的,但临床上容易被忽视。

总之,各种诱发因素通过一系列的传导途径,特别是M导致N聚集、活化和释放OR、PE和其他各种炎症介质损伤ACM,使其通透性增加,发生肺间质水肿。诱发因素还可直接损伤PCEC和AEC,激活血小板、N等多种细胞,激活补体系统,直接参与肺损伤。在此过程中,凝血抗凝血系统等发挥重要作用。上述反应是相互影响、相互促进的瀑布级联反应。理化因素、生物因素可直接损伤肺泡Ⅱ型上皮细胞,使PS合成减少;肺泡血浆成分、炎症介质又改变PS的组成,降低其生理效应,导致肺泡陷闭、水肿和透明膜形成。自主呼吸和MV不当导致的切变力和跨肺压急剧增大及其炎症反应加重ARDS。

三、病理改变

1. *分期*　各种原因所致ARDS的病理变化基本相同,大体分渗出期、增生期和纤维化期三个相互关联和部分重叠的阶段。

(1) 渗出期：发病后第1周。24 h内出现肺微血管充血、出血、微血栓形成,肺间质和肺泡内炎症细胞浸润,肺泡内充满富蛋白质的水肿液,灶性或大片性肺泡萎陷,肺泡Ⅰ型上皮细胞变性、坏死。72 h后,纤维素网络血浆蛋白、细胞碎片可形成透明膜。

病变呈双肺弥漫性或广泛性改变,肺外型ARDS的病变分布有重力依赖性,即下肺区和背侧肺区病变重,上肺区和前侧肺区病变轻微。

(2) 增生期：发病后1～3周。肺泡Ⅱ型上皮细胞增生,并覆盖脱落的基底膜,肺泡囊和肺泡管可见纤维化,肌性小动脉出现纤维细胞性内膜增生,导致管腔狭窄。

(3) 纤维化期：若病变迁延不愈超过3～4周,将出现肺泡隔增厚、胶原纤维增生,导致弥漫性或不规则肺纤维化,肺血管床广泛管壁增厚,肺动脉扭曲、变形,肺毛细血管扩张。肺容积明显缩小。即使是非感染因素导致的ARDS,后期也常发生肺感染,故常见肺组织坏死和微小脓肿。若治疗得当,病变迅速好转,不出现该期,也可无增生期改变。

2. *急性期的病理变化特点*

(1) 正常肺泡：正常肺泡上皮和毛细血管内皮的基底膜融合,称为ACM(图8-9)。由于细胞及ACM完整、非常薄,PS作用正常,肺泡处于正常的开放状态,有利于肺通气和换气。

(2) 陷闭肺泡和实变肺泡

1) 发生机制和基本病理特点：炎症反应首先导致ACM损伤,血管内皮和肺泡上皮的基底膜分开,通透性增加,血浆成分大量渗入肺间质;肺泡上皮损伤相对较轻,液体不能迅速、大量进入肺泡,而是在肺泡周围逐渐积聚,肺间质静水压逐渐增大,最终导致肺泡陷闭(图34-1);随着PS作用的显著下降和肺泡上皮损伤加重,液体成分逐渐进入肺泡,故肺泡容积明显减少,肺泡含水量少,因此"实变肺泡"可以视为病变程度较重的"陷闭肺泡"(图34-2)。上述病理特点对理解ARDS的呼吸力学变化、PEEP选择和通气策略有重要价值。

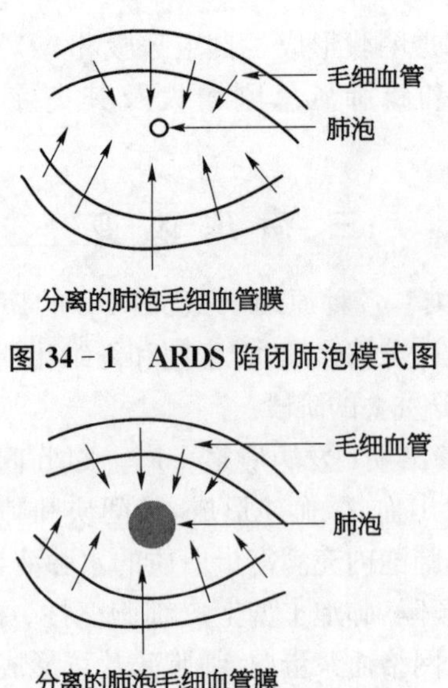

图 34-1 ARDS 陷闭肺泡模式图

图 34-2 ARDS 实变肺泡模式图

2) 临床意义：患者常表现为反应性呼吸增强，吸气期胸腔和肺间质负压显著增大，跨肺泡压也相应明显增大，陷闭肺泡可充分开放；呼气期陷闭。若呼气期给予适当 PEEP，可使陷闭肺泡持续开放，实现通气和换气。由于实变肺泡内含水量少，若给予足够高的跨肺压(如肺开放通气)，也可使其开放，有效完成通气和换气。

3. 急性期的基本病理类型　大体分两种类型：肺外型和肺内型(图 15-7，图 15-8)。肺外型主要由肺外感染、创伤引起，部分由肺内局限性炎症或感染引起；局部病变激活的大量炎症细胞、炎症介质等进入肺循环，导致弥漫性 ACM 损伤，首先是 PCEC 损伤；其病变特点为双肺弥漫性渗出、实变，且呈重力依赖性。肺内型主要有吸入性气体、液体等损伤引起，首先引起 AEC 损伤，然后是 ACM 的广泛性损伤。病毒、肺孢子菌、非典型病原体感染直接或间接通过免疫反应异常导致 ACM 的损伤，也表现为肺内型 ARDS。

第三节　急性呼吸窘迫综合征患者的呼吸生理学特点

ARDS 的生理学改变主要是换气功能障碍和肺顺应性下降，也有呼吸驱动增强和机体利用氧的能力下降。

一、呼吸力学变化和换气功能障碍

呼吸力学变化和换气功能障碍是 ARDS 最基本的病理生理改变，且两者之间有直接关系，前者主要表现为肺或呼吸系统压力-容积(P-V)曲线异常(详见第十五章第二节、第三节)，临床常用以功能残气量(FRC)为基点，肺泡内压变化为横坐标、肺容积变化为纵坐标的吸气相曲线；本节简述如下。

1. 正常 P-V 曲线　呈双曲线形，分为两段一点，即陡直段和高位平坦段，两段交点为高位拐点(UIP)。在陡直段，压力和容积的变化呈线性关系，较小的压力差即能引起较大的潮气量(VT)变化，是自主呼吸和 MV 的合适部位。正常 FRC 可保障最佳的力学关系、最低的肺循环阻力(PVR)、最小的呼吸功(WOB)和正常动脉血气水平，是呼气末的最佳容积。在高位平坦段，较小 VT 即可导致压力显著升高，显著增加机械通气相关性肺损伤(VALI)的机会，并加重 MV 对循环功能的抑制。

2. ARDS 的 P-V 曲线　呈 S 形，出现低位平坦段和低位拐点(LIP)，FRC、UIP 的容积、肺总量(TLC)皆下降，但 UIP 的压力基本不变，陡直段肺容积显著减小。如前述，典型肺外型 ARDS 具有重力依赖性(图 15-7)，大体分为高位相对正常肺区 30%、中间陷闭肺区 20%～30%、低位实变肺区 40%～50%；弥漫性“均匀”肺损伤是肺内型 ARDS 的典型表现(图 15-8)，也可大体分为相对正常肺组织 30%、陷闭肺组织 20%～30%、实变肺组织 40%～50%。在肺泡内压(Pal)较低的情况下，肺容积增大仅能导致相对正常的肺泡扩张，故肺顺应性(C_L)较低，出现低位平坦段；随着肺容积增大(或压力升高)，大量陷闭肺泡开放，C_L 增加，LIP 出现；其后相对正常肺组织和开放的陷闭肺组织的容积增加，表现为陡直段；超过一定限度，将出现 UIP 和高位平坦段，因此 ARDS 患者 P-V 曲线的低位平坦段为相对正常肺泡容积变化的结果，LIP 为陷闭肺泡的同时开放点，大约相当于正常功能残气位。需强调，由于胸腔负压梯度存在和肺泡损伤程度的不一致等原因，LIP 为范围较小的一段，而不是真正的一点。P-V 曲线的不同部分反映不同肺组织的变化特点，具有不同的病理生理学效应。

(1) 相对正常肺区或肺组织：肺泡内径和 $\dot{V}/\dot{Q}$ 处于比较理想的状态，能充分完成气体交换，给予较高 MV 压力将增大肺泡内径，引起局限性肺过度充气，增加局部PVR，并可能压迫部分病变较轻的肺组织，使其发生肺泡陷闭。

(2) 陷闭肺区或肺组织：肺泡吸气期开放，呼气期闭合的状态。可导致多种不良后果。

1) 呼气相间歇性分流：吸气期，胸腔内压(Ppl)显著下降使肺泡开放，进行气体交换，肺泡毛细血管的PO_2明显升高；呼气期，Ppl增大，肺泡萎陷，不能通气，但血流存在，导致呼气期分流，发生严重低氧血症。氧疗不能明显升高PaO_2。

2) 切变力损伤：肺泡的周期性开放导致高切变力；陷闭肺区与相对正常肺区或实变肺区的顺应性不同，肺扩张或回缩也产生高切变力。呼吸显著增强、增快使切变力显著增大，导致ARDS加重。

3) 肺循环阻力增加：陷闭肺泡PO_2(P_AO_2)下降，引起周围肺血管反射性收缩，PVR增大。

若PEEP或呼气末胸腔外负压(NEEP)足够大，可使陷闭肺泡在呼气期开放，消除或减轻上述效应，最大限度地提高PaO_2，改善C_L，减轻肺损伤，降低或基本不增大PVR。进一步提高PEEP，肺泡扩张，肺容积继续增加，PaO_2仍可轻度提高，但同时压迫周围肺血管，使PVR增加，传导至胸腔的压力增大，影响体循环；而较低水平的PEEP则不能使陷闭肺泡扩张，改善氧合的作用有限，也不能消除切变力损伤和改善肺循环。

(3) 实变肺区：自主呼吸或MV正压(如PEEP)不能使实变肺泡扩张(肺开放通气除外)，故表现为持续性分流和顽固性低氧血症，PVR升高。随着炎症好转，实变肺泡的水分逐渐吸收变为陷闭肺泡后，PEEP才能有效发挥治疗作用。由于该部分肺泡严重损伤，好转过程中反而容易发生VALI，因此一旦符合停机指征，及早停用MV。

3. 低容积呼气相P-V曲线　理论上LIP是陷闭肺泡的开放点，用于指导吸气压；呼气相低位拐点(LIP，e)反映呼气期肺泡陷闭，对指导PEEP设置更有价值，但常规MV条件下，两者差别不大(结果显示差值约为2 cmH_2O)；加之，两者皆有一定范围，进一步区分的实际价值有限，但对深入理解ARDS价值较大(详见第十五章第三节)。

二、呼吸中枢驱动显著增强

肺泡陷闭和实变、肺容积缩小刺激肺牵张感受器；肺实质炎症、水肿刺激毛细血管旁感受器(J感受器)；低氧血症刺激化学感受器，使呼吸驱动显著增强，0.1 s口腔闭合压($P_{0.1}$)显著增大，用常规剂量的镇静剂或麻醉剂不能有效抑制呼吸中枢的兴奋性。低氧血症可兴奋呼吸中枢，但一般在$PaO_2<60$ mmHg时才发挥作用，且低氧血症明显改善后，呼吸窘迫继续存在，因此低氧血症不是兴奋呼吸中枢的重要因素。

三、氧耗氧供的病理性依赖

ARDS和多脏器功能障碍综合征(MODS)患者皆存在氧耗氧供的关系异常。健康人的供氧量可以有变化，但在一定范围内(即超过氧输送临界值时)，氧耗量保持相对稳定，即在供氧量减少的情况下，由于局部代偿机制的作用，组织器官对氧的摄取和消耗保持相对稳定。

ARDS患者的代偿机制常有显著减退或耗竭，在所有氧供水平上都存在氧耗对氧供的绝对性或病理性依赖(图34-3)。该现象在肺表现为$\dot{V}/\dot{Q}$失调和低氧血症，在肺外器官则表现为毛细血管与组织之间的氧交换障碍和组织缺氧。导致组织氧耗-氧供失衡的主要机制是局部代偿机制的耗竭，主要有两种学说：一是血流重新分布，即血流由氧耗量较高的重要脏器向氧耗量较少的骨骼肌等分布；二是重要脏器的毛细血管内皮细胞损伤，组织水肿，毛细血管横截面积减少，氧的弥散距离增大、弥散面积减小，导致重要脏器缺氧。引起细胞损伤的基本原因是炎症细胞的激活和炎症介质的释放，故倾向于后一种学说，并认为是ARDS和MODS的共同发病机制；其中，肺循环的血容量大、阻力低、压力低，肺毛细血管特别丰富，往往成为炎症损伤的首位靶器官。

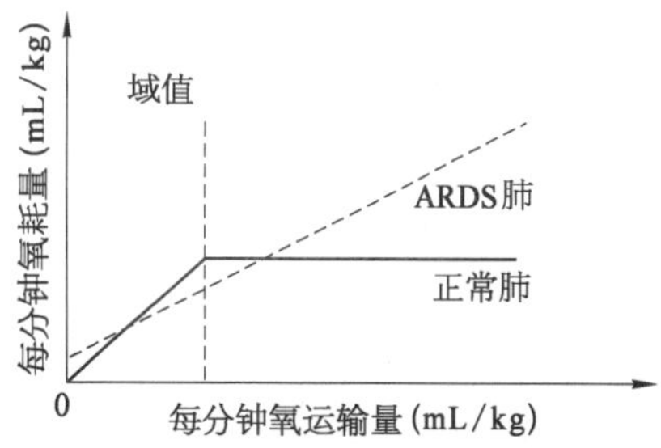

图34-3　ARDS患者供氧量和氧耗量的关系模式图

第四节 急性呼吸窘迫综合征患者的机械通气治疗

基本原则是符合ARDS呼吸生理学变化,加强综合治疗,改善组织供氧。首先是尽可能避免或减轻VALI,故强调最佳PEEP、控制平台压(Pplat)、正常VT或小VT,镇静剂和肌松剂抑制过强的自主呼吸,称为保护性肺通气,主要是定压通气(PTV)和允许性高碳酸血症(PHC);开放性肺通气是保护肺通气的一种特殊形式;在此基础上促进膈肌功能恢复,对顽固性低氧血症或循环功能障碍加强右心功能监测,因此ARDS的初始治疗、维持治疗、撤机过程必然是符合呼吸生理的自然过程,而不是"小VT通气""保护性膈肌通气""保护性右心通气"的矛盾策略或混乱应用,也不是单纯控制驱动压(DP)或控制应力、应变的过度炒作。其次,无论如何通气,不能以单纯改善PaO_2或SaO_2为目的,必须改善组织供氧,包括改善动脉血氧运输量(DaO_2)、微循环和内环境。再次是积极治疗原发病和控制诱发因素。

针对ARDS,近20年还不断出现大量的辅助治疗手段,以及有较多问题且专业医务人员难以自圆其说的检查和评估手段,代价巨大,如MV合并体外膜氧合(ECMO)历时数月治疗屡见不鲜,但真实病死率下降有限或上升。基于呼吸生理学和改善机体供氧治疗的原则是指导呼吸支持策略的基础和关键。

一、呼吸机的连接方式

(一) NPPV与人工气道机械通气

1. 基本原则　人工气道MV仍为治疗ARDS的主要手段,但因患者神志清醒,选择适当,部分患者也容易配合NPPV。

2. 非感染性患者　致病因素容易去除,症状相对较轻,能较好地耐受鼻罩或面罩,容易选择较低的通气压力和PEEP,能间断停用呼吸机,并发症少,经短时治疗后多能迅速好转;容易与经鼻高流量氧疗(HFNC)自由交换,维持疗效,可先选择NPPV;若短时间治疗氧合改善不良或患者依从性差,应及早改用气管插管。

3. 感染患者

(1) 人工气道:病程长,病情重,呼吸过强、过快,产生高跨肺压和高切变力,病灶吸收缓慢,需持续通气,并发症较多,应及早建立人工气道。

(2) NPPV:轻症患者,特别是对糖皮质激素(激素)治疗反应良好者,可先选择NPPV;表现为静默性低氧血症的患者,呼吸窘迫不明显,人机配合好,应首选NPPV。

(3) 强调:主管医生或团队具有丰富呼吸生理学知识,对患者病情能充分把控。

(二) 人工气道类型　多数患者病情危重,不能较长时间脱离高浓度氧疗,首选经口气管插管。若估计患者短期内(一般不超过1周)不能拔管,或插管已达1周,病情未明显好转,抑或需改善分泌物引流,应及早气管切开。强调气管导管尽可能粗,一般为8.5号,避免≤7号。不建议经鼻气管插管。

二、机械通气的基本策略(PTV和PHC)

(一) 适当PEEP　是治疗ARDS的主要手段。

1. 最佳PEEP的设置

(1) 最佳PEEP的选择:若PEEP水平恰好使大量陷闭肺泡扩张,将可使含气肺泡数量增加20%以上,从而使含气肺总量超过50%,并消除部分分流,减轻肺损伤,总体上改善或基本不影响肺循环,故称之为最佳PEEP,相当于P-V曲线的LIP水平,经验设置为8~12 cmH_2O(有自主吸气触发)或10~15 cmH_2O(控制通气)。

(2) 疗效观察:合理应用PEEP后,65%的陷闭肺泡迅速扩张,35%在数十分钟后扩张,因此可迅速通过经皮动脉血氧饱和度(SpO_2)或动脉血气评价疗效。

(3) 说明:PEEP维持陷闭肺泡开放的范围较大,且对相对正常肺泡的过度扩张持续存在,故理论上的最佳PEEP是相对的;其后也发展了多种设置方法,包括电阻抗断层扫描(EIT)监测等的最佳评价也是相对的。基于呼吸力学的设置科学性高,可操作性强,本书仍主要采用该方法阐述。

(4) 具体要求:无论如何选择,在PaO_2明显改善的基础上,具体PEEP设置以呼吸系统顺应性(Crs)改善、C_L改善或不下降为原则。

2. PEEP的调节　PEEP扩张陷闭肺泡的作用

有时间依赖性，陷闭肺泡一旦扩张，所需压力会有所下降；陷闭肺泡严重受损，顺应性显著减退，扩张后继续增加压力也不可能使其容积明显增大，对改善通气作用有限，因此 PEEP 的主要作用是减少分流，改善换气，病情好转后应逐渐降低 PEEP，即治疗过程中的最佳 PEEP 是可变的，随着陷闭肺泡的持续开放和扩张，最佳 PEEP 逐渐下降；若病情明显改善，自主呼吸增加胸腔负压的作用充分发挥，需要的 PEEP 明显下降；若病情明显加重或减轻以及慢性化，多伴随陷闭区的显著减少，PEEP 作用也明显下降、副作用明显增多，应降低 PEEP，而不是临床上常用的增大 PEEP(急性期的肺开放通气除外)。

3. PEEP 应用的其他问题

(1) 对循环功能的影响：PEEP 对肺循环和体循环的影响不同步。低于最佳 PEEP 时，随着 PEEP 增大，PVR 增加；压力传导有限，对体循环基本无影响。一旦达 LIP，随着陷闭肺区扩张和反射性肺血管舒张，局部 PVR 下降，总体 PVR 下降或相对稳定；C_L 显著改善，压力向胸腔传导增加，可能会影响静脉血回流量；继续增加 PEEP，对肺循环和体循环的抑制作用都将增强，但总体上仍以增加 PVR 为主；若 PEEP 使 Pplat 超过 P－V 曲线的 UIP，对肺循环和体循环的影响基本相同，表现为 PVR 急剧上升，中心静脉压(CVP)显著升高，心排血量(CO)下降。

(2) 俯卧位的协同作用：若采用俯卧位通气(PV)，使原来低位肺区变为高位肺区，胸腔负压梯度逆转，有助于降低 PEEP，改善 PaO_2，但主要限于肺外型 ARDS 或控制通气时，且持续较长时间才能发挥作用。

4. 高水平 PEEP　若 PEEP 升至 20～30 cmH_2O，同时 Pplat 升至 40～60 cmH_2O，可使 ARDS 患者或实验动物的 $\dot{Q}s/\dot{Q}t$ 下降至 15%～20%或更低。维持短时间(一般为 30～120 s)后，再将压力降至上述高压和最佳 PEEP 水平，氧合将明显改善，称为肺开放通气。如前述，“实变肺区”或“实变肺泡”可理解为病变程度较重的“陷闭肺区”或“陷闭肺泡”，故高达 40～60 cmH_2O 的吸气正压可使“实变肺区”的肺泡开放，而超过 20 cmH_2O 的 PEEP 可维持其扩张，实现通气和换气，与大叶性肺炎的“肺实变”有显著差别。

5. 其他 PEEP 选择方法简介　从上述最佳或高水平 PEEP 扩张陷闭肺泡、实变肺泡的作用机制看，PEEP 扩张陷闭肺泡是“全”或“无”式的。实际上，由于肺泡损伤程度不同，实现开放肺泡需要的跨肺压不同；从肺前部到肺背部存在 Ppl 梯度，故同样损伤程度的肺泡实现开放需要的 PEEP 也不同。随着 PEEP 增加，P－V 曲线斜率或 C_L 逐渐改善，PaO_2 升高；当陷闭肺泡开放引起的顺应性增加与原来扩张肺泡过度膨胀引起的顺应性下降达最佳比例状态时，C_L 最大(伴 Crs 最大)。因此，从呼吸生理角度讲，也可选择达到最大静态肺顺应性的 PEEP 作为最佳 PEEP。

从理论上和实际效果上，有两段 PEEP 不宜常规选择，即太低或偏高的 PEEP，相当于≤7 cmH_2O (NPPV 的自主呼吸更强，产生的跨肺压更大，相当于 PEEP≤5 cmH_2O)或在 16～19 cmH_2O。

(二) 控制高压　PEEP 的主要作用是维持陷闭肺泡扩张，吸气末肺泡正压则使陷闭肺泡开放，并改善肺间质液的分布；应用不当可显著增加发生 VALI 的机会，并加重对循环功能的抑制。合适高压水平为跨肺压 25～30 cmH_2O，限度是 UIP。一般情况下，UIP 相当于肺容积占 TLC 的 85%～90%和跨肺压 35～50 cmH_2O，大体相当于 Pplat 35 cmH_2O(控制通气)或 30 cmH_2O(稳定辅助通气)。若自主呼吸显著增强，则胸腔负压和跨肺压显著增大(伴 Pplat 显著下降)，用 Pplat 评价无价值。

1. 同步持续指令通气(CMV)或同步间歇指令通气(SIMV)　前者可以是容积辅助/控制通气(V－A/C，A/C)或压力辅助/控制通气(P－C/V)；后者可以是定容型同步间歇指令通气(V－SIMV，SIMV)或定压型同步间歇指令通气(P－SIMV)，常规加用压力支持通气(PSV)。是多数患者初始通气的首选模式。

(1) 吸气时间(Ti)和屏气时间：选择以保障适当 VT 和合适呼吸形式(适当浅快呼吸)为原则。平台时间为呼吸周期(Ttot)的 5%～10%，不超过 15%；在改善氧合不佳的情况下，可延长屏气时间，避免引起循环功能障碍。

(2) 自主吸气触发：意味着自主呼吸持续整个呼吸过程，使 Ppl 下降，伴 Pal 下降和跨肺压增大，故需要控制的 Pplat 更低，需要的 PEEP 也更低。若自主呼吸过强，胸腔负压、跨肺压和切变力显著增大，需镇静剂和肌松剂抑制过强的自主呼吸。

2. 自主通气模式　标准模式是 PSV，无屏气或平台压，最高 Pal 等于预设高压，即控制高压等同于前述有自主吸气触发的 Pplat；因自主呼吸引起 Ppl 下降常更明显，高压控制常更严格。主要用于轻、中度 ARDS 或初始治疗已明显好转或静默性低氧血症的患者。

3. *其他通气模式* 如双相气道正压(BIPAP)是可以调节出从指令通气到间歇指令通气、自主呼吸等模式，具有一定程度智能化的万能定压通气模式，还可加用 PSV；适应性支持通气(ASV)则是高度智能化的万能定压通气模式，可取代上述模式，应用更方便。单纯保障 VT 的智能化模式，不合适保护性通气的原则，不建议选用。高压控制标准与前述相同。

(三) 呼吸形式

1. *潮气量*

(1) 常规 VT 和 PTV：由于肺渗出、实变，ARDS 患者的含气肺总量显著下降，FRC 下降更显著。文献报道，ARDS 患者的 FRC 平均约为 876 mL，用 10 cmH_2O PEEP 后升至 1 560 mL，以成年男性 TLC 5 000 mL 为标准，高低压力的限制使 VT 位于陡直段，陡直段最大容积约为 1 000 mL，故可允许常规水平的 VT。ARDS 为限制性通气功能障碍，理论上应采取小 VT，但由于一系列的机械或化学因素兴奋呼吸中枢，不仅 RR 显著增快，VT 也较大，故 VT 的设置或监测值一般为常规水平，即 8～12 mL/kg，RR 以维持适当每分钟通气量(VE)和正常动脉血 pH 为原则，意味着适当应用镇静剂即可，对循环功能影响有限，且能保护膈肌功能。

若患者呼吸过强，VT 过大，超过 12 mL/kg，将增加肺泡扩张、回缩的切变力和时间常数(RC)不同肺区之间的切变力，适当增加镇静剂、肌松剂用量是必要的。

(2) 小 VT 和 PHC：若病情持续加重，使 P-V 曲线陡直段的肺容积显著下降，采用 PTV 将导致小 VT(6～8 mL/kg)，$PaCO_2$ 逐渐升高和适度酸血症(pH≥7.2～7.25)，即 PHC；同时意味着大剂量镇静剂、肌松剂的应用，对循环功能抑制和膈肌功能抑制显著增强；部分患者发生急性肺动脉高压(PH)、急性肺心病和顽固性低氧血症，右心检查或评价是必要的。

(3) 吸气流量(F)：患者自主呼吸较快，F 较高，故常规 VT 的情况下应采用或出现较高吸气峰流量(PIF)和平均 F。在定容型模式中，首选递减波，PIF 为 60～90 L/min；若选择方波，则 F 为 40～60 L/min。定压型模式、自主通气模式为递减波或近似递减波，容易满足吸气需求，且为因变量；若合并持续气流、流量触发或开放自动导管补偿(ATC)，则更有利于满足吸气初期的高流量需求。若应用镇静剂和肌松剂完全或显著抑制自主呼吸，应降低吸气 F。

2. *呼吸频率* 患者 RR 增快主要是肺水肿和肺容积缩小导致的机械性或化学性感受器兴奋所致，MV、氧疗和一般镇静剂应用并不能降低 RR，因此在应用 PSV 等自主通气模式时，RR 可较快，但不宜超过 30 次/min(20～30 次/min)；应用指令通气模式时，RR 以 20～25 次/min 较合适，过慢不符合呼吸生理，也不宜维持正常 pH；过快则导致切变力显著增大，诱发或加重 VALI。

3. *吸呼气时间比(I∶E)* 实际 I∶E 以大约 1∶1.5 为宜。氧合改善不佳时可延长 Ti，必然伴 I∶E 缩短，但不宜出现较长时间反比通气(IRV)，特别是事实上的 IRV，后者很常见，且容易被忽视(详见第十一章第十四节)。延长 Ti 改善氧合的作用较缓慢，一般为数小时。

4. *呼吸形式的综合设置* VT、I∶E、RR、F 之间有密切的关系，设置或监测时应综合考虑，特别是实际值而不是预设值(控制通气时两者也不一定相等)要符合呼吸生理。

(四) 公用参数 PEEP 是核心治疗，见前述。

1. *触发灵敏度(S)* 因呼吸较快，容易诱发假触发，故常规 VT 时 S 宜较低，首选流量触发，一般以 1.5～2.5 L/min 为宜；压力触发一般以 −2.5～−1.5 cmH_2O 为宜；若有持续气流功能时，应使用较大 F(8～12 L/min)。

2. FiO_2 是改善低氧血症的主要措施之一，但 FiO_2 过高、时间过长又容易导致氧中毒。一般 FiO_2≤60%是安全的，故在维持适当氧合的基础上，应尽量将 FiO_2 降至 60%以下。若 SaO_2<90%，尤其是<85%，容易导致重要脏器的缺氧性损伤，必须提高 FiO_2；待氧合改善后，再将 FiO_2 降低至安全水平。MV，尤其是合理应用 PEEP 时，氧中毒减轻。笔者团队曾观察 MV 伴长期高浓度氧疗(超过 10 日)的 3 例患者，撤机后皆未出现肺通气功能和换气功能障碍。

无论 FiO_2 和其他参数如何调节，尽可能维持 90%≤SaO_2≤97%是必要的。

(五) 辅助参数 因患者呼吸强，故除非完全抑制自主呼吸，吸气压力坡度(定压型模式)或流量坡度宜较短；PSV 及其智能模式的吸呼气流量转换水平宜稍高，推荐25%～35%。

三、肺开放通气

在控制通气，RR较慢，避免人机对抗的条件下，用足够高的高压和PEEP（可通过传统正压通气或高频通气等方式实现）“打开肺并使其保持开放”。具体包括两个阶段，首先在短时间内用较高的压力使肺泡充分开放；然后用较低的压力（PTV）维持肺泡开放，以避免高压力对循环功能的持续抑制和VALI的发生（具体操作见前述）。若氧合恶化，可多次实施肺开放。

至于是首选PTV和PHC还是肺开放通气，并无一致意见，建议应首选前者，在改善氧合效果不佳的情况下应尽早应用后者。

四、呼吸机的选择

鉴于目前呼吸机有较多问题，ARDS患者的通气要求高，必须学会呼吸机性能的评价，选择性能优良的呼吸机（详见第七章第十七节）。

五、镇静剂和肌松剂的应用

前述多方面都说明了较长时间应用镇静剂和肌松剂的必要性。适当用药可明显改善患者的不适感，降低氧耗量；改善人机配合，抑制过大的VT和过快的RR，降低跨肺压和切变力，有效减轻VALI。也应注意，ARDS实变或陷闭肺泡的进展与重力有密切关系。较大剂量药物完全抑制膈肌的收缩力和张力，使低位Ppl增大，与通气正压共同作用，加重肺实变。较长时间的应用，特别是肌松剂的应用还可抑制咳嗽反射和神经肌肉功能，不利于分泌物的引流，延迟撤机。因此，强调通气早期应充分应用镇静剂和肌松剂，随着人机关系好转或病情明显改善，应逐渐减量和停用，镇静剂一般不超过72 h，肌松剂按需应用；及早诱发自主吸气触发和改用自主通气模式，改善膈肌、循环功能和呼吸道引流。

临床上不得不较长时间应用镇静剂和肌松剂的情况并不少见，需加强综合管理。

六、机械通气的撤离

由于患者基础肺功能好（除非合并严重慢性气道-肺疾病），核心是换气功能障碍，故撤机要求应充分体现疾病特点。

1. *撤机指征*　①患者一般情况较好，生命体征稳定，血红蛋白≥75 g/L，血白蛋白≥30 g/L，内环境稳定；② PEEP ≤ 5 cmH_2O，FiO_2 ≤ 40%，60 mmHg≤PaO_2≤80 mmHg或90%≤SaO_2≤97，无须控制感染或使肺功能恢复正常。

2. *拔管指征*　①符合撤机指征或已拔管；②神志清醒，有较强的咳痰能力。详见第二十三章第三节。

3. *注意事项*　①由于控制通气，过度应用镇静剂、肌松剂和激素，较高比例的患者发生肌力明显下降或重症肌无力，需规范撤机流程。②病情明显改善后，肺泡壁仍处于损伤状态，需要较慢的修复过程；间质水肿液吸收，对肺泡壁“支架作用”减弱，更容易发生肺泡破裂。因此，一旦达到撤机指征，应及早撤机；避免加用NPPV“康复”或“过渡”。

第五节　允许性高碳酸血症的陷阱

PHC对降低ARDS的病死率发挥了重要作用，但也有较多问题，故单列一节阐述。

一、试验设计存在严重缺陷

1. *基本情况*　美国心肺血液研究所（NHLBI）组织的多中心前瞻随机对照临床试验（RCT），将ARDS患者分为两组：常规VT（12 mL/kg）组，限制Pplat≤50 cmH_2O；小VT（6 mL/kg）组，限制Pplat≤30 cmH_2O。两组病死率分别为40%和31%（$P<0.05$），说明小VT能降低ARDS患者的病死率。

2. *设计问题*

（1）存在两个因变量参数：即容积和压力，不符合一个变量的试验原则，无法确定是小VT导致病死率下降，还是高压力导致病死率升高，况且Pplat 50 cmH_2O远超基本通气要求。因为是随机分组，必然出现重度ARDS在常规VT组，该类患者需要严格控制Pplat，使其不超过35 cmH_2O（控制通气）或30 cmH_2O（辅助通气），这必然伴小VT和PHC；强行使用常规VT，必然使Pplat≥

35 cmH_2O,更容易导致VALI和循环功能抑制,因此与其说是小VT使病死率下降,毋宁说是高Pplat导致了病死率升高。

(2) VT相差太大:两组VT相差一倍,且几乎突破常规VT(8~12 mL/kg)的范围,不符合呼吸生理和临床常识。合理分组至少有6 mL/kg、8 mL/kg、10 mL/kg、12 mL/kg四组。

(3) 循证医学的误区:RCT≠循证医学。循证医学有多种方法,RCT是其中之一。合理的RCT不但要求研究参数明确、唯一,也要求符合生理学特点。上述试验违背了基本的呼吸生理学要求,因此不能得出小VT降低病死率的结论(详见第八章第四节)。

二、小VT和PHC的合理应用

NHLBI的试验结果发表后,PHC几乎被推广到各种ARDS甚至肺外疾病的治疗。如前述,除非较重ARDS,在合适的压力范围内,部分患者仍能维持常规VT和正常$PaCO_2$水平,强求小VT和$PaCO_2$升高,必然应用较大剂量的镇静剂和肌松剂,并可能产生较多的负效应,与"保护性膈肌通气"是对立的。通过采用PSV模式发现,尽管峰压不超过30 cmH_2O,绝大多数患者的VT不低于10 mL/kg,在适当镇静剂的作用下(部分患者),RR≤30次/min,通气是合适的,因此PHC不宜作为强制性措施,而应是符合生理学特点的PTV的合理延伸。

第六节 吸入气氧浓度和呼气末正压的关系

FiO_2与PEEP是改善低氧血症的主要手段,但应用不当皆有一定负效应,甚至严重影响疾病的预后。如何协调两者的关系是临床医生经常面临的问题,故将该部分内容单列阐述。

(一) 救治时首先是提高氧浓度 如刚完成气管插管时、吸痰前后。多数情况下需要纯氧吸入,无论PEEP高低。因常有明显人机对抗,暂时降低PEEP可能更为安全。

(二) 治疗时首先设定合适PEEP 原则上应设置"最佳"或适当PEEP,以维持陷闭肺泡开放;然后根据SaO_2调节FiO_2。对无明显并发症或合并症的患者而言,最佳PEEP、$FiO_2<60\%$、$SaO_2\geqslant 90\%$($90\%\leqslant SaO_2\leqslant 97\%$)是理想结果。最佳PEEP水平,若$SaO_2<90\%$,则应首先提高$FiO_2$或实施肺开放通气;反之,若$SaO_2\geqslant 90\%$、$FiO_2<60\%$,应首先降低PEEP。

(三) 根据病情变化调节PEEP水平 在治疗过程中,特别是治疗初期,若设置PEEP太低,则无论SaO_2大于还是小于90%,皆应增大PEEP至"最佳水平",以发挥PEEP的综合治疗作用。若治疗后明显好转,则扩张肺泡需要的跨肺压降低,加之自主呼吸引起的Ppl降低和跨肺压增大,PEEP应及早降低,并准备撤机。若病情迁延时间较长或已出现慢性化,则陷闭肺泡显著减少,PEEP的治疗作用明显减弱,负效应明显增大,即使是$FiO_2>60\%$也不宜长时间增大PEEP,必须发挥综合治疗的优势(如维持适当血红蛋白浓度和白蛋白水平)或联合其他辅助呼吸支持手段。

第七节 非常规呼吸支持治疗

在常规MV效果不佳或某些特殊情况下(如新生儿),也可选择其他呼吸支持手段。

(一) 机械性呼吸支持技术

1. 高频通气(HFV) 可较好地改善氧合,也有改善通气的作用。HFV的主要特点:① 在非密闭气路条件下工作,低VT,低气道压,有助于减轻VALI。② Ppl较低,对循环系统影响小,主要用于新生儿及小儿呼吸窘迫综合征的治疗。

2. 负压通气(NPV) 负压通气机的基本类型是铁肺,效果比较肯定,但体积大,应用不方便。现常用胸甲式、夹克式等简易形式,应用方便,但疗效差。与正压通气比较,负压通气较符合呼吸生理,对循环功能影响小;患者依从性和效果皆较差,临床应用较少。

3. 肺休息疗法 理论上,同时改善气体交换和防治 VALI 的最好办法是通过肺外进行气体交换，让已受损的肺充分休息和修复愈合，称为肺休息疗法。常用的装置有体外膜氧合(ECMO)等。ECMO 效果肯定，代价巨大，可作为急性期重症 ARDS 的辅助手段，不宜作为常规治疗手段；若出现急性肺心病或合并左心衰竭，宜常规应用。

4. 气管内吹气(TGI)　通过放置于气管或主支气管近端的导管，连续或定时(吸气或呼气时)向气管内吹入新鲜气体。有以下作用：① 减少解剖无效腔，增加 $\dot{V}_A$，降低 $PaCO_2$ 和升高 PaO_2。② 提高气管内氧浓度(特别是呼气期)，升高 PaO_2。③ 吸气期 TGI 增大 VT，呼气期 TGI 增大 PEEP。缺点是无统一的 TGI 设备，且导管本身和高速气流皆可能损伤气管黏膜。主要用于 PHC 的辅助治疗。

(二) 辅助治疗药物

1. 部分替代疗法　在 MV 本身不能有效完成气体交换的情况下，可加用具有气体交换功能的物质注入肺泡内以替代部分肺的功能。常用液体通气或部分液体通气，后者可能是有潜在前途的通气方式。

2. PS 补充治疗　PS 是维持肺泡扩张和防治肺水肿的重要物质，PS 的缺乏可导致 ARDS 的发生和发展。PS 的补充疗法在动物试验和儿童患者中取得了良好效果；在成人中效果较差，主要是因为成人 ARDS 的病因和发病机制复杂，PS 为继发性缺乏；常存在感染等并发症，炎症反应持续存在，PS 消耗量过多、过快或失能，也与肺容积较大、PS 需要量大等有关。

3. 一氧化氮吸入

(1) 吸入 NO 有以下特点：① 在肺血管内迅速代谢，因此仅扩张肺血管，降低 PVR，对体循环和血压基本无影响；② 仅进入通气较好的肺泡，并对局部血管产生扩张作用，对肺泡通气差的血管无扩张作用，因此能改善 $\dot{V}/\dot{Q}$失调，提高 PaO_2。

(2) 主要缺点：① NO 是自由基气体，吸入浓度不当容易中毒；② 疗效有限，仅对大约 50%的患者有效；③ 短期疗效肯定，长期疗效和副作用不确切。不作为 ARDS 的主要辅助治疗手段。

(三) 俯卧位通气　典型肺外型 ARDS 的肺下部和背部病变显著，主要与患者习惯于卧位和立位有关，卧位或立位导致下肺部重力大，血流多，通气少，胸腔负压小，其结果是背部和下肺部肺泡容易发生实变或萎陷；采用 PV 可逆转胸腔负压，减轻肺底部水肿，扩张陷闭肺泡，提高 PaO_2，可作为常规 MV 的辅助治疗手段。肺内型 ARDS 无重力依赖性，不适合 PV；控制通气时除外。

(四) 血液净化　不是呼吸支持措施，但可能有辅助治疗价值。将传统血液透析仪作为血液净化装置用于 ARDS 及其他脏器严重损伤的治疗已取得一定共识，特别是持续血液净化对清除过多的炎症介质和代谢产物、维持内环境稳定有一定帮助。尽管疗效仍有争议，但可暂时改善全身状况，为 MV 和原发病的治疗提供时机具有价值。

第八节　平台压、驱动压、应力与肺损伤

VALI 是 ARDS 的常见问题，也是影响预后的重要因素，故强调保护性肺通气，为此提出了一系列评价标准，本章仍以 P－V 曲线为基础阐述了 Pplat、PEEP、VT 等的设置和调节。DP、应力与应变是热度极高的评价参数或标准，几乎凌驾于前述参数的标准之上，本节简要阐述(详见第八章第三节、第四节、第五节)。

一、VALI 的发生机制与评价

(一) 基本情况

1. 基本机制　目前仍未形成一致的观点，但力的作用是核心。肺泡呈不规则球形，肺泡的扩张、回缩依赖于跨肺泡压(常规称为跨肺压)；肺泡扩张、回缩有加速度，必然产生与跨肺压垂直的切变力。肺泡或不同肺区的顺应性不同，也会随呼吸运动产生位移和切变力。跨肺压、切变力综合作用超过一定限度(包括大小和时间)可直接或间接通过诱发炎症反应导致肺损伤。

2. 应力与应变　任何物体受力(肺泡主要跨肺压和切变力)，必然产生对抗外力的内力，称为应力，两者互为作用力和反作用，大小相等，方向相反，故用应力表示肺的受力情况是可行的。应力对应的应变是指肺泡容积变化和不同肺区之间的位移，因此用应变反映肺损伤也是可行的。但总体而言，跨肺压和切变力是直接作用力，并导致肺容积变化和位移变化，其中跨肺压引起的肺容积变化容易定量，切变力所致变化定量困难；跨肺压、切变力的作用特点

不同,能阐明变化的本质;应力难以定量,应变容易定量;与线性物体不同,对不规则的球形肺泡和不均匀的肺部病变而言,肺应变的准确测量是困难的,用跨肺压、切变力阐述VALI较应力和应变更合理,也更容易理解。因此,若专业医务人员有较强的物理学水平,用两种方式评价,并相互印证,更有价值;反之,则单用跨肺压和切变力阐述。

(二) 基本特点

1. 正常肺　健康人的肺泡结构、功能良好,肺泡之间有肺泡孔相通,终末气道之间也有侧孔相通,压力容易平衡;胸廓、肺顺应性相同或接近,无论平静还是用力呼吸,跨肺压和切变力皆在安全范围内,不容易发生肺损伤。简言之,用力呼吸或剧烈运动时(相当于患者高压力或大VT快速通气),跨肺压、切变力都容易保持在安全范围之内;类似情况见于肺外疾病导致的呼吸衰竭,肺损伤是罕见的,即使MV水平很差,也不容易发生VALI。

2. 气道-肺实质疾病　丧失正常肺的结构和功能,容易发生VALI,尤其是ARDS,后述。

(三) ARDS的跨肺压和切变力

1. 绝对变化

(1) 整体变化:肺渗出或实变,肺顺应性显著下降,并显著小于胸廓顺应性,也就是说肺扩张需要更大的跨肺压;胸廓和肺扩张、回缩的同步性减弱,胸廓对肺的保护作用相应减弱,同样呼吸条件下容易产生更高的跨肺压。患者呼吸增强、增快,出现更快、更大的跨肺压变化,与之垂直的切变力必然显著增大。

(2) 肺泡变化:正常肺泡结构完整,PS充分发挥作用,顺应性好,开放需要的跨肺压小,约为20 cmH_2O,一般正常值范围为25～30 cmH_2O;ARDS的肺泡萎陷,肺泡壁结构破坏,PS的作用显著削弱,需要更大的跨肺压;呼吸增强、增快,跨肺压变化速度加快,与其垂直的切变力显著增大;陷闭肺泡快速开、闭,产生巨大切变力。

(3) 局部变化:不同肺泡或肺区的病变严重程度不同,顺应性差别巨大,肺泡孔或终末气道侧支通道的作用显著削弱,因此不同部位的跨肺压差别较大,并产生巨大切变力。

2. 相对变化　ACM弥漫性损伤,对抗跨肺压、切变力(不是应力)的阈值减小;一般损伤越重,阈值越小。

因此,无论从整体还是局部或肺泡水平,ARDS肺容易突破跨肺压的安全限度和切变力的安全限度,发生自发性肺损伤(P-SILI)和VALI。

(四) 平台压与驱动压的评价

1. 基本结论　Pplat是应用最多的参数,不仅用于ARDS,几乎用于各种呼吸衰竭的患者。对控制通气或有自主吸气触发的ARDS而言,两者的标准不同,但目前倾向于用单一标准,即Pplat≤30 cmH_2O,该标准提示MV高压较大概率在跨肺压的安全范围内。目前应用更多的是单一DP,即DP≤15 cmH_2O是安全的,且多数研究和共识认为DP评价VALI较Pplat更佳。

2. 问题与评价

(1) 平台压及综合评价:对ARDS而言,防治VALI,不仅要控制跨肺压,控制切变力更重要,即必须有适当的PEEP,因此用单一参数Pplat评价是原则性错误,本书始终贯彻Pplat和PEEP的同步评价,且充分考虑自主呼吸的作用,故建议评价标准为控制通气Pplat≤35 cmH_2O,有稳定自主吸气触发时Pplat≤30 cmH_2O;同时PEEP 10～15 mmHg(控制通气)或8～12 cmH_2O(辅助通气),不仅兼顾了跨肺压和切变力,也兼顾了控制通气和自主吸气触发,保护膈肌功能,是基本合理的。

(2) 驱动压:DP=Pplat-PEEP或DP=VT/Crs,在一定程度上兼顾了Pplat和PEEP或VT和Crs,较单一Pplat的价值更高是合理的。DP下降可以是Pplat下降或PEEP下降,过低的PEEP是不合适的,因此其价值受限也是必然的。由于适当自主吸气触发降低Pplat和需要的PEEP,还有保护膈肌作用、改善循环功能等诸多作用;选择DP必须控制通气,膈肌功能受损和循环功能抑制难以避免,与"保护性膈肌通气、保护性右心通气"是对立的,因此与传统兼顾Pplat和PEEP,以及自主呼吸的作用相比,单纯控制DP是无意义的。

(3) 小结:若选择压力参数,用Pplat和PEEP,兼顾是否有自主吸气触发评价更合理;鉴于RR过快意味着切变力增大,控制RR也是必要的,同样兼顾自主呼吸制定标准更合理。尽管有控制和辅助两种通气形式和多个参数,但呼吸机皆直接显示,不像DP需额外计算,且容易计算错误,因此应用基本通气参数是准确和方便的。

(五) 新技术监测　由于病变的不均匀性和重力依赖性,无论如何调节,肺泡过度充气、适当开放和肺泡陷闭总是同时存在,不同监测手段的合理应用,如EIT、肺超声评价可以弥补专业人员水平的不足,使适当开放肺区处于较高水平,过度充气或陷闭肺区处于较低水平。

总之，尽管提出多种评价标准进行不同性质的保护性肺通气，但皆有较多问题；基于呼吸力学变化的跨肺压和切变力，以及相应简易通气参数的综合评价仍是最合理的评价形式；单一的驱动压或应力，以及与其对应的应变宜作为补充手段。

第九节　顽固性低氧血症或循环功能障碍与右心功能保护

ARDS主要是肺泡陷闭和实变导致的静动脉血分流，引起严重低氧血症，合适MV治疗相对容易改善，但某些情况下，即使采用肺开放通气也难以纠正，需考虑其他原因，最常见急性肺心病，详见第八章第十节，本节简述如下。

COPD呼吸衰竭容易发生慢性肺心病，也容易急性加重和失代偿，低氧血症是主要诱发因素，容易纠正；支气管哮喘呼吸衰竭的过度充气对心功能影响明显，包括右心功能，影响因素单纯，能迅速缓解，也容易纠正。ARDS患者容易发生急性肺动脉高压(PH)和急性肺心病，且短时间内难以纠正，是导致顽固性低氧血症、循环功能障碍的重要因素。

一、急性肺动脉高压和肺心病的主要病理生理变化

1. 加重低氧血症　肺循环和支气管循环存在广泛吻合支，正常情况下不开放。当肺动脉压(PAP)升高超过体循环，处于闭合状态的吻合支开放，形成肺内分流；有严重肺微循环障碍或合并肺栓塞(皆常见)时，PAP明显升高。当PAP继续升高，右室扩张，继而引起三尖瓣反流和右房压明显升高，右房与左房之间的压差明显增大，卵圆孔开放，造成心内右向左分流，加重低氧血症，低氧血症又加重PH，形成恶性循环。

2. 加重循环功能障碍　PH和急性肺心病导致右室射血量减少，右室舒张末期容积减小、压力升高，使室间隔左移，左室舒张末期容积减小，左室射血量减少，循环功能恶化。

二、机械通气的作用

1. 不能改善急性PH导致的低氧血症　该部分患者多较重，且进行了较充分的MV治疗，常达保护性肺通气的极限；增加PEEP和高压还能扩张有限的陷闭或实变肺泡，使PaO_2有所升高；PVR明显增大，PAP明显升高，并远超过降低右室跨壁压的作用，最终PH明显升高，使上述肺内、肺外分流增加，并抵消扩张肺泡、升高PaO_2的作用。

2. 恶化循环功能　PEEP和高压升高，右室舒张期跨壁压下降，右室舒张末期容积减小、压力升高，伴右房压升高，回心血流量明显减少，右室射血量下降，导致左室前负荷下降，抑制左心功能和加重循环功能障碍。

三、处理原则与措施

1. 基本原则　适当降低PEEP、高压，避免继续升高；提高FiO_2；适当改善贫血和低蛋白血症。加用辅助呼吸支持手段，首选ECMO。加强肺血管疾病的评价和处理。

2. 保守处理

(1) 降低MV辅助强度：降低PEEP和Pplat，皆直接降低PVR和PAP；减慢RR，压力持续时间缩短，PAP下降，故尽管扩张陷闭肺泡的作用减弱，但打断恶性循环，PaO_2不下降或仅轻度下降；随着PH减轻和PVR降低而逐渐改善氧合。

压力降低意味着有右心功能改善，继而左心功能改善，伴循环功能全面改善。

(2) 纠正贫血和低蛋白血症：将Hb纠正至≥75 g/L，白蛋白≥30 g/L，必然伴DaO_2改善；随着右心功能改善，该作用更明显。

(3) 加强改善和纠正内环境紊乱：进一步改善组织供氧和代谢。

3. 加用辅助呼吸支持技术　必然能迅速降低MV压力，伴PaO_2升高和循环功能改善。ECMO(尤其A－VECMO)可同时改善氧合和循环功能，显著降低压力，应首选。

4. 抗凝治疗　用于可疑或确诊肺微循环障碍的患者，抑或肺栓塞的患者。

在本章阐述中，尽管未单独提及右心保护，但基于呼吸生理的通气策略和辅助呼吸支持，自然有助于避免或加重急性肺心病。

第十节　膈肌损伤与保护

对未抑制呼吸的ARDS患者而言,呼吸肌持续高强度收缩和舒张,主要是膈肌的收缩和舒张,与健康人剧烈运动有明显不同;实施小VT通气时,又必须持续过度抑制自主呼吸,出现不同问题,因此膈肌保护备受重视,简述如下(详见第八章第六节、第七节)。

(一)基本变化与对策　ARDS患者的肺弹性阻力显著增大,肺牵张感受器、毛细血管J感受器等兴奋,呼吸中枢驱动持续过度增强,使吸气努力持续显著增加,肌纤维缩短,称为向心性收缩;过强向心性收缩能引起肌张力过高,导致肌肉炎症、蛋白水解、肌纤维损伤和肌膜紊乱;呼气末肺容积过度降低,在呼气阶段、膈肌肌纤维变长的情况下也会发生收缩,以防止肺萎陷,称为离心性收缩。如此长时间持续过度收缩,导致膈肌疲劳或损伤,因此适当应用镇静剂、肌松剂抑制过强的自主呼吸是必要的,类似于剧烈运动后的休息。

(二)小潮气量通气时的变化与对策　小VT通气是普遍应用的基本通气策略,无论是否加用ECMO或其他辅助呼吸支持措施,皆需过度抑制自主呼吸,进行控制通气,容易导致膈肌废用性萎缩,与激素等共同作用也可发生重症肌无力;通气时间过长又会导致更多问题,因此控制肌松剂和激素,维持自主吸气触发,尽早过渡至自主通气模式、降低支持强度是必要的。

本章以P-V曲线为基础,阐述PTV和控制呼吸形式的基本要求,避免过度强调小VT和PHC,是符合呼吸生理的自然选择,避免了与“保护性右心通气”和“保护性膈肌通气”的对立和混乱。

第十一节　急性呼吸窘迫综合征患者的综合治疗

ARDS是危重症,常是脓毒症或严重创伤的一种表现,且容易导致循环功能障碍和内环境紊乱,故强调综合治疗。

(一)治疗原发病和诱发因素　原发病是影响ARDS预后和转归的关键因素之一,如普通创伤、骨折、手术等诱发因素为一次性,预后较好。大的复合性创伤、坏死性胰腺炎,只要清创彻底,也可取得较好的疗效。肺部感染所致者,预后最差,主要与损伤部位血液循环差、局部抗感染药物浓度低及敏感药物选择困难等有关;肺感染患者也容易发生微循环障碍、MODS和内环境紊乱,是影响预后的重要因素。随着器官移植和其他各种免疫抑制患者的增多,以及类似禽流感病毒、新型冠状病毒(新冠病毒)等的传播,病毒性肺炎伴ARDS的发生率和诊断率明显升高,可根据情况及早应用相应的抗病毒药物(多数情况下无合适药物),根据患者特点进行个体化综合治疗更重要。非典型性病原体作为单独致病因素或合并感染因素导致ARDS的情况增多,肺孢子菌感染也时有发生,需注意鉴别和进行适当的治疗。真菌感染导致的ARDS少见,常作为继发感染的病原菌加重病情。

(二)改善组织供氧与降低组织代谢　是ARDS评估、治疗的核心之一,与应激反应也有密切关系(详见第十五章第一节和第三十九章第十节)。其他具体细节详见朱蕾主编的《体液代谢的平衡与紊乱》第二版。

(三)系统性炎症反应和应激反应评估与处理对策　是ARDS的重要方面,但被严重忽视或错误解读,详见第三十五章第三节和第四节,本节针对常见问题简述如下。

1. *利尿剂的应用*　静脉应用可短时间内降低血流量,减少分流量,改善PaO_2;ARDS患者肺组织间液的胶体渗透压明显升高,利尿剂对炎症性水肿基本无作用,反而减少正常组织的水分,容易导致循环血流量不足和电解质紊乱,加重组织缺氧。事实上,通过控制液体入量也可获得前述效果,并能避免相应的不良反应,因此利尿剂不宜常规应用。ARDS患者常有明显的应激反应和水钠潴留,也容易发生心力衰竭,此时需适当应用。

2. *糖皮质激素的应用*　激素的应用一直有较

大争议，有效、无效、增加病死率的报道皆多见；持续数年的新冠病毒感染证实，适当应用能降低重症肺炎患者的病死率，也导致临床滥用。病情的复杂性决定了无论何种实验结果，合理的生理学和生物学分析皆是必要的（详见第三十五章第四节）。

（1）非感染因素所致者：如气体或液体吸入、脂肪栓塞、羊水栓塞，以及血嗜酸细胞升高者，特别是化学物质损伤所致者疗效较好，首选激素，及早应用，强调大剂量短疗程。

（2）细菌感染：不主张应用，但某些特殊情况，如难以控制的高热导致呼吸显著加快，PaO_2下降或人机配合不良时，临时应用激素，发挥其抗炎症作用，有助于降温，降低氧耗量和改善人机配合；存在严重毛细血管渗漏时，也可短时应用。

（3）特殊病原体感染：对耶式肺孢子菌、病毒感染导致的 ARDS，若应用适当也有较好的疗效，避免过早应用和停用过晚。对非典型性病原体导致的重症间质性肺炎和 ARDS 也有一定效果，也强调避免过早应用和停用过晚。

3. ARDS 后肺间质纤维化　小剂量应用，疗程一般不超过 1 个月。

第三十五章
重症肺炎的机械通气治疗

重症肺炎有多种不同类型，单纯就肺部本身情况而言，表现为广泛肺实质病变，出现严重低氧血症，有机械通气(MV)指征，是本章阐述的内容。

第一节　重症肺炎与急性呼吸窘迫综合征的关系

肺炎是导致ARDS的常见原因，不同肺炎类型与ARDS的关系比较复杂，临床上容易混淆。重症肺炎有多种情况，大体分两种类型，一种是有严重并发症或合并症，如并发脓毒症休克；一种是肺部本身病情重，表现为广泛肺实质病变，出现严重低氧血症。后者就表面定义而言，与ARDS相同，但疾病本质和治疗要求皆可能有较大差别，如部分肺炎有弥漫性肺泡毛细血管膜(ACM)损伤或弥漫性肺泡损伤(DAD)，符合ARDS的病理改变，是真正的ARDS；部分ACM完整，不是真正ARDS；部分可能更复杂。如台湾长庚医院报道的ARDS患者，存在DAD是真正ARDS，无DAD则可能是单纯肺炎，并不是其提出的所谓“不同ARDS亚型”。21例肺炎患者中，11例合并DAD，病死率为72.7%，则可能为肺炎合并ARDS；10例不合并DAD，病死率为20%，则可能为单纯肺炎。与实际临床状况一致。

第二节　重症肺炎的病理类型与机械通气治疗

按病理特点，重症肺炎大体分为三种类型：多叶、段大叶性肺炎，局限性肺炎伴弥漫性肺损伤，以及广泛间质性肺炎。

一、多叶、段大叶性肺炎

(一) 单纯大叶性肺炎

1. *基本特点*　绝大多数由细菌感染引起，且主要致病菌是肺炎链球菌、肺炎克雷伯杆菌，影像学表现为双肺多发实变、渗出，氧合指数(OI)显著下降，无论是根据ACCP还是柏林定义，都能临床诊断为ARDS。其主要病理特点是肺毛细血管通透性增大，ACM结构完整，大量水分、纤维蛋白、中性粒细胞、巨噬细胞、红细胞挤满肺泡，导致肺泡容积增大(图35-1)，与ARDS的陷闭和实变(图34-1，图34-2)有显著区别。与轻症大叶性肺炎局限的叶、段渗出、实变不同(图35-2)；重症大叶性肺炎表现为多叶实变；病变肺叶与正常肺叶同时存在，且两者之间边界清楚(图35-3)，与肺内型、肺外型ARDS的影像学变化也明显不同(图15-7，图15-8)，因此其本质不是ARDS。

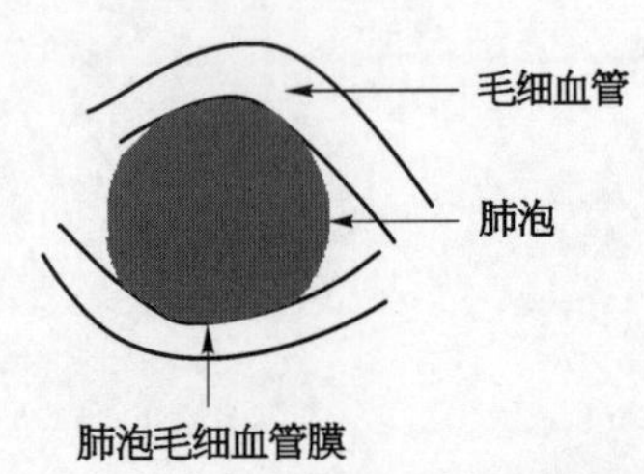

图35-1　大叶性、小叶性肺炎的病理改变模式图

2. *机械通气的特点*　无论是采取低压力的定压通气(PTV)、允许性高碳酸血症(PHC)等保护性通气策略，还是高压力的肺开放通气策略，皆不可能将肺泡内的物质“挤出”，自然不会明显改善低氧血症。

3. *主要治疗方法*　及早给予合适抗感染药物

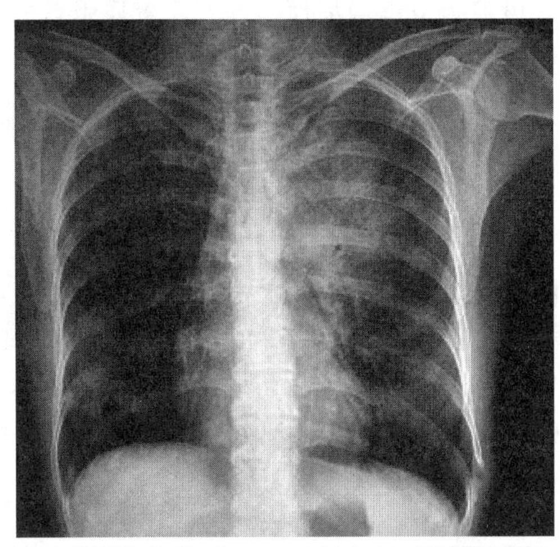

图 35－2　单纯轻症大叶性肺炎的影像学变化

左上叶实变

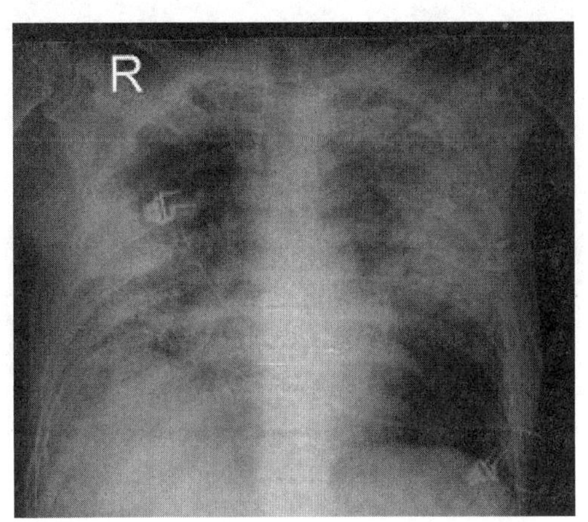

图 35－3　单纯重症大叶性肺炎的影像学变化

双肺大片实变，限于右肺中下叶、左肺上叶，与正常肺叶边界清楚；右横膈抬高为膈肌麻痹所致

治疗，一旦诊断，应至少在 6 h 内进行病原学检查，并给予经验性抗感染治疗，用药越早，效果越好；反之则效果差，超过 24 h，病死率将明显升高。

4. *呼吸支持要求*　尽可能不用 MV，而以经面罩高浓度氧疗或经鼻高流量氧疗（HFNC）为主；一旦建立人工气道，则主要通过提高吸入气氧浓度（FiO_2）改善低氧血症，严格控制高压和呼气末正压（PEEP），适当应用镇静剂和肌松剂抑制过强的自主呼吸。

（二）大叶性肺炎合并 ARDS　影像学特点是在边界清楚的大叶性肺炎（图 35－4A）的基础上，逐渐出现正常肺实质的弥漫性渗出性（图 35－4B）。肺炎的抗感染治疗和 ARDS 的 MV 治疗同样重要。

二、局限性肺炎伴弥漫性肺损伤

局限性肺炎伴弥漫性肺损伤实质上是局限大叶性或小叶性肺炎合并 ARDS。该类病变主要分两部分，基础病变为大叶或小叶性肺炎，通过病原菌（绝大多数为细菌，以革兰阴性杆菌为主）感染直接引起，其主要病理特点与前述大叶性肺炎相同，无论何种高压和 PEEP，即 PTV、PHC 或肺开放通气皆不可能将肺泡内的物质“挤出”，不会明显改善低氧血症；主要是抗感染药物治疗。继发病变为大量炎症细胞集聚和炎症介质释放引起的失控炎症反应，导致 ACM 损伤和高通透性肺水肿，实质是肺外型 ARDS，与 ARDS 的通气要求相同。即该类患者同时兼顾抗感染治疗和 ARDS 的 MV 治疗。

三、广泛性或弥漫性间质性肺炎

病毒或非典型病原体感染是导致急性间质性肺炎的主要病原体，病原体以细胞内致病为主，主要病理改变是 ACM 损伤伴间质肺水肿，与肺外型 ARDS 的病理改变相似，但程度较轻，发展较慢。轻

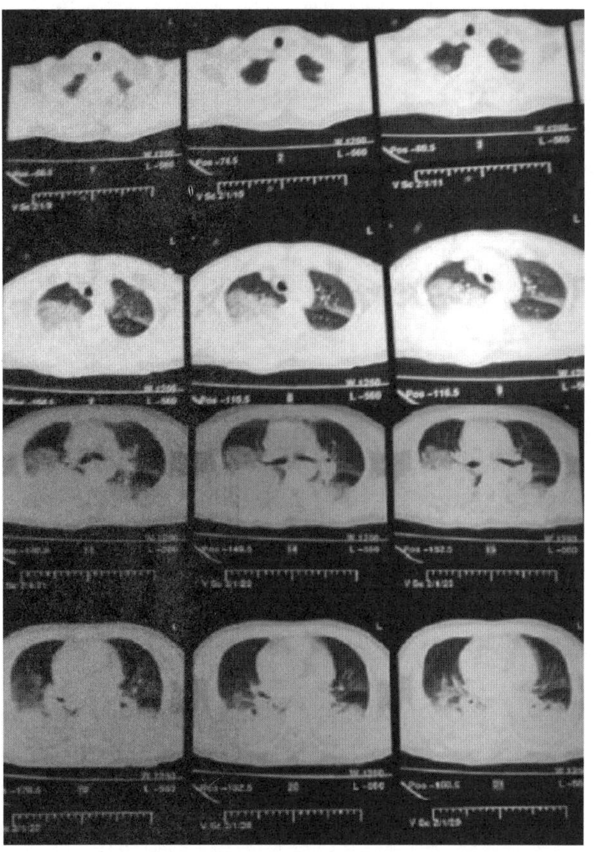

A

图 35－4　大叶性肺炎合并 ARDS

A：单纯多叶段大叶性肺炎

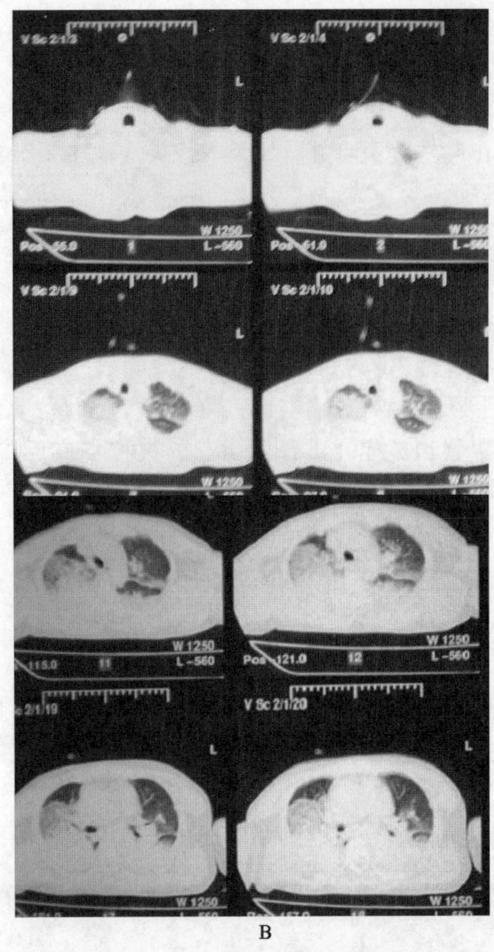

B

图 35－4 (续)大叶性肺炎合并 ARDS

B：在大叶性肺炎的基础上出现弥漫性渗出改变，即合并 ARDS

症患者可自愈或适当治疗后好转。重症患者表现为双肺弥漫性或广泛性渗出性(图 15－8，图 35－5)，不仅有病原体致病，也出现失控性炎症反应，故可以称为急性重症间质性肺炎或急性间质性肺炎合并 ARDS，是典型的肺内型 ARDS，可选择 PTV、PHC 或肺开放通气。部分患者肺实质广泛损伤且程度较重，肺间质和肺泡内的含水量皆比较多，尽管还是“肺内型”ARDS，但对各种水平的高压和 PEEP 的治疗反应都比较差；还有部分有明显的细胞增生，对 PEEP 的治疗反应更差，需加用体外膜氧合(ECMO)等体外呼吸支持技术。

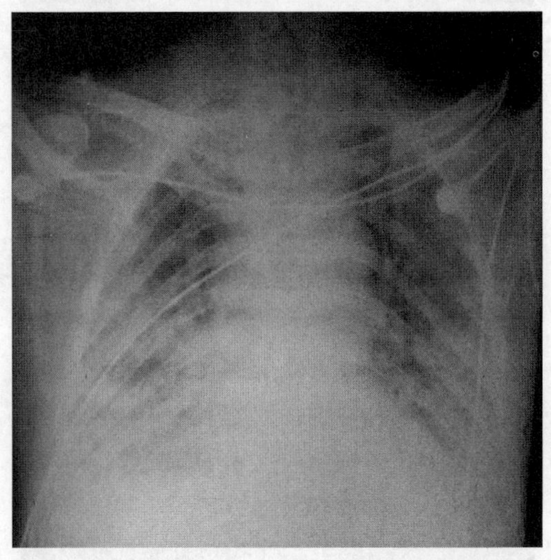

图 35－5 重症间质性肺炎的影像学变化

第三节 重症间质性肺炎或急性呼吸窘迫综合征的局部和全身性反应与综合治疗

重症间质性肺炎(等同于肺内型 ARDS)不但出现肺实质损伤，也出现明显的全身反应，因此不仅需要有效抗感染治疗(可能难以选择)，也需注意防治局部肺损伤、改善动脉血氧运输量、维持内环境的稳定。本节重点以病毒性感染(常缺乏有效抗感染药物)为例进行阐述，其他类型感染适当兼顾。

一、早期炎症反应

免疫反应基本未发挥作用，炎症反应开始，对肺实质有轻微损伤，也开始清除病原体，因此处理原则是保护炎症反应。若为病毒感染(目前最常见新冠病毒和流感病毒)或可疑感染，则选择可能有效的抗病毒药；适当应用免疫增强剂，如胸腺肽、丙种球蛋白(丙球)；短时应用大环内酯类药物，发挥其免疫调节作用，可能有助于病毒清除。若为非典型病原体感染或可疑感染，应尽早应用氟喹诺酮类、大环内酯类药物。若为细菌感染或可疑感染，则应用合适抗感染药物。以上皆避免应用激素。

二、急性加重期变化

1. 局部变化和治疗特点

(1) 局部变化：主要表现为严重肺实质损伤，同时大量病原体被清除；肺泡内有大量激活的炎症细胞和炎症介质，极少继发二重感染，不宜应用或过度应用广谱抗生素治疗；避免应用丙球、恢复期血浆或胸腺肽制剂。

(2) 治疗：对于病毒性感染或非典型病原体感染，避免应用抗细菌药物(特别是过度应用)，抗病毒药物可停用，抗非典型病原体药物可继续应用数日。事实上，由于病情加重，临床上经常应用更多、更强的抗菌药物，如早期以氟康唑(大氟康，抗真菌)＋万古霉素(抗阳性球菌)＋亚胺培南(泰能，抗阴性杆菌为主)为代表的所谓“大万能”组合；现代的抗菌药物组合则更强、更贵、更多，同时应用 4～5 种抗菌药物多见，不但延误治疗(对病毒、非典型病原体无效)，还容易出现药物性损害、缓解期耐药菌感染等多种不良后果。主要治疗方法是在氧气疗法、MV 等呼吸支持的基础上，适当应用激素，特别是病毒感染所致的间质性肺炎，方法是中等剂量、短疗程(详见本章第四节)。非典型病原体感染所致者相对较轻(军团菌除外)，激素用量相对更低。在细菌性感染患者中，不推荐应用，除非为暂时改善病情。

2. *系统性炎症反应综合征和应激反应*　前者受到重视，后者被严重忽略、无视或错误解读。应激反应主要是下丘脑-垂体-皮质轴、肾素-血管紧张素-醛固酮系统、交感神经-儿茶酚胺系统兴奋，生长激素、胰高血糖素分泌增多，以增强心血管系统，升高血糖，促进肾脏钠水的吸收，维持脑、心脏等生命脏器功能的供血供氧，为代偿反应；若强度太强、时间太久，必然出现内环境紊乱和脏器损害，处理原则和方法与一般补液和营养支持明显不同。

(1) 分解代谢显著增强：分解代谢与合成代谢皆明显增强，前者更为显著，容易出现反应性高血糖，低蛋白血症，细胞内 K^+、Mg^{2+} 释放，故最初数日应避免过多补充能量，称为允许性低热卡策略，并防治高血糖，维持适当血浆白蛋白水平(≥30 g/L)(详见第十五章第一节和第三十九章第十节)。

(2) 防治水、电解质、酸碱平衡紊乱：主要是肾脏重吸收 Na^+、HCO_3^-、Cl^- 增强，伴水吸收增加；排出 K^+、H^+ 增多，故主要发生高容量性高钠血症、缺钾性低钾血症、吸收性碱中毒；与慢性阻塞性肺疾病(COPD)、支气管哮喘(哮喘)明显不同，故核心处理原则为，① 严格控制钠盐入量。② 增加钾、镁离子补充，少尿除外。③ 若血钠浓度为正常高限或升高，应用袢利尿剂，如呋塞米(速尿)10～20 mg；若补充白蛋白，建议补充半小时后应用；尿量增加后，继续增加钾离子和水的补充，以胃肠道为主。④ 适当应用血管紧张素转化酶抑制，如卡托普利 6.25 mg，口服或鼻饲，每日两次；有高血压者，常规剂量应用。⑤ 明显高血糖或合并低血钾者，建议单独建立静脉通路，用 5% 葡萄糖液加胰岛素输注。⑥ 规范血生化检查，维持血钠浓度在正常偏低水平(感染性休克除外)，血钾浓度尽可能≥4.1 mmol/L(≤5 mmol/L)，血糖 6～10 mmol/L，pH≤7.5(≥7.30)。

3. *加强监测和评价*　主要是肺部常规监测，肺通气和换气功能监测，血流动力学和心功能监测(包括右心功能)、代谢监测、凝血功能监测。强调高度怀疑合并肺栓塞时，若在急性渗出阶段，直接充分抗凝，慎重肺动脉 CT(CTPA)检查；非急性渗出期，建议 CTPA 检查。

三、缓解期变化

若肺感染和损伤好转，将过渡至恢复期，尤其是病毒感染和非典型病原体感染患者，将出现系列变化，防治措施也应相应改变。

1. *分解代谢显著减弱，合成代谢显著增强*　对能量、蛋白、钾离子和镁离子、水溶性维生素的需求增加，容易发生低钾血症、低镁血症、低蛋白血症和水溶性维生素缺乏症，因此尽可能将血红蛋白纠正至≥75 g/L、白蛋白达正常水平、纠正电解质紊乱；在此基础上，恢复正常饮食，增加能量、蛋白、钾、镁及水溶性维生素的补充。

2. *免疫功能和炎症反应受抑制*　若全身炎症反应和应激阶段较强、时间较长，患者容易出现应激后“衰竭”，除肺内炎症迅速吸收外，机体免疫反应和炎症反应均严重受抑，容易发生耐药细菌、真菌感染，应及早停用激素(除非出现肺纤维化)；在改善患者营养状况的基础上，提高机体的免疫功能、预防感染。必要时复查胸部 CT 和进行相应微生物学检查，给予经验性或针对性抗感染药物治疗；建议预防性应用抗真菌治疗 3～5 日。一般情况较差或血浆球蛋白或淋巴细胞计数下降者，建议补充丙球，5 g/日，静滴，2～3 日；也可同时或单独正规应用胸腺肽类药物 2～3 日；避免更长时间应用。

3. *局部变化*　除单纯大叶性肺炎外，肺泡损伤未恢复，水分迅速吸收意味着肺间质保护作用明显减弱，更容易发生气压伤，应及早停用 MV，避免无创通气“过渡”。

4. *加强康复锻炼*　促进机体机能，特别是运动能力的恢复。

第四节 糖皮质激素在病毒性肺炎及急性呼吸窘迫综合征中的合理应用

对于 ARDS 或重症肺炎,尤其是缺乏高效治疗药物的病毒性肺炎,激素应用一直存在较大争议。重症新型冠状病毒(新冠病毒)肺炎的临床实验证实了激素的疗效,也带来更大混乱。一是新冠病毒肺炎住院患者,无论轻重几乎皆用激素;二是几乎皆用地塞米松 5 mg,qd,或甲泼尼龙 40 mg,qd,在没有评价的情况下至少应用 1 周或更长时间。因此,单独阐述是必要的,本节以新冠病毒肺炎为例进行说明。

一、急 性 期

(一) 应用机制 失控性炎症反应可大量、快速清除新冠病毒,同时明显损伤肺组织(伴低氧血症),极少继发感染。淋巴细胞计数(L)降低是局部炎症过度激活的标志,是应用激素的指征。若应用过早,新冠病毒不能被炎症反应有效清除,容易再次复发或加重;应用过晚,患者出现严重低氧血症或其他并发症,风险过大,因此合适的应用时机非常重要。避免同时应用丙球、康复期血浆、胸腺肽制剂等免疫增强剂是必要的,两类药物的作用是对立的,容易产生更多问题;该阶段也不宜加用抗细菌、抗真菌治疗,除非特殊群体或有明显指征。由于新冠肺炎急性加重的过程是一次性急性反应(临床上把所谓可能的有效治疗,如丙球或恢复期血浆、胸腺肽制剂、对抗炎症因子的靶向药、激素同时“轰击”或“随意”停药,导致第二次炎症急性加重并不少见),故应用时间不宜长,病情明显改善即停药。

该阶段也表现为过度应激反应,容易出现反应性高血糖、水钠潴留伴高血压、缺钾性低钾血症、吸收性碱中毒;胃肠道缺血,胃酸分泌增多,容易发生应激性溃疡;也容易出现应激性精神症状,激素皆可能加重这些异常,故合适评价激素效应和负效应是必要的。

(二) 应用指征及用法

1. *指征* 静息状态下,经鼻导管氧疗,氧流量 5 L/min,$SaO_2 \leqslant 90\%$;或经面罩氧疗,氧流量 10 L/min,$SaO_2 \leqslant 95\%$;或 HFNC,$FiO_2 \geqslant 60\%$,流量 $\geqslant$ 40 L/min,$SaO_2 \leqslant 95\%$;或氧合下降达不到上述标准,肺炎病程 $\geqslant$1 周,伴 C 反应蛋白(CRP)或白细胞介素(IL)- 6 明显升高,建议应用激素。L 下降是局部炎症过度激活的标志,不是禁用激素的指征。

2. *用法* 建议地塞米松 5 mg,静脉应用,qd;或甲泼尼龙 20 mg,静脉应用,q 12 h,首剂加倍。更严重的 MV 患者,建议地塞米松 5~10 mg,静脉应用,q 12 h;或甲泼尼龙 20~40 mg,静脉应用,q 8 h,首剂加倍。

(三) 评价与后续处理 对失控性炎症反应而言,一般应用 2~3 日,激素效应达高峰,此时评价是必要的;没有评价的持续应用是原则性错误。

具体评价与处理方法:连用 3 日,氧合明显改善,CRP 和 IL - 6 明显下降,L 无明显下降或下降后较快回升,建议减半后再应用 3 日,直接停药;用药 3 日,无明显效果或副作用明显(主要是 L 明显下降或明显精神症状;其他体液代谢方面的副作用容易处理,不作为主要评价标准),建议停用;用药后有效,改善缓慢者,继续减半,改口服或鼻饲,不超过 2 周。部分患者,停药有不适反应或低热,可口服或鼻饲小剂量中效激素 3~5 日后停药。

(四) 说明

(1) 在炎症反应失控或严重免疫功能紊乱阶段,激素主要在炎症病灶代谢,半衰期和半效期显著缩短,故严重患者需要更多的用药次数和更大的用药剂量;甲泼尼龙的半衰期和半效期短,用药次数较地塞米松多。应用的基本原则是第一次用药有效,疗效能维持 24 h。甲泼尼龙每日一次应用(如 40 mg,qd)是常见的临床错误。

(2) 短效、中效、长效激素,在“相当”剂量下,有相同的抗炎强度;氢化可的松(或可的松)为短效激素,其半衰期、半效期短得多,需要的应用次数过多,对内环境影响过大,故不推荐应用。

(3) 首剂加倍,能显著降低炎症反应的强度,有助于较快减少激素用量,缩短疗程,减少副作用。

二、慢 性 期

1. *疾病特点与应用指征* 如前述,除非医源性因素等特殊情况,疾病为一次性、自限性,大部分患者的肺内病灶完全吸收或仅遗留少许纤维灶,不影响或明显影响肺功能。若病情缓解后,胸部 CT 显示渗出性病灶明显吸收，出现增生性改变，且患者活动后 SaO_2 下降；有基础呼吸系统疾病者，活动后 SaO_2 的下降幅度较平时更明显；或肺功能检查出现限制性通气功能障碍或一氧化碳弥散量（D_LO_2）下降（临床测定错误太多，仅供参考）；抑或胸部 CT 检查有明显增生改变或纤维化（医生主观判断），患者无明显不适，皆为应用激素的指征。

2. *疾病特点与药物选择*　该类疾病为炎症后肺间质纤维化，与特发性肺间质纤维化（idiopathic pulmonary fibrosis，IPF）不同，有明确的病因；不进行临床干预，增生和纤维化病灶仍会好转，但较缓慢，且 CRP、IL－6 多正常或接近正常，故首选激素，且无需中、大剂量，疗效和副作用的判断与急性重症期明显不同。抗氧化治疗可能有效，谷胱甘肽可直接发挥作用，需静脉滴注，作用时间短暂，不建议选用；维生素 C、部分化痰药有明显抗氧化作用，但多为水溶性，不建议首选；建议首选脂溶性的维生素 E。对 IPF 有"一定作用"的吡非尼酮、尼达尼布，鉴于疾病特点明显不同，不支持、不反对，但经济条件受限者，不建议应用。

3. *具体用法与评价*　给予中效激素，如泼尼松龙（5 mg/片）、甲泼尼松龙片（4 mg/片）或泼尼松（5 mg/片，不适合明显肝功能损害的患者）2～3 片，qd，口服；约 7 日评价疗效，若活动后 SaO_2 下降幅度减小或活动后气急改善，则继续原治疗；半月后每周减 1 片，总疗程不超过 1～1.5 个月。激素结束应用时，尽可能完善复查：胸部薄层 CT 检查、肺功能、动脉血气分析；个别较重或合并基础肺疾病的患者，可延长至 2 个月，并注意维持原发病的规范治疗。建议维生素 E 100 mg，tid，疗程 1～2 个月。

三、疾病早期、重症缓解期的补充治疗

部分患者发病早期或病情明显缓解后，有精神萎靡、食欲缺乏、乏力等肾上腺功能低下的表现，特别是高龄老人或因基础病曾接受激素长期治疗的患者，建议尽可能及早针对性检查后，给予前述中效激素半片或 1 片，qd，口服；当然用氢化可的松或可的松更合适，但药物获取有难度。

四、病毒检测转阴后间质性肺炎的治疗

与细菌性肺炎不同，由于病毒性肺炎的核心病理变化是肺泡上皮和微血管内皮损伤，病毒核酸或抗原检测转阴后，CT 检查多显示肺炎未改善或加重。作为"自限性疾病"，较大部分患者的病灶会逐渐吸收或遗留少许纤维灶（不是肺间质纤维化）；部分患者肺炎范围较大，吸收缓慢，可能出现纤维化，激素干预是必要的，但需综合评价。

（1）CT 检查显示肺炎轻微或较轻（范围小、密度低），可有轻度咳嗽、无任何不适或与肺炎无关的不适（因焦虑、抑郁患者较多，有较多症状，需鉴别）；SaO_2 正常，且活动后无下降，主要是自愈或适当应用抗氧化剂；不建议应用激素。

（2）CT 检查发现较大范围、密度较高的渗出性病灶或伴增生，可有咳嗽或活动后气急，或者无任何不适，无论是否有静息或活动后 SaO_2 下降，建议加用前述中效激素，2 片，tid，依据病灶严重程度（医生主观判断）应用 3～7 日，直接停药；若有明显增生或纤维化改变，则转入肺纤维化治疗。

（3）隐源性机化性肺炎（cryptogenic organizing pneumonia，COP）：难以评估发生情况，随着感染后持续时间延长，发生率可能升高。COP 的核心发病机制是病毒感染诱发的迟发性免疫功能紊乱，症状轻重差别较大。胸部 CT 的基本表现为气腔实变，部分病灶可能吸收、消散，部分病灶加重或新出现；与肺炎有较大差别。尽可能通过病理确诊，多数需中等剂量的中效激素较长时间应用；有相对比较认可的治疗方案，不赘述。

五、肺外器官、组织损伤的治疗

主要是心脏（表现室性心律失常、ST－T 波变化等）、脑（剧烈头疼、精神-神经障碍多见，可伴嗅觉、味觉的明显减退或丧失）、肾脏（腰酸，尿常规检查出现蛋白、红细胞）、骨骼肌（持续肌肉酸痛、肌酶升高）的损伤，需注意与原发疾病、精神-神经因素鉴别，特别是脑损伤症状与焦虑、抑郁等情况的鉴别，应去相应专科就诊，进行检查和评估。早期器官损伤主要为病毒的直接作用，后期可能是免疫功能紊乱的结果，在无明确病因解释、临床症状较重的情况下，建议先给予前述中效激素，2 片，tid，口服，疗程 3～5 日。

六、必要的说明

（1）循证医学是现代医学的基石之一，主要适合相对单纯的医学问题；将 RCT 等同于循证医学是错误的。

（2）呼吸生理学是评价、治疗呼吸危重症患者

的柱石。

(3) 生理学和生物学分析应贯穿于病毒感染及诱发的 ARDS 等全过程;以生理学为基础对急性发病初期、急性加重期、慢性恢复期进行评价、预防、治疗、康复是正确的手段。单纯重视感染和某一阶段的炎症或免疫功能紊乱,无视全身应激反应及效应,堆积 ECMO、过度镇静或镇静不足、丙球或血浆加激素加抗生素频繁出现是呼吸危重症医学的倒退。

第三十六章
心源性肺水肿患者的机械通气治疗

各种原因导致的左心衰竭或左心房压升高，使肺静脉和肺毛细血管淤血，静水压升高，水分进入间质或伴进入肺泡，称为心源性肺水肿（CPE），轻者或慢性患者多发生单纯肺间质水肿，急性重症患者多同时发生肺间质和肺泡水肿，本章主要阐述急性心源性肺水肿（acute cardiogenic pulmonary edema，ACPE）。

第一节　心源性肺水肿的治疗现状

随着社会城市化和人口老龄化，心血管疾病、老年人手术及危重症患者的不断增加，急性心力衰竭（acute heart failure，AHF）的发生率明显升高，其中重症AHF是发生呼吸衰竭和导致临床死亡的常见病因。大部分AHF患者经过吸氧、镇静、强心、利尿、扩血管等常规治疗后可迅速缓解，部分严重患者，现有药物治疗不能很好地协调血压（BP）、心肌收缩力和肾血流量之间的关系，疗效差，病死率较高。心、肺功能之间关系明显，如何从呼吸生理的角度研究AHF的病理生理和治疗方法是国际上的研究重点之一。

机械通气（MV）是治疗呼吸衰竭的最有效方法，但在心力衰竭伴低氧血症的应用中有较大争议。传统观念认为，虽然MV能够改善气体交换，减少呼吸功，缓解呼吸肌疲劳，但减少回心血量，降低心排血量（CO）和BP，从而限制了其在心力衰竭，尤其是于重症患者的应用。目前较多医生仍把急性心肌梗死、低血压等作为MV的禁忌证，除非常规氧疗难以纠正时才“被动”应用；但患者已出现严重循环功能障碍和多脏器损伤，尽管低氧血症可暂时好转，并不能改善预后。MV与心肺功能之间的关系要复杂得多，传统理论有较多误区。

第二节　心源性肺水肿的病理生理、临床特点与机械通气治疗

正确认识病理生理特点，特别是心肺之间的关系是正确评估病情、指导临床治疗的关键，但被严重忽视或错误解读。

一、ACPE的常见病因

急性心肌梗死、风湿性心脏病（风心病）二尖瓣狭窄、急性瓣膜损伤和血液反流、高血压心脏病、严重心律失常、换瓣术后或冠状动脉搭桥术，是发生ACPE的基础病因。在此基础上，输液过多、过快容易诱发或加重左心衰竭；若基础心功能正常或基本正常，输液过多、过快，导致心前负荷突然增加，也可发生ACPE。

二、胸腔内压与左心功能的相互关系

心源性肺水肿导致的代偿性胸腔内压（Ppl）下降，并直接影响左心功能。

1. *左室后负荷*　左室后负荷是左心射血时遇到的阻力，常用BP表示。事实上，胸腔内动脉受Ppl影响，实际压力要比胸腔外高，因此表示左室后负荷时，用胸腔内血压更准确。由于心室射血还受心室流出道和心瓣膜影响，因此用左室内压与心室周围压（Ppl）之差，即左室跨壁压表示后负荷较胸腔内血压或BP皆更可靠，也比BP高。健康人Ppl约 -5 mmHg，且相对恒定，BP与心室内压直接相关，可较好表示后负荷。在呼吸显著增强的情况下，Ppl

显著下降,左室跨壁压将显著高于BP,故后负荷明显升高。

2. *左心衰竭的左室前负荷基本不变、后负荷显著增大* 自主呼吸导致的Ppl的周期性降低是前负荷增加的主要动力,但Ppl增加前负荷的作用也有一定限度。由于静脉壁缺乏弹性支持,Ppl显著下降会使中心静脉压(CVP)下降,甚至变为负压,并在胸腔(高负压)与腹腔(高正压)交界部位引起静脉塌陷,升高回流阻力。Ppl越低,静脉塌陷越明显,静脉回流阻力越高,出现"限流效应"(图8-15),即回心血流量不能继续增加,前负荷也相对稳定;严格讲为右室前负荷,但通过肺循环进入左室,也可较好地反映左室前负荷。根据Starling定律,随着前负荷增大,CO增加;若前负荷过高,左室舒张末压超过15~18 mmHg时,CO将不再增大;Ppl降低导致左室跨壁压显著增大(选择性升高后负荷),因此总体效应是CO明显下降。如此恶性循环,将产生致命性的呼吸衰竭和心力衰竭,特别是在急性心肌梗塞患者中,一旦发生泵衰竭,病死率高达80%以上。

3. *适当MV对左心衰竭的效应* 若给予适当持续气道正压(CPAP)/呼气末正压(PEEP),Ppl适当升高,前负荷基本不变或维持在适当水平,同时避免限流效应;左室跨壁压明显下降(选择性降低后负荷),CO必然增大。

三、心源性肺水肿与胸腔内压

(一)正常肺循环 一般认为影响肺毛细血管液体运转的因素有肺毛细血管静水压(hydrostatic pressure of pulmonary capillaries, Ps)、胶体渗透压(pulmonary capillary colloid osmotic pressure, Pp)、肺间质静水压(pulmonary interstitial hydrostatic pressure, Pis)和肺间质胶体渗透压(pulmonary interstitial colloid osmotic pressure, Pip)。其中,Ps、Pip是促进毛细血管水分进入间质、间质水分进入肺泡的主要因素;Pp、Pis则是对抗毛细血管液体漏出,促进间质液回流的主要因素。液体滤过压相当于(Ps+Pip)-(Pp+Pis),滤过压大于0,水分进入间质;反之则进入毛细血管。在毛细血管动脉端,Ps和滤过压较高,部分水分进入间质;在毛细血管静脉端,Ps较低,间质水分回流入血管,少部分进入淋巴管回流,总体上Ps非常低,肺动、静脉的静水压也比较接近,淋巴管回流充分,进出液体量相同,肺间质液维持动态平衡,肺泡保持相对"干燥"。

(二)心源性肺水肿

1. *肺间质水肿* ACPE发生的主要病理生理基础是Ps升高,也与Pis有一定关系。"间质压"依测定部位不同可分为两种基本情况,在肺泡周围,肺泡上皮和毛细血管内皮基底膜融合,称为肺泡毛细血管膜(ACM),周围压力受肺泡内压(Pal)的影响较大,平均滤过压小于0,水分不能滤出,即肺泡周围是"相对干燥"的,从而保障气体交换的顺利进行。真正肺间质的毛细血管称为"肺泡外毛细血管",其周围压力受Ppl影响较大,平均滤过压大于0,水分进入间质,最终经淋巴管回流,从而保障液体交换的动态平衡。各种原因导致的肺静脉压和Ps升高,滤过压显著增大,超过淋巴管的回吸收能力时,形成肺间质水肿。肺血容量增加和肺间质水肿通过刺激容量感受器和毛细血管J感受器等机制兴奋呼吸中枢,使呼吸加快、加深,可出现呼吸性碱中毒,常有干咳;不影响ACM,PaO_2多正常或仅轻度下降,其中在间质水肿早期,PaO_2正常,在典型间质水肿期轻度下降。在交感神经-儿茶酚胺的作用下,患者BP升高,心率(HR)异常增快。

2. *肺泡水肿* 肺血容量增加和间质水肿导致呼吸加快、加深,Ppl和Pis下降,ACM的滤过压超过0,水分进入肺泡,形成肺泡水肿。气体与液体混合,表面张力迅速增大,血浆成分也显著削弱肺表面活性物质(PS)的作用,促进其代谢,液体加速进入肺泡,形成恶性循环,导致严重低氧血症。因此,CPE是肺间质和肺泡水肿渐进发展的过程,肺泡水肿必然和间质水肿同时存在。由于气体和液体在肺泡混合,将出现白色泡沫样痰,严重者红细胞漏出,呈粉红色泡沫样痰,肺底部满布湿啰音,与ARDS的肺泡陷闭、少痰和少湿啰音形成鲜明对比。气体和液体在肺泡混合,也将导致通气血流比例($\dot{V}/\dot{Q}$)失调;重者气体不能进入肺泡,形成分流;持续时间较长者,气体吸收也可发生肺泡萎陷,因此在呼吸性碱中毒的基础上,出现严重低氧血症。低氧血症和肺容积下降进一步兴奋呼吸中枢,使呼吸加快、加深。由于受重力影响,下肺区或背侧肺区水肿更严重。随着心血管系统的代偿作用减弱,BP降低,HR进一步增快,出现低血压和休克;有效肺容积显著下降,呼吸代偿作用逐渐减弱,呼吸性碱中毒逐渐缓解,甚至出现呼吸性酸中毒。

若原发因素或诱发因素改善,Pal升高,滤过压逐渐下降至0,渗出和回吸收也可逐渐达到动态平衡,则低氧血症多不严重。

3. *临床表现*　与心功能状态和肺水肿分期密切相关，主要表现为在原发病或输液过多、过快的基础上，出现呼吸加深、加快，进行性呼吸困难或夜间阵发性呼吸困难，严重者端坐呼吸，呼吸频率(RR)可达30～40次/min或更快；病初为干咳，然后逐渐出现咳白色或粉红色泡沫样痰；HR加快，心尖部出现舒张期奔马律，肺动脉第二音亢进；双肺底逐渐出现黏发音、细小水泡音，直至双肺满布湿啰音，部分患者还可出现支气管痉挛和哮鸣音。

发病初期，交感神经兴奋，BP升高；随着病情加重，BP下降或出现心源性休克。

4. *适当MV对肺水肿的治疗作用*　通过直接作用和间接作用的多个环节改善肺水肿和气体交换，缓解呼吸困难。

(1) 直接作用：① MV正压增加Pal和Pis，促进肺泡液和间质液回流入血管腔；促进水分由肺泡区向间质区分布；扩张陷闭肺泡，必然伴肺水的回吸收增多；加压气流可使肺泡内泡沫破碎，促进肺泡功能恢复，有利于改善通气和$\dot{V}/\dot{Q}$失调。② 前述效应必然伴功能残气量(FRC)增大和肺顺应性改善。③ 直接提高吸入气氧浓度(FiO_2)，迅速改善低氧血症。此为MV改善气体交换和提高PaO_2的主要机制。

(2) 间接作用：① 降低氧耗量。MV可通过取代或部分取代自主呼吸，降低呼吸肌做功，间接提高PaO_2。② 改善心功能。如前述，适当MV可改善Ppl，通过直接降低左室后负荷，间接改善肺水肿。低氧血症和肺水肿的改善必然降低呼吸中枢兴奋性，减慢RR，降低呼吸功，提高PaO_2。

四、机械通气改善左心功能的机制与特点

前文有简单说明，本处完善阐述。

1. *增加心排血量*　适当MV使过低的Ppl上升至适当水平，比如由－28 mmHg升至－8 mmHg(接近正常)，则左室跨壁压(后负荷)大约下降20 mmHg；回心血流量和前负荷基本不变或维持在适当水平，即选择性降低后负荷，结果CO增加，BP改善，即过高的BP降低，过低的BP升高。在心力衰竭患者中，前负荷多在过高水平，即处于Starling定律的平坦段，CO对其变化不敏感(图8－16)；与后负荷关系密切，即使前负荷有所下降，CO仍将增加。但在心功能正常者中，CO主要取决于前负荷，MV引起Ppl上升、心室舒张末期容积下降，降低CO。

适当MV改善换气功能和左心功能的作用皆非常显著，但压力过大也会显著减少回心血流量，降低前负荷；还可导致肺过度充气，限制心脏活动，降低舒张末期心室壁的顺应性，使CO下降；而压力不足，则不能升高过低的Ppl，CO不能改善，甚至恶化，因此维持适当通气压力是必要的。

2. *改善心肌供血*　CO增加使心室舒张末期容积减少，心肌张力下降，冠状动脉供血改善，因此MV可用于一般心力衰竭患者，也可用于心肌梗死伴BP下降的患者，应用得当，较药物治疗有更多优点。

3. *间接改善心功能*　通过改善低氧血症和减少呼吸肌做功间接改善心功能。

五、机械通气的临床应用

详见第二十一章第六节，本节简述如下。

(一) 应用指征及方法

1. *应用指征*　主要用于常规药物治疗效果不佳的左心衰竭患者，包括心肌梗死伴BP下降的患者。强调及早"主动"应用，特别是呼吸代偿明显、病情有加重趋势的患者。

2. *通气方法*　首选BiPAP呼吸机、用CPAP或压力支持通气(PSV)＋PEEP经面罩无创正压通气(NPPV)。从低压力开始，如CPAP 4～6 cmH_2O或峰压/PEEP 8～12 cmH_2O/4～6 cmH_2O，逐渐增加，原则上Ppl接近正常高限水平(－7～－5 mmHg)是MV压力合适的指征；若出现RR减慢、HR减慢、BP恢复也可认为是通气压力合适的表现，此时压力水平一般为CPAP 8～10 cmH_2O或峰压/PEEP 12～16 cmH_2O/6～10 cmH_2O；必然伴随低氧血症逐渐改善。若低氧血症明显改善，说明肺水肿明显好转，应开始降低压力，否则会抑制心功能。

3. *建立人工气道的指征*　① 严重心律失常；② 严重低氧血症；③ 出现高碳酸血症；④ 呼吸道分泌物的引流不畅；⑤ 有严重合并症，如严重创伤、大手术、支气管哮喘急性发作等。

(二) 机械通气的撤离　对于单纯补液量增多导致的急性左心衰竭患者，肺水肿改善后，能在较短时间内撤机。对于有基础心脏病的患者，若突然撤机，容易导致Ppl降低，心脏前、后负荷突然增加，可能再次诱发左心衰竭和呼吸衰竭，需逐渐降低通气支持，并适当加用改善心功能的药物。

(三) 药物及其他治疗手段的应用　MV的治

疗作用有一定限度,比如对梗塞心肌的作用有限,应在呼吸支持的条件下尽早溶栓或介入治疗;严重心律失常者也需尽早复律;其他发生心衰的诱因也应尽早明确并纠正。还应重视镇静剂的使用,一般选择地西泮或吗啡 5~10 mg 静脉缓注;15 min 后可根据病情重复使用,一般连用 2~3 次。镇静剂不仅能减少烦躁带来的额外氧耗和心脏负担,还可扩张血管,减轻心脏前后负荷,帮助 MV 患者改善人机配合。对于进行 NPPV 的老年人或低血压患者,应注意药物的副作用,特别是吗啡。强心、利尿、扩血管药物的应用与一般急性心力衰竭相似,但进行 MV 的患者病情相对较重,且变化较快,容易发生药物的副作用,宜选择静脉用药和作用时间短的药物。在合并低血压的患者中,应控制利尿剂的使用,因为 BP 下降多是有效循环血量不足的表现,必然伴肾小球滤过率显著下降,利尿无效;若利尿有效,则降低有效循环血量,加重循环功能障碍。

对于危重患者,应注意电解质紊乱、酸碱平衡失调、反应性高血糖的预防和纠正,特别是低钾血症、代谢性碱中毒和高血糖的纠正。危重患者的低血容量、应激反应以及利尿剂、糖皮质激素的应用等,容易导致代谢性碱中毒、低钾血症,后者将加重心功能抑制,形成恶性循环。还应注意重要脏器功能的维护,尤其是消化道出血和急性肾损伤的防治。

第三节　机械通气相关性肺水肿

实际 MV 时,一般比较注意避免通气压力和 VT 过大,但通气不足所产生的不良影响容易被忽视。

(一) 发生机制　人工气道、呼吸机应用不当、人机对抗,导致通气阻力过大,呼吸肌本体感受器兴奋,呼吸肌收缩力增强,呼吸加深、加快,Ppl 和间质内压显著下降,发生负压性肺水肿;左室跨壁压升高、后负荷增大,诱发或加重左心衰竭,加重肺水肿,形成恶性循环。对于有基础心肺疾病的患者,如冠心病、高血压、急性呼吸窘迫综合征(ARDS)、间质性肺炎患者,心肺的防护功能下降,更容易发生心力衰竭和肺水肿。

(二) 常见原因　主要有:① 人工气道、连接接头过细或不完全阻塞(常为呼吸道分泌物阻塞),气道阻力显著增大;② 通气压力或 VT 不足,包括通气压力、VT 的大小不足和设置不当;③ 漏气;④ 初始吸气流量不足,包括设置流量不足、吸气压力坡度或流量坡度设置不当;⑤ 其他参数设置不当,如 RR、Ti 设置不当,将导致呼吸机输送的气流形式不符合患者的实际需求;⑥ 呼吸机性能下降或滤网阻塞;⑦ 其他不适当操作,如气管镜检查、吸痰时间过长,胸腔穿刺放气、放液速度过快。

(三) 处理原则　适当应用镇静剂抑制过强的自主呼吸,分析、评价和处理诱发因素。

第四节　机械通气在慢性左心衰竭患者中的应用

慢性心力衰竭(chronic heat failure, CHF)是各种心脏病的终末阶段,是严重影响公众健康的心血管疾病。Framingham 的研究表明,男性 CHF 的生存期为 1.7 年,女性为 3.2 年。Macintyre 等人统计发现,男女 CHF 患者 1 年生存率分别为 57%和 64%,5 年为 25%和 38%,并且病死率随年龄增大而增加。多项大规模临床试验均显示,血管转换素酶抑制剂和β受体阻滞剂对 CHF 有较好的疗效,被认为是 CHF 治疗手段的最重要进展之一。近 20 年来,NPPV 作为 CHF 的辅助治疗方法也取得了较好的疗效。

一、NPPV 对 CHF 患者呼吸系统的影响

1. 基本呼吸功能变化　CHF 患者左房压升高,肺静脉回流障碍,肺淤血、水肿。由于肺间质水肿和肺泡水肿,肺顺应性(C_L)降低,通气阻力增大;$\dot{V}/\dot{Q}$ 失调,加之 ACM 增厚,引起气体交换障碍,发生低氧血症。与健康人相比,CHF 患者的吸气、呼气肌力和耐力均有不同程度的降低,且与心脏指数(CI)显著正相关。

2. MV 的作用　MV 有利于克服呼吸阻力;

PEEP 可扩张终末气道和肺泡，增加 FRC，改善低氧血症；肺泡内正压对肺间质有挤压作用，可减少肺毛细血管的漏出，促进肺间质水肿消退；加压气流可使肺泡内泡沫破碎，有利于通气和$\dot{V}/\dot{Q}$失调改善。MV 还可降低呼吸功，改善呼吸肌疲劳，提高生命质量。

二、NPPV 对 CHF 患者血流动力学的作用

1. *改善后负荷*　与 ACPE 相似，CHF 的左室跨壁压增大，后负荷增加，但 Ppl 变化幅度较小，后负荷的增加幅度远不如急性者；适当 CPAP/PEEP 可使 Ppl 适当增大，左室跨壁压减小，后负荷相应下降，CO 增大。

2. *改善前负荷*　CHF 的前负荷明显增加，MV 可降低回心血流量，减小左房及左室舒张末期张力；尽管不影响 CO，但左室舒张末顺应性改善，冠脉供血相应改善，故长期效果好。当然也有不同报道，如 Kiely 等人发现 CHF 合并心房纤颤(atrial fibrillation, AF)的患者，在觉醒状态下应用 NPPV 后，CO 和 CI 降低。考虑原因为：心房收缩使心室充盈明显增加，出现 AF 后该功能消失；合并 AF 的 CHF 患者的心室血流充盈及排空也会受到不规则心律的影响，故应用 CPAP 后，患者更容易发生前负荷明显减少，CO 降低。AF 是 CHF 患者较常见的心律失常，应慎用 NPPV。

3. *改善神经调节*　在 CHF 患者中，由于各种原发病对心脏植物神经的损害，使心脏的调节出现异常，交感神经与迷走神经相互协调失去平衡，导致心率变异性下降。CHF 患者的心率变异性明显低于心功能Ⅰ级的健康人，说明患者迷走神经受损，同时也累及交感神经。心率变异性与心功能分级呈明显的负相关，心功能越差，心率变异性降低越明显。Takase 等人认为，RR 间期标准差小于 30 ms 的 CHF 患者的病死率显著增高，特异性＞90%，敏感性为 75%。由此可见，心率变异性可作为 CHF 患者预后分析的一个独立指标，心率变异性越低，预后越差。而 CPAP 可提高 CHF 患者的心率变异性，改善心功能和患者的预后。

三、NPPV 对 CHF 合并睡眠呼吸障碍患者的治疗作用

(一) CHF 患者的呼吸调节障碍　CHF 患者睡眠呼吸障碍(sleep related breathing disorder, SBD)的发生率高，睡眠呼吸暂停综合征(sleep apnea syndrome, SAS)是 SBD 的主要表现，临床上分为阻塞型(OSAHS)、中枢型和混合型，以阻塞型最多见。左心室射血分数＜45%的 CHF 患者，中枢型睡眠呼吸暂停综合征(central sleep apnea syndrome, CSAS)或 OSAHS 的发生率在 50%以上。Chan 等人评价 20 例(男 7，女 13)CHF 患者，发现 55%有明显 SBD，主要是 OSAHS。反复发作 SBD 引起低氧血症和高碳酸血症，周围交感神经兴奋，HR 增快，BP 升高，导致心功能恶化。CHF 患者的舒张末期心室和心房压升高，将使上气道静脉充血，软组织水肿，气道管径缩小，容易诱发或加重 OSAHS。CHF 患者出现的神经内分泌和代谢紊乱也影响呼吸中枢调控机制，出现 CSAS。两者互相影响，加重心力衰竭。

(二) 机械通气的治疗作用

1. *经鼻罩 CPAP 治疗*

(1) OSAHS 的治疗：经鼻罩 CPAP 是 CHF 并发 OSAS 患者的首选治疗，通过增加咽腔内正压来对抗吸气负压，防止上气道塌陷，消除呼吸暂停、低通气和打鼾，从而改善睡眠时低氧血症和改善睡眠质量，降低交感神经张力和儿茶酚胺浓度，改善 BP，伴左室射血分数和临床症状改善，有助于提高患者的远期生存率。

(2) CSAS 的治疗：对于合并 CSAS 的 CHF 患者，经鼻罩 CPAP 增加呼气末负荷，使每分钟通气量(VE)降低，导致 CO_2轻度潴留，$PaCO_2$高于窒息阈值，减少 CSAS 的发生机会和程度。Naughton 等人观察到，在治疗压力为(10.2±0.5)cmH_2O时，不仅 $PaCO_2$升高，VE 降低，呼吸暂停低通气指数(apnea-hypopnea index, AHI)也相应下降。通过 CPAP 还可获得较好的血流动力学效应，Sin 等人对 66 名 CHF 患者(其中 29 位合并 CSAS)进行随机对照试验，CPAP 组和对照组的 CO 均没有明显增加；但合并 CSAS 的患者使用 CPAP 治疗 3 个月时，CO 有显著升高($P=0.019$)；不合并 CSAS 的患者，CPAP 组和对照组的 CO 仍没有明显差别。试验结束时(平均观察时间为 2.2 年)，在 CPAP 治疗组，CHF 合并 CSAS 的患者的病死率或需心脏移植的比率均明显下降。

2. *经鼻罩或面罩 BiPAP 治疗*　若 CHF 合并 CSAS 的患者选择 BiPAP 呼吸机的 PSV/压力控制通气(PCV)(S/T 键)治疗，设置较慢 RR(8～12 次/min)，既可改善心功能，也可明显减轻 CSAS；强调避免碱血症或相对过度通气，可能有更好效果。

总之,NPPV在CHF患者中的应用明显增多,能明显改善症状,也能改善心功能,合并SBD的患者有较好的远期治疗效果,合并AF者需慎用。原则上,CHF合并OSAHS或CSAS以CPAP治疗为主;合并CSAS也可选择BiPAP,主要是PSV/PCV,需严格控制预设RR。压力大小以明显改善呼吸紊乱和维持适当Ppl为原则,避免过度通气;若病情明显改善,需适当降低压力。

第三十七章
单肺患者的机械通气治疗

单肺通气在胸部手术中较常见，临床上的“单肺”主要见于肺结核所致的毁损肺、一侧肺不张和一侧肺切除后。由于单肺患者特殊的气道-肺容积变化和相应呼吸力学变化，其通气特点与正常双肺有明显不同。

第一节 单肺的解剖和生理学特点

单肺不仅是肺容积减少，也出现解剖无效腔减小和通气效率提高等变化。

单肺患者在丧失有效肺泡容积的同时，也丧失相应的气道，使解剖无效腔明显减小，通气效率明显提高，故与正常双肺相比，同样每分钟通气量（VE）的条件下，相同潮气量（VT）对单肺而言是明显增大的，即用常规 VT 和 VE 通气将可能导致呼吸性碱中毒。单肺本身表现为中度限制性通气功能障碍，应采用浅快呼吸形式，因此用较小的 VT、适当较快的呼吸频率（RR）、适当缩短的吸呼气时间比（I∶E）进行呼吸或机械通气（MV）是合适的。无论呼吸衰竭的直接原因是气道阻塞还是肺实质病变或神经-肌肉疾病，皆应兼顾该特点。

第二节 单肺患者的机械通气策略

无论从解剖学还是生理学角度而言，单肺患者 MV 时，通气参数的设置与双肺有明显不同，主要是 VT 降低，RR 增快，I∶E 缩短。当然，还需兼顾发生呼吸衰竭患者的直接原因，若合并阻塞性肺疾病，则 VT 适当偏大，RR 适当减慢，I∶E 适当延长。

若治疗有效，则随着通气时间延长，分泌物引流改善，通气肺泡增多，肺泡无效腔和生理无效腔（VD）减小，通气参数需调整。一旦出现轻度碱中毒或肌肉抽动，应立即降低 VE；一旦发生严重碱中毒，必须大幅度降低 VE，以减慢 RR 为主，适当减小 VT。举例分析如下。

【病例介绍】

1. *病例 1* 女，65 岁，因慢性阻塞性肺疾病（COPD）急性加重、呼吸衰竭住院。曾患肺结核伴右侧毁损肺。入院后经药物治疗无效，出现昏睡，动脉血气为 pH 7.24，PaO_2 75 mmHg，$PaCO_2$ 100 mmHg，[HCO_3^-] 45 mmol/L（吸氧条件下）。给予经口气管插管，选择定容型同步间歇指令通气（SIMV），通气参数设置为 VT 400 mL（8 mL/kg），RR 15 次/min，FiO_2 40%。无自主呼吸出现，即实质为容积控制通气（VCV）。通气后患者迅速清醒，不久出现抽搐，2 h 后复查动脉血气为 pH 7.63，PaO_2 108 mmHg，$PaCO_2$ 38 mmHg，[HCO_3^-] 38.6 mmol/L。将 VT 和 RR 分别降至 350 mL（6.9 mL/kg）和 12 次/min，同时应用镇静剂，患者仍反复抽搐，并逐渐昏迷；4 h 后复查动脉血气为 pH 7.54，PaO_2 118 mmHg，$PaCO_2$ 44 mmHg；10 h 后复查动脉血气基本无变化，而昏迷逐渐加深，最终对外界刺激基本失去反应；20 h 后通气参数改为 VT 310 mL（6.1 mL/kg），RR 12 次/min，$PaCO_2$ 升至 48 mmHg，pH 降至 7.48。48 h 后逐渐清醒。

2. *病例 2* 女，58 岁，因 COPD 急性加重、呼吸衰竭收住院。右侧为毁损肺。药物治疗无效，逐渐出现嗜睡，动脉血气为 pH 7.21，PaO_2 108 mmHg，

$PaCO_2$ 141 mmHg,[HCO_3^-] 57 mmol/L(吸氧条件下),给予经鼻气管插管MV,选择容积辅助/控制通气(A/C),通气参数设置为VT 400 mL(8 mL/kg),RR 18次/min,I∶E为1∶2.3。通气30 min后神志清醒,人机配合良好,复查动脉血气为pH 7.48,$PaCO_2$ 49 mmHg;1 h后出现肌束抽动,并逐渐加重,再次复查动脉血气为pH 7.61,PaO_2 65 mmHg,$PaCO_2$ 46 mmHg,[HCO_3^-] 46 mmol/L。值班医生将I∶E降至1∶1.6,希望呼气时间(Te)缩短,呼出气减少,$PaCO_2$升高;患者抽动仍逐渐加重,且出现神志不清,复查动脉血气,$PaCO_2$下降至37 mmHg,pH升至7.68。将通气参数调整为VT 330 mL(6.6 mL/kg),RR 12次/min,I∶E为1∶2.5,约10 min停止抽动,神志变清,复查动脉血气为pH 7.45,PaO_2 78 mmHg,$PaCO_2$ 53 mmHg,[HCO_3^-] 38 mmol/L。

3. *病例3* 男,76岁,因重症社区获得性肺炎、左心衰竭、心律失常和呼吸衰竭住院。患者嗜睡,动脉血气为pH 7.07,PaO_2 104 mmHg,$PaCO_2$ 117 mmHg,[HCO_3^-] 33.4 mmol/L(吸氧条件下),给予经鼻气管插管MV,选择A/C模式,通气参数设置为VT 500 mL(9 mL/kg),RR 20次/min,I∶E为1∶2,通气30 min后复查动脉血气为pH 7.46,PaO_2 70 mmHg,$PaCO_2$ 34 mmHg,[HCO_3^-] 32.4 mmol/L,患者神志转清;通气1 h后出现肌束抽动,并逐渐加重,胸片显示合并左肺不张,动脉血气显示pH升至7.53,$PaCO_2$降至31 mmHg。将通气参数调节为VT 400 mL(7.3 mL/kg),RR 18次/min,仍抽动,复查动脉血气,pH继续上升至7.55,$PaCO_2$降至29 mmHg。进一步调节通气参数为VT 350 mL(6.4 mL/kg),RR 14次/min,10 h后复查动脉血气为pH 7.43,PaO_2 64 mmHg,$PaCO_2$ 48 mmHg,[HCO_3^-] 33.2 mmol/L,症状完全缓解。

【病例分析】

1. *高碳酸血症的病理生理变化与处理对策* 与正常双肺患者发生呼吸衰竭相同,"单肺"患者发生高碳酸血症后,随着$PaCO_2$升高和酸血症加重,血液缓冲系统发生作用,肾功能也逐渐代偿,如病例1和病例2完全代偿,病例3部分代偿。部分患者合并电解质紊乱及代谢性碱中毒,如病例2的[HCO_3^-]高达57 mmol/L,远超过45 mmol/L的代偿极限。由于代偿作用,3例患者的$PaCO_2$尽管皆≥100 mmHg,但pH皆在7.0以上,BP稳定。在肾功能充分代偿的情况下,$PaCO_2$降至80 mmHg,pH即可恢复基本正常;$PaCO_2$继续下降,将可能出现代谢性碱中毒和碱血症。

根据肺泡通气量($\dot{V}_A$)-$PaCO_2$关系曲线,$PaCO_2$>80 mmHg时,$\dot{V}_A$与$PaCO_2$呈陡直的线性关系,$\dot{V}_A$或VT轻微升高,$PaCO_2$即显著下降,如$PaCO_2$从120 mmHg降至80 mmHg需增加$\dot{V}_A$约400 mL。若RR 16次/min,仅需增加VT 25 mL。因此,在重度CO_2潴留患者中,VE轻度升高,$PaCO_2$即显著下降,pH将恢复至比较安全的水平。当$PaCO_2$<60 mmHg时,$\dot{V}_A$-$PaCO_2$关系曲线比较平坦。$\dot{V}_A$明显增大,仅能使$PaCO_2$轻度下降,为获得正常$PaCO_2$需较大VE;反之,若使$PaCO_2$明显回升,则需显著降低VE。

2. *继发性代谢性碱中毒的原因和机制* 上述单肺患者发生呼吸衰竭后,无论急性还是慢性,用平时认为较小的VT(本组病例最高不超过9 mL/kg)和VE通气,仍发生代谢性碱中毒和碱血症,慢性患者尤为严重,发生严重抽搐和昏迷,机制如下。

(1) 解剖学特点和通气参数设置的关系:单肺的解剖无效腔显著减小,应用常规VT、VE或VE减小幅度不足,将可能导致呼吸性碱中毒;若为慢性呼吸性酸中毒患者,将可能发生严重代谢性碱中毒,如病例1、病例2;病例3调整后,VT和RR也仅有7.3 mL/kg和18次/min,也发生严重代谢性碱中毒和碱血症。

(2) 代偿程度或基础[HCO_3^-]水平:碱血症的程度和代偿程度与是否合并"隐匿性"代谢性碱中毒有关,如病例1、病例2完全代偿,病例2还合并"隐匿性"代谢性碱中毒,故碱血症特别严重;病例3部分代偿,碱血症则轻得多。

(3) 通气时间:随着通气时间延长,分泌物充分引流,通气血流比例($\dot{V}/\dot{Q}$)失调改善,通气肺泡增多,VD减小,$\dot{V}_A$增大,"过度通气"加重。与小VT相比,大VT可迅速改善通气不良的肺泡,促进分泌物的引流,防治肺微不张,可在短时间内发生"过度通气"。与正常的双肺通气比较,上述VT对单肺无疑是较大的,对改善肺泡通气更迅速、更显著,故3例患者通气后皆出现$PaCO_2$的迅速下降和碱血症,且30~60 min后继续加重,即使VT和VE有一定程度的下降,也不能明显改善碱血症。

3. *严重碱血症的处理对策* 由于$PaCO_2$在正常范围(病例1、病例2)或低于正常范围(病例3),即处于$\dot{V}_A$-$PaCO_2$曲线的相对平坦段,此时VT、RR的轻度下降对$PaCO_2$和pH的影响有限,比如病例

1，VT下降不超过15％，RR为20次/min，VE下降仅31％，碱血症始终不能明显改善；20 h后，随着VE下降达40％，同时肾脏代偿性排除HCO_3^-增多，pH才恢复至比较安全的范围（仍比正常值高）。因碱中毒时间太长，脑组织可能已发生器质性损害，故患者昏迷40 h后才逐渐清醒。病例3的VE在数小时内逐渐下降，碱中毒也逐渐改善。病例2在短时间内除VT明显下降外，RR下降1/3，VE下降45％，因此碱中毒迅速改善，肢体抽动迅速缓解。

总之，单肺患者发生慢性高碳酸血症而进行MV时，常错误设置常规VT和VE，容易发生严重碱血症；而临床医生常小幅度降低VT，导致碱血症持续不能缓解。正确防治措施：VT和RR皆应较低，建议VT 300～350 mL（6～7 mL/kg），RR 14～20次/min，且需在短时间内连续复查动脉血气。若存在轻度碱血症，应降低VE；一旦出现严重碱血症，VE应迅速降低1/3～1/2，以降低RR为主。30 min复查动脉血气，根据情况进一步调整。

第三十八章
围手术期的呼吸管理

随着手术适应证的不断扩大，特别是有基础心肺疾病、高龄手术和器官移植手术的显著增多，术中、术后与呼吸有关的并发症也明显增多，并成为影响患者预后的主要因素。

第一节　围手术期的呼吸生理变化

手术后的肺功能变化与疾病种类、疾病部位、麻醉、手术特点等直接相关，简述如下。具体内容详见朱蕾主编的《临床呼吸生理学》第二版。

一、麻 醉 药

1. 作用　全身麻醉药都能减少每分钟通气量(VE)，并使呼吸中枢对高碳酸血症和低氧血症的刺激反应减弱；抑制上气道骨骼肌，可导致上气道阻塞，诱发或加重阻塞性睡眠呼吸暂停低通气综合征(OSAHS)。麻醉抑制呼吸肌的功能，改变胸廓的形态和容积，导致功能残气量(FRC)在麻醉后数分钟即减少；大部分患者发生肺微不张，需要大潮气量(VT)呼吸才能复张。部分麻醉药还降低心排血量(CO)，降低静脉血 PO_2，间接降低 PaO_2。上述变化可导致肺泡无效腔和肺内静动脉血分流率($\dot{Q}s/\dot{Q}t$)增大，通气血流比例($\dot{V}/\dot{Q}$)离散度增大；也容易继发肺感染。术前和术中应用麻醉药，对呼吸的抑制作用常被手术中的通气支持和高浓度氧疗所掩盖；术后中止后，若麻醉作用消退缓慢，容易出现呼吸抑制的累积现象。

2. 作用特点　主要在手术过程中发挥作用，一旦手术结束，麻醉药停用，其呼吸抑制作用多迅速消失，呼吸中枢功能迅速恢复，但对肺换气功能的抑制作用将持续较长时间。

3. 影响麻醉药物作用特点的因素

(1) 体位：健康人侧卧位时，下位横膈受腹腔内脏器的挤压作用比上位横膈大，向胸内升高明显；膈肌初长度伸长，收缩更有力，故下位肺比上位肺的通气好；下位肺血流受重力作用也较大，故两肺 $\dot{V}/\dot{Q}$ 基本无变化。麻醉期间，患者知觉全部或部分丧失，肌肉松弛，肌张力减退，凡限制胸廓和膈肌活动，或使肺内血容量增加的体位，均使胸廓和肺的顺应性降低。清醒患者由坐位改为仰卧位时，腹内脏器将横膈推向胸内约 4 cm，FRC 减少约 0.8 L，全身麻醉下再减少 0.4 L。全麻、侧卧位时，膈肌张力减弱，下位横膈升高更甚，加之心脏、纵隔下移，下位肺容积缩小，FRC 明显减小；丧失了膈肌通气的代偿作用，发生严重 $\dot{V}/\dot{Q}$ 失调。

(2) 麻醉方法：硬膜外神经麻醉的止痛效果较满意，但双侧胸脊神经和交感神经节受不同程度的阻滞，呼吸肌张力减退，需通过气管内插管进行呼吸管理，否则难以维持有效 VE。全身麻醉几乎皆应用人工气道机械通气(MV)，有多个环节可影响肺功能，如机械无效腔、管道弹性、气管插管内径等。胸外科手术常采用支气管内插管，单侧肺通气，因此在未剖胸前，便可因术侧肺无通气或少通气、血流灌注仍存在而导致 $\dot{Q}s/\dot{Q}t$ 增加，PaO_2 降低；$PaCO_2$ 可因健侧肺的过度通气而维持正常水平。

(3) 麻醉药：主要表现为对呼吸中枢的抑制作用，以及对气道和肺血管的影响。无论是吸入和静脉用药麻醉，在使用亚麻醉剂量或镇痛剂量时，无明显呼吸抑制作用；随着患者意识消失，呼吸逐渐受抑制。麻醉药可改变 CO_2 通气反应曲线，如巴比妥类及卤素碳氢化合物(如氟烷)使曲线右移，并明显降低其斜率，最后完全丧失反应。麻醉性镇痛药(如吗啡)使曲线右移，但斜率不变，除非患者入睡。麻醉药均可抑制低氧呼吸驱动。氨氟醚、异氟醚、氟烷等有扩张支气管和肺血管的作用，氧化亚氮收缩肺血管，氯胺酮扩张支气管；高浓度的硫喷妥钠可使支气管平滑肌收缩。

二、手术后肺功能变化

手术后的肺功能可以有永久性或一过性减退，也可以有一定程度的改善，其变化特点与疾病种类、疾病部位、手术特点等直接相关。

（一）手术后肺功能的永久减退及其程度

1. *手术对胸廓的直接损伤*　主要见于肺、食管、心脏、纵隔等胸部手术。剖胸术后即刻关闭，术后肺活量（VC）、最大自主通气量（MVV）均明显减小，6 周后才逐渐恢复，且多不能达术前水平，主要是手术创伤、粘连等导致胸肺扩张受限所致。

2. *肺部分切除术*　必然导致肺容积减小和限制性通气功能减退，也伴随部分支气管切除和解剖无效腔减小。通过健康肺代偿性呼吸频率（RR）增快，MVV 有所恢复，因此若手术创伤不大，VC 下降幅度可低于切除肺容积，第一秒用力呼气容积（FEV_1）、MVV 的下降幅度更小。

肺的代偿能力与年龄、基础肺功能等有关，年龄越大，基础肺功能越差，代偿越差。如肺叶（右中叶和上叶可作为一个功能叶对待）切除术后，29 岁以下患者，VC 和 MVV 分别减少 23.1%（略低于 25%）和 12.9%（明显低于 25%）；30～39 岁分别减少 24.4% 和 16.7%；40 岁以上则为 30.2%和 23.6%。

（1）正常肺功能患者肺部手术后的肺容积估测：人体肺分左右 2 个，大约各占 1/2 的肺容积；大体分为 4 个肺叶（右中叶和右上叶作为一个功能叶，相当于左肺上叶），每个肺叶约占 1/4 的肺容积；大体有 20 个肺段（解剖上有 18 个肺段，左肺尖后段、前内基底段在功能上各相当于 2 个肺段），每段的肺容积大约占肺总量（TLC）或 VC 的 1/20（5%），比如右中叶切除大约减少 1/10（10%）的肺容积。

（2）肺部分切除术后的肺通气功能估测：肺通气功能的下降幅度不仅取决于切除的肺容积，也取决于手术部位和病变特点。下肺扩张度大，膈肌运动产生的 VT、MVV 占绝对优势，因此一侧下肺切除丧失的肺容积大约占 1/4，但 MVV 的下降则大约占 1/3 或更大；上肺相反，上肺叶切除是远比下肺叶（包括肺段）更安全的手术。

若手术肺叶的基础病变重，而非手术部位轻，则通气功能下降幅度小，反之则明显增大。主要见于不均匀性肺气肿、肺大疱、支气管占位等疾病。

（3）肺部分切除术的远期影响：若肺切除过多，如一侧肺切除后可逐渐出现胸廓畸形、慢性肺动脉高压（PH），十数年后将导致生命质量减退，在残腔处理不当的情况下更容易发生，故应尽可能避免该类手术。

（二）手术后肺功能的永久改善及其程度

1. *无功能肺部病灶的切除或胸腔手术*　如肺大疱切除术，肺减容术，巨大肿块切除术，张力性气胸或（和）血胸引流、减压术，胸膜剥脱术，均可解除病灶对健康肺的压迫，直接改善肺功能，术后患者的 VC、FEV_1、MVV 均有不同程度增大，其改善程度取决于病变程度和手术部位，如上肺减容术后，结构较好的下肺活动度增大，肺功能改善，而下肺切除则无明显效果。若气肿周围有较多被压迫的有效肺组织，则肺减容术后的肺功能明显改善。

2. *肺内感染和毁损病灶切除*　尽管 VC 下降，但 MVV 多改善。由于切除了炎症或化脓性病灶，毒血症解除，机体一般状况改善，呼吸肌收缩力增大；减少或解除了有静动脉血分流的肺，改善低氧血症；切除无效腔病灶，提高通气效率。

3. *单侧不完全阻塞的支气管*　较重的单侧支气管压迫或阻塞，X 线胸片可以完全正常，肺功能表现为阻塞性通气功能障碍。平静呼吸时，各部位通气量差别不大；若用力呼吸或运动，则阻塞部位的气体进出严重受限，特别是呼气受限，肺过度膨胀，并压迫健侧正常肺，导致严重通气障碍。若切除阻塞的支气管-肺组织，则健侧肺的活动正常，尽管 VC 减小，甚至 FEV_1 减小，但 MMV 明显增大，生活质量明显改善。

因此，评估手术后的肺通气功能不仅考虑手术类型，也需结合影像学和呼吸生理特点。

（三）手术后肺功能暂时性减退的程度和时间

1. *肺功能减退的影响因素和变化特点*　手术前后麻醉剂、镇静剂、镇痛剂对呼吸运动、咽喉部肌张力、咳嗽反射、纤毛运动等均有抑制作用；局部创伤，特别是头颅、颈部、胸部、腹部手术，对呼吸中枢、上气道骨骼肌、神经（主要是膈神经）、呼吸肌（主要是膈肌）、呼吸道纤毛运动、咳嗽反射的抑制作用；术后胸腹部固定带和伤口疼痛对呼吸运动和咳嗽的抑制作用；胸部手术对健康肺的挤压或过度牵拉；手术后反应性胸膜炎对横膈活动的抑制；胸部、上腹部手术对横膈的直接刺激作用；气道分泌物进入健侧肺等。上述情况对肺功能的抑制一般在术后 12～24 h 最明显，72 h 后明显改善，约 1 周恢复正常。因此，术后 72 h 内是发生呼吸衰竭、分泌物堵塞、上气道阻塞最多的时期，呼吸管理最重要，特别强调加强咳嗽、深呼吸锻炼和上呼吸道管理。

2. 腹部手术后的肺功能变化　腹部手术影响横膈活动。手术创伤、麻醉、疼痛可限制横膈的升降幅度，抑制腹式呼吸，降低VT；抑制咳嗽，导致呼吸道分泌潴留，特别是上腹部手术或有基础肺功能减退患者的手术。

(四) 手术和麻醉对呼吸道引流的抑制作用　主要发生于术后3日内，在麻醉作用未消失或疼痛比较明显的情况下容易发生；在高龄、体弱、慢性气道疾病患者中更容易发生；若峰值呼气流量(PEF)<3 L/s(不同报道有差异)，患者容易出现无效咳嗽和分泌物阻塞。分泌物阻塞气管将导致窒息或严重呼吸衰竭，阻塞支气管导致肺膨胀不全或阻塞性肺炎。

第二节　手术后常见的肺部并发症及处理

手术后并发症与上述呼吸生理变化直接相关，也与麻醉、手术水平明显相关，简述如下。

一、呼 吸 衰 竭

一般在术后短时间内发生，主要与手术前肺功能、手术后可能保留的肺功能，特别是手术后肺功能的暂时性下降有关，其他并发症也可诱发或加重呼吸衰竭。

(一) 处理原则　做好患者思想工作，取得患者配合；加强翻身、拍背、气道湿化和温化；鼓励患者及早活动，及早减量或停用镇静剂；加强咳嗽和深呼吸锻炼。

(二) 具体操作

1. 加强深呼吸锻炼　使萎陷或微不张肺泡充分开放，具体要求：深呼吸的VT达VC的70%～80%，一般每日操作4～6次，每次完成10～20次呼吸。

2. 提高咳嗽的效率　① 对容易发生痰堵的患者应2～3 h唤醒一次，进行咳痰。② 咳痰前的准备：主要是讲清楚道理，患者休息数分钟。③ 咳嗽过程：让患者、护理人员或医生等用手轻压刀口部位，深慢吸气，使VT达VC的70%～80%，然后短暂屏气，以较快速度呼气，可连续咳嗽两下，充分休息后再进行下一次咳嗽，避免连续咳嗽。④ 可适当应用转换素酶抑制剂刺激咳嗽，比如卡托普利6.25 mg，每12 h一次。

3. 预防性辅助通气　对高危患者可延迟拔管24～72 h或拔管后给予无创正压通气(NPPV)3～5日。

4. 治疗性机械通气　一旦发生严重呼吸衰竭，首选NPPV；若NPPV后2～4 h效果不佳、气道引流不畅或反流风险大，应及时建立人工气道。首选经口气管插管，若估计1周内不能拔管，及早气管切开。

5. 其他治疗　如适当应用抗生素、气道扩张剂、糖皮质激素(激素)等。

二、上气道阻塞综合征

一般发生在术后最初数小时、麻醉剂作用未完全消失的情况下，尤其是手术刚结束或夜间睡眠时，实质是阻塞性睡眠呼吸暂停低通气综合征(OSAHS)加重。

(一) 发生机制　麻醉药会抑制腭帆张肌、腭舌肌、腭咽肌的张力和收缩力，引起口咽和喉咽部气道的塌陷；鼻咽部可也发生闭塞，并导致鼻咽部以下的咽部气道被动陷闭。故术后即刻撤离MV和拔除气管插管后，患者容易在睡眠状态下发生阻塞，导致低氧血症，严重者发生窒息。有OSAHS病史或肥胖、高龄等高危患者更容易发生。

(二) 防治措施

1. 术前评估　近年来OSAHS患者或高危患者的发生率明显升高，因此术前除询问患者心、肺等方面的症状和体征外，还应常规了解患者的打鼾、憋气、嗜睡等症状，检查患者的体型、颈部、咽部，了解OSAHS的诊断和治疗情况。必要时，术前进行睡眠呼吸监测。

2. 术后监测　主要是呼吸形式和经皮动脉血氧饱和度(SpO_2)监测，重点是高危患者睡眠过程中的监测。

3. 基本防治措施　要求平卧、头部后仰、颈部充分伸展，可使颏舌肌前移1～2 cm；尽力上抬下颌，使颏舌肌进一步前移。

4. 针对性措施

(1) 可采用措施：咽导气管有预防作用，但操作不当，导气管顶部可能陷入舌和会厌之间的界沟或插入食管，并将舌体推向后下方而阻塞其顶部。

喉罩导气管由通气罩和通气导管组成，插入咽喉部后罩在声门上方，气囊充气后能在喉周围形成密封圈。由通气导管开口连接麻醉机或呼吸机，患者可自主呼吸，也可 MV。强调喉罩不能防止胃内容物反流；气道阻力（Raw）明显增大，MV 压力明显升高，容易导致气体进入食管和胃部，引起胃胀气。

（2）首选措施：比较简单、有效的方法是维持适当体位，给予经面罩持续气道正压（CPAP）或双水平气道正压（BiPAP），后者首选压力支持通气（PSV）＋呼气末正压（PEEP）。对于高危患者，特别是术前有 OSAHS 或可疑 OSAHS 的患者，也可延迟拔管 24 h 以上。

三、喉 痉 挛

以严重吸气困难伴吸气性喉鸣为主要表现，发生率不高，但危害大，主要见于小儿，与高敏体质、上气道和气管内操作、气管插管刺激等有关；与麻醉药物也有一定关系。容易与支气管哮喘急性发作同时出现。

（一）发病机制　主要是上呼吸道炎症和高反应性，在理化及生物刺激的作用下，控制声门的骨骼肌收缩，出现声门狭窄或闭塞。

（二）常见原因及诱因　主要为：① 上呼吸道炎症，容易导致气道高反应性；② 气道内操作，是常见的机械性刺激因素，特别是在浅麻醉状态下和麻醉苏醒期；③ 分泌物或反流物，含胃酸或食物的胃内容物的刺激性更大；④ 药物，主要是刺激性或气味较大的吸入性麻醉药或麻醉性镇痛药，吗啡也可诱发喉痉挛；⑤ 手术操作，特别是小儿上呼吸道手术。

（三）临床表现　轻、中度喉痉挛表现为典型的吸气性呼吸困难伴喉鸣。重度或完全梗塞时，则出现严重呼吸困难或窒息，可表现为摆动样阻塞性呼吸，即吸气时腹壁随膈肌收缩而抬起，由于气体吸入受阻，胸壁回缩或不能膨胀；呼气时腹壁因膈肌松弛而下降，胸部抬起而回复至原位，呈现胸腹矛盾运动；严重发绀，甚至意识丧失、心搏骤停。

（四）治疗原则　迅速恢复气道通畅和有效通气，预防喉痉挛再次发作。

1. *停止刺激*　立即停止一切气道内操作和手术操作，停用可能诱发喉痉挛的药物。

2. *增加麻醉深度或给予镇静、麻醉治疗*　若患者仍在麻醉过程中，则迅速增加麻醉深度，首选静脉麻醉；若术后发病则迅速给予镇静剂和麻醉剂，以静脉用药为主。

3. *维持呼吸道通畅和氧疗*　轻度阻塞时给予高流量或高浓度氧疗；中度阻塞时给予经面罩 NPPV，首选简易呼吸器通气，同时给予较高的吸入气氧浓度（FiO_2）；严重阻塞可用粗针行环甲膜穿刺，并给予高流量氧疗。中重度阻塞患者，若不能迅速改善，则在充分麻醉和 NPPV 的基础上，及早气管插管。插管后可自主呼吸或 MV，充分吸出呼吸道分泌物；同时给予麻醉药和肌松剂，以迅速缓解喉痉挛。

4. *应用糖皮质激素*　对维持疗效、防止复发有重要作用，以静脉应用活性药物为主，首选甲泼尼松龙；不推荐雾化吸入，以免刺激声门，加重或再次诱发喉痉挛。

5. *其他*　对症处理。

四、下呼吸道分泌物阻塞

主要发生于术后数小时至数日内，在麻醉剂作用未完全消失或疼痛明显的情况下容易发生。

1. *发生机制*　麻醉药、镇痛药抑制咳嗽反射和纤毛运动是主要原因，手术创伤和伤口疼痛抑制咳嗽反射是重要原因。在高龄、体弱、慢性气道疾病、PEF＜3 L/s 的患者中，咳痰能力明显下降，容易发生气道阻塞。

2. *处理原则*　强调以预防为主，可适当应用抗感染药物预防；更主要是加强呼吸锻炼和咳嗽锻炼，详见前述。一旦发生，除采取呼吸管理措施外，可根据情况进行气管镜吸痰，也可给予 NPPV，首选 PSV，直接用高压力（一般 30 cmH_2O）通气引流（详见第二十一章第八节）。

采用上述措施，大部分患者可迅速缓解。对于窒息患者应迅速经口气管插管（除非操作困难）。若分泌物引流阻塞持续存在或反复发生，则需气管切开。

五、医院获得性肺炎或气管支气管炎

手术后 2～5 日容易发生，与呼吸道分泌物引流不畅和误吸直接相关。以改善引流和加强呼吸管理为主要治疗手段，详见前述。适当应用抗感染药物，首选加酶抑制剂抗生素或碳青霉烯类抗生素。另有部分患者 1 周后发病，细菌耐药严重，治疗也比较困难，主要措施是加强呼吸系统引流（详见第四十一章）。

六、急性呼吸窘迫综合征

急性呼吸窘迫综合征是外科较常见的呼吸衰竭类型,多发生于手术后 24～72 h(详见第三十四章)。

七、脂肪栓塞综合征

主要见于骨盆、四肢的严重创伤和手术,且多发生于创伤、手术后的数小时内,并逐渐加重。重症患者实质是肺内型 ARDS,但有一定特殊性。

1. 发生机制　来自骨折的脂肪颗粒栓塞肺毛细血管,被肺脂蛋白酶转化为游离脂肪酸,破坏血管内膜,灭活肺表面活性物质(PS)。创伤也可直接影响脂肪代谢,如升高的儿茶酚胺可分解脂肪,增加循环血流中游离脂肪酸和脂肪颗粒含量。肺循环中脂肪颗粒能使血小板产生集聚和释放反应。

2. 治疗原则　一旦出现类似征象应及早给予激素治疗和 NPPV,可用甲泼尼龙 80 mg,每 8～12 h一次,或地塞米松 10 mg,每 12 h 一次,连用 2～3 日。

八、肺 水 肿

多在术后数小时内至数日内发生,是外科手术后容易被误诊的常见并发症。

(一) 发生原因和机制　常是多种因素综合作用的结果,主要包括以下方面。

1. 一般因素　① 随着手术条件的不断改善,多数患者手术失血和失液不多。② 手术创伤导致的应激反应,机体分泌糖皮质激素(移植患者常规应用)和抗利尿激素增多,肾素-血管紧张素-醛固酮系统兴奋,肾脏重吸收钠、水增多。③ 大剂量麻醉药物导致血管张力和血压下降,术中和术后普遍输液过多、过快,尤其是大量晶体液的快速补充是肺水肿的主要诱发因素。④ 创面较大的手术,渗出明显,白蛋白丢失较多,加之术后禁食或进食少,白蛋白补充不足,发生低蛋白血症。⑤ 老年人手术增多,且容易合并冠心病、高血压、肥胖,机体的调节能力显著下降。组织间液对血容量变化有重要的缓冲作用,即血容量下降,组织间液迅速进入血管,补充血液量的不足;反之,增加的血容量迅速进入组织间液,缓解高血容量。肥胖患者的细胞外液(特别是组织间液)减少,缓冲血容量的能力下降,容易发生肺水肿。

2. 特殊因素　某些手术显著影响有效血容量,肺水肿发生率显著升高。

(1) 肝移植:移植过程中需要阻断下腔静脉回流,为维持适当血容量和血压,需增大补液量。手术结束后,随着下腔静脉开放,大量血液进入肺循环,因此手术结束就应转入肺水肿的防治。

(2) 心脏手术:心外科手术患者,如换瓣术或冠脉搭桥术,多有心脏的器质性损伤;手术结束后,随着体外循环转为正常的自主循环,大量血液进入心脏和肺脏,是心脏手术后需 MV 一段时间而不立即拔管的重要原因。

(3) 颅脑手术:神经因素是导致肺水肿的常见因素。创伤、休克都可能通过兴奋自主神经而收缩肺静脉,导致肺毛细血管充血、高压和血管壁通透性增加。颅外伤伴发神经性肺水肿亦不少见。

(二) 病理生理特点和临床特点　与其他心源性肺水肿基本相似,但心血管系统的代偿反应明显,常有明显血压升高和心率异常增快,易误诊为高血压,且容易选择能同时降压和减慢心率的β受体阻滞剂,导致心脏抑制和心衰加重。呼吸代偿性增强、增快,胸腔和间质负压显著增大,容易在高压性肺水肿的基础上发生负压性水肿,在肺中央部位渗出明显的基础上出现肺周边渗出,导致全肺比较均匀的弥漫性病变,容易与 ARDS 等混淆;CVP 多正常或下降,容易诊断为血容量不足,导致临床补液过多,加重病情;左室跨壁压和后负荷显著增大,导致心力衰竭和呼吸衰竭加重。

肺水肿的特点还与强制性体位有关,如胆囊手术后,为避免或减轻疼痛,患者常采取右侧卧位,在重力作用下,导致右肺水肿明显,甚至出现单纯右肺水肿,易被误诊为肺炎。

(三) 肺水肿的类型　根据发病时间,可分为早发性、中发性、晚发性肺水肿。

1. 早发性肺水肿　一般在术中至术后数小时内发生,多见于创伤较小的手术、胸部手术或肝移植手术。在此基础上,输液过多、过快导致肺水肿迅速发生。其特点是病情进展快,大量泡沫样痰和湿啰音(MV 患者不明显);心肺代偿性反应明显,血压迅速升高,心率异常增快;呼吸显著增强、增快,VE 显著增大,出现呼吸性碱中毒和低氧血症;CVP 下降。

2. 中发性肺水肿　一般在术后 1～2 日内发生。与早发性相比,输液增多、增快的程度较轻,24～48 h 累计量明显增大。机体有一定程度的代偿,血压升高、心率增快的速度较慢,持续时间较长,程度较轻。CVP 多基本正常。低氧血症进展较快。

3. 晚发性肺水肿　一般在术后 3～5 日内发生,

输液增多累积发挥作用。机体代偿反应较弱，血压升高、心率增快的速度更缓慢，持续时间更长，增加幅度较小，CVP 多升高。低氧血症发展速度比较慢，常有其他合并症。

（四）治疗　符合一般急性左心衰竭、肺水肿的治疗原则，强调以下几点。

1. *镇静*　呼吸增强、增快是导致心力衰竭、呼吸衰竭恶化的重要因素，需较快应用镇静剂或麻醉剂。地西泮、吗啡是最常用的药物，初始剂量分别为 10 mg 和 5～10 mg，可连续应用，使 RR 尽可能控制在 20～30 次/min。

2. *利尿*　选择袢利尿剂，如呋塞米，静脉应用可快速扩张血管，继而产生强大的利尿作用，有助于迅速改善病情，也有助于与 ARDS、负压性水肿等鉴别。

3. *白蛋白的应用*　创伤较大的患者或晚期患者，严重低蛋白血症是导致肺水肿难以纠正的重要因素。一旦发生需尽早补充。若血浆白蛋白浓度＜25 g/L，应给予白蛋白 10 g，静脉点滴，每 8 h 1 次，连用 2～3 日，而不是 10 g 静脉点滴，每日 1 次。

4. NPPV　患者神志清醒，容易配合，心脏本身的功能多较好，治疗效果好，宜及早应用。

九、支气管哮喘急性发作或哮喘样发作

有支气管哮喘病史、慢性阻塞性肺疾病或近期呼吸道感染的患者容易发生。心外科最多见，其次是胸外科和普外科。可以在麻醉和手术过程中发病，更多是手术后短时间内发病，亦有手术后 1 周发病者。

1. *发病机制*　部分麻醉剂、肌松剂等诱发的组胺释放或迷走神经功能亢进；气管插管导致的气管黏膜损伤；手术创伤释放炎症介质等。心外科发病较多与体外循环导致的细胞损伤以及补体、其他炎症介质被激活或释放有关。迟发者可能与感染有关。

2. *防治原则*　强调术前积极防治，在高危患者中，除一般平喘治疗外，同时吸入糖皮质激素（激素）；一旦发作应及早正规给予全身用激素 2～3 日；必要时给予抗菌药物。临床医生对应用激素有较大顾虑，担心影响伤口愈合。事实上，短时间内应用对创面愈合极少产生不良影响；哮喘发作产生巨大的牵拉力反而更容易加重创口损伤；若不能短时间控制哮喘，将导致呼吸衰竭、肺感染、低蛋白血症等并发症，影响创口愈合，病死率明显升高。

十、肺血栓栓塞

表现多不典型，容易在术后 3～5 日的恢复过程中发生。

1. *发病机制*　主要是与手术导致的组织和血管内膜损伤，卧床导致的血流缓慢，术后应激反应导致的高凝状态有关。

2. *临床表现*　主要表现为突发性胸闷、气急，低氧血症和呼吸性碱中毒。严重者可发生心源性休克，甚至猝死。听诊双肺呼吸音清晰或有哮鸣音。X 线胸片多无明显改变，多数需肺动脉 CT、同位素和心脏超声等检查确诊。

3. *防治原则*　强调手术后及早活动，尤其是规律运动，对高危患者应常规检查 D-二聚体。对确诊患者或疑似的重症患者及早抗凝治疗，对危重患者及早溶栓治疗。

十一、支气管胸膜瘘或食管胸膜瘘

支气管胸膜瘘或食管胸膜瘘是胸外科手术中较严重的并发症，发生率不高，后果严重，故一旦发生，应积极处理，以手术治疗为主。

第四篇

机械通气相关综合治疗与管理

第三十九章
机械通气患者的营养支持

以机械通气(MV)为主的呼吸支持技术的进步,以及循环、肾脏等器官支持技术的进步,使得长时间或长期存活的危重患者明显增多,代谢和营养问题也日显突出,营养支持也成为MV患者生命支持的重要支柱。

第一节　营养支持概况

MV患者或非MV危重患者的营养支持观念和方法大多来源于普通外科营养。部分MV患者与普通外科患者的特点相似,营养支持相似;部分患者存在明显的营养不足,增加营养素的补充量即可,主要见于慢性呼吸衰竭患者;大部分急性危重症患者常存在高分解、高代谢、营养底物代谢异常及机体对营养底物不耐受等情况,还常存在多脏器功能异常和内环境紊乱,不适当营养支持可能会加重脏器损害,必须从整体出发,以脏器功能保护为根本目的,兼顾营养支持的益处和营养底物对器官功能、炎症反应、免疫功能的影响,采取与普通外科患者不同的营养支持策略。急性危重症患者的病情明显缓解后,机体逐渐转为以合成代谢为主,伴应激后的免疫功能抑制,营养不足常成为继发感染、撤机困难、预后不良的重要原因,充足营养支持是主要目标。本章重点阐述一般MV患者的营养支持,急性危重症患者的特殊营养支持、救治过程中的营养支持、缓解期的营养支持,撤机患者的营养支持等内容。

第二节　呼吸与营养

营养支持主要包括氧气的合理供应和营养素的合理补充。

(一) 氧气的供应　呼吸系统是人体的重要生命支持系统,主要功能是气体交换,提供各脏器、组织、细胞代谢所需的氧,同时排出代谢产物 CO_2。通气和换气的部位在肺脏,完成该过程则需呼吸肌、呼吸中枢、心血管系统、神经系统、内分泌系统等的共同参与。

(二) 营养素的供应　营养素主要通过消化道摄取,在疾病状态下还通过静脉等直接补充。营养是人体生长、发育的源泉和动力,是满足机体代谢需要以及维持人体正常生理功能、组织修复、产生免疫力的物质基础。

营养素的补充和氧的供应密切相关,其中氧气提供给全身各器官、组织和细胞,满足各种营养素(糖类、脂肪、蛋白质、矿物质、维生素和水)的代谢需要;而营养素也可满足肺的代谢需要、改善呼吸肌功能。

第三节　机械通气患者的营养不良

MV 患者常有营养不良，而营养不良又会对 MV 患者产生多方面的不利影响。

一、机械通气患者营养不良的基本特点

依据临床和代谢情况，MV 患者表现出不同于其他脏器功能不全患者的能量需求，大体可分为两种情况：初始营养状态良好，但存在高分解代谢的急性呼吸衰竭，如重症肺炎、急性呼吸窘迫综合征(ARDS)；营养较差、代谢率较低的慢性呼吸衰竭，如慢性阻塞性肺疾病(COPD)、神经-肌肉疾病、慢性心力衰竭(CHF)等。不同疾病和个体的营养支持要求不同，应符合个体化原则，并随病程阶段变化，如 MV 早期、病情明显改善阶段、撤机阶段常存在显著差别。合理营养支持要求掌握疾病的病理生理特点、营养物质的特点及营养素对呼吸系统的影响。

二、营养不良的原因

MV 患者的营养不良主要是能量供求失衡。具体原因可归纳为以下几类。

1. 胃肠道功能障碍　发生率较高，特别是急性危重症患者、右心衰竭、上消化道淤血或出血的患者，食物的摄入、消化、吸收皆严重受限。

2. 摄入不足　呼吸困难、进食过程中，SaO_2降低及其他生理障碍，如咀嚼功能减退、吞咽障碍等皆可引起能量摄入不足。气管插管或气管切开妨碍患者的正常进食。

3. 呼吸功增加　气道阻力(Raw)增大、肺过度充气、胸肺顺应性(Crs)降低使通气阻力明显增加，加之呼吸效率下降，容易导致呼吸肌氧耗量增加，发生呼吸肌疲劳。若营养素协调不当，糖类补充过多时，体内CO_2产生量(carbon dioxide output，$\dot{V}CO_2$)增加，将加重呼吸负荷。

4. 心排血量降低　呼吸衰竭患者多有肺毛细血管床面积减少，甚至发生肺动脉高压(PH)或肺源性心脏病(肺心病)；缺氧和酸中毒导致心肌功能减退，容易发生心律失常，心排血量(CO)代偿性增加的能力降低，呼吸肌、重要脏器补充氧和营养素的能力下降。

5. 机体代谢增强　患者的应激反应、系统性炎症反应综合征、发热、躁动、人机对抗等因素可使患者处于高代谢状态。有明显不同的营养要求，见本章第六节。

三、营养不良对机械通气患者的影响

营养不良主要从以下方面损害肺功能和机体功能：呼吸中枢驱动、呼吸肌的结构和功能、呼吸器官的防御机制、肺的气体交换功能，进而影响 MV 和其他脏器功能。

(一) 营养与呼吸中枢驱动　营养和呼吸中枢驱动的关系与患者的代谢功能密切相关，总体表现为：代谢率降低可降低通气驱动，反之则增加通气驱动。肌肉活动增加代谢率，且显著增强对低氧血症的通气反应，反之通气反应减弱，如代谢水平低下的甲状腺功能减退患者，其低氧通气反应减弱；疾病治愈后，患者的低氧通气反应恢复正常。若健康人处于半饥饿状态，能量代谢水平低下，其对低氧血症和高碳酸血症的通气反应皆降低；补充营养素和能量可恢复正常的通气反应。健康人增加蛋白质和糖类摄入可提高CO_2的通气反应；摄入高糖饮食可增加代谢率和通气驱动，健康人一次摄入 4.18×10^3 kJ(1 000 kcal)的糖类，2～3 h 后通气驱动明显增强；增加蛋白质摄入导致的通气驱动增强可影响临床治疗效果。对多数 MV 患者而言，通气驱动过度增强导致呼吸功(WOB)增加，容易诱发和加重呼吸肌疲劳；对于中枢性疾病，可改善患者的病情。

(二) 营养与呼吸肌结构和功能的关系

1. 肌纤维的结构与功能　骨骼肌力量和耐力首先依赖于肌纤维的构成。维持长期紧张姿势的主要是Ⅰ型肌纤维，具有高氧化代谢、收缩缓慢、不宜疲劳等特点。能产生快速收缩的主要是ⅡA 型肌纤维和ⅡB 型肌纤维，容易发生疲劳。抗疲劳能力主要与其氧化能力有关。

不同种属、不同年龄、不同部位的肌肉所含肌纤维的种类、数量不同，膈肌、肋间肌由前述三种肌纤维构成，其中成人膈肌的Ⅰ型肌纤维含量最高，约占

55%;初生婴儿的含量较低,数年后增加至成人水平。

2. 营养不良与呼吸肌功能　骨骼肌(包括呼吸肌)的结构、生化代谢、血管分布等,皆会随外界环境而改变。通过测量肌肉的收缩性和抗疲劳特性、分析肌纤维的组织形态学和组织化学,发现营养不良可导致骨骼肌耗竭,表现为肌纤维体积减小、数量不变。Lewis 等人定量研究长期营养不良(6 周,体重为正常值的 50%)对大鼠膈肌纤维的影响,发现膈肌纤维的横截面积显著减少,其中Ⅱ型肌纤维减少较Ⅰ型明显,两者分别减少 47%和 23%。Arora 和 Rochester 通过尸体解剖结果显示,当患者体重为理想体重的 71%时,膈肌肌群减少 43%,膈肌厚度和面积分别减少 27%和 23%。16 例无基础肺疾病的营养不良(为理想体重的 71%)患者的呼吸肌收缩力和最大自主通气量(MVV)均显著降低,其中收缩力降低 63%。呼吸肌功能异常可作为评价营养不良的早期和敏感指标。

3. 电解质对呼吸肌功能的影响　内环境是评价营养状态的重要部分。严重低钾血症、高钾血症、低钠血症可导致骨骼肌无力,主要机制是通过影响神经-肌肉的静息电位和动作电位发挥作用。血清磷酸盐或前体减少也与呼吸肌无力有关。Aubier 等人研究了严重低磷血症对膈肌收缩功能的影响,入选患者的平均血清磷浓度为 0.55 mmol/L;由静脉补充无机磷后,平均跨膈压(Pdi)由(9.75±3.8)cmH_2O上升至(17.25±3.8)cmH_2O。磷酸盐缺乏可能主要通过影响三磷酸腺苷(adenosine triphosphate, ATP)发挥作用。

低镁血症也容易导致呼吸肌无力。Malloy 等人报道 17 例低镁血症患者补充镁制剂后最大吸气压(MIP)和最大呼气压(MEP)皆显著升高,低镁可能主要通过影响 ATP 的合成和影响其他电解质离子发挥作用。还有学者通过动物实验观察低钙血症对膈肌力量的影响,方法是给予持续滴注螯合剂乙二胺四乙酸制造犬低钙血症模型,任何低频率、最大限度刺激膈肌时,出现膈肌收缩力的进行性下降,且与血清游离钙浓度的下降幅度一致,但对双下肢肌力的影响不大。低钙血症导致膈肌收缩力下降的主要机制是肌肉兴奋-收缩偶联过程障碍。

4. 能量水平对呼吸肌功能的影响　Gerk 等人证实呼吸肌中 ATP 水平低者易发生急性呼吸衰竭。慢性肺疾病患者发生急性呼吸衰竭时,其 ATP 含量明显低于无基础肺疾病的患者,推测有基础肺疾病的患者存在持续增加的能量消耗,导致 ATP 或其前体物质减少。严重低磷血症显著损害膈肌的收缩能力,充分补充含磷营养物质能增加膈肌的 ATP 含量,改善膈肌疲劳。

(三) 营养与呼吸器官的防御机制　营养不良可损害全身免疫功能和肺的局部防御机制。

1. 对机体免疫功能的影响　营养不良主要损害机体的细胞免疫功能,导致辅助性 T 细胞显著减少和细胞毒性 T 细胞中度减少;血清免疫球蛋白水平处于正常范围,但球蛋白的更新能力下降,在抗体亲和力和 T 细胞依赖的抗体反应过程中也出现功能障碍,表明长期蛋白缺乏间接通过 B 细胞损害抗体的作用。营养不良亦可损害巨噬细胞的吞噬、杀伤作用,降低补体水平等。上述异常均可通过纠正营养不良而得到恢复。

2. 对肺免疫功能的影响　肺的防御机制主要依赖于机体免疫功能的健全、气道-肺结构和功能的完整。尽管营养不良损害人类肺防御机制的报道甚少,但已在动物实验中获得证实。流行病学调查发现,营养不良与肺炎的发生显著相关。Niederman 等人发现长期气管切开患者的营养状态与铜绿假单胞菌黏附于气道上皮细胞的能力呈负相关。营养不良时,呼吸道分泌型抗体 A(secretary immunoglobulin A, sIgA)减少,可能增加气道内的细菌黏附,进而使医院获得性肺炎(HAP)或机械通气相关性肺炎(VAP)的发生率升高。营养不良还可损害呼吸道上皮细胞的再生,减少肺表面活性物质(PS)生成,损害气道对病原微生物的清除能力,增加肺感染的机会。

Martin 等人用清除肺内病原微生物的能力评价活体大鼠肺的防御功能,结果显示,营养不良大鼠对金黄色葡萄球菌和铜绿假单胞菌的肺清除能力不受损害,但需 T 细胞清除的李斯特菌的清除能力明显降低。Shennib 等人的研究结果显示,营养不良大鼠的肺泡巨噬细胞的吞噬功能下降 1/2,给予适当的营养支持后,需 3 周以上才能恢复正常,提示饥饿对肺泡巨噬细胞的影响可能是不可逆的,只有巨噬细胞整体被替换后,吞噬功能才完全恢复。

(四) 营养不良对肺结构和功能的影响　慢性营养不良可损害肺实质的结构和功能。有学者进行了下述试验:在 3 周时间内,通过饥饿使大鼠体重下降 40%,结果出现肺弹性纤维重构、肺泡腔扩大、肺泡壁表面积减少,PS 成分变化。营养支持可纠正生化指标的异常,但形态学的损害常不能完全纠正。

Braude 和 Heller 等人在 1946 年发现，华沙的饥饿儿童有发生肺气肿的倾向。Keys 等人在明尼苏达州观察到半饥饿 12 周时，患者的呼吸效率显著降低，补充营养 12 周后可恢复至正常水平。Garbagni 等人观察了饥饿对兔肺 PS 的影响，结果显示其稳定性持续下降，通过增加脂类的摄入量可增加 PS 的合成。Faridy 观察了大鼠禁食和(或)禁水 2～3 日的变化，结果显示禁水时肺脏组织抽取物的最小表面张力降低，禁食时则升高；禁食时肺泡更易塌陷；禁水时磷脂酰胆碱含量增加，禁食时则降低。推断饥饿能可逆性影响 PS 产生和降解的平衡。

(五) 营养不良对机体总体情况和撤机的影响　慢性肺疾病或长期 MV 的患者由于营养不良等综合影响，机体免疫功能和呼吸道局部免疫功能皆受抑制，呼吸肌收缩力、通气驱动受损；通气驱动抑制和呼吸肌无力导致患者通气功能下降，主要后果是病情改善缓解慢、通气时间延长、撤机困难、VAP 发生率升高。

第四节　营养状态的评价

营养状态的评价主要包括机体基本状态和内环境，后者容易被忽视，但为影响危重症患者或 MV 患者的关键因素，必须有完善的评价体系，基本营养状态评价可使用单一或多种形式相结合的测量技术，包括非常方便的身高、体重、体重指数(body mass index，BMI)、三头肌皮褶厚度、上臂肌围等。

1. 人体测量及影响因素　身高、体重容易测定；BMI＝体重(kg)/身高(m^2)，正常值为 18.5～23.9 kg/m^2，三者可以大体评估机体营养状态；测量三头肌皮褶厚度可评价脂肪储存，测量上臂肌围评价蛋白质储存。对于稳定期 MV 患者，人体测量能较准确评价患者的营养状态；对于急性期的呼吸危重症患者，体液潴留或脱水常显著影响测量结果的准确性，评价要求不同。

2. 实验室评价及影响因素　包括血红蛋白(Hb)和血浆蛋白，后者主要有白蛋白(A)、前白蛋白、转铁蛋白、视黄醇结合蛋白的浓度。

(1) Hb：是运输氧的主要物质，也是反映血液缓冲能力的关键物质。红细胞寿命长，可达 120 日，对反映营养状态不敏感；重症感染或创伤患者，常有微循环障碍，红细胞破坏明显增快，加之失血，短时间内可出现较快下降。若 Hb 初次检测值低于 75 g/L，提示预后不良。

(2) A：主要反映蛋白质合成和代谢的总体情况，是初步评价营养状态的较好指标。若 A 初次检测值低于 25 g/L，提示预后不良。由于 A 半衰期长(20 日)，其监测结果对评价一般患者营养状态的敏感性不高；对于严重创伤、感染等毛细血管通透性明显增强的患者，A 的半衰期显著缩短，其监测价值明显升高。

(3) 其他血浆蛋白：转铁蛋白的半衰期较短，当铁缺乏或因感染等出现应激反应时，其数值常发生改变。前白蛋白和视黄醇结合蛋白半衰期分别为 2 日和 0.5 日，对于各种营养状态的评价或营养支持效果的评价更敏感，但稳定性差。

(4) 免疫功能指标：基本指标有血浆球蛋白(globulin，G)、血淋巴细胞计数(L)、迟发性皮肤超敏反应，其中 L 简单、方便，敏感性较好。L 低于 1.2×10^9/L 提示营养不良，但需注意外科手术、麻醉或感染对其水平波动的影响。对于有基础肺疾病的患者，营养不良时常出现皮肤试验无反应；某些非营养因素也能显著影响其反应性，包括高龄、感染、糖皮质激素(激素)应用和其他免疫抑制剂应用，故解释结果需综合分析。

(5) 内环境状态：水、电解质浓度、酸碱状态、血糖浓度、pH 皆是评价营养状态的重要内容；对于急性危重症患者或处于其缓解期，内环境常较快出现明显变化，是影响治疗效果和评价预后的关键因素。

(6) 水溶性维生素水平：代谢快，半衰期短，且多为细胞代谢的辅酶，可较好反映营养状态变化；为非常规实验室检查，主要依靠病史估测。

3. 综合评价　对于危重 MV 患者，使用单一参数常难以正确评价营养状态，故有学者选择多营养参数通过公式计算综合评价，能更准确反映患者营养状态，但较烦琐，实际价值不大。

4. 总结　无论急性或慢性患者、轻症或重症患者，只要 Hb、A、G、水、电解质、酸碱状态、血糖浓度、pH 维持在适当的水平，并注意水溶性维生素和微量元素的补充，就能维持营养状态的相对稳定。因此在某种意义上，MV 患者的营养支持调节并不复杂。

第五节　基本营养物质及对机械通气患者的影响

习惯表达的营养物质主要是碳水化合物(糖类)、蛋白质(包括氨基酸)和脂肪,但水、电解质、酸碱物质、微量元素、维生素等是容易被忽视的基本物质。适量蛋白质摄入或输入是促进机体蛋白质合成、防止蛋白质分解和肌肉萎缩、维持氮平衡的关键。糖类和脂肪是最主要的供能物质,还具有节氮作用,两者之间还可相互转化;在能量供应不足的情况下,大量蛋白质分解用于供能。糖类完全氧化可产生16.7 kJ/g(4 kcal/g)的能量,呼吸商(RQ)为1.0;脂肪完全氧化可产生37.8 kJ/g(9 kcal/g)的能量,RQ为0.7。糖类比脂肪更能节省蛋白质,但输入过多时,在体内转化成脂肪,产生大量CO_2,加重患者的呼吸负荷。

一、碳水化合物

1. *基本评价*　是机体最主要的供能物质,代谢水平和营养状态也决定机体对糖类的反应及$\dot{V}CO_2$。摄入糖类后,营养不良患者的$\dot{V}CO_2$与氧耗量($\dot{V}O_2$)不成比例,RQ>1,提示糖类过度利用和脂肪合成,在该过程中每消耗1 mmol的O_2产生8 mmol的CO_2,故应适当控制糖类入量,增加脂肪比例。

2. *对MV的影响*　糖类补充过多导致$\dot{V}CO_2$增加,应适当增大VT和VE,以保持$PaCO_2$的稳定;单纯高代谢患者的$\dot{V}O_2$和$\dot{V}CO_2$成比例增加,RQ=1。若基础通气功能严重减退,容易诱发或加重呼吸衰竭。

静脉输注葡萄糖的速率也影响其氧化过程。Burke等人发现葡萄糖输注速率为每分钟5 mg/kg时,糖的利用率最高;胰岛素能纠正高血糖,但不能加快糖的氧化过程。快速或大量输注葡萄糖可明显增加$\dot{V}CO_2$,表明开始合成脂肪,对撤机不利。

二、氨基酸和蛋白质

蛋白质是机体的基本结构成分,也是机体修复的主要物质,还有诸多重要生理功能。胃肠道主要通过摄入和分解外界蛋白质为氨基酸,提供机体蛋白质合成的底物;静脉则主要通过输注氨基酸,提供底物或直接补充血浆蛋白。静脉输注氨基酸可增加呼吸中枢对CO_2的通气反应,降低对CO_2刺激的反应阈值。在营养不良的患者中,随着输注氨基酸的增加,呼吸中枢对CO_2的通气反应增强,输注支链氨基酸(branched chain amino acid, BCAA)使通气反应增强更为明显。有学者推测BCAA与色氨酸竞争通过血脑屏障,丰富的BCAA能降低大脑中色氨酸及其代谢产物5-羟色胺(5-hydroxy tryptumine, 5-HT)的浓度,后者能抑制呼吸中枢对CO_2的通气反应。

三、脂类物质

1. *主要作用及优点*　脂类是重要的供能物质,也是机体的基本结构成分,可通过胃肠道和静脉输液提供。脂肪乳剂能提供高能量,防止必需脂肪酸的缺乏,降低$\dot{V}CO_2$。对于进行MV的危重患者,理论上脂肪乳剂维持氮平衡的作用与糖无差别;但同样质量的物质,前者能提供更多的能量,降低机体对后者的需求,降低大量静脉输注糖类所致的通气负荷增加,故适合严重营养不良患者的能量补充和撤机过程。

2. *问题*　对MV患者而言,脂肪乳剂静脉输注可导致暂时性脂血症,影响气体交换;健康成人在输注过程中和输注结束后的短时间内可出现一氧化碳弥散量(D_LCO)降低,推测与脂质包被红细胞膜和沉积血管壁致肺泡毛细血管膜增厚、血黏度增加有关;还有学者报道输注脂肪乳剂可出现脂肪性肺栓塞。

Hageman等人比较了正常肺和油酸致动物肺损伤模型,发现肺损伤兔静脉输注脂肪乳剂时PaO_2降低,扩血管的前列腺素分泌增加。推测脂肪乳剂中的长链脂肪酸部分转化为扩血管的前列腺素,后者使通气不足肺区的血管扩张,血流量增加,导致低氧血症加重。Venus对MV的危重患者输注脂肪乳剂,发现出现一过性肺动脉压(PAP)升高和静动脉血分流率($\dot{Q}s/\dot{Q}t$)增加,并认为与暂时性脂血症导致的血管收缩有关。另有学者发现,ARDS患者输注脂肪乳剂时,也出现一过性PAP升高和$\dot{Q}s/\dot{Q}t$暂时性增加,停止4 h后恢复正常。因此,静脉输注脂肪乳剂对肺血管是产生扩张作用还是收缩作用有争议。Skeie 等人认为血管反应类型与脂肪乳剂浓度、滴注速率、滴注持续时间有关；不同脂肪酸的化学结构特征也决定了其不同的代谢通路和不同的作用特点；不同的疾病类型同样影响脂肪的代谢和其对肺血管的影响，一般缓慢滴注时主要具有扩血管和抗炎作用，快速滴注具有缩血管和分泌前炎症介质的作用。总体而言，对有明显肺损伤的患者，控制脂肪乳剂的滴注速度是必要的。

四、电解质、维生素和微量元素

1. *电解质*　在维持细胞外液晶体渗透压、机体电中性、神经-肌肉电活动、肌肉收缩和舒张、机体代谢等方面起重要作用。营养不良可导致细胞内 K^+、Mg^{2+} 和磷酸盐缺乏，Na^+、水潴留。适当的营养支持可纠正上述紊乱，改善脏器功能；单纯对呼吸肌而言，也可改善其收缩力和耐力。由于机体对 K^+、Na^+、Mg^{2+}、Ca^{2+}、Cl^-、磷酸盐等的需要差异很大；重症患者急性期的应激反应和缓解期的合成代谢增强，显著影响不同电解质离子的变化和需求，故临床营养支持过程中，正确分析变化规律，适当监测血浆浓度，评估细胞内含量，给予个体化的补充和调节是必要的。但专业医务人员总体水平不高，多数情况下需要较频繁的生化监测和血液净化治疗。

2. *维生素和微量元素*　是酶或辅酶的重要组成成分，参与调节蛋白质、糖类和脂肪的代谢过程，且在物质利用、宿主免疫、创口愈合等方面起重要作用。已证明铁、锌、铜、铬、硒、碘、钴等微量元素对人体健康至关重要，尤其是在改善营养不良引起的免疫功能低下、减少下呼吸道感染方面起重要作用。

五、营养支持的基本原则

在不同疾病和疾病的不同阶段，营养支持的目标和具体要求可以不同，但原则差别不大。

(一) 营养支持的基本目的　首先是减少患者的体重降低和蛋白质过度分解的速度，进而维持体重和现有蛋白水平，最后是达到增加体重和恢复正常蛋白水平的目的。具体包括两个方面：首先是维持 MV 患者的营养状态和氮平衡；其次是对于伴有营养不良的患者，要逐步纠正营养不良及负氮平衡，增加体重，改善肝脏、肌肉的蛋白质合成，恢复正常的血浆蛋白水平，改善呼吸肌疲劳(急性重症感染性疾病或创伤除外，见本章第六节)。

(二) 能量消耗的评估

1. *基本原理和方法*　依据“能量守恒定律”，将体内的能量利用全部折算成热能，即测定机体在单位时间内发散的总热量，即可计算出机体的能量消耗。一般可用直接测热法(direct calorimetry)和间接测热法(indirect calorimetry)，临床用间接测热法。

在化学反应中，反应物的量与产物的量呈一定的比例关系，称为定比定律。例如，氧化 1 mol 葡萄糖，需要 6 mol O_2，同时产生 6 mol CO_2 和 6 mol H_2O，并释放一定量的热能(ΔH)，其反应式为：$C_6H_{12}O_6 + 6O_2 \longrightarrow 6CO_2 + 6H_2O + \Delta H$。同一种化学反应，无论中间过程及条件有何不同，该定比关系不变。定比定律适用于人体内营养物质氧化供能反应，是间接测热法的重要理论依据。

(1) 基本概念：① 食物的热价(caloric value)，指 1 g 食物氧化时所释放的能量；② 食物的氧热价(thermal equivalent of oxygen)，某种营养物质氧化时，消耗 1 L 氧所产生的热量；③ 呼吸商(respiratory quotient RQ)，营养物质在体内氧化时，一定时间内 $\dot{V}CO_2$ 与 $\dot{V}O_2$ 的比值，脂肪、蛋白质、糖的 RQ 分别为 0.7、0.8、1，混合饮食一般为 0.85。

(2) 基本计算：① 可用 Douglas 袋收集法、代谢率法或心排血量法等测定 $\dot{V}O_2$ 和 $\dot{V}CO_2$；② 计算出混合食物的 RQ；③ 根据 RQ 查表得出混合食物的氧热价；④ 产热量＝氧热价×氧耗量，单位时间内的产热量即为能量代谢率。

24 h 所需的能量消耗(energy expenditure，EE)也可根据氧耗量公式法计算，但实际并不常用，不仅计算烦琐，准确度也不高，当吸入气氧浓度(FiO_2)超过 50%时，误差至少达 10%以上；进食、患者活动或各种操作均增加 $\dot{V}O_2$，影响测定和计算的准确性。因此，在稳定状态、安静环境，并适当控制 FiO_2 时才可能获得比较精确的结果。静息能量代谢测定仪(代谢车)是较方便、准确的测定方法。

2. *24 h 的能量消耗*　EE 指机体在 24 h 内消耗的热量，包括基础能量消耗(basic energy expenditure，BEE)、食物的特殊动力学效应(diet-induced thermogenesis，DIT)、活动消耗。若使用评价健康成人能量代谢的 Harris Benedict 公式评价呼吸功能减退患者的能量代谢水平，发现 COPD 稳定期患者的实际能量消耗较预计值高 15%～17%。与健康人不同，在呼吸衰竭患者，前述三种类型的能量消耗多明显增多，但也可以减少，与具体疾病及其病理生理状态有关。

(1) 基础能量消耗：BEE 测量采用健康人的公

式计算,准确度多较差,如急性期重症患者,即使在安静状态下,也几乎皆有心跳加强、加快和呼吸增强、增快,故BEE增大;若为慢性消耗期患者或完全镇静、肌松的患者,则BEE多较低。

(2) DIT:患者的DIT也常增高,主要见于摄入糖类较多的患者。$\dot{V}CO_2$过大导致通气需求增大,呼吸功和氧耗量增加。早期急性危重患者多需控制能量的摄入或输入,称为低热量策略(详见本章第五节),DIT反而有所降低。长期MV的慢性患者,能量需求降低,进食量明显减少,DIT也减少。

(3) 活动消耗的能量:发热、躁动、气管内吸痰、人机对抗等因素均可使能量消耗增加;过度镇静、肌松或控制通气,使能量消耗明显下降。

3. *MV患者的实际能量消耗* 由于疾病和治疗策略的影响,MV患者的能量消耗与公式计算的数值差别较大,即使引入校正系数,也常有较大误差。何况患者24 h的病情可能经常处于动态变化中,一段时间是高热、明显烦躁;另一段时间则可能是过度抑制,故计算公式价值不大,本版不再列出(见本书第二版),仅说明治疗原则。

(三) 能量来源 蛋白质、糖类和脂肪是能量的主要来源;糖类和脂肪不仅能大量供能,还具有节氮效应,促进蛋白质的合成。

1. *蛋白质是维持氮平衡的决定因素和供能的重要物质* 健康成人维持氮平衡所需的蛋白质为每日0.4~0.5 g/kg,推荐摄入量为每日0.7~1.0 g/kg。呼吸衰竭患者,特别是MV患者,达到氮平衡所需的蛋白质常明显增加,为每日1.5~2.0 g/kg。推荐的卡氮比为630~756 kJ∶1 g;危重患者更高,可达840~1 260 kJ∶1 g。

2. *糖类和脂肪是供能的主要物质和维持氮平衡的重要因素* 糖类完全氧化可产生16.8 kJ/g的能量,RQ为1;脂肪完全氧化可产生37.8 kJ/g的能量,RQ为0.7。糖类比脂肪更能节省蛋白质的分解,但若补充过多,将在体内转化成脂肪,并产生大量CO_2,加重呼吸负荷。再者,呼吸衰竭患者利用糖的能力下降,甚至出现反应性高血糖,葡萄糖的供能、节氮作用远不如健康人,脂肪的氧化供能成为重要来源,故有必要采用适当低糖、适当高脂、适当高蛋白膳食。需强调,低糖、高脂并不是糖类的比例低于脂肪的比例,而是前者仍高于后者,只是与健康人相比,比例下降。

(四) 营养支持的方案

1. *健康成人能量供应要求* 静态状态下84~105 kJ/kg(20~25 kcal/kg),轻体力劳动105~126 kJ/kg(25~30 kcal),中等体力劳动和重体力劳动分别为126~147 kJ/kg(30~35 kcal)和147~168 kJ/kg(35~40 kcal)。在能量构成中,糖类的比例为60%~70%,脂肪为20%~25%,其余为蛋白质,相当于0.7~1.0 g/kg。

2. *MV患者能量供应要求* 上述比例作为MV患者能量补充的参考,但脂肪、蛋白质的比例增加。根据发病急缓、病情轻重、是否有躁动不安和发热等情况,大体判断患者相当的"体力劳动"状态,补充能量。

(1) 总能量和蛋白补充的基本要求:因为MV患者的蛋白质消耗多,故首先确定蛋白质的用量和总能量。当蛋白质和总能量确定后,再确定每日各种物质占总能量的比例。

对于一般MV患者,蛋白质的供给量为每日1~1.5 g/kg,危重病患者增加至每日1.5~2.0 g/kg或80~150 g,即蛋白质供给的能量相当于总能量的20%,其余80%由糖类和脂肪供给。

(2) 不同物质的供能特点:糖类的节氮作用强于脂肪,用量过大将明显增加$\dot{V}CO_2$;适当增加脂肪乳剂即可增加能量,又使$\dot{V}CO_2$降低,还有一定节氮作用。糖类摄入量也应避免过低,否则容易发生饥饿性酮症,至于最少摄入量尚难确定,因为机体可通过氨基酸的糖异生作用补充。有研究发现,每日最少摄入100 g糖类可避免患者发生酮症。一般而言,在有营养不良的慢性肺疾病(如COPD、支气管扩张症)患者中,糖类的补充量以比基础肺功能正常的重症肺炎、ARDS患者少为宜。

(3) 营养支持原则:对大部分患者而言,总原则为① 高蛋白、高脂肪、低糖膳食或胃肠外营养液。② 蛋白质、脂肪、糖类的能量比分别为20%、20%~30%、50%~60%。③ 每日的蛋白质摄入量的卡氮比为(630~756 kJ)∶1 g,危重患者升至(840~1 260 kJ)∶1 g。④ 每日适量补充各种水溶性维生素及微量元素;依据检验结果和临床情况调整电解质用量,特别注意补充钾、镁、磷等元素,避免碱血症、高钠血症。

(五) 营养支持的途径和要求 营养支持的途径主要有肠内营养(enteral nutrition, EN)和肠外营养(parenteral nutrition, PN)。前者是经胃肠途径提供能量和营养素以满足人体需要的方法,包括口服、鼻饲和造瘘三种基本方式,MV患者首选较易接受的鼻胃插管;后者是基于对机体各种物质代谢的研究成果,采用与普通静脉输液不同的营养制剂,包括高渗葡萄糖、脂肪乳剂、复方氨基酸溶液、多种维生素和微量元素的复合液等，经中心静脉导管（有时亦可经周围静脉）输入机体的综合技术。

1. *肠内营养*　一般是最佳途径。

（1）主要优点：① 有助于维持肠黏膜细胞的结构与功能完整，减少内毒素释放与细菌易位。② 刺激消化道激素分泌，促进胃肠蠕动与胆囊收缩，恢复胃肠道功能。③ 抑制代谢激素，降低肠源性高代谢反应。④ 改善肠黏膜缺血，增加内脏血流灌注。⑤ 降低炎症反应与感染性并发症。⑥ 营养支持效果优于 PN，并发症少。⑦ 可均匀补充，容易调整，有助于避免发生心力衰竭、肺水肿。⑧ 操作技术简单，护理方便。

（2）主要问题或缺点：① 危重症患者常有消化道功能减退，部分患者有明显的消化道并发症，难以实施充足的胃肠道营养，甚至暂时不能实施。② 正压通气可使胸腔负压降低，腹腔正压增高，影响食管、胃肠道的正常蠕动。③ 气管插管使会厌和声门的防御功能显著减退。④ 镇静剂和肌松剂的应用显著抑制咽部的防御功能，抑制胃肠道蠕动，故 EN 有引起误吸、腹胀、腹泻等风险。

人们充分认识到肠道在危重患者炎症反应和多器官功能衰竭发展过程中的作用，而 EN 支持对维持肠黏膜屏障功能有不可替代的作用，因此"胃肠道有功能，就应该使用"的观点已成为重要共识。

早在 2003 年，加拿大针对危重患者的营养支持方法就提出如下建议：危重患者的营养支持首选 EN；在胃肠道功能允许的情况下，进入 ICU 后 24～48 h 即开始进行；同时采取一系列优化技术，保证 EN 的顺利实施。

2. *肠外营养*

（1）主要优点：① 避免上述胃肠道问题的困扰，保障能量供应。② 根据患者需要调配营养成分，满足多方面需要。

（2）主要问题或缺点：① 肠外营养液可能对肝实质产生影响，如肝脂肪变性。② 急性重症患者常有心血管功能损害；慢性呼吸衰竭患者大多年龄大，心功能差，故较难耐受大量的肠外营养液，容易发生心力衰竭。③ 操作技术稍复杂，护理工作量大。④ 存在较多潜在并发症。

3. *肠内、肠外营养的联合应用*　是最常用的能量补充方式，可达到优势互补，并将各自可能的并发症减少至最低限度；病情明显改善后，应尽早过渡至以 EN 为主，直至完全 EN；尽早停用深静脉置管，以减少发生导管相关性感染的机会。

（六）营养支持的相关并发症及处理对策

1. *肠内营养的并发症*

（1）气管内吸入：是常见并发症。

1）发生因素：气管插管患者的发生率多于气管切开，若患者有吞咽反射减弱、昏迷、胃蠕动功能减退、胃肠胀气则更容易发生。鼻胃管放置是 MV 患者发生吸入性肺炎的重要危险因素，因为鼻胃管的留置干扰了食管下段括约肌的正常功能，增加了反流机会。鼻胃管管径越粗，反流和误吸的机会越高。平卧位也是误吸的高危因素。

2）治疗措施：一旦发现或高度怀疑误吸，应立即停止鼻饲；气管内反复吸引，并行胃肠减压；必要时适当应用激素。

3）主要预防措施：抬高床头 30°～45°，避免短时间内注入量过多，避免吸痰前 30 min 内鼻饲。若未 MV，则吸痰前可暂时封闭气囊，气道吸引后，将口咽部吸引干净。对胃动力障碍、胃内容物残余量高的患者可加用改善胃肠道动力的药物，如甲氧氯普胺、西沙必利。对高危患者用较细的鼻胃管，或改用十二指肠管、空肠管鼻饲。对于需要较长时间肠内营养的患者，建议采用经皮内镜下胃造瘘喂养。按 EN 操作规范、采用输注泵持续均匀输注，有助于提高患者的耐受性，更早达到目标喂养量。控制血糖浓度（<8.0～10.0 mmol/L）有助于改善危重症患者的预后，还可提高患者对 EN 的耐受性。

（2）恶心、呕吐：较常见，并容易导致气管内吸入。

1）发生因素：常见于输注速率过快、液体过冷、胃潴留的患者。

2）主要防治措施：减慢输注速率、升高室内温度至 20℃或对储液袋（瓶）保暖、适当应用止吐药。其他防治措施与气管内吸入相同。

（3）腹泻：常见并发症。

1）发生因素：主要见于部分耐受性较差的患者，血白蛋白<25 g/L、鼻饲液渗透压较高、输注较快的情况下容易发生。少部分为溶液污染。

2）防治原则：改善患者的一般情况，逐渐增加补充量，适当稀释和减慢补充速度，适当应用止泻剂。

（4）倾倒综合征：较少发生。发生原因主要为营养液浓度过高、输注速率过快。主要防治措施是降低浓度与减慢输注速率。

（5）代谢紊乱：主要见于急性危重症患者。与

PN的原因相似,主要与临床处理不当有关,常见并发症有高糖血症、高钠血症、低钠血症、高钾血症。不赘述。

2. 胃肠外营养的并发症　并发症类型较多,也可以较严重,并可能导致病死率升高。

(1) 创伤性并发症:主要与深静脉置管操作有关,常见气胸、血管神经损伤、空气栓塞和静脉血栓形成,发生率为1%～8%。主要与操作技术的规范化和熟练程度有关。

(2) 导管相关性感染:可发生于深静脉营养的整个过程,发生率约为3%。

1) 主要发生原因和病原菌特点:有两个高峰期,一是初始置管后,与消毒不严、操作不规范有关;二是置管2周左右,在此期间,随着插管时间的延长,发生率逐渐增加。因为患者体表和穿刺部位组织间隙常有细菌或其他病原菌定植,病原菌可沿导管与组织间隙进入血液,导致血流感染。部分患者有菌血症,导管可成为细菌或真菌等栖息的场所,逐步发展成为脓毒症。因为体表菌是导管感染的主要病原菌,故致病菌类型与置管位置有关,上腔静脉以凝固酶阴性葡萄球菌、金黄色葡萄球菌、白念珠菌为主,下腔静脉以肠杆菌科细菌为主,两者皆容易感染ICU内的流行菌。

2) 临床表现:突发寒战,高热,体温常高达39～40℃,多呈间歇性发作;患者常有精神萎靡或躁动不安,血白细胞总数(WBC)和中性粒细胞计数(N)常明显升高;若持续时间稍长可出现休克、多脏器功能损害。

3) 处理原则:一旦高度怀疑或证实导管相关性感染,应立即拔除静脉导管,并送血培养和导管尖端培养,根据上述可能的致病菌尽快给予经验用药。如此处理8～12 h后,发热多逐步好转。若拔管时机过晚,则病原菌容易在各脏器形成感染灶,或出现脓毒症休克。

(3) 代谢紊乱:包括电解质紊乱、糖代谢紊乱、代谢性酸中毒。

1) 电解质紊乱:多与EN的问题相似,也常发生镁、磷缺乏,主要与分解代谢增强、补充不足有关。

2) 糖代谢紊乱:可出现低血糖反应,更容易发生反应性高血糖,与危重症患者的应激反应和炎症因子的过度释放有关;高浓度葡萄糖输入会加重反应性高血糖。

3) 代谢性酸中毒:与静脉营养液中可滴定酸浓度较高有关,如氨基酸液中的阳离子氨基酸释放的H^+较多,Cl^-浓度高的氨基酸盐溶液的酸度较高,高渗糖溶液的pH为3.5～5.5。防治对策是改用氨基酸的醋酸盐溶液,营养液中适当增加碳酸氢钠;依据血气分析结果使用碱性药物。

(4) 肝功能损害:短期(≤3个月)或长期应用PN的患者均可发生。可出现肝脏组织学异常,表现为脂肪肝、胆汁淤积,临床上常有转氨酶及胆红素升高。处理对策是避免供给过量的糖类和蛋白质,适量增加脂肪,每周监测肝功能。

(5) 与营养支持有关的高碳酸血症:对于接受EN或PN的患者,当给予过多糖类时,能量供应超过能量需求,可出现脂肪合成,$\dot{V}CO_2$显著增加,导致高碳酸血症加重。防治原则是适当增加脂肪供能。

第六节　急性危重症患者的营养支持策略

急性危重患者代谢情况、脏器功能与一般呼吸衰竭患者有明显不同,其营养支持必须从整体出发,关注内环境稳定,以脏器功能保护为根本目的,充分考虑营养底物对器官功能和炎症免疫反应的影响,采取相对不同的营养支持策略。

一、急性危重症患者代谢的特殊性

(一) 高代谢状态　急性危重症患者常存在剧烈的炎症反应和应激反应,导致异常高代谢,合成代谢、分解代谢皆升高,分解代谢升高更显著。国内外学者应用间接能量测定仪,对外科创伤、感染和大手术后患者的能量消耗进行24 h连续监测,结果显示,择期手术后患者静息能量消耗(resting energy expenditure, REE)最低,较健康人增高约10%,是外科营养的主要依据之一;创伤、感染和大手术后增高20%～50%;烧伤患者增高约100%;脓毒症患者约为正常预计值的(155±14)%。因此,单纯从营养支持的角度而言,患者的能量需求是显著增加的。创伤、感染和手术后的早期,骨骼肌即大量分解,尿素氮排出显著增加,每日达15～20 g,相当于450～

600 g 肌肉；脂肪分解显著加快，机体主要通过氧化三酰甘油供能，因此急性危重患者的肌肉、体脂消耗显著，体重明显下降，出现显著的负氮平衡。

(二) 营养底物代谢出现特殊变化 主要表现为下述特点。

1. *胰岛素抵抗* 是主要的代谢异常，突出表现是反应性高血糖。糖异生增加，正常肝脏葡萄糖的生成速度为每分钟 2.0～2.5 mg/kg，危重患者则高达每分钟 4.4～5.1 mg/kg；输注外源性葡萄糖不能阻止糖异生，外源胰岛素的作用也明显下降。糖异生明显增强是胰高糖素、糖皮质激素、生长激素等应激激素过度释放、炎性介质显著增加、交感神经-儿茶酚胺系统兴奋性增强的必然结果。

2. *组织代谢异常* 表现为糖的无氧酵解增加，糖类的氧化率下降，脂肪的氧化率增加。

3. *血浆白蛋白浓度下降* 与蛋白质的高分解代谢有关，尽管合成代谢也增强，但远低于分解代谢增加的幅度；其次是毛细血管通透性增加，严重者称为"毛细血管渗漏"，后者可导致短时间内出现严重低白蛋白血症。血白蛋白浓度与病情严重度和预后密切相关。

4. *维生素缺乏* 机体抗氧化维生素，包括维生素(vitamin, Vit)A、VitE、VitC 缺乏，主要是 VitC 的缺乏，其他水溶性维生素(主要是 B 族维生素)也严重缺乏，与高分解代谢、过度炎症反应、水溶性维生素的机体储存低有关。

5. *顽固性电解质紊乱* 主要表现为高容量性高钠血症、缺钾性低钾血症、代谢性碱中毒，也主要与应激反应导致的肾素-血管紧张素-醛固酮、皮质醇、抗利尿激素等过度激活有关，使肾脏调节电解质的能力显著下降或丧失。

(三) 营养补充及营养底物对器官功能的影响出现特殊变化 接受 MV 的危重症患者常有呼吸功能的严重减退，也出现呼吸肌的消耗性萎缩和循环功能障碍，故在应激或应急条件下，机体不能有效代偿氧耗量的增加，容易导致组织缺氧，发生多器官功能障碍综合征(MODS)；免疫应答减弱，应激过后易发生感染。研究结果显示：若急性(5～7 日)体重丢失达 10%～15%，可导致免疫抑制，感染机会增加，病死率升高约 5%；若急性体重丢失达 30%，患者需卧床，肺炎发生风险明显升高，病死率增加约 50%。若糖类摄入或输入过高，而胰岛素补充绝对或相对不足，则机体供能严重不足，并显著增加 $\dot{V}CO_2$。氨基酸合成白蛋白的能力下降，加重低蛋白血症，从而显著影响机体的能量供应，严重损害脏器功能。

(四) 营养代谢与神经内分泌、免疫反应间出现复杂的相互关系 神经内分泌和细胞因子变化对机体代谢产生重要影响，交感神经-儿茶酚胺系统兴奋可刺激肝糖原、肌糖原和脂肪的分解，刺激肝脏酮体生成。糖皮质激素、胰高糖素和肾上腺素是导致反应性高血糖、高分解代谢的重要激素，也导致脂肪和蛋白质的分解代谢增强。炎症介质和细胞因子对代谢也有明显影响，其中肿瘤坏死因子(TNF)-α、白细胞介素(IL)-6 和 IL-1 在介导机体高分解代谢中有重要作用。

营养底物对机体的炎症、免疫反应也有重要影响。急性高血糖可使循环 TNF-α、IL-6 和 IL-1 的浓度明显升高。严格控制血糖可以显著改善患者的预后。研究发现，某些特殊营养底物，如谷氨酰胺、ω3 多不饱和脂肪可能有免疫调节作用。

二、急性危重症患者的营养支持

(一) 营养支持的目标

1. *基本原则* 基于危重症患者代谢的特殊性，像普通 MV 患者那样以改善营养状况为目标的高蛋白、高热量补充往往不能使早期危重症患者受益，反而可能加重器官功能损害。因此，应以保护脏器功能为根本目的，采取纠正代谢功能紊乱、提供合理营养底物、调节炎症免疫反应和促进创伤愈合的综合营养支持措施。

2. *治疗目标* ① 改善或纠正营养底物的异常代谢。② 提供合理的营养底物，尽可能将机体的高分解代谢降至适当水平，预防或减轻营养不良，既要避免营养底物不足而造成的额外高分解，也要避免过多营养底物给器官功能增加的过度负担。③ 通过特殊营养底物调节机体的炎症、免疫反应，改善肠黏膜屏障功能，减少细菌易位和内毒素产生。

(二) 营养支持的低热量策略 由于早期高分解代谢不可避免，因此在急性期就试图获得正氮平衡，改善其营养状况是不可能的，也是有害的。在急性期，总热量摄入应比一般 MV 患者低，为 REE 的 1.1～1.2 倍。若营养支持与器官功能保护出现矛盾时，应暂时限制营养素的摄入或输入。也就是说，有全身失控性炎症反应的早期危重症患者，能量供给在每日 84～105 kJ/kg(20～25 kcal/kg)或 15～20 kcal/kg(不同组织报导有差异，推荐前者)被认为是能够接受并可实现的能量供给目标，称为允许性低热量策略(permissive underfeeding)。同样，蛋白质补充也要求以维持适当循环功能为原则,在毛细血管通透性显著增高的情况下,补充的蛋白质将大量进入间质液并大量分解,导致间质水肿加重。电解质离子的补充也有明显不同,主要是严格控制钠盐的补充,增加钾、镁离子的补充。

(三) 营养支持的途径 与上述一般 MV 患者相同,但强调更积极、合理的 EN。

(四) 优化营养支持

1. *肠内营养支持的时机* 开始 EN 的时机与预后密切相关。

(1) 研究结果:早期(发病或加重 48 h 内)EN 对改善营养效果、降低感染发生率、减少住 ICU 时间和住院时间、降低医疗费用等更具价值,并有降低病死率的趋势。主要与降低危重症患者的应激反应和高分解代谢程度、减少炎症介质释放、促进合成代谢、维持和改善肠道功能、改善机体的免疫功能有关。Kompan 等人的研究结果显示,早期 EN 可显著降低危重症患者肠道的通透性,降低感染发生率和多器官功能不全评分。Moore 等人证实,早期 EN 可显著降低外科危重患者的感染发生率。Marik 等人对 15 项随机对照临床试验(RCT)的荟萃分析显示,与晚期 EN 相比,早期 EN 可明显降低外科危重患者继发性感染的发生率,缩短住院时间。Heyland、Gramlich 和 Artinian 的荟萃分析也表明,早期 EN 可降低感染的发生率和病死率,缩短 MV 时间和住院时间。进一步分析发现,早期 EN 在病情严重度评分高的患者中更有优势。

(2) 总结:只要患者肠道有功能或有部分功能,且能耐受肠内喂养,而患者循环、呼吸等生命体征稳定,就应尽可能在 48 h 内开始 EN;禁食时间越长,胃肠功能受损越大,越易出现肠道细菌移位和大量内毒素产生,感染并发症的发生率也明显升高。

2. *提高肠内营养的安全性和疗效* 尽管 EN 有较多的优点,但临床上常存在较多的问题。如前述危重症患者,特别是 MV 患者常有 EN 不耐受、营养物质摄入不足,不仅降低疗效,而且容易发生反流、误吸和吸入性肺炎。因此,如何改善 EN 的耐受性、安全性和有效性,是提高营养支持疗效的重要措施(详见本章第四节)。

3. *合理调节肠内营养量* 多数危重症患者早期难以通过 EN 达到目标需要量,而较长时间的热量不足和负氮平衡不利于患者的预后。因此尽管尚无法得到 EN 的剂量疗效关系的明确依据,但过低的肠内喂养量将丧失保护肠黏膜屏障的作用;若肠内营养量低于目标喂养量的 25%,血源性感染的发生率明显增加;若达到目标喂养量的 60%或以上,将有效发挥 EN 的效果。

4. *肠内营养和肠外营养联合应用* 多数情况下,单纯 EN 不能达到目标需要量,因此联合 PN 是必然选择。

5. *特殊营养素* 某些营养素具有特殊的药理作用,在危重症患者的治疗中可能有重要作用,简述如下,仅供参考。

(1) 谷氨酰胺:是机体含量最丰富的游离氨基酸和危重症患者的条件必需氨基酸,也是小肠黏膜细胞的重要能源物质和快速增生细胞(特别是免疫细胞)的重要能源物质。危重症患者的高分解代谢会导致谷氨酰胺的严重缺乏。研究显示,PN 中添加谷氨酰胺可能提高危重症患者的生存率,减少感染的发生率,缩短住院时间。

(2) 抗氧化制剂:氧化应激损伤是危重症患者的重要特征,应用抗氧化的营养素,如 VitE、VitC、无机硒、β胡萝卜素等可能有助于促进病情恢复、改善预后。

(3) 其他:多种特殊营养物质有研究,但结果差异较大。

总之,与一般 MV 患者不同,急性危重症患者的营养支持复杂而困难,应合理分析患者的炎症反应和应激反应变化,根据患者的代谢特征,通过合适的途径,提供适当的营养物质,进行合理、有效的营养支持。但总体很抽象,把握维持组织的血供、氧供,适应机体的代谢状态是基本原则(详见本章第十节)。

第七节 急性危重症患者缓解期的营养支持策略

当急性危重症患者病情改善,进入恢复期或缓解期,其代谢特点和生理特点皆出现一系列特征性变化,营养支持与急性期危重症患者和一般 MV 患者皆有明显不同。

(一) 基本代谢功能和生理功能的变化 基本特点是炎症反应显著消退,应激反应缓解,从而出现下列变化。

1. 合成代谢增强　患者整体代谢活动减弱，反应性高血糖逐渐缓解，从分解代谢为主转为合成代谢为主，对能量、蛋白质、水溶性维生素、微量元素的需求明显增加。在能量、蛋白质补充充足的情况下，大量钾离子、镁离子向细胞内转移，需求量也明显增加，故容易发生营养不良、低蛋白血症、低钾血症、低镁血症。

2. 免疫功能衰退　进入缓解期后，应激反应解除，炎症反应迅速衰退，免疫反应受抑制，容易继发耐药细菌、真菌等感染。

3. 消化道功能明显恢复　消化道的微循环功能明显恢复，细胞功能改善，对 EN 的耐受性明显增强。

4. 肾调节功能逐渐恢复正常　对电解质、酸碱离子的正常调节逐渐恢复。

5. 肺功能明显好转　呼吸系统对增加营养支持所需的高通气需求逐渐适应。

(二) 营养支持

1. 营养支持的目的　迅速补充机体缺乏的各种物质，恢复机体的营养状态和免疫功能。

2. 营养支持的要求　首先是迅速增加能量和蛋白质的摄入或输入。总能量摄入量增加至 REE 的 1.5～2.0 倍，以 EN 为主或完全采用 EN。蛋白质摄入量增加至 1.5～2.0 g/kg。对于低蛋白血症患者，直接补充白蛋白或血浆，同时明显增加钾、镁离子和水溶性维生素的补充。在基本营养状况改善的情况下，可适当应用丙种球蛋白或其他免疫增强剂。

第八节　撤离机械通气时的营养支持

无论是慢性呼吸衰竭还是急性危重症患者，原发病或诱发因素明显改善(无须完全控制)，一般情况、内环境和营养状态稳定是撤机的基本条件，因此要求机体的营养状态恢复正常，主要是 Hb 和白蛋白浓度正常或接近正常，水、电解质、酸碱状态、血糖浓度稳定。

(一) 营养支持的合理分析　由于患者合成代谢增强，机体对营养素的耐受性和利用能力增强，故理论上营养支持要简单得多，只要参考本章第五节将营养素充分补足并调整得当即可，即使能量、蛋白质补充量稍多也能接受，但事实上并非完全如此，大体分下述两种情况。

1. 急性重症患者的营养支持　基础肺功能相对较好的急性呼吸衰竭(详见本章第五节)，肺功能可明显恢复，营养支持稍过度或稍不足皆影响不大，实际操作比较容易。

2. 慢性呼吸衰竭患者的营养支持与康复　有严重慢性基础肺疾病的患者，撤机是复杂、相对比较困难的过程，营养状态可显著影响撤机过程。营养不良患者呼吸肌的收缩力和耐力下降，耐力减退常是撤机失败的主要因素，故营养支持必须充足，并同步进行呼吸和身体的康复锻炼，使患者呼吸肌的结构、功能恢复正常或接近基础状态。对于呼吸机依赖患者，患者成功撤机的概率也与营养状况的充分改善和合理康复锻炼有关。

(二) 慢性呼吸衰竭患者的营养搭配　过度、不适当的营养支持影响慢性呼吸衰竭患者的撤机成功率。在部分呼吸机依赖患者中，糖类供应过多是加重高碳酸血症和撤机困难的主要原因。由于呼吸功能严重减退，VE 代偿性增加严重受限，过多糖类摄入使 $\dot{V}CO_2$ 增加，导致高碳酸血症加重或重新出现，诱发或加重呼吸肌疲劳。因此撤机过程中，既要补足营养，也应控制糖类摄入量，适当增加脂肪比例。

第九节　难治性营养不良患者的营养支持

严重慢性消耗性疾病或严重危重病患者，容易出现严重电解质紊乱、贫血、严重低蛋白血症，也常同时合并循环功能障碍和 MODS。若通过深静脉置管给予较大量的营养素、药物和液体补充(部分情况可称为“液体复苏”)则容易发生心力衰竭、肺水肿或全身水肿，甚至导致更严重的内环境紊乱，反而加重病情；若采取常规营养支持策略,则不能迅速纠正营养不良,因此必须处理好营养支持与液体补充或液体复苏的矛盾,给予合适的营养支持策略和手段,其中核心目标是维持组织的氧供(详见本章第十节)。

第十节　危重症患者的液体复苏与组织氧供的维持

液体复苏(fluid resuscitation)是指在疾病诊断早期的短时间内(6 h内)大量补液,纠正低血容量,以保证有效心排血量(CO)和器官的血流灌注;是治疗脓毒症低血容量的有效方法,复苏失败往往会导致MODS。脓毒症患者肺感染或继发ARDS是常见表现,常需MV治疗,过度的液体治疗常显著恶化肺水肿,加之常合并急性肺心病,明显增加改善氧合的难度,并带来全身系列问题;其他急性呼吸危重症亦如此,因此以营养支持为基础的合理综合评价、综合治疗应贯穿疾病全过程。这些内容在相关章节皆有涉及,本节系统阐述。

进行MV的急性危重症患者在适当改善氧合的基础上,维持适当动脉血氧运输量(DaO_2)、微循环和内环境,改善组织代谢、维持脏器功能是治疗的核心,合理营养支持应贯穿该过程。

一、维持动脉血氧运输量

动脉血氧含量(CaO_2)$=SaO_2\times Hb$,$DaO_2=CaO_2\times CO$,因此维持适当DaO_2的方法是维持适当氧合、适当Hb浓度和适当CO。营养支持的重点是血液、白蛋白(A)补充和补液量的合理管理。

(一) 合适的Hb水平　CaO_2(mL/100 mL血液)$=0.003\times PaO_2+1.39\times SaO_2\times Hb$。以$SaO_2=98\%$、Hb = 15 g/100 mL血液代入公式,健康人$CaO_2=20$ mL/100 mL血液,其中Hb结合的氧容积=19.7 mL,远高于物理溶解氧。可见CaO_2主要与SaO_2和Hb有关,改善供氧不仅要适当改善PaO_2及影响氧离曲线的因素,也应改善Hb的量和质,Hb以90～140 g/L为宜(≥75 g/L);Hb过低,CaO_2下降,需适当补充少浆血或全血;过高则增加循环阻力,弊大于利。在维持适当Hb水平的情况下,$SaO_2<90\%$,甚至在80%～85%也是相对安全的。

(二) 适当的胶体渗透压和血容量　血容量的维持取决于胶体渗透压、晶体渗透压、水的综合作用,其中主要取决于前者。

1. 胶体渗透压　A是产生血液胶体渗透压的主要成分。

(1) 急性加重期A的代谢特点和补充要求:创伤、重症感染患者不仅分解代谢显著增强,也存在A迅速丢失,故可能需要补充,但又不宜补充或大量补充,否则会导致大量代谢物产生,加重心、肝、肾等脏器的负担;A在损伤部位渗出,加重间质水肿。如本章第六节所述,急性期危重症患者的炎症反应剧烈,应激反应增强,能量供给84～105 kJ/(kg·d)(相当于静息状态的能量需求),被认为是能够接受并可实现的能量供给目标,称为允许性低热量策略。还需强调存在广泛毛细血管通透性升高,A大量补充将导致间质水肿加重。因此,即使存在低蛋白血症,若血浆A≥30 g/L,且无休克表现,就不宜补充A或血浆,应随访;若存在严重低蛋白血症,有效血容量难以维持,容易发生MODS,则必须合理补充。血浆A<25 g/L,应给予10 g静脉点滴,每8 h或12 h 1次;A<30 g/L时,可12 h或24 h 1次,连用2～3日后减量或停用;没有合理分析和评价,皆每日补充10 g是原则性错误。也可用相当剂量的血浆(100 mL血浆相当于4.5 g A),但前者更优越,因为少量A多次输入会缓慢有限扩容,不加重心脏负担;同时逐渐脱水,减轻组织水肿;改善肾循环,相应改善肾脏的利尿作用和电解质离子的调节作用。两者联合应用,可能有助于适当改善免疫功能,但需避免A/G倒置;严格控制补充速度和补冲后生理盐水冲洗量。某些情况下,也可用血浆代用品。

(2) 疾病缓解期A的代谢特点和补充要求:随着病情的迅速缓解,毛细血管的渗漏显著改善;肝脏合成A速度明显增快;机体进入应激后的"恢复期",补足A、血浆,充分纠正低蛋白血症则是必然选择。

2. 不同白蛋白制剂的特点和选择　一般10 g/支的A的液体量是50 mL,在各种情况下应用皆非常安全;12.5 g/支的液体量是250 mL,若存在左心衰竭或严重水肿,则尽可能不用,否则需缓慢静滴,用完后适当应用利尿剂;若用血浆,则更需控制滴速。无论何种制剂,滴注后应严格控制生理盐水冲洗量，以刚好冲完为原则，建议用 10～20 mL，否则容易诱发或加重左心衰竭。若患者存在低血容量，且无明显水肿，后两种制剂的扩容效果好，宜首选；并维持 100 mL 的常规生理盐水冲洗量。

（三）合适的心排血量　通过上述措施可维持有效的循环血容量，在此基础上评价和改善心功能，保障适当 CO。

肺实质疾病导致的重症呼吸衰竭患者需 MV 治疗，确定合适 CO 比较困难。增加 CO 一般通过提高前负荷（主要是适当补液量）、降低后负荷（主要是降低左室跨壁压）和心肌收缩力（主要是应用强心剂或β受体阻滞剂）完成，且三者之间有密切关系。

1. *补液量*　足够的补液量是维持 CO 的基础，对于血容量不足的患者，强调迅速有效扩容（液体复苏）；对于急性左心衰竭或急性肺损伤患者，需适当降低补液量。

2. *通气压力*　维持适当氧合常需增加压力，维持适当 CO 又常需降低压力，但更强调维持适当压力，从而保障前负荷稳定，又能降低左室跨壁压和后负荷（详见第三十六章第二节）。

3. *适当应用改善心功能的药物*　过快 HR 患者适当应用β受体阻滞剂，CO 下降患者适当应用强心剂；顽固性循环功能障碍患者注意 PAP 和右心功能评价。

因此，对呼吸危重症患者 CO 的维持需综合分析、综合评价。对于水肿明显的患者，为保障氧合与 CO 之间的适当的平衡，应适当控制输液量，CO 维持正常低限。但通气压力较大导致血压下降时，也必须适当补充血容量，并评价心功能，包括右心功能。

二、改善微循环

正常的微血管结构、适当循环血流量和适当的血液凝血-抗凝功能是维持微循环正常的基础，特别强调以下几点。

1. *正常循环血流量*　有效血流量可对微循环产生有效的冲刷作用，是改善微循环的基础，故需首先维持前述各方面的适当处理。

2. *改善微循环压力*　微循环的静水压低，易受组织静水压变化的影响，特别是严重水肿的影响，主要通过限制晶体补充胶体液实现，因此与内环境调节有直接关系。

3. *直接改善微循环*　危重症患者容易发生凝血功能紊乱和弥漫性血管内凝血（DIC），因为各种高危因素几乎皆存在，包括创面或损伤的毛细血管膜容易激活凝血，血小板和凝血因子应激性升高，卧床、水肿等因素导致血流缓慢。因此，应定期检查相关因素，对有明显高凝状态（可参考纤维蛋白原、D-二聚体、纤维蛋白降解产物、血小板等基本指标）、未达 DIC 标准的患者，就应给予适当抗凝治疗，以低分子肝素为主；一旦进入 DIC，则应充分抗凝。DIC 大体分高凝期、凝血因子消耗期和纤溶亢进期，强调早期诊断和治疗，抗凝是贯彻始终的手段。在高凝期和凝血因子消耗早期，单纯抗凝治疗即可；在凝血因子消耗的中晚期，需根据临床情况和检验结果，适当补充凝血因子；在纤溶亢进期，需在抗凝、补充凝血因子的基础上，加强抗纤溶治疗。

4. *避免医源性因素影响*　主要包括三种情况。

（1）白球蛋白比例倒置：为改善危重症患者的“所谓免疫功能”，临床习惯补充较大量丙种球蛋白（丙球），导致 A/G 倒置，A/G 倒置意味着红细胞、白细胞、血小板、纤维蛋白原更容易沉积在微循环，诱发或加重 DIC。

（2）具有高损伤的药物：如造影剂、部分抗生素，故即使怀疑存在肺栓塞，也应避免肺动脉 CT 检查，直接抗凝治疗。

（3）质量可能欠佳的药物：主要是静脉用药，特别是抗菌药物。一般静脉用药的质量控制包括标示量（含量）、无菌、pH、不溶性微粒等，特别是 pH 和不溶性微粒是导致微循环障碍常见因素，但容易被忽视。美国 FDA 要求≥10 μm 的不溶性微粒（HIAC 法）不多于 2 000 个，≥25 μm 的不多于 200 个；对于有微循环损害的重症患者，微粒极易诱发或加重 MODS，如沉积在脑部和肺部则容易导致脑缺血和弥漫性肺损伤。

三、维持适当的能量供应和内环境的稳定

1. *维持合适的晶体渗透压和体液量*　晶体渗透压是维持细胞外液容量的主要因素。对于危重症患者，机体通过应激反应，特别是醛固酮和抗利尿激素作用，使肾脏具有强大的保钠、保水能力，以维持细胞外液和血容量的稳定。因此，就机体的应激反应而言，机体排出钠、水的能力减弱；严重感染、创伤又存在体液的显性和非显性丢失（主要是水），导致细胞外液量不足，因此对危重症患者的补液治疗必须慎重，应特别注意出入液体量和质的平衡以及电解质的稳定，避免补液不足或补液过量，特别是后者更容易发生；还应特别注意改善肾脏的血供和肾功

能的维护。上述因素导致高钠血症或稀释性低钠血症的机会也较多,应特别注意控制钠的输入和摄入。

2. 保障适当的能量供应、控制血糖浓度　正常机体的能量供应主要通过糖类的有氧氧化获得;危重症患者容易发生反应性高血糖或使原有的高血糖加重,机体代谢障碍,故需及早发现和处理。

(1) 高血糖的处理:为更好补充能量和控制血糖,调节机体代谢,维持水、电解质平衡,需单独建立补液通道进行胰岛素补充治疗。若无高钠血症,可选择生理盐水,但必须确保血糖浓度下降,否则容易出现高血糖和高钠血症,导致更严重的高渗血症。若存在高钠血症,则应避免钠的摄入或输入,改用5%的葡萄糖溶液,或用生理盐水通过微泵注射。血糖控制后则应结合患者血浆电解质浓度调节补液。对于合并急性心肌梗死、急性脑梗死和其他局灶性缺血的患者,为减轻缺血再灌注损伤,发病24 h内不宜输入高渗葡萄糖溶液。

(2) 目标血糖:没有定论,但一般认为血糖浓度在5～10 mmol/L是安全、合理的,因为疾病早期的高代谢状态是防御性应激反应,目标血糖应较正常值稍高,也有利于避免低血糖、低血钾的发生及血容量不足。随着患者病情趋向稳定,应激反应减弱或消退,可逐渐将血糖控制至正常范围;加之,患者逐渐转为以合成代谢为主和组织修复,需补充更多能量、钾、镁和水溶性维生素(详见本章第六节)。

(3) 血糖下降速度:胰岛素初始或强化治疗时,必须保障血糖浓度下降,加大胰岛素的用量,必要时先用4～8 μ的胰岛素快速静注或推注;维持治疗时,血糖的下降速度不宜过快,一般控制每小时下降3.9～5.6 mmol/L(平均5 mmol/L)为宜。

(4) 其他问题:在血糖下降过程中,应注意钾的补充和血容量的维持。开始治疗应每1～2 h监测1次血糖,直至出现相对恒定的胰岛素输注速度;当血糖浓度稳定后,可改为每4 h监测1次。当患者饮食改变或者应用影响糖代谢的药物时,特别是饮食中断、使用β受体阻滞剂(降低血糖),或糖皮质激素、硝苯地平(升高血糖)时,需增加监测血糖的次数。

3. 水溶性维生素和电解质的补充　维持足够的水溶性维生素供应和适当的电解质水平,特别是防治低钾、低镁、低磷血症,以保障机体代谢的正常进行;尤其是血糖稳定下降时,将出现钾细胞内转移,但速度较慢,应根据情况4～6 h复查血生化,直至血糖和电解质浓度稳定。

四、需注意的其他问题

1. 晶体液和胶体液的选择

(1) 低血容量休克且没有水肿或仅有较轻水肿:应迅速给予胶体和等张电解质溶液,且初始输液速度要快,第1 h通常大约给予1 000 mL(液体复苏);然后,根据是否有脱水、脱水性质(低渗、等渗、高渗)和程度决定补液的种类和数量。各种补液都必须注意电解质及酸碱紊乱的纠正。

(2) 明显水肿:严格控制晶体液入量,同时补充胶体。血压下降主要是有效循环血容量不足所致,严重水肿仅意味着组织间液和总体液量增多,有效血容量常严重不足;水肿还会加重对微循环的抑制,导致恶性循环,故主要处理不是升压和利尿,而是迅速扩充血容量,以补充胶体为主,A和血浆最好,补充胶体后适当使用利尿剂;暂时禁止饮食及"无必要的药物"。如此处理48 h,水过多必然明显改善,然后可逐渐恢复和增加进食。

2. 降低组织代谢　在机体代谢率过高的情况下,静脉血氧含量将显著降低,静脉血流经分流的肺循环后将导致更严重的低氧血症,故应注意降低机体的代谢,如降温,应用镇静剂和肌松剂抑制过强的自主呼吸等,且控制镇静强度,尽可能维持自主吸气触发。

总之,对于存在内环境紊乱的危重症患者,营养支持和液体管理的核心是维持适当的氧供,主要涉及适当氧合、适当Hb、适当A、适当A/G、适当的心功能(包括心率和右心功能)、适当的血糖浓度和电解质水平;避免严重水肿发生或持续存在,避免明显的微循环障碍。在此基础上,2～3日的能量供应不足是可以接受的(详见朱蕾主编的《体液代谢的平衡与紊乱》第二版)。

第四十章
机械通气患者的康复

近年来，呼吸康复，特别是“快速肺康复”被提到前所未有的高度，形成专门的呼吸康复医学，对呼吸病学的发展有重要促进作用。机械通气(MV)患者的呼吸康复随着MV的发展而逐渐成熟，并与MV的治疗高度统一；但专门呼吸康复概念提出后，康复与治疗之间显示出较多矛盾，加之过度强调，产生了一系列问题，有必要单独阐述。本章以呼吸生理为基础总结要点，以便于理解与合理评价，具体操作和具体评价方法见相关专著。

第一节　机械通气对机体的不利影响

对绝大部分患者而言，MV不仅有生命支持等治疗作用，也产生一系列问题。临床上重视机械通气相关性肺损伤(VALI)、机械通气相关性肺炎(VAP)、MV对循环功能的抑制等，并提出一系列诊断手段和治疗措施，但较多问题被忽视。这些问题是疾病本身、MV、镇静剂和肌松剂应用、重症监护病房(ICU)环境等共同作用的结果，主要表现为呼吸机依赖；呼吸功能减退，呼吸费力，胸闷，气急；肢体无力，活动困难或不愿活动，喜欢长时间卧床；免疫功能下降，反复咳嗽、咳黄痰和肺部感染；咽部、胸骨后不适，异物感，抱怨痰多、咳不出，或胸部隐痛；恐惧，焦虑，失眠，担心肺间质纤维化；其他多种不适感，但无明确定位体征等。

在MV早期，前述问题多不明显，但随着病情明显好转或撤机而日益突出，不仅影响呼吸功能的恢复，也降低患者的生命质量。

第二节　影响呼吸功能的因素

无论是呼吸系统疾病本身还是MV都对机体产生不良影响，治疗和康复皆是必要的，但两者的核心是呼吸功能影响因素的识别和评价。

一、正常与疾病状态下的呼吸功能

呼吸的主要功能是通气和换气，而防御功能是保障正常气体交换的基础。

(一) 呼吸运动和肺通气　呼吸是延髓呼吸中枢引起自律性运动，脑桥和化学调节有重要作用。静息呼吸时吸气主动，呼气被动；运动、疾病状态下，吸气和呼气皆可能为主动，但被动呼气仍发挥主要作用。

吸气肌收缩，主要是膈肌收缩是呼吸运动的源动力，通过克服呼吸系统的阻力，主要是气道阻力(Raw)、胸肺弹性阻力(Ers)而产生气道口与肺泡之间的压力差，产生吸气；吸气做功产生的动能，部分储存为肺的势能；肺依靠势能而弹性回缩或伴呼气肌收缩，产生肺泡与气道口之间的压力差，完成呼气。

健康人的呼吸效率非常高，无论是静息还是运动，呼吸氧耗量皆仅占总氧耗量的2%～3%。周围神经-肌肉疾病或呼吸器官疾病导致的呼吸衰竭患者，无论是否MV，只要不用镇静剂抑制自主呼吸，做功效果皆显著下降，呼吸氧耗量可占总氧耗量的1/3～1/2，其中影响呼吸功的核心因素为呼吸肌(主要是膈肌)、Raw、Ers；呼吸中枢疾病，呼吸效率变化不大，但呼吸能力下降，因此需针对不同情况而进行呼吸效率和能力的锻炼。

(二) 肺换气 是肺泡和肺泡毛细血管之间的气体交换,交换效率取决于气体分布、血流分布、通气血流比例($\dot{V}/\dot{Q}$)及弥散。健康人皆维持合适水平;任何环节异常,特别是通气正压,即使是适当正压在更多情况下也出现换气功能障碍或换气效率下降,核心表现是气体分布不均,$\dot{V}/\dot{Q}$失调加重,生理无效腔(VD)增大、低氧血症加重或需要更高的吸入气氧浓度(FiO_2),肺循环阻力(PVR)增大。VD 增大必然伴随通气效率下降,因此不同问题的康复手段或措施不同,也有密切关系。

(三) 呼吸系统的防御功能 涉及上气道的鼻腔过滤、湿化、温化、喷嚏反射,完善的会厌和声门功能,以及下气道的咳嗽反射、气管-支气管的低阻力和纤毛运动、肺泡的开放和巨噬细胞吞噬等,从而有效保持肺泡气的清洁和气体交换的持续安全进行。人工气道建立、MV 不当,使防御功能显著下降;及早康复是必要的,但不同环节的康复措施有差异。

二、呼吸肌与通气阻力

(一) 呼吸肌 分吸气肌和呼气肌,膈肌是最主要的呼吸肌,膈肌收缩产生吸气,膈肌舒张产生呼气;膈肌舒缩产生的潮气量(VT)占总 VT 的60%～80%;其他呼吸肌在运动或疾病状态下发挥更大作用。

1. 膈肌 膈肌结构和功能的完整性、横膈的曲率半径或膈肌纤维的初长度是决定膈肌收缩能力和效率的核心因素。

(1) 膈肌的结构和功能:运动神经元病、膈神经损伤或运动神经疾病导致膈肌神经营养不良性萎缩,较多呼吸衰竭患者营养不足、内环境紊乱或缺氧导致膈肌营养或电活动障碍;呼吸持续增强、增快或人机对抗导致膈肌供血相对不足或损伤;呼吸机过度支持或控制通气导致膈肌废用性萎缩。

(2) 横膈的曲率半径:气道阻塞,主要是慢性阻塞性肺疾病(COPD)和支气管哮喘(哮喘),人工气道太细或阻塞,通气不当等导致呼气受限,功能残气量(FRC)明显升高,横膈曲率半径增大,膈肌纤维初长度缩短,膈肌收缩力和耐力下降。

(3) 腹腔内压:腹腔内压升高的影响经常被提及,但解读过于混乱。首先,腹腔内压升高,横膈抬高,膈肌纤维初长度延长,收缩力增强;横膈顺应性下降,使肺活动度下降,故综合影响取决于两者的关系。在横膈低平(主要是 COPD)的患者中,适当升高腹腔内压可使膈肌收缩增强,但腹腔内压明显升高则限制横膈活动。

2. 其他呼吸肌 健康人静息呼吸仅动用膈肌和肋间外肌,剧烈运动时,辅助吸气肌和辅助呼气肌皆参与,且与膈肌、肋间外肌的活动是协调的;疾病状态下,辅助呼吸肌常增强呼吸能力,但某些情况下,无论是否 MV,都会削弱或逆转主要呼吸肌的功能,比如 COPD 呼吸肌疲劳患者,胸锁乳突肌等辅助呼吸肌活动增强,胸腔负压增大;膈肌收缩乏力,被负压吸引上移,出现胸腹矛盾运动,反而导致 VT 减小和 $PaCO_2$升高。

因此,膈肌功能的康复是复杂和多样的,必须基于呼吸生理指导。

(二) 通气阻力 健康人呼吸运动主要克服 Raw 和 Ers,其中前者约占 1/3,后者约占 2/3;不同疾病状态下,不同阻力的影响显著不同。

1. 气道阻力 正常气道内径和较低 Raw 是高呼吸效率的基本条件,Raw 增大反射性兴奋呼吸肌本体感受器,使呼吸增强,做功增多,容易诱发呼吸肌疲劳。Raw 增大大体有两种,即气道阻塞和气道陷闭。前者是气道壁结构异常、分泌物增多、气道外压迫或人工气道导管太细等所致,后者主要是肺弹力纤维破坏导致小气道在等压点陷闭。对狭窄的气道而言,呼吸气流表现为湍流或以湍流为主,Raw 指数式上升;Raw 也与呼吸形式密切相关,深慢呼吸的湍流强度减弱,阻力明显减小,反之阻力明显增大;对陷闭气道而言,呼气相终末期气体不能继续呼出,相当于窒息样呼吸,Raw 显著增大,需采取适当措施对抗,如缩唇呼气或持续气道正压/呼气末正压(CPAP/PEEP)。用力呼气加重小气道狭窄和陷闭,内源性 PEEP(PEEPi)形成或升高,横膈低平,膈肌收缩力和通气效率显著下降。

2. 胸肺弹性阻力 增大 Ers 的主要因素为肺容积变化和胸肺疾病。

(1) 肺容积与弹性阻力:正常 FRC 占肺总量(TLC)的 40%,肺弹性回缩力和胸廓弹性扩张力处于平衡状态,吸气阻力最小、PVR 最低、跨肺压和切变力综合作用产生的应力最小,且能维持适当动脉血气水平,胸廓弹性扩张力是吸气的动力,只有肺弹性回缩力才是吸气的阻力;当肺容积增大至占 TLC 的 67%,胸廓处于弹性零位,肺容积继续升高,胸廓弹性回缩,也表现为吸气的阻力;不仅如此,随着肺容积增大,肺弹性阻力也显著增大。当肺容积增大至占 TLC 的 85%～90%,相当于呼吸系统压力-容积(P－V)的高位拐点(UIP),将超过弹性限度,Ers指数式增大。呼气末肺容积(EELV)增大的原因主要是Raw和PEEPi增大,少部分是PEEP所致,皆导致横膈低平和膈肌功能下降。

(2) 胸肺疾病:肺疾病是弹性阻力增大的主要原因,胸廓疾病相对影响较小;胸肺疾病的弹性阻力也与呼吸形式有密切关系,深呼吸弹性阻力增大,浅呼吸弹性阻力减小。

第三节　机械通气患者的康复要点与时机

由于MV过程中和撤机后的一系列问题,呼吸康复是必要的,无论是有创还是无创通气,但不应该过度强调"快速肺康复"或"早期或晚期肺康复"。只要病情稳定,就应循序进行康复锻炼,包括一般康复和针对性康复,并持续至明显好转、撤机、出院后。呼吸康复要有明确的规划,出院后有合适的随访计划,并与呼吸生理变化和MV治疗一致,使患者及早恢复正常生活或获得尽可能高质量的生活。

一、机械通气患者康复的基本内容

MV患者的康复是呼吸系统功能的康复以及呼吸疾病和MV引发的全身问题的康复。前者包括呼吸器官和调节系统的康复,主要是呼吸功能和防御功能的康复;后者主要是身体机能的康复和心理状态的康复。

二、呼吸效率康复锻炼的时机与方式

呼吸效率康复是呼吸康复的基础,与疾病类型、人工气道、呼吸机干预有直接关系,包括通气效率和换气效率的康复。

(一) 通气效率的康复　不同疾病类型差别巨大,大体分三类。

1. *FRC正常疾病*　主要分两类:呼吸中枢功能低下和神经-肌肉疾病或功能障碍。前者的核心是呼吸中枢的锻炼,早期治疗、康复应同步进行(后述);后者是适当呼吸支持,避免神经冲动过度发放,维持呼吸肌适当休息,尽可能避免控制通气(CV)或较长时间CV,避免或延缓呼吸肌萎缩。慢性疾病患者,一旦明确,就应同步康复;若为急性疾病,则度过急性阶段后开始康复锻炼。

2. *FRC下降疾病*　实质是肺实质或胸廓疾病,多能维持自发浅快呼吸,无须特别调节;部分患者呼吸过强,并发生呼吸性碱中毒,需指导患者浅快呼吸。急性疾病患者康复开始的时机为患者神志清醒、用自主通气模式;慢性疾病患者的康复则与治疗同步进行。

3. *FRC增大疾病*　非危重或非气管插管患者,应尽早锻炼深慢呼吸;气管插管患者,病情明显改善、神志清醒、用自主通气模式后,开始深慢呼吸锻炼。深慢呼吸必然使湍流强度下降,伴Raw、FRC、PEEPi下降,膈肌功能改善。对于COPD患者,还必须与治疗同步锻炼缩唇呼气(自然呼吸患者)或适当应用CPAP/PEEP(有创或无创MV,或自然呼吸患者);其次是腹式呼吸,并保持胸腹式呼吸运动协调,减少或控制抬肩呼吸。

(二) 换气效率的康复　肺泡毛细血管膜和肺血流基本依靠治疗改善;改善气体分布可通过深慢呼吸实现,与通气效率的改善一致。

三、呼吸能力的康复锻炼与时机

呼吸能力与呼吸系统的各个环节皆有密切关系,核心是膈肌收缩力和耐力的锻炼。在呼吸效率改善或提高的基础上进行,时机为病情明显改善,患者神志清醒,可用缩唇吸气或应用吸气阻力器(自主呼吸患者)或在呼吸机连接管路上连接吸气阻力器(MV患者)。

四、呼吸系统防御功能的康复与时机

呼吸系统与大气直接相通,有效的防御功能才能保障"洁净"的肺泡气与肺泡毛细血管进行气体交换,减少或防治感染,包括VAP;涉及气管、支气管、肺泡的全程引流,MV治疗应该与康复高度统一(详见第四十一章)。

防治误吸也是重要方面,除常规防治措施外,规律锻炼吞咽运动也是必要措施。康复锻炼的时机为患者神志清醒。

五、呼吸中枢功能的康复与时机

呼吸紊乱分呼吸驱动增强、呼吸驱动减弱、呼吸驱动紊乱,主要以合适 MV 和原发病治疗为主,但行为性呼吸调节锻炼有重要作用,有助于促进撤机和提高生命质量。

六、机体功能的康复

MV 患者无论是否镇静,皆意味着活动减少,尤其背部受压、血液循环不畅;下肢活动减少,发生骨骼肌废用性萎缩(常合并营养不良性萎缩),也容易形成静脉血栓和肺栓塞。患者病情稳定就应开始康复锻炼。康复的核心是规律翻身和活动关节,全部关节活动,意味着所有骨骼肌运动。

七、精神-神经功能的康复

MV、药物应用、不良环境等导致 MV 患者或撤机后精神异常的发生率明显升高,关注患者的病情变化,神志清醒即应进行心理疏导或干预。

第四节　患者康复锻炼与机械通气治疗的高度统一

由于过度强调,将患者的 MV 或药物治疗与康复对立,比如将 MV 的治疗作用与引流差等同是常见的原则性问题(详见第四十一章)。对于 COPD 患者,深慢呼吸、腹式呼吸为 MV 参数设置或变化的基本要求,也是康复锻炼的基本形式,两者是一致的;PEEP 具有对抗气道陷闭的治疗作用,但对于非 MV 或撤机患者,缩唇呼气或应用 CPAP 装置也是康复的基本手段,两者也是一致的,且皆与疾病的呼吸生理特点一致。在小 VT 保护性通气或其他需要 CV 的患者中,短时间呼吸肌充分休息是合适的,但长时间持续 CV 将导致呼吸肌废用性萎缩,是不得不承受的代价或 MV 水平不足的代价;一旦病情明显改善,就应及早停用或减少镇静剂、肌松剂,降低通气支持强度,诱发自主吸气触发或改用自主通气模式,锻炼呼吸肌;停机或撤机后,鼓励患者循序增加吸气负荷锻炼,因此 MV 治疗与康复是循序渐进和高度重叠的过程。CV 患者的全身机能的康复与 MV 同步进行,核心为关节的被动转动;非 CV 患者则为被动与主动运动的结合;撤机前后过渡至主动运动,因此全身康复与 MV 治疗是一致的,仅是在不同阶段的方式有差异。精神异常是影响通气过程和撤机的重要因素,通气初期以药物控制为主,明显好转后逐渐减少或停用药物,心理干预发挥更主要的作用,即 MV 治疗与精神康复也是一致的。将康复与治疗对立是呼吸生理知识严重欠缺和呼吸机应用水平显著低下的表现。

第四十一章
机械通气患者呼吸系统的引流

在危重症或机械通气(MV)患者中，强调充分咳痰或吸痰的重要性，但仅针对气管，还不一定能有效解决气管的引流，更不能解决各级支气管和肺泡的引流。不同部位引流不畅的表现不同，分泌物阻塞气管导致窒息或严重呼吸衰竭；阻塞支气管导致肺膨胀不全、肺不张、阻塞性肺炎；阻塞终末细支气管-肺泡将导致肺泡萎陷、肺炎。有慢性气道疾病、手术后、高龄、电解质紊乱、营养不良、“小潮气量(VT)保护性肺通气”的患者更容易发生。对前述不同问题，需要重点引流的部位和引流方法有较大差异，从肺泡至气管的充分引流是防治前述并发症的最主要手段，也是重要的康复措施。

第一节　气管支气管的引流

“气道廓清技术”是对气道管理的更完善总结，但更多是名词炒作，且目前的阐述有较多错误，本书不使用该名词，仍使用气道引流。

一、气管的引流

气管的引流包括主动引流和被动引流，前者以咳嗽为主要手段，后者以吸痰为主要措施。

(一) 咳嗽　是一种反射活动，其反射弧包括感受器、传入神经、咳嗽中枢、传出神经和效应器，其主要特点是爆发性呼气运动，具有强大的清除异物和分泌物的作用。咳嗽动作的基本过程是深吸气至肺总量(TLC)的85%～90%或以上，相当于达到或超过呼吸系统压力容积(P－V)曲线的高位拐点(UIP)或肺活量(VC)70%～80%；然后声门紧闭，一般持续约0.2 s，同时呼气肌剧烈收缩，形成肺内高压和巨大肺泡-气道口压力差；最后声门开放，高速气流快速呼出；气管内若有分泌物，则被有效咳出。

与一般门诊轻症患者不同，在危重症或MV患者中，咳嗽主要起保护作用，若能有效排除痰液称为有效咳嗽，否则为无效咳嗽。气管引流的主要目标是保护有效咳嗽，或提高咳嗽的效率，使无效咳嗽变为有效咳嗽。

1. *影响咳嗽效果的疾病*　见于反射弧的下述部位：① 感受器缺乏足够刺激，如营养不良、长期卧床、手术后、高龄、疼痛不愿意翻身、人工气道气囊充气的患者。② 咳嗽中枢功能减退，主要见于颅脑疾病、手术后、高龄、应用较大剂量镇静剂和肌松剂的患者。③ 传出神经和肌肉疾病，主要见于运动神经元病或运动神经疾病、多发性肌炎、严重电解质紊乱等。④ 胸肺疾病或功能减退，包括咳嗽方法不当、呼吸肌疲劳、气道阻塞、人工气道太细、停机时气囊不放气、声门疾病。气道-肺实质疾病是导致无效咳嗽的基础原因，人工气道导管太细、扭曲或阻塞、停机时气囊不放气是导致无效咳嗽的直接原因。

2. *评估咳嗽效率的客观指标*　较常用的为峰值咳嗽流量(PCEF)或呼气流量峰值(PEF)、白卡试验、最大呼气压(MEP)等(详见第二十四章)。

(二) 改善无效咳嗽的方法　包括常规方法和针对性方法，后者容易被忽视或错误解读。

1. *常规方法*　气道湿化、温化，翻身、拍背，体位引流，咳痰或吸痰等(详见第四十二章)。

2. *针对性方法*

(1) 提高咳嗽效率：① 咳痰前的准备。因疼痛、插管或气喘等原因，患者不愿意深呼吸和咳嗽，故应充分解释，解除其顾虑，休息数分钟，同时采取手按伤口、固定导管等保护性措施。② 咳嗽过程。在人工气道患者经充分吸痰和口腔护理后，让患者充分深慢吸气，相当于VT达到VC的70%～80%，短暂屏气，然后快速呼气，可连续咳嗽两次，但避免多次；充分休息后再进行下一次咳嗽。③ 适当应用血管转换酶抑制剂，比如卡托普利，12.5 mg，1日2次。④ 对于有指征的患者，适当应用糖皮质激素(激素)改善气道痉挛和水肿,降低气道阻力(Raw),有利于形成肺泡内高压,促进压力向气管传导。

(2) 辅助通气:① 经面罩无创正压通气(NPPV),要求充分密闭面罩,通过快速提高肺容积(提高咳嗽的力量)和气流量(刺激气道咳嗽感受器)促进咳痰。首选压力支持通气(PSV),支持压力(PS)设置为30 cmH_2O,并设置好辅助参数,其中吸气压力坡度为0;呼气末正压(PEEP)为0或接近0。2～3 min后转换为平时的通气形式;若无明显肺损伤、肺过度充气或肺气肿,可用更高压力,推荐最高为40 cmH_2O。② 用咳痰机经面罩辅助排痰。咳痰机的基本工作原理是模拟人的咳嗽,先经气道施加适当的正压,一定特点的曲线气流充分进入小气道,松动各级支气管堵塞的分泌物,然后快速转换成一定负压,高速呼出气流,此时PCEF可达5～10 L/s,故可有效排出痰液。双水平正压(BiPAP)呼吸机和咳痰机同时应用是一种趋势。③ 人工气道MV,与NPPV相同。由于部分患者呼吸能力严重低下,首选压力辅助/控制通气(P-A/C),操作要求相同,强调设置较慢RR,为6～12次/min。

3. *气管及支气管分泌物阻塞的紧急处理* 气管插管或支气管镜吸引是首选方法,但因各种原因无法及时实施或难以实施时,可采取经面罩NPPV,同时给予高浓度供氧,用上述较高的压力进行PSV,一方面可迅速缓解严重低氧血症,又可通过高压产生的高速气流和大VT刺激咳嗽反射,迅速解除阻塞(详见第二十一章第八节病例分析)。若不能迅速咳出,在高速气流的作用下,大块状分泌物被打碎进入较小的气道,也会迅速缓解阻塞。其后,分泌物随纤毛运动运至气管,通过咳嗽排出体外。

(三) 人工气道的引流 除符合一般人工气道管理的要求外(详见第二十三章第二节、第二十九章第五节、第四十二章第四节至第六节),强调间断高流量通气。对于有自主呼吸的患者,选择PSV;对于无自主呼吸或自主呼吸较弱的患者,选择P-A/C,具体方法同上,高流量有助于刺激咳嗽感受器。

二、支气管的引流

主要取决于Raw和纤毛运动,并对气管内高压形成(见前述)和引流产生重要影响。除前述常规改善气道引流的方法外,强调慢性阻塞性肺疾病(COPD)的气道陷闭、支气管哮喘(哮喘)和COPD的气道阻塞等是导致气道引流不畅的重要原因,前者可应用缩唇呼气或持续气道正压(CPAP)/PEEP对抗,后者则需应用激素和气道扩张剂舒张。间断应用呼吸机或咳痰机的高速气流(与刺激咳嗽机制相似)和适当应用β_2受体兴奋剂,也有助于改善纤毛运动和促进分泌物引流。

第二节 肺泡的引流

终末呼吸单位包括呼吸性细支气管、肺泡管、肺泡囊和肺泡,其主要结构是肺泡。肺炎主要是肺泡内的炎症,因此不仅要重视气道的引流,更应重视肺泡的引流。

一、肺泡的结构和功能特点

1. *肺泡结构特点和引流的关系* 肺泡处于气管、支气管树的末端,且为盲端,无法通过吸引或咳嗽排出分泌物,但可根据呼吸生理的特点,充分开放肺泡,促进肺泡内的分泌物、病原菌等向小气道运动,最终通过纤毛摆动,运至气管而排出体外。

2. *维持肺泡开放的因素* 肺泡结构的完整性和肺弹力纤维的正常功能、足够的氮气浓度和适当的FRC、膈肌运动和足够VT,任何因素异常皆可导致肺泡萎陷和引流不畅。对于MV患者,其与通气模式选择、参数设置等密切相关。

二、处理措施

(一) 健康人的基本特点 由于重力作用,上肺区含气量多,血流量少,肺泡毛细血管呈陷闭倾向;下肺区血流量多,含气量少,肺泡呈陷闭倾向。对于健康人,通过局部神经-内分泌的调节作用和膈肌收缩的代偿作用,上肺区血流量增加,下肺区通气量增加;加之经常叹气和运动,VT显著增大,气体和血流分布更均匀,从而可有效防止上肺区血管和下肺区肺泡的陷闭,并维持通气血流比例($\dot{V}/\dot{Q}$)的稳定。

(二) 呼吸衰竭或MV患者的特点与处理方法 呼吸衰竭患者容易发生肺泡陷闭,但不同类型差别较大，处理措施有较大差异。

1. 大潮气量或高压力通气　根据 FRC 变化大体分三类，具体实施要求有明显不同。

(1) 原发性肺外疾病

1) 基本特点：患者主要表现为自主呼吸能力显著减弱，大部分或全部被 MV 取代，膈肌的代偿作用显著减弱或消失；加之 MV 的正压作用，将发生重力依赖性肺泡陷闭，不仅导致$\dot{V}/\dot{Q}$失调，也使分泌物和病原菌包绕其中，形成感染灶。肺泡萎陷和低氧将导致周围血管反射性收缩，血流量显著减少，抗感染药物应用后在局部的分布浓度显著降低。两者共同作用导致感染反复加重和难以控制。

2) 大 VT 通气的治疗作用：发病初始阶段，患者的气道-肺结构和功能接近正常，肺和胸廓的顺应性相同，P－V 曲线陡直段的容积大，一般在 2 000 mL 以上，因此理论上可用小 VT、正常 VT 或大 VT 通气；大 VT(12～15 mL/kg)呼吸或通气必将导致肺泡的充分开放，肺泡引流和$\dot{V}/\dot{Q}$失调改善，并且是安全的，不会导致机械通气相关性肺损伤(VALI)。事实上，随着肺泡开放，肺顺应性改善，需要的通气压力将明显降低，通气的安全性反而提高。治疗结果显示，在该类患者中用大 VT 和较慢 RR，患者恢复快。若用小 VT(6～8 mL/kg)或常规 VT(8～12 mL/kg)时，肺感染难以控制；改用大 VT 通气后，随着肺泡开放，不仅低氧血症显著改善，感染仍可较快控制。规范大 VT 是防治该类患者肺感染的主要措施之一；与改善气体交换高度一致，且符合呼吸生理特点。

(2) 阻塞性肺疾病：主要特点是严重气流阻塞、肺过度充气，如重症哮喘或 COPD 呼吸衰竭急性加重期，一般不存在肺泡陷闭；P－V 曲线陡直段容积显著减小，为防止 VALI 的发生，不宜且无必要大 VT 通气。随着病情改善、FRC 降低，重力依赖性肺萎陷将发挥作用；逐渐增大 VT，深慢呼吸不仅符合呼吸力学特点，也有助于防治低位肺区的萎陷和感染；在安全范围内间断规范实施更大 VT 通气的效果更佳；避免叹气样通气。

(3) 限制性肺疾病：肺容积显著缩小，常有严重肺损伤和肺泡萎陷，典型代表是急性呼吸窘迫综合征(ARDS)，不仅导致严重低氧血症，也是导致肺泡引流不畅、感染发生和不容易控制的原因之一，适当应用 PEEP 和通气压力，不仅改善气体交换，对改善肺泡引流也有重要作用；随着病情改善，FRC 增大，在安全条件下采取肺开放通气或适当发挥自主呼吸的作用用较大 VT 是合适的，也可有效避免“小 VT 通气”“保护性膈肌通气”等矛盾策略带来的混乱。

2. 呼吸机参数的设置和调节的注意事项　如前述，可以用各种模式，首选 PSV，对于自主呼吸较弱的患者，首选 P－A/C。由于现代呼吸机参数的调节非常复杂，强调辅助参数的合理设置。

3. 控制 FiO_2　为维持适当肺泡氮浓度，在维持适当氧合(90%≤SaO_2≤97%)的前提下，将 FiO_2 尽可能控制在最低水平。

4. 发挥自主呼吸的作用　无论各种类型呼吸衰竭还是心肺复苏，在严重病情明显改善后，尽早改用自主通气或间歇指令通气模式，严格控制镇静剂和肌松剂的用量，维持一定的自主吸气，可保障适当的膈肌张力和收缩力，防治低位肺区的萎陷。

总之，严格意义上的引流是呼吸器官的引流，涉及从肺泡、支气管到气管的各个环节，各个环节的引流通畅是防治 HAP、VAP 的最主要措施。事实上，也与改善气体交换、保护膈肌功能和防治 VALI 一致，精通呼吸生理是实施、评价的基础和前提。

第四十二章
机械通气患者的护理

无论是重症呼吸衰竭的抢救，还是病情好转后的康复治疗，机械通气(MV)的主要作用是维持呼吸道通畅，改善通气和换气功能，缓解呼吸肌疲劳。建立在上述基础上的护理，首先应考虑MV对象是“生物-心理-社会”的人，且是更脆弱的人，护理目标应始终关注患者的反应和感受；护理重点应从患者出发，做好病情观察，针对不同的通气形式做好基础护理和针对性护理。MV是暂时性治疗措施，护理的目的是协助医生提高治疗的有效性和依从性，减轻患者痛苦，提高患者的信心，促进患者康复，缩短通气时间，尽早撤离呼吸机。

第一节 基本病情观察与评价

MV患者病情变化多较快，故治疗期间应密切观察患者对治疗、护理、康复的反应，倾听患者的主诉，做好记录，及时发现问题，与医生联系，妥善处理。除基本生命体征外，主要涉及下述几方面内容。

一、基本观察和记录

1. *体温* 定期规范测定和记录，应用降温措施的情况下增加测定的次数；不仅重视发热，更应重视体温不升和体温的动态变化。发热提示感染、输液反应、药物热等。高热使氧耗量($\dot{V}O_2$)和CO_2产生量($\dot{V}CO_2$)增加，应酌情调节通气参数，增大每分钟通气量(VE)；还应适当降低湿化器的温度，改善呼吸道的散热作用；低体温的处理相反。

2. *液体出入量*

(1) 要求：准确记录液体出入量，尤其是尿量。记录时间为每小时和每24 h。

(2) 病情评价：尿量是反映体液平衡和心、肾功能等的综合指标。MV后，随着低氧血症和高碳酸血症的改善，肾功能、心功能改善，尿量增多，水肿逐渐消退；尿量减少或无尿提示体液不足、右心衰竭、低血压及肾功能障碍等；尿量过多或少尿要注意检查血电解质。

二、神经-精神症状和体征

神经、精神症状和体征的变化可以协助判断MV改善低氧血症和CO_2潴留的效果。若治疗后患者神志转清，表现安静，神态自如，瞳孔大小恢复至正常，对光反应灵敏，提示MV治疗有效，通气和换气功能改善。若患者出现烦躁不安，呼吸急促，人机对抗，则提示MV效果较差，可能与呼吸机调节不当或仪器故障等有关。若患者病情好转后，又出现兴奋、谵语、抽搐，常是通气过度、出现呼吸性或代谢性碱中毒的表现。

三、呼吸系统变化

(一) 基本呼吸变化

1. *观察时间* 应每30 min至1 h观察1次，肺部听诊每8 h至少1次。

2. *观察项目* 呼吸频率、节律、幅度、类型，胸廓活动度，两侧呼吸运动的对称性，辅助呼吸肌活动，自主呼吸与呼吸机通气的同步性。还包括听诊两侧呼吸音，呼吸音的响度和性质有无改变，有无湿啰音、哮鸣音、痰鸣音等。

3. *病情判断* 重点是评价前述变化的临床意义，比如出现一侧胸廓起伏减弱、呼吸音减弱或消失，可能是气管插管过深或插管固定不牢、患者躁动或翻身后导管滑入一侧主支气管或痰液阻塞所致，也可能并发气胸；前者还表现为患侧胸廓塌陷，后者表现为胸廓饱满。

(二) 呼吸道分泌物

1. *要求* 观察痰液的色、质、量，并准确记录。

2. *病情评价* 若出现黄脓痰，提示化脓性感染；痰液恶臭提示厌氧菌感染。若吸痰时出现分泌物带血或痰中带血，需判断是吸痰导致的气管黏膜损伤还是呼吸道病变所致，针对不同原因采取不同的处理方法。

（三）动脉血气分析　动脉血气或经皮动脉血氧饱和度（SpO_2）结果可较准确地反映MV的效果，后者持续监测，前者多根据病情变化和需要监测。

四、循环功能变化

1. *观察项目*　主要是心率、心律和血压；必要时检查心电图、心脏超声等。

2. *判断病情*　MV开始20～30 min可出现血压轻度下降，心率稍增快；随着低氧血症和CO_2潴留纠正，心率和血压将逐渐恢复正常。若血压明显或持续下降，同时心率增快，提示循环功能恶化，应及时通知医生。代谢性酸中毒、碱中毒、血容量不足或通气过度等均抑制循环功能。严重心律失常提示严重酸血症或碱血症、严重电解质紊乱，常是严重通气不足或通气过度的表现。

五、皮肤、黏膜及周围循环状况

1. *观察项目*　皮肤色泽、弹性、温度、湿度、完整性和皮下静脉，口腔黏膜和眼结膜。

2. *判断病情*　皮肤潮红、多汗和浅表静脉充盈，提示CO_2潴留尚未改善或再次加重。发绀减轻，提示低氧血症或循环障碍改善。肤色苍白、四肢末端湿冷可能是休克的表现。皮下气肿、颈静脉充盈或怒张可能是气胸、纵隔气肿、气管切开所致。了解皮肤黏膜的完整性，可及时发现并处理压疮、口腔溃疡及继发性真菌感染等。球结膜充血、水肿提示CO_2潴留。

六、腹部胀气及肠鸣音情况

经面罩无创正压通气（NPPV）者，若人机配合欠佳，患者容易咽气过多；气管插管或气管切开导管的气囊漏气，也容易导致气体进入食管，两者均可引起腹胀。肠鸣音减弱应警惕电解质紊乱，特别是低钾血症。

七、患者的心理反应

MV患者常规安置在重症病房或ICU，接受气管插管或气管切开等创伤性治疗措施；身旁需放置多种复杂仪器，且经常有危重患者抢救或死亡，容易导致患者本人或其他患者产生焦虑、恐惧、绝望等心理反应，故应认真倾听患者的主诉，评估患者的应对能力，评估患者能否主动参与各种治疗、康复与护理工作，是否有主动恢复自理能力的想法及程度。

八、其　　他

观察是否有水肿、蛋白尿、丙氨酸转氨酶升高，以及电解质和酸碱平衡异常，注意是否有上消化道出血的征象，如柏油样便、呕吐物或胃液呈咖啡色、胃引流物或大便隐血试验阳性等。

第二节　机械通气患者的基础护理

MV患者常病情危重，需按重症患者的要求做好基础护理。

一、防治交叉感染

保持病室、床单位清洁，完善防止交叉感染的措施。

1. *病房环境的管理*　每日用清洁剂或消毒液清洁、消毒床栏、床头桌、地面等高频接触的物体表面；病室应至少每日上、下午各自然通风一次，每次20～30 min，或使用机械通风装置，最好安装中央空调新风系统。还可在病室内设置空气净化器，以减少空气气溶胶中病原体对开放气道的污染。保持房间空气流通，限制探视时间和陪护人数。对于耐药菌感染或免疫力低下的患者建议单间隔离治疗。

2. *病床单元及机械仪器的管理*　病床应湿式清扫，保持床单干净、平整、无硬物。呼吸机、心电监护等仪器表面每日清洁擦拭一次。不洁手的细菌污染是ICU患者交叉感染的重要原因，做各项操作前后均应按标准规范洗手。人工气道患者的所用物品必须专人专用，定期消毒。

二、口腔和饮食护理

1. *口腔护理*　鼓励NPPV、神志清醒、能合作的患者自己刷牙、漱口。气管切开能合作的患者也可协助其漱口、刷牙。气管插管或病情危重的患者，每日口腔护理 2～3 次。经口插管患者的口腔护理难度大,宜两人合作,取下牙垫,使用张口器,在确保固定好气管导管的前提下操作。口腔护理前,先充分气道内吸痰和口腔吸引,气管导管气囊封闭,避免口腔清洁液和口腔内分泌物直接进入气管。发现问题及时处理。

2. 饮食护理　由于患者进食很少或不能进食,处于高分解代谢状态,常合并营养不良,影响患者病情和预后,应积极补充营养,给予易消化、营养丰富的饮食,密切关注进食安全。NPPV 或经气管切开 MV 时,可鼓励患者自己进食半流质或软食。气管切开患者,进食前吸除呼吸道分泌物,将气囊维持充气状态,床头抬高 45°,吞咽时采取适当的头部前倾位,以减少呛咳和误吸。NPPV 患者进食后,应尽可能适当休息后再接呼吸机通气,避免呕吐;进食后或通气过程中应密切观察和询问患者是否有恶心、呕吐的感觉。对于自己进食不能保证营养的患者或气管插管患者,应留置胃管或小肠管鼻饲流质饮食。留置胃管还可以进行胃减压、引流,缓解胃胀气,也可抽取胃液进行隐血、pH 等检查,了解胃液酸碱度和是否有上消化道出血。鼻饲进食和防治吸入有较严格的要求,详见第三十九章。

三、协助患者翻身、拍背和体外引流

(一) 加强引流　MV 患者咳痰困难,而引流通畅又是影响患者预后的重要因素。

1. 影响引流的基本因素　呼吸肌无力,痰液黏稠,患者咳嗽、咳痰能力下降,人工气道等。人工气道内径较气管小得多,显著增加排痰阻力;声门不能有效关闭,难以形成气道内高压。其他因素还有 VE 大,易导致气道分泌物干结;气管插管或气管切开导管连接较为沉重的呼吸机管道,体位改变困难;患者担心体位变动导致呼吸机管道脱落;担心体位变动牵拉气管内导管,导致呼吸困难或疼痛,故临床上常观察到患者习惯采用一种体位。

2. 基本处理措施　应定时翻身、拍背,至少每 2～3 h 1 次。翻身拍背前,向患者和家属解释其必要性,拍背的手法为“背隆掌空”式,自下而上,由外向内对胸部和背部进行有节奏的叩击,同时鼓励神志清醒的患者深呼吸及用力咳嗽。翻身时,应注意适当调整导管,保证安全,防止导管的移位或滑脱,并避免引起患者鼻咽疼痛;翻身时,应教会患者用手扶住气管导管的外端,减少牵拉。在病情允许的情况下,可暂时断开呼吸机翻身,鼓励神志清醒的患者自己翻身,以取得舒适的体位。必要时,翻身前可先适当增加吸入氧浓度(FiO_2),以减轻操作时间过长导致的低氧血症加重。

3. 针对性措施　主要是气管-支气管-肺泡全程引流,协助医生完成(详见第四十一章)。

(二) 防治压疮　由于营养不足、末梢循环较差、活动不便等原因,容易发生压疮。经面罩 NPPV 时,由于鼻梁、齿龈等处受力大,容易发生压疮;需注意合理固定,经常调整。人工气道 MV 者容易发生背部和臀部压疮,需定时翻身,尽量减少局部受压;使用减压敷料或气垫床。保持受压部位皮肤清洁、干燥,用温水擦浴。改善全身营养状态。发生压疮者,按创面严重程度给予相应治疗和护理。

四、其 他 护 理

主要涉及以下方面:① 保护眼睛,尤其是昏迷患者应注意防止眼睛干燥、污染,避免异物进入,必要时用人工泪液滴眼或湿纱布遮盖;② 防治静脉炎,MV 患者常需要静脉高营养,需留置中心静脉导管(central venous catheter, CVC)或经外周静脉置入中心静脉导管(insertion of central venous catheter through peripheral veins, PICC),注意保护静脉和严格无菌操作;③ 预防尿路感染;④ 注意观察药物的相互作用和不良反应。

五、鼓励患者完成自理活动和康复锻炼

鼓励病情稳定的患者进行主动活动,以协助医务人员对其护理和操作时的被动活动。鼓励患者参与力所能及的自理活动,如梳头、床边洗手、放置便盆、解衣系裤、饮水进餐等,指导并鼓励神志清醒的患者做深呼吸,学会有效咳嗽方法等。

第三节　经面罩无创正压通气患者的护理

NPPV 具有无创、使用方便等特点,允许患者有较强的自主性,可以进行语言交流,自行饮水、进食,

故除了保障一般性护理措施之外，还要针对鼻、面罩的特点进行护理。具体内容详见第二十一章，本节简述护理要点。

（一）操作前的宣教与指导　操作前，必须向患者和家属详细解释通气的目的、意义和注意事项，讲解面罩的取戴方法，让神志清醒的患者参与取戴。让患者更多地参与治疗、护理过程，增强其自尊心和战胜疾病的信心，消除恐惧感，提高依从性。告诉患者咳痰、饮水或进食时自己取下面罩的方法，允许间歇停机。必要时，请其他接受 NPPV 的患者示教。

（二）面罩管理

1. 选择合适的面罩　合适的面罩可明显改善患者的舒适感和依从性。广义上的面罩主要包括鼻罩、口鼻面罩和全面罩，材料主要有塑料和硅胶两种，组织相容性较好，有大、中、小号之分；新型面罩的型号更多，适合个体化选择。按面罩与面部的接触特点分为气垫式和面膜式两种，前者应用历史悠久、费用低、医务人员的熟悉度高，但容易导致硬质主体对面部皮肤的压迫，以及面罩与面部接触面漏气，故主要适用于急救治疗。面膜式硅胶面罩的可塑性大，与面部接触面积大，需要的拉力小，与鼻面颊的吻合性好；罩盖与面膜可自由拆卸，清洗、消毒方便，更适用于长时间通气的患者。面罩与患者头面部的连接分为拉扣式和粘拉式，可根据情况选择，总体后者应用更多。临床上应根据患者的脸型、胖瘦程度，选择合适的面罩。张口呼吸者，宜选用口鼻面罩或全面罩；能单纯用鼻腔吸气、主动配合者，可首选鼻罩。

2. 妥善固定面罩　不同类型的面罩结构不同，与患者的连接方式主要有 4 根系带和 3 根系带固定法，避免系带压住患者的眼睛和耳郭。气垫式面罩固定时应注意气垫对鼻梁和下颌部位的压迫，气垫内充气量应适当；避免过多或过少，否则易导致密封不良和局部压伤。面罩固定时以基本不漏气为原则，不要过分拉紧系带。

3. 减少漏气和指导呼吸　用 BiPAP 呼吸机通气时，轻度漏气基本不影响疗效，但漏气量过大明显影响疗效。强调兼顾舒适性和减少漏气，前者更重要。对于刚使用面罩或神志欠清的患者，护士应在床旁指导使用，如尽量使用鼻吸气，但不能强制闭口呼吸。对于张口呼吸者，需选择口鼻面罩，待通气参数调整适当后，患者呼吸困难缓解，会自然闭嘴。还应保持面罩与患者的脸部紧贴密闭，尽量减少漏气。

（三）保持呼吸道通畅　鼓励神志清醒的患者自行咳痰，必要时按医嘱雾化治疗，稀释痰液。神志欠清醒、病情较重者需密切做好床旁监护和观察，协助患者清除痰液，必要时人工吸痰。

（四）严密观察病情，防治并发症　与人工气道 MV 相比，NPPV 的护理工作量有所减少，但仍不能松懈。由于 NPPV 的疗效与患者的主动参与有密切关系，依从性高于气管插管或气管切开患者，所以护士应经常巡视，必要时陪伴一段时间，使患者能较快适应。还应密切观察病情，积极处理各种并发症。

1. 面部压迫性损伤　尽可能兼顾舒适性，也可在面罩与脸面部之间使用减压敷料或水胶体敷料；若病情趋向稳定，则逐渐延长停机时间，促进血液循环恢复。固定系带要平整。

2. 胃胀气　指导患者如何配合通气；适当调整通气参数，避免通气压力过高，尽可能避免反复咽气。一旦发生胃胀气，必须立即放置胃管进行胃减压引流，否则气体进入肠道，处理将更加困难；肠胀气明显者，可局部用芒硝外敷。

3. 防治误吸　主要是老年人和危重患者，应及时清除痰液和呕吐物；尽量避免患者饱餐后使用 NPPV，协助患者取半卧位，必要时遵医嘱使用胃肠动力药。

4. 口咽干燥　尽可能减少面罩漏气，可使用加温湿化器，协助患者定时饮水。

（五）做好气管插管的抢救准备　尽管 NPPV 的效果较为肯定，但部分患者病情危重，依从性差，治疗无效或难以配合，应准备气管插管，以免延误病情。

第四节　气管插管机械通气患者的护理

气管插管 MV 是救治重症呼吸衰竭患者的最常用手段。气管插管包括经口腔插管和经鼻腔插管，前者操作方便、快捷，但患者耐受性差、口腔护理较困难，故主要适用于重症、神志不清或昏迷患者的急救，导管留置时间一般不超过 1 周；后者操作时不通过咽后三角区，不刺激吞咽反射，患者较易接受，可在清醒状态下进行;容易固定,口腔护理方便,可长期(2周或更长)留置。

(一) 准备好气管插管用品 选择合适内径的气管导管2根、插管内芯、吸痰管、喉镜、操作弯钳、牙垫、开口器、简易呼吸器、气囊充气用的10 mL注射器、湿化吸痰用具1套、凡士林纱布、吸引器、抢救车、吸氧设备、药物等,必要时准备支气管镜和冷光源或导引胃管1根。

(二) 确认气管导管的位置、妥善固定导管

1. 确认导管位置 医生或呼吸治疗师刚完成插管后,护士应立即听诊两侧呼吸音是否对称,听诊上腹部是否有气过水声,观察胸廓运动是否对称,检查是否有气体从导管内呼出,以判断导管是否在气管内。插管成功后,应在气管导管上做好标记,经常检查气管导管插入深度,一般经鼻插管后留在鼻腔外的导管长度有3~4 cm,经口腔插管有5~6 cm。应注意预防和及时发现气管导管滑出、滑入过深或进入一侧支气管。神志清醒的患者,做好心理护理,防止患者自行拔管,躁动患者可适当约束,密切观察。

2. 妥善固定导管 较为常用的固定方法有两种,一是用小纱带先在导管上打死结,经双侧面颊部,绕过枕后在耳郭上方打结固定,固定时注意在耳郭处减压;二是用胶布将导管交叉固定在口唇周围。经口气管插管的患者,由于口腔分泌物易流出,造成胶布松动,应密切观察并及时更换。经口腔插管应选用适当的牙垫,牙垫应比气管导管略粗,固定时将牙垫的凹面贴紧导管;每日将导管移向口角的另一侧,以减轻导管对局部牙齿、口腔黏膜和舌体的压迫。前述操作皆应尽可能避免气管导管随呼吸运动而损伤气管、鼻腔黏膜。气管插管固定器操作简便、牢固,可选择应用。

(三) 治疗过程中的护理

1. 选择合理、舒适的体位 床头抬高30°~45°,将患者头部稍后仰,以减轻气管导管对咽部的压迫;经常改变头部位置,以尽量减少导管对某一局部的损伤。经常改变体位,以利于痰液引流,改善气体分布和血流分布,进而改善气体交换,也有利于防止压疮。

2. 加强湿化吸痰、保持呼吸道通畅 详见本章第六节。

3. 气囊定时放气、减轻气管黏膜损伤 气囊定时放气,一般每隔3~4 h将导管气囊内的气体抽光,持续3~5 min(条件许可),以减轻气囊对气管黏膜的压迫,改善分泌物引流。若气管导管与气管不匹配,更应规律放气。放气囊前,应先将导管内、口腔和咽喉部分泌物清除。放气后的气囊应重新充气,但压力不宜过大,可采用最小漏气技术评估。充气量应记录。

4. 观察和处理气管导管阻塞 出现下述情况应注意导管阻塞的可能:气道压明显升高,吸痰管进入管腔的阻力增大,即使应用镇静剂和肌松剂充分抑制自主呼吸也不能明显改善。怀疑痰痂堵塞导管时,应及时拔除导管,重新插管。

(四) 心理护理 气管插管是有效的救治手段,但为创伤性操作,患者或家属会对插管后的一系列问题(如不能发声、无法自行咳痰、人工吸痰等)感到焦虑和恐惧。护士应在插管前向患者和家属解释这些变化是暂时性的,拔管后将逐渐恢复正常,还应详细介绍插管后的注意事项。在插管期间,采用一切尽可能简单、易理解的交流方式,如非语言交流方式,让患者尽量表达感受,尽量满足其要求;在暂时做不到的情况下,应给予合理解释。

(五) 拔管前、后的护理 准备拔管前,应先吸除导管内、外的分泌物,包括口腔、鼻腔、气囊上方的分泌物;在吸气期拔出导管;导管拔除后应密切观察病情,一般禁食12~24 h,或将胃管留置气管内12~24 h,过早进食容易导致误吸。拔管后,应指导患者发声和进食,进食时取头部前倾坐位。注意有无喉痉挛等并发症,为预防喉痉挛,可按医嘱静脉应用激素。

第五节 气管切开机械通气患者的护理

气管切开导管短、口径大,阻力小,有利于气道分泌物引流;气管切开还可明显减少解剖无效腔,提高呼吸效率、减少呼吸功;患者可吞咽,不影响进食、饮水,便于营养和水分的补充;不影响声门关闭,有助于提高主动咳痰能力;患者耐受性明显优于气管插管,可长期保留。由于气管切开的创伤较大,并可能产生较多的并发症,不作为MV的首选途径。

(一) 准备好气管切开用品 包括金属或塑料

气管套管、气管切开包、手套、2%利多卡因、吸痰管、简易呼吸器、气囊充气用注射器、湿化吸痰用具1套、抢救车、吸氧设备、吸引器、插灯、床旁小桌等。

（二）妥善固定气管切开导管　导管固定的松紧度要适当，以系带与皮肤之间能容纳一手指为宜。预防导管脱出以及导管与呼吸机管道连接处松开，特别是手术当日不宜过多变换体位，以防导管滑出；术后24 h后，可鼓励和协助患者改变体位。导管与呼吸机管道相连后，用支撑架适当固定管道。

（三）气管切开治疗过程中的护理

1. *切口的护理*　保持伤口清洁、干燥，尤其是导管与周围皮肤的皱褶处应仔细清洁、消毒。伤口周围气切垫的更换频率视渗出物和呼吸道分泌物多少而定，一般每24 h更换2～3次。密切观察伤口周围皮肤有无红肿、湿疹、出血等，必要时取伤口周围分泌物留取标本做细菌和真菌培养，不主张局部预防应用抗菌药物。

2. *导管的护理*　若使用金属导管，则内套管应每日取出消毒3～4次，外套管消毒应在手术1周后；若过早取出，因窦道尚未形成，容易发生切口收缩狭窄，导致导管置入困难或失败。一般外导管每月消毒1次，塑料导管可1～2个月更换1次。

3. *导管气囊的放气、充气和吸痰方法*　基本同气管插管。吸痰时应注意吸痰管插入的深度，以刚好超过导管远端为宜，不宜过深，反之容易损伤气管黏膜。

4. *密切观察、预防气管切开的并发症*　伤口出血是术后24 h内最常见的并发症，其他并发症为气胸、纵隔气肿和皮下气肿等。

5. *鼓励患者表达自己的感受*　鼓励采用非语言交流方式，也可在病情稳定的前提下，抽光气囊内气体，用无菌纱布堵塞导管口，或使用导管扣等特殊装置，允许患者用语言表达。

（四）心理护理　与气管插管相似，但因患者舒适度高，总体上护理简单、方便；较多患者和家属对气管切开有较大误解，需配合医生合理说明。

（五）拔管前、后的护理　拔管前，应先吸除套管内、外的分泌物，在吸气期拔管；拔管后，吸除气管窦道中的分泌物，消毒伤口，并拢皮肤后用蝶形胶布固定伤口，无须缝合，但宜覆盖消毒纱布。指导患者在咳嗽时压迫纱布，以免咳嗽压力升高导致漏气，影响咳嗽效率。

第六节　呼吸道湿化和吸痰的护理

人工气道的建立使患者常不能有效咳痰，为保持呼吸道通畅，减少气道阻力，防止肺不张等并发症，应加强湿化、吸痰。

一、呼吸道的湿化、温化

人工气道建立后，鼻腔对吸入气的加温、湿化功能消失，呼吸道纤毛运动减弱；呼吸道失水量增多，分泌物易干结，容易发生气道阻塞等并发症。

1. *蒸汽加温、湿化*　将水加热后产生的蒸汽混入吸入气，达到加温、加湿作用。一般使吸入气（气道口气体）的温度维持在35～37℃（接近体内温度）为宜，不超过38℃；湿化器的水温常保持在50℃左右。吸入气温度的高低直接影响加温、湿化效果；若温度过高，可引起体温升高、出汗、呼吸功增加，甚至造成气道烫伤；相反，温度过低则失去充分加温、湿化作用。应注意观察湿化用水的温度，可通过触摸连接管道大体估测，询问患者对吸入气温度的感受。湿化器液用无菌蒸馏水，不能用生理盐水，也不能加入药物，因为水蒸发后的溶质容易在湿化器内形成沉淀。湿化器内的水量要恰当，不要超过安全高限和低限，尤其要注意防止水蒸干，干热气体进入气道比冷气的危害更大。

2. *改善全身补液量*　在病情允许的情况下，加强水分的补充，每日保证入水量在1 500 mL以上，足够的水分有助于防止分泌物干结，促进痰液排出。

3. *维持适当的环境状态*　保持环境整洁、舒适，维持适宜的室温（18～20℃）和湿度（50%～60%），以充分发挥呼吸道的自然防御功能。

二、湿化吸痰的护理

患者经人工气道不容易完成有效咳嗽，必须借助机械吸引清除呼吸道分泌物或留取痰标本。吸痰通常是指吸除人工气道和气管内的分泌液，但完整的吸痰应包括吸除鼻腔和口腔内的分泌物。经鼻腔吸痰易引起疼痛，损伤鼻咽部黏膜，故操作应符合鼻咽部的解剖结构，动作轻柔，宜在患者吸气时插入吸痰管。

1. 正确判断吸痰时机、采用非定时吸痰方法　原则上有痰就吸，无须严格固定吸痰时间，要求护士首先能有效判断是否需要吸痰。连接管、口腔或鼻腔内有痰液；听到痰鸣音、干啰音，伴患者烦躁不安，脉率和呼吸加快；患者要求吸痰或气道峰压明显升高，出现高压报警；频繁咳嗽，SaO_2下降等情况，是痰液潴留在人工气道和气管内的指征。在体位改变、雾化治疗、气管导管或套管护理、更换呼吸机管道、调节呼吸机参数时，更应判断是否需要吸痰。与定时吸痰相比，采用非定时吸痰可减少并发症，如黏膜损伤、气道平滑肌痉挛等，减轻患者痛苦。若分泌物不多，可2～3 h吸痰一次。

2. 选择合适的吸痰管　一般使用一次性吸痰管，常用普通塑料导管，也可用防静电塑料吸痰管及密闭式吸痰管。吸痰管硬度要适中，过软易被负压吸扁而影响吸引效果，过硬则容易损伤气管黏膜。吸痰管的外径不超过气管导管内径的1/2，过粗会影响通气，并使患者感到呼吸费力，过细则吸痰困难。成人一般用10～12号吸痰管。吸痰管长度为40～50 cm，太短不利于气管深部分泌物吸引。密闭式吸痰不脱离呼吸机、不中断通气，有助于减少开放式吸痰污染引起的呼吸道感染；存在不能灵活地旋转吸痰管，不能吸除口腔内分泌物，易导致痰液残留等缺点。

3. 正确掌握吸痰方法

(1) 准备：严格无菌操作，吸痰前规范洗手，戴无菌手套，并向患者解释吸痰的重要性和注意事项，还需告知吸痰时患者会有憋气等短暂不适感，向患者讲明吸痰时需咳嗽配合，以利于呼吸道分泌物的清除；检查吸痰装置是否完好，吸引负压不超过－50 mmHg，负压过大容易损伤气管黏膜；吸引前应提高FiO_2至100%，30 s～3 min。

(2) 吸痰手法：首先阻断吸痰管的负压，再将吸痰管插入气管导管，直到有阻力感或估计吸痰管超过气管导管末端时，开放负压，边吸引边鼓励患者咳嗽；然后向上提拉吸痰管，并左右旋转；吸痰动作要轻柔、迅速，每次吸痰不超过15 s；吸痰后高浓度吸氧1～5 min，直至心率、血压或SaO_2恢复。

(3) 其他注意事项：分泌物多时，切忌长时间吸引；吸痰15 s即连接呼吸机继续通气；间隔3 min以上再次吸引。分泌物黏稠者，先气道内注入3～5 mL生理盐水后吸引，必要时重复2～3次。若导管气囊需要放气，应先吸引气囊外的口咽部分泌物，然后更换新的无菌吸痰管，在放气囊的同时吸引气管内分泌物。口腔、鼻咽部或气囊上分泌物的吸引，应在气管导管内分泌物吸引后进行。应选择中间有孔的牙垫固定导管，便于口腔分泌物的清除。密切观察吸痰过程中或吸痰后患者的反应，详细记录痰液的量和性质。吸痰装置及其他配套用品应专人专用。

4. 吸痰并发症及防治对策

(1) 低氧血症

1) 发生原因：因吸痰时常需停止供氧；负压吸除分泌物的同时，也带走部分气道内气体，且使气道内出现短暂负压和氧分压降低，若吸痰前后未充分供氧，容易发生一过性低氧血症。若使用的吸痰管太粗，负压过高，吸痰时间太长，吸痰过于频繁，更容易发生。

2) 预防措施：针对以上可能的原因，给予针对性处理。如选择粗细合适的吸痰管，严格执行操作规程；FiO_2较高的患者，吸痰前后均应将FiO_2提高至100%；对于严重低氧血症的患者，由两人共同完成吸痰操作；对于能较好配合的患者，在吸痰前可指导其深呼吸3～4次。吸痰时密切监测SaO_2、心率、心律，当SaO_2<90%时，应停止吸痰，并立即给予纯氧通气。

(2) 气道黏膜损伤：若气道黏膜脆弱，吸痰管太粗，负压过高，在一个部位吸引时间过长，吸痰时未能有效旋转吸痰管，均容易造成气道黏膜损伤、糜烂或出血。强调严格执行操作规程，对于容易发生或已发生损伤的患者，可选择防静电吸痰管。

(3) 下呼吸道感染：气道开放是发生感染的基础因素，若吸痰时未严格执行无菌操作、各种物品消毒不严则显著增加感染的机会；严格无菌操作是基本要求。

(4) 支气管哮喘急性发作或哮喘样发作：在气道炎症的基础上，由导管刺激和负压吸引所致，冷水冲洗也是重要的诱发因素。强调严格控制操作时间和吸引负压，动作轻柔。对于高危患者或曾出现过哮喘发作的患者，应首选防静电吸痰管，必要时吸痰前导管内滴入利多卡因。还要及早告知医生，给予有效的药物处理。

(5) 迷走神经反射：主要表现为心率减慢和低血压。常发生于有严重低氧血症和有心脏损害的患者。应注意操作前后给予纯氧吸入，严格限制操作时间。

第七节　机械通气治疗时的护理

主要护理目的是密切观察和评价 MV 效果，安全有效地使用呼吸机，预防 MV 相关并发症。

一、机械通气前的准备

准备好清洁、功能完好的呼吸机及供氧设备，配备充足的护理人员，做好必要的解释、沟通。对于清醒患者，使其了解呼吸机治疗可以帮助其渡过难关，刚开始会有一定不适，但能逐渐适应，必要时医生可以用镇静剂帮助其适应；告知患者如何更好地配合 MV，如何以非语言方式表达需求；使患者知道护士会随时提供帮助，避免过度紧张或焦虑。

二、机械通气的监测和评估

1. 监测病情变化、评价通气效果　① 观察神志、精神状态。② 每 2 h 观察、记录生命体征，听诊呼吸音；病情波动较大时，随时观察和记录。③ 观察皮肤颜色变化。④ 观察人机协调情况。⑤ 判断气道导管的位置。⑥ 观察和记录血气分析、电解质、血糖的结果，记录和分析液体出入量的变化。⑦ 评估患者心理状态，特别是有无焦虑、恐惧及其严重程度。

2. 观察和评价呼吸机的工作状态　呼吸机是否正常运转，包括波形图的变化是否规整，并做好记录；比较通气模式和通气参数设置是否与医嘱要求一致。

3. 安全有效地使用呼吸机及其连接系统

(1) 保障气源适当、平衡：包括氧气和空气压力在适当范围，且两者平衡。

(2) 保障连接管路各部分密闭、通畅：通气管路不漏气、不扭曲、不脱落或阻塞。用支撑架妥善固定好管道，并尽可能减少气管导管移动或牵拉，使贮水器处于管道最低点，及时倒弃各贮水器内的冷凝水，避免污染的水倒流至湿化器。

(3) 检查湿化器中蒸馏水的量和温度：强调湿化器中的过滤纸及时更换，呼吸机上的滤过网应经常清洗或更换，呼吸机上的管道、接头应每周消毒两次。

(4) 熟悉呼吸机的特点和性能：正确理解各种报警的特点和处理对策；若报警不能及时解除，则应及时用简易呼吸器通气，确保通气安全。

(5) 做好呼吸机的消毒、保养：是减少交叉感染，延长呼吸机使用寿命的必要措施。

(6) 保障管道的密闭和通畅：确保面罩、气管插管、气管切开患者的呼吸道通畅和各导管功能正常，密闭性好。

4. 提供心理社会支持　无论患者意识是否清醒，均应受到尊重。细致的解释、语言鼓励和精神安慰可增强患者的自信心，改善通气和换气效果。教会患者用非语言方式（如手势、沟通板等）表达诉求。服务态度应和蔼，动作要稳重、轻柔，与患者交流的语调应保持正常。多与患者家属沟通，必要时安排家属及关系密切者探访，以满足双方对安全、爱、归属等层面的需求，缓解焦虑、恐惧等心理反应。

5. 防止和处理并发症　包括通气过度、通气不足、低血压、气压伤、感染、消化道出血、胃肠胀气、呼吸机依赖等。

第八节　撤离呼吸机的护理

撤离呼吸机多是持续时间较长的过程，包括从准备停机开始，一直到完全停机和拔除气管插管后的一段时间。高效的护理可帮助患者安全、顺利地脱离呼吸机。

(一) 帮助患者树立信心　对有基础肺功能明显减退的患者或长期 MV 的患者尤其重要。要尽可能解除患者的不安心理，使其较好地配合 MV 逐渐减少的过程。部分患者有呼吸机依赖，往往担心停用呼吸机后会发生呼吸困难等情况，精神过度紧张，抵抗情绪较大，故停机前需和医生、呼吸治疗师协商撤机条件、撤机方法和程序；与患者或家属分析患者的病情，解释撤机的必要性、安全性，讲明撤机的具体过程和注意事项。

(二) 选择恰当的撤机技术和方法

1. *撤机方法*　根据患者的疾病特点选择撤机方法(详见第二十九章)。强调停机过程尽量不要服用镇静、安眠药,除非患者过度焦虑;否则会因药物对呼吸中枢的抑制作用而导致撤机失败。撤机过程中还要密切观察患者的反应。

2. *有序撤机和拔管*　当人工气道 MV 患者具备脱离呼吸机的能力后,需按规范步骤进行,即撤离呼吸机→气囊放气→拔管→拔管后管理。从间断停机至完全停机的时间因人而异(详见第二十九章)。停用呼吸机后仍需留置气管导管一段时间。为降低呼吸阻力、提高咳痰能力、减轻导管气囊对气道的压迫,在吸引气道、口腔分泌物后,将气囊充分放气,观察数十分钟或更长时间,若病情持续稳定,则应在充分吸引后,指导患者深呼气,在吸气期拔除气管导管,避免随意拔管。随着 NPPV 的逐渐成熟和推广,部分疾病的拔管时机趋向提早,拔管后改用 NPPV,间断使用呼吸机,待病情明显好转后,再完全停用呼吸机。

停机后短时间内患者可能有一过性痰量增多,是引流改善的表现,无须进行特别处理。部分患者,由于吸入冷空气等刺激,出现咳嗽,痰变黏稠,应给予雾化吸入,加强湿化,减轻患者的咽喉不适,并鼓励患者有效咳嗽。

总之,护士必须根据患者病情的需要,协助医生切实保障呼吸机安全、有效地使用,提高通气效率,预防或减少 MV 相关并发症,改善患者的心理状态,促进其康复。

第四十三章
呼吸机消毒、保养与维护

呼吸机的连接管道与患者的吸入、呼出气体直接接触，容易污染，故呼吸机必须严格消毒、妥善保养，才能保障正常运转，有效减少并发症；呼吸机的主要结构属于价格昂贵的电子、机械产品，其消毒、保养和维护有特殊要求。呼吸机消毒与维护的具体意义在于：① 预防交叉感染。由于使用呼吸机的患者多危重，易继发感染或导致感染加重，常需建立人工气道，而开放的气道容易继发肺部感染；抗菌药物和糖皮质激素的大量使用，导致正常菌群失调，容易发生交叉感染和成为交叉感染的感染源。② 正规消毒与维护呼吸机，及时发现和纠正存在的问题，使用前后检查和评价机器的性能，使呼吸机安全地应用于患者。③ 仪器价格昂贵，正确维护和保养可延长使用寿命，减少或避免不必要损失，提高经济成本效益。

第一节　呼吸机的清洁和消毒

呼吸机直接应用于各种各样的患者，因此消毒是基本要求。

一、清洁、消毒的原则和要求

遵循先彻底清洁，然后再消毒的原则，尤其是接触患者呼出气体的外置气路部分，如管道、加温湿化器和雾化器，可先用含酶清洁剂浸泡后，进行冲洗或刷洗，将其中的分泌物、痰痂、血渍和其他残留物彻底清除。呼吸机可消毒部件的消毒必须选用最有效的消毒或灭菌方法，消毒后经适当的蒸馏水淋洗、晾干后备用。整个消毒处理过程中，要避免物品的再次污染。消毒时各种连接部件均应脱开，保证充分消毒和避免消毒液黏着。经化学制剂消毒后要用蒸馏水冲洗；尽可能避免使用自来水，以免造成不必要的污染。呼吸机的消毒种类可分为患者使用时的日常更换消毒和撤机后的终末消毒两种。常规更换消毒不应过于频繁，一般同一患者每周清洗、消毒两次；若出现分泌物或呕吐物污染则应随时更换。不同患者使用同一台呼吸机时，呼吸机的内、外部分均应彻底消毒或灭菌。呼吸机内部的气路结构复杂，应由专业呼吸机维护技术人员定期保养；有些零部件，如传感器属于价格昂贵、精密度高的电子产品，容易被损坏，不能常规消毒。

二、呼吸机的清洁和消毒方法

呼吸机各部件的性能、作用不同，清洁和消毒要求也有不同。

（一）需要清洁的呼吸机部件　按呼吸机说明书的要求操作，有些部件仅需清洁，有些仅允许清洁，主要包括以下几种。

1. 呼吸机主机外壳和压缩泵外壳　用洁净的软湿擦布轻轻擦净即可，一般每日 1 次；如有外表面明显污物、病房内有耐药菌爆发流行、每个患者使用结束后，可用 75%乙醇擦拭。

2. 空气过滤网　具体清洁方法：将过滤网从机器中取出，用清水洗净表面尘埃，再用力甩干或晾干，或用吸尘器吸尽灰尘，然后放回原位，无须常规清洗。

3. 呼吸机内部不可拆卸的电子元件　其表面的灰尘可用小功率吸尘器轻轻吸除或用专用吸球轻轻吹气去除，不能用消毒液浸泡。

4. 传感器　如流量、压力等各种传感器为特殊电子零件，不能用水冲洗或用消毒液浸泡，只能用 75%乙醇棉球小心擦干净；避免用力甩干或烘干，以免损坏或导致其性能下降。

5. 湿化器的电器加温部分和温控传感器探头的金属部分　用清洁的软湿擦布轻轻擦净即可，不能用消毒液浸泡，以免影响加热功能和降低感受器的准确性。

(二) 需要消毒的呼吸机部件　凡是连接于患者与呼吸机之间的各螺纹管、连接管、接头、湿化器、雾化器、呼气活瓣等,均应彻底消毒。临床上常用的消毒方法有三种。

1. *化学消毒浸泡法*　简单、方便,是最常用的消毒方法。浸泡消毒法首先应符合消毒原则,选用理想消毒液,即高效、无腐蚀性、无色、无味、消毒后易于除去残留药物、毒性低。

(1) 常用的消毒液和用法:2%戊二醛碱性溶液浸泡20～45 min可杀灭真菌、病毒、结核菌和芽孢,是较理想的消毒液;缺点是对皮肤、黏膜有刺激性,有气味,对人体有一定毒性。使用时应注意穿戴必要的防护用品,使用环境通风良好。

(2) 注意事项:消毒浸泡时,需采用带盖密闭容器储存消毒液,以防止消毒液失效和气味散发;消毒物品必须全部浸入消毒液,保障充分接触,如呼吸机的螺纹管可采用垂直悬挂式浸泡取代水平盘曲式浸泡,以避免螺纹管与消毒液之间留有气泡;消毒后必须用蒸馏水彻底冲洗,尽量不用自来水;定时监测消毒液的有效浓度,及时更换。

2. *蒸汽消毒法*　将能耐热的呼吸机管道放在流通蒸汽消毒器中,用100℃左右的蒸汽消毒1 h。优点是廉价、无毒、无味;缺点是易导致塑料、橡胶等不能耐高温的制品变性、老化,因此消毒前应详尽了解各部件的耐高温情况,以免造成不必要的损失。

3. *气体熏蒸法*

(1) 环氧乙烷灭菌法:将消毒物品用塑料袋密封包装,放置于环氧乙烷灭菌器内。该法可有效杀死真菌、病毒和芽孢;主要缺点是药物具有刺激性,易燃、易爆,价格昂贵,灭菌后必须放置1周以上,使环氧乙烷气体彻底挥发干净,故不适合临床使用的呼吸机部件的常规消毒。

(2) 其他:如甲醛熏蒸法等,由于毒性和刺激性较大,已基本被淘汰。

第二节　呼吸机的保养与维护

呼吸机的保养与维护是指通过专业人负责对呼吸机各部分进行清洁、消毒、调试和校正,排除故障,以确保呼吸机正常运转;及时发现和有效解决问题,延长使用寿命。目前,国内一般由临床护士(师)、呼吸治疗师、技术人员承担起专业人员的职责。

(一) 专业人员的要求

1. *熟悉呼吸机的结构和性能*　应详细阅读呼吸机的说明书,熟悉呼吸机的结构、性能,熟练掌握各零部件,如通气活瓣或通气阀、测压管、主机内外气路管道的拆卸、安装方法和要求。按呼吸机主机内、外管道的拆卸性分为三种:① 完全拆卸式呼吸机管道,如早期Servo 900系列呼吸机的主机内气路管道、主机外的吸气和呼气管道均可拆卸。② 部分拆卸式呼吸机管道,主机外的吸气和呼气管道均为可拆卸式,主机内气路管道不能拆卸,是现阶段大部分呼吸机的特点。③ 无呼气回路的呼吸机,即单气路呼吸机,如BiPAP呼吸机、急救呼吸机,只有吸气管道和呼气阀(或漏气孔装置)可拆卸,不存在呼气回路,主机内的气路管道不可拆卸。对拆卸、安装不清楚或有疑虑之处,应及时向有经验的专业人员请教或与维修技术人员联系,切忌粗暴、盲目操作,以免损坏精密零部件。现代新式呼吸机的主机明显小型化、电子化和自动化,故难以维修;有一定的防护措施,不需要经常维修,应用一段时间后需专门技术人员维护。

2. *设立方便的维修联系方式*　可将维修公司或厂家的联系方式,如电话号码抄写在呼吸机上,以便其他人发现问题时能及时联系。

3. *熟悉呼吸机的消毒要求*　妥善保管呼吸机,保障呼吸机各部件消毒后能备用。

4. *掌握呼吸机管道上冷凝水的处置方法*　及时倒弃冷凝水,操作时应防止引流液倒流入患者呼吸道。医务人员在操作前后应规范洗手,以减少交叉感染的机会。

5. *能正确判断和排除呼吸机故障*　便于呼吸机的正常使用。

6. *做好记录*　将各种维修、更换、校正记录详细备案,如记录维修的部位、误差或损坏的程度、时间,更换零部件的名称、时间、数量等,以便查核。

(二) 定期更换呼吸机的零部件　呼吸机的某些部件,如传感器前的细菌过滤器、某些类型主机上的空气过滤片和湿化器中过滤纸片等消耗品属于一次性使用物品,日常使用中应按要求及时更换。针对环境污染情况,决定细菌过滤器的更换时间,如发生传染病、患者存在严重感染或存在耐药细菌感染,即使未到规定的更换时间，也可提前更换。空气过滤网应根据其表面尘埃程度更换；湿化器中的细菌过滤纸片应在湿化器消毒前去除，在消毒后置换新品。一般呼吸机的消耗品，如氧电池、皮囊、活瓣、细菌过滤器的有效寿命在 1 000 h 或 6～12 个月，应定期检查和更换。

(三) 呼吸机的维护　主要包括以下部分。

1. *气源部分*　气源压力平衡和安全性取决于压缩泵和氧气的正常减压，维护有一定特点。

(1) 空气压缩泵：早期为外置，目前多为内置，为较复杂的机械部分，除了临床护士或呼吸治疗师做好其外壳、空气过滤网的日常清洁外，其维护的要点主要是评价和改善机械损耗，一般使用 5 000 h 左右进行大的保养，保养的重点为泵的活塞圈、阀门、铜芯过滤器、垫圈的更换和涡轮的除尘等，应由精通机械的专业技术人员负责。应用 10 000 h 左右应特别注意输出压力范围是否正常。

(2) 供氧装置：目前主要有瓶装氧气和中心管道供氧两种基本方式，前者需要定期检测减压表的有效性、安全性和准确性，一般呼吸机的氧源应保证氧气减压后的压力为 0.35～0.40 kg/cm^2，即与空气压缩泵的输出压力平衡。氧气表的压力若显示在 5 kg/cm^2 以下，应更换氧气，操作时应缓慢开动氧气总开关，避免将压力表损坏。中心管道供氧也应注意观察其压力是否与空气压缩泵的要求匹配。简易的判断方法是将中心供氧压力通过主机气源输入的压力表或通过气源报警观察。准确观察和记录气源的工作压力，保证空气和氧气压力的平衡。

2. *主机部分*　呼吸机主机功能的维护是综合性工作，除了清洁、消毒外，应有详尽的检测规范，建立正确的主机启动关闭顺序，先启动空气压缩泵电源和打开氧气，待氧气和空气的压力平衡，漏气声或气源的报警声消失后，再打开主机电源。呼吸机的关机顺序与之相反，即先关主机电源，再关闭气源。

3. *加温湿化器部分*　定期更换和补充湿化器内的液体，湿化液只能用蒸馏水，不能用生理盐水，以免水分蒸发后形成结晶物，影响或损坏其加温、湿化器功能。注意检查调温器的性能，保护温控传感器，观察温度报警等情况。

(四) 呼吸机重要功能和工作状态的检测　呼吸机保养和维护的最终目的是保障呼吸机的性能完好、工作状态正常。在呼吸机使用后和使用前，均应进行呼吸机功能和工作状态的监测，正确调试及校正相关参数、检查工作状态。呼吸机使用前的检查更为重要，可连接模拟肺检查，经判断确认呼吸机各项性能完好、参数准确无误后，再与患者的人工气道连接，保障呼吸机应用前发现问题，避免因呼吸机故障而延误患者的救治。

1. *气密性检测*　呼吸机气路的密闭性是呼吸机正常工作的基础，有效的密闭性可保障呼吸机的正常触发、送气和吸呼气转换，保障提供预设的潮气量(VT)或压力，直接关系通气效果。一般可通过检查呼吸机的气路系统是否漏气，检测气密性，即打开电源后，连接模拟肺，使呼吸机处于工作状态，通过以下的方法来检测气密性。

(1) VT 测定：选择容积控制通气，预设好 VT，分别测定吸入气和呼出气端的 VT，并比较三者是否相等，若相等说明呼吸机的气密性好，若不等(通常是呼出气 VT 低于设定值，或吸入气和呼出气的 VT 均低于设定值)，说明有漏气。

(2) 压力表检测：通过呼吸机的工作压力和气道压来检查呼吸机是否漏气。若工作压力低于设定压力，则表明压缩泵或主机内、外的气路存在较明显的漏气，或者氧源的压力不足；若气道压低于正常，提示主机外的气路漏气。

(3) 波形图监测：现代呼吸机的波形图容易判断漏气和漏气量(详见第七章第十节)。

(4) 其他：可通过耳听、手摸、棉签测知漏气，如管道和接口漏气可在呼吸机通气时听到“嘶、嘶”声。若能听到活瓣随呼气发出的“扑、扑”声，说明不漏气，否则为漏气。

2. *报警系统检测*　一般呼吸机均有气道峰压(Ppeak)、每分钟通气量(VE)、VT、呼吸频率(RR)、窒息等报警装置。可通过模拟呼吸机的工作状态检测，如调节 VT，模拟气道阻力(Raw)增大，调节呼吸机的各种报警的上、下限，通过呼吸机上的声、光报警检测报警系统的性能和功能。

3. *工作系统的检测*　通气模式和参数、吸入氧浓度(FiO_2)、触发灵敏度等检测需用专门仪器，如肺量计、压力表、氧测定仪等校验；必要时由临床专职人员佩带面罩通气检测。

4. *呼吸机监测系统的检测*　主要指呼吸机参数的检测，如吸气 VT、呼气 VT 和 VE、RR、Ppeak、Raw、顺应性等检测。

5. *呼吸机附加仪器功能的检测*　如呼吸机附加监护仪、二氧化碳浓度分析仪等的检测和评价。

6. *呼吸机性能的检测*　呼吸机性能是影响机械通气效果和安全性的核心因素，检测和评价难度大(详见第七章第十七节)。

参 考 文 献

[1] 纳恩 JF.应用呼吸生理学[M].陈毓槐译.北京：科学出版社，1983.

[2] 朱蕾.机械通气[M].4 版.上海：上海科学技术出版社，2017.

[3] 朱蕾.临床肺功能[M].3 版.上海：上海科学技术出版社，2023.

[4] 朱蕾.临床呼吸生理学[M].2 版.上海：上海科学技术出版社，2020.

[5] 刘又宁，朱蕾.呼吸病学名词[M].北京：科学出版社，2018.

[6] 吴绍青，李华德，贾友明.机械呼吸器的临床应用[M].上海：上海科学技术出版社，1979.

[7] 朱蕾.体液代谢的平衡与紊乱[M].2 版.上海：上海科学技术出版社，2021.

[8] 刘又宁.机械通气与临床[M].2 版.北京：北京科学技术出版社，1998.

[9] 朱蕾，钮善福，李善群，等.经鼻(面)罩通气治疗急性呼吸窘迫综合征[J].中华结核和呼吸杂志，2000，23：225 - 227.

[10] 朱蕾.如何正确理解双水平正压通气[J].中华结核和呼吸杂志，1998，21：592.

[11] 朱蕾，钮善福.许可性高碳酸血症通气[J].国外医学呼吸系统分册，1998，18：214 - 217.

[12] 朱蕾，钮善福，蔡映云，等.经面罩机械通气治疗慢性阻塞性肺病呼吸衰竭昏迷患者的疗效评价[J].中国危重病急救医学，1997，7：29 - 31.

[13] 连宁芳，朱蕾，王齐兵，等.持续气道正压对急性心源性肺水肿犬呼吸和呼吸功能的影响[J].中华结核和呼吸杂志，2005，28：382 - 384.

[14] 朱蕾，沈勤军.机械通气患者的肺部渗出影都是感染引起的吗？[J].中华结核和呼吸杂志，2011，34：805 - 807.

[15] 朱蕾，沈勤军.大潮气量通气治疗围手术期呼吸机相关性肺炎[J].军医进修学院学报，2011，32：222 - 224.

[16] 朱蕾，连宁芳，王齐兵，等.中心静脉压降低型高血容量肺水肿犬的试验研究[J].中国呼吸与重症监护杂志，2005，4：59 - 61.

[17] 朱蕾，王齐兵，钮善福，等.中心静脉压降低型心源性肺水肿的临床研究[J].中国呼吸与危重监护杂志，2006，5：10 - 12.

[18] Tobin MJ. Principles and practice of mechanical ventilation[M]. New York：McGraw-Hill，Inc.，1994.

[19] Brochard L，Pluskwa F，Lemaire F，et al. Improved efficacy of spontaneous breathing with inspiratory pressure support[J]. Am Rev Respir Dis，1987，136：411 - 415.

[20] Tuxen D，Williams T，Scheinkestel C，et al. Use of a measurement of pulmonary hyperinflation to control the level of mechanical ventilation in patients with severe asthma[J]. Am Rev Respir Dis，1992，146：1136 - 1142.

[21] Brander L，Leong PH，Beck J，et al. Titration and implementation of neurally adjusted ventilatory assist in critically ill patients[J]. Chest，2009，135：695 - 703.

[22] Beck J，Campoccia F，Allo JC，et al. Improved synchrony and respiratory unloading by neurally adjusted ventilatory assist（NAVA）in lung-injured rabbits[J]. Pediatr Res，2007，61：289 - 294.

[23] Thille AW，Rodriguez P，Cabello B，et al. Patient ventilator asynchrony during assisted mechanical vemilation[J]. Intensive Care Med，2006，32：1515 - 1522.

[24] Colombo D，Cammarota G，Bergamaschi V，et al. Physiologic response to varying levels of pressure support and neurally adjusted ventilatory assist in patients with acute respiratory failure[J]. Intensive Care Med，2008，34：2010 - 2018.

[25] American Thoracic Society. Guidelines for the management of adults with hospital acquired，ventilator associated，and healthcare associated pneumonia[J]. Am J Respir Crit Care Med，2005，171：388 - 416.

[26] Nelin LD，Holffman GM，The use of inhaled nitric oxide in a wide variety of clinical problems[J]. Pediatr Clin North Am，1998，45：531 - 548.

[27] Ackerman NB，Null DM，de Lemos RA. High frequency ventilation：history，theory，and practice pediatric emergency medicine，concepts and clinical practice[M]. Saint Louis Mosby Year Book，Inc.，1992.

[28] Pinard B，Geller E. Nutritional support during pulmonary failure[J]. Crit Care Clin，1995，11：705 - 715.

[29] Schlichtig R，Sargent SC. Nutritional support of the mechanically ventilated patient[J]. Crit Care Clin，1990，6：767 - 784.

[30] Zeggwagh AA，Abougal R，Madani N，et al. Weaning from mechanical ventilation：a model for extubation[J]. Intensive Care Med，1999，25：1077 - 1083.

[31] Girault C，Daudenthun I，Chevron V，et al. Noninvasive ventilation as a systemic extubation and

weaning technique in acute chronic respiratory failure: a prospective, randomized controlled study[J]. Am J Respir Crit Care Med, 1999, 160: 86 - 92.

[32] Nava S, Ambrosino N, Clini E, et al. Noninvasive mechanical ventilation in the weaning of patients with respiratory failure due to chronic obstructive pulmonary disease. A randomized, controlled trial[J]. Ann Intern Med, 1998, 128: 721 - 728.

[33] Corrado A, Gorini M, Ginanni R, et al. Negative pressure ventilation versus conventional mechanical ventilation in the treatment of acute respiratory failure in COPD patients[J]. Eur Respir J, 1998, 12: 519 - 525.

[34] Sanna A, Veriter C, Stanescu D. Upper airway obstruction induced by negative pressure ventilation in awake healthy subjects[J]. J Appl Physiol, 1993, 75: 546 - 552.

[35] Laghi F, Segal J, Choe WK, et al. Effect of imposed inflation time on respiratory frequency and hyperinflation in patients with chronic obstructive pulmonary disease[J]. Am J Respir Crit Care Med, 2001, 163: 1365 - 1370.

[36] Barbas, Okamotov, Borges JB, et al. Lung recruitment maneuvers in acute respiratory distress syndrome[J]. Respir Care Clin N Am, 2003;9: 401 - 418.

[37] Chastre J. Venttilator-associated pneumonia[J]. Respiratory Care, 2005, 50: 975 - 983.

[38] Sin DD, Logan AG, Fitzgeraid FS, et al. Effects of continuous positive airway pressure on cardiovascular outcomes in heart failure patients with and without Cheyne Stokes respiration[J]. Circulation, 2000, 102: 61 - 66.

[39] Young D, Lamb SE, Shah S, et al. High-frequency oscillation for acute respiratory distress syndrome[J]. N Engl J Med, 2013, 368: 806 - 813.

[40] Guerin C, Reignier J, Richard JC, et al. Prone positioning in severe acute respiratory distress syndrome[J]. N Engl J Med, 2013, 368: 2159 - 2168.

[41] Lichtenstein DA. BLUE - protocol and FALLS - protocol: two applications of lung ultrasound in the critically ill[J]. Chest, 2015, 147: 1659 - 1670.

[42] Hill D B, Button B, Rubinstein M, et al. Physiology and pathophysiology of human airway mucus[J]. Physiol Rev, 2022, 102: 1757 - 1836.

[43] Vitacca M, Paneroni M, Bianchi L, et al. Maximal inspiratory and expiratory pressure measurement in tracheotomised patients[J]. Eur Respir J, 2006, 27: 343 - 349.

[44] Kaneko H, Suzuki A, Horie J. Relationship of cough strength to respiratory function, physical performance, and physical activity in older adults[J]. Respir Care, 2019, 64: 828 - 834.

[45] Famous K R, Delucchi K, Ware L B, et al. Acute respiratory distress syndrome subphenotypes respond differently to randomized fluid management strategy[J]. Am J Respir Crit Care Med, 2017, 195: 331 - 338.

[46] Ranieri V M, Rubenfeld G D, Thompson B T, et al. Acute respiratory distress syndrome: the Berlin Definition[J]. JAMA, 2012, 307: 2526 - 2533.

[47] Fan E, Del Sorbo L, Goligher EC, et al. An official American Thoracic Society/European Society of Intensive Care Medicine/Society of Critical Care Medicine Clinical Practice Guideline: mechanical ventilation in adult patients with acute respiratory distress syndrome[J]. Am J Respir Crit Care Med, 2017, 195: 1253 - 1263.

[48] Girard TD, Alhazzani W, Kress JP, et al. An official American Thoracic Society/American College of Chest Physicians Clinical Practice Guideline: liberation from mechanical ventilation in critically ill adults. Rehabilitation protocols, ventilator liberation protocols, and cuff leak tests[J]. Am J Respir Crit Care Med, 2017, 195: 120 - 133.

[49] Khan A, Frazer - Green L, Amin R, et al. Respiratory management of patients with neuromuscular weakness: an American college of chest physicians clinical practice guideline and expert panel report[J]. Chest, 2023, 164: 394 - 413.

[50] Goligher EC, Dres M, Patel BK, et al. Lung- and diaphragm-protective ventilation[J]. Am J Respir Crit Care Med, 2020, 202: 950 - 961.

[51] Guervilly C, Forel JM, Hraiech S, et al. Right ventricular function during high-frequency oscillatory ventilation in adults with acute respiratory distress syndrome[J]. Crit Care Med, 2012, 40: 1539 - 1545.

[52] Fossali T, Pavlovsky B, Ottolina D, et al. Effects of prone position on lung recruitment and ventilation-perfusion matching in patients With COVID - 19 acute respiratory distress syndrome: a combined CT scan/electrical impedance tomography study[J]. Crit Care Med, 2022, 50: 723 - 732.

[53] Chalmers JD, Chotirmall SH. Bronchiectasis: new therapies and new perspectives[J]. Lancet Respir Med, 2018, 6: 715 - 726.

[54] Kilaru D, Panebianco N, Baston C. Diaphragm ultrasound in weaning from mechanical ventilation[J]. Chest, 2021, 159: 1166 - 1172.

[55] Vignon P, Evrard B, Asfar P, et al. Fluid administration and monitoring in ARDS: which management[J]? Intensive Care Med, 2020, 46: 2252 - 2264.

[56] Brusatori S, Zinnato C, Busana M, et al. High- versus low-flow extracorporeal respiratory support in experimental hypoxemic acute lung injury[J]. Am J Respir Crit Care Med, 2023, 207: 1183 - 1193.

附　录

附录一

无创正压通气应用建议

一、概　　述

无创通气(NIV)包括负压通气(NPV)和无创正压通气(NPPV),前者由于设备性能和功能缺陷,临床应用有限,后者则取得了显著进展,临床应用广泛。经人工气道MV需将气管导管放置在气道内,具有创伤性,称为有创通气(IPV),故机械通气(MV)有创或无创取决于操作手段,与呼吸机无关。与传统呼吸机的高动力、低流量相比,BiPAP呼吸机的通气动力小、送气流量巨大,具有漏气补偿、同步性好等优点,故特别适合NPPV,习惯上又被称为无创呼吸机。

NPPV是指不经过人工气道的机械通气方式,包括经鼻塞、喉罩等装置通气,但主要是经鼻罩、面罩通气。NPPV主要用于阻塞性睡眠呼吸暂停低通气综合征(OSAHS)、中枢性低通气、神经-肌肉疾病、慢性阻塞性肺疾病(COPD)呼吸衰竭、急慢性左心衰竭患者,也用于急性呼吸窘迫综合征(ARDS)、急性重症肺炎、慢性肺间质疾病、支气管哮喘(哮喘),以及心、肺功能较差的术后患者。总体NPPV的成功率为60%~90%,应用适当有助于降低气管插管率、院内感染率、病死率,减少住院费用。NPPV一般用于气道-肺功能损害轻、神志清醒的患者;随着对呼吸生理认识的不断深入,通气设备的改善,通气技术的提高,适应证逐渐扩大,现广泛用于多种呼吸衰竭的预防和治疗,但也有一定争议,还存在应用水平较低或滥用等问题。具体的误区和问题如下。

1. *循证医学依据*　现阶段主要基于前瞻性随机对照临床试验(RCT)的结果,是NIV或IPV策略的基础,但有明显局限性。

2. *对呼吸生理和呼吸机的认识*　临床医生和呼吸治疗师对呼吸生理和呼吸机的认识不够深入。

3. *技术水平*　MV效果与应用技术、护理和康复技术密切相关,是应用NPPV或IPV皆必须考虑的因素,是评价A、B、C级证据时必须考虑的因素,但容易被忽视。

4. *综合治疗*　对于病情较重的患者,改善组织供氧、维持内环境稳定和脏器功能是治疗的核心,实际临床评价和治疗皆有较多问题。

二、NPPV的理论基础

主要是胸肺弹性阻力(Ers)和气道阻力(Raw)的特点,胸肺顺应性(Crs)是Ers的倒数,更常用。

(一) 压力-容积(P-V)曲线　是反映Crs与合理实施MV的主要生理学基础。

1. *P-V曲线和通气的关系*　正常P-V曲线分为两段一点,即陡直段和高位平坦段,两段交点为高位拐点(UIP)。在陡直段,压力和容积变化呈线性关系,较小压力变化即能引起较大潮气量(VT)变化。在该段进行NPPV,面罩的动态无效腔小,漏气少,胃胀气的发生率低,故强调高压低于UIP,这与IPV的原则相似。由于NPPV具有更大的不稳定性,故对高压的要求更严格,不应超过30 cmH_2O。正常功能残气位吸气具有呼吸功(WOB)最小、肺循环阻力(PVR)最低、跨肺压和切变力最低,且能维持正常动脉血气等特点,是MV末的最佳位置,故强调功能残气量(FRC)正常的患者,呼气末肺容积(EELV)位于该水平;肺容积下降时,通过应用呼气末正压(PEEP)或大VT增加肺容积;肺容积增大的患者,则通过延长呼气时间(Te)等措施,降低容积和(或)用PEEP对抗内源性PEEP(PEEPi)。

2. *正常FRC肺疾病*　主要是呼吸中枢和神经-肌肉疾病。初始P-V曲线与健康人相似,但由于自主呼吸部分或全部被取代,膈肌等代偿作用减弱或消失,故有加重低位肺泡陷闭的作用,需使用较大VT(12~15 mL/kg)和较慢RR进行NPPV,或应用常规VT(8~12 mL/kg)+3~5 cmH_2O的PEEP。此类患者需要的通气压力非常低,容易接受NPPV,除非神志不清或有气道分泌物引流不畅。

3. *高FRC肺疾病*　主要是COPD和危重哮喘。P-V曲线的特点:FRC显著增大,出现高水平PEEPi,陡直段显著缩短;前者以气道动态陷闭为主,后者以气道阻塞为主。因此初始MV应选择小

VT，适当略快RR；对于COPD强调选择合适PEEP（一般为PEEPi的50%～85%或4～6 cmH_2O）；对于哮喘患者则应严格控制PEEP，一般≤3～5 cmH_2O。待病情好转，FRC下降后逐渐过渡至深慢呼吸，PEEP也相应降低和逐渐撤销。慢性发展、较低水平PEEPi的COPD患者容易接受NPPV；急性高PEEPi的哮喘患者有非常大的难度。

4. 低FRC肺疾病　急性疾病以ARDS为代表，出现大量陷闭肺泡或肺区，P-V曲线的典型特点是出现低位平坦段和低位拐点（LIP），且FRC和TLC显著减小，陡直段显著缩短；LIP大体为陷闭肺泡同时开放点或区间；成人陡直段肺容积大约在1 000 mL以上；伴反射性呼吸增强、增快。采用定压通气（PTV）：控制平台压（Pplat）、常规VT、适当PEEP，可使EELV增大至50%以上，从而大幅度改善氧合、减轻肺损伤和降低PVR。长时间应用NPPV有一定难度，诱发因素容易控制的非感染（如创伤、手术）或轻症患者、静默性低氧血症患者比较容易满足前述通气要求，可首选NPPV，PEEP为6～10 cmH_2O，必要时适当应用镇静剂。急性肺水肿是另一代表性疾病，需要的持续气道正压（CPAP）/PEEP和通气压力皆较低，容易接受NPPV。

对于慢性肺实质疾病，NPPV以提高吸入气氧浓度（FiO_2）、改善呼吸困难和呼吸肌疲劳为主，对于重症患者可作为常规呼吸支持手段。

（二）呼吸阻力　同步性是NPPV能否顺利实施的最主要因素，其中主要是吸气触发同步。影响触发的通气阻力包括呼吸系统阻力（主要是Raw和PEEPi）、触发灵敏度（S）、反应时间，后两者由呼吸机性能决定，前者是疾病本身特点所致，是影响吸气触发同步的核心因素。

1. 正常FRC肺疾病　正常FRC约占TLC的40%，弹性阻力和非弹性阻力（主要是Raw）皆非常低。一旦有自主吸气动作，将迅速建立气道口与肺泡间的压力差，外界气体迅速进入气道和肺泡，即吸气气流和吸气动作几乎同时发生，表现为良好的同步，容易实施NPPV。

2. 高FRC肺疾病　不仅Raw升高，也出现PEEPi，自主吸气后需克服较大阻力才能建立气道口与肺泡之间的压力差，患者气流产生和吸气动作之间有较长的时间差，不容易同步。对于慢性进展患者（如COPD），以气道陷闭为主，PEEP可有效对抗PEEPi；通过逐渐增加通气压力，实现深慢呼吸，进一步降低通气阻力，容易实施NPPV。对于急性发作患者（如哮喘），高Raw和PEEPi导致通气阻力显著增大，不容易实现人机同步，除非是较轻症的患者。

3. 限制性肺疾病　Ers显著增大，与Raw相比，对同步性的影响小得多，比较容易实施NPPV。

若FRC基本正常患者的气道分泌物引流通畅，高FRC肺疾病患者的气道阻塞不是非常严重，低FRC患者需要的PEEP不是非常高，就容易接受和维持NPPV。

三、NPPV的设备

主要包括呼吸机、面（鼻）罩和连接装置，前者主要取决于呼吸机的反应时间、触发的敏感性和稳定性，后者主要是面（鼻）罩的性能和固定方式。

（一）呼吸机性能的改进和功能的增加　现代BiPAP呼吸机的反应时间仅数十毫秒，采用稳定性更好的流量触发或可变的复合触发，自动跟踪和适应呼吸过程的各个阶段；漏气补偿能力强；通气动力较高，容易满足多种通气需求，是NPPV的主要呼吸机。现代多功能呼吸机的性能和触发特点也显著改善，也容易实施NPPV。老式BiPAP呼吸机和多功能呼吸机的性能受限，不建议进行NPPV，除非是对通气需求不高的患者。

（二）BiPAP呼吸机漏气补偿容易忽视的问题

漏气补偿仅对吸入空气补偿，且有一定限度；随着压力升高，补偿能力下降；对氧气无补偿作用，漏气量大或压力高时伴大量氧气漏出和FiO_2降低，容易导致低氧血症改善有限或加重。

（三）面罩性能的改善和固定方法的改良

1. 传统面罩　基本类型为气垫型，包括硬质塑料主体和周边可充气的塑料气垫。面罩壳状主体透明，可观察罩内凝结的水分、分泌物。塑料气垫组织相容性好，气垫内压20～30 mmHg为宜，有助于改善密闭性和减轻硬质主体的压迫。面罩多通过固定直管或可旋转弯管与呼吸机连接，后者更易为患者所接受。固定方法常用扣拉式橡胶皮带或粘拉式布带，前者密闭性好，后者取戴方便，可根据具体情况选用；固定带皆经双侧鼻梁部和下颌部，通过头罩进行四点固定，取戴方便，但容易发生移位、漏气、局部压力过大等情况，需经常调整。鼻罩舒适度高，但容易漏气，主要用于OSAHS和少部分其他疾病患者。

2. 现代面罩　主要为硅胶面膜型面罩，通过旋转弯管与呼吸机连接，通过额部、双侧面颊部采用三点固定。对于气垫型面罩,呼吸机送气时使后者弹性扩张,容易漏气;呼气时回缩,对面部的压迫加重。对于硅胶面膜型面罩,呼吸机送气时,一方面使硬壳弹性扩张,密闭性减弱,另一方面气流压迫面膜,使密闭性改善;呼气时通气压力消失,面罩对面部的压迫减轻,密闭性和依从性皆明显改善。与四点固定相比,三点固定的压力分布最均匀,密闭性和舒适性更好。

3. *硅胶面罩的完善* 鼻梁部和下齿龈部最容易发生压迫性损伤,故该部分硅胶面膜的厚度变薄,面积增加,通气时的压力减小;面罩的型号不局限于大、中、小三种型号,更适用于面型欠佳或需通气压力较高的患者。鼻罩也随面罩的改善而逐渐改善。

4. *面罩容积和面罩无效腔* 前者是罩内的含气容积,一般为100～150 mL;后者是面罩固定后,实际容纳的呼出气容积,比前者小得多。现代BiPAP呼吸机高速气流和氧气对罩内呼出气的冲洗作用可使无效腔接近0。

四、通气调节的基本原则

符合患者的呼吸生理特点和心理状态,大体分通气适应、通气维持和撤机三个阶段。

(一) NPPV的适应

1. *一般患者* 突然从开放的自然呼吸过渡至密闭的正压通气,多有不同程度的不适感,应做好解释工作,首选自主通气模式,压力从低水平开始,不强求动脉血气是否迅速改善。必要时用简易呼吸器过渡,先随患者自主呼吸做小VT通气,待患者适应后,逐渐增大VT,随着低氧血症改善和pH回升,RR减慢,患者容易接受NPPV。FiO_2从高水平开始,以取得患者安全、良好的配合。

2. *二氧化碳麻醉患者* 初始通气需加强管理,使$PaCO_2$尽快下降,神志转清;清醒后的配合是维持疗效的关键。

(二) 通气过程的维持 患者适应后,仍尽可能维持自主通气模式,若患者自主呼吸明显减弱,则逐渐改用指令通气或以指令通气为主,逐渐增加通气压力,使患者的呼吸形式符合呼吸生理,有效改善通气和换气功能,缓解呼吸肌疲劳,维持稳定呼吸;多数情况下,维持90%≤SaO_2或经皮动脉血氧饱和度(SpO_2)≤97%,7.3≤pH≤7.5。

(三) 撤机 先逐渐降低压力,再逐渐延长停机时间,使患者逐渐适应从正压通气向自然呼吸的过渡。

五、BiPAP呼吸机的具体应用技术

(一) 适应证和禁忌证 原则上可用于各种呼吸衰竭,无绝对禁忌证,但以下情况不适合应用或慎用:① 面型与面罩不配,漏气量太大或面罩对面部的压迫过剧;② 气道分泌物过多或大咯血;③ 一般情况差;④ 咳嗽反射太弱;⑤ 通气量波动大或明显人机对抗;⑥ 生命体征不稳定,如呼吸停顿或微弱、低血压、高危心律失常;⑦ 非高碳酸血症导致的神志不清或精神状态明显不稳定;⑧ 呕吐或有高危吸入倾向者;⑨ FiO_2持续超过60%。

(二) 平时准备 需进行管道、阀门、滤网等的消毒、维修、更换;长时间应用后需对呼吸机进行保养,一般应用6 000 h保养一次,保持呼吸机处于良好工作状态,否则需淘汰。

(三) 通气前的准备 主要为NPPV的适应做准备。

1. *呼吸机和连接管路的准备* 检查呼吸机是否能正常运转。检查滤网,一旦有污染或堵塞,需及时清洗或更换,避免供气不足。检查连接管路的密闭性,避免漏气。

2. *调节呼吸机* 主要有模式选择和参数调节。

(1) 基本调节

1) 模式的选择:初始通气设定在压力支持通气(PSV)(对应S键)、PSV/压力控制通气(PCV)(对应S/T键)或成比例通气(PAV);部分疾病可直接选择CPAP,其中OSAHS、轻中度急性肺水肿或慢性肺水肿首选CPAP。

2) 参数的调节:呼气相压力(EPAP)或CPAP在最低位置(一般为2～4 cmH_2O),吸气相压力(IPAP) 8～12 cmH_2O,避免IPAP - EPAP≤4 cmH_2O。预设呼吸频率(RR)10～14次/min,预设吸气时间(Ti)/呼吸周期(Ttot)约为33%。

(2) 压力坡度调节:现代呼吸机几乎皆有吸气压力坡度和呼气压力坡度调节,用1、2、3等相对数表示。

1) 压力方波:传统PSV、PCV的压力为方形。一旦吸气触发,通气压力骤然上升至预设值,流量(F)迅速上升至峰值;随着肺泡内压升高,呼吸机与肺泡之间的压力差下降,F相应下降,表现为递减波。在Raw增大或呼吸深快的患者中,递减波容易满足患者对吸气初期的高F需求,缓解呼吸窘迫;若Raw正常或升高有限,呼吸较平稳,需要克服的通气阻力较低,同步时间缩短,快速上升的F会对

面部和气道产生刺激，降低依从性。

2）吸气压力坡度：使通气压力较平缓上升至预设值，F 也平缓达峰值，可减轻气流对面部及呼吸道的刺激，提高依从性，但不宜超过 0.3 s 或 3。

3）呼气压力坡度：在绝大部分患者中，气道压迅速降至 0，意味着肺泡与外界的压力差迅速增大，呼气迅速，因此不宜设置或设置在最低水平。在 OSAHS 或合并 OSAHS 的患者中，压力迅速从高压降至低压，在惯性作用下容易发生上气道陷闭，故适合加用，但不宜超过 0.3 s 或 3。

3. *安全设置*　PSV、PAV 的吸呼气转换分别为流量转换和自主转换，容易因漏气过多导致送气无法及时结束和吸呼气转换困难，皆需设置时间、压力等转换方式，即送气达到一定时间或压力水平，吸气自动结束而转换为呼气。

4. *固定面罩或鼻罩*　将面罩或鼻罩固定在面部，尽可能不漏气，并使患者感觉舒适；尽可能让患者参与佩戴操作。

5. *连接接头的选择*　主要有三类，以漏气孔和平台漏气阀最常用，性能虽有所差异，但功能基本相似；不宜使用“单向阀”。对 BiPAP 呼吸机而言，呼气口适当漏气是必要的。

6. *调节吸氧流量*　宜高流量，建议 5～10 L/min，保障患者安全。

7. *通气装置连接*　呼吸机调整和面罩固定结束后，将呼吸机通过连接管路与面罩连接。

（四）通气过程　大体分三个阶段，首先是让患者安全地从自然呼吸过渡至 MV；通过调节呼吸机压力和氧流量（或 FiO_2）发挥治疗作用；最后让患者顺利地脱离呼吸机或过渡至家庭应用。

1. *初始通气*　首选 PSV＋PEEP，从低压力起始（见前述），根据 VT 监测值或呼吸运动幅度、实际 RR，逐渐增加压力，一般每次增加 IPAP 约 2 cmH_2O，5～6 min 增加 1 次（可人工调节或 Ramp 自动调节），使患者比较舒适地过渡至 MV。支持压力（PS）变化后，自主呼吸调节在 5～6 min 内稳定，若患者仍有明显呼吸增快和呼吸窘迫，说明 PS 不足，需增大 PS。应用熟练后，每次可增加更大 PS，如 4 cmH_2O，调节时间可缩短至 2～3 min。若增加 EPAP，一般每次增加 2 cmH_2O；且同步增加 IPAP，以保持 PS 稳定。

2. *维持通气*

（1）增大压力：待患者适应后，逐渐增加 IPAP，EPAP 根据疾病特点调节至适当水平。FRC 逐渐接近正常（高容积下降，如 COPD；低容积增大，如肺水肿），呼吸平稳，RR 减慢，提示符合疾病的病理生理特点，具体表现为 COPD 患者出现深慢呼吸，呼吸窘迫缓解；心源性肺水肿患者出现呼吸减慢，VT 下降，心率减慢，血压趋向正常。

（2）氧流量或氧浓度的调节：根据监测的 SaO_2 或 PaO_2 调节，达 90%≤SaO_2≤97%或 60 mmHg≤PaO_2≤80 mmHg。除疾病因素和其他意外因素外，SaO_2 不能改善主要见于漏气量过大或预设压力（包括 IPAP、EPAP 或 CPAP）过高，后者也使漏气增加，FiO_2 下降。

（3）通气时间：初始阶段，除日常护理外，应尽可能长时间通气，每日仅用数小时是无效的；患者病情明显改善（呼吸平稳，气体交换明显好转，呼吸肌疲劳恢复）后，再逐渐缩短通气时间。

（4）间断停机：若通气过程中，因护理、进食等原因而暂停通气，应先断开呼吸机与面罩之间的连接，然后松开固定带，移走面罩；不宜先松开固定带，再移去面罩。

上机和停机的规范化操作有助于防止面罩大量漏气，避免过高流量对面部，特别是呼吸道和眼睛的刺激，提高患者的依从性。

3. *撤离通气*

（1）逐渐撤机：是大多数患者的撤机方式。病情明显改善后，先逐渐降低压力，再逐渐缩短通气时间；而不是先缩短通气时间，后降低压力。当 IPAP 降至 8～12 cmH_2O（即与上机压力相似），EPAP 降至 2～4 cmH_2O，停机观察；可反复锻炼数次，直至完全撤机。

（2）迅速撤机：若为急性呼吸衰竭，治疗后心肺功能迅速恢复，可较快撤机。

（3）家庭通气：若患者基础心肺功能较差或有不可逆神经-肌肉疾病，可能需长期 NPPV。

4. *说明*　前述是 PSV 的调节要求，PSV 的智能化模式、压力辅助/控制通气（P－A/C）及其智能化模式，主要是容积支持通气（VSV）、压力调节容积控制通气（PRVCV）（BiPAP 呼吸机多采用 AVAPS、iVAPS 等别称）的调节大体相似，但强调以下几点。

（1）P－A/C 主要用于通气后呼吸明显变慢或呼吸肌明显疲劳的患者。

（2）设定恒定不变的目标 VT（如 500 mL）或肺泡通气量（$\dot{V}_A$）是错误的：初始设定目标要符合呼吸生理，治疗过程中也必须根据呼吸生理调节。

(3) 智能化模式应用适当,可减少人工调节,但现阶段不能取代人工调节。

5. 无创通气的终止　若 FiO_2 持续过高(>60%),VE过大、RR持续超过30～35次/min,需要较高的PEEP(持续超过10 cmH_2O),呼吸浅慢(≤6～8次/min),或应用NPPV 2 h无改善,宜终止NPPV,及早建立人工气道。

(五) 监测　持续监测 SpO_2,间断随访动脉血气,但更应重视临床表现、波形图和影像学资料,特别是临床表现。呼吸增快、张口呼吸、辅助呼吸肌活动、胸腹矛盾运动、三凹征阳性、心率增快、大汗是呼吸阻力太大或通气动力不足的表现,更多情况下是通气参数调节不当所致,是通气失败的主要原因之一。

(六) 常见问题与处理

1. 面罩漏气　漏气是必然的,漏气程度与面罩性能、固定方式和程度、气道峰压直接相关。在保障舒适度的基础上,可适当增加固定带拉力。选择自主通气模式和尽可能低的压力。

2. 面部压迫性损伤　主要与面型、面罩对面部的压力和面罩材料有关。鼻梁部和下齿龈部的基本结构是骨骼,皮下组织少,容易引起压迫性损伤。选择与面型匹配、性能优良的面罩;尽可能选用硅胶面膜型面罩,尤其是新型面罩;间断停用呼吸机。

3. 胃胀气　取决于患者一般情况、依从性和通气压力。食管括约肌是对抗气体咽入和胃胀气的主要功能结构,其张力大约为30 mmHg。昏迷、高龄患者的张力下降,且容易发生咽气和误吸;气道压力过高时发生咽气的可能性增加,应尽可能降低压力、改善人机配合。一旦胃胀气,及早胃管引流。

4. 吸入性肺感染和刺激性结膜炎　前者与胃胀气和患者神志状态有关,后者因面罩漏气引起。防治措施同前述。

5. 幽闭恐惧症　与环境、应用条件和应用技术直接相关,是发生率较小的并发症。

(七) 注意事项

1. 避免强求患者闭嘴呼吸　张口呼吸是通气阻力增加或通气动力不足的代偿方式。强求闭嘴、用鼻腔呼吸,必然导致呼吸阻力增加和对NPPV的不耐受。一旦通气辅助合适,患者呼吸困难缓解,自然闭嘴呼吸。

2. 避免强求患者随医务人员的指令呼吸　现代呼吸机的同步性显著改善,在通气模式和参数皆合适的情况下,呼吸机会根据患者需求迅速调节;若医务人员不断发出吸气、呼气指令,反而容易导致人机对抗。

3. 有效医患沟通　是提高依从性的重要措施。

4. 减少不必要漏气　尽管现代BiPAP呼吸机有强大的漏气补偿功能,但面罩漏气增多将导致氧气的大量流失,使 FiO_2 下降,低氧血症可能加重。

5. 选择合适的最低压力　既要避免IPAP、EPAP不足,更要避免压力过大,否则将会导致漏气量增加和 FiO_2 下降,以及患者的依从性下降。

6. 高碳酸血症的医源性因素与处理对策　① 氧流量或 FiO_2 过高,使生理无效腔(VD)增大,抑制部分患者的呼吸中枢,导致 $PaCO_2$ 升高;处理原则是严格控制氧流量,维持90%≤SaO_2≤97%。② 呼吸中枢兴奋性降低。MV改善患者病情后,呼吸刺激因素减弱,VE下降;处理原则是适当增加预设RR,加用呼吸兴奋剂。

7. 患者的选择　主要是病情严重程度和患者数量选择。

(1) 病情严重程度:对缺乏NPPV或呼吸机应用经验的操作者而言,选择太重的患者,失败率高;选择太轻的患者,依从性差。中等严重程度,如 $PaCO_2$ 60～80 mHg或血压升高的肺水肿患者,有明显呼吸肌疲劳的患者,对通气需求高;一旦接受NPPV,患者的呼吸窘迫将迅速改善,依从性显著提高,是NPPV的"最佳"时机。若操作者有熟练的技术和技巧,则可根据实际情况选择各种严重程度的患者。

(2) 充分发挥头羊效应:1位或2位患者常因恐惧、顾虑而不愿接受NPPV,3位或更多患者同时NPPV,1位患者有效应用,可显著改善总体依从性,形成良性循环。

六、临床应用

(一) 在常见疾病中的应用

1. COPD　除OSAHS外,NPPV在COPD呼吸衰竭的价值最早获得公认,是轻、中症患者的一线治疗手段,对重症患者有争议,但若应用和护理适当,对重度昏迷患者以及极重度 CO_2 潴留患者的有效率皆在80%以上。

除上述COPD的呼吸力学特点外,其慢性过程决定了患者对低氧血症的耐受性良好,循环功能较稳定,容易安全地接受NPPV。在重度高碳酸血症患者中,$PaCO_2$ 与肺泡通气量($\dot{V}_A$)呈陡直的线性关系,适当增加通气压力或VT,$PaCO_2$ 即明显下降,患者神志转清；但若管理不善，VE 轻度下降，$PaCO_2$又将明显升高，因此通气技术和护理水平是关键。从理论和实际效果看，应用 NPPV 治疗 COPD 重度呼吸衰竭是可行的，即使效果不佳再气管插管也可以接受。

2. *支气管哮喘*　Raw 显著增大、高 PEEPi 和肺过度充气，P－V 曲线的陡直段显著缩短，NPPV 的安全性和耐受性皆较差，原则上首选气管插管。条件受限时可选择简易呼吸器经面罩通气，随患者自主呼吸逐渐增加挤压气囊的幅度，以取得较好人机配合，使 $PaCO_2$逐渐下降；通过堵塞空气活瓣或加用储气袋，开大氧流量以获得高 FiO_2，从而迅速改善致死性低氧血症；适当静脉应用碱性药物迅速改善严重酸血症；通过向呼吸器的气囊内喷入气道扩张剂使速发型哮喘反应得以缓解。在大部分情况下，NPPV 可使患者维持适当的氧合和安全的 pH 水平，为建立人工气道创造条件。当然，病情较轻的患者也可直接用 NPPV。

3. OSAHS　NPPV 的最佳适应证；手术患者更应加强治疗，否则容易导致严重并发症。

(1) 轻中症患者：选择 CPAP 呼吸机和鼻罩，夜间睡眠时通气，一般 CPAP 压力为 4～8 cmH_2O；自动 CPAP（auto－CPAP）呼吸机可自动调整 CPAP，舒适性和依从性更好。

(2) 复杂型或重度患者：若出现高碳酸血症、肺心病或严重肥胖（通气阻力显著增加）时，应选择 BiPAP，EPAP 压力需增加至 6～10 cmH_2O，IPAP 为 12～16 cmH_2O，呼气压力坡度为 3，除夜间睡眠时持续应用外，白天也可间断使用。病情明显改善后可适当降低压力或改用 auto－CPAP。

(3) 综合治疗：控制体重，适当运动；避免加重上气道阻塞的因素，如吸烟、饮酒，特别是夜间睡眠前；睡眠时，将枕头置于颈下，适当抬高颈部，有助于保持上气道开放，降低压力。少部分患者可选择手术治疗。

4. *中枢性低通气或中枢性睡眠呼吸暂停综合征*　应选择 PSV/PCV(S/T 键)、PCV(T 键)，给予较慢的预设 RR，用较低的 IPAP 和 EPAP，避免 $PaCO_2$波动幅度过大，且维持在相对较高水平，以维持适当和稳定的呼吸中枢驱动；加强行为性呼吸调节。

5. *神经-肌肉疾病*　NPPV 是首选通气方式，可使部分患者避免或延迟气管插管或气管切开，延长生存时间；但多数患者咳痰能力下降，需建立人工气道。

6. ARDS　患者神志清醒，表现为顽固性呼吸窘迫、高 VE、快 RR、顽固性低氧血症，需要较高的 PEEP，常需镇静剂和肌松剂抑制过强的自主呼吸，故首选人工气道。对于非感染性 ARDS，致病因素多为一次性，短时通气后可较快改善低氧血症，可首选 NPPV；免疫抑制患者发生的 ARDS 或静默性低氧血症患者也可首选 NPPV。

7. *急、慢性肺间质疾病*　急性重症患者是典型的肺内型 ARDS，可选择 NPPV，其中免疫抑制患者可首选，具体应用方法与免疫正常的患者相似；慢性患者或相对轻症患者对通气需求较低，应避免高压和 PEEP 过高，否则容易导致 FiO_2下降和低氧血症加重。

8. *左心衰竭*

(1) 急性心源性肺水肿：适当 MV 改善气体交换；通过降低左室跨壁压而降低后负荷，对前负荷影响不大，改善心功能。患者多神志清醒，自主呼吸能力强，通气时间短，首选 NPPV，通气模式首选 CPAP 或 PSV＋PEEP。

(2) 慢性左心衰竭：胸腔负压和左室跨壁压的增加幅度较小，MV 降低后负荷的作用较弱，但可降低过高的前负荷，以及改善合并的阻塞性或中枢性睡眠呼吸紊乱，也是 NPPV 的良好适应证；合并心房纤颤的患者慎用。

(3) 撤机：对于基础心功能较好的患者（如前负荷增加导致的心源性肺水肿），可较快撤机；对于急性心肌梗死、慢性左心衰竭的患者，其基础心功能较差，应逐渐撤机，否则容易导致胸腔负压增大、后负荷再次增加和左心衰竭再次加重。

9. *重症肺炎*　急性重症间质肺炎实质是肺内型 ARDS，见前述；重症大叶性肺炎，MV 的治疗作用非常有限，无创、有创 MV 皆不宜选择，除非治疗目的是提高 FiO_2、降低过高的氧耗量和缓解呼吸肌疲劳。

10. *肺栓塞*　主要病理生理改变是无效腔通气，肺循环和支气管循环吻合支开放，静动脉血分流率（$\dot{Q}s/\dot{Q}t$）增加。MV 的治疗作用有限，但可以改善症状，故有明显低氧血症或明显气急时，可选择 NPPV；若出现严重低氧血症、血流动力学不稳定时，宜及早气管插管。

11. *外科手术前后的呼吸功能支持*　胸部或上腹部手术的患者，若有明显呼吸功能损害、高龄、肥胖，有 OSAHS、COPD 或其他高危患者，可应用

NPPV做术前适应性通气,术后支持性通气,预防呼吸衰竭发生,避免或减少气管插管。若术后麻醉作用消失慢、神志欠清醒、有呕吐倾向的胃部手术患者应慎用。

(二) 在特殊人群疾病中的应用

1. 免疫抑制患者　可以是单纯重症肺炎或合并ARDS等各种情况,与常规治疗相似;该类患者容易继发感染,预后较差,故在病情相对较轻的情况下及早实施NPPV。对于病情较重的患者,片面追求NPPV容易延误病情,治疗失败的机会反而增加。

2. 大器官移植　是特殊类型的免疫抑制,发生呼吸衰竭的机会较大,可参考前述情况选择NPPV,但应重视区别病因和针对性治疗。在术后短时间内发生的呼吸衰竭多为急性肺水肿,首选NPPV。围术期发生急性细菌和真菌感染的机会较大,表现为支气管肺炎或大叶性肺炎;由于大量应用免疫抑制剂,并发ARDS的机会较小,MV的治疗作用有限。移植后1~3个月发生病毒性肺炎,特别是巨细胞病毒感染的机会较大,表现为急性间质性肺炎,重症实质为肺内型ARDS,首选NPPV。

(三) 扩展应用

1. 急救　在紧急情况下,若不具备建立人工气道的条件,可通过简易呼吸器、各种类型的呼吸机迅速给予NPPV,可使部分患者直接获救,也可为建立人工气道创造条件。

2. 分泌物潴留导致大气道阻塞　首选气管镜吸痰或经口气管插管;条件有欠缺时可用NPPV间断高压力通气。方法是固定好通气面罩;给予高流量吸氧或将FiO_2调至100%;首选PSV,PS 30~40 cmH_2O,PEEP和吸气压力坡度皆为0或最低设置。高速气流刺激咳痰,迅速解除阻塞;或将较大痰块打碎进入中、小气道,低氧血症明显改善。

3. 拒绝建立人工气道的患者　多见于老年人,可在一定条件下选择NPPV。

(1) 主动NPPV:IPV和NPPV无绝对差别,两者之间有较高重叠性,最终效果与应用技术有直接关系,患者可能符合气管插管指征,但只要合理应用NPPV也可能取得相似的结果,不要因为患者或家属拒绝而把NPPV作为"安慰"性治疗措施。

(2) 尽可能NPPV:符合建立人工气道的指征,但基础肺功能较差,即使诱发因素解除,撤机的可能性也较小,就不应作为"拒绝气管插管"的借口,应积极NPPV。病情缓解后,也应把NPPV作为康复和防治再次急性加重的主要手段。

附录二
人工气道的建立和管理建议

人工气道是指将气管导管通过切口放入气管或经上呼吸道插入气管所建立的气体通道，主要用于机械通气(MV)和气道分泌物的引流。人工气道有气管插管和气管切开两种基本形式，其适应证、建立和管理有一定的相似性，也有明显差异。

一、气 管 插 管

将特制的气管导管，通过口腔或鼻腔插入气管内的一种病理状态或操作过程。主要用于MV、氧疗和清除气道分泌物，也用于实施麻醉时的气道管理。

（一）气管插管导管

1. *基本类型*　根据材料可分为橡胶导管、塑料导管和硅胶导管等，根据气囊特点分为高压低容、低压高容和无压高容三种类型。目前最常用低压高容塑料导管，导管上有指示气囊，间接显示气囊内压。

2. *导管的型号*　成人常用导管的长度为28～32 cm，内径有7.0 mm、7.5 mm、8.0 mm、8.5 mm、9.0 mm等，相应称为7号、7.5号、8号、8.5号、9号，导管壁厚多为1～2 mm。内径越小，经过鼻腔和声门越容易，但气流通过导管为湍流或湍流强度大，通气阻力显著增大，分泌物引流困难。内径越大，阻力越小，分泌物引流方便，但通过后鼻道、声门相对困难。

（二）导管的选择　参考患者的身高、性别、气管变异等因素。经鼻气管插管时，男性一般用7.5～8号，女性用7～7.5号。经口插管或气管切开时，男性一般用8～9号，女性用7.5～8.5号。除经鼻插管和手术后短时过渡等情况外，避免应用≤7号的导管。

（三）气管黏膜损伤原因

1. *基本原因*　主要是导管材料和气囊内压，目前塑料导管和气囊组织相容性好，气管黏膜的损伤主要取决于气囊对气管壁的压力。气管黏膜毛细血管动脉端、静脉端的静水压分别约为30～35 mmHg、18～20 mmHg。超过毛细血管静脉端的压力可能引起淤血，超过动脉端的压力并持续一定时间可引起缺血性坏死。气囊扩张受弹性回缩压和气管对气囊的压力影响。气管对气囊的压力与气囊对气管的压力互为作用力和反作用力，可同等对待。临床实际测定的气囊内压为两部分压力之和，不是真正的气囊对气管壁的压力，后者为气囊充气量相同时，插管后与插管前的压力差。

2. *气囊特点与气道损伤*　气囊性能决定气囊与气管壁的接触面积及均匀度，进而决定密封气道所需的气囊内压和气囊对气管壁的压力。目前所用低压高容气囊充气后呈规则的圆柱形，接触面积大，压力分布均匀，充气量适当时较少发生损伤；若导管过细，与气管不匹配，势必增加气囊的注气量，使气囊特性接近高压低容气囊，发生损伤的机会增大。因此，必须选择与气管内径匹配的导管，气囊充气以恰好密封气管为原则。

（四）气管插管的指征及插管前的准备

1. *插管时机*　经内科保守治疗无效、无创正压通气(NPPV)无效、不适合NPPV而又具备气管插管指征的患者。

2. *插管前准备*　高浓度吸氧，静脉应用5%碳酸氢钠50～100 mL(有酸血症或估计有酸血症的患者)，地塞米松5～10 mg或甲泼尼龙40～80 mg，用2%利多卡因喷入或注入鼻腔和口咽部，充分麻醉黏膜，并做好心电监测和心脏复苏准备(紧急插管除外)。

（五）困难气道及分级

1. *困难气道*　① 声门上气道通气困难；② 声门上气道置入困难；③ 喉镜暴露困难；④ 气管插管困难；⑤ 气管插管失败。口咽部结构问题是导致困难气道的主要原因。

2. *口咽部结构分级*　根据舌根部对咽部结构的遮盖程度分四级：Ⅰ级，可见腭垂、腭弓和软腭；Ⅱ级，可见腭弓和软腭；Ⅲ级，仅可见软腭；Ⅳ级，软腭被舌体完全遮蔽，仅可见硬腭。Ⅲ级、Ⅳ级是困难气道的常见情况。

（六）气管插管的适应证及方法　鼻腔、会厌、声门是上呼吸道最狭窄的位置，其中经口插管经过后两者,经鼻插管经过全部三者,因此适应证和要求有一定差异。

1. 经口气管插管　将气管导管通过口腔插入气管内的一种病理状态或操作过程,主要是进行MV和分泌物引流。

(1) 适应证:心肺复苏、急救、严重呼吸衰竭、全麻手术及手术后MV,也可作为气管切开或经鼻气管插管的过渡措施。

(2) 准备插管用品:选择合适内径的2根气管导管、插管内芯、吸痰管、喉镜、牙垫、开口器、操作弯钳、简易呼吸器、气囊充气用10 mL注射器、1套湿化吸痰用具、凡士林纱布、吸引器、抢救车、吸氧设备等,必要时准备支气管镜、冷光源和1根导引管。

(3) 其他准备和患者体位:将气囊浸泡于生理盐水,检查有无漏气,清除口腔分泌物、异物,取出假牙;患者取平卧位,头颈部与躯干保持直线;头充分后仰,颈部过伸,使咽腔与声门尽可能保持水平线,以利于导管进入气管。

(4) 操作过程:在气管导管内放入导引钢丝,外涂石蜡油,用喉镜提起会咽,暴露声带,于吸气期将导管插入;若不能暴露声带,可将导管通过会厌后上抬插入。插管完成后,给气囊充气,充气量以恰好不漏气为原则,最后拔出导引钢丝,撤出喉镜,塞进牙垫,接简易呼吸器,手压通气。插管困难的患者,可用操作弯钳协助插入。若患者对抗明显,可静脉应用镇静剂或麻醉剂,待患者进入睡眠状态后再插管,也可经支气管镜引导插管。

对于困难气道,可采用逆行气管插管,即先行环甲膜穿刺,将导丝经环甲膜送入气管,通过喉部,到达口咽部,由口腔引出,再将气管导管沿导丝插入气管。

(5) 确认和维持导管位置:完成插管应立即听诊两侧呼吸音是否对称,听诊上腹部是否有气过水声,观察胸廓运动是否对称,检查是否有气体从导管内呼出,以判断导管是否在气管内。插管成功后,应在气管导管上做标志,经常检查导管插入深度,一般鼻插管后留在鼻腔外的导管长度有3～4 cm,口腔插管有5～6 cm;导管口距隆突2～3 cm。应注意预防、及时发现导管滑出、滑入过深或进入一侧支气管。对于神志清醒的患者,做好心理护理,防止患者自行拔管;对于躁动患者,可适当约束。

(6) 妥善固定导管:常用两种固定方法,一是用细纱带在导管上打死结,经双侧面颊部绕过枕后在耳郭上方打结固定,固定时注意在耳郭处减压;二是用胶布将导管交叉固定在口唇周围。尽可能避免气管导管随呼吸运动而损伤气管、口腔黏膜。由于口腔分泌物易流出,造成胶布松动,应密切观察并及时更换;还应选用适当牙垫,牙垫应比气管导管略粗,将牙垫凹面贴紧导管固定;每日将口腔内导管移向口角另一侧,以减轻导管对局部牙齿、口腔黏膜和舌体的压迫。气管插管固定器操作简便,固定牢固,但价格较贵,可用于高危患者。

(7) 选择合理、舒适的体位:床头抬高30°～45°,将患者头部稍后仰,以减轻气管导管对咽部的压迫和防治反流;经常改变头部位置,以尽量减少导管对某一局部的损伤;经常改变体位,以利于痰液的引流,改善肺底部淤血和气体分布,也有利于防止压疮。

2. 经鼻气管插管　将特制气管导管通过鼻腔插入气管内的一种病理状态或操作过程。

(1) 适应证:用于需建立人工气道且又允许一定时间操作的患者,或需较长时间MV的患者,抑或经口插管短期内或预计短时间内不能拔管的患者。

(2) 插管前准备和患者体位:与经口插管相似,但不能用导引钢丝;最好取半卧位,以防止胃内容物反流入气管。导管外涂石蜡油,用无菌塑料带包裹,放入约80℃水中软化。

(3) 盲插法的操作过程:导管经过鼻腔要轻柔;通过鼻腔后,调整导管方向,使其曲度向上,进入约10 cm后,若能听到清晰呼气音,说明导管已对准声门,在吸气期或咳嗽后深吸气时迅速插入。若出现刺激性咳嗽、声音嘶哑、导管内大量气体呼出,说明导管已插入气管。

(4) 盲导气管插管法:用硬度适中的细塑料引导管先行插入,然后将引导管穿入气管插管导管,顺引导管方向插入。操作要点是将引导管在矢状面保持一定曲度,在冠状面无弯曲;经过鼻腔要轻柔,通过后要快速插入气管,否则导管在鼻腔内软化后容易滑入食管。操作数次仍不成功时,可顺引导管插入气管插管导管,经过鼻腔后,拔出引导管,直接进行气管插管。

若2～4次盲插失败,可用喉镜及操作弯钳协助插入,或用支气管引导插入;也可采用逆行气管插管,即先行环甲膜穿刺,将导丝经环甲膜送入气管,通过喉部,到达口咽部,由鼻腔引出,再将气管导管沿导丝插入气管。

二、气 管 切 开

气管切开是指颈段气管开放，并放入气管导管的一种病理状态或手术过程。主要作用是解除喉源性呼吸困难，改善呼吸道分泌物潴留，进行 MV。

(一) 气管切开套管

1. *基本特点* 是可通过气管切开放置于气管内的通气导管，因导管内有与之匹配的细导管或套管针，故习惯上称为套管。

2. *导管分类和作用* 根据材料主要分为金属套管和塑料套管两类；根据导管功能也分两类，一类是由内外套管构成，用于呼吸道分泌物的引流；一类外套管附有气囊及带单向活瓣的指示气囊，气囊充气后密封导管与气管间的间隙，外面通过固定带固定于颈部；与呼吸机连接，进行 MV 和分泌物的引流。

(二) 适应证及操作方法

1. *适应证* 需较长时间保留人工气道的患者；或因鼻腔、口腔疾病，不宜气管插管的患者；气道分泌物较多，引流不畅的患者。

2. *切开部位* 一般选择第 2、3、4 气管软骨环。

3. *切开程序* 常规消毒及局部麻醉后切开皮肤，钝性分离皮下组织至软骨，切断软骨环，做 T 形造口。然后逐渐切除软骨片，使切口呈规整的圆形，最后插入气管切开导管。

为减少气管切开损伤，也可用成套一次性器材，通过套管针穿刺气管导入特制导引钢丝，在钢丝导引下扩张开颈前组织、经气管前壁置入气管套管。

4. *特点* 容易固定，便于吸痰，患者耐受性好，能自己进食，停机时经过适当操作可发声。气管切开会导致气管狭窄，不能反复操作，第 2 次切开或插管的难度皆较大，多用于病情好转后需长期保留人工气道的患者，或一般仅需建立一次人工气道的患者。

5. *特殊类型的导管* 为满足临床需要，设计出某些特殊类型的气管切开导管，用于长时间保留，如带侧孔气管切开套管、单向阀气管切开套管、气管切开“纽扣”等。

三、人工气道的管理

(一) 呼吸道湿化 人工气道建立后，鼻腔的加温、湿化功能丧失；通气量增加时，水分丢失增多，导致呼吸道分泌物干结，纤毛活动减弱，引发导管或气道阻塞。MV 的湿化方法主要有蒸汽发生器、雾化器雾化、人工气道内滴注湿化液或定期注入湿化液。每日湿化液的需要量为 350～500 mL。

1. *蒸汽发生器* 金属电极对水加温，水分蒸发对吸入气加温湿化。呼吸道气温以 35～37℃较合适，电极局部水温达 50～70℃，有一定消毒作用。湿化效果与湿化温度、湿化面积、气体流量有关。温度高、面积大、气流量小时，湿化效果好，反之亦然。

2. *雾化器* 在连接管道的吸入气端连接射流或超声雾化器做定期雾化，可单用生理盐水或加入药物。

(二) 痰液的引流 原则是有痰即吸，痰量不多时可 2～3 h 吸痰 1 次。加强翻身拍背，有利于痰液的振动排出。体位引流也是常用方法。吸痰时应先吸高浓度氧数分钟，吸痰管插入时阻断负压，并超过导管远端，刺激呼吸道黏膜，使患者将痰咳至气管，释放负压；然后将吸痰管左右旋转，并逐渐拔出。吸痰时观察患者的面色、心率、心律及经皮动脉血氧饱和度(SpO_2)。吸痰时间以不超过 15 s 为宜，必要时 MV 后再次吸痰。

(三) 口腔和导管的护理 口腔病原微生物较多，气管插管使会咽和声门的保护功能丧失，分泌物易流入气道，容易诱发感染。经口插管的口腔护理难度大，可两人合作，取下牙垫，使用张口器，在确保固定好气管导管的前提下操作。口腔护理前，先充分气道内吸痰和口腔吸引，气管导管气囊封闭，避免口腔清洁液和口腔内分泌物直接进入气管。气管切开导管固定的松紧度要适当，以系带与皮肤之间能容纳一手指为宜。预防导管脱出以及导管与呼吸机管道连接处松开，特别是手术当日不宜过多变换体位，以防导管滑出；术后 24 h 后可鼓励和协助患者改变体位。导管与呼吸机管道相连后用支撑架固定管道。

(四) 气囊的管理 注入气量以基本不漏气为原则，是否漏气与导管粗细和气道峰压直接相关。气囊间歇性放气有助于气囊上、下分泌物的排出，并可能有利于局部血液循环的恢复。间断进行大流量加压通气或鼓励患者咳痰也有助于气囊上、下分泌物的排出。某些气囊有分泌物吸引装置，定期吸引可能有助于防治感染。

(五) 心理护理 建立人工气道为有创操作，患者或家属会对插管后导致的一系列问题(如不能发声、无法自行咳痰、人工吸痰等)感到焦虑和恐惧，应在插管前向患者和家属解释这些变化属于暂时性的，拔管后将逐渐恢复正常，还应详细介绍插管后的注意事项。在插管期间,尽可能采取简单、易理解的交流方式,如非语言交流方式,让患者尽量表达自己的感受;在暂时做不到的情况下,应给予合理解释。

(六) 观察和处理气管导管阻塞 出现下列情况应注意导管阻塞的可能:气道压明显升高,吸痰管进入管腔的阻力增大,即使应用镇静剂和肌松剂充分抑制自主呼吸也不能明显改善。怀疑痰痂堵塞导管时,应及时拔除导管,重新置管。

(七) 气管切开的管理 若使用金属导管,则内导管应每日取出消毒3~4次,外导管的消毒应在手术1周后。一般外导管每月消毒1次,塑料导管可1~2个月更换1次。气管切开伤口应保持清洁、干燥,尤其是导管与周围皮肤的皱褶处应仔细清洁、消毒。伤口周围气切垫的更换频率视渗出物和呼吸道分泌物的多少而定,一般每24 h更换2~3次。密切观察伤口周围皮肤有无红肿、湿疹、出血,必要时通过伤口周围分泌物留取标本做细菌和真菌培养,不主张局部预防用抗菌药物。

(八) 拔管前、后护理 应先吸除导管内、外的分泌物,包括口腔、鼻腔、气囊上方的分泌物,气管导管拔除后应密切观察病情,拔管后一般禁食12~24 h,或将胃管留置气管内12~24 h。拔管后应指导患者发声和进食,教会患者发"E"的声音;进食时,取坐位和头部前倾坐位。注意有无会厌损伤、喉痉挛等并发症,为预防喉水肿,可静脉应用激素。

四、人工气道的并发症及防治

(一) 建立人工气道时的并发症及防治

1. *经口插管* 喉镜应用不当,技术不熟练,可导致口、舌、咽、喉部损伤或牙齿松动脱落,多见于难度较大的紧急气管插管,提高操作技术水平是关键。

2. *经鼻插管* 可损伤鼻腔黏膜,导致出血。插管前可适当应用血管收缩剂,局部喷入或滴注,塑料导管用热水软化,并外涂石蜡油,或用引导管、支气管镜引导插管。

3. *导管插入过深* 达隆突上容易引起刺激性咳嗽、左肺通气不良和引流不畅;进入右侧主支气管或进入食管也时有发生,操作时需正规听诊,按压简易呼吸器或呼吸机通气时,注意听诊上腹部有无气过水声及双肺部呼吸音是否对称,必要时摄胸片或用支气管镜检查。

(二) 留置导管期间的并发症

1. *呼吸道损伤* 经鼻气管插管压迫或反复与鼻前庭黏膜摩擦,可引起鼻黏膜损伤。局部明显疼痛时,可用疤痕康或凡士林涂擦。若导管与气管不匹配,气囊内压过大,可引起气管黏膜的糜烂、溃疡、出血、软骨软化、肉芽形成,甚至气管食管瘘等。防治措施是选择合适的导管,适当充气,加强管理。

2. *局部器官开口阻塞* 导管阻塞副鼻窦开口,可引起副鼻窦炎;阻塞咽鼓管口可影响听力,需注意观察。

3. *人工气道阻塞* 常见于湿化不良或吸痰不及时引起的分泌物干结,也可由导管远端斜面与隆突或气管壁紧贴引起。防治措施是加强湿化吸痰,采用性能优良的导管。

(三) 拔管及拔管后的并发症

1. *声音嘶哑* 常有不同程度的咽喉疼痛和声音嘶哑,一般数日至1个月消失,与留置导管期间声门和喉返神经损伤有关,无须进行特别处理。

2. *喉水肿* 拔管后发生,可引起吸气性呼吸困难,较少见,但需紧急处理。

3. *呼吸道严重损伤* 拔管后数日,声门或声门下坏死组织可形成喉气管膜,覆盖于声带或声门下管腔,可致气管阻塞,较少见;吸入腐蚀性气体可引起气道坏死,拔管时脱落引起窒息。拔管后气管局部坏死、瘢痕收缩或肉芽增生,造成气管狭窄,主要见于气管切开。

五、撤机和拔管

(一) 撤机指征 原则上是原发病或诱发因素显著改善,生命体征和内环境稳定,一般情况较好,血红蛋白≥75 g/L,血白蛋白≥30 g/L。有适当的呼吸系统功能,临床有多种撤机方法,比较公认自主呼吸试验,间断停机也有重要价值;简单判断是停机后经鼻导管低流量吸氧时动脉血pH≥7.3,PaO_2≥60 mmHg,且能持续2 h,可撤机。部分患者可提前拔管,进行有创-无创序贯通气。

(二) 拔管指征 符合撤机指征或已撤机;能有效咳痰;能有效吞咽;导管气囊充分抽气后,用无菌纱布堵塞导管口,无呼吸困难,能发声。

(三) 导管拔出

1. *拔管前准备* 做好解释工作;拔管前0.5~1 h静脉应用地塞米松5 mg或甲泼尼龙40 mg;拔管前充分清除口咽部和气管内的分泌物。

2. *拔管及注意事项* 先吸高浓度氧数分钟,在吸气期拔出导管。导管拔出时,可放置吸痰管或胃管以便拔管后吸痰,或急救时顺吸痰管引导气管导管重新插入。吸痰管放置时间一般不超过24 h,在患者能发声，会厌功能恢复后即可拔出。气管切开患者应先吸除套管内、外的分泌物，再拔管；拔管后吸除气管窦道的分泌物，消毒伤口；并拢皮肤后用蝶形胶布固定，盖上消毒纱布。指导患者咳嗽时压迫纱布，以免压力升高导致漏气。

六、容易忽视的问题

(一) 人工气道导管与气管不匹配

1. 导管匹配　指导管的长度、粗细与气管一致，主要是指导管内径足够粗，气囊适当充气后呈柱状，与气管壁广泛贴附，密封性好，对气管壁的压迫轻。临床常用7～9号的导管，7号导管仅适合部分经鼻插管的女性患者或较短时间(≤3日)插管的患者。需要较长时间保留人工气道的患者，若选择≤7号的导管，撤机成功率显著下降。

2. 细导管的主要问题

(1) 显著增大呼吸阻力：粗导管气流以层流为主，气道阻力(Raw)与管道半径的4次方呈反比；细管道的气流为湍流或以湍流为主，Raw与半径的5次方呈反比，与流量平方呈正比，故导管内径1～2 mm减小可导致Raw大幅度升高。

(2) 容易导致双上肺肺炎或不张：双上肺叶支气管与双侧主支气管的主干接近垂直，通气和引流差。

(3) 密封性差：导管不匹配必然导致气囊与气管之间的缝隙大，密封困难，容易漏气。

(4) 容易出现气管的压迫性损伤：密封性差必然导致气囊注气量增多，使气囊由近似柱状变为接近球状，与气管的接触面积显著减小，压力显著增大。

(5) 增加吸入性感染的机会：气囊呈球状，与气管之间有较大的"盲端"，气囊上、下容易引起分泌物集聚；加之密封性差，在人机对抗、咳嗽、深吸气时，更容易发生口咽部及气囊上方的分泌物吸入。

(6) 显著削弱患者的咳痰能力：Raw显著增大，咳嗽时的吸气量减少；呼气时肺泡内压显著降低，呼气流量显著减慢。

(二) 导管位置不当

1. 导管过深　导管管口距气管隆突的合适距离是2～3 cmH_2O。距离过短，在呼吸增强、增快的情况下，将导致大量气体进入右下肺，且引流通畅；进入其他肺叶的气流量显著减少，分泌物的引流也显著变差。

2. 导管移位　气管切开较插管更容易移位，应保障气管切口圆滑，还要注意良好固定。床旁胸片容易发现导管左、右移位，但较难发现前、后移位，可根据导管的长度和在胸片上显示的长度估测。移位，特别是导管头部与气管贴壁将导致分泌物引流极其困难。

(三) 停机时气囊不放气　临床常见，并导致一系列问题。

1. 不能有效阻挡反流　气囊充气对防止吸入无效，最多可暂时阻断呛咳时的大块食物吸入。气囊充气可一过性阻断反流，但在气囊上部容易形成"分泌物或反流物团"，在患者翻身、躁动不安、咳嗽时，气囊周围常出现一过性开放，导致吸入。

2. 显著削弱咳嗽的敏感性　气囊充气封闭气道，使局部咳嗽反射感受器的敏感性减弱，容易在气囊上、下形成分泌物蓄积；分泌物的流动性差，对感受器的刺激明显减弱。

3. 降低咳嗽效率　声门功能的完整性是产生肺泡内高压、提高咳嗽效率的重要因素；若停机过程中充分抽出气囊内气体，则咳嗽时声门包绕人工气道关闭，气流一部分经导管呼出，一部分冲击声门，形成局部高压，有助于分泌物咳出；反之，咳嗽效果显著下降。

附录三

呼吸系统的引流和管理建议

一、概　述

(一) 气道管理和引流的误区　对于机械通气(MV)或其他危重症患者,强调咳痰或吸痰,但仅能针对气管引流;况且由于一系列误区,不一定能充分引流,更不能解决支气管和肺泡的引流,而后者是医院获得性肺炎(HAP)、机械通气相关性肺炎(VAP)防治中更为重要的问题。

(二) 引流不畅或阻塞的后果　不同部位、不同程度阻塞的表现不同,阻塞咽喉、气管,导致窒息或严重呼吸衰竭;阻塞支气管,导致肺膨胀不全、肺不张、阻塞性肺炎;肺泡引流不畅,导致肺泡萎陷、局部肺血流量明显减少、HAP 或 VAP 防治困难。有慢性气道疾病、手术后、高龄、电解质紊乱、营养不良的患者更容易发生。

(三) 气道引流和管理的范围　以声门为界,气道分上、下气道,前者主要是咽部和喉部;后者包括气管、各级支气管,广义上肺泡也是下气道的一部分。

二、上气道的管理

主要针对外科患者和进行全麻的介入诊断或治疗的患者。

(一) 咽部阻塞及处理　术后最初数小时,在麻醉剂和肌松剂作用未消失的情况下;危重症或神经科患者,一般情况较差的情况下,尤其是夜间睡眠时,可导致颏舌肌等咽喉部骨骼肌张力下降,发生软组织塌陷,实质是阻塞性睡眠呼吸暂停低通气综合征(OSAHS)或类似 OSAHS,常导致猝死,但被严重忽视。

1. *术前基本评估和术后评估*　除询问患者心、肺等方面的临床表现外,还应常规了解患者打鼾、憋气、嗜睡等症状,检查患者的体型、颈围、咽部,了解 OSAHS 的诊断和治疗情况。必要时,进行睡眠呼吸监测或简易呼吸形式和经皮动脉血氧饱和度(SpO_2)监测。

2. *基本防治措施*　对于 OSAHS 或高危患者,应改变体位,上半身抬高、平卧、头部后仰、颈部充分伸展,尽力上抬下颌。

3. *针对性措施*　如使用咽导气管或喉罩导气管;首选措施是在维持适当体位的情况下,给予经面罩持续气道正压(CPAP)、自动 CPAP(auto - CPAP)或双水平正压(BiPAP),后者首选压力支持通气(PSV)+呼气末正压(PEEP);术后患者也可延迟拔管 12～24 h。

(二) 喉痉挛及防治　以严重吸气困难伴吸气性喉鸣为主要表现,主要见于小儿,与高敏体质、上气道和气管内操作、气管插管刺激、某些麻醉药物等有关;容易并发支气管哮喘(哮喘)。治疗原则是立即停止气道内刺激和可能诱发的药物,增加麻醉深度或充分给予镇静、麻醉治疗,迅速恢复气道通畅和有效通气;对于高危患者,应延迟操作,给予针对性处理,术前适当应用糖皮质激素(激素)预防发作。

三、气 管 引 流

气管引流包括主动和被动引流,前者以咳嗽为主要手段,后者以吸痰为主要措施。

(一) 咳嗽　是一种反射活动,包括感受器、传入神经、咳嗽中枢、传出神经和效应器五部分,其主要特点是爆发性呼气运动,具有强大的清除异物和分泌物的作用。咳嗽动作的基本过程是深吸气至肺总量(TLC)的 85%～90%或以上,相当于呼吸系统压力-容积(P - V)曲线的高位拐点(UIP)或肺活量(VC)的 70%～80%;然后声门紧闭,一般持续约 0.2 s,同时呼气肌收缩,形成肺泡内高压和巨大的肺泡-气道口压力差;最后声门开放,高速气流快速呼出,若气管内有分泌物则被有效咳出。对于 MV、危重症或手术后患者,咳嗽主要起保护作用,若能有效排除痰液则称为有效咳嗽,否则为无效咳嗽。气管引流的主要目标是保护有效咳嗽,或提高咳嗽效率,使无效咳嗽变为有效咳嗽。

1. *影响咳嗽效果的疾病或病理状态*　见于反射弧的下述部位。① 感受器缺乏足够或有效刺激,常见于营养不良、长期卧床、手术后、高龄、疼痛、人工气道气囊充气的患者。② 咳嗽中枢功能减退，主要见于颅脑疾病、手术后、高龄、应用较大剂量镇静剂和肌松剂的患者。③ 传出神经-肌肉疾病或功能异常，主要见于运动神经元病或运动神经疾病、多发性肌炎或皮肌炎、严重电解质紊乱等。④ 胸肺疾病或功能减退，包括咳嗽方法不当、呼吸肌疲劳、气道阻塞、人工气道导管太细、停机时气囊不放气、声门疾病。气道-肺实质疾病是导致无效咳嗽的基本原因，人工气道导管太细、停机时气囊不放气是导致无效咳嗽的常见原因，但长期被忽视或错误解读。

2. *评估咳嗽效率的客观标准*　主要是峰值咳嗽流量(PCEF)和吸气肺活量(VCi)。两者可综合反映呼吸肌、胸廓、声门、气管-支气管、肺实质等效应器的功能，其中 VCi 的价值相对较小，可单纯用 PCEF 大体反映咳嗽的效率。PCEF 的正常值为 6～12 L/s(360～720 L/min)。一般认为 PCEF≥3 L/s可保障有效咳嗽，否则多为无效咳嗽；呼气流量峰值(PEF)测定更方便，与 PCEF 数值相似。白卡试验和最大呼气压(MEP)也有重要的判断价值。

3. *改善无效咳嗽的方法*　包括常规方法和针对性方法，后者常被忽视。

(1) 常规方法：充分气道湿化、温化，加强翻身、拍背，体位引流，对容易发生痰堵的患者 2～3 h 唤醒 1 次进行咳痰或吸痰。

(2) 针对性方法

1) 提高咳嗽效率：① 咳痰前准备。因疼痛或气喘等原因，患者不愿意深呼吸和咳嗽，应讲清楚道理，使其解除顾虑，休息数分钟，同时采取固定导管等保护性措施。② 咳嗽过程中，让患者深慢吸气，使 VT 达到 VC 的 70%～80%，短暂屏气，然后快速呼气，可连续咳嗽两次，但避免多次，充分休息后再进行下一次咳嗽。③ 适当应用血管转换酶抑制剂，如卡托普利。④ 对于有指征的患者，适当应用激素，充分降低气道阻力(Raw)，使咳嗽时不仅能形成肺内高压，也可有效传至气管。

2) 其他方法：① 经面罩无创正压通气(NPPV)，通过提高 VCi(提高咳嗽力量)和气流量(刺激呼吸道感受器)促进咳痰。首选 PSV，设置支持压力(PS)30 cmH_2O，吸气、呼气压力坡度皆设置为 0 或最小，PEEP＝0，2～3 min 后转换为平时的通气形式；若无明显肺损伤，可用更高压力，推荐 40 cmH_2O。② 用咳痰机经面罩通气辅助排痰。咳痰机模拟人的咳嗽，先经气道施加适当正压，一定特点的曲线气流进入小气道，松动各级支气管堵塞的分泌物，然后快速转换成一定负压，高速呼出气流，此时 PCEF 可达 5～10 L/s，故可有效咳嗽。BiPAP 呼吸机和无创咳痰机同时应用是一种趋势。

(二) 气管及主支气管分泌物阻塞的紧急处理　气管插管或支气管镜吸引是最有效的方法，但常因各种原因无法及时实施，可采取 NPPV，首选 PSV，设置吸入气氧浓度(FiO_2)100%或尽可能高(常规 BiPAP 呼吸机)，其余设置同前述。可迅速改善严重低氧血症，又可通过产生的高速气流刺激咳嗽，迅速解除阻塞；若不能迅速咳出，大块状分泌物被高速气流打碎进入较小的气道，迅速缓解阻塞，最终分泌物随纤毛运动排入气管，通过咳嗽排出体外。

(三) 人工气道患者气管的引流　除符合一般人工气道管理的要求外，强调间断高流量通气。对于有自主呼吸的患者，选择 PSV 进行高压力通气，具体方法同前述；对于无自主呼吸或自主呼吸较弱的患者，选择压力辅助/控制通气(P-A/C)，设置慢呼吸频率(RR)和充足吸气时间(Ti)，要求出现屏气；压力和 FiO_2 设置同 PSV。停机时气囊充分放气，否则将产生一系列问题。见附录二。

四、支气管的引流

主要取决于 Raw 和纤毛运动，并对气管内高压形成(见前述)和气管引流产生重要影响。除前述常规改善气道引流的方法外，强调慢性阻塞性肺疾病(COPD)的气道陷闭、哮喘和 COPD 的气道阻塞等是导致气道引流不畅的主要原因。前者可通过缩唇呼气或应用 CPAP/PEEP 对抗，后者则需适当应用激素和气道扩张剂改善。间断应用呼吸机或咳痰机的高速气流和适当应用 β_2受体兴奋剂，也有助于改善纤毛运动和促进分泌物引流。

五、肺 泡 引 流

(一) 常见问题　终末呼吸单位包括呼吸性细支气管、肺泡管、肺泡囊和肺泡，核心结构是肺泡。肺炎主要是肺泡内的炎症，肺泡引流是防治 HAP 和 VAP 的关键。

1. *肺泡结构特点和引流的关系*　肺泡处于气管支气管树的末端，且为盲端，无法通过吸引排出分泌物，但可根据呼吸生理特点，充分开放肺泡，促进肺泡内的分泌物、病原菌等向小气道运动，并最终通过纤毛运动运至气管而排出。

2. *维持肺泡开放的因素*　主要有肺泡上皮结构、功能的完整和肺弹力纤维的正常功能、适当肺泡氮浓度和适当功能残气量(FRC)、适当膈肌张力和收缩力、足够VT。对于MV患者,其与通气模式选择、参数设置及其他辅助治疗直接有关。任何环节的异常皆可导致肺泡萎陷和引流不畅。

(二) 处理措施

1. 基本措施　主要是通气策略,特别是合理处理与传统"小VT保护性通气策略"的关系。

(1) 正常FRC肺疾病

1) 基本特点：初始阶段,气道-肺结构和功能接近正常,P-V曲线陡直段的容积非常大。由于重力作用,上肺区含气量多,血流量少,肺泡毛细血管呈陷闭倾向;下肺区血流量多,含气量少,肺泡呈陷闭倾向。健康人通过神经-内分泌的调节作用和膈肌收缩的代偿作用,上肺区血流量增加,下肺区通气量增加,从而防止上肺区毛细血管和下肺区肺泡的陷闭。若患者的自主呼吸被大部分或全部取代,膈肌的代偿作用将显著减弱或消失,加之MV的正压作用,将发生重力依赖性的肺泡陷闭,不仅导致通气血流($\dot{V}/\dot{Q}$)失调和低氧血症,也使分泌物和病原菌包绕其中,形成感染灶。肺泡萎陷和低氧将导致肺血管反射性收缩,血流量显著减少,抗菌药物的局部浓度显著降低。两者共同作用导致感染反复发生和难以治愈。

2) 大潮气量通气：使用大VT(12～15 mL/kg)呼吸或通气,并间断深呼吸或叹气样通气将有效开放肺泡,改善肺泡引流。由于肺泡结构和功能正常或基本正常,大VT通气的平台压(Pplat)将明显低于UIP水平,故通气是安全的;事实上,随着肺泡开放,胸肺顺应性(Crs)改善,需要的压力将明显降低,通气安全性更高。间断用PSV或P-A/C进行高压力(参数选择同前)引流效果更佳,建议每24 h操作4～6次,每次1～2 min。

(2) 高FRC肺疾病：如重症哮喘或COPD急性加重,其基本特点是严重气流阻塞和肺过度充气,一般不存在肺泡陷闭;P-V曲线陡直段的容积显著减小,强调小VT通气;随着病情改善、FRC降低,逐渐转为深慢呼吸,但避免叹气;降低Raw,改善支气管引流更为重要。

(3) 低FRC肺疾病：肺容积显著缩小,常有肺泡萎陷,典型代表是急性呼吸窘迫综合征(ARDS)和肺水肿。肺泡萎陷是导致低氧血症的核心因素,也是导致肺泡引流不畅和感染的重要因素,适当应用PEEP和通气压力,不仅改善气体交换,也有效改善肺泡引流。

2. 其他措施

(1) 控制FiO_2：维持适当氧合($90\% \leqslant SaO_2 \leqslant 97\%$)的情况下,尽可能将$FiO_2$控制在低水平,维持较高的肺泡氮浓度。

(2) 发挥自主呼吸的代偿作用：控制镇静剂和肌松剂的用量,维持自主吸气触发;尽早转为间歇指令或自主通气,保障适当的膈肌张力和收缩力。

(三) 总结　气道管理涉及上气道和下气道,呼吸系统引流则涉及从肺泡、支气管至气管全程引流,是防治HAP和VAP的主要手段。与MV改善气体交换和防治机械通气相关性肺损伤高度一致,是符合呼吸生理的必然选择。

附录四
呼吸机相关性肺炎的诊治建议

一、概　述

呼吸机相关性肺炎（VAP）是医院获得性肺炎（HAP）的最常见类型。HAP是指入院后、非院外感染潜伏期发生的肺炎，或院内已经感染，但出院后发病的肺炎。一般认为入院48 h后、出院48 h内发生的肺炎为HAP。经气管插管或气管切开MV 48 h后，直至撤机、拔管后48 h内所发生的肺炎为VAP。VAP诊断标准：① MV 48 h后发生的肺炎。② 与MV前胸部X线片比较，出现肺内浸润性阴影或显示新的炎症病灶。③ 肺实变征和（或）湿啰音，并具备以下条件之一者，即血白细胞＞10.0×10^9/L或＜4.0×10^9/L，伴或不伴核左移；体温＞37.5℃，呼吸道分泌物增多且呈脓性；起病后从支气管分泌物中分离到新病原体。VAP是人工气道和MV的并发症，无创正压通气（NPPV）并发肺炎属HAP，不是VAP。

二、VAP诊治中的问题

（一）命名问题　呼吸机是静态仪器，只有应用于机体，进行通气后才能发挥作用，因此称为呼吸机相关性肺炎不合适。再者，呼吸机并不一定是导致感染的真正原因，比如NPPV患者，HAP的发病率低；而人工气道MV患者，HAP的发病率要高得多，核心是人工气道的建立直接破坏机体的防御系统和免疫功能，而不是呼吸机。MV的合理实施可以改善气管、支气管和肺泡的引流，对VAP有预防和治疗作用；但应用不当也显著增加VAP的发生机会，因此命名为人工气道相关性肺炎或机械通气相关性肺炎更确切。由于呼吸机相关肺炎已经应用多年，为大家所熟悉，可继续应用，但必须明确其本质已有明显变化。

（二）诊断问题　除发病时间的确定比较一致外，临床表现、影像学变化、实验室检查和病原体诊断皆有较多问题。对于MV患者，特别是通气时间较长的患者，即使没有VAP，下述“所谓VAP表现”也普遍存在，皆缺乏特异性。

1. *呼吸道症状*　由于导管的刺激性，患者常有咳嗽和咳痰，也容易出现鼻、咽、喉部及气管的感染而咳黄脓痰。

2. *影像学*　容易出现误诊为“肺炎”的多种异常，包括直接与MV相关的改变，如机械通气相关性肺损伤（VALI）、肺水肿；也有其他病灶，如肺梗死、肺不张、心源性或低蛋白血症肺水肿、隐源性机化性肺炎；还有肺外病灶，如胸腔积液、胸膜增厚。X线误诊VAP导致的过度诊断常见。

3. *发热*　MV患者常合并其他部位的感染性发热或非感染性发热，如普通感冒或流行性感冒、新型冠状病毒感染、导管相关性感染、各种体内置管引起的反应性发热、输液反应、药物热、成人Still病。

4. *痰菌阳性*　住院时间较长的患者，无论是否有VAP，呼吸道分泌物中皆容易分离到多种病原体，定植菌的比例非常高，也有一定比例的污染菌，特别是不动杆菌、铜绿假单胞菌、耐甲氧西林金黄色葡萄球菌（MRSA）、白念珠菌。而对于非细菌、真菌感染患者，如病毒、非典型病原体感染，常规检查多为阴性。

5. *血炎症标志物*　白细胞计数（WBC）、红细胞沉降率（ESR）、C反应蛋白（CRP）升高，在多种感染或非感染性炎症中很常见。

将前述情况组合非常容易诊断VAP，而根据痰培养结果治疗也很容易失败，基本公认即使是按严格指南诊断VAP，有超过50%的患者尸检结果没有肺炎。

（三）发病机制和危险因素的评价问题　VAP的发病危险因素可分为宿主和医源性两类。前者有低白蛋白血症、高龄、急性呼吸窘迫综合征（ARDS）、慢性阻塞性肺疾病（COPD）、支气管扩张或其他慢性肺部疾病、糖尿病、昏迷或意识障碍、烧伤和创伤、器官功能障碍或衰竭、大量胃液吸入、胃内细菌定植、上呼吸道细菌定植、鼻窦炎等；后者有H_2受体阻滞剂和其他抗酸剂、糖皮质激素（激素）、持续静脉应用镇静剂和肌松剂、颅内压监测、MV 2日以上，频繁更换呼吸机气路管道，重复气管插管，留置鼻胃管,仰卧位,转出或转入 ICU,前期使用广谱抗菌药物治疗等。

前述情况是 VAP 发生的基本因素,对 VAP 的评价过于笼统,没有体现 MV 患者、疾病和 MV 本身的特点,未能区别基本诱发因素和直接诱发因素,尤其是缺乏对后者的分析,不同诱发因素在不同疾病状态下的价值有明显差异。不同人工气道和 MV 导致的肺部异常或感染也可以有较大差异,在缺乏系统呼吸生理知识和 MV 知识的情况下,评价发病因素是有严重欠缺的。

(四) 治疗问题 由于评价和诊断有较多问题,相应治疗也有较多问题;即使诊断准确,由于多数微生物学家或感染病学家缺乏呼吸机、呼吸生理、MV 知识,其治疗上也有较多问题(见后述)。

三、影响 VAP 因素的客观评价

(一) 基本因素的评价

1. *人工气道* 气管插管不仅破坏气道防御屏障,更主要的是破坏会厌和声门的防御功能,容易导致口咽部分泌物和胃内容物吸入;气管切开保留会厌、声门的防御功能,不容易发生吸入。若人工气道导管和气管匹配良好,容易保障平稳呼吸,引流通畅,减少发生 VAP 的机会。若导管太细,气囊不容易封闭气道,吸入机会明显增加;特别是吸气时,两侧主支气管内将产生高速喷射气流和局部负压,导致双上肺(特别是右上肺)通气和引流差,发生右上肺、左上肺感染的机会显著增加,特别是呼吸较强的阻塞性肺疾病患者。

2. *人工气道的管理* 临床重视一般管理,但忽视特殊情况或针对性管理,如"为防止吸入性肺炎的发生,经常在停机后给气囊充气,封闭气道",导致气囊上分泌物潴留和吸入反复发生,并显著削弱咳嗽反射的敏感性和咳嗽效率。充分抽光气囊内气体,引流将显著改善,VAP 的发生也会显著减少,但其常被错误解读或严重忽视(详见附录二)。

3. *机械通气* 对于肺外疾病患者,如颅脑疾病、神经-肌肉疾病、麻醉后,患者呼吸能力显著减弱;随着 MV 时间延长,肺下部和底部容易发生淤血、肺泡陷闭和肺微不张,小或常规潮气量(VT)容易发生背部肺感染;反之,大 VT 通气,肺泡充分开放,引流改善,VAP 减少。

4. *呼气末正压(PEEP)治疗* 对于肺外疾病患者,低水平 PEEP 可预防肺泡陷闭。适当应用 PEEP 可改善 COPD 的气道陷闭和急性期 ARDS 的肺泡陷闭,也有助于肺感染的防治。

5. *糖皮质激素治疗* 常规情况下对防治感染不利;若患者存在严重气道痉挛和水肿,周围气道引流困难,发生感染的机会显著增加。适当应用激素可迅速缓解气道阻塞,显著减少感染。若为病毒感染导致的重症肺炎或 ARDS,在感染早期,炎症反应虽然损伤肺组织,但也清除病毒,应用激素抑制炎症反应是不利的;在急性加重期,大量炎症介质和炎症细胞的释放或浸润导致严重肺损伤,也有效清除病毒,并对抗新微生物的侵入,激素的应用可抑制过度炎症反应,改善气体交换和肺损伤,且可能不增加感染的机会。若进入恢复期,则机体免疫功能和炎症反应受抑制,合成代谢增强,对能量和营养素的需求增加,应用激素有弊无利。

(二) 直接诱发因素的确定 HAP、VAP、真菌感染的高危因素总体差别不大。根据这些因素进行适当防治有一定价值,但缺乏针对性,价值有限。很多情况下,VAP 的发生常有直接和难以识别的 1 种或 2~3 种诱发因素,需结合呼吸生理和 MV 知识综合分析。比如,上叶肺炎的最常见诱发因素是人工气道导管太细,而患者呼吸过强、过快;双下肺叶肺炎的主要发生因素是 VT 太小,患者自主呼吸太弱,也与吸入气氧浓度(FiO_2)过高有关。

四、VAP 诊治中常见问题的评价

(一) 肺内病灶

1. *X 线胸片发现的肺内感染性病灶*

(1) 细菌或真菌感染性病灶:一旦怀疑 VAP,首先考虑细菌感染,其次是真菌感染,缺乏对病原体生物学特性的分析。除非严重免疫抑制患者,VAP 主要表现为肺实质炎症,细菌感染主要是大叶性或小叶性肺炎,数日内变化较快。革兰阳性球菌以侵袭力致病为主,主要表现为局限性感染,以 MRSA 感染最为多见,且容易出现坏死和空洞,痰细菌涂片常阳性(临床检查非常少)、培养多阴性(常规检查);若培养结果为铜绿假单胞菌、不动杆菌,则经人工气道污染的可能性大。革兰阴性杆菌感染以内毒素致病为主,病灶多散在分布,且可出现内毒素血症的全身表现。不动杆菌的致病力非常低,尤其是多重耐药菌(MDR)或泛耐药菌(PDR),若肺内出现广泛性病灶、痰培养结果为泛耐药鲍曼不动杆菌,应首先考虑为非感染性病灶。肺部真菌感染以白念菌和曲霉为主,多为支气管肺炎的表现,常有黏液痰或黏液脓性痰;后者还常出现肺内多发性结节灶或片状影,以周边部位为主，常有坏死、空洞形成，部分患者有咯血。

(2) 非细菌、非真菌感染性病灶：病毒感染、非典型病原体感染等并不少见，且难以确诊。主要特点为间质性肺炎，以发热、干咳或进行性气急为主，WBC不高。病毒感染常有淋巴细胞(L)下降，且常无特效药；对非典型病原体而言，大环内酯类、氟喹诺酮类、四环素类抗生素有效，且部分常用药物已明显耐药，对其他种类的抗生素几乎皆无效。因此，习惯上对VAP的抗菌治疗实质上是抗细菌治疗，部分兼顾抗真菌治疗。这些治疗对病毒无效，大部分情况下对非典型病原体也无效，即没有抗病毒、抗非典型病原体治疗。更为严重的是，在一般抗细菌治疗无效的情况下，不断增加抗细菌和抗真菌药物的数量和级别，反而会导致更多问题。

(3) 人工气道或机械通气不当导致的肺部感染病灶：人工气道建立和MV通过多种因素间接诱发肺感染，在某些情况下是导致感染的直接和主要原因，并影响影像学的特点，但容易被忽视或错误解读。如细导管、呼吸较强时上肺感染为主；潮气量低、呼吸较弱时下肺部或背部感染为主。

2. *容易误诊为肺炎的胸部病灶*　主要包括胸腔内病灶和肺内非感染性病灶。

(1) 胸腔内病灶：主要为胸腔积液，特别是包裹性积液、叶间积液，在胸部手术或初始为社区获得性肺炎(CAP)的患者更常见。

(2) 肺内非感染性急性病灶：常误诊为“肺炎”的病灶为各种原因的肺水肿和肺损伤，包括机械通气相关性肺水肿和VALI。

1) 机械通气相关性肺损伤或肺水肿：MV不当，人机配合不良，导致持续或反复呼吸增强、增快，可出现负压性肺水肿，影像学表现为双肺弥漫性渗出，周边部位更明显；也导致高切变力和高跨肺压，出现肺弥漫性或广泛性损伤。若患者长时间卧床、麻醉、肥胖，指令通气为主或VT偏低、呼吸较弱等，容易引起肺底部或背部淤血。

2) 其他病灶：最常见左心衰竭、肺水肿，但在MV高压作用下，明显的肺泡水肿较少发生，故临床表现不典型。除了有病史特点外，常有血压明显升高、心率异常增快或心律失常，肺底部新出现湿啰音。胸片或CT检查显示，肺门影增大，肺血管影增粗；肺间质渗出性改变，以肺门部位和下肺部更明显；部分可出现比较典型的“蝴蝶翼样”改变；亚急性或慢性患者以上肺部更明显。隐源性机化性肺炎不少见，最初多为急性上、下呼吸道或肺炎，但逐渐出现肺内叶、段病灶，患者的一般情况相对较好。故MV治疗过程中出现弥漫性或广泛性肺部病变多不是肺感染的表现，而局灶性渗出或实变常为肺感染。

(3) 肺内慢性或陈旧性病灶：床旁摄片对比度较差，既往慢性或陈旧性病灶容易被误诊为急性肺炎，需结合临床表现及病灶特点分析、鉴别，如肺内病灶的轻重和临床表现不符合，动态随访无变化。

3. *肺内病灶的动态演变*　危重症患者肺内病灶变化快，特别是MV本身导致的问题多且复杂，需动态随访，强调鉴别第一诊断和继发性问题。临床上比较常见，与VAP容易混淆的主要情况有：初始为CAP(重症)或早发性HAP，后并发VAP；CAP或VAP并发心源性肺水肿，CAP并发负压性肺水肿或VALI。除先后出现的动态演变外，多种病变混合存在也较常见。

(二) 发热

1. *原因*　大体可分为感染性发热和非感染性发热。

(1) 非感染性发热：可分为一般非感染性发热和感染相关性发热(即与感染或感染治疗有关，但不是感染本身所致)。前者如外科手术、创伤、介入治疗、消化道出血等引起的发热，以中低热为主，少数高热。后者如输液反应、药物热、成人Still病，以高热为主；各种静脉、胸腔、腹腔、颅脑置管等引起的异物反应，以中低热为主。

(2) 感染性发热：常见于HAP、导管相关性感染、病毒感染和其他部位的感染。

2. *医院内高热*　主要见于导管相关性感染、病毒感染(主要是单纯病毒感染和引起间质性肺炎的病毒感染)、早发性HAP；更多是非感染性发热，如输液反应、药物热、成人Still病。晚发性HAP患者极少有高热。

(三) 痰细菌或真菌培养阳性

1. *基本状况*　早发性HAP，病原菌阳性率不高，污染菌检出率不低；较长时间的住院患者，无论是否有肺感染，痰菌阳性率高，且变异度大，故首先要判断痰菌是否为病原菌。一般可根据下列情况大体判断：肺炎发生的早晚，人工气道建立时间的长短，细菌定量或半定量培养的种类和浓度，痰菌的稳定性，目前ICU内的定植菌类型，病原菌的生物学特性，肺内病变的解剖和生理学特点。总体而言，对于VAP患者，痰培养污染菌较为多见，定植菌比例更高。细菌培养及药敏结果更多是提供一种变化趋势,指导临床用药的总体框架,大部分个体是否用药和如何用药必须结合临床。

2. 痰培养结果价值较高的情况　早发性 HAP;人工气道建立后即刻采样;细菌定量培养为致病力比较强、浓度比较高的细菌,以后连续培养为同一种细菌,非目前 ICU 内的常见菌;肺内病变特点与病原菌的生物学特性吻合,如肺炎链球菌、肺炎克雷伯杆菌常表现为大叶性肺炎,金黄色葡萄球菌表现为局限化脓性病灶。除非是免疫功能严重受抑制的患者,否则不动杆菌感染不容易出现肺内大片状病灶。革兰阴性杆菌致病以内毒素为主,表现为散在性病灶。革兰阳性球菌主要依靠侵袭力致病,病灶常有明确的叶或段界限;坏死病灶的"痰菌培养"应该阴性,若为阳性则多为人工气道的定植菌污染,痰涂片检查可能更有价值。

3. 痰培养为多重或泛耐药菌阴性菌的评价和处理对策　病原菌清除困难与疾病治疗困难常不一致。与社区耐药菌致病力多增强不同,医院内耐药菌致病力多减弱,定植机会多;高度耐药菌的致病力更是显著下降,定植机会更多,包括产广谱β-内酰胺酶(ESBL)的肺炎克雷伯杆菌、MRSA;MDR、PDR 的不动杆菌、嗜麦芽窄食假单胞菌的致病力更低,无论是否有肺内病灶,绝大部分以定植菌出现。即使是致病菌,肺内病灶也多较轻,且以中、低热为主;或者说,一旦出现高热或肺内大片状阴影,应考虑其他合并症或病原菌不是监测到的细菌。若考虑为肺感染,抗菌药物的选择也非常困难,可选用个别敏感或可能有效的药物,但更主要的是采取下述措施:① 适当停用抗生素,可能伴随致病力强的肠杆菌科细菌或正常菌群出现,前者容易选择敏感抗生素,后者不需要抗生素。② 促进菌群失调的改善,如停用抗生素后,口服乳酸杆菌有助于改善胃肠道菌群失调,减少内源性感染。③ 采用非抗生素治疗手段,加强肺泡-支气管-气管的引流,改善患者的一般情况和内环境紊乱,在此基础上适当应用提高免疫功能的药物。此为迟发型 HAP、VAP 的主要治疗手段。

4. 痰培养为阳性球菌的评价　与前述相似,耐甲氧西林表皮葡萄球菌(MRSE)和耐万古霉素肠球菌(VRE)分离率高,但真正导致肺炎者少。MRSA 的致病力也普遍降低,是定植菌中的主要阳性球菌。

5. 痰真菌阳性的评价　痰培养发现白念珠菌并不少见,但致病力低,多为定植菌,是否治疗也需结合临床。曲霉和毛霉的致病力较强,若连续发现菌丝,肺内病灶有一定特点,应抗真菌治疗。

五、炎症指标和感染指标

1. 急性反应炎症指标　主要是 WBC 和中性粒细胞计数(N)、CRP。任何类型的炎症反应,包括感染、创伤、非感染性疾病皆可升高。当然肿瘤坏死因子(TNF)-α、白细胞介素(IL)-6 等炎症介质是更敏感的指标,但半衰期太短、影响结果的因素较多,不常规应用。

2. 亚急性或慢性反应指标　主要是 L、ESR。在重症炎症患者或急性炎症慢性化过程中,慢性炎症反应指标常明显升高,与是否感染无直接关系;ESR 升高也可以是白球蛋白比例倒置的表现;若 L 下降或伴有乳酸脱氢酶(LDH)升高,常是严重病毒性感染的表现。

3. 过敏性炎症反应或寄生虫感染的指标　主要是嗜酸性粒细胞(E)、抗体 E(IgE)升高,前者变化较快;后者升高慢,下降更慢。

4. 微循环损伤的指标　主要是 D-二聚体、纤维蛋白降解产物(FDP)、纤维蛋白原(FIB)、血小板(PLT)。急性重症炎症反应常有 FIB、PLT 的反应性升高;若有严重微循环障碍,常同时有 D-二聚体、FDP 的明显升高;成人 Still 病不升高或仅轻微升高。动态随访价值更大,重症感染早期,FIB、PLT 明显升高,D-二聚体、FDP 基本正常或略有升高。若 FIB、PLT 下降(仍较正常值高),D-二聚体、FDP 明显升高则是感染明显加重或早期弥漫性血管内凝血(DIC)的表现;若 FIB、PLT 下降,D-二聚体、FDP 升高不明显则提示感染好转。其中,前者是应激反应缓解,消耗的 FIB 和 PLT 尚未恢复的表现,后者是微循环改善的表现。

5. 感染性指标　除病原菌涂片、培养等检查外,主要是降钙素原(PCT)、结核斑点试验(T-SPOT)、隐球菌乳胶凝集试验、G 试验、GM 试验。这些指标对判断感染、感染类型、感染严重度的价值相对较大。PCT 升高常提示细菌感染;升高越明显,感染越重;但在 VAP 患者中,PCT 的特异性下降,有些非感染或轻度感染患者的 PCT 可显著升高,则多是非感染因素所致。T-SPOT 对结核杆菌感染有一定的辅助诊断价值,其中阴性对排除结核菌感染的价值更高。后三种检查针对真菌感染,隐球菌乳胶凝集试验特异性较高,GM 误差较大,G 试验的特异性非常差。

将前述几类指标有机组合,对感染或非感染性炎症的鉴别诊断、感染类型的判断、感染或炎症严重度的评价有重要价值。

六、VAP 的诊断

出现前述表现的组合，符合 VAP 的诊断标准时，应首先进行合理的生理学和生物学分析，并结合人工气道和 MV 的特点综合评价，判断是否为肺炎或肺炎与肺内非感染性病灶、肺外疾病或非感染性发热同时存在；后者还需分析哪种情况是病情恶化的主要原因。然后，明确第一诊断、并发症与合并症，以及疾病的动态变化。不精通 MV 而诊断 VAP 是不合适的。

七、VAP 的治疗策略

强调抗菌药物的经验治疗不是抗菌药物的“堆积或广覆盖”，而是客观评价和处理主要、直接的诱发因素，充分应用非抗菌药物治疗手段。

（一）常规治疗　针对所有或绝大多数 VAP 患者的共性治疗。

1. *改善呼吸系统引流*　是大部分 VAP 治疗的核心，强调肺泡-支气管-气管的全程引流，加强被动引流，促进主动引流的恢复（详见附录三）。

2. *支持治疗*　首先是基本状况的改善，包括纠正低白蛋白血症和改善贫血；维持内环境稳定，包括水、电解质和酸碱平衡稳定，避免出现脱水和水肿；维持钾、镁离子浓度在正常中等水平以上；钠在正常低限水平，尤其是高龄患者；pH 应正常或偏酸，尽可能避免碱血症；血糖浓度正常，危重患者允许适当升高（5～10 mmol/L）。在纠正上述问题的基础上，可应用提高免疫功能的药物，如丙种球蛋白、胸腺肽，但避免出现白球蛋白比例倒置。

3. *及早改善危重患者的低血流灌注*　改善低灌注是该类患者治疗的核心，应根据情况选择晶体（氯化钠、碳酸氢钠、林格液）和胶体（白蛋白、血浆等），并注意水、晶体、胶体的合理搭配。

4. *尽可能避免误吸*　强调规律进食，避免吸痰前进食，进食后抬高床垫，维持 30°～45°的体位，必要时应用十二指肠管或空肠管，适当应用胃肠动力药，控制镇静剂、肌松剂的用量和时间。

5. *改善肺底淤血*　除了加强翻身、拍背外，加强大 VT 通气。

6. *抗菌药物的合理应用*　经验性用药仍是主要手段。

（1）经验性抗菌治疗：是对疾病和 MV 生理学分析、对病原体生物学分析后的治疗。强调选择真正有效的抗感染药物，不仅要体外敏感度高，还要求药代动力学好，兼顾两者的综合优势，特别是病变局部的变化。

（2）抗菌药物的应用时间：包括初始应用时间、有效治疗时间。以抗细菌治疗为例，若治疗有效，则 24 h 后出现临床症状的改善（首先是体温下降），不超过 48～72 h；若无改善，则治疗无效，需更换药物和治疗方案。若治疗有效，则 1 周疗程合适；对部分难以清除的病原菌，如铜绿假单胞菌，可用 2 周疗程方案；对表现为肺脓疡的患者需延长治疗时间，无必要也不应该治疗至肺内病灶完全吸收。对真菌而言，尽可能采取预防性用药，疗程一般不超过 5～7 日；若已经临床诊断或确诊，应治疗性用药，疗程要长得多，可参考目前的指南或共识。

（3）其他注意事项：无论是经验性还是针对性治疗，皆应强调首选低诱导耐药的药物，大部分情况下以 β-内酰胺类抗生素加酶抑制剂为主，并注意抗菌药物的策略性轮换。若选择碳青霉烯类药物，应根据治疗反应及早换药或停药。

（二）重症肺炎缓解期的治疗原则　进入缓解期后，病情改善，但也出现其他一系列神经-内分泌、代谢功能和免疫功能的巨大变化。首先是从分解代谢为主转为合成代谢为主，对能量、蛋白质、钾、镁、水溶性维生素的需求明显增加，应加强支持治疗。患者的应激状态解除，免疫反应和炎症反应皆受抑制，容易继发耐药细菌、真菌、少见病原体感染，故在加强支持治疗的基础上，适当应用提高免疫功能的药物。

（三）上叶肺炎的防治原则　核心是更换较粗的导管；调整 MV，改善人机配合。随着上肺通气和引流的改善，感染自然好转。在此基础上，适当应用抗菌药物。

（四）背部、底部肺炎的防治原则　核心是使用大 VT 通气，并间断进行叹气样呼吸或高压力、高流量通气。在此基础上，适当应用抗菌药物和防治误吸。